W0268360

STRAHLENBEDINGTE LEBENSVERKÜRZUNG

STRAHLENBEDINGTE LEBENSVERKÜRZUNG

PATHOLOGISCHE ANATOMIE SOMATISCHER SPÄTWIRKUNGEN DER IONISIERENDEN GANZKÖRPERBESTRAHLUNG AUF DEN ERWACHSENEN SÄUGETIERORGANISMUS

VON

PRIVATDOZENT DR. MED.

HANS COTTIER

PATHOLOGISCHES INSTITUT DER UNIVERSITÄT BERN

MIT 245 ABBILDUNGEN

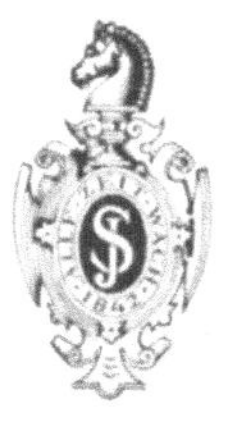

SPRINGER-VERLAG

BERLIN · GÖTTINGEN · HEIDELBERG

1961

Aus dem Pathologischen Institut (Direktor: Prof. Dr. B. WALTHARD) und aus dem Röntgeninstitut (Direktor: Prof. Dr. A. ZUPPINGER) der Universität Bern.

Diese Arbeit wurde durch den Schweizerischen Nationalfonds zur Förderung der wissenschaftlichen Forschung (Kommission für Atomwissenschaft) unterstützt.

Einzelne Untersuchungen konnten dank der Mithilfe der Abteilung für Sanität des eidgenössischen Militärdepartements durchgeführt werden.

Gegenwärtige Adresse des Autors: Medical Research Center, Brookhaven National Laboratory, Upton, L. I., N. Y./USA.

ISBN-13: 978-3-642-49245-7   e-ISBN-13: 978-3-642-49244-0
DOI: 10.1007/978-3-642-49244-0

Geleitwort

Die Kenntnis über die Folgen der Einwirkung ionisierender Strahlen auf Lebewesen, besonders auf den Säugetierorganismus, hat seit der Möglichkeit der Verwendung der Atomenergie sowohl an theoretischem Interesse als auch an praktischer Bedeutung sehr stark zugenommen. Während bisher die Einwirkung ionisierender Strahlen für Heilzwecke im Vordergrund des Interesses stand, muß man sich heute eine möglichst exakte Vorstellung über die Gefährdungen infolge versehentlicher oder gewollter Einwirkung größerer Strahlenmengen verschaffen. Wir besitzen in der ionisierenden Strahlung eine Energieform, die im Zeitpunkt der Einwirkung — ohne die Zellmembranen direkt zu alterieren und ohne durch diese aufgehalten oder verändert zu werden — in das Zellinnere gelangt, und die schon bei äußerst kleinem Energieumsatz intensive biologische Wirkungen auslöst. Das Verständnis dieser Reaktionen der lebenden Substanz hat sowohl große theoretische Bedeutung als auch praktisches Interesse erlangt, was im Bestreben der Auffindung prophylaktischer und therapeutischer Maßnahmen seinen Ausdruck findet.

Die pathologisch-anatomischen, sowohl makroskopischen als auch mikroskopischen Gewebsveränderungen nach Einwirkung ionisierender Strahlen bilden auch heute noch das Fundament unserer Kenntnisse, ohne welche die biologischen Vorgänge nicht verstanden werden können. Zur Zeit ist auf diesem Gebiete eine große Zahl von Tatsachen bekannt, die unter verschiedenen Versuchsbedingungen: verschiedenen Strahlendosen, unterschiedlichen Strahlenarten sowie starker Variation der Zeitdauer der Einwirkung ermittelt worden sind. Es fehlt aber eine systematische Darstellung der pathologischen Anatomie des Säugetierorganismus unter Berücksichtigung einer strahlenbedingten Lebensverkürzung, d.h. die pathologisch-anatomischen Grundlagen der somatischen Spätwirkungen auf den erwachsenen Säugetierorganismus nach ionisierender Ganzkörperbestrahlung. Sehr hohe Strahlendosen bei Ganzkörperbestrahlung führen so rasch zum Tode, daß pathologisch-anatomische Veränderungen sich gar nicht oder nur in geringem Ausmaße ausbilden können. Aufschlußreicher ist die von Herrn Dr. COTTIER gewählte Versuchsanordnung, indem die pathologisch-anatomischen Veränderungen nach akuter ionisierender Ganzkörperbestrahlung mit mittelletalen Dosen untersucht wurden. Die mittelletalen Dosen besitzen auch ein besonderes praktisches Interesse, weil in ihrem Bereiche der Arzt therapeutisch eingreifen kann und seine Handlungen häufig entscheiden, ob ein krankhafter Prozeß zum Tode oder zur Genesung führt. Von Interesse ist ferner bei Anwendung der genannten Versuchsbedingungen, inwieweit der Säugetierorganismus in der Lage ist, gesetzte Schäden abzuwehren und durch reparatorische Leistungen auszugleichen.

Aus allen diesen Gesichtspunkten kann die vorliegende Monographie als grundlegend bezeichnet werden, dank der einheitlichen und klaren Problemstellung.

Unter eingehender Verwertung der Literatur werden die pathologisch-anatomischen Grundlagen der Lebensverkürzung nach akuter ionisierender Ganzkörperbestrahlung mit mittelletalen Dosen an einem einheitlichen Inzuchtmäusestamm untersucht. Der Arbeit liegen an 1500 untersuchte Mäuse zugrunde, die teils mit konventioneller Strahlung behandelt wurden, teils als Kontrolltiere dienten.

Die Monographie stellt eine Grundlage für weitere Forschungen auf diesem Gebiete dar, indem einerseits eine Reihe wichtiger Feststellungen neue Gesichtspunkte eröffnet und andererseits die gesamte Problematik klar und anschaulich zur Darstellung gelangt ist.

Prof. B. WALTHARD　　　　　　　　　　　　　　Prof. A. ZUPPINGER

Inhaltsverzeichnis

           Seite

Einleitung 1

Fragestellung 4

Einfluß der Versuchsbedingungen auf die Spätfolgen der akuten Ganzkörperbestrahlung 6

  A. Art und Zustand des bestrahlten Organismus 6

    I. Tierstamm 6
    II. Species 7
    III. Alter 9
    IV. Geschlecht 10
    V. Stoffwechsellage und hormonale Einflüsse 10
    VI. Ernährung und Umweltfaktoren 12
    VII. Einfluß von Schutzmaßnahmen 13

  B. Einfluß der Bestrahlungsbedingungen 14

    I. Strahlenqualität 14
    II. Strahlendosis 16
    III. Dosisleistung 16
    IV. Fraktionierung der Dosis 18

Methodik der eigenen Untersuchungen 19

  A. Tierstamm 19

  B. Haltung und Fütterung der Tiere 19

  C. Bestrahlung 19

  D. Einteilung der Versuchsgruppen 20

  E. Hämatologische Untersuchungen 20

  F. Bakteriologische und parasitologische Untersuchungen 21

  G. Radiologische Untersuchungen des Skeletsystems 21

  H. Autopsie und histologische Untersuchungen 21

  J. Auswertung der Befunde 22

    I. Signifikanzrechnungen 22
    II. Halbquantitative Auswertung der übrigen histologischen Befunde 22

Ergebnisse und Besprechung der Befunde 23

  A. Allgemeines Verhalten der Tiere 23

  B. Körpergewicht 24

  C. Längenwachstum des Skelets 28

  D. Mortalität 29

  E. Kardiovasculäres System 32

    I. Herz 32
      a) Herzgewicht 32

Seite
  b) Wandstärke der Herzventrikel 34
  c) Degenerative Herzveränderungen 34
  d) Blutungen 36
  e) Pigmentablagerungen im Herzen 37
  f) Nekrosen, entzündliche, narbige und thrombotische Veränderungen
     am Herzen 38
  g) Weitere Herzbefunde 46
 II. Aorta und mittelgroße Arterien 47
III. Kleine Arterien und Arteriolen 54
 IV. Capillaren und Übergangsgefäße 57
  V. Venen 63
Besprechung der Befunde am kardiovasculären System 63

F. Hämopoietische und lymphatische Organe 72
  I. Peripheres Blut 72
     a) Erythrocyten 72
     b) Leukocyten 74
     c) Thrombocyten 76
 II. Knochenmark 77
     a) Absolute Zellzahl und Zelldichte im Knochenmark 77
     b) Differential-Myelogramme 80
     c) Celluläre Degenerationserscheinungen 82
     d) Umschriebene Knochenmarksnekrosen 83
     e) Ausgedehnte Blutungen im Knochenmark 83
     f) Hämosiderose 83
     g) Amyloidose 83
III. Milz 84
     a) Milzgewicht 84
     b) Intrasplenische Myelo- und Erythropoiese 85
     c) Sekundärknötchen und Lymphopoiese 86
     d) Celluläre Degenerationserscheinungen und Milznekrosen 90
     e) Blutfülle und Blutungen in der Milz 93
     f) Hämosiderose der Milz 93
     g) Amyloidose 95
     h) Seltene Milzveränderungen 96
 IV. Lymphknoten 96
     a) Cervicale Lymphknoten 97
     b) Mesenteriallymphknoten 101
     c) Inguinale Lymphknoten 105
     d) Bronchiale Lymphknoten 105
  V. Thymus 105
     a) Thymusgewicht 105
     b) Histologische Befunde 107
 VI. Die Leukosen 108
     a) Thymische Leukose 108
     b) Lymphoidzellige Parablasten-Leukose ohne Thymusbeteiligung . . 111
     c) Myeloische Leukose 111
     d) Monocytoide Leukose 111
     e) Plasmocytoide Leukose (Diffuses Plasmocytom) 113
Besprechung der Befunde an den hämopoietischen und lymphatischen
  Organen 115

Seite

G. Respirationstrakt 141

   I. Nase und Nasennebenhöhlen 141

  II. Larynx 144

 III. Trachea und große Bronchien 144

     a) Entzündliche Prozesse 144

     b) Degenerative Veränderungen 147

     c) Neoplastische Prozesse 148

 IV. Lunge und Pleura 148

     a) Änderungen des Luftgehalts 148

     b) Kreislaufstörungen 150

     c) Pneumonische Veränderungen 156

     d) Seltene Lungenveränderungen 160

     e) Neoplastische Prozesse in der Lunge 160

     f) Veränderungen der Pleura 163

  Besprechung der Befunde am Respirationstrakt 163

H. Verdauungstrakt und zugehörige Organe 168

   I. Mundhöhle und Rachen 168

     a) Zähne und Zahnhalteapparat 168

     b) Rachen und Zunge 169

  II. Große Speicheldrüsen 170

     a) Glandula parotis 170

     b) Glandula sublingualis maior (retrolingualis) 171

     c) Glandula submaxillaris 171

 III. Oesophagus 175

 IV. Magen 175

     a) Vormagen 175

     b) Drüsenmagen 176

   V. Darm 178

     a) Darmblutungen 178

     b) Darmödem 181

     c) Darmentzündungen 181

     d) Darmparasiten 187

     e) Degenerative Darmveränderungen 189

     f) Gefäßveränderungen am Darm 191

     g) Neoplastische Prozesse im Darmbereich 191

 VI. Peritonaeum, Netz und Mesenterium 192

 VII. Leber 194

     a) Lebergewicht 194

     b) Degenerative Veränderungen des Leberparenchyms 195

     c) Hypertrophie der Leberzellen 201

     d) Abnorme Pigmentierungen der Leberzellen 201

     e) Veränderungen der Kupfferschen Sternzellen 202

     f) Lebernekrosen und Hepatitiden 203

     g) Parasitäre Erkrankungen der Leber 207

     h) Lebernarben 208

     i) Blutbildungsherde in der Leber 208

     k) Gefäßveränderungen in der Leber 209

     l) Neoplastische Prozesse in der Leber 209

 VIII. Gallenblase und große Gallenwege 210

Seite

IX. Pankreas (ohne Inselapparat) 212

Besprechung der Befunde am Verdauungstrakt und den zugehörigen Organen 213

J. Niere und harnableitende Organe 225

   I. Niere 225

      a) Nierengewicht 225

      b) Pigmentanhäufungen im Nierenparenchym 226

      c) Degenerative Veränderungen 226

      d) Geschlechtsdimorphismus 233

      e) Entzündliche Nierenveränderungen 236

      f) Neoplastische Prozesse in den Nieren 241

   II. Nierenbecken, Ureter, Harnblase und Urethra 241

Besprechung der Befunde an der Niere und den großen Harnwegen 242

K. Männliche Geschlechtsorgane 247

   I. Hoden 247

      a) Hodengewicht 247

      b) Histologisch faßbare, degenerative Veränderungen 248

      c) Übrige Hodenerkrankungen 254

   II. Nebenhoden, Ductus deferens, Samenblasen, Prostata und Nebendrüsen 254

Besprechung der Befunde an den männlichen Geschlechtsorganen . . 255

L. Weibliche Geschlechtsorgane und Mamma 259

   I. Ovarium 259

      a) Ovarialgröße 259

      b) Morphologie der degenerativen Veränderungen und der Ovarialtumoren 260

   II. Tuben 270

   III. Uterus 271

      a) Größe des Uterus 271

      b) Hyperplastische und degenerative Veränderungen 271

      c) Infektiöse Prozesse 275

      d) Neoplastische Prozesse 275

   IV. Vagina 277

      a) Einfluß der Ganzkörperbestrahlung auf die cyclischen Veränderungen des Vaginalepithels 277

      b) Entzündliche Veränderungen 280

      c) Vaginalgeschwülste 281

   V. Mamma 281

      a) Proliferative Mastopathie 281

      b) Degenerative Erscheinungen 285

      c) Mastitiden 285

      d) Neoplastische Prozesse 285

Besprechung der Befunde an den weiblichen Geschlechtsorganen und der Mamma 289

M. Endokrine Organe (außer Gonaden) 294

   I. Hypothalamus 294

   II. Epiphyse 294

Seite

III. Hypophyse 294
    a) Größe 294
    b) Histologischer Aufbau 295

IV. Nebennierenrinde 305
    a) Größe 305
    b) Histologischer Aufbau der Nebennierenrinde 305

V. Nebennierenmark 316

VI. Schilddrüse 320

VII. Epithelkörperchen 324

VIII. Inselapparat des Pankreas 325

Besprechung der Befunde an den endokrinen Organen 326

N. Sinnesorgane 335

  I. Augen und Nachbarorgane 335
    a) Conjunctivitis, Iridocyclitis und Chorioiditis 335
    b) Irisatrophie 335
    c) Kataraktbildung, Cornea und Retina 335
    d) Carcinom der Harderschen Drüse (Glandula orbitalis) 336

  II. Innenohr und Labyrinth 336

Besprechung der Befunde an den Sinnesorganen 337

O. Nervensystem 338

  I. Gehirn 338
    a) Gehirngewicht 338
    b) Degenerative Veränderungen 339
    c) Blutungen und deren Folgen 340
    d) Gefäßveränderungen 342
    e) Entzündliche Prozesse im Gehirn und in den Meningen 342
    f) Neoplastische Prozesse in Gehirn und Meningen 343

  II. Rückenmark 343

  III. Periphere Nerven 344

Besprechung der Befunde am Nervensystem 344

P. Bewegungsapparat 345

  I. Knochen 345
    a) Längenwachstum an den Epiphysenfugen 345
    b) Osteoporose 347
    c) Osteoidablagerung am Knochen 348
    d) Osteoklasie 348
    e) Verhalten der Turnbull-positiven Zonen im Knochen 348
    f) Aseptische Knochennekrosen und ihre Folgeerscheinungen . . . 349
    g) Generalisierte Hyperostosis interna 349
    h) Entzündliche Knochenprozesse 352
    i) Knochengeschwülste 353

  II. Knorpel und Gelenke 357
    a) Rippenknorpel 357
    b) Verkalkung und Verknöcherung der Zwischenwirbelscheibe des
       Schwanzes 357
    c) Gonarthrose 357
    d) Gonarthritis 360
    e) Hernien des sternalen Faserknorpels 360

Seite

III. Sehnen und Bindegewebe im allgemeinen 361

IV. Fettgewebe 361

V. Skeletmuskulatur. 362

Besprechung der Befunde am Bewegungsapparat 363

Q. Haut 369

    a) Degenerative und andere nichtentzündliche Veränderungen . . . 369
    b) Entzündliche Prozesse 370

Besprechung der Hautveränderungen 372

Schlußbesprechung und Zusammenfassung. 373

I. Die Wirkung der Ganzkörperbestrahlung auf Wachstum, Regeneration, degenerative Prozesse und Alterungsvorgänge 373
    a) Wachstum, Körper- und Organgewichte. 373
    b) Morphologischer Vergleich zwischen den Spätfolgen der Ganzkörperbestrahlung und dem natürlichen Alterungsprozeß 377
    c) Beteiligung der verschiedenen Organsysteme, Organe und Gewebearten an einer strahlenbedingten Beschleunigung morphologisch nachweisbarer, degenerativer Vorgänge 377
    d) Zeitlicher Verlauf der degenerativen Veränderungen bei bestrahlten und unbestrahlten Tieren 379
    e) Allgemeines über Spätfolgen der Ganzkörperbestrahlung und Alterungsvorgänge 381

II. Die Begünstigung neoplastischer Prozesse durch die Ganzkörperbestrahlung 383
    a) Neubildungen, die nach Ganzkörperbestrahlung vorzeitig und/oder vermehrt auftraten. 383
    b) Fehlende Beeinflussung oder Hemmung neoplastischer Prozesse durch die Ganzkörperbestrahlung 383
    c) Einfluß strahlenbedingter Störungen des hormonalen Gleichgewichts auf die Entstehung neoplastischer Prozesse 384
    d) Beziehungen zwischen der Lebensverkürzung, den Alterungsprozessen und der Neoplasie nach Ganzkörperbestrahlung 385

III. Endokrine Störungen und Geschlechtsunterschiede in Spätstadien nach Ganzkörperbestrahlung 387

IV. Infektanfälligkeit nach Ganzkörperbestrahlung. 389

V. Ganzkörperbestrahlung und Amyloidose. 392

VI. Todesmechanismen in späteren Stadien nach Ganzkörperbestrahlung 393

VII. Pathogenetische Zusammenhänge zwischen den primären Strahlenschäden und den verschiedenen Krankheitszuständen in späteren Stadien nach Exposition 393

Literatur 399

Sachverzeichnis 439

Einleitung

Das Studium der Auswirkungen einer akuten ionisierenden Ganzkörperbestrahlung auf den Säugetierorganismus ist heute zu einem
bedeutungsvollen Anliegen der Humanmedizin geworden. Der Antrieb
zu vermehrten Anstrengungen auf diesem Forschungsgebiet kam zweifellos von der Erkenntnis der *Gefahren*, die der Menschheit aus dem
zunehmenden Gebrauch energiereicher Strahlen erwachsen könnten.
Aber auch die von einigen Autoren erwogene oder bereits versuchte *Anwendung der kurzfristigen Ganzkörperbestrahlung für therapeutische Zwecke*
(Bekämpfung der Leukämie, Ermöglichung homologer Organtransplan-
tationen) ruft dringend nach einer weiteren Abklärung der Folgen dieses
schwerwiegenden Eingriffs. Zudem sind Beobachtungen über die Reaktion des Organismus auf ionisierende Strahlen als ein gut dosierbares
und alle Organe gleichmäßig treffendes Agens geeignet, *weiteren Einblick
in die normalen Körperfunktionen und die Pathogenese verschiedener
Krankheiten zu eröffnen*. Wie aus dem folgenden hervorgehen wird,
stehen die Späteffekte der Ganzkörperbestrahlung in engem Zusammenhang mit Fragen der Zell- und Gewebsdegeneration, Regeneration,
Genetik, Infektabwehr, Neoplasie, endokrinen Leistungen und anderen
normalen oder krankhaften Äußerungen der Lebenstätigkeit.

Wird der ganze Körper innerhalb einer kurzen Zeitspanne tief-
reichenden ionisierenden Strahlen ausgesetzt (akute* Ganzkörperbestrahlung), stellen sich bei genügender Dosierung rasch funktionell
und morphologisch faßbare Schäden ein. Je nach der erhaltenen Strahlenmenge kann im Verlauf von Sekunden bis Wochen nach der Exposition
der Tod eintreten. Die Pathophysiologie und morphologische Pathologie
dieser Frühfolgen (akutes Ganzkörperbestrahlungssyndrom) ist ziemlich
eingehend untersucht worden (zusammenfassende Arbeiten: DUNLAP
1948, BLOOM 1948, DUNLAP 1951, FURTH et al. 1952, BRUES und SACHER
1952, BARROW und TULLIS 1952, FURTH und UPTON 1953, METCALF
et al. 1954, PATT 1954, BLAIR 1954, HOLLAENDER 1954, ZIRKLE 1954,
CRONKITE und BOND 1956, CONARD 1956, LUSHBAUGH 1957, FOCHEM
1957, FEINE und HUG 1957, LIPTON et al. 1957b u.a.).

Wenn der Organismus dieses akute Syndrom übersteht, erholt er
sich bald wieder. Die Wiederherstellung ist jedoch — zum mindesten

---

* Die bisher zur Erläuterung der Bestrahlungsdauer üblichen Begriffe „akut"
und „chronisch" werden nach einem neuesten Vorschlag der Internationalen Atom-
energiekommission in Zukunft besser durch „kurzfristig" bzw. „andauernd" ersetzt.

nach höheren Dosen — keine vollständige: der sog. irreparable Anteil des erlittenen Strahlenschadens äußert sich später in verschiedenen Zeichen herabgesetzter Lebensfähigkeit, unter anderem in einer Verkürzung der Lebenszeit (FURTH und FURTH 1936, HENSHAW 1944, HENSHAW et al. 1947, LORENZ et al. 1947, NOONAN et al. 1951, BRUES und SACHER 1952, BENNETT et al. 1953, LORENZ et al. 1953, BOCHE 1954, BLAIR 1954, FURTH et al. 1954, HURSH et al. 1955, BOND und ROBERTSON 1957, MAISIN et al. 1957, HOLLCROFT et al. 1957, KOHN et al. 1957, LAMSON et al. 1957, RUSSELL 1957* u.a.). Die Ursachen und die Pathogenese dieses vorzeitigen Absterbens sind noch sehr unklar. Sicher kann nicht nur das gehäufte oder vorzeitige Auftreten neoplastischer Prozesse dafür verantwortlich gemacht werden, da auch tumorfreie bestrahlte Tiere im Durchschnitt ein geringeres Alter erreichen als die unbehandelten Kontrollen. Die strahlenbedingte Verkürzung der Lebensdauer geht mit einem verfrühten Erscheinen gewisser degenerativer Veränderungen einher, die sich normalerweise erst im höheren Alter bemerkbar machen (Ergrauen der Haare, Kataraktbildung, Irisatrophie, verminderte körperliche Aktivität, teilweise Sterilität u.a.). Es ist deshalb verständlich, daß für die Gesamtheit dieser Phänomene der Begriff eines *„strahlenbedingten, vorzeitigen oder beschleunigten Alterns"* verwendet wird (CASARETT 1957, UPTON et al. 1957b, LAMSON et al. 1958, YOCKEY und MENDELL 1958, HURSH et al. 1958, CURTIS und GEBHARD 1958 u.a.). Diese Bezeichnung stellt jedoch vorläufig nur einen lückenhaften Vergleich dar, der sich auf die Ähnlichkeit einzelner Involutionserscheinungen im Spätstadium nach Ganzkörperbestrahlung und entsprechender Veränderungen im hohen Alter stützt. Die wichtige Frage, ob zwischen der natürlichen Alterung und den Spätfolgen der Ganzkörperbestrahlung eine wesensmäßige — vollständige oder teilweise — Identität besteht, bleibt noch offen. MOLE (1959) äußert Zweifel an der Richtigkeit dieser Vermutung und warnt davor, den lebensverkürzenden Effekt der ionisierenden Strahlen einem vorzeitigen Altern gleichzusetzen. Auch KOHN (1959) glaubt nicht an die Berechtigung der Annahme, daß ein beschleunigtes Altern für die Erklärung der im Spätstadium nach Ganzkörperbestrahlung beobachteten, sehr komplexen Vorgänge genügt. SACHER (1959b) teilt diese zurückhaltende Beurteilung und betont, für das Verständnis der strahlenbedingten Lebensverkürzung sei zur Stunde vor allem eine gründliche Kenntnis weiterer phänomenologischer Einzelheiten erwünscht.

Im Gegensatz zur akuten ionisierenden Ganzkörperbestrahlung haben im Tierversuch gewisse andere schädigende Eingriffe, wie Injektionen von Typhusvaccine, Tetanustoxin, Tetanustoxoid und Terpentin bis zum Erreichen einer mittelletalen Dosis, nach CURTIS und GEBHARD

---

* Vgl. auch WATSON, B. B. ed: The delayed effects of whole body radiation. Baltimore: Johns Hopkins Press 1960.

(1958a) keinen lebensverkürzenden Effekt auf die 30-Tage-Überlebenden. Diese Befunde verdienen deshalb Beachtung, weil sie im Widerspruch zu Berechnungen von JONES (1956) stehen, der auf Grund einer Analyse menschlicher Mortalitätsstatistiken voraussagen zu können glaubt, daß jeder *unspezifische Stress* die Lebenserwartung des einzelnen Individuums herabsetzt. Merkwürdigerweise soll, nach den Angaben von CURTIS (1958), nicht einmal die Verabreichung mittelletaler Dosen des als Radiomimeticum bekannten Senfgases auf die Überlebenden diese Wirkung haben. Vorläufig ist jedoch in der Beurteilung dieser Fragen noch Zurückhaltung geboten, da kürzlich ALEXANDER und CONNELL (1960) an Mäusen mit dem Nitrogen Mustard Chlorambucil und mit Myleran eine deutliche Lebensverkürzung erzielten.

Zur *Prüfung der Spätschäden nach akuter ionisierender Ganzkörperbestrahlung* kommen grundsätzlich *verschiedene Methoden* in Frage:

Die *mathematische Analyse der Mortalitätskurven*, im besonderen auch der Beziehungen zwischen Dosis, Dosisleistung, Fraktionierung und Strahlenqualität einerseits und der faßbaren Wirkung (Mortalität, Resistenz gegen eine zweite Bestrahlung u.a.) auf verschiedene Species und Stämme andererseits, kann ohne Zweifel wichtige Erkenntnisse bringen (BRUES und SACHER 1952, BLAIR 1954, SACHER 1955, 1956, GRAHN und SACHER 1957a u. b, SACHER 1957, 1958, GRAHN 1958, YOCKEY 1958, MENDELL und YOCKEY 1958, MEWISSEN 1958, YOCKEY und MENDELL 1958, STORER 1959, SACHER 1959a). Sie sagt aber über die Art der Vorgänge nichts aus (SACHER 1959b) und erscheint nur sinnvoll im Zusammenhang mit einer Analyse der funktionellen und morphologischen Phänomene.

Über *funktionelle Veränderungen* im Spätstadium nach Ganzkörperbestrahlung ist wenig bekannt, obwohl die Wichtigkeit derartiger Untersuchungen klar zu ersehen ist (VOGEL 1959). LINDOP und ROTBLAT (1958) berichten von einem größeren Versuch mit Mäusen, der unter anderem auch die Prüfung des Verhaltens der Tiere während der ganzen restlichen Lebenszeit nach Bestrahlung zum Ziel hat. Endgültige Ergebnisse liegen noch nicht vor. Ebenso beschränken sich die bisherigen Kenntnisse über biochemische Veränderungen an ganzbestrahlten Tieren fast ausschließlich auf das akute Syndrom.

Über die *morphologische Pathologie* der Spätschäden nach akuter Bestrahlung ist dagegen schon einiges bekannt (BENNETT et al. 1953, FURTH et al. 1954, UPTON et al. 1954, DOWDY und BENNETT 1955, HURSH et al. 1955, UPTON et al. 1957b, KOHN et al. 1957, HOLLCROFT et al. 1957, MAISIN et al. 1957, LAMSON et al. 1957, FURTH et al. 1959, BILLINGS et al. 1959). Die bisher erhobenen Befunde, auf die wir später näher eingehen werden, bieten ein Bild verschiedenartigster Krankheiten, degenerativer Veränderungen und neoplastischer Prozesse. KOHN (1959) meint dazu: "In conclusion, on surveying the field of late effects, the

impression gained is that it is large, complex, and fundamentally hetero-
geneous. There is no one process that is the key process, there is no
single end point that may be used to epitomize all the rest. Perhaps with
time such discoveries will be made. At present, however, it appears
profitable to consider each type or class of late effects as a distinct
biological problem, to be attacked with those methods that past ex-
perience has shown to be useful in such instances." Diese Feststellungen
geben in treffender Weise den heutigen Stand der Kenntnisse über Spätschäden nach akuter ionisierender Ganzkörperbestrahlung wieder. Die
bisher gesammelten Daten sind noch lückenhaft und teilweise wider-
sprechend. Manche Organe oder Organsysteme wurden noch nie systematisch untersucht. Ebenso weiß man über die zeitliche Entwicklung
der verschiedenen morphologischen Veränderungen nur ungenügend
Bescheid. Auch die Todesursachen bei bestrahlten im Vergleich mit
unbestrahlten Tieren bedürfen weiterer Abklärung*.

Aus dem Studium der Spätfolgen einer akuten Ganzkörperbestrahlung
ergeben sich viele Fragen ausgesprochen medizinischer Natur (MOLE
1953), welche die Mitarbeit des klinisch gerichteten Pathologen notwendig
machen.

In der vorliegenden Arbeit wurde deshalb der Versuch unternommen,
durch eine möglichst umfassende morphologisch-pathologische Prüfung
der einzelnen Tiere, Verfolgen der chronologischen Reihenfolge der auftretenden Schäden und Feststellung der makroskopisch und/oder mikroskopisch sichtbaren Todesursachen einen weiteren Beitrag zu diesen
Problemen zu liefern.

Fragestellung

Mit unseren Untersuchungen sollte geprüft werden, auf welchen
pathologisch-anatomischen und histologisch faßbaren Körper- und
Organveränderungen die Verkürzung der Lebensdauer von Mäusen
beruhte, die mehr als 30 Tage nach einer im Alter von 3 Monaten
erhaltenen akuten, ionisierenden Ganzkörperbestrahlung mit mittelletalen Dosen überlebten.

Im besonderen ergaben sich folgende Fragenkomplexe:

*A. Die Wirkung der Ganzkörperbestrahlung auf Wachstum, Regenera-
tion, degenerative Prozesse und Alterungsvorgänge.*

Die Untersuchungen wurden so gerichtet, daß zu beurteilen war:

---

* Ähnliche Feststellungen sind im folgenden, kürzlich veröffentlichten Bericht
zu finden: Report of the Subcommittee on ,,Long-Term Effects of Ionizing Radiations from External Sources" of the Committee on Pathologic Effects of Ana-
tomic Radiation. Publication 849, Natl. Acad. Sci.-Natl. Res. Council, Washington
DC 1961.

I. wie sich Wachstum, Körper- und Organgewichte ganzbestrahlter Mäuse im Vergleich mit unbestrahlten Kontrollen im Verlauf des restlichen Lebens verhielten,

II. ob und in welchem Sinn eine morphologische Ähnlichkeit zwischen den Spätfolgen der Ganzkörperbestrahlung und dem natürlichen Alterungsprozeß bestand,

III. ob der gesamte Organismus durch die Strahlenwirkung zu beschleunigten degenerativen Veränderungen veranlaßt oder ob einzelne Organsysteme, Organe oder Gewebstypen besonders betroffen wurden,

IV. welchen zeitlichen Verlauf die verschiedenen krankhaften Veränderungen bei ganzbestrahlten im Vergleich mit unbestrahlten Tieren nahmen.

B. Begünstigung neoplastischer Prozesse durch die Ganzkörperbestrahlung.

In diesem Zusammenhang galt es vor allem zu ermitteln:

I. welche Geschwulstformen beim verwendeten Mäusestamm in späteren Stadien nach Ganzkörperbestrahlung beschleunigt und/oder vermehrt auftraten,

II. ob das Erscheinen anderer Neubildungen durch die Strahlenwirkung gehemmt oder unterdrückt wurde,

III. ob das bei den bestrahlten Tieren teilweise gestörte hormonale Gleichgewicht einen nachweisbaren Einfluß auf die Entstehung von Tumoren oder Leukosen ausübte,

IV. welche Beziehungen zwischen Lebensverkürzung, Alterungsprozessen und Neoplasie nach Ganzkörperbestrahlung bestanden.

C. Endokrine Störungen nach Ganzkörperbestrahlung.

Die morphologischen Veränderungen der Drüsen mit innerer Sekretion und ihrer Erfolgsorgane galt es bei bestrahlten und unbestrahlten Tieren während der ganzen Lebensdauer zu verfolgen und im besonderen im Hinblick auf die nachstehenden Fragen zu vergleichen:

I. Welche Störungen der Struktur und/oder Wirkungsweise endokriner Organe wurden durch die Ganzkörperbestrahlung verursacht oder begünstigt?

II. Bestanden Geschlechtsunterschiede in der Spätwirkung der Ganzkörperbestrahlung?

III. Fanden sich Anhaltspunkte für die Annahme, daß strahlenbedingte Verschiebungen im hormonalen Gleichgewicht einen wesentlichen Einfluß auf Mortalität, degenerative Veränderungen, Neubildungen und andere physiologische oder pathologische Vorgänge ausübten?

D. Infektanfälligkeit nach Ganzkörperbestrahlung.

Die Beurteilung der Empfindlichkeit ganzbestrahlter Tiere gegenüber Infektionen und parasitären Erkrankungen verlangte einen Vergleich:

I. der Incidenz verschiedenartiger Infektionen bei bestrahlten und unbestrahlten Mäusen während der ganzen restlichen Lebensdauer und in Abhängigkeit von der Zeit nach Versuchsbeginn,

II. der morphologischen Besonderheiten entzündlicher Gewebsreaktionen bei bestrahlten und unbestrahlten Tieren.

Auf besondere vorbeugende oder therapeutische Maßnahmen wurde absichtlich verzichtet.

E. Ganzkörperbestrahlung und Amyloidose.

Da im späteren Erwachsenenalter ein erheblicher Teil des verwendeten Mäusestamms an Amyloidose erkrankt, war zu untersuchen,

I. welche Folgen die Ganzkörperbestrahlung für den Zeitpunkt des Auftretens und die Häufigkeit der Amyloidose hatte,

II. ob sich die Morphologie der Amyloidose und ihrer Folgen bei bestrahlten und unbestrahlten Tieren gleich verhielt.

F. Todesmechanismus.

Zur Stützung der Hypothese eines ,,strahleninduzierten, vorzeitigen Alterns" wurde geltend gemacht, daß die bestrahlten Tiere in Spätstadien nach Exposition ähnlichen Krankheiten erliegen wie die unbestrahlten. Es war deshalb nötig, die Todesursachen zu erforschen.

Nachstehend soll, nach kurzer Erläuterung des Einflusses der Versuchsbedingungen auf die Folgen der Ganzkörperbestrahlung sowie der verwendeten Methoden, über die morphologisch-pathologischen Befunde an den verschiedenen Organsystemen berichtet werden. Die gemachten Feststellungen werden am Schluß jedes Kapitels im Vergleich mit bisher Bekanntem besprochen. Die Schlußdiskussion ist einer Zusammenfassung der in unseren Versuchen gesammelten Erfahrungen und einer Stellungnahme zu den oben erwähnten Fragen gewidmet.

Die morphologische Pathologie des akuten Ganzkörperbestrahlungs-Syndroms wurde ebenfalls untersucht; es werden aber nur Befunde erwähnt, die für das Verständnis der Spätschäden Bedeutung haben.

Einfluß der Versuchsbedingungen auf die Spätfolgen der akuten Ganzkörperbestrahlung

A. Art und Zustand des bestrahlten Organismus

I. Tierstamm

Neben anderen Autoren haben kürzlich RUSSEL (1957) und MÜHLBOCK (1959) auf die Unterschiede des natürlichen Lebenslaufs verschiedener Mäusestämme hingewiesen. Inzuchtstämme zeichnen sich in der Regel durch ein geringeres mittleres Todesalter und einen steileren Verlauf der Überlebenskurve aus, während F_1-Hybriden zweier verschiedener Inzuchtstämme oft eine größere Widerstandskraft besitzen und länger leben (MÜHLBOCK 1957). Auch in der Form der Überlebenskurve weichen die letzteren recht häufig von den Inzuchtstämmen ab, indem sie weniger Todesfälle im frühen und mittleren Erwachsenenalter erleiden. Ähnliche Beobachtungen konnten an ganzbestrahlten Tieren gemacht werden. Allerdings liegt darin kein allgemeingültiges Gesetz: ELLINGER et al. (1956) fanden beispielsweise Inzucht-Meerschweinchen gegenüber der Ganzkörperbestrahlung resistenter als Hybriden. Die Spätmortalität nach akuter (DOWDY und BENNETT 1955, GOWEN und STADLER 1956, HOLLCROFT et al. 1957, KOHN et al. 1957, GRAHN 1958 u. a.) oder chronischer Ganzkörperbestrahlung (GRAHN et al. 1954, GRAHN und HAMILTON 1958) hängt stark vom untersuchten *Stamm* ab. Mäusestämme mit geringerer natürlicher Lebenserwartung ertragen im allgemeinen den Strahleninsult schlechter als solche, die normalerweise ein hohes Alter erreichen (GRAHN 1958). Interessanterweise geht die 30-Tage-Mortalität nach akuter Exposition bei bestimmten Altersgruppen der späteren mittleren Lebensverkürzung innerhalb eines gewissen Dosisbereichs weitgehend parallel (CURTIS und GEBHARD 1958b). Eine signifikante Herabsetzung der Lebensspanne kann aber auch nach akuter Ganzkörperbestrahlung mit geringeren Dosen (z. B. 128 r = weniger als ein Viertel der letalen Dosis) resultieren: das ist eine Strahlenmenge, die keine sofortige Mortalität zur Folge hat (UPTON et al. 1957). Die Spätmortalität nach akuter Exposition stellt somit ein empfindlicheres Kriterium des erlittenen Strahlenschadens dar als die Todesfälle, die sich innerhalb 30 Tagen ereignen.

Während das absolute Todesalter der 30-Tage-Überlebenden von Stamm zu Stamm erheblich variieren kann, ist nach bisherigen Erfahrungen die *relative* Verkürzung der Überlebenszeit nach akuter Ganzkörperbestrahlung weniger von den genetischen Eigenheiten der Versuchstiere abhängig (BLAIR 1954, LORENZ et al. 1955, UPTON et al. 1957, GRAHN und SACHER 1958). Die Zeit nach Ganzbestrahlung, in der sich die zur vorzeitigen Spätmortalität führenden Prozesse bemerkbar machen, wird demnach weitgehend durch die Geschwindigkeit, mit der die natürlichen Entwicklungs- und Degenerationsvorgänge bei dem verwendeten Stamm ablaufen, mitbestimmt.

II. Species

Gut bekannt ist der Einfluß, den die Tierart auf die Mortalität nach akuter Ganzkörperbestrahlung hat. So wurden, außer der Maus, auch zahlreiche andere gebräuchliche Laboratoriums- und Haustiere geprüft. Allerdings beziehen sich die meisten bisherigen Untersuchungen auf das

akute Syndrom (Hühner: GLASSER und BRAYER 1955, STEARNER et al.
1955, 1956, 1957, STEARNER und TYLER 1957, TYLER und STEARNER
1957; Tauben: BACQ und ALEXANDER 1955; Ratten: ROSENTHAL und
BENEDEK 1950, LAMERTON et al. 1953, KOHN und KALLMAN 1957a u. b;
Hamster: YERGANIAN 1955; Meerschweinchen: TULLIS und WARREN
1947; Kaninchen: BLOOM 1948; Ziegen: TULLIS und WARREN 1947;
Schweine: TULLIS 1949a, b, 1951, TULLIS et al. 1955; Kälber: TULLIS
und WARREN 1947, STEADMAN 1957, ROSENFELD 1958; Hunde: MI-
CHAELSEN und HOWLAND 1958; Affen: SCHLUMBERGER und VAZQUEZ
1954, LUSHBAUGH und HOUCK 1955, HAIGH und PATERSON 1956 u.a.).
Dabei ergaben sich von Species zu Species nicht nur erhebliche Unterschiede in der Resistenz, sondern auch in Art und Verlauf der Reaktion
auf den Strahleninsult. Beispielsweise ist das akute Ganzbestrahlungs-
syndrom beim Schwein durch eine schwere hämorrhagische Diathese
gekennzeichnet, während bei Mäusen und Ratten mehr die enterogene
Sepsis vorherrscht. Tiere mit einem lymphatischen Rachenring erliegen
oft einer tonsillogenen Sepsis, die ihren Ursprung im Oropharynx nimmt.

Die Erfahrungen, die bisher über den Specieseinfluß auf die *Spätmortalität nach akuter Exposition* gesammelt werden konnten, beschränken
sich demgegenüber auf eine bedeutend kleinere Zahl von Tierarten.
Neben der Maus diente vor allem die Ratte zu solchen langfristigen
Untersuchungen (BENNETT et al. 1953, LAMSON et al. 1958).

Die Atombombenexplosionen in Hiroshima und Nagasaki, die Fallout-
zwischenfälle anläßlich späterer Kernwaffenversuche (japanische Fischer,
Bewohner der Marshallinseln) sowie einzelne Unglücksfälle in Reaktoren
brachten es mit sich, daß das akute Ganzkörperbestrahlungssyndrom
beim *Menschen* ziemlich gut bekannt wurde (WARREN 1946, WILDER
1947, LE ROY 1947, LIEBOW und WARREN 1947, DE COURSEY 1948,
LIEBOW et al. 1949, DESAIVE 1951, UCHIMURA und SHIRAKI 1952,
BRUEGGE 1952, HEMPELMANN und HOFFMAN 1953, KIKUCHI und WAKI-
SAKA 1954, CRONKITE et al. 1955, NISHIWAKI 1955, HASTERLIK und
MARINELLI 1956, GUSKOVA und BAISOGOLOV 1956, MIYOSHI und KU-
MATORI 1957, KONUMA et al. 1957, CONARD 1957, MATHÉ 1959, MATHÉ
et al. 1959 u.a.). Die seit diesen Ereignissen verstrichene Zeit erlaubt
jedoch noch keine zuverlässigen Aussagen über die Spätmortalität nach
akuter Exposition. Die bisherigen Untersuchungen an den strahlengeschädigten Bewohnern der Marshallinseln (geschätzte Dosis der
γ-Ganzkörperbestrahlung: bis 175 r) brachten keine eindeutigen Spätschäden zutage (CONARD et al. 1960*). Vorläufig stehen lediglich An-

---

* Einem erst im Februar 1961 veröffentlichten Bericht ist zu entnehmen, daß
sich bei der exponierten Bevölkerung von Rongelap eine leichte Neuropenie, eine
angedeutete Thrombocytopenie und eine Tendenz zu Mikrocytose im roten Blutbild bemerkbar machte, während sich die absolute Lymphocytenzahl im peripheren

gaben über ein bei den Überlebenden von Hiroshima und Nagasaki vermehrtes Auftreten von Leukämien (FOLLEY et al. 1952, WATANABE 1953, LANGE et al. 1954, MOLONEY 1955, MOLONEY und KASTENBAUM 1955, COURT et al. 1956 u. a.) sowie einer chronischen Panhämocytopenie (LANGE et al. 1955) zur Verfügung. Eine erhöhte Leukämieincidenz war schon früher bei Radiologen, die sich gegen die *chronische Bestrahlung* ungenügend geschützt hatten, beobachtet worden (JAGIÉ et al. 1911, HENSHAW und HAWKINS 1944, MARCH 1944, ULRICH 1946, MARCH 1950, COURT et al. 1958). Nach den Untersuchungen von WARREN (1958) sollen die Pioniere unter den amerikanischen Röntgenärzten, auch abgesehen von den durch Leukosen und Hautcarcinome bedingten Todesursachen, ein geringeres Durchschnittsalter als ihre nicht radiologisch tätigen Kollegen erreicht haben. Die statistische Signifikanz dieser Lebensverkürzung wurde jedoch von anderen Autoren (LEWIS 1958, COURT-BROWN und DOLL 1958, MOLE 1958 u. a.) in Frage gestellt, weshalb es richtig erscheint, sich ein endgültiges Urteil über die Verhältnisse der Spätmortalität nach Ganzbestrahlung beim Menschen noch vorzubehalten (Literaturübersicht bei NEUMANN 1959).

III. Alter

Ohne Zweifel ist das Alter zur Zeit der Exposition von großer Wichtigkeit nicht nur für die Früh-, sondern auch für die Spätmortalität: Nach KOHN und GUTTMAN (1959) lebten BALB/c-Mäuse, die im Alter von 160 Tagen mit 500 r belastet wurden, 44 Wochen weniger lang als die unbestrahlten Kontrollen (bezogen auf UZ_{63}*), während eine gleiche Dosis, auf 535 Tage alte Tiere eingestrahlt, nur eine Reduktion der Überlebenszeit um 6 Wochen zur Folge hatte. Setzt man diese Zahlen in Beziehung zur normalen restlichen Lebenserwartung der Kontrollen (durchschnittliches Lebensalter abzüglich Alter im Zeitpunkt der Exposition), tritt folgende aufschlußreiche Erscheinung zutage: Während die Resistenz gegenüber der Ganzkörperbestrahlung (gemessen an der LD 50/30) im höchsten Alter wieder abnimmt (SACHER 1957, LINDOP und ROTBLAT 1958, LESHER et al. 1958, ROTBLAT 1959), wird die restliche Lebenserwartung der 30-Tage-Überlebenden bei alten Tieren relativ weniger vermindert als bei jungen (vgl. auch LINDOP und ROTBLAT 1959,

---

Blut annähernd normalisierte. Zeichen einer vorzeitigen Alterung waren wiederum nicht zu finden (R. A. CONARD, H. E. MacDONALD, A. LOWREY, L. M. MEYER, S. COHN, W. W. SUTOW, B. S. BLUMBERG, J. W. HOLLINGSWORTH, H. W. LYON, W. H. LEWIS, A. A. JAFFE, M. EICHER, D. POTTER, I. LANWI, E. RIKLON, J. IAMAN and J. HELKENA: Medical survey of Rongelap people five and six years after exposure to fallout. Office of technical Services, Department of Commerce (Washington 1961).
  * Siehe S. 30.

BOONE 1960). Die 30-Tage-Mortalität und die Verkürzung der Lebensdauer von Tieren, die dem akuten Syndrom nicht innerhalb eines Monats zum Opfer fallen, ergeben daher nur für jüngere Tiere gut übereinstimmende Kriterien des erlittenen Strahlenschadens.

IV. Geschlecht

Geschlechtsunterschiede in der Spätmortalität nach akuter Ganzkörperbestrahlung hängen stark vom verwendeten Stamm und der Tierart ab. Im Gegensatz zu der wiederholt gemeldeten erhöhten Anfälligkeit der Männchen während des ersten Monats nach Exposition (INGBAR und FREINKEL 1952, LANGENDORFF und KOCH 1954, RUGH und CLUGSTON 1955, CHAPMAN 1955, HOLLCROFT et al. 1957, LAMBREV und ZLATAREV 1958 u.a.), wurde verschiedentlich von einer stärkeren Empfindlichkeit der Weibchen gegenüber den Spätwirkungen der Ganzkörperbestrahlung berichtet (HAGEN und SACHER 1954, UPTON und FURTH 1955, HOLLCROFT et al. 1957, GRAHN und SACHER 1957 u.a.). Zum guten Teil war dafür die bei bestrahlten Weibchen höhere Incidenz neoplastischer Prozesse verantwortlich (HOLLCROFT et al. 1957). In unseren Versuchen zeichnete sich hinsichtlich der totalen Spätmortalität kein signifikanter Geschlechtsunterschied ab. Offensichtliche Differenzen traten aber in der Art der dem vorzeitigen Absterben zugrunde liegenden *Krankheiten* zutage: z.B. besaßen die Männchen die unserem Stamm eigene Neigung zur Amyloidose in höherem Maß als die Weibchen, während die letzteren wesentlich häufiger neoplastischen Prozessen zum Opfer fielen. Es wird daraus ohne weiteres verständlich, daß sich — je nach dem gewählten Stamm — Geschlechtseinflüsse wohl in der Morbidität bemerkbar machen können, jedoch nicht immer in der Mortalität hervorzutreten brauchen.

V. Stoffwechsellage und hormonale Einflüsse

Die Verminderung der Strahlenschäden, die durch *Sauerstoffentzug* während der Exposition erreicht werden kann, ist seit den Versuchen von CRABTREE und CRAMER (1934a, b), MOTTRAM (1935) sowie THODAY und READ (1947) vielfach bestätigt worden und läßt sich auch bei der Ganzkörperbestrahlung von Säugetieren regelmäßig beobachten (unter anderen DOWDY et al. 1950, DEVIK 1952, RAMBACH et al. 1954, LACASSAGNE 1954, HANSEN et al. 1957, WRIGHT 1958). Die Schutzwirkung einer Hypoxie während der Exposition erstreckt sich allerdings mehr auf das akute Syndrom als auf die Spätschäden (LAMSON et al. 1957). Ein längerer Aufenthalt in sauerstoffarmem Milieu (simulierter Höhenaufenthalt) vor der Ganzbestrahlung soll sich dagegen ungünstig auswirken (SMITH et al. 1952d). Das nachträgliche Verlegen ganzbestrahlter

Mäuse auf 3500 m Höhe vermochte, nach eigenen Erfahrungen, die Sterblichkeit während der Dauer des akuten Syndroms ebenfalls nicht zu verringern.

Zustand und Leistung der endokrinen Organe im Zeitpunkt der Strahleneinwirkung können Anlaß zu verschiedenartiger Reaktion sein. Hypophysektomierte (PATT und SWIFT 1948) und adrenalektomierte Tiere (CRONKITE und CHAPMAN 1950, KAPLAN et al. 1951, EDELMANN 1951, HALPERN et al. 1953, TONUTTI et al. 1953 u.a.) ertragen die Ganzkörperbestrahlung schlecht. Durch Nebennierenrindenextrakte läßt sich allerdings die Resistenz wieder herstellen oder sogar noch steigern (GRAHAM et al. 1950). Die künstliche Stimulation der Hypophysen-Nebennierenrinden-Achse wirkt sich auf die Resistenz der bestrahlten Tiere nur günstig aus, wenn sie einige Zeit vor der Exposition begonnen wird (BETZ 1955). Dasselbe gilt für die Verabreichung von ACTH (AGATI et al. 1958 u.a.). Die Vorbehandlung von Mäusen mit somatotropem Hormon soll nach SPELLMAN et al. (1955) eine schützende Wirkung zur Folge haben. Pitressin und Adrenalin, kurz vor der Bestrahlung injiziert, vermindern die Mortalität (GRAY et al. 1952). Die Schilddrüsenfunktion hat demgegenüber zum mindesten keinen wesentlichen Einfluß auf die Strahlenempfindlichkeit. Weder die Befunde von HORNYKIEWITSCH et al. (1954), wonach bei Ratten die Thyreoidektomie 3 Wochen vor Bestrahlung die Überlebenszeit verlängern soll, noch die Angaben von KRETSCHMAR et al. (1952) über eine erhöhte Mortalität bestrahlter, thyreoidektomierter Tiere konnten von BETZ (1955) bestätigt werden (vgl. auch HALEY et al. 1951). Ebensowenig gelang es regelmäßig, durch eine Thiouracil-bedingte Hypothyreose die Mortalität von Ratten nach einer Belastung mit 600 r zu verändern (HALEY et al. 1953). Wenn Thiouracil eine Schutzwirkung ausübt, soll sie nach BETZ (1955) nicht über eine eingeschränkte Schilddrüsentätigkeit, sondern durch Beeinflussung der Nebennierenrindenaktivität zustande kommen. Die Verabreichung mäßiger Dosen von Thyroxin vor der Ganzkörperbestrahlung bleibt nach BETZ (1955) ohne Effekt, obschon früher mehrere Autoren von einer nachteiligen Wirkung des Thyroxins oder von Schilddrüsenextrakten auf die Überlebensrate nach Ganzkörperbestrahlung berichtet hatten (BLOUNT und SMITH 1949, SMITH und SMITH 1951, HALEY et al. 1953). Die Angaben, welche über die Beziehungen zwischen Geschlechtshormonen und Strahlenempfindlichkeit vorliegen, widersprechen sich teilweise. Übereinstimmend wird festgestellt, daß eine der Ganzkörperbestrahlung vorausgehende Kastration die Mortalität der Männchen herabsetzt (LANGENDORFF und KOCH 1954, BETZ 1955), während ovariektomierte Weibchen teils empfindlicher (LANGENDORFF und KOCH 1954), teils resistenter als unbestrahlte Kontrollen gefunden wurden (BETZ 1955, KEPP und HOFMANN 1959). Den Oestrogenen wird allerdings von verschiedenen Autoren eine schützende Wirkung zugeschrieben (RUGH und CLUGSTON 1955 u. a.); eine solche zeigt sich vor allem, wenn die Behandlung bereits mehrere Tage vor der Exposition begonnen wird (TREADWELL et al. 1943, STRAUBE et al. 1948, BETZ 1955 u. a.). 5 mg Testosteronpropionat, 2 Wochen vor einer Bestrahlung mit 700 r den Mäusen injiziert, verbessern die Überlebensrate ebenfalls ganz erheblich (BETZ 1955). Es ist noch unklar, auf welche Weise die Entfernung der Gonaden oder die Verabreichung einzelner Sexualhormone die Empfindlichkeit des Organismus auf den Strahleninsult umstellt. Möglicherweise liegt ein indirekter Mechanismus vor, indem sowohl die Kastration als auch die Verabreichung von Testosteronpropionat nach BETZ (1955) die Reaktivität der Hypophysen-Nebennierenrinden-Achse drosselt. Noch weitere Hormone sind für die Strahlenresistenz des Säugetierorganismus mitbestimmend. Als eines der wirkungsvollsten Schutzmittel erweist sich beispielsweise das Serotonin, wenn es kurz vor der Ganzbestrahlung gegeben wird (LANGENDORFF und KOCH 1957). Doch mögen die hier angeführten Beispiele genügen, um die Bedeutung der metabolischen Gegebenheiten und der endokrinen Situation im Augenblick der Strahleneinwirkung für die spätere Mortalität zu unterstreichen.

VI. Ernährung und Umweltfaktoren

Kurzfristiges Hungern (SMITH et al. 1952b) oder Fettleibigkeit nach hyperkalorischer Diät (SMITH et al. 1952c) sollen sich auf die Frühmortalität weder in günstigem noch in ungünstigem Sinn deutlich auswirken. Forcierte Sondenernährung während der ersten Tage nach Exposition kann sehr gefährlich sein (SMITH et al. 1952a, b). Langdauernde Unterernährung vor der Bestrahlung (eiweißarme [JENNINGS 1952], vitaminfreie [JOHNSON et al. 1946] oder hypokalorische Diät [CARROLL und BRAUER 1959]) erhöhen die Frühsterblichkeit. Über die Wirkung dauernd veränderter Ernährungsbedingungen auf die Spätmortalität ist noch wenig bekannt. Derartige Untersuchungen wären von großem Interesse vor allem wegen der Angabe, daß eine fortgesetzte hypokalorische Ernährung Alterungsprozesse hintanhalten, die Empfindlichkeit gegen Lungeninfektion herabsetzen und die Tumorincidenz vermindern soll (vgl. CARROLL und BRAUER 1959). Nach einem Bericht von ALEXANDER u. Mitarb. (1959) vermag bei Mäusen eine an Alkoxyl-Glycerinestern und essentiellen Fettsäuren angereicherte Dauerdiät die Überlebenszeit nach Ganzkörperbestrahlung zu verlängern. Eine erhöhte Umgebungstemperatur (z. B. 35°C) während und nach der Bestrahlung hat sowohl für den Verlauf des akuten Syndroms (DOULL und HASEGAWA 1955) als auch für die Lebenserwartung nach chronischer Ganzkörperbestrahlung (CARLSON et al. 1957, CARLSON und JACKSON 1958, CARLSON und JACKSON 1959) nachteilige Folgen. Während die Hibernation einige Zeit vor bis kurz über das Ende der Strahleneinwirkung hinaus die schädlichen Folgen zum mindesten hinausschiebt (LACAS-SAGNE 1942, SMITH und GRENAN 1951, DOULL et al. 1952, STORER und HEMPELMAN 1952, BRACE 1952, BARLOW und SELLERS 1952, DOULL und DU BOIS 1953, HAJDUKOVIC et al. 1954, BETZ 1955, HAJDUKOVIC und KARANOVIC 1957, SCHUBERT 1958, GODFROI 1958, HECKMANN und KÜNKEL 1959 u.a.), hat das nachträgliche Versetzen der bestrahlten Tiere in Räume mit niedriger Temperatur eine ungünstige Wirkung (KIMELDORF und NEWSON 1952, BARLOW und SELLERS 1953). Auf die Gefahr gegenseitiger Ansteckung bei Haltung der Tiere in Kollektiv-käfigen wiesen unter anderen SMITH et al. (1954a) sowie RAVENTOS (1955) hin. Die Art der Stallhaltung soll, nach Berichten von FURTH et al. (1959), sogar auf die Häufigkeit neoplastischer Prozesse nach Ganz-körperbestrahlung einen Einfluß ausüben. Ferner kann der Aufenthalt ganzbestrahlter Mäuse in klimatisierten Räumen auch die mittlere Überlebenszeit günstig beeinflussen (HURSH et al. 1955). Eine unter-schiedliche Beleuchtung und Infrarot-Bestrahlungen sollen demgegen-über die Frühmortalität nach akuter Exposition nicht verändern (BONET-MAURY und PATTI 1951).

VII. Einfluß von Schutzmaßnahmen

Verschiedene Behandlungsmethoden vermögen, wenn vor (z.B. In-jektion von Cysteamin, AET [Aminoäthylthiouronium BrHBr] oder Serotonin), während (Exposition unter hypoxischen Bedingungen, Hiber-nation, Knochenmark- und Milzabdeckung) oder kurze Zeit nach der Ganzkörperbestrahlung angewandt (Injektion von Knochenmark- oder Milzsuspensionen), die Frühmortalität einzuschränken oder aufzuheben. Die Wirkung dieser prophylaktischen oder therapeutischen Maßnahmen auf die Spätmortalität weicht teilweise von derjenigen auf das akute Syndrom ab. So soll die Milzabdeckung während der Exposition, nach den Angaben von HOLLCROFT et al. (1957), die spätere Lebensverkürzung nicht vermindern, während die Tiere, die unter Cystein- oder Hypoxie-Schutz bestrahlt werden, länger leben als die ungeschützten. Dasselbe gilt für die Behandlung mit AET oder isologem Knochenmark (COSGROVE et al. 1958). Die Injektion von homologem oder heterologem Knochen-mark, von eindrücklicher Wirkung zur Verhütung der Frühtodesfälle, zieht dagegen oft eine auf immunologischen Vorgängen beruhende, tödliche Spätkomplikation („secondary disease") nach sich (CONGDON 1957, CONGDON und URSO 1957, BARNES et al. 1959 u.a.). Die Abdeckung großer Körperteile während der Exposition bietet einen deutlichen Schutz, vor allem für die Dauer des akuten Syndroms; sie vermag aber den lebensverkürzenden Effekt der ionisierenden Bestrahlung — zum mindesten bei Anwendung größerer Dosen — nicht aufzuheben (MAISIN et al. 1957, GAMBINO et al. 1960, TAKETA und SWIFT 1960 u.a.).

Die erwähnten prophylaktischen oder therapeutischen Methoden bieten nicht gegen alle Spätschäden einen gleichwertigen Schutz. So kann die Injektion von Milzsuspensionen nach Bestrahlung wohl die Leukosehäufigkeit herabsetzen, dagegen hat sie auf die Entwicklung der Nephrosklerose nach dem Bericht von COLE et al. (1960) einen fördernden Einfluß. Eine starke Vermehrung der Fälle mit solchen Nierenschäden läßt sich auch durch höhere und nur dank geeigneter Schutzmaßnahmen (z. B. Hypoxie während der Exposition) erträgliche Strahlendosen erzielen (BENNETT et al. 1953).

B. Einfluß der Bestrahlungsbedingungen
I. Strahlenqualität

Der Begriff der Ganzkörperbestrahlung schließt in sich, daß der gesamte Organismus von den ionisierenden Strahlen betroffen wird. Daraus ergeben sich für den Vergleich verschiedener Strahlenarten erhebliche Schwierigkeiten. Eine völlig gleichmäßige Dosisverteilung auf alle Körpergewebe läßt sich nicht verwirklichen. Es können höchstens Bedingungen geschaffen werden, die diesem Idealfall möglichst nahe kommen. Aus verständlichen Gründen eignet sich dazu eine energiereiche Strahlung besser als eine mit geringerer Penetranz. Dieser Umstand fällt besonders bei Bestrahlung größerer Tiere ins Gewicht (TULLIS et al. 1952, ALPEN et al. 1958). Das kleine Körpervolumen der Maus bietet hier einen Vorteil, indem man bereits mit konventionellen Röntgenstrahlen eine Durchdringung erreicht, die bei Verwendung größerer Versuchstiere den Gebrauch energiereicherer Strahlen bedingen würde. Die räumliche Verteilung der verabreichten Dosis hängt aber nicht nur von der sog. Strahlenhärte und den Ausmaßen des Objekts, sondern auch von Beschaffenheit und Dichte des bestrahlten Materials sowie den physikalischen Eigenschaften der Strahlen ab. So erklärt sich bei Mäusen die höhere LD 50/30 einer 80 keV-X-Strahlung im Vergleich mit der 250 keV-X-Strahlung zu einem guten Teil durch den relativen Schutz, den der Knochen dem Knochenmark gegenüber weicheren Strahlen bietet (GRAHN et al. 1956, GRAHN und SACHER 1957 oder auch ALPEN et al. 1958). Die geringsten Differenzen in der Energieabsorption pro Gramm-Röntgen für die verschiedenen Gewebsarten (Fettgewebe, andere Weichteile, Knochen) zeigt im Fall der X-Strahlen der Photon-Energie-Bereich von ungefähr 0,2—10 MeV (JOHNS und LAUGHLIN 1956). Der Grund, weshalb wir in unseren Versuchen die 250 keV-X-Strahlung verwendeten, liegt darin, daß diese Strahlenart bisher für Mäuse am häufigsten gebraucht wurde und eine relativ saubere Dosismessung gestattet.

Der gegenseitige Vergleich von Strahlen mit unterschiedlichen physikalischen Eigenschaften (X-Strahlen und corpusculäre Strahlen aller

Arten) stellt die strahlenbiologischen Untersuchungen vor weitere Probleme. Die rein generische Bezeichnung (Röntgenstrahlen, Neutronen usw.) gibt über die biologische Wirkung wenig Aufschluß. Verschiedene Erfahrungen weisen darauf hin, daß die Dichte und räumliche Verteilung der Anregungen und Ionisationen nicht nur für das Ausmaß, sondern auch für die Art der Strahlenreaktion von großer Wichtigkeit sind. Es empfiehlt sich deshalb, eine Strahlenqualität auch durch den sog. *linearen Energieverlust* (LET = „linear energy transfer" = Mittelwert der Energieübertragung durch Ionisation und Anregung pro Einheit der durchlaufenen Wegstrecke) zu definieren (RANDOLPH 1957, PATERSON 1957 u. a.).

Angaben über die sog. relative biologische Wirksamkeit (RBW) verschiedener Strahlenarten vermitteln kein allgemeingültiges Maß für die Schädigung lebender Materie, da sie stark von dem untersuchten Objekt (z. B. Milzgewichtverlust, Darmgewichtverlust, 30-Tage-Mortalität, Lebensverkürzung) abhängen. Die RBW bezieht sich somit immer nur auf einen bestimmten biologischen Parameter und stellt nur einen Schätzungswert dar. Zur Erläuterung dieser Verhältnisse diene folgendes Beispiel: Eine gleiche Dosis 250 keV-Röntgenstrahlen und schneller Neutronen (3—20 MeV), gemessen an der Gesamtzahl der Ionisationen pro Volumeinheit, hat auf Thymus und Darm der Maus eine ganz ungleiche Wirkung. Die schnellen Neutronen vermindern das Darmgewicht 2,3mal stärker als die 250 keV-Röntgenstrahlen, das Thymusgewicht jedoch nur um den Faktor 1,5 (CARTER et al. 1956). Eine Übersicht der relativen biologischen Wirksamkeit verschiedener Strahlenarten an Säugetierorganismen haben unter anderen STORER et al. (1957) gegeben.

Die gleichen Überlegungen haben auch für die Spätwirkungen der Ganzkörperbestrahlung Gültigkeit (vgl. SINCLAIR 1959). Beispielsweise beträgt die RBW einer gemischten Hitzeneutronen- und γ-Strahlung (bezogen auf die RBW von 250 keV-X-Strahlen = 1) für die Verkürzung der mittleren Lebensdauer bei Schweizer Albino-Mäusen 1,0 (STORER und SANDERS 1958). Wählt man dagegen die RBW der γ-Strahlen einer Atombombenexplosion als Vergleichswert (= 1,0), beläuft sich die RBW von Neutronen der gleichen Detonation auf ungefähr 2,6, wenn der lebensverkürzende Effekt an Mäusen als biologisches Kriterium dient (STORER et al. 1958). Desgleichen sind schnelle Neutronen 2,34mal wirksamer als 250 keV-X-Strahlen (KREBS und BRAUER 1959). Neben diesen quantitativen sind auch qualitative Unterschiede in der Wirkungsweise bekannt: Die Bestrahlung mit (schnellen) Neutronen induziert häufiger Darmcarcinome (NOWELL et al. 1956), hat eine stärkere Kataraktbildung zur Folge (UPTON et al. 1954) und führt zu einem vermehrten Auftreten von Hypophysentumoren bei LAF_1-Mäusen (UPTON und FURTH 1953), wenn man sie den Folgen der X- oder γ-Strahlen gegenüberstellt.

Diese wenigen Beispiele zeigen, wie schwierig sich ein Vergleich der biologischen Folgen verschiedener Strahlenqualitäten gestaltet. Vor allem bei hochorganisierten Organismen, wie den Säugetieren, ergeben sich sehr komplexe und zum Teil nicht kontrollierbare Zusammenhänge. Wir werden diesen Umständen bei der Besprechung unserer Befunde stets Rechnung zu tragen haben. Auch beim Versuch, aus tierexperimentellen Beobachtungen auf entsprechende Vorgänge beim Menschen zu schließen, muß immer berücksichtigt werden, daß die biologischen Folgen stark von der Natur der einwirkenden Strahlen abhängen. Bei Reaktorzwischenfällen und Atom- oder Wasserstoffbombenexplosionen — um nur zwei der möglichen Gefahren anzuführen — haben wir es zudem mit Gemischen verschiedener Strahlenarten zu tun, welche die Verhältnisse noch unübersichtlicher gestalten.

II. Strahlendosis

Ebenso wie die Todesfälle während des akuten Syndroms steht auch die Spätmortalität nach Ganzkörperbestrahlung in Abhängigkeit von der erhaltenen Strahlenmenge. Bei gleicher Strahlenqualität und Dosisleistung zeigt sich eine deutliche Dosisabhängigkeit des lebensverkürzenden Effekts (UPTON und FURTH 1955), GOWAN und STADLER 1956, GRAHN und SACHER 1957, KOHN et al. 1957, GRAHN 1958, LAMSON et al. 1958, HURSH und CASARETT 1958, LINDOP und ROTBLAT 1958 u.a.). Es steht allerdings noch nicht fest, ob auch kleine Dosen im gleichen Sinn wirken (HURSH und CASARETT 1958). Wegen der individuellen Variationen könnte dieses Problem nur bei Verwendung sehr großer Tierzahlen angegangen werden. Die Versuche von GOWEN und STADLER (1956) an 10 verschiedenen Mäusestämmen ergaben bei Verabreichung von Dosen unter 320 r keine eindeutigen Resultate. HENSHAW (1958) glaubt, daß die lebensverkürzende Wirkung einer akuten ionisierenden Ganzkörperbestrahlung bei Dosen über 100 r als gesichert gelten kann (vgl. auch BILLINGS et al. 1959). Die merkwürdige Beobachtung eines höheren mittleren Todesalters bei Tieren, die geringe Strahlenmengen erhielten (LORENZ et al. 1954, HOLLCROFT et al. 1955), bedarf weiterer Bestätigung und Abklärung. Jedenfalls nehmen KREBS et al. (1959) an, daß für den irreparablen Strahlenschaden kein Schwellenwert besteht. Nach ARCHER und CARROLL (1960) soll auch für die zur Lebensverkürzung und Tumorinduktion notwendige Dosis von radioaktivem Strontium keinen Schwellenwert aufweisen.

III. Dosisleistung
(zeitliche Dichte der Bestrahlung)

Wie für die meisten strahlenbiologischen Phänomene, ist es auch für die Mortalität nach Ganzkörperbestrahlung keineswegs belanglos, in welcher Zeitspanne eine bestimmte Strahlenmenge verabreicht wird. Die Bedeutung dieses sog. Zeitfaktors wurde bisher vor allem im Zusammenhang mit der Frühmortalität nach akuter Exposition untersucht. Die vorliegenden Resultate erlauben noch kein endgültiges Urteil. Unterhalb des kritischen Grenzwerts von 5—10 r/min nimmt bei röntgenganzbestrahlten, erwachsenen C57 BL- und BALB/c-Mäusen nach den Angaben von KALLMANN (1958) die LD 50/30 mit sinkender Dosisleistung ständig zu. Eine höhere zeitliche Dichte der Bestrahlung soll nach dem gleichen Autor nur einen geringen, wenn überhaupt nachweisbaren Wirkungszuwachs hervorrufen. MAURER und MINDER (1959) fanden allerdings bei ganzbestrahlten Albino-Mäusen (500—700 r) eine Zunahme der Mortalität während der Dauer des akuten Syndroms, wenn die Minutenleistung von 5 r auf 50 oder 500 r gesteigert wurde. Beachtenswert, aber noch nicht wiederholt bestätigt ist die Feststellung von GOLD-FEDER und CLARKE (1956), die eine Ganzkörperbestrahlung von Mäusen (700 r Röntgenstrahlen) mit 8 r/min wesentlich wirkungsvoller fanden als eine solche mit 765 r/min. Diese Beobachtung könnte vermuten lassen, daß — wenigstens bei gewissen Stämmen — irgendwo unterhalb der Dosisleistung von 765 r/min ein Wirkungsmaximum liegt. γ-Strahlen aus einer Co^{60}- Quelle sollen nach VOGEL et al. (1957) bei sinkender Dosisleistung unterhalb 10 r/min ebenfalls eine Erhöhung der LD 50/30 zur Folge haben. Bemerkenswert erscheint die Angabe von VOGEL et al. (1957), daß sich die LD 50/30 weiblicher Mäuse, die einer Neutronenbestrahlung ausgesetzt wurden, bei Expositionszeiten von $1^{1}/_{2}$ oder 24 Std nicht sicher verschieden verhielt.

Nicht nur die LD 50/30, sondern auch die Art des akuten Ganzbestrahlungssyndroms und die zeitliche Lage der Sterbegipfel können sich bei verschiedener Dosisleistung ändern. Zudem ist der Einfluß des Zeitfaktors nicht in jedem Dosisbereich derselbe (KALLMAN 1958).

Während die Bedeutung der zeitlichen Bestrahlungsdichte für die *Spätschäden nach chronischer Exposition* verschiedentlich geprüft wurde (LORENZ et al. 1946, SPARGO et al. 1951, ESCHENBRENNER und MILLER 1954, LORENZ 1954, LORENZ und HESTON 1954, LORENZ et al. 1954, LORENZ et al. 1955, MOLE 1955, 1957, 1959, DORNEICH und RAJEWSKY 1957, FAILLA und McCLEMENT 1957, MOLE 1958, LAMERTON 1959, NOBLE et al. 1959 u.a.), ist nur wenig über den Einfluß des Zeitfaktors auf die *Spätfolgen nach akuter Ganzkörperbestrahlung* bekannt. UPTON et al. (1957a) prüften die Kataraktbildung bei Mäusen, die im Alter von 10 Wochen einer Co^{60}-γ-Bestrahlung ausgesetzt wurden. 7000 rad mit einer Dosisleistung von 0,06 rad/min hatten eine geringere Wirkung als 900 rad mit 7 rad/min eingestrahlt.

Die meisten bisherigen akuten Ganzkörperbestrahlungsversuche wurden mit einer Minutenleistung von 20 r und mehr durchgeführt, teils aus technischen Gründen, teils zum besseren Vergleich mit früheren Daten. Auch in unseren Versuchen wurde die Dosisleistung in diesem Rahmen gehalten. Es ist aber zu berücksichtigen, daß z.B. bei einer Atombombenexplosion die Minutenleistung im mittelletalen Dosisbereich wahrscheinlich weniger beträgt, nach den Schätzungen von MEREDITH und TAPLIN (1959) etwa 1—3 r/min.

IV. Fraktionierung der Dosis

In der Regel hat die Fraktionierung der Dosis eine Herabsetzung der *Frühmortalität* nach Ganzkörperbestrahlung zur Folge (ELLINGER 1947, KAPLAN und BROWN 1952, AURAND 1954, MELVILLE et al. 1957, KEREIAKES et al. 1957 u.a.). Sie kann unter gewissen Bedingungen auch die zeitliche Verteilung der akuten Todesfälle verändern: C57 BL-Mäuse, die eine Dosis von 550 r Co^{60}-γ-Strahlen in 2 Fraktionen im Abstand von 5 Tagen erhielten, zeigten eine bimodale Mortalitätskurve mit Maxima am 12. und 22. Tag (MEWISSEN et al. 1958). Eine oder mehrere vorausgehende subletale Ganzkörperbestrahlungen vermögen die Tiere sogar gegen eine innerhalb einer bestimmten Zeitspanne verabreichte, letzte Bestrahlung (Testdosis) resistenter zu machen (CRONKITE et al. 1950, BETZ 1950, GRAEVSKAJA und KEJLINA 1956, RUGH und WOLFF 1957, MURRAY 1959, DACQUISTO 1959 u.a.).

Auf die *Spätfolgen* nach Ganzkörperbestrahlung wirkt sich die Fraktionierung der Dosis nicht einheitlich aus. Die Tumorincidenz kann durch geeignete Unterteilung der Dosis und Wahl bestimmter Zeitintervalle zwischen den Bestrahlungen erhöht werden (BRUES et al. 1949, KAPLAN und BROWN 1952d, LAMSON et al. 1957, COLE et al. 1958). Dies trifft vor allem für die Induktion lymphoidzelliger Leukosen zu, kann aber nicht als eine für alle Neoplasmen gültige Regel betrachtet werden. Die meisten bisher geprüften Fraktionierungsmethoden führten — bei gleicher Totaldosis — zu einer geringeren Lebensverkürzung als die einmalige, kurzfristige Bestrahlung (HURSH und CASARETT 1958, BENNETT et al. 1958, COLE et al. 1958). Einzig COLE et al. (1958) (s. auch COLE et al. 1960) berichten von einer noch stärkeren Verminderung der mittleren Überlebenszeit nach Fraktionierung (8×86 r im Abstand von 8 Tagen, verglichen mit 690 r einzeitig). Diese Beobachtung erklärt sich aber weitgehend durch eine vorzeitige Entwicklung nicht-thymischer lymphoidzelliger Leukosen. Die Nephrosklerose, die von den meisten Autoren als strahlenbedingter, degenerativer Prozeß gewertet wird, tritt dagegen nach Fraktionierung der verabreichten Strahlenmenge weniger häufig auf (LAMSON et al. 1957, COLE et al. 1958, 1960, COLE 1959).

Die Spätfolgen einer akuten ionisierenden Ganzkörperbestrahlung hängen somit von einer Vielzahl von Faktoren ab. Die meisten der erwähnten Elemente, welche die Art, das Ausmaß und die zeitliche Entwicklung der im Anschluß an den Strahleninsult auftretenden Prozesse mitbestimmen, wurden in unseren Versuchen konstant gehalten. Die Kenntnis der Einflüsse, welche die Versuchsbedingungen der Ganzkörperbestrahlung auf die faßbaren Körperschäden und die daraus resultierende Mortalität ausüben, ist vor allem aus 2 Gründen wichtig:

1. Übereinstimmende Befunde sind nur bei gleichen Versuchsbedingungen zu erwarten.

2. Umgekehrt kann durch Änderung einzelner Versuchsbedingungen deren Bedeutung für die Strahlenfolgen beurteilt werden.

Methodik der eigenen Untersuchungen *

A. Tierstamm

Weiße Mäuse aus eigener Inzucht, Sublinie von Schweizer Albinos. 16 von 20 Hauttransplantationen zwischen Tieren verschiedener Würfe erfolgreich.

B. Haltung und Fütterung der Tiere

Käfige. Für die Zucht Kollektivkäfige aus Holz (10—20 Tiere; vgl. BITTNER 1941), für die Versuche Einzelkäfige aus Glas (Vermeidung des ,,cage-effect''; RAVENTOS 1955).

Reinigung der Käfige gemäß Angaben von BITTNER (1941).

Temperatur im Mittel 20,5°C (17—24°C).

Luftfeuchtigkeit 60—80%.

Nahrung. Futterwürfel NAFAG ad libitum: 67% Getreidesorten (Hafer, Gerste, Mais, Hirsearten, Weizen), 15% Ölkuchen verschiedener Sorten und Futterhefe, 10% Blutmehl, Fleischmehl und Magermilchpulver, 6% Ballastträger und Mineralien, gemischt mit Spurenelementen, 1% jodiertes Kochsalz, 1% Lebertran.

Zweimal pro Woche *Zusatzfutter:*

30% Weichweizen, 10% Platamais gebrochen, 25% Futterroggen, 25% Haferflocken, 7% Gersten ganz, 3% Kleinfische, gepreßt und getrocknet.

Wasser ad libitum.

C. Bestrahlung

Kurzfristige, einzeitige Röntgen-Ganzkörperbestrahlung im Alter von 3 Monaten (Käfig zu 10 Mäusen in Einzelkammern mit freiem Luftzutritt).

Strahlenquelle: Tiefentherapiemaschine der Firma Picker (intermittierender Gleichstrom).

Strahlenqualität: 250 keV, Thoraeus I, HWS 1,52 mm Cu.

Dosis: 600 r ± 13 r (LD 40—50/30), in Luft mit Victoreen-Dosismeter gemessen (in Vorversuchen 450—550 r)**.

Dosisleistung: Im Durchschnitt 24 r/min (Focus-Haut-Abstand 60 cm, Röhrenstromstärke 15 mA).

Raumtemperatur: 18—23°C.

---

* Für die technische Hilfe sei an dieser Stelle den Damen Frl. JAAG, Frau JOST-ZELLWEGER, Frl. WOKER und Frl. ZUPPINGER herzlich gedankt.

** Die LD 50/30 betrug zu Beginn der Versuche (1954) im Mittel 625 r, gegen Ende der Versuche (1959) 675 r.

D. Einteilung der Versuchsgruppen

Tabelle 1. *Übersicht der verwendeten Tierzahl und der Versuchsgruppen**

MnB	Bestrahlt							Unbestrahlt						
	VG 1		VG 2		VG 3		T	VG 1		VG 2		VG 3		T
	♂	♀	♂	♀	♂	♀		♂	♀	♂	♀	♂	♀	
2—3	16	16	5	3	7	4	51	58	58	3	4	2	1	126
4—6	16	16	16	15	12	13	88	32	32	8	5	2	5	84
7—9	12	12	9	10	16	15	74	12	12	8	9	11	6	58
10—12	12	12	14	16	11	12	77	12	12	16	12	6	4	62
13—15	6	6	9	10	23	26	80	6	6	9	8	15	14	58
16—18	6	6	4	5	21	23	65	6	6	13	15	21	20	81
19—21	6	6	6	3	9	6	36	6	6	15	13	15	19	74
22—24	2	2	2	—	1	1	8	6	6	7	9	13	23	64
25—27	—	—	—	—	—	—	—	6	6	5	4	10	3	34
28—30	—	—	—	—	—	—	—	4	4	2	4	4	3	21
31—33	—	—	—	—	—	—	—	—	1	—	3	1	2	7
	76	76	65	62	100	100	479	148	149	86	86	90	100	669

MnB = Monate nach Bestrahlung bzw. Scheinbestrahlung (= Beginn des ersten bis Ende des letzten Monats pro Zeitperiode); VG = Versuchsgruppe; T = totale Tierzahl.

* Die während der Dauer des akuten Ganzkörperbestrahlungssyndroms (erste 30 Tage nach Exposition) gestorbenen Mäuse sind in dieser Tabelle nicht aufgeführt.

Versuchsgruppe 1 umfaßt zu bestimmten Zeiten nach Versuchsbeginn in gutem Zustand getötete Tiere (Fälle mit Amyloidose und Leukose wurden immer ausgeschlossen). Diese erste Gruppe erlaubt die Beurteilung der zeitlichen Entwicklung der Spätschäden (Fälle ohne schwere oder tödliche Komplikationen).

Versuchsgruppe 2 umfaßt alle in schlechtem oder moribundem Zustand getöteten Mäuse. An Hand der Befunde bei diesen Tieren lassen sich prämortale von postmortalen Veränderungen abgrenzen und eine bessere Übersicht der Kette krankhafter und schließlich zum Tod führender Ereignisse erzielen.

Versuchsgruppe 3 betrifft eine nur zur Erfassung der Mortalität und Todesursachen bestimmte Serie. Bei diesen Tieren wurde der Spontantod abgewartet.

Die Versuche mit bestrahlten und unbestrahlten Mäusen liefen jeweils parallel; die Tiere wurden im gleichen Raum unter identischen Bedingungen gehalten.

E. Hämatologische Untersuchungen

Blutuntersuchung (Versuchsgruppen 1 und 2):

Leichte Äthernarkose, Eröffnen der großen Femoralgefäße durch Scherenschlag, rasches Auffangen des unter Druck austretenden arteriellen Blutes in der durch die Weichteile der Inguinalgegend gebildeten Tasche. Bestimmung der Erythrocyten-, Leukocyten-, Thrombocyten- und Reticulocytenzahl nach den üblichen Methoden. Nachweis des Hämoglobingehalts mit einem Sahli-Hämometer. Ermittlung des Färbeindex, in einem Teil der Fälle des Hämatokritwertes. Anfertigung von Ausstrichpräparaten und Färbung derselben nach MAY-GRÜNWALD-GIEMSA, Peroxydase-Reaktion nach GRAHAM-KNOLL, Peroxydasereaktion nach LEPEHNE.

Knochenmarkuntersuchung (Versuchsgruppen 1 und 2):

Einstoßen einer dünnen Glaskanüle in den im proximalen und distalen Metaphysenbereich durchtrennten Femur, Ausblasen und anschließend Ausstreichen auf einem Objektträger (teilweise nach Verdünnen mit Mäuseserum). Färbung wie Blutausstriche. Zellzählung im Knochenmark nach der Methode von HARRIS et al. (1954).

Milzabklatsche (Versuchsgruppen 1 und 2):
Leichtes Abtupfen eines glatten Querschnitts auf dem Objektträger. Färbung wie Blutausstriche.

F. Bakteriologische und parasitologische Untersuchungen
(bei einem Teil der Tiere der Versuchsgruppen 1—3)

Nach leichtem Abglühen der Oberfläche Punktion von Herz, Milz, Darm- und Mesenteriallymphknoten. Untersuchung auf gastrointestinale Parasiten nach üblichen Methoden (HESTON 1941, DUMAS 1953, MENDHEIM 1958).

Untersuchung des Pelzes auf Ektoparasiten durch mikroskopische Prüfung der Kämmproben.

G. Radiologische Untersuchungen des Skeletsystems

1. Röntgenaufnahme antero-posterior der formolfixierten Maus nach Herausnahme der Eingeweide.
2. Seitliche Röntgenaufnahme der abgetrennten hinteren Extremitäten.
3. Kraniocaudale Röntgenaufnahme des Unterkiefers mit den Nagezähnen.

H. Autopsie und histologische Untersuchungen

Nach der makroskopischen Beurteilung des Sektionsbefundes Entnahme folgender Organe oder Organstücke für die histologische Untersuchung:

Herz mit Aorta ascendens und einmündenden großen Venen, Aorta abdominalis.

Nasenschleimhaut mit Nebenhöhlen, Trachea, Lunge mit Lungenhilus, bronchialen Lymphknoten und einem Teil des Mediastinums.

Milz, mesenteriale, vordere maxillare und inguinale Lymphknoten, Thymus, Knochenmark (Femur, Tibia, Sternum, Rippe).

Rachenseitenwand mit Zungengrund, Oesophagus, Magen (Vormagen, Hauptmagen, Pylorusgegend), Duodenum mit anhaftendem Pankreaskopf, Jejunum, Ileum, Coecum, Colon rectum, je mit Lymphfollikeln. Glandula submaxillaris, Glandula sublingualis maior, Glandula parotis, Pankreasschwanz.

Leber, Gallenblase mit Ductus cysticus.

Nieren mit Nierenbecken und perirenalem Fettgewebe, Harnblase mit Urethra, teilweise mit Bulbourethraldrüsen.

Hoden, Nebenhoden, Samenblasen, coagulierende Drüsen, Ampullendrüsen, dorsale und ventrale Prostata, teilweise Penis.

Ovarium mit Tuben, Uterushörner, Cervix uteri, Vagina, inguinale Brustdrüse bei Weibchen.

Hypophyse, Epiphyse in einem Teil der Fälle, Nebennieren, Schilddrüse, in einem Teil der Fälle mit Epithelkörperchen.

Inguinalhaut, in einem Teil der Fälle auch Kopf- und Nackenhaut.

Augen, Innen- und Mittelohr in einem Teil der Fälle.

Großhirn, Zwischenhirn, Mittelhirn, Kleinhirn, selten Rückenmark.

Sternum, Rippe mit Rippenknorpel, Kniegelenk mit distalem Viertel des Femur und proximalem Viertel der Tibia, in einem Teil der Fälle Lumbalwirbelsäule.

Fixation. 7%iges, neutrales Formalin (die meisten Organe).

Helly-Lösung (je ein Stück von Knochenmark, Milz, Lymphknoten und Thymus). 4%ige, wäßrige, basische Bleiacetatlösung (Studie von Aorta, Knorpel und Bindegewebe). 95%iger Alkohol (je ein Stück von Milz, Dünndarm, Lymphknoten). Formol sublimé (Hypophyse, Nebenniere).

Ermittlung der Organgewichte am fixierten Material.

Entkalkung der Knochenstücke. Salpetersäure- oder Formalin-Ameisensäure-Technik nach SCHMORL.

Gefrierschnitte (10 μ): Routinemäßig Herz, Lunge, Milz, Leber, Nieren, Nebennieren, seltener von anderen Organen. Färbungen: Fettfärbung (Scharlachrot, Fettrot, Sudan III, Sudanschwarz), Plasmalfärbung nach FEULGEN und VOIT (Nebennieren).

Nativschnitte: Polarisationsoptische Untersuchung.

Paraffinschnitte (5—6 μ): Alle Organe.

Färbungen. Routinemethoden: Hämatoxylin-Eosin, PAS-Trichrom (HOTCH-KISS-MACMANUS), Turnbull (TIRMANN und SCHMELZER).

Spezialfärbungen (nur nach Bedarf durchgeführt): Elastinfärbung nach WEIGERT, Orceinfärbung, Silberimprägnation nach FOOT und GÖMÖRI, Kollagenfärbung nach VAN GIESON, Azanfärbung, Astrablau-PAS-Färbung nach PIOCH, Mucicarminfärbung nach MAYER, Silberfärbung nach BODIAN-HAMPERL, Glykogenfärbung nach BEST, Methylgrün-Pyroninfärbung nach UNNA, Giemsa-Färbung, Azur-Eosinfärbung, Kongorotfärbung nach BENNHOLD, Methylviolettfärbung, Gram- und Fibrinfärbung nach WEIGERT, Ziehl-Neelsen-Färbung, Nissl-Färbung, Gliafaserfärbung nach HOLTZER, Sudanschwarzfärbung, Einschlußkörperfärbung nach MANN.

Fluorochromierung mit Acridinorange, Thioflavin T und Bismarckbraun für fluorescenzoptische Zwecke.

J. Auswertung der Befunde*

I. Signifikanzrechnungen

Für alle *zahlenmäßig faßbaren* Befunde, insbesondere auch diejenigen Veränderungen, die entweder vorhanden oder nicht vorhanden waren (z.B. Neoplasmen): Anwendung des χ^2-Tests, in Fällen mit statistisch fraglich gesicherten Unterschieden auch des t-Tests (vgl. HILL 1959).

II. Halbquantitative Auswertung der übrigen histologischen Befunde

Für Prozesse, die sich *graduell* und/oder *herdförmig* entwickeln und sich nicht mit Sicherheit statistisch erfassen lassen, Benützung der von SHAPIRO et al. (1959) vorgeschlagenen Methode:

Einteilung in für jede Veränderung gesondert bestimmte *Intensitätsgrade*,

$$\text{Ermittlung des mittleren } \textit{Intensitätsindex} = \frac{\text{Summe aller Intensitätsgrade}}{\text{Anzahl der untersuchten Tiere}},$$

getrennt in bestimmte Zeitperioden nach Versuchsbeginn:

a) während des akuten Syndroms: 1-Woche-Perioden,

---

* Wir verzichteten auf Korrekturmethoden (vgl. KIMBALL 1959), die auf einer an sich rein hypothetischen und zum mindesten in vielen Fällen kaum zu Recht angenommenen, gegenseitigen Unabhängigkeit der verschiedenen pathologischen Befunde und Todesursachen aufgebaut sind.

b) 2—3 Monate nach Versuchsbeginn: 2-Monate-Periode,
c) 3—33 Monate nach Versuchsbeginn: 3-Monate-Perioden.
Graphische Darstellung des zeitlichen Verlaufs der mittleren Intensitätsindices durch Eintragen des ermittelten Werts in der Halbzeit der zugehörigen Periode.

Ergebnisse und Besprechung der Befunde
A. Allgemeines Verhalten der Tiere

Unsere eigenen Untersuchungen richteten sich vor allem auf die Erfassung morphologischer Veränderungen, weshalb die Fragen der Widerstandskraft und Leistungsfähigkeit bestrahlter Tiere hier nur kurz gestreift werden. Mehrere bestrahlte Mäuse machten bereits ein Jahr nach der Exposition den Eindruck einer vorzeitigen Vergreisung (geringe körperliche Aktivität, Kataraktbildung, partielle Epilation u.a.). Es zeigte sich aber, daß dieser zunehmende Marasmus in vielen Fällen nur eine äußerliche oder teilweise Ähnlichkeit mit dem natürlichen Senium hatte. Die geschlechtliche Tätigkeit konnte wegen der Tierhaltung in Einzelkäfigen nicht verfolgt werden.

KIMELDORF (1959) konnte bei Ratten in der Intermediärphase zwischen akutem Syndrom und der Periode manifester Spätschäden keine sichere Beeinträchtigung der spontanen körperlichen Aktivität sowie der Leistungsfähigkeit und Widerstandskraft bei zusätzlichen Belastungen (Hypoxie, Kälteexposition) bemerken. In der Nahrungs- und Wasseraufnahme sollen sich bestrahlte und unbestrahlte Tiere in späteren Phasen nach Exposition, gemäß Angaben von GOLDWATER und ENTENMANN (1959), ebenfalls nicht sicher unterscheiden. Da aber bekannt ist, daß ganzbestrahlte Tiere — abgesehen von der zeitlich beschränkten postirradiativen Periode erhöhter Resistenz — später eine von der erhaltenen Dosis abhängige, gesteigerte Empfindlichkeit gegenüber einer zweiten Ganzkörperbestrahlung beibehalten (split-dose-Methode; HAGEN und SIMMONS 1947, BLAIR 1954, SACHER 1958, KREBS et al. 1959 u.a.), kann von einer identischen Widerstandskraft bestrahlter und unbestrahlter Tiere nicht die Rede sein. VOGEL (1958) betont deshalb die Wünschbarkeit weiterer funktioneller Prüfungen bestrahlter Individuen in den verschiedensten Zeitphasen nach Exposition. Es ist denkbar, daß durch geeignete Testmethoden eine vermehrte Empfindlichkeit auch gegenüber anderen Belastungen als einer zweiten Ganzkörperbestrahlung deutlich gemacht werden kann. Derartige Versuche laufen gegenwärtig unter der Leitung von LINDOP und ROTBLAT (1958), doch liegen noch keine endgültigen Resultate vor. Einzig an ganzbestrahlten Hunden wurde im Spätstadium nach Exposition eine im Vergleich mit gleichaltrigen Kontrolltieren erhöhte Anfälligkeit gegenüber verschiedenen anderen Stressoren (Überwärmung, Radarbestrahlung) beobachtet (MICHAELSON et al. 1960).

Humanmedizinische Erfahrungen auf diesem Gebiet lassen noch keine bindenden Schlüsse zu. Japanische Autoren betonen indessen die abnorme Ermüdbarkeit vieler Überlebender von Hiroshima und Nagasaki (Tsuzuki 1956).

B. Körpergewicht
Eigene Beobachtungen

Das mittlere Körpergewicht der in gutem Allgemeinzustand gewogenen, bestrahlten Tiere lag ständig tiefer als dasjenige der gleichaltrigen, unbestrahlten Kontrollen (Abb. 1).

Tabelle 2. *Verhältnis:* $\dfrac{\text{Mittleres Körpergewicht Bestrahlter (B)}}{\text{Mittleres Körpergewicht Unbestrahlter (U)}}$
(Tiere in gutem Zustand)

		Monate nach Versuchsbeginn			
		1	6	12	18
$\frac{B}{U}$	Weibchen	0,92	0,82	0,91	0,77
$\frac{B}{U}$	Männchen	0,89	0,82	0,83	0,82

Aus Tabelle 2 geht hervor, daß der relative Gewichtsrückstand bestrahlter Männchen in der Zeit zwischen 6 und 18 Monaten nach Exposition ziemlich konstant blieb, während er bei den bestrahlten Weibchen zeitabhängige Schwankungen aufwies und sich 12 Monate nach Versuchsbeginn vorübergehend deutlich verringerte.

Tabelle 3. *Verhältnis:* $\dfrac{\text{Mittleres Körpergewicht spontan verstorbener Tiere (S)}}{\text{Mittleres Körpergewicht von Tieren in gutem Zustand (G)}}$

		Monate nach Versuchsbeginn			
		1	6	12	18
$\frac{S}{G}$	bestrahlter Weibchen	0,82	0,82	0,9	0,77
$\frac{S}{G}$	unbestrahlter Weibchen	—	0,77	0,78	0,75
$\frac{S}{G}$	bestrahlter Männchen	0,80	0,78	0,75	0,70
$\frac{S}{G}$	unbestrahlter Männchen	—	0,79	0,75	0,73

Die in Tabelle 3 wiedergegebenen Zahlen haben wegen der unterschiedlichen Todesursachen nur halbquantitativen Wert. Immerhin weisen sie darauf hin, daß der durch konsumierende Krankheiten vor

dem Tod bedingte, relative Gewichtsverlust bei bestrahlten und unbestrahlten Männchen ungefähr gleich groß war. Bei den Weibchen bot

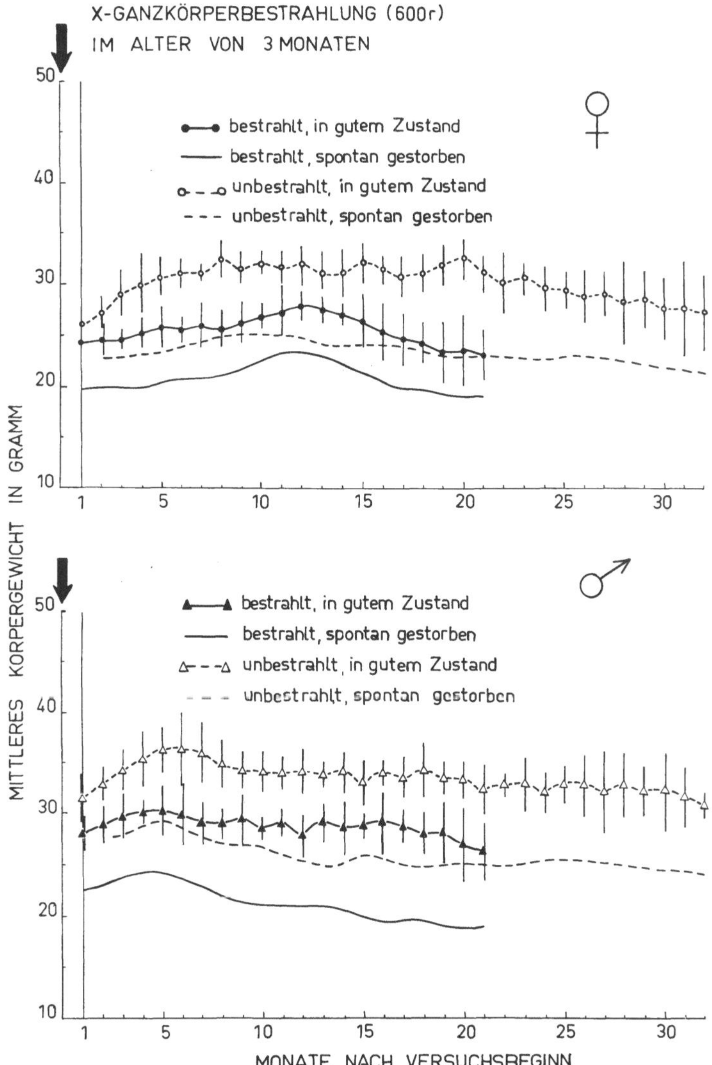

Abb. 1. Körpergewicht bestrahlter und unbestrahlter Mäuse in Abhängigkeit von der Zeit nach
Versuchsbeginn (Standardabweichung durch senkrechte Linie dargestellt, für die spontan gestorbenen
Tiere wegen unterschiedlicher Todesursachen nicht errechnet)

sich insofern ein anderes Bild, als die bis zum Todeseintritt erfolgende,
relative Gewichtsabnahme sich 1 Jahr nach Ganzkörperbestrahlung auf
geringere Werte belief als bei den in dieser Zeit sterbenden Kontrolltieren.

Besprechung

Die akute Ganzkörperbestrahlung hat — bei genügender Dosierung — regelmäßig eine rasch einsetzende Abnahme des Körpergewichts zur Folge. Nach CHAPMAN und JEROME (1956) besteht bei Schweizer Albino-Mäusen während der ersten 4 Tage nach der Exposition eine deutlich lineare Beziehung zwischen Dosis und prozentualem Gewichtsverlust (Dosisbereich unter 1050 r). Diese Autoren geben sogar an, daß aus der Gewichtsabnahme wie aus den Veränderungen des Blutbildes (LAMERTON et al. 1953 u. a.) in diesem Zeitraum nachträglich auf die Höhe der verabreichten Dosis geschlossen werden kann. Dagegen läßt das Ausmaß der früh einsetzenden Gewichtsverminderung nach Ganzkörperbestrahlung keine sichere Voraussage der späteren Mortalität zu (GOLDFEDER und CLARKE 1957).

Ein großer Teil der Gewichtsabnahme während der ersten Tage nach Exposition ist auf eine ungenügende Ernährung und Flüssigkeitsaufnahme zurückzuführen (SMITH et al. 1952a, NIMS und SUTTON 1952, SMITH und TYREE 1954, FENTON und DICKSON 1954 u. a.). Dazu gesellt sich der Substanzverlust, den einzelne strahlensensible Organe bereits kurze Zeit nach der Einwirkung ionisierender Strahlen erleiden. Es wäre an sich denkbar, daß die Tiere durch vermehrte Nahrungsaufnahme und Regeneration geschädigter Organe in einer späteren Phase den erlittenen Gewichtsverlust wieder wettmachen. Dies trifft aber nach einer genügend dosierten Ganzkörperbestrahlung nicht zu. Der relative Gewichtsrückstand bewegte sich bei unseren Versuchen zwischen 9 und 23 % und hing vom Zeitpunkt nach Bestrahlung sowie vom Geschlecht ab (vgl. Tabelle 2). Die Größenordnung dieser Prozentzahlen stimmt weitgehend mit den Befunden von KOHN et al. (1957) überein. Diese Autoren bestrahlten CAF_1- und BALB/c-Mäuse im Alter von 90—160 Tagen mit Dosen von 400—799 r. Interessanterweise geht aus ihren Gewichtskurven hervor, daß die bestrahlten Weibchen auch ungefähr 1 Jahr nach Exposition ein Maximum an Körpergewicht und den geringsten Rückstand auf die Kontrollen zeigten. LAMSON et al. (1958) stellten bei Wistarratten, die im Alter von ungefähr 4 Monaten unter hypoxischen Bedingungen mit 1000 r belastet worden waren, nach 20 Monaten ebenfalls ein im Mittel um 18 % geringeres Körpergewicht fest als bei unbestrahlten Kontrollen. Es handelt sich somit bei dem Gewichtsrückstand in Spätstadien nach akuter Ganzkörperbestrahlung um eine Erscheinung, die sich bei verschiedenen Species und Stämmen bestätigen ließ. Form und Höhe der Körpergewichtskurven bei bestrahlten (SMITH et al. 1952b) und unbestrahlten Tieren (vgl. ARNESEN 1958 u. a.) hängen allerdings stark von Art und Rasse ab.

Es bleibt noch abzuklären, in welchem Dosisbereich eine Beziehung zwischen der erhaltenen Strahlenmenge und dem späteren Rückstand im Körpergewicht besteht. Der Bericht von LINDOP und ROTBLAT (1958), wonach Schweizer Albino-Mäuse, die im Alter von 30 Tagen einer akuten Bestrahlung mit 50 r unterzogen wurden, später im Vergleich mit den Kontrollen sogar übergewichtig blieben, verdient in diesem Zusammenhang besondere Beachtung. Es scheint danach zum mindesten zweifelhaft, daß kleine Strahlenmengen das Körpergewicht im gleichen Sinn beeinflussen wie höhere Dosen.

Auch die Frage, welche Bedeutung dem Alter der Tiere im Zeitpunkt der Exposition für Art und Ausmaß der späteren Unterschiede des Körpergewichts zukommt, bleibt noch offen. Untersuchungen am gleichen Tierstamm wurden mit dieser Zielsetzung unseres Wissens bis jetzt nicht durchgeführt.

Eine Deutung oder Erklärung des dauernden Gewichtsdefizits der mit genügenden Dosen ganzbestrahlten Tiere ist ohne Kenntnis der pathologisch-anatomischen und -histologischen Befunde nicht möglich. Es muß abgeklärt werden, welchen Anteil die einzelnen Organe oder Organsysteme am Gewichtsrückstand des Gesamtorganismus haben. Ein Beispiel für die Wichtigkeit einer solchen Analyse bietet gerade der Befund von LINDOP und ROTBLAT (1958). Diese Untersucher melden, daß die Erhöhung des Körpergewichts in Spätstadien nach Ganzkörperbestrahlung im Alter von 30 Tagen und mit einer Dosis von 50 r auf einer Zunahme des Fettgewebes beruhe. Hinter dieser Adipositas könnte sich ohne weiteres eine Untergewichtigkeit anderer Gewebsarten, Organe oder Organsysteme verbergen.

Wir erkennen daraus, daß das Körpergewicht keineswegs dem Wachstumsstand gleichgesetzt werden darf, wie dies leider wiederholt gemacht wurde. Auch aus unseren Versuchen geht dies deutlich hervor, da beispielsweise der Gewichtsgipfel der Weibchen 12 Monate nach Ganzkörperbestrahlung (Abb. 1) nicht von einem entsprechenden Längenzuwachs der Lumbalwirbelsäule (Abb. 2) begleitet war.

Besseren Aufschluß über diese Verhältnisse gibt der Vergleich des mittleren Körpergewichts bestrahlter und unbestrahlter Mäuse in gutem Zustand mit demjenigen der Tiere, die mehr oder weniger konsumierende Krankheiten durchmachten und dann spontan starben (Abb. 1, Tabelle 3). Erwartungsgemäß müßten kleinere Tiere mit einer geringeren Gesamtmasse aller Organe, aber gleichem relativem Gehalt an Fettgewebe und Wasser, nach einer kachektisierenden Krankheit auf tiefere Gewichtswerte abfallen als große. Dies scheint nach unseren Ergebnissen bei ganzbestrahlten Tieren zuzutreffen. Es wird allerdings im folgenden zu zeigen sein, daß das Massendefizit nicht alle Organe in gleicher Weise betraf. Wir möchten daher vermeiden, von einem „allgemeinen Wachstumsrückstand" im Anschluß an Ganzkörperbestrahlung zu sprechen. Die Verhältnisse liegen nicht so einfach und bedingen, daß die einzelnen

Tiere und Organe gesondert betrachtet werden. Ferner muß erneut unterstrichen werden, daß unsere Beobachtungen nur für Mäuse Gültigkeit besitzen, die 3 Monate nach Geburt, d.h. im jungen, geschlechtsreifen Alter und bei noch nicht abgeschlossenem Wachstum bestrahlt wurden. Die Frage, ob die ionisierende Ganzkörperbestrahlung nur zu einem Wachstumsrückstand gewisser Organe oder auch zu einem irreparablen Substanzverlust Anlaß gibt, kann ohne Berücksichtigung dieses Umstandes nicht befriedigend beurteilt werden.

C. Längenwachstum des Skelets
Eigene Feststellungen

Längenmessungen am Skelet wurden mit Hilfe von Röntgenaufnahmen vorgenommen. Die in Abb. 2 dargestellten Mittelwertskurven beziehen sich auf den Abstand der apikalen Deckplatten der Wirbelkörper L_1—L_5 an toten, formalinfixierten Tieren. Es wurde auch die Längenzunahme der Schwanzwirbel (vgl. Methoden von WRIGHT und HOWARD-FLANDERS 1956) und der Tibia verfolgt. Im wesentlichen stimmten die Resultate überein.

Aus dem Kurvenverlauf läßt sich ableiten, daß die Ganzkörperbestrahlung das im Alter von 3 Monaten noch fortdauernde Längenwachstum nicht sofort gänzlich unterbrach, sondern zunächst nur hemmte und erst nach einiger Zeit zu einem Stillstand führte. Die durchschnittliche Länge der Lumbalwirbelsäule nach abgeschlossenem Knochenwachstum, d.h. nach völliger knöcherner Abdeckelung auf der Metaphysenseite der Epiphysenlinie, betrug bei bestrahlten Weibchen 89,5%, bei bestrahlten Männchen 91,3% der Norm.

Besprechung

Die Definition des Wachstums ist eng mit dem Begriff einer Zellproliferation verbunden. Die zuverlässige Beurteilung der Frage, ob der Größenzunahme eines Organs

I. echtes Wachstum bzw. hyperplastische Prozesse,

II. ein Hinzutreten von Substanzen und/oder cellulären oder geweblichen Bestandteilen, die nicht zum normalen Aufbau gehören,

III. nur eine Hypertrophie der Einzelelemente

zugrunde liegen, setzt in jedem Fall die Kenntnis der absoluten Zahl aller Zelltypen, ihrer Größe, der Menge und Art der Intercellulärsubstanz, des Anteils des Blut- und Lymphgefäßinhalts sowie der biochemischen Beschaffenheit dieser Elemente voraus. Derartige Untersuchungen sind ungemein zeitraubend und lassen sich aus verständlichen Gründen oft nicht durchführen. Längenmessungen am wachsenden knöchernen Skelet in Kombination mit einer histologischen Beurteilung bieten demgegenüber die Möglichkeit, mit einfachen Mitteln Auskunft über den Ablauf eines besonderen Wachstumsvorgangs zu erhalten. Wir werden allerdings bei der Besprechung der pathologisch-morphologischen Befunde am knöchernen Skelet erkennen, daß das Längendefizit der Lumbalwirbelsäule nach Ganzkörperbestrahlung nicht nur durch eine herab-

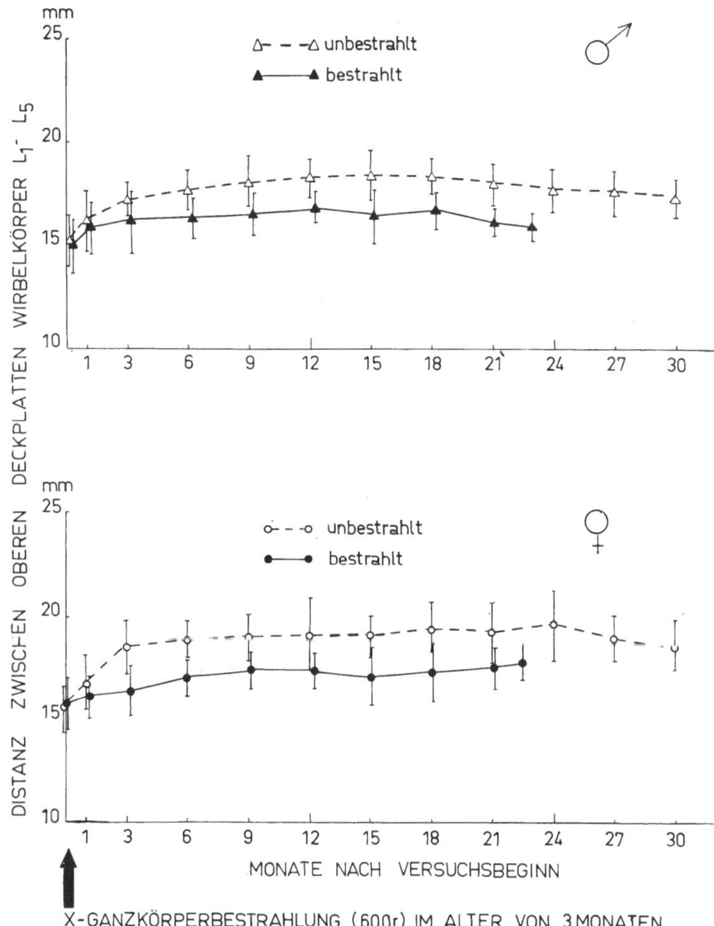

Abb. 2. Länge der Lumbalwirbelsäule L 1 bis L 5 bei bestrahlten und unbestrahlten Mäusen in Abhängigkeit von der Zeit nach Versuchsbeginn (Standardabweichung: senkrechte Linien)

gesetzte Proliferation des Epiphysenknorpels bestimmt war, sondern daß sich zusätzliche pathogenetische Mechanismen entscheidend daran beteiligten.

D. Mortalität

Ergebnisse der eigenen Untersuchungen

Abb. 3 gibt die Überlebenskurven (Versuchsgruppe 3) wieder. Die verkürzte Lebensdauer der bestrahlten Mäuse, die dem akuten Syndrom nicht zum Opfer fielen, tritt darin klar zutage. Die erhöhte Mortalität machte sich bereits in den ersten Monaten nach Abschluß der auf die Exposition folgenden 30-Tage-Periode bemerkbar (sog. verzögerte Mortalität).

Das Maß für die relative Verminderung der Überlebenszeit bestrahlter 30-Tage-Überlebender hängt von dem Prozentsatz der noch lebenden Tiere ab, der als Stichzahl für die Gegenüberstellung der Bestrahlten und Unbestrahlten herangezogen wird. Wählen wir als Vergleichsbasis die

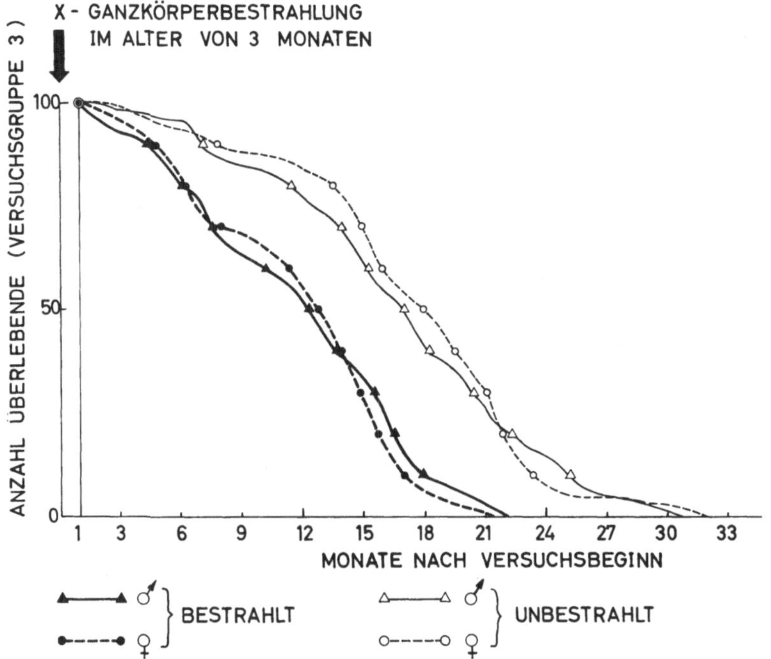

Abb. 3. Überlebenskurven der bestrahlten und unbestrahlten Mäuse der Versuchsgruppe 3

mittlere Überlebenszeit (UZ_{50} = Zeit in Monaten nach Ganzkörperbestrahlung, zu der 50% der 30-Tage-Überlebenden noch nicht gestorben sind), ergibt sich in unserem Fall, daß durch die Bestrahlung die restliche Lebenszeit um 27% (Männchen) bzw. 29% (Weibchen) herabgesetzt wurde. Hat man den Vergleich seniler Veränderungen bei bestrahlten und unbestrahlten Mäusen zum Ziel, dürfte die Anwendung der UZ_{16} (vgl. CARLSON und JACKSON 1959) bessere Dienste leisten als die der UZ_{50}, da interkurrente oder nicht ans hohe Alter gebundene Leiden sich weniger störend bemerkbar machen. In unseren Versuchen fiel nämlich die mittlere Überlebenszeit der bestrahlten Mäuse (UZ_{50}^{B}) noch in jene Altersperiode, der ein gehäuftes Auftreten der Amyloidose — eine bei unserem Mäusestamm für das mittlere, nicht für das höchste Alter typische Krankheit — das Gepräge gab.

Besprechung

Die Form und Lage der Überlebenskurven lassen keine erheblichen Geschlechtsunterschiede erkennen. Es wäre jedoch falsch, hieraus auf gleichartige Todesursachen bei Männchen und Weibchen zu schließen: die ersteren erkrankten häufig an Amyloidose, die letzteren zeigten eine größere Leukoseincidenz. Zufällig wirkten sich diese grundsätzlich verschiedenen Leiden auf die Mortalität ähnlich aus. Aus diesen beiden Beispielen, zu denen tatsächlich viele weitere hinzugefügt werden könnten, geht deutlich hervor, welchen großen Schwierigkeiten eine sinnvolle Analyse der Überlebenskurven begegnet. Angesichts der Vielfalt krankhafter Prozesse erscheint es zweifelhaft, ob eine rein mathematische Analyse der Mortalität möglich und berechtigt ist.

Die Bestimmung der Todesrate hat höchstens dann einen Sinn, wenn sie als „altersspezifische Mortalitätsrate" in einem bestimmten Zeitintervall und unter Bezug auf die zu Beginn dieses Intervalls noch lebenden Tiere vollzogen wird (MEDAWAR u.a. 1955). Unter diesen Bedingungen kann von einer zeitgebundenen Mortalitätstendenz (force of mortality) gesprochen werden, die sich mit folgender Formel ausdrücken läßt:

$$q_n = \frac{d_n}{S_n} \quad \text{(GRAHN und SACHER 1958).}$$

Dabei sind: q_n = Todesrate im Zeitintervall n, unter Mitberechnung alles Todesursachen,

d_n = Anzahl Todesfälle im Zeitintervall n,

S_n = Anzahl Überlebende zu Beginn des Zeitintervalls n.

Aus der zeitabhängigen Mortalitätsrate wird die sog. Gompertzsche Funktion, d.h. der Logarithmus der altersspezifischen Mortalitätsrate, nach Methoden errechnet, die unter anderen SACHER (1956) besprochen hat. Von dieser Gompertzschen Funktion nehmen verschiedene Autoren an, daß sie in linearer Beziehung zum „physiologischen Zustand" stehe. Offensichtlich treten aber bestimmte infauste Krankheiten mit einem Häufigkeitsgipfel bereits in der Jugend oder im mittleren Erwachsenenalter auf, bei unserem Mäusestamm beispielsweise gewisse Leukämien oder die Amyloidose. Höchstens nach Elimination solcher Leiden, deren Häufigkeit nicht mit zunehmendem Alter steigt, mag es gelingen, zeitabhängige Gompertzsche Werte zu erhalten, die tatsächlich mit der oben erwähnten Hypothese gut im Einklang stehen. Für die Elimination der Leukämie bei der Errechnung der altersspezifischen Mortalitätsrate müßte nach GRAHN und SACHER (1958) folgende korrigierte Formel Anwendung finden:

$$q_n^{(-L)} = \frac{d_n}{S_n} \frac{1}{1 - q_n^L}$$

$q_n^{(-L)}$ = Todesrate im Zeitintervall n, nach Elimination der auf Leukämie beruhenden Todesfälle,

d_n = Anzahl sämtlicher Todesfälle im Zeitintervall n,

S_n = Anzahl Überlebende zu Beginn des Zeitintervalls n,

q_n^L = Leukämietodesrate im Zeitintervall n.

Prüft man alle weiteren Grundkrankheiten, deren altersspezifische Mortalitätsrate im jüngeren oder mittleren, jedenfalls nicht im höchsten Lebensalter ein Maximum aufweist, drängen sich noch weitere derartige Korrekturen auf. Damit würde aber die Zahl der für die Errechnung Gompertzscher Kurven verwendbaren Tiere auf einen Bruchteil der in den Versuchen tatsächlich gebrauchten sinken. Zudem erfolgt jede derartige Elimination willkürlich und nicht sicher zu Recht, da zwischen verschiedenen Krankheiten Wechselwirkungen bestehen können. Diese Gründe ließen uns davon absehen, eine eingehende mathematische Analyse der Überlebenskurven vorzunehmen.

E. Kardiovasculäres System
Eigene Beobachtungen
I. Herz
a) Herzgewicht

Aus Abb. 4 wird ersichtlich, daß das mittlere, absolute Herzgewicht der bestrahlten Mäuse auch in Spätstadien nach Exposition unter demjenigen der Kontrolltiere lag. Bei den Männchen war der Gewichts-

Tabelle 4. *Verhältnis:* $\dfrac{\textit{Mittleres absolutes Herzgewicht bestrahlter Tiere}}{\textit{Mittleres absolutes Herzgewicht unbestrahlter Tiere}}$
zu verschiedenen Zeitpunkten nach Ganzkörperbestrahlung (Versuchsgruppe 1)

	Monate nach Versuchsbeginn			
	1	6	12	18
Weibchen	0,99	0,93	0,90	0,94
Männchen	0,96	0,89	0,81	0,84

unterschied deutlicher ausgeprägt als bei den Weibchen. Die Geschlechtsabhängigkeit der Strahlenwirkung auf das Myokard kommt besonders deutlich zum Ausdruck, wenn das absolute Herzgewicht der Bestrahlten mit demjenigen der Unbestrahlten für Männchen und Weibchen getrennt in Beziehung gebracht wird (Tabelle 4).

Die Geschlechtsunterschiede 12 und 18 Monate nach Versuchsbeginn sind signifikant ($P<0,05$).

Während die gesamte Körpermasse der bestrahlten Tiere in den letzten Lebensmonaten abnahm, verhielt sich der Herzmuskel später als

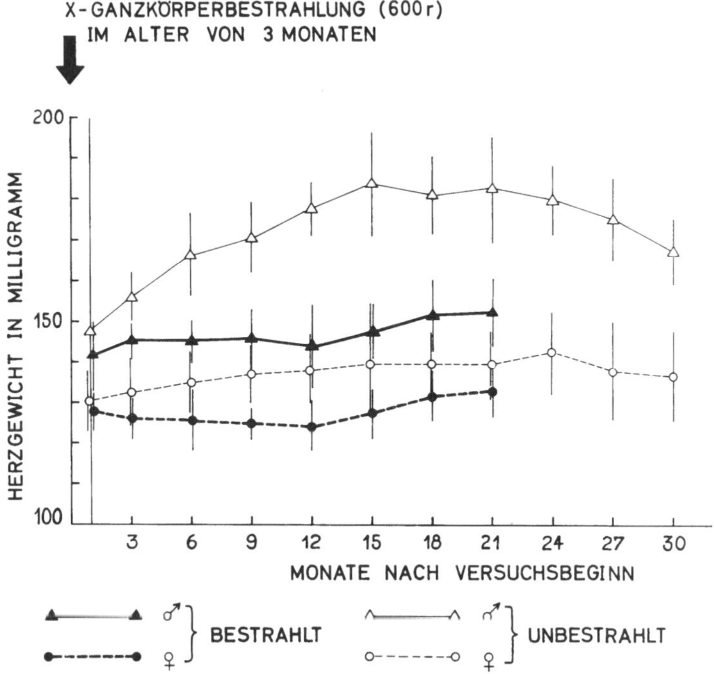

Abb. 4. Mittleres Herzgewicht bestrahlter und unbestrahlter Mäuse der Versuchsgruppe 1 in Abhängigkeit von der Zeit nach Versuchsbeginn (Standardabweichungen: senkrechte Linien)

12 Monate nach Versuchsbeginn gerade umgekehrt. Bei den Weibchen kam dieses Verhalten noch deutlicher zum Ausdruck als bei den Männchen.

Tabelle 5. *Mittelwerte des relativen Herzgewichts (in % des Körpergewichts) zu verschiedenen Zeiten nach Versuchsbeginn (Versuchsgruppe 1)*

	Monate nach Versuchsbeginn					
	1	6	12	18	24	30
Unbestrahlte Weibchen	0,50	0,43	0,43	0,45	0,48	0,50
Bestrahlte Weibchen	0,53	0,49	0,45	0,55*		
Unbestrahlte Männchen	0,47	0,48	0,52	0,53	0,56	0,52
Bestrahlte Männchen	0,51	0,49	0,52	0,54		

* Dieser Wert liegt signifikant höher ($P<0,05$) als derjenige unbestrahlter Weibchen des gleichen Alters.

Die Zahlen in Tabelle 5 lassen erkennen, daß das relative Herzgewicht
bei den Männchen durch die Ganzkörperbestrahlung nicht wesentlich
beeinflußt wurde, während es bei den bestrahlten Weibchen in der
letzten Lebensphase über den Mittelwert unbestrahlter gleichaltriger
Kontrollen anstieg.

b) Wandstärke der Herzventrikel

Diese Maße wurden an den histologischen Präparaten ermittelt; sie
folgten ungefähr dem Herzgewicht, gaben aber wegen des ungleichen
Kontraktionszustandes des Myokards keine zuverlässigen Resultate.
Eine Rechtshypertrophie trat nie in Erscheinung.

c) Degenerative Herzveränderungen

1. Eine *trübe Schwellung* der Herzmuskelfasern wurde regelmäßig bei
schweren infektiösen und besonders septischen Krankheitsbildern gesehen, fehlte aber bei den Tieren der Versuchsgruppe 1.

2. Die *Verfettung* des Myokards, meist in fleckförmiger Verteilung,
war eine Begleiterscheinung zahlreicher akut-entzündlicher Prozesse und
schwerer Anämien. Im Herzen selber entstand eine umschriebene
Steatose oft in der Nachbarschaft entzündlicher Herde. Mit wenigen
Ausnahmen beschränkten sich solche Befunde auf Tiere der Versuchsgruppe 2 und 3 (moribunde und spontan gestorbene Mäuse); die absolute
Häufigkeit betrug bei den Bestrahlten 34,5%, bei den Unbestrahlten
26,5% (Differenz nicht signifikant [$P>0,05$]). Ein erheblicher Unterschied zwischen bestrahlten und nicht bestrahlten Mäusen ($P<0,05$) trat
jedoch in der zeitlichen Verteilung zutage (Abb. 5), offensichtlich infolge
der bei den ersteren vorzeitig erhöhten Morbidität und Mortalität.

3. Unter den Bedingungen unserer Versuche kam es nur sehr selten
zur Ausbildung einer *hydropisch-vacuolären Degeneration* des Myokards.
Die 3 beobachteten Fälle (1 unbestrahlte, 2 bestrahlte Mäuse) der
Versuchsgruppe 2 betrafen Tiere, die durch eine ungewöhnlich schwere
Kachexie bei allgemeiner Amyloidose — auch des Darmtrakts —
auffielen.

4. Eine *Atrophie* einzelner oder aller Herzmuskelfasern und *weitere
degenerative Veränderungen*, wie Verlust der Querstreifung in kleinen
Bezirken, herdförmiges Zusammenrücken der Sarkolemmkerne und Unregelmäßigkeiten der Kerngröße und -form, kamen oft bei den schwer
erkrankten und spontan verstorbenen Mäusen vor. Diskrete Veränderungen gleicher Art konnten gelegentlich auch bei den Tieren der
Versuchsgruppe 1 verzeichnet werden, bei bestrahlten häufiger als bei
unbestrahlten.

5. Herdförmig abgelagertes *Amyloid* im Myokard wurde nur zweimal
(bei bestrahlten Mäusen, 9—15 Monate nach Exposition) beobachtet;

im übrigen blieb der Herzmuskel selbst bei schwerer allgemeiner Amyloidose verschont. Häufiger kam es in oder auf den Herzklappen vor, entsprechend dem vorzeitigen Erscheinen der allgemeinen Amyloidose nach

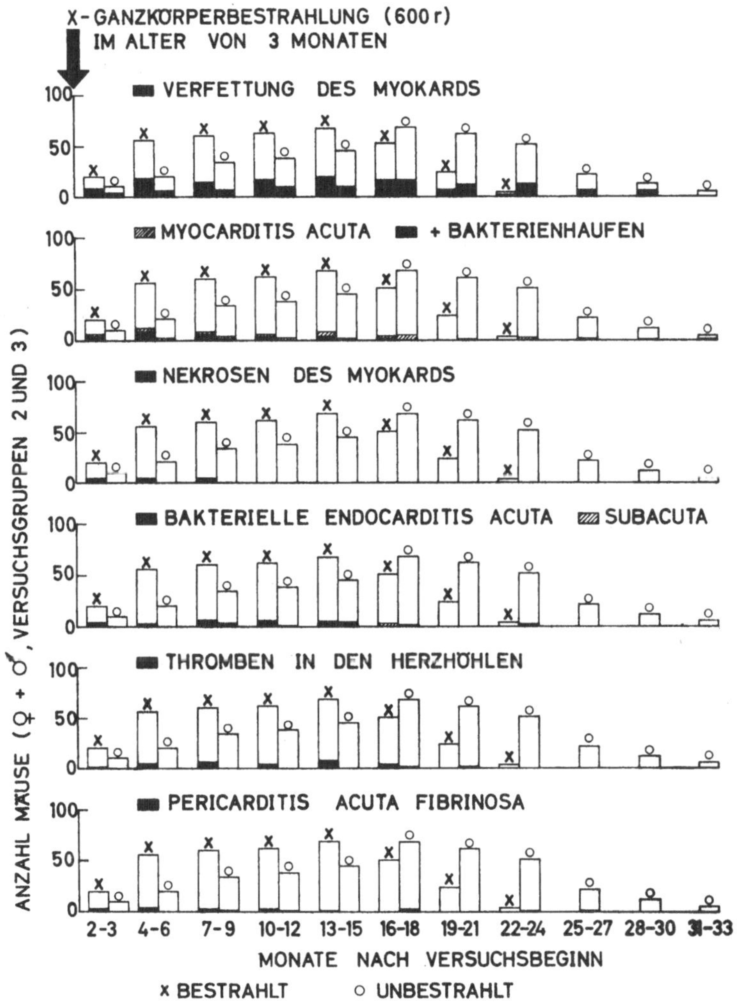

Abb. 5. Häufigkeit und zeitliche Verteilung verschiedener pathologischer Herzbefunde bei den in schlechtem Zustand getöteten und spontan gestorbenen Tieren

Ganzkörperbestrahlung bei bestrahlten Tieren früher als bei den unbestrahlten. Das Amyloid, dessen färberische Eigenschaften denjenigen in anderen Organen entsprachen (leichte Kongorot-Positivität, erkennbare Metachromasie bei Färbung mit Methylviolett, nur ganz schwache PAS-Reaktion, Fettreichtum, starke Fluorescenz im UV-Licht nach

Fluorochromierung mit Thioflavin T), lag entweder mehr am Schließungsrand auf der dem Vorhof zugekehrten Seite der Mitralis oder aber an der Basis der Klappensegel. Es bestand keine deutliche Abhängigkeit dieses Befundes von der Schwere der allgemeinen Amyloidose.

6. Eine *Klappensklerose*, wie wir den vermehrten Gehalt der Segel an intensiv PAS-positivem und teilweise auch leicht van Gieson-rotem, hyalinem oder grobfaserigem Material bezeichnen möchten, trat vor allem bei alten Tieren auf. Obwohl wir den Eindruck gewannen, daß die bestrahlten Tiere diesen Befund etwas früher aufwiesen als die Kontrollen,

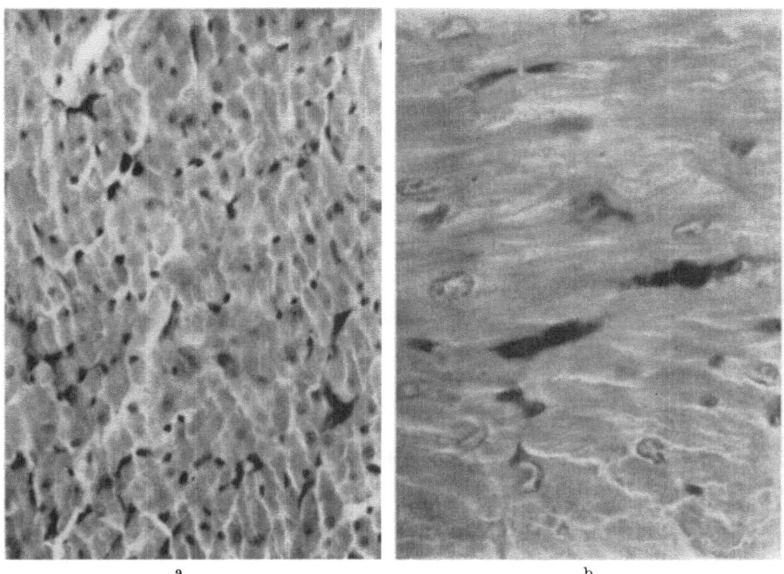

a   b

Abb. 6a u. b. Interstitielle Hämosiderose des Myokards (männliche Maus der Versuchsgruppe 1, 14 Tage nach Ganzkörperbestrahlung [600 r] getötet). Turnbull-Färbung nach TIRMANN und SCHMELZER, Vergrößerung 270- (a) bzw. 650fach (b)

ließ sich wegen der ungleichen Schnittlage durch die Herzklappen kein zuverlässiges Maß der Häufigkeit dieser Veränderung ermitteln.

d) Blutungen

Frische Blutungen, im Myokard oder mit Vorliebe epikardial gelegen, wurden bei den Mäusen der Versuchsgruppe 1 fast nie gesehen: ein Zeichen dafür, daß das Ausbluten in Äthernarkose auf ihre Entstehung keinen nennenswerten Einfluß hatte. Unter den Tieren der Versuchsgruppen 2 und 3 wiesen insgesamt 94 bestrahlte gegenüber nur 36 unbestrahlten ($P < 0{,}001$) derartige Befunde auf.

e) Pigmentablagerungen im Herzen

1. Die *diffuse interstitielle Hämosiderose des Myokards* stellt eine Teilerscheinung der generalisierten Anhäufung eisenhaltigen Pigments im Interstitium verschiedener Organe dar, wie sie bereits 2—3 Wochen nach Ganzkörperbestrahlung oft beobachtet werden kann (COTTIER 1959, 1960 b). Das Hämosiderin erschien bei gewöhnlicher Hämatoxylin-Eosin-Färbung kaum wahrnehmbar bräunlich getönt; erst durch die Berlinerblau-Reaktion oder Turnbull-Färbung nach TIRMANN und SCHMELZER ließ es sich deutlich darstellen (Abb. 6a u. b). Abb. 7 gibt den halbquantitativ bestimmten, zeitlichen Verlauf der interstitiellen Hämosiderose des Myokards wieder. Es ließ sich zeigen, daß diese Form der Pigmentanhäufung bereits 1 Woche nach Ganzkörperbestrahlung einsetzte, am 10. bis 14. Tag ein erstes Maximum erreichte, anschließend an Intensität wieder etwas abnahm und schließlich mit zunehmendem Alter erneut und immer stärker in Erscheinung trat. Im Durchschnitt ging sie bei den bestrahlten Mäusen in keinem späteren Stadium nach Exposition auf ein Maß zurück, das demjenigen gleichaltriger, unbestrahlter Kontrollen entsprochen hätte. Allerdings kamen einige Ausnahmen vor, indem interkurrent erkrankte, unbestrahlte Tiere mitunter eine erhebliche interstitielle Hämosiderose aufwiesen.

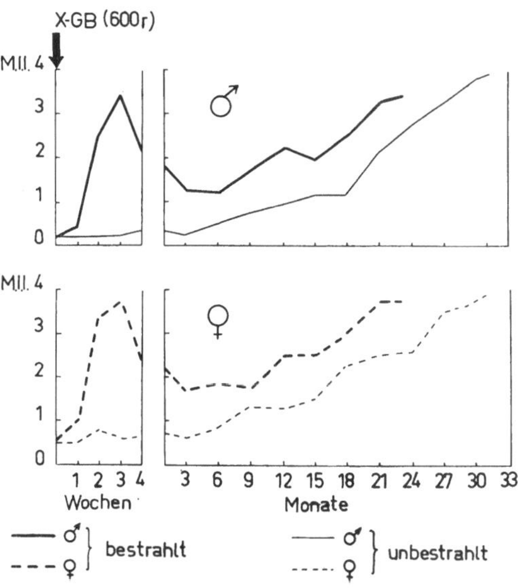

Abb. 7. Mittlere Intensitätsindices (M.I.I.) der interstitiellen Myokardhämosiderose bei bestrahlten und unbestrahlten Mäusen der Versuchsgruppe 1 als Funktion der Zeit nach Versuchsbeginn

Grundlagen der halbquantitativen Auswertung

Intensitätsgrad	Anzahl hämosiderinhaltiger Zellen/Herzlängsschnitt
0	0
1	1—10
2	11—20
3	21—40
4	über 40

(Aus COTTIER, H.: Gerontologia [1961, im Druck])

2. Eine *umschriebene Hämosiderose*, die im Anschluß an größere Blutungen und/oder Entzündungen auftrat, war besonders im Epikard

und im Bindegewebsraum an der Basis der Herzklappen zu finden, bei bestrahlten Mäusen häufiger als bei unbestrahlten.

f) Nekrosen, entzündliche, narbige und thrombotische Veränderungen am Herzen

1. Ausgedehntere *Nekrosen des Myokards* fanden sich bei insgesamt einer unbestrahlten und 10 bestrahlten Mäusen der Versuchsgruppen 2 und 3 (Unterschied signifikant $P<0,05$). Bemerkenswert ist das Fehlen derartig schwerer Myokardschäden bei Tieren, die mehr als 10 Monate nach Versuchsbeginn überlebten (vgl. Abb. 5). Teilweise lag dem herdförmigen Untergang des Herzmuskelgewebes eine akute, bakterielle Myokarditis zugrunde. Bei 2 Tieren wurde eine Ektromelie nachgewiesen.

2. Fälle mit *Myocarditis acuta* waren in den Versuchsgruppen 2 und 3 keineswegs selten (Abb. 5). Meistens handelte es sich um fokale Läsionen, wie sie besonders bei der septisch-metastatischen Myokarditis vorkommen. Je nach dem Ausmaß der leukocytären Reaktion und der Anzahl nachweisbarer Erreger ließen sich *zwei Hauptformen* unterscheiden:

Torpide Formen von Myokarditis mit Auftreten großer Bakterienhaufen. Die neutrophilen Leukocyten waren hier nur in beschränkter Zahl vertreten oder fehlten vollständig.

Akute Myokarditiden mit dichter Infiltration umschriebener Bezirke des Interstitiums durch neutrophile Leukocyten, jedoch wenigen oder keinen im Schnitt nachweisbaren Bakterien.

Beiden Erscheinungstypen der Myocarditis acuta sowie deren Übergangsformen war ferner eine ödematöse Auflockerung des Stützgewebes im betroffenen Gebiet und eine trübe Schwellung oder Verfettung der darin liegenden Muskelzellen gemein. Die bakterienreiche und leukocytenarme (torpide) Myokarditis trat nicht nur während der granulocytopenischen Phase des akuten Ganzkörperbestrahlungssyndroms, sondern auch in späteren Phasen wiederholt auf. Besonders wichtig erscheint dabei die Tatsache, daß sie bei den Tieren der Versuchsgruppe 2 mit fast gleich großer relativer Häufigkeit zu beobachten war wie in der Versuchsgruppe 3. Daraus läßt sich schließen, daß das massive Bakterienwachstum im Myokard bei geringer oder fehlender leukocytärer Reaktion nicht oder nicht nur ein postmortales Phänomen darstellte. Die Unterteilung in die beiden erwähnten Myokarditis-Formen drängte sich deshalb auf, weil die torpide Variante bei unseren bestrahlten Mäusen nicht nur früher, sondern auch mit signifikant größerer absoluter Häufigkeit als bei den unbehandelten Kontrollen vorkam. (Totale Incidenz bei Bestrahlten: 6,9%, bei Unbestrahlten: 1,3% [$P<0,01$].) Die zeitliche Verteilung ihres Auftretens geht aus der Abb. 5 hervor.

Bemerkenswert ist die Tatsache, daß in unseren Versuchen die Tiere vor allem in der sog. Intermediärphase und nicht später als 18 Monate nach Versuchsbeginn daran erkrankten. Zudem nahm, wie aus Abb. 5 ersichtlich wird, ihre relative Häufigkeit mit zunehmendem Zeitintervall zwischen Versuchsbeginn und Todeszeit ab. Die torpide Myokarditis darf nicht als isoliertes Geschehen betrachtet werden, da in den meisten unserer Fälle ähnliche Entzündungsherde auch in anderen Organen anzutreffen waren und wiederholt auch Bakterien aus dem Blut gezüchtet werden konnten (vor allem Staphylococcus pyogenes aureus). Es dürfte sich somit vorwiegend, wenn nicht ausschließlich, um die Manifestation eines (möglicherweise in einem Teil der Fälle durch eine akute Ektromelie begünstigten [zweimal positiver Nachweis]) septischen Prozesses handeln. Daß die bakterielle Endokarditis der Aortenklappen besonders leicht Anlaß zu septischen Embolien in den Versorgungsbereich der Coronargefäße Anlaß gab, bedarf keiner weiteren Erläuterung.

Im Gegensatz zur torpiden Form befiel die bakterienarme Myocarditis acuta mit guter leukocytärer Reaktion die bestrahlten Mäuse nicht wesentlich häufiger als die unbestrahlten. 33 von 479 bestrahlten Tieren (6,9%) mit dieser Entzündungsform stehen 25 von 669 unbestrahlten (3,7%) gegenüber. Der Unterschied in der totalen Incidenz ist nicht ganz signifikant ($0,05 < P < 0,1$). Abweichend verhielt sich auch die altersmäßige Verteilung, indem keine Bevorzugung des jüngeren und mittleren Erwachsenenalters im Vergleich mit dem Senium festgestellt werden konnte (Abb. 5). Wahrscheinlich beruhte auch diese zweite, bei unbestrahlten Tieren üblichere Myokarditis auf septisch-metastatischen Prozessen. Der Bakteriennachweis aus dem Blut gelang in diesen Fällen allerdings weniger häufig als bei der torpiden Form.

3. Eine *Pericarditis acuta fibrinosa* bestand bei 14 von 479 bestrahlten (2,9%) und bei 8 von 669 unbestrahlten Tieren (1,2%) (Abb. 5). Dieser Unterschied ist nicht hinreichend signifikant, darf aber doch als eine Tendenz zu größerer Häufigkeit der akuten Herzbeutelentzündung im Spätstadium nach Ganzkörperbestrahlung gewertet werden. Es schien sich vor allem um ein terminales Geschehen zu handeln, da in der Versuchsgruppe 1 keine derartigen Befunde erhoben werden konnten. Die häufigsten Ursachen waren schwere Myokarditiden und Pneumonien mit Pleuritis, die auf das Perikard übergriffen.

4. *Nicht-leukämische, herdförmige Rundzellinfiltrate im Myokard („Myocarditis chronica"),* deren Ursache oft unbekannt blieb, wurden bei einer beträchtlichen Zahl von Tieren gefunden. Histologisch handelte es sich um kleine, in der Regel perivasculär angeordnete Herde, die Lymphocyten, Histiocyten, selten Mastzellen und ganz vereinzelt auch Plasmazellen enthielten (Abb. 8a u. b). Eine ödematöse Auflockerung des infiltrierten Stützgewebes war nicht regelmäßig zu finden. Dagegen

machte sich gelegentlich eine leichte bindegewebige Zellvermehrung
bemerkbar. In keinem Fall konnten klassische Aschoffsche Knötchen
beobachtet werden, obwohl eine diskrete fibrinoide Verquellung des
Zwischengewebes im Bereich der Infiltratherde wiederholt vorkam.
Erreger ließen sich im Schnitt nicht feststellen. Der zeitliche Verlauf
des mittleren Intensitätsgrades dieser herdförmigen Rundzellinfiltrate
im Myokard ist in Abb. 9 dargestellt. Interessanterweise zeigten bereits
am Ende des ersten Monats nach Ganzkörperbestrahlung mehr bestrahlte
als unbestrahlte Tiere derartige Veränderungen. Zu keiner Zeit im

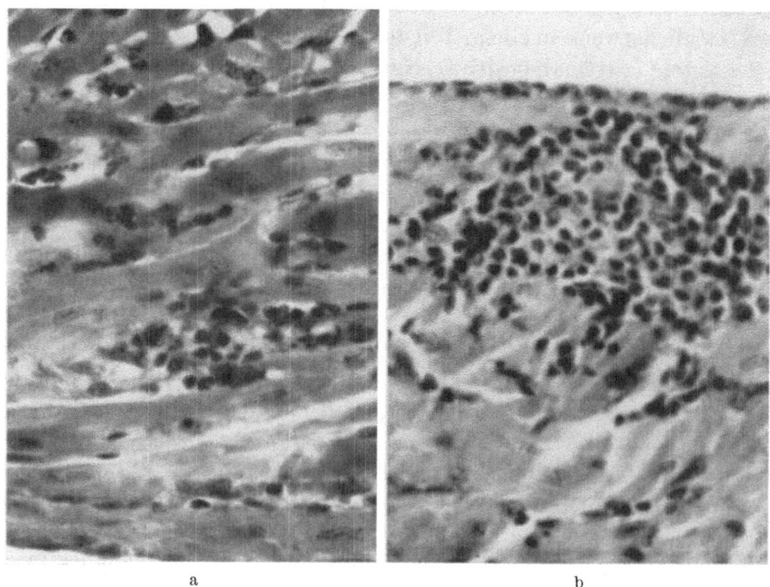

a   b

Abb. 8a u. b. Nicht-leukämische, herdförmige Rundzellinfiltrate im Myokard (weibliche Mäuse der
Versuchsgruppe 1, 2—2¹/₂ Monate nach Ganzkörperbestrahlung [600 r]). Hämatoxylin-Eosin,
Vergrößerung 380- (a) bzw. 430fach (b)

späteren Verlauf sank der mittlere Intensitätsgrad der bestrahlten Mäuse
auf oder unter die Werte ab, die bei den unbestrahlten ermittelt wurden.
Der terminale Anstieg erfolgte bei den bestrahlten Tieren ebenfalls
früher.

5. *Nicht-leukämische Rundzellinfiltrate im Epikard („Pericarditis
chronica")* waren oft mit entsprechenden Veränderungen im Myokard
verbunden (vgl. Abb. 8). Meistens traten sie ebenfalls herdförmig auf.

6. Eine *herdförmige Fibrose des Myokards (Myokardschwielen)* wurde
bei einer Reihe von Mäusen gesehen. In einem Teil der Fälle war das
Muskelgewebe in unregelmäßig begrenzten Bezirken durch ziemlich zellreiches Bindegewebe ersetzt (Abb. 10a), das wenige kollagene Fasern

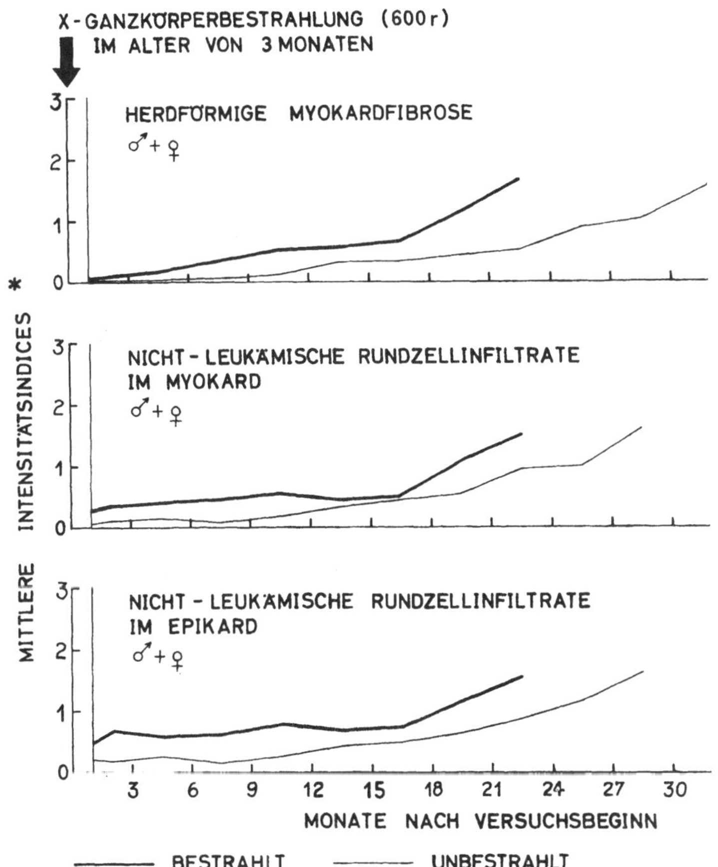

Abb. 9. Mittlere Intensitätsindices der herdförmigen Myokardfibrose und der nichtleukämischen Rundzelleninfiltrate im Herzen bestrahlter und unbestrahlter Mäuse der Versuchsgruppe 1 als Funktion der Zeit nach Versuchsbeginn (* Ermittlung s. S. 22)

Grundlagen der halbquantitativen Auswertung:

Herdförmige Myokardfibrose	
Intensitäts-grad	Zugehöriger histologischer Befund
0	keine Myokardfibrose
1	leichte herdförmige Myokardfibrose in Bezirken, die zusammen weniger als 5% des Herzlängsschnitts ausmachen
2	mäßige herdförmige Myokardfibrose, die zwischen 5 und 10% des Herzlängsschnitts ausmacht
3	deutliche Myokardfibrose, mehr als 10% der Herzschnittfläche herdförmig vernarbt

Nichtleukämische Rundzellinfiltrate* in Myokard und Epikard	
Intensitäts-grad	Anzahl Rundzellen in Myo- oder Epikard/Herzlängsschnitt
0	0—10
1	11—30
2	31—100
3	über 100

* Lymphocyten, Histiocyten, Plasmazellen

enthielt und bei PAS-Trichromfärbung einen nur blaßvioletten Farbton des interfibrillären Materials ergab. Dagegen fiel die Astrablaufärbung oft ziemlich stark positiv aus. Andere Schwielenformen, die wahrscheinlich einem späteren Stadium der Vernarbung gleichzusetzen sind, zeichneten sich durch geringeren Zellgehalt der bindegewebig umgewandelten Gebiete, intensivere PAS-Positivität der Grundsubstanz (Abb. 10b) und zahlreichere präkollagene und kollagene Fasern aus. Die cellulären Infiltrate hielten sich meist in sehr bescheidenem Rahmen

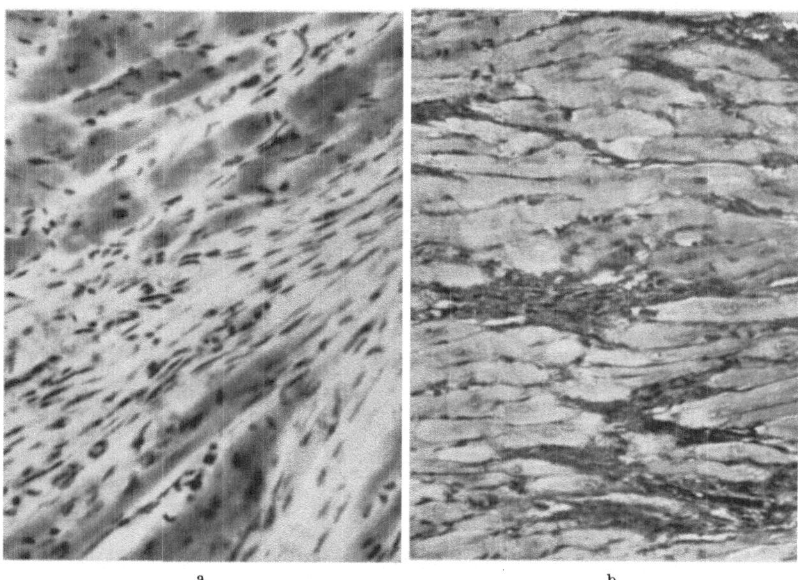

a   b

Abb. 10a u. b. a Zellreiche Myokardschwiele (männliche Maus der Versuchsgruppe 1, 4 Monate nach Ganzkörperbestrahlung [600 r] getötet, Gefrierschnitt, Fettrotfärbung, Vergrößerung 225fach). b Kleine, zellärmere Myokardschwielen (männliche Maus der Versuchsgruppe 1, $10^1/_3$ Monate nach Ganzkörperbestrahlung [600 r] getötet. PAS-Trichromfärbung nach HOTCHKISS, Vergrößerung 250fach)

oder fehlten, besonders bei der zuletzt erwähnten Schwielenform, vollständig; sie bestanden aus einigen Lymphocyten, Histiocyten und spärlichen Mastzellen, jedoch selten aus Plasmazellen. Zuweilen ließen sich in den narbigen Herden verfettete Bindegewebszellen und/oder Hämosiderin nachweisen. Eine örtliche Beziehung der Schwielen zu schweren Veränderungen der Coronargefäße (s. S. 52) war in vielen Fällen nicht zu erkennen. Geschlechtsunterschiede in der Häufigkeit derartiger Befunde konnten nicht ermittelt werden. Ein Vergleich der Versuchsgruppe 1 mit den Versuchsgruppen 2 und 3 brachte keine deutlichen Unterschiede zutage. Abb. 9 zeigt, daß die bestrahlten Tiere im Durchschnitt früher und in vermehrtem Maß narbige Veränderungen im Herzmuskel aufwiesen als die unbestrahlten. Zu beachten ist die Tatsache, daß auch einige junge Tiere solche Befunde erkennen ließen. Da in diesem Alter noch keine nennenswerten Schädigungen der Coronararterien und -arteriolen hervortraten, dagegen recht oft schon herdförmige Rundzellinfiltrate bestanden, liegt es nahe, die Myokardschwielen eher auf die letzteren als auf eine vasculäre Insuffizienz zurückzuführen. Im übrigen konnten auch morphologisch Übergänge zwischen herdförmiger, chronischer Entzündung und umschriebener Narbenbildung beobachtet werden. Dies schließt nicht aus, daß bei älteren Mäusen mit fortgeschrittenen, degenerativen Gefäßveränderungen Schwielen auf der Grundlage einer gestörten Blutversorgung entstehen mochten. Ätiologie und Pathogenese der herdförmigen Myokardfibrose dürfen jedenfalls an Hand der histologischen Befunde nicht ohne weiteres als einheitlich betrachtet werden.

7. *Kalkherde im Myokard*, meist innerhalb einer größeren Narbe gelegen, wurden ziemlich selten angetroffen. Von insgesamt 479 bestrahlten Tieren, die den ersten Monat nach der Exposition überlebten, zeigten 15 (3,1%) diesen Befund, von den 669 unbestrahlten Kontrollen der gleichen Altersklassen wiesen ihn 9 (1,4%) auf ($P > 0,05$). An entkalkten Schnitten konnten keine sicheren Parasitenteile festgestellt werden. Zu erwähnen bleibt die Tatsache, daß alle Tiere mit Myokardverkalkung weniger als 21 Monate alt waren, d.h. daß diese Veränderung vor allem im jüngeren Erwachsenenalter zur Beobachtung kam.

8. Die Häufigkeit *bakterieller Endokarditiden* ist in Abb. 5 dargestellt. Es ließen sich 2 Hauptformen auseinanderhalten:

Eine *bakterielle Endocarditis acuta*, mit ausgedehnten Bakterienrasen an der Oberfläche der Herzklappen, wechselnder Infiltration durch neutrophile Leukocyten und Austritt eines fibrinös-leukocytären Exsudats, jedoch keiner oder nur geringfügiger bindegewebiger Proliferation.

Eine *bakterielle Endocarditis subacuta*, mit meist weniger zahlreichen Erregern, einem Infiltrat, das neben den neutrophilen Leukocyten auch Lymphocyten, einige Plasmazellen und Histiocyten enthalten konnte, sowie einer deutlichen bindegewebigen Proliferation (Granulationsgewebe).

Bakterielle Endokarditiden fehlten in der Versuchsgruppe 1. Unter den moribund getöteten und spontan gestorbenen Tieren (Versuchsgruppen 2 und 3) zeichnete sich eine erhöhte Incidenz der akuten Form bei bestrahlten Tieren ab (20 von 479 Bestrahlten [4,2%] gegenüber 8 von 669 Unbestrahlten [1,2%] [$P < 0,05$]). Es bestand auch eine deutliche Differenz im zeitlichen Auftreten, indem während der ersten 6 Monate nach Versuchsbeginn lediglich bestrahlte Mäuse betroffen waren. Die Lokalisation der endokarditischen Prozesse verhielt sich wie folgt:

	Bestrahlte	Unbestrahlte
Aortenklappen allein.	15	6
Aortenklappen und Mitralklappen	4	2
Linker Vorhof und Mitralklappen	1	—

Bakteriologische Untersuchungen konnten nur in einem Teil der Fälle durchgeführt werden. Fünfmal fanden sich Staphylococcus pyogenes aureus, je zweimal Streptococcus viridans und coliforme Bacillen.

Die subakute Endokarditis wurde weniger häufig angetroffen (1,3% bei den Bestrahlten, 0,5% bei den Unbestrahlten). Auch sie bevorzugte die Aortenklappen.

9. *Bakterienfreie Endokarditiden* traten in 2 verschiedenen Erscheinungsformen auf:

Fibrinoidablagerungen in den Herzklappen und verruköse Endokarditiden ohne nachweisbare Erreger wurden ohne Bevorzugung eines Geschlechts oder einer bestimmten Altersklasse bei einer unbestrahlten und 10 bestrahlten Mäusen gesehen. Bei 3 Tieren bestand die Veränderung lediglich in einer umschriebenen Einlagerung von fibrinoidem Material am Schließungsrand der Klappe. An der Mitralis, die in 8 von 11 Fällen betroffen war, lag die knötchenförmige Verdickung regelmäßig auf der dem Vorhof zugekehrten Seite. In allen anderen Fällen war der Befund nicht nur erheblich schwerwiegender, sondern auch anderer Art: Das fibrinoide Material ging hier ohne scharfe Begrenzung einerseits in das Stützgewebe der Klappe, andererseits in ein an der Oberfläche haftendes, hyalines oder feinbalkiges bis granuliertes Gerinnsel über, das zum größten Teil aus Thrombocytenbalken und spärlich eingesponnenem, fädigem Fibrin bestand. Auch hier war die größte Masse der Auflagerungen dem Vorhof zugekehrt. Die färberischen Eigenschaften des fibrinoiden Materials entsprachen denjenigen bei Endocarditis verrucosa des Menschen (leichte PAS-Positivität; nur teilweise Gram-positives, fädiges Material; intensive Eosinophilie; negativer Befund bei Fettfärbung; angedeutete, teilweise Argyrophilie; negativer Befund bei Kongorotfärbung u.a.). Die cellulären Infiltrate am Grund der wärzchenförmigen Gebilde beschränkten sich auf wenige Histiocyten und vereinzelte neutrophile Leukocyten. 7 der 11 Tiere mit diesem Befund zeigten auch leichte herdförmige Infiltrate von Lymphocyten, wenigen Histiocyten und vereinzelten Mastzellen im Myokard, verbunden mit angedeuteter Schwellung und Proliferation des ortständigen Bindegewebes. Gebilde, die genau den Aschoffschen Knötchen der Humanpathologie entsprochen hätten, fanden sich jedoch bei diesen Tieren nicht.

Proliferative Prozesse an den Herzklappen ohne nachweisbare Erreger, d.h. Verdickungen oder Knötchen an Herzklappen, die sich aus dicht-gelagerten Fibroblasten oder Fibrocyten sowie spärlichen eingelagerten Rundzellen (Lymphocyten, Histiocyten) aufbauten (Abb. 11), waren weniger selten als die oben erwähnte verruköse Endokarditis. Die totale Incidenz dieser besonderen Herzklappenveränderung betrug bei den bestrahlten Tieren 4,4% (21 von 479 Mäusen), bei den unbestrahlten 1,2% (8 von 669 Mäusen) ($P<0,05$). Eine Bevorzugung bestimmter Altersklassen war nicht sicher zu erkennen; es kann höchstens erwähnt

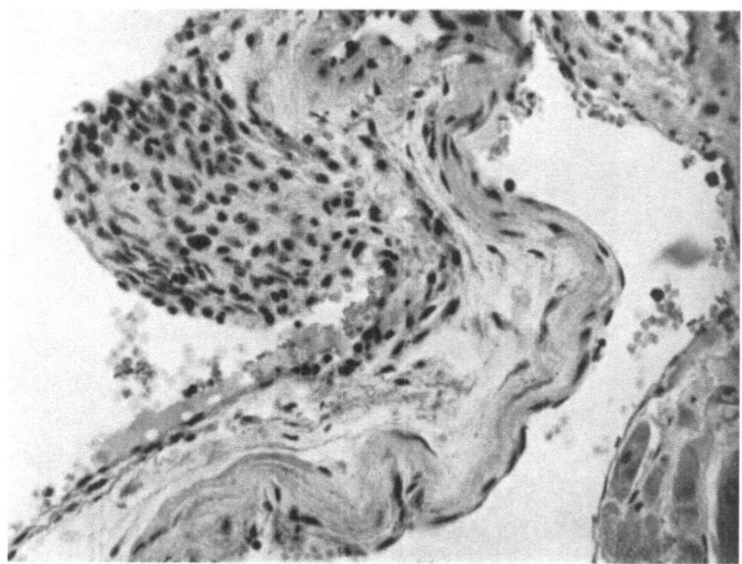

Abb. 11. Umschriebene Bindegewebsproliferation an der Vorhofseite der Mitralklappe (männliche Maus der Versuchsgruppe 3, 5²/₃ Monate nach Ganzkörperbestrahlung [600 r] spontan gestorben. Hämatoxylin-Eosin, Vergrößerung 325fach)

werden, daß innerhalb der ersten 9 Monate nach Versuchsbeginn nur 1 Kontrolltier diesen Befund aufwies, gegenüber 11 bei den bestrahlten Mäusen.

10. *Thromben in den Herzhöhlen* (vgl. Abb. 5), die nicht auf der Grund-lage der erwähnten endokarditischen Prozesse entstanden waren, fanden sich ebenfalls in größerer Zahl bei bestrahlten (21 von 479 Tieren [4,4%]) als bei unbestrahlten Tieren (8 von 669 Tieren [1,2%] [$P<0,05$]). Die gelegentlich partiell organisierten und/oder von einer dünnen Endothel-schicht überzogenen Gerinnsel (Abb. 12) lagen häufiger in den Vorhöfen als in den Ventrikeln und bevorzugten die linke Herzhälfte. Mit Vorliebe saßen sie in den Herzohren. Ihre Größe war ganz unterschiedlich; selten füllten sie die betroffene Herzhöhle derart aus, daß sie eine nachteilige

Wirkung auf die Hämodynamik haben mußten. In der Hälfte der Fälle war das Myokard am Grund der Thrombose von lockeren Infiltraten mit Lymphocyten, einigen Histiocyten und neutrophilen Leukocyten durchsetzt. Es ließ sich nicht immer sicher entscheiden ob diesem Befund ein vorbestehender myokarditischer Herd zugrunde lag, oder ob sich die celluläre Infiltration erst im Anschluß an die Gerinnung einstellte. Hinsichtlich der zeitlichen Verteilung der Fälle mit intrakardialen, wandständigen Thromben kann bemerkt werden, daß die letzteren bei unbestrahlten Mäusen vor dem Ablauf eines Jahres nach Versuchsbeginn

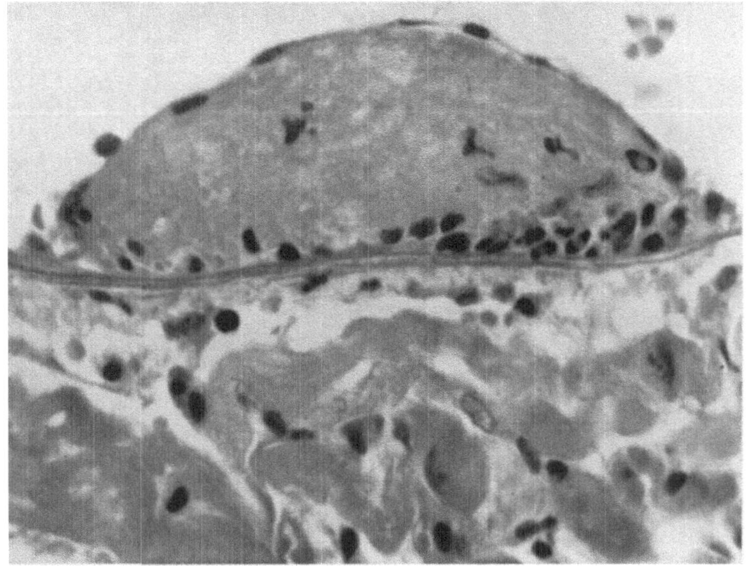

Abb. 12. Wandständiger, von Endothel überzogener Thrombus im linken Vorhof (männliche Maus der Versuchsgruppe 3, 17 Monate nach Ganzkörperbestrahlung spontan gestorben. Hämatoxylin-Eosin, Vergrößerung 650fach)

nicht vorkamen, während die bestrahlten Tiere zu allen Zeiten nach Exposition derartige Befunde aufwiesen. Vermutlich spielte ein terminales Kreislaufversagen eine ursächliche Rolle.

g) Weitere Herzbefunde

Primäre Herzgeschwülste traten nicht auf. Recht häufig kam es bei Leukämien zu einer Infiltration des Epi- und Myokards. Ferner waren deutliche Degenerationserscheinungen an den Coronararterien und -arteriolen zu bemerken, die im Zusammenhang mit den allgemeinen Gefäßveränderungen eingehender besprochen werden sollen.

II. Aorta und mittelgroße Arterien

a) Die Untersuchungen an der *Aorta* wurden in Zusammenarbeit mit KAUFMANN durchgeführt. Zur histologischen Auswertung standen Paraffinschnitte der Pars ascendens der Aorta thoracica und der Aorta abdominalis sowie Gefrierschnitte in Längs- und Querrichtung der Aorta abdominalis unterhalb des Diaphragma zur Verfügung.

In Anlehnung an die von SMITH et al. (1951) mitgeteilten Beobachtungen über die histologischen Veränderungen der Aorta alternder Mäuse wurden folgende Kriterien für den Vergleich zwischen bestrahlten und unbestrahlten Tieren der gleichen Altersklasse gewählt:

Wanddicke der Media (innere Oberfläche der innersten bis äußere Oberfläche der äußersten elastischen Membran).

Zahl und Anordnung der elastischen Membranen/Wandquerschnitt.

Mittlere Dicke einer elastischen Membran.

Totale Dicke der elastischen Membranen/Wandquerschnitt.

Totale Dicke des interlamellären Gewebes/Wandquerschnitt.

Menge und Anordnung der interlamellären elastischen Fasern.

Menge und Anordnung der interlamellären argyrophilen Fasern.

Menge der PAS-positiven Substanz.

Menge der Astrablau-positiven Substanz.

Intensität der Metachromasie (Toluidinblaufärbung) und Menge des metachromatischen Materials.

Menge und Verteilung sudanophilen Materials und doppeltbrechender Lipoide.

Dicke der Intima.

Besondere histologische Befunde.

In bezug auf die meisten Kriterien konnten bei den 30-Tage-Überlebenden in keinem späteren Zeitraum nach Ganzkörperbestrahlung deutliche Unterschiede gegenüber den unbestrahlten Kontrollen gefunden werden (Abb. 13a—d). Bei allen Tieren nahm die Wandstärke der Media in der Aorta abdominalis von durchschnittlich $40\,\mu$ im Alter von 4 Monaten auf 50—$60\,\mu$ im Alter von 21 Monaten zu. Zahl und Dicke der elastischen Membranen änderten sich in diesem Zeitraum nicht wesentlich. Dagegen vermehrte sich bei den bestrahlten wie bei den unbestrahlten Mäusen die Masse des interlamellären Gewebes, vor allem infolge Zuwachs an Grundsubstanz, reticulärem und kollagenem Fasermaterial. Auch das interlamelläre Elastin erschien mit dem Alter in etwas größerer Menge, nur fiel die Orceinfärbung zunehmend schwächer aus, vor allem in der Aorta abdominalis. Die metachromatisch färbbaren Substanzen erfuhren in dem erwähnten Zeitraum ebenfalls eine Vermehrung, ebenso wie die Intensität der Metachromasie. Die Astrablau-Positivität der Grundsubstanz verringerte sich mit der Zeit. Bei alten Tieren war häufiger eine leichte diffuse Sudanophilie der Media zu bemerken, bei bestrahlten meist etwas deutlicher als bei unbestrahlten; dieser Befund war eher diskret, stellte aber den einzigen verwertbaren Unterschied zwischen bestrahlten und unbestrahlten Tieren dar. In der großen Mehrzahl der Fälle fanden sich keine doppeltbrechenden Lipoide. Ebenso traten keine deutlichen Intimapolster auf. Umschriebene Verkalkungen oder Herde starker Verfettung in der Aortenwand konnten nur bei einer kleinen Zahl von Mäusen nachgewiesen werden, im Gegensatz zu gewissen mittelgroßen Arterien. Bei alten Mäusen fielen gelegentlich im Bereich der glatten Muskelfasern der Media einzelne aufgetriebene Zellen mit

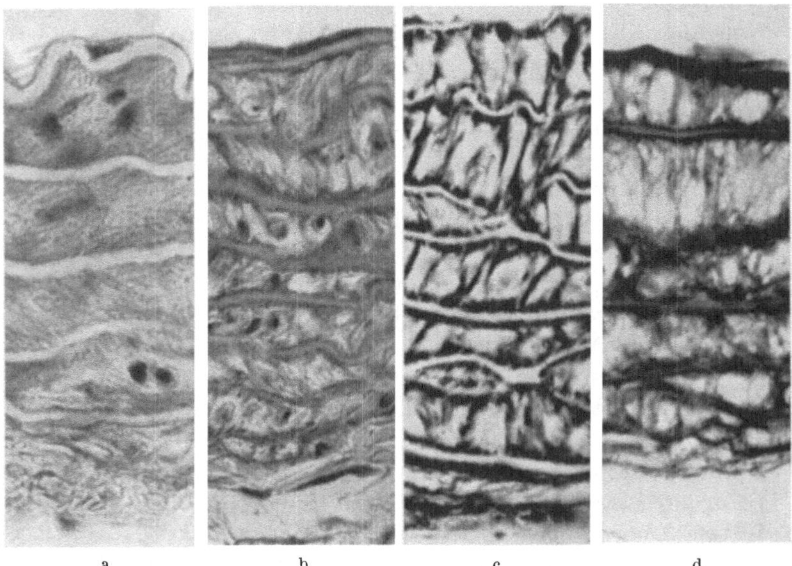

Abb. 13a—d. Aorta thoracica älterer bestrahlter Mäuse, ohne faßbare morphologische Unterschiede gegenüber unbestrahlten Kontrolltieren (männliche Mäuse der Versuchsgruppe 1, 20 Monate nach Ganzkörperbestrahlung [600 r] getötet. Hämatoxylin-Eosin [a], PAS-Trichromfärbung nach HOTCHKISS [b], Silberfärbung nach FOOT-GÖMÖRI [c], Elastinfärbung [d], Vergrößerung 675fach)

hellem, fein- bis grobvacuolärem Cytoplasma auf. Die Vacuolen ergaben eine negative Reaktion bei Fettfärbung, auch Glykogen konnte darin mit der Bestschen Methode meistens nicht dargestellt werden. Ein Unterschied in der Häufigkeit dieser hydropisch-vacuolär umgewandelten Zellelemente bei bestrahlten und unbestrahlten Mäusen war nicht mit Bestimmtheit zu erkennen. Die glatten Muskelfasern zeigten ebenfalls keine wahrnehmbaren Veränderungen, die auf die Ganzkörperbestrahlung hätten zurückgeführt werden können. Das adventitielle Bindegewebe nahm bei ganz alten Tieren an Mächtigkeit zu und zeichnete sich auch durch eine zunehmend grobfaserige Struktur aus, die teilweise in leicht hyaline Bezirke überging. Mastzellen traten in späteren Lebensphasen in der Umgebung der Aorta häufiger auf, allerdings in dieser Lokalisation bei bestrahlten Mäusen nicht erkennbar zahlreicher als bei unbehandelten. Wichtig erscheint die Feststellung, daß die eben erwähnten Altersveränderungen der Aorta bei den ältesten unbestrahlten Mäusen (31 Monate nach Versuchsbeginn = Alter von 34 Monaten) erheblich stärker ausgeprägt waren als bei den ältesten bestrahlten Tieren (22 Monate nach Versuchsbeginn = Alter von 25 Monaten) und in der Bauchaorta deutlicher als in der Brustaorta.

Interessehalber seien noch 2 seltene pathologische Befunde bei unbestrahlten Mäusen hervorgehoben: Eine *proliferative Aortitis* (vorwiegend

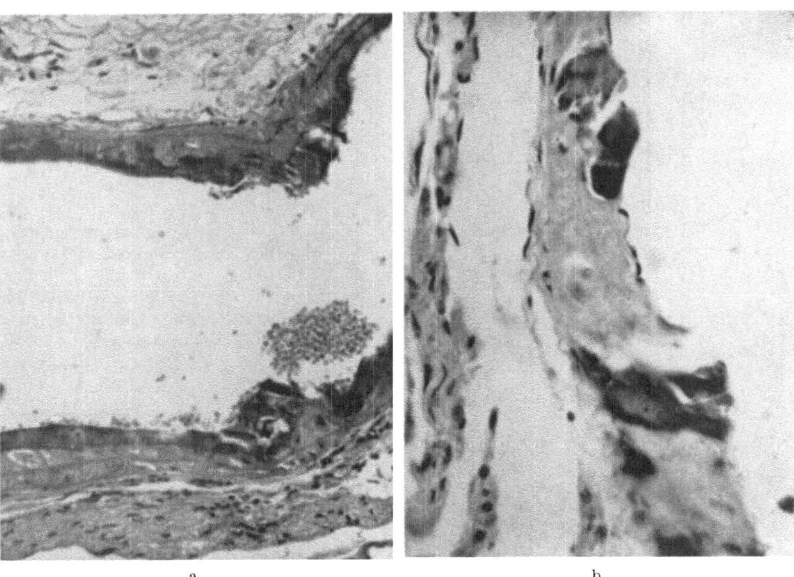

a   b

Abb. 14 a u. b. a Ausgedehnte, herd- und streckenförmige Verkalkung der Milzarterie (unbestrahlte, 31 Monate alte, weibliche Maus der Versuchsgruppe 3; Hämatoxylin-Eosin, Vergrößerung 170fach). b Eisenhaltige Kalkherde in der Wand der Milzarterie (weibliche Maus der Versuchsgruppe 2, 16½ Monate nach Ganzkörperbestrahlung [600 r] getötet. Turnbull-Färbung nach TIRMANN und SCHMELZER, Rotfilter, Vergrößerung 360fach)

Endaortitis) oberhalb der Aortenklappen bei einer 418 Tage alten weiblichen Maus sowie ein kleiner, oberflächlich von einer dünnen Endothelschicht überzogener, *wandständiger Thrombus* in der Aorta thoracica eines 600 Tage alten, unbestrahlten männlichen Tieres. Diese Prozesse wurden jedenfalls durch die Ganzkörperbestrahlung nicht begünstigt.

b) An der *A. mesenterica cranialis* und der *A. lienalis*, die regelmäßig untersucht wurden, ließen sich verschiedene morphologische Besonderheiten nachweisen, die bei alten Tieren häufiger und in schwererem Grad auftraten.

1. Ähnlich wie in den Coronararterien zeichnete sich in der ganzen Arterienwand eine mit dem Alter leicht fortschreitende *Zunahme der die glatten Muskelfasern umhüllenden, PAS-positiven Strukturelemente* (Grundsubstanz und Retikulinfasern) ab. Der relative Anteil saurer Mucopolysaccharide, darstellbar mit der Astrablau-Färbung nach PIOCH, war bei

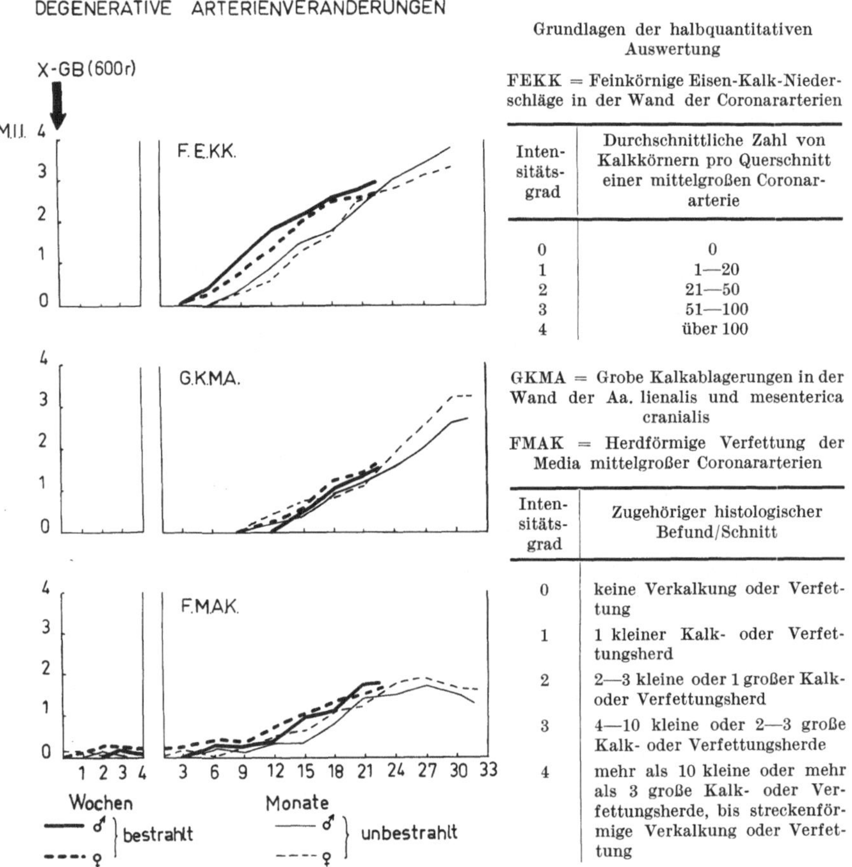

Grundlagen der halbquantitativen Auswertung

FEKK = Feinkörnige Eisen-Kalk-Niederschläge in der Wand der Coronararterien

Intensitätsgrad	Durchschnittliche Zahl von Kalkkörnern pro Querschnitt einer mittelgroßen Coronararterie
0	0
1	1—20
2	21—50
3	51—100
4	über 100

GKMA = Grobe Kalkablagerungen in der Wand der Aa. lienalis und mesenterica cranialis

FMAK = Herdförmige Verfettung der Media mittelgroßer Coronararterien

Intensitätsgrad	Zugehöriger histologischer Befund/Schnitt
0	keine Verkalkung oder Verfettung
1	1 kleiner Kalk- oder Verfettungsherd
2	2—3 kleine oder 1 großer Kalk- oder Verfettungsherd
3	4—10 kleine oder 2—3 große Kalk- oder Verfettungsherde
4	mehr als 10 kleine oder mehr als 3 große Kalk- oder Verfettungsherde, bis streckenförmige Verkalkung oder Verfettung

Abb. 15. Mittlere Intensitätsindices (M.I.I.) der degenerativen Arterienveränderungen bei bestrahlten und unbestrahlten Mäusen der Versuchsgruppe 1 als Funktion der Zeit nach Versuchsbeginn (Aus COTTIER, H.: Gerontologia [1961, im Druck])

jungen Tieren größer als bei alten. Ein faßbarer Unterschied zwischen bestrahlten und unbestrahlten Mäusen der gleichen Altersklasse konnte in bezug auf dieses histologische Kriterium nicht aufgedeckt werden.

2. Auch die Häufigkeit *umschriebener grober Verkalkungen der Arterienwand* (Abb. 14a u. b) in Abhängigkeit von der Zeit nach Versuchsbeginn ließ auf keine Begünstigung dieses degenerativen Vorgangs durch die

Ganzkörperbestrahlung schließen. Die Kalkniederschläge ergaben jeweils nicht nur eine positive Reaktion mit Alizarinrot, sondern enthielten regelmäßig auch Phosphate (Kossa-Reaktion) und erhebliche Mengen von Eisen (Turnbull-Reaktion nach TIRMANN und SCHMELZER). Sie lagen in der Regel in der Media, selten an der Innenfläche der Arterienwand, beschränkten sich teilweise auf eine besondere Schicht oder erstreckten sich von der Intima bis in die Adventitia. In Abb. 15 sind die mittleren Intensitätsindices dieser Verkalkungen in Abhängigkeit von der Zeit nach Versuchsbeginn aufgetragen. Ein Unterschied zwischen bestrahlten und unbestrahlten Tieren läßt sich nicht erkennen. Die bestrahlten Mäuse, die am längsten überlebten, erreichten nicht das Ausmaß von Arterienverkalkung, wie es bei den ältesten unbestrahlten Tieren zu sehen war.

3. Ähnlich verhielt es sich mit *herdförmigen Verfettungen* mittelgroßer Arterien (vgl. Coronararterien [Abb. 18]). Es handelte sich dabei um begrenzte Bezirke in der Media, die durch teils tropfiges, teils homogenes Material mit intensiver Sudanophilie auffielen. Bei jungen Tieren war die feintropfige Verfettung etwas häufiger zu sehen als bei alten; wahrscheinlich beruhte sie nicht auf einem gleichartigen Prozeß, da sie in größerer Zahl bei moribunden oder spontan verstorbenen Mäusen vorkam. Im Gegensatz dazu zeigte die homogene Wandverfettung der älteren Mäuse keine deutliche Abhängigkeit vom Zustand des Tieres und war teilweise mit Verkalkung verbunden. Abb. 15 zeigt die mittleren Intensitätsindices zu verschiedenen Zeiten nach Versuchsbeginn. Die angedeutete Vermehrung der Vorfettung während des akuten Syndroms beschränkte sich fast ausschließlich auf moribunde oder spontan verstorbene Tiere und betraf den feintropfigen Typus. In späteren Stadien trat kein deutlicher Unterschied zwischen bestrahlten und unbestrahlten Tieren hervor. Allerdings lagen die mittleren Intensitätsindices bei den bestrahlten Weibchen am höchsten.

4. *Endothelverfettungen* in Arterien traten vereinzelt bei septischen Prozessen auf. Kalk- und Verfettungsherde in der Media mittelgroßer Arterien kamen auch in anderen Körperregionen und Organen vor (z.B. Hoden, Nieren, Milz u.a.), jedoch weniger häufig als in den Aa. mesenterica und lienalis.

5. Vereinzelt wurden noch *weitere Befunde* an den mittelgroßen Arterien erhoben. *Thrombosen* entstanden vor allem bei der chronischen myeloischen Leukämie oder in unmittelbarer Nachbarschaft von Entzündungsherden und Gewebsuntergang. Auch *nekrotisierende Arteriitiden* mit anschließender Vernarbung wurden beobachtet, allerdings bei den bestrahlten Tieren nicht in generalisierter Form, sondern nur lokal, im Zusammenhang mit umschriebenen entzündlichen Organveränderungen. Das klassische Bild einer *generalisierten Periarteriitis nodosa*,

ein bisher bei Mäusen, im Gegensatz zu den Ratten, nicht sicher bekanntes
Leiden (JAFFÉ 1958), wiesen 4 unbestrahlte Mäuse (3 Weibchen, 1 Männ-
chen) im Alter von 22—33 Monaten auf. Beachtenswert war in allen
Fällen die starke Beteiligung der Zungenarterien (Abb. 16).

Nach Erwähnung dieser verschiedenartigen Arterienbefunde bleibt
zu betonen, daß die große Mehrzahl der Gefäße mittleren Kalibers bei
den von uns untersuchten Mäusen bis ins hohe Alter keine groben pathologischen Veränderungen erkennen ließ.

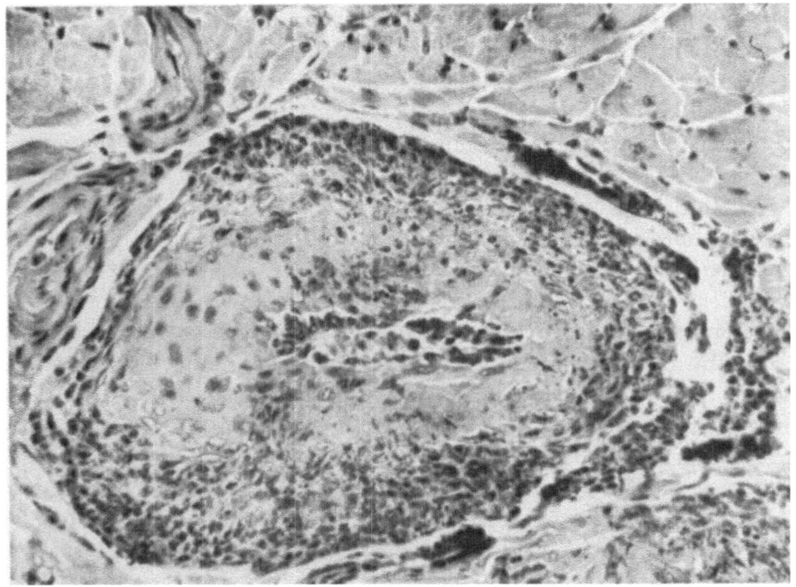

Abb. 16. Periarteriitis nodosa in der Zungenmuskulatur (unbestrahlte, weibliche Maus der Versuchsgruppe 3, im Alter von 2$^{1}/_{2}$ Jahren spontan gestorben. Hämatoxylin-Eosin, Vergrößerung 285fach)

c) Die *Coronararterien* verdienen, kurz gesondert besprochen zu
werden, da sie bei alternden Tieren mit erstaunlicher Regelmäßigkeit eine
bezeichnende degenerative Wandveränderung zeigten.

1. Diese bestand in feinkörnigen, teils intercellulär, teils im Raum
offenbar zugrunde gegangener Wandzellen liegenden Kalkniederschlägen,
die auch positive Phosphat- und Eisenreaktionen ergaben (Abb. 17a u. b).
Abb. 15 zeigt, daß die feinkörnige Verkalkung der Coronararterien bei
bestrahlten Mäusen mit zunehmendem Alter im Vergleich mit den unbestrahlten Kontrollen beschleunigt auftrat. Vor allem bei den Männchen fiel die Gefäßwand dieser besonderen Degenerationsform nach
Ganzkörperbestrahlung rascher anheim als im Verlauf des natürlichen
Lebens.

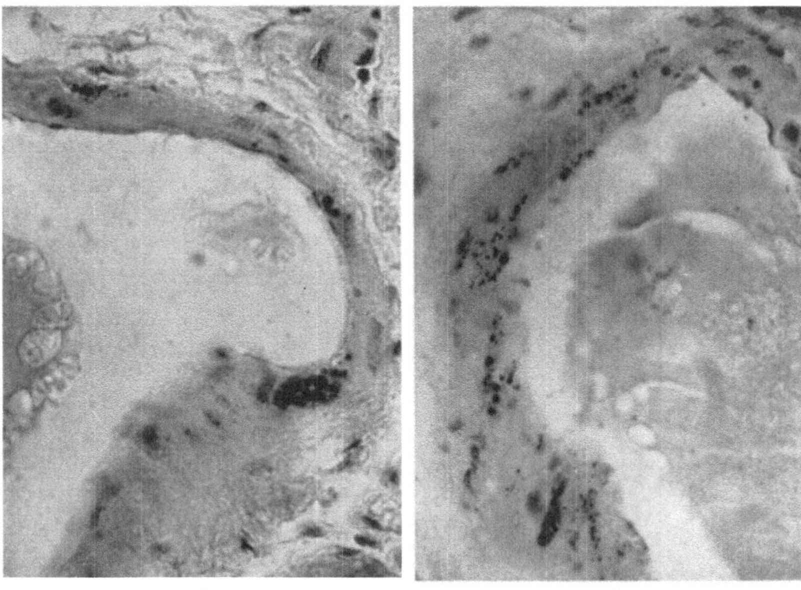

a   b

Abb. 17a u. b. Feinkörnige Eisen-Kalk-Niederschläge in der Wand der Coronaraterien (weibliche Maus der Versuchsgruppe 1, $17^1/_2$ Monate nach Ganzkörperbestrahlung [600 r] getötet. Turnbull-Färbung nach TIRMANN und SCHMELZER, Vergrößerung 430- [a] bzw. 285fach [b])

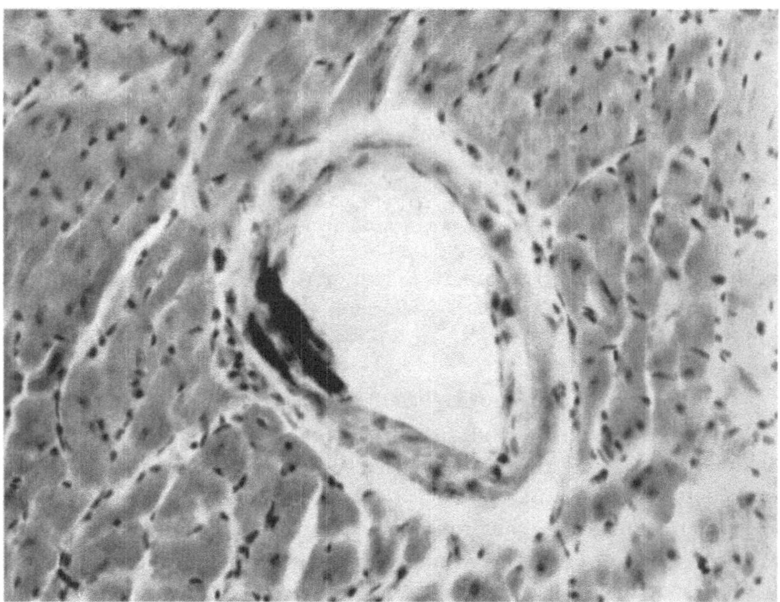

Abb. 18. Herdförmige Wandverfettung einer Coronararterie (weibliche Maus der Versuchsgruppe 2, $10^1/_2$ Monate nach Ganzkörperbestrahlung [600 r] getötet. Gefrierschnitt, Fettrotfärbung, Vergrößerung 240fach)

2. Herdförmige *Verfettungen* der Coronararterien (Abb. 18), die eher eine Seltenheit darstellten, wurden demgegenüber durch die Bestrahlung nicht erkennbar gefördert.

3. Die im Alter vermehrte, *PAS-positive Zwischensubstanz in der Media* war bei bestrahlten Mäusen höchstens angedeutet reichlicher vorhanden als bei unbehandelten Tieren gleichen Alters.

4. Dreimal wurden bei älteren bestrahlten Mäusen *zellreiche Intima-polster* in den Coronararterien angetroffen, in deren Tiefe sich doppelt-

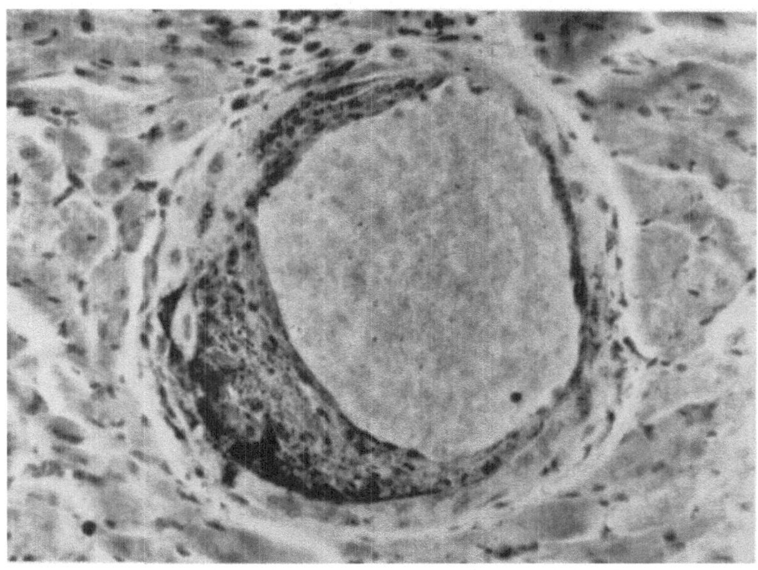

Abb. 19. Zellreiches, am Grund verfettetes Intimapolster in einer Coronararterie, vermutlich ein Zustand nach Organisation eines wandständigen Thrombus (männliche Maus der Versuchsgruppe 1, 10 Monate nach Ganzkörperbestrahlung [600 r] getötet. Gefrierschnitt, Fettrotfärbung, Vergrößerung 250fach)

brechende *Lipoide* angesammelt hatten (Abb. 19). Da diese Intima-verdickung fast keine Fasern enthielt, ist es möglich, sie als Folgezustand einer organisierten wandständigen Thrombose anzusehen.

III. Kleine Arterien und Arteriolen

Beim histologischen Studium der kleinen Arterien und Arteriolen machten wir die Erfahrung, daß nicht von einer einheitlichen Sklerose gesprochen werden kann, sondern daß mindestens 4 verschiedene Veränderungen auseinandergehalten werden müssen. Diese unterscheiden sich nicht nur durch ungleiche morphologische und färberische Eigenschaften, sondern auch durch das Kaliber der Gefäße, an denen sie sich mit Vorliebe bemerkbar machen, sowie durch ihre Häufigkeit und zeitliche Entwicklung:

a) *Typ 1* (= P.I. in Abb. 20): Anhäufung eines hyalinen Materials in der Intima kleiner Arterien und Arteriolen, das bei PAS-Trichromfärbung nach HOTCHKISS eine violette Farbe annimmt, van Gieson-gelb ist, mitunter eine positive Fibrinreaktion ergibt und *nur teilweise eine*

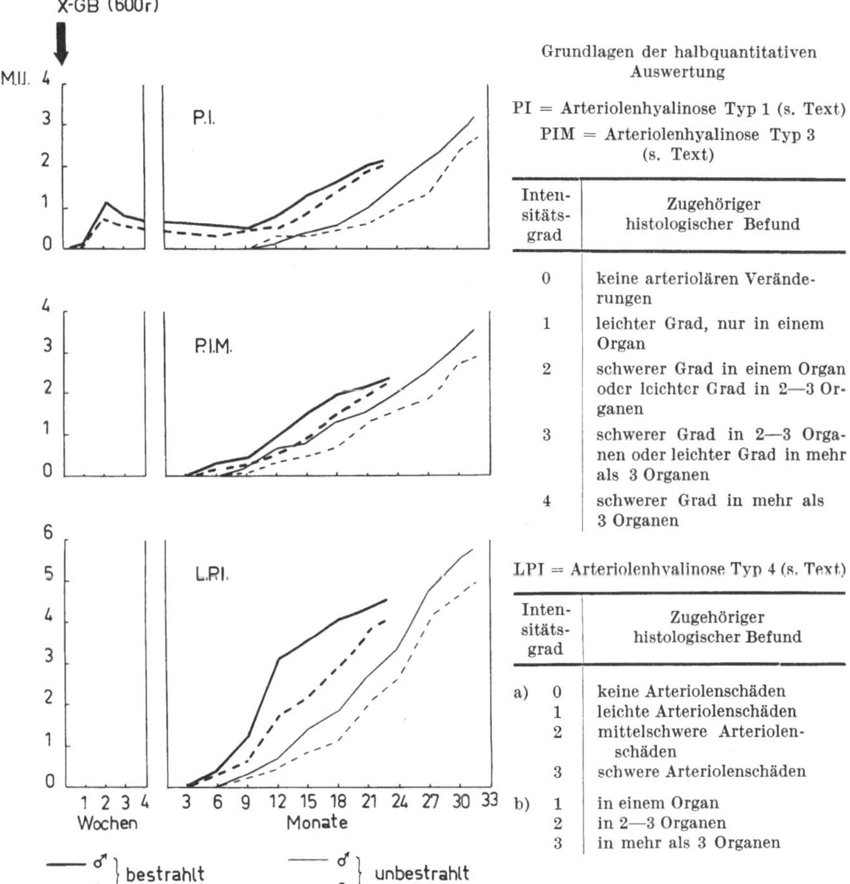

Grundlagen der halbquantitativen Auswertung

PI = Arteriolenhyalinose Typ 1 (s. Text)
PIM = Arteriolenhyalinose Typ 3 (s. Text)

Intensitätsgrad	Zugehöriger histologischer Befund
0	keine arteriolären Veränderungen
1	leichter Grad, nur in einem Organ
2	schwerer Grad in einem Organ oder leichter Grad in 2—3 Organen
3	schwerer Grad in 2—3 Organen oder leichter Grad in mehr als 3 Organen
4	schwerer Grad in mehr als 3 Organen

LPI = Arteriolenhyalinose Typ 4 (s. Text)

	Intensitätsgrad	Zugehöriger histologischer Befund
a)	0	keine Arteriolenschäden
	1	leichte Arteriolenschäden
	2	mittelschwere Arteriolenschäden
	3	schwere Arteriolenschäden
b)	1	in einem Organ
	2	in 2—3 Organen
	3	in mehr als 3 Organen

Abb. 20. Mittlere Intensitätsindices (M.I.I.) der degenerativen Arteriolenveränderungen bei bestrahlten und unbestrahlten Mäusen der Versuchsgruppe 1 als Funktion der Zeit nach Versuchsbeginn (Aus COTTIER, H.: Gerontologia [1961, im Druck])

leichte Sudanophilie zeigt. Kerntrümmer fehlen. Diese Erscheinungsform trat in beschränktem Ausmaß bereits während des akuten Ganzkörperbestrahlungssyndroms auf, bildete sich dann wieder zurück und nahm in späteren Stadien ein zunehmend schwereres Ausmaß an, bei bestrahlten Tieren stärker als bei unbestrahlten.

b) *Typ 2* (in Abb. 20 nicht dargestellt): Hyperplasie der Media mittel-
großer und kleiner Arteriolen (hyperplastische Arteriolosklerose), vor
allem wegen *Dickenzunahme der muskulären Schicht*. Diese besondere
Form einer arteriolären Veränderung wurde in unserer Versuchsreihe
nur selten (bei 4 bestrahlten und bei einer unbestrahlten Maus) gesehen.
In allen 5 beobachteten Fällen lagen eine Herzvergrößerung und schwere
Schrumpfnieren vor, so daß anzunehmen ist, daß die Verdickung der
Media auf einem arteriellen Hochdruck beruhte.

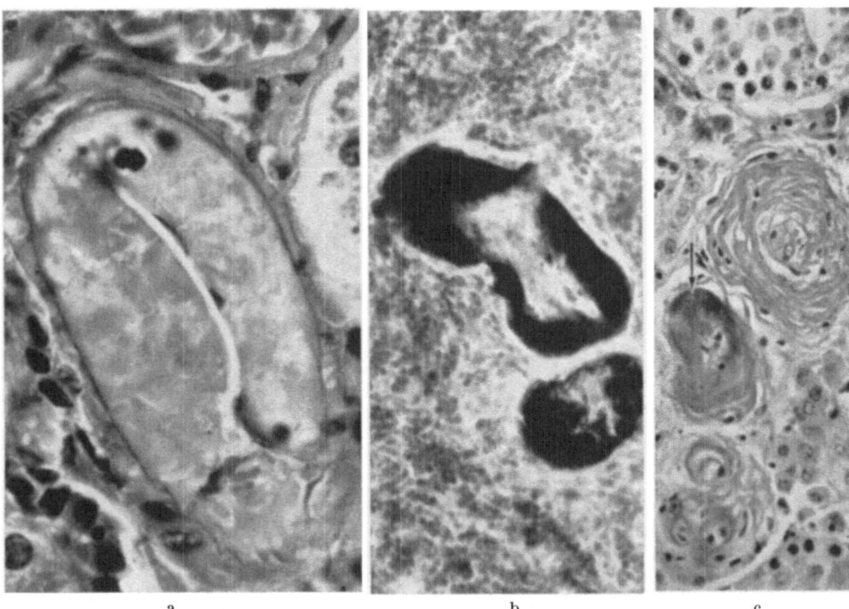

a   b   c

Abb. 21a—c. Arteriolenhyalinose (Typ 4) mit Einlagerung eines homogenen, stark fetthaltigen, von
vereinzelten Kerntrümmern durchsetzten, bei PAS-Trichromfärbung intensiv roten Materials in die
Intima. Teilweise fehlt an der Innenseite eine endotheliale Bedeckung (vgl. Abb. 21a) (männliche
Mäuse der Versuchsgruppen 1 und 2, 18—20 Monate nach Ganzkörperbestrahlung getötet). a Niere,
Hämatoxylin-Eosin, Vergrößerung 710fach. b Milz, Gefrierschnitt, Fettrotfärbung, Vergrößerung
240fach. c Hoden (↓), PAS-Trichromfärbung nach HOTCHKISS, Vergrößerung 285fach

c) *Typ 3* (= P.I.M. in Abb. 20): Vermehrung von PAS-positivem,
bei der Trichromfärbung nach HOTCHKISS *violettem*, fettfreiem Material
in allen Wandschichten größerer Arteriolen. Ähnliche, wahrscheinlich auf
einer allgemeinen Vermehrung der Grundsubstanz und präkollagener
(selten kollagener) Fasern beruhende Befunde waren auch an mittelgroßen Arterien zu erheben. Wie im Fall der Coronararterien war diese
Veränderung in den Arteriolen bestrahlter Tiere nur angedeutet häufiger
zu sehen als bei gleichaltrigen Kontrollen.

d) *Typ 4* (= L.P.I. in Abb. 20): Einlagerung von reichlich hyalinem,
sehr fettreichem, bei PAS-Trichromfärbung (HOTCHKISS) *rotem* Material

in der *Intima der kleinen Arteriolen* und vor allem der *arteriolocapillären Verbindungsstücke* (Lipoproteinose der Intima, Abb. 21a—c). Die van Gieson-Färbung ergibt regelmäßig einen deutlichen Gelbton, Kongorot wird nur schwach angenommen. In den homogenen, subendothelial gelegenen Massen, die das freie Lumen der Gefäße in der Regel stark einengen, sind mitunter vereinzelte Kerntrümmer zu erkennen. Gelegentlich kommt es zu einem völligen Verschluß der Gefäßlichtung. Seltener wird das hyaline Material auch dem Endothel aufgelagert, d.h. innerhalb der Gefäßlichtung angetroffen. Die muskulären Anteile der Wand werden teilweise erheblich ausgeweitet (Pseudoaneurysmen). Eine entzündliche Reaktion in der Arteriolenwand oder im adventitiellen Bindegewebe fehlt fast immer. Aus Abb. 20 wird ersichtlich, daß die Ganzkörperbestrahlung wohl nicht in kurzer Zeit zu diesem Gefäßschaden führte, seine Ausbildung aber später als 3 Monate nach Exposition in ganz erheblichem Maß beschleunigte. Die Männchen waren stärker betroffen als die Weibchen.

In leichteren Fällen beschränkten sich die erwähnten Befunde an den Arteriolen teilweise auf ein einzelnes Organ, mit zunehmender Schwere des Prozesses trat dieser jedoch immer mehr in generalisierter Form auf. Die Gefäßschäden dieser Art bewahrten aber, auch wenn sie im ganzen Körper verstreut vorkamen, stets ihren herdförmigen Charakter und erstreckten sich nie auf alle Arteriolen. Mit Vorliebe schienen sie an Verzweigungsstellen zu sitzen. In der Reihenfolge der Häufigkeit wurden Milz, Myokard, Hoden, Niere, Magen, Darmtrakt, endokrine Organe, Gehirn und weitere Körperteile betroffen. Etwas gehäuft fanden sich die Typen 3 und 4 auch in der unmittelbaren Nachbarschaft schwerer entzündlicher Veränderungen, am Grund von Darmgeschwüren oder in Schrumpfungsherden der Niere.

In einem Teil der Fälle mit Amyloidose sahen wir eine Infiltration der ganzen Wand durch fettreiches hyalines Material.

IV. Capillaren und Übergangsgefäße

Während der Dauer des *akuten Ganzkörperbestrahlungssyndroms* zeigten die Capillarendothelien recht häufig eine Schwellung, vor allem in Organen, die massive Zellschäden erlitten (lymphatisches Gewebe, Knochenmark u.a.). Eine Verfettung der Endothelzellen wurde dagegen nur selten verzeichnet, am ehesten in der Nachbarschaft von Nekroseherden oder bei septischen Zuständen. Ebenso gehörten Capillarthromben und proliferative Prozesse in den kleinsten Gefäßen zu den Seltenheiten.

a) Auch in *späteren Stadien* nach der Strahleneinwirkung trat mitunter eine Quellung der Endothelien hervor; es war jedoch nicht möglich, an Hand dieses Befundes eindeutige Unterschiede zwischen bestrahlten und unbestrahlten Tieren ausfindig zu machen. Derartige Veränderungen betrafen vor allem moribunde oder spontan verstorbene Mäuse. Bei Tieren, die in gutem Zustand geopfert wurden, waren die Endothelzellen in der Regel unauffällig.

b) Schwierig gestalteten sich Vergleiche der *Zahl der Capillaren* in bestimmten, vergleichbaren Gewebsschnitten bei bestrahlten und unbestrahlten Mäusen derselben Altersklasse. Solche Untersuchungen führten wir vor allem an den Papillarkörpern der Haut und an der

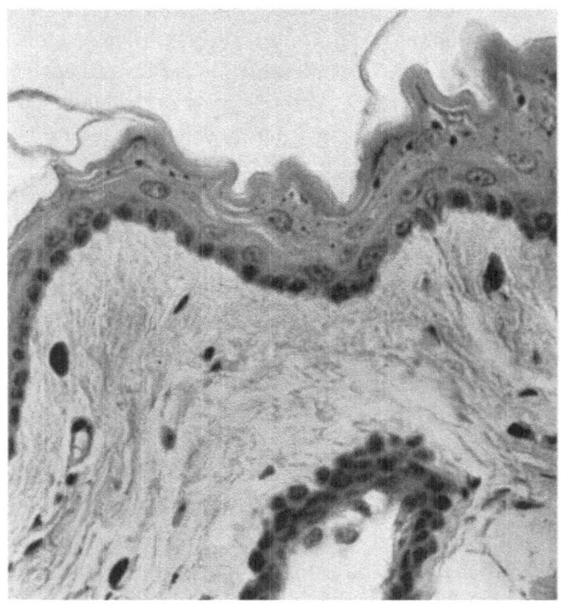

Abb. 22. Capillararmut der Rachenschleimhaut eines älteren, bestrahlten Tieres, verbunden mit leichter Fibrose und Mastocytose (weibliche Maus der Versuchsgruppe 2, $19^1/_3$ Monate nach Ganzkörperbestrahlung [600 r] getötet. Hämatoxylin-Eosin, Vergrößerung 410fach)

Rachenschleimhaut durch. Alte Tiere ließen in der Regel eine Verminderung der Capillarzahl pro Flächeneinheit der erwähnten Gewebe erkennen. Im allgemeinen erhielten wir den Eindruck, daß diese *Verödung des Capillarsystems* bei bestrahlten Tieren rascher voranschritt als bei unbestrahlten. Versuche, diesen Unterschied auf halbquantitativer Grundlage deutlicher herauszuschälen, scheiterten jedoch an der ungleichen Blutfülle des Gewebes im Augenblick des Todes und an der Ungewißheit, ob tatsächlich identische Gewebsbezirke zur Verfügung standen. Trotzdem darf darauf hingewiesen werden, daß bei älteren bestrahlten Tieren die Capillarkörper der Haut und die Tunica propria der Rachenschleimhaut (Abb. 22) früher und häufiger als bei den unbestrahlten Kontrollen durch eine gewisse Capillararmut auffielen.

Einzelne Füllungsversuche mit Tusche bestärkten uns in diesem Eindruck. Es bleibt späteren Untersuchungen vorbehalten, diesen Fragen nachzugehen.

c) Mit zunehmendem Alter wiesen die bestrahlten Mäuse in größerer Zahl als die unbestrahlten *herdförmige Hämangiektasien* (Teleangiektasien) in verschiedenen Organen auf. Die Abb. 23 zeigt, daß die Weibchen bedeutend mehr als die Männchen zu dieser Veränderung neigten ($P < 0,05$). Die Begünstigung einer Entstehung teleangiektatischer

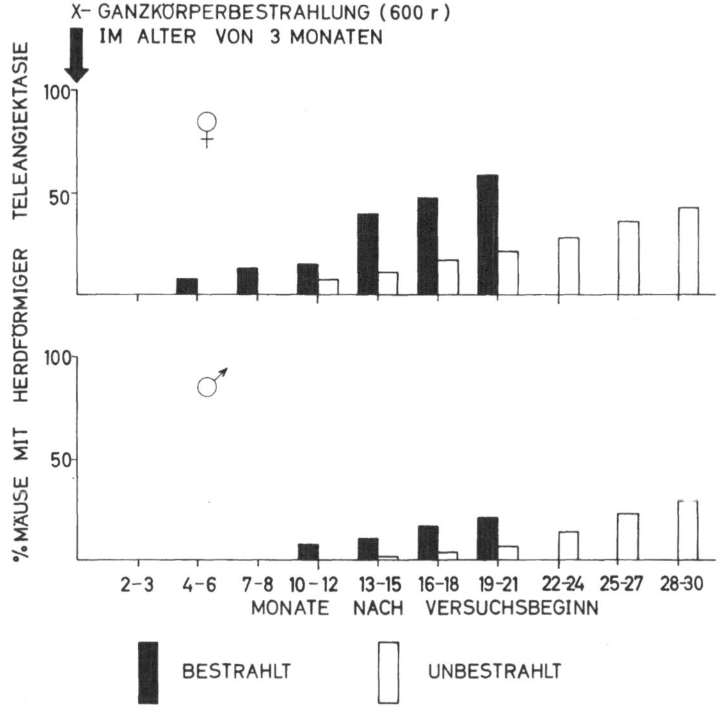

Abb. 23. Häufigkeit herdförmiger Teleangiektasien (absolute Tierzahlen vgl. Tabelle 1, S. 20)

Herde durch die Bestrahlung geht aus der innerhalb des Zeitraums von 21 Monaten nach Exposition signifikant größeren Häufigkeit ($P < 0,01$) derartiger Befunde bei bestrahlten Tieren hervor. Der Nachweis der Teleangiektasien gelang oft nur mikroskopisch, so daß vermutet werden darf, mit Stufenschnitten wären noch mehr Fälle erfaßt worden. Ovarien, Leber, Magendarmtrakt, Mesenteriallymphknoten und Knochenmark stellten die bevorzugten Lokalisationen der Teleangiektasien dar (Abb. 24a u. b).

d) Ähnlich wie mit den Teleangiektasien verhielt es sich mit den *kavernösen Hämangiomen* (Abb. 25). Auch sie ließen sich bei Weibchen in größerer Zahl verzeichnen als bei Männchen ($P < 0,05$), nahmen ebenfalls mit dem Alter an Häufigkeit zu und wurden durch die Ganzkörperbestrahlung in ihrer Entwicklung begünstigt ($P < 0,05$). Tatsächlich scheint es sich bei den kavernösen Hämangiomen und den

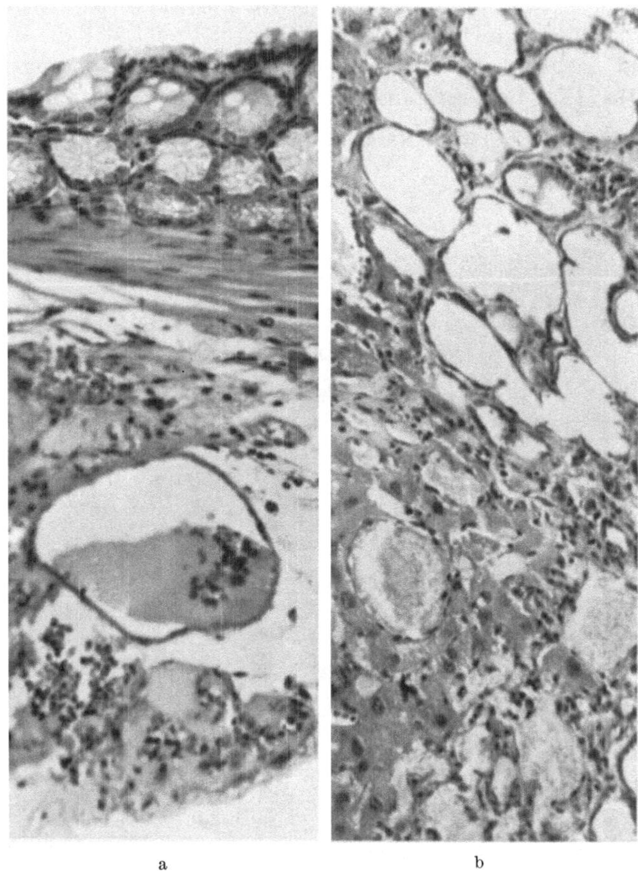

a   b

Abb. 24 a u. b. a Teleangiektasie in der Serosa des Dickdarms (weibliche Maus der Versuchsgruppe 2, 19 Monate nach Ganzkörperbestrahlung [600 r] getötet. Hämatoxylin-Eosin, Vergrößerung 460fach). b Umschriebene Teleangiektasien in der Leber (weibliche Maus der Versuchsgruppe 2, $20^{1}/_{2}$ Monate nach Ganzkörperbestrahlung [600 r] getötet. PAS-Trichromfärbung nach HOTCHKISS, Vergrößerung 190fach)

Teleangiektasien um nah verwandte Bildungen zu handeln, die bisweilen auch morphologische Übergänge und Zwischenformen erkennen ließen. Der Lieblingssitz der Hämangiome stimmte mit demjenigen der Teleangiektasien weitgehend überein (Abb. 26).

e) *Hämangioendotheliome* wurden im Zeitraum von 6—9 Monaten nach Versuchsbeginn bei 3 bestrahlten Mäusen gefunden (2 Weibchen

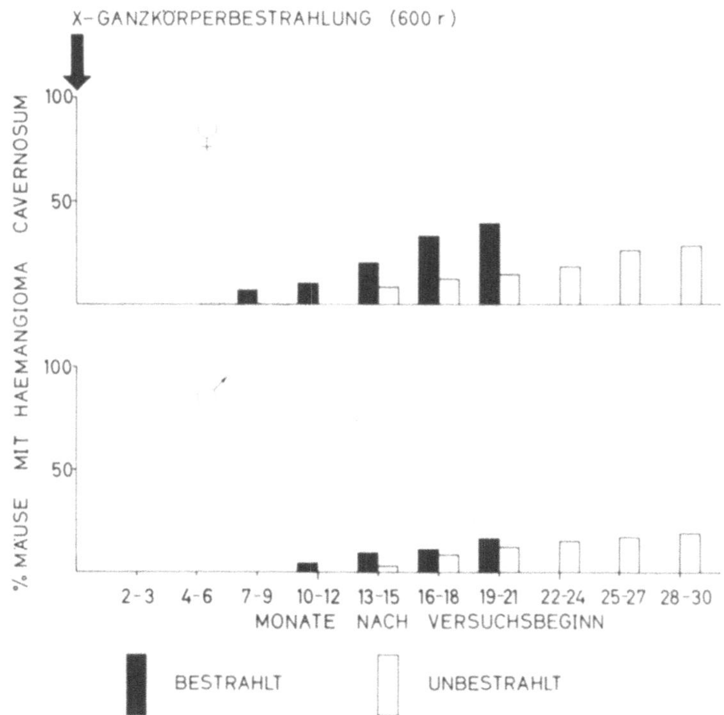

Abb. 25. Häufigkeit der kavernösen Hämangiome (absolute Tierzahlen vgl. Tabelle 1, S. 20)

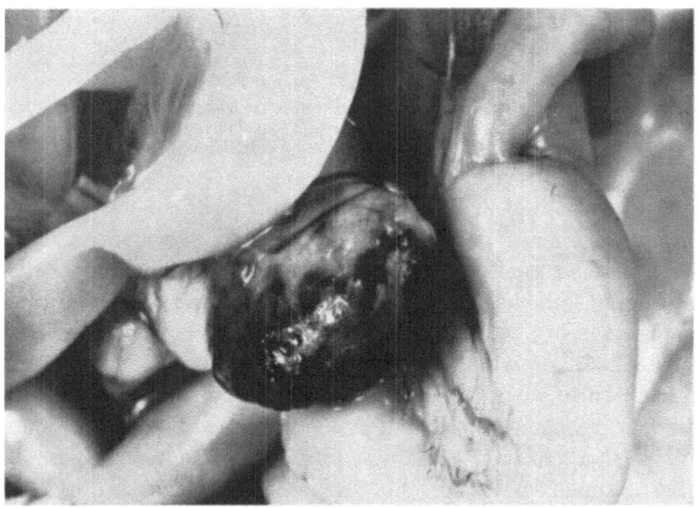

Abb. 26. Haemangioma cavernosum des großen Mesenteriallymphknotens (weibliche Maus der Versuchsgruppe 1, 16 Monate nach Ganzbestrahlung [600 r] getötet. Vergrößerung 6,4fach)

mit Sitz des Tumors in inguinalen Lymphknoten, 1 Männchen mit Lokalisation im Ileum [s. Abschnitt Dünndarm]).

f) Eine vorzeitige *Verdickung der Basalmembran* von Capillaren bestrahlter Tiere war in unseren Versuchen nicht mit Sicherheit zu sehen. Wir werden auf diese Frage bei der Besprechung der Nierenbefunde zurückkommen.

g) *Capillarthromben* kamen nur ausnahmsweise vor; sie fielen am ehesten in Niere und Leber auf und fanden sich fast nur bei Tieren der

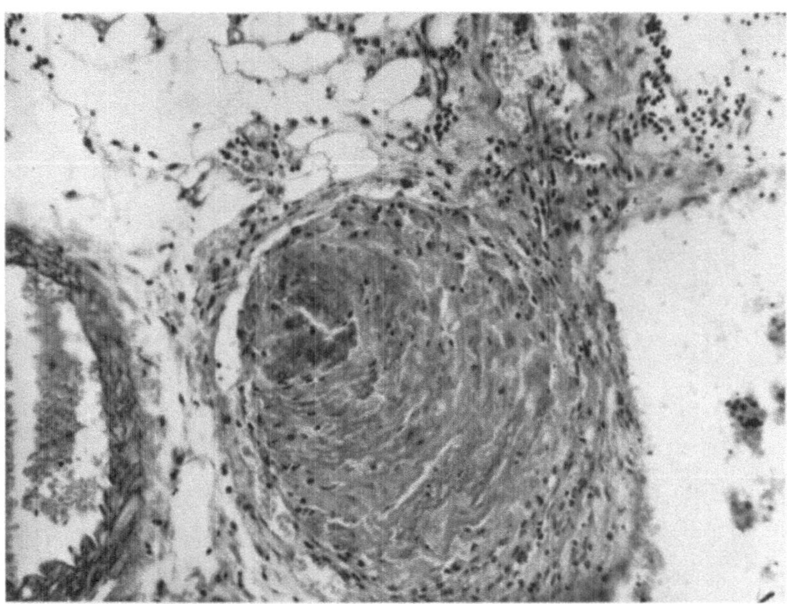

Abb. 27. Partiell organisierte Phlebothrombose im Retroperitonaealbereich (männliche Maus der Versuchsgruppe 3, 10 Monate nach Ganzkörperbestrahlung [600 r] gestorben. PAS-Trichromfärbung nach HOTCHKISS, Vergrößerung 180fach)

Versuchsgruppen 2 und 3, d.h. vermutlich im terminalen Stadium. Als Grundleiden verzeichneten wir in 9 Fällen einen septischen Prozeß, zum Teil mit Lebernekrosen, bei 2 Mäusen Stieldrehung hämangiektatischer Ovarialtumoren mit hämorrhagischer Infarzierung und serofibrinöser und hämorrhagischer Peritonitis, bei einem Tier schließlich eine Hämatometra. Die Häufigkeit dieser Mikrothrombangiopathie bei bestrahlten im Vergleich zu unbestrahlten Tieren verhielt sich wie 4:1.

h) *Verfettete Endothelzellen* stellten wie während des akuten Syndroms auch in Spätstadien nach Ganzbestrahlung einen seltenen Befund dar. Meistens traten sie im Verlauf einer allgemeinen Infektion auf.

Über *Kokkenhaufen in kleinen Gefäßen, Megakaryocyten in Lungen- und Lebercapillaren, Blutbildungsherde* in den Lebercapillaren und Hämosiderose der Endothelien soll in den späteren Abschnitten berichtet werden, ebenso über die bei bestrahlten Tieren — vermutlich als Ausdruck einer erhöhten Capillarfragilität — stärker ausgeprägte *Hämosiderose der Lymphknoten.*

V. Venen

Bei myeloischer Leukose kam es wiederholt zu *Venenthrombosen,* die im übrigen nur selten auftraten. Bei 9 (1,9%) bestrahlten und 3 (0,4%) unbestrahlten Tieren, die alle den Versuchsgruppen 2 und 3 angehörten, wurden partiell organisierte Gerinnsel in *größeren Venen* angetroffen, vor allem im Mesenterialbereich (Abb. 27) und in der Nachbarschaft entzündlicher Prozesse. Phlebothrombosen in kleinen Gefäßen waren nicht selten, standen aber ebenfalls häufig in örtlicher Beziehung mit Entzündungen und nekrobiotischen Vorgängen. Die Wand der großen Körpervenen erschien in der Regel nicht oder nur wenig verändert, enthielt stellenweise einzelne hämosiderinhaltige Zellen und zeigte im höheren Alter einen größeren Anteil an faseriger Zwischensubstanz. Ein sicherer Unterschied zwischen bestrahlten und unbestrahlten Mäusen ließ sich in unseren Versuchen nicht verzeichnen.

Die *Lymphgefäße* werden im Zusammenhang mit den lymphatischen Organen behandelt.

Besprechung der Befunde am kardiovasculären System

Das *Herz* gilt allgemein als strahlenresistentes Organ (Übersicht über älteres Schrifttum bei WARREN 1942 b). Diese Ansicht stimmt gut mit den bisherigen Erfahrungen überein, daß im Anschluß an eine akute Ganzkörperbestrahlung mit mittelletaler Dosis während der Dauer des akuten Syndroms keine regelmäßigen, mit den üblichen histologischen Methoden faßbaren, morphologischen Schäden entstehen. Obschon biochemische Analysen bei Ratten, die einer Dosis von 700 r ausgesetzt waren, innerhalb der ersten 10 Tage nach Exposition eine Verminderung des Actomyosin- und Desoxyribonucleinsäure- (DNS-) Gehalts des Myokards ergaben (CASTER 1958) und auch eine geringere Konzentration ätherlöslicher Substanzen zu beobachten war, taten sich diese Veränderungen nicht im histologischen Bild kund (CASTER und ARMSTRONG 1958). Ebenso ließ sich das vom 6.—10. Tag nach Bestrahlung auftretende Herzödem (30—50%ige Zunahme des Plasmavolumens im Herzen [CASTER et al. 1957]) kaum mit Sicherheit aus dem Gewebsbild herauslesen. Die nach der Bestrahlung einsetzenden Störungen im biochemischen Aufbau und in gewissen Funktionen des Herzmuskels (elektrokardiographische Veränderungen, Verminderung der mechanischen Leistung) sollen nach den Angaben von CASTER et al. (1957) ganz oder teilweise reversibel sein. Der Herzmuskel blieb aber bei unseren bestrahlten Mäusen, im Vergleich mit unbestrahlten, gleichaltrigen Kontrollen, während der restlichen Lebensdauer gewichtsmäßig im Rückstand, bei den Männchen deutlicher als bei den Weibchen. Ein ähnlicher Geschlechtsunterschied wurde auch von Kohn et al. (1957) bei bestrahlten CAF_1-Mäusen gesehen. Das absolute Herzgewicht stieg bei den bestrahlten Tieren gegen das Lebensende zu eher an, während es bei noch älteren Kontrollen im Senium abfiel. Dieses divergente Verhalten zeigt, daß die Lebensverkürzung nach Ganzkörperbestrahlung nicht mit dem gleichen Gewichtsabfall des Herzens wie im natürlichen Greisenalter einhergeht. Zum besseren Verständnis dieses Unterschieds können die Befunde aus den endokrinen Organen und vor allem an den Nieren beitragen, die im Spätstadium nach der Ganzkörperbestrahlung meist nicht mit denjenigen bei gleichaltrigen Kontrollen übereinstimmten. Von Schrumpfungsprozessen der Nieren, wie sie sich bei einem Teil der bestrahlten Mäuse im Verlauf von vielen Monaten entwickelten, ist gut bekannt, daß sie eine arterielle Hypertonie erzeugen und somit das Herzgewicht entscheidend beeinflussen können. Es ist noch unklar, ob — ähnlich wie bei bestrahlten Ratten (Lamson et al. 1959) — auch bei den Mäusen dem sichtbaren Nierenschaden ein Hochdruck vorausgehen kann. Jedenfalls haben wir einer solchen Möglichkeit bei der Beurteilung des ansteigenden Herzgewichts in der letzten Lebensphase unserer bestrahlten Tiere Rechnung zu tragen. Ferner darf auch die hormonale Gleichgewichtsstörung, die vor allem bei bestrahlten Weibchen infolge Ovarialatrophie und nachfolgender Tumorbildung häufig entstand, nicht außer acht gelassen werden: Der anabole und hypervolämische Effekt, den gewisse Sexualhormone ausüben, könnte sich auch in einer Veränderung des Herzgewichts bemerkbar machen. Über eine dauernde Blutdrucksenkung nach Ganzkörperbestrahlung als Ursache des kardialen Gewichtsrückstandes ist nichts bekannt. Am nächsten liegt die Annahme, daß die Untergewichtigkeit des Herzens in den Rahmen des allgemeinen, auch manche andere Körperorgane betreffenden Massendefizits bestrahlter Tiere gehört. Wir werden in der Schlußbesprechung auf die Bedeutung dieser Befunde zurückkommen.

Die meisten am Herzen erhobenen Befunde stellen keine regelmäßigen Folgen der Strahlenwirkung dar: sie konnten nur bei einem Teil der Tiere beobachtet werden. Mehrere der beschriebenen Läsionen fanden sich aber bei den bestrahlten Mäusen mit signifikant größerer Häufigkeit als bei den unbestrahlten. Deshalb darf vermutet werden, daß die Ganzkörperbestrahlung die Entstehung dieser Komplikationen begünstigte. Ferner erscheint die Tatsache wesentlich, daß die bei den bestrahlten Tieren beobachteten krankhaften Veränderungen am Herzen auch bei unbestrahlten vorgefunden wurden. Von strahlenspezifischen Schäden kann deshalb nicht die Rede sein. Ursache und Pathogenese der einzelnen Herzleiden sind teilweise unbekannt. In der Literatur finden sich nur sehr spärliche Angaben über Kardiopathien der Maus. Hinweise auf eine spontane Atrophie oder Verfettung des Myokards bei kleinen Laboratoriumstieren sollen nach JAFFÉ und GAVALLÉR (1958) im Schrifttum erstaunlicherweise nicht zu finden sein, obschon diese Degenerationsformen zweifellos häufig vorkommen und auch vielen Untersuchern bekannt sein dürften. Von disseminierten Verkalkungen des Herzmuskels bei einer $1^1/_4$jährigen Maus berichtete LÖWENTHAL (1927), konnte aber über die Art der Entstehung, in Anbetracht fehlender Umgebungsreaktionen, keinen näheren Aufschluß geben. Fibroseherde im Myokard („Myokardsklerose") wurden gelegentlich bei Ratten gesehen (WILENS und SPROUL 1938, FARRIS et al. 1953, DUMAS 1953), als Spontanveränderungen bei Mäusen fanden wir sie jedoch nirgends erwähnt. Gleich verhält es sich mit intrakardialen Thromben, die FARRIS et al. (1946) bei 1—7% alter Ratten im linken Vorhof feststellten. Über spontane Herzentzündungen bei Mäusen ist mehr bekannt. Mit stark wechselnder Häufigkeit wurden Pankarditiden (LENKE und LOEWE 1941) oder Myokarditiden (MOORE et al. 1947, GRAY 1949, FISCHER 1954) angetroffen, die teilweise den rheumatischen Läsionen beim Menschen ähnlich sahen. Septisch-metastatische Entzündungsherde im Herzmuskel wurden ebenfalls erwähnt (TWORT und TWORT 1932). Beschreibungen spontaner, isolierter Endokarditiden bei Mäusen konnten wir indessen, wie auch JAFFÉ und GAVALLÉR (1958), in der Literatur nicht finden. Dagegen ließen sich bei der Ratte durch gewisse experimentelle Maßnahmen nicht nur degenerative (z.B. erhöhte Sudanophilie der Herzklappen nach cholesterinreicher Diät — BREITMAN et al. 1959), sondern auch proliferative Veränderungen (nach Parabiose — NAKAO und ANGRIST 1959) des Herzklappenapparats hervorrufen. Die Altersabhängigkeit der erwähnten Herzkrankheiten wurde unseres Wissens nie eingehend untersucht. Nur über eine geringere Empfindlichkeit junger Tiere bei der Erzeugung experimenteller Kardiopathien liegen Angaben vor (SELYE und BAJUSZ 1959), ferner über die Abnahme gewisser Fermentleistungen im Myokard (Succinoxydase — BARROWS et al. 1959) und eine Zunahme herdförmiger Lymphocyteninfiltrate (WILGRAM und INGLE 1959) im Interstitium des Herzens alter Ratten.

Wenn wir versuchen, im Licht dieser beschränkten Kenntnisse über Herzkrankheiten bei kleinen Laboratoriumstieren und im besonderen bei Mäusen die Ergebnisse unserer Versuche zu deuten, erscheinen folgende Schlüsse gerechtfertigt:

Die Verfettung des Myokards gehörte nicht zu den regelmäßigen Strahlenschäden. Sie trat lediglich als Folge zusätzlicher Krankheitszustände (schwere Anämie, septische Prozesse) und vor allem im terminalen Stadium bei einem Teil der Tiere in Erscheinung. Die Unterschiede in der zeitlichen Häufigkeitsverteilung standen im Einklang mit dem vorzeitigen Auftreten einer erhöhten Morbidität und Mortalität in späteren Stadien nach Ganzkörperbestrahlung. Die totale Incidenz war jedoch bei bestrahlten und unbestrahlten Tieren nicht signifikant verschieden. Schwere akut-entzündliche Vorgänge beschränkten sich in unserem Untersuchungsgut auf Tiere, die in schlechtem Zustand geopfert wurden oder spontan starben. Eine größere Anfälligkeit der bestrahlten Tiere gegen bakterielle Karditiden in späteren Stadien nach Exposition wurde auch bei C3Hf/He-Hybriden gesehen, die nach der Geburt eine Dosis von 400 r erhielten (HOLLCROFT et al. 1957). Wir sehen darin einen Ausdruck der gestörten Infektabwehr, die sich nicht nur auf die leukopenische Phase des akuten Ganzkörperbestrahlungssyndroms beschränkt, sondern noch lange Zeit — in allerdings geringerem Maß — andauert. Auf gleichen oder ähnlichen Ursachen dürfte — wenigstens zum Teil — auch die größere Häufigkeit herdförmiger Rundzellinfiltrate im Herzen bestrahlter Tiere beruhen, wenn auch die infektiöse Genese dieser Befunde teilweise in Frage steht. Mehrere Tiere zeigten im Herzmuskel Befunde, die von anderen Autoren den rheumatischen Läsionen der Humanpathologie zur Seite gestellt wurden (vgl. MOOME et al. 1947, GRAY 1949). Die morphologischen Kriterien der Aschoffschen Knötchen waren aber in keinem dieser Fälle vollständig erfüllt. Vorwiegend lymphocytäre Infiltrate im Myokard können unter anderem durch Virusinfekte bedingt sein. Auch die verruköse Endokarditis kommt ebenfalls nicht nur beim rheumatischen Fieber vor (vgl. marantische Endokarditis bei alten Leuten), so daß aus der Identität des histologischen Bildes unserer Fälle mit der menschlichen Form nicht mit Bestimmtheit auf ein rheumatisches Leiden geschlossen werden darf. Örtliche Anhäufungen von Rundzellen könnten, wenn sie mit einer umschriebenen Hämosiderose verbunden sind, auch die Folge einer Blutung gewesen sein. Solchen Befunden begegneten BENNETT et al. (1953) bei der histologischen Herzuntersuchung alter bestrahlter Wistarratten. Auch bei CAF$_1$- und BALB/c-Mäusen, die im Alter von 90—150 Tagen mit 500 r belastet worden waren, kamen 270—380 Tage später ähnliche Schäden, zusammen mit kleinen Nekroseherden und Blutungen, zur Beobachtung (KOHN et al. 1957). Gleichartige Läsionen bei Ratten wurden auch schon als Infarkte gedeutet (JAFFÉ 1958). Vieles spricht dafür, daß die bei einem Teil unserer Tiere gefundenen fibrösen Herde im Myokard aus derartigen, mit Rundzellinfiltraten einhergehenden Schäden hervorgingen. In der Reihenfolge der Häufigkeit dürfte es sich dabei um Folgen von Infekten, Blutungen oder degenerativen Prozessen gehandelt haben. Da die stenosierende Arteriolenhyalinose des Myokards nicht wie die Rundzellinfiltration zeitlich vor, sondern nach dem vermehrten Erscheinen narbiger Herde im Herzmuskel auftrat, möchten wir einer vasculären

Insuffizienz beim Zustandekommen der örtlichen Stützgewebevermehrung nur eine untergeordnete Bedeutung beimessen. Verkalkungen scheinen etwas Besonderes darzustellen. Die Annahme einer parasitären Erkrankung ist verlockend. Kalkniederschläge können aber grundsätzlich in jeder Nekrose entstehen, so daß wir bei der Beurteilung dieses Befundes Zurückhaltung üben müssen. Auf ihre Entstehung hatte die Ganzkörperbestrahlung offensichtlich keine deutlich begünstigende Wirkung (vgl. auch Kohn et al. 1957). Beachtenswert ist das gehäufte Auftreten bakterienfreier proliferativer Prozesse an den Herzklappen in späteren Stadien nach der Strahleneinwirkung. Es könnte sich um Spätstadien nach verruköser Endokarditis oder nach Organisation von den Klappen aufsitzenden Thromben handeln. Beide Möglichkeiten stehen offen. Wandständige Thromben in den Herzhöhlen wurden ja bei bestrahlten Tieren, ebenso wie Phlebothromben, auch häufiger gefunden als bei unbestrahlten, allerdings nur in terminalen Stadien.

Der Nachweis von Amyloidablagerungen in oder auf den Herzklappen hat vor allem Seltenheitswert.

Aufschlußreich ist die interstitielle Hämosiderose des Myokards, die schon kurz nach der Ganzkörperbestrahlung deutlich wurde und sich nie ganz zurückbildete. Vermutlich beruht diese diffuse Pigmentablagerung auf einem vermehrten Erythrocytendurchtritt durch die Capillarwände, mit anschließendem Abtransport auf dem Lymphweg und teilweisem Abbau innerhalb des Herzmuskels. Anders als die diffuse interstitielle Hämosiderose geben Befunde mit umschriebener Anhäufung eisenhaltigen Pigments im Zwischengewebe nur an, wo einige Zeit vorher Blutungen stattgefunden haben (s. Besprechung der Capillarschäden, S. 70).

Aus der Humanpathologie ist wohlbekannt, daß *Arterienveränderungen* zu den auffälligsten Befunden im hohen Alter gehören (vgl. unter anderen Cameron 1955). Am Beispiel der Säugetieraorta konnte wiederholt gezeigt werden, daß sich mehrere biochemische, funktionelle und morphologische Eigenschaften ziemlich regelmäßig mit dem Alter verändern, so der Gehalt des Elastins an verschiedenen Aminosäuren (Lansing 1955), die Calciumkonzentration (Lansing 1955), die Sauerstoffaufnahme (Christie und Dahl 1957), der Diffusionskoeffizient der Intima für lösliche Stoffe (Kirk und Laursen 1955), der S^{35}-Einbau in die sauren Mucopolysaccharide (Dyrbye 1959), die Aktivität der Glucose-6-Phosphat-Dehydrogenase (Kirk et al. 1959) und anderes mehr. Den morphologischen Umbau der Aorta alternder Mäuse untersuchten Smith et al. (1951) sehr eingehend und fanden eine Dickenzunahme infolge Zuwachs an interlamellärem Gewebe, eine Vermehrung der Grundsubstanz sowie der präkollagenen und kollagenen Fasern, die den elastischen Membranen und Muskelfasern anliegen, eine Ausweitung der

5*

Lücken in den elastischen Lamellen, einen größeren Gehalt der interlamellären Räume an feinen elastischen Fibrillen und eine verminderte Orcein-Färbbarkeit des Elastins. Bei sehr alten Ratten wurden in der Media vermehrt vacuoläre Zellen gefunden (ANDREW et al. 1959).

In unserem Zusammenhang kommt den Befunden an der *Aorta* bestrahlter und unbestrahlter Tiere verschiedener Altersklassen deshalb eine besondere Bedeutung zu, weil SMITH und LOEWENTHAL (1950) bei 30—100 Tage alten Mäusen nach Ganzkörperbestrahlung (410 r) innerhalb 8 Tagen Strukturveränderungen am elastischen Lamellen- und Fasergerüst der Aorta beobachteten, die sie mit einer vorzeitigen Alterung verglichen. Am auffälligsten sollen dabei eine stärkere Metachromasie im Bereich der Grundsubstanz und eine gewisse Lockerung und Unterbrechung („ragged and frayed areas") im Zusammenhang der elastischen Lamellen gewesen sein. In unseren Versuchen ließ sich ein derartiger Wandel im färberischen Verhalten und im feingeweblichen Aufbau der Aortenwand weder während des akuten Syndroms noch in späteren Stadien nach Ganzkörperbestrahlung überzeugend darstellen. Im Frühstadium nach der Exposition kam es nur bei einem Teil der Tiere zu einer leichten ödematösen Lockerung und einer etwas stärker getönten Metachromasie in der Aortenwand. In den Spätstadien ließen sich jedoch zuverlässige morphologische Unterschiede zwischen bestrahlten und unbestrahlten Kontrollen gleichen Alters im Gegensatz zu Beobachtungen von BERDJIS (1960) an ganzbestrahlten (3 × 350 r) Sprague-Dawley-Ratten nicht aufdecken (vgl. auch KOHN et al. 1957). Auch die viele Monate nach Exposition beobachtete, leicht verstärkte diffuse Sudanophilie des interlamellären Gewebes war kein eindrücklicher Befund. Deutlich ging dagegen aus unseren Feststellungen hervor, daß die ältesten bestrahlten Mäuse nie eine gleich schwere histologische Umgestaltung der Aorta zeigten wie die ältesten unbestrahlten Tiere, die bis zu 10 Monate länger lebten. Auch das Auftreten von Verkalkungen oder verfetteten Bezirken in mittelgroßen Arterien (Aa. mesenterica cranialis und lienalis) wurde durch die Bestrahlung nicht oder nicht eindeutig gefördert. Diese Feststellung hat um so mehr Gewicht, als WILGRAM und INGLE (1959) die morphologisch mit unseren Befunden völlig identische Mediasklerose mittelgroßer Arterien bei weiblichen Zuchtratten als charakteristische Altersveränderung bezeichnen. Man weiß allerdings, daß sich gleichartige Arterienverkalkungen bei Ratten durch hochdosierte Dihydrotachysteringaben hervorrufen lassen (BESZNYAK et al. 1960). Der einzige verwertbare Unterschied in der Morphologie mittelgroßer Arterien bestrahlter und unbestrahlter Tiere bestand im Erscheinen feinkörniger Kalk-Eisen-Niederschläge in der Wand der Coronarien, die bei bestrahlten Männchen früher als bei unbehandelten angetroffen wurden. Nekrotisierende Arteriitiden gehörten bei bestrahlten wie bei unbestrahlten Mäusen zu den Seltenheiten. Offenbar tritt die klassische Periarteriitis nodosa bei der Maus erst im höheren Alter häufiger auf. Von einer Begünstigung oder Beschleunigung ihres Erscheinens durch die Bestrahlung war auf Grund unserer Erfahrungen nichts zu merken.

Die ersten Berichte über *arteriolosklerotische Veränderungen* im Spätstadium nach Röntgenganzkörperbestrahlung gehen auf BENNETT et al. (1953) zurück. Diese Autoren bestrahlten Wistarratten unter anoxischen Bedingungen mit Dosen bis zu 1400 r und fanden teilweise bereits im Verlauf eines Jahres nach Exposition in der Niere oder seltener in anderen Organen eine hyperplastische Arteriolosklerose. Es muß aber betont werden, daß diese Tiere im Anschluß an den Strahleninsult einen Hochdruck entwickelten, während unsere Mäuse nur ausnahmsweise morphologisch faßbare Zeichen einer andauernden Blutdrucksteigerung (Herzvergrößerung) aufwiesen. Zudem war eine muskuläre Hyperplasie der Arteriolen in unseren Versuchen nur selten zu sehen. Über Arteriolenschäden bei ganzbestrahlten Mäusen liegen nur wenige Hinweise vor. Einmal wurde eine „obstruierende Arteriolosklerose" im Magen 22 Monate nach Ganzkörperbestrahlung mit subletalen Dosen bemerkt (NOWELL et al. 1957). Andere Untersucher sprechen von einer strahlenbedingten Zunahme der „Arteriosklerose" im Hoden von CAF_1-Mäusen 380 und 490 Tage nach Exposition (KOHN et al. 1957). Wahrscheinlich sind damit arterioläre Schäden gemeint. CASARETT (1957) mißt einer bei bestrahlten Tieren generalisiert auftretenden und progressiv verlaufenden Degeneration kleiner Gefäße, die er als „arteriolo-capilläre Fibrose" bezeichnet, große Bedeutung für das Verständnis der Lebensverkürzung nach Ganzkörperbestrahlung bei. Von den in unserem Untersuchungsgut gefundenen Arteriolenschäden wurde jedoch vor allem der Typus 4 durch die Strahlenwirkung in seiner Progredienz stark beschleunigt. Es handelt sich dabei um eine Degeneration, die nicht als „Fibrose" hingestellt werden kann, da eine Faservermehrung nicht zum charakteristischen Bild gehört. Zutreffend erscheint die Bezeichnung einer „Lipoproteinose der Intima". Ihre Entstehung könnte durch eine sog. „plasmatische Durchtränkung" und/oder wandständige und später von Endothel überzogene Thromben (vgl. DUGUID und ANDERSON 1952, STILL und HILL 1959) erklärt werden. Einige unserer Befunde sprechen dafür, daß die zuletzt erwähnte Möglichkeit zum mindesten mit eine Rolle spielen könnte. Die mit Grundsubstanzvermehrung und/oder Zunahme präkollagener Fasern verbundenen Strukturveränderungen der kleinen Arterien und Arteriolen (Typ 3) wurden bei unseren Mäusen durch die Ganzbestrahlung nicht so deutlich gefördert.

Über die Morphologie der spontanen Arteriolosklerose bei Mäusen haben wir im Schrifttum keine genauen Angaben finden können.

LOEWENTHAL (1926) berichtete lediglich über degenerative oder fraglich entzündliche Prozesse mit Verfettung, Verkalkung und Nekrosen sowie cellulären Infiltraten in der Wand *größerer* Arterien. Unsere Befunde zeigen, daß alle erwähnten Formen von Arteriolosklerose auch bei unbestrahlten Mäusen vorkamen, im höchsten Alter sogar in erheblich stärkerem Ausmaß als bei den am längsten überlebenden bestrahlten Tieren. Auch CASARETT (1957) betont, daß die von ihm festgestellten degenerativen Prozesse an den kleinen Gefäßen keinen spezifischen Charakter tragen. Sie können in ihrer Art denjenigen zur Seite gestellt werden, die sich im natürlichen Senium zunehmend geltend machen. Von einer Begünstigung der Arterioloskleroseformen 1—4 durch die Amyloidose oder durch neoplastische Prozesse war in unseren Versuchen nichts zu merken. Gelegentlich lagen Arteriolen mit stark eingeengtem oder obliteriertem Lumen im Bereich einer umschriebenen parenchymatösen Atrophie und interstitiellen Fibrose. Wahrscheinlich darf einer vasculären Insuffizienz wenigstens in einem Teil solcher Fälle eine Mitschuld am Zustandekommen des örtlichen Gewebeschwundes und der entsprechenden Vernarbung zugeschrieben werden. Zur Erklärung des Gewichtsrückstandes verschiedener Organe nach Ganzkörperbestrahlung können die hier erwähnten Gefäßleiden jedoch keinesfalls genügen, da sie erst bedeutend später so ausgeprägt wurden, daß sie sich auf die Blutversorgung auswirken mußten.

Viele der erwähnten *Capillarveränderungen* (Schwellung und Verfettung der Endothelien, Mikrothromben u. a.) dürfen mit guten Gründen als Folgen von Komplikationen, vor allem von Infekten, betrachtet werden. Von grundsätzlicher Bedeutung sind jedoch die Probleme, die eine vorzeitige und progressive, allgemeine und mit einer gewissen Regelmäßigkeit sich entwickelnde Capillarschädigung im späteren Verlauf nach Ganzkörperbestrahlung betreffen. Über eine erhöhte Capillarpermeabilität während der Frühphase nach Exposition wurde verschiedentlich berichtet (CRONKITE 1950, BROWN et al. 1950, BIGELOW et al. 1951, McCUTCHEON 1952, HALEY et al. 1952 u. a.). Darüber, in welchem Ausmaß die radiogene Thrombocytopenie, eine Freisetzung heparinähnlicher Substanzen (ALLEN et al. 1948) und vasodepressorischen Materials (VDM) (HALEY et al. 1952) oder hämodynamische Störungen (CASTER et al. 1957) die erhöhte Durchlässigkeit der Gefäßwände mitbestimmen, gehen die Meinungen jedoch noch auseinander. Der Nachweis einer herabgesetzten Blut-Liquorschranke nach lokaler Hirnbestrahlung am Kaninchen mit vergleichbaren Dosen (600 r) (WINKLER 1957) deutet doch darauf hin, daß auch direkte Strahlenschäden an der Capillarwand mit eine Rolle spielen. Sichere histologische Beweise für diese Auffassung konnten allerdings von mehreren Untersuchern nicht geliefert werden (RHOADES 1948, TULLIS 1951 u. a.). Es liegen sogar

Berichte vor, die nicht einmal für eine funktionelle Störung der Capillaren sprechen: Bei Hunden soll nach Ganzkörperbestrahlung mit 500—700 r kein erhöhter Übertritt von Evansblau und jodiertem Albumin aus der Blutbahn in die Lymphe zu finden gewesen sein (SZABO et al. 1959).

Für die Entstehung der hämorrhagischen Diathese nach Ganzkörperbestrahlung hat, nach der Meinung der meisten Autoren, die Thrombocytopenie die weitaus größte Bedeutung (unter anderen COHN 1952).

Im Gegensatz zu den vielen Mitteilungen über eine erhöhte Permeabilität der kleinen Gefäße während der Dauer des akuten Syndroms erhalten wir aus der Literatur fast keine Auskunft über Capillarschäden im Spätstadium nach Ganzkörperbestrahlung. Nähere Angaben über die von CASARETT (1957) erwähnte „arteriolocapilläre Fibrose", ihre morphologischen Eigenheiten, ihre zeitliche Entwicklung und ihre Auswirkungen fehlen uns. Daß es sich hier um ein noch weitgehend unbekanntes Gebiet handelt, geht auch aus der Bemerkung von CURTIS (1958) hervor, der noch 1958 über die Bedeutung einer Capillarschädigung für die Lebensverkürzung bestrahlter Tiere nicht mehr als Vermutungen anstellen konnte. Gleich verhält es sich mit den Angaben von MICHAELSON u. Mitarb. (1960), die in den bei ganzbestrahlten Hunden im Spätstadium nach Exposition beobachteten, abnormen hämodynamischen Reaktionen auf Hyperthermie den Ausdruck einer gestörten Gefäßfunktion sehen. Wir haben auch erfahren, wie schwierig sich eine nur annähernd zuverlässige Beurteilung der Capillarpathologie gestaltet. Unsere Aussage, daß bestrahlte Tiere früher als unbestrahlte eine gewisse Verödung des Capillarsystems zu erfahren schienen, hat nur qualitativen Charakter. Über spät auftretende Wandveränderungen der Capillaren, im besonderen über die im Alter erkennbare Strukturänderung der Basalmembranen, werden wir bei der Besprechung der Nierenglomerula eingehender zu berichten haben. Indirekte Hinweise auf ein Fortbestehen der capillären Permeabilitätsstörung über die Dauer des akuten Ganzkörperbestrahlungssyndroms hinaus und auf eine im Vergleich mit unbestrahlten Kontrollen in späteren Stadien stärker progrediente Entwicklung dieses Schadens sehen wir im zeitlichen Verlauf der generalisierten interstitiellen Hämosiderose (gezeigt am Beispiel des Myokards [Abb. 7]). Diese beruht sehr wahrscheinlich auf einem vermehrten Durchtritt von Erythrocyten, möglicherweise auch von freiem Hämoglobin, durch die Gefäßwand.

Aufschlußreiche Ergebnisse traten bei der Gegenüberstellung der Häufigkeit von Teleangiektasien und kavernösen Hämangiomen bei bestrahlten und unbestrahlten Tieren hervor. Nach Ganzkörperbestrahlung kam es zu einer rascheren Entwicklung dieser Bildungen, vor allem bei Weibchen. Die Begünstigung des weiblichen Geschlechts war auch bei den unbestrahlten Mäusen deutlich. Eine ähnliche Alters-

und Geschlechtsabhängigkeit umschriebener Hämangiektasien verschiedener Art (naevi stellati, taches de vin, Teleangiektasien, Varicen, Kaviarläsion unter der Zunge) ist auch beim Menschen bekannt und wurde in der dermatologischen Literatur öfters beschrieben. Auf die Zusammenhänge zwischen diesen Läsionen und dem Alterungsvorgang wies unter anderen BEAN (1955) hin. Der gleiche Autor unterstrich auch die Bedeutung eines Hyperoestrogenismus für die Ausbildung einiger der erwähnten Hämangiektasieformen. Die Beobachtungen, die wir an unseren Mäusen machen konnten, stehen in guter Übereinstimmung mit diesen Erfahrungen aus der Humanpathologie. Viele bestrahlte Weibchen wurden in späteren Stadien Trägerinnen von Ovarialtumoren, deren hormonale Aktivität sich an der Vaginalschleimhaut und am Uterus beurteilen ließ. Wahrscheinlich beruhte jedoch das vorzeitige Auftreten von Teleangiektasien und kavernösen Hämangiomen bei bestrahlten Tieren nicht nur auf einer solchen endokrinen Gleichgewichtsstörung, da auch die Männchen im gleichen Sinn beeinflußt wurden. Über eine vermehrte Bildung weiblicher Sexualhormone bei bestrahlten Männchen ist aber nichts Schlüssiges zu erfahren. Im Zusammenhang mit Spätveränderungen der kleinen Blutgefäße nach Ganzkörperbestrahlung interessiert es zu vernehmen, daß abnorme Capillarschlängelungen und -ausweitungen sowie Hämangiome auch bei Überlebenden von Hiroshima und Nagasaki beobachtet wurden (TSUZUKI 1956).

F. Hämopoietische und lymphatische Organe

Eigene Befunde*

I. Peripheres Blut

Hämatologische Untersuchungen wurden vor allem an den Tieren der Versuchsgruppen 1 und 2 durchgeführt.

a) Erythrocyten

Selbst in unkomplizierten Fällen (Versuchsgruppe 1) blieb der *Hämoglobingehalt* des Blutes bestrahlter Tiere im Durchschnitt immer unter demjenigen der unbestrahlten Kontrollen (Abb. 28). Die während des akuten Syndroms entstandene Anämie bildete sich demnach bei der Mehrzahl der Mäuse nicht vollständig zurück; im höheren Alter verstärkte sie sich sogar wieder ($P < 0,01$). Die Streuung der gemessenen Einzelwerte war bei den bestrahlten Tieren in der Regel größer als bei den unbehandelten. Die *Erythrocytenzahl* im Blut ging dem Hämoglobingehalt einigermaßen parallel (Abb. 28). Es handelte sich somit, wie auch

---

* Die *Leukosen* werden am Schluß des Kapitels gesamthaft behandelt.

die Errechnung des *mittleren Hämoglobingehalts pro Erythrocyt* ergab (Abb. 28), im wesentlichen um eine normochrome Anämie. Lediglich

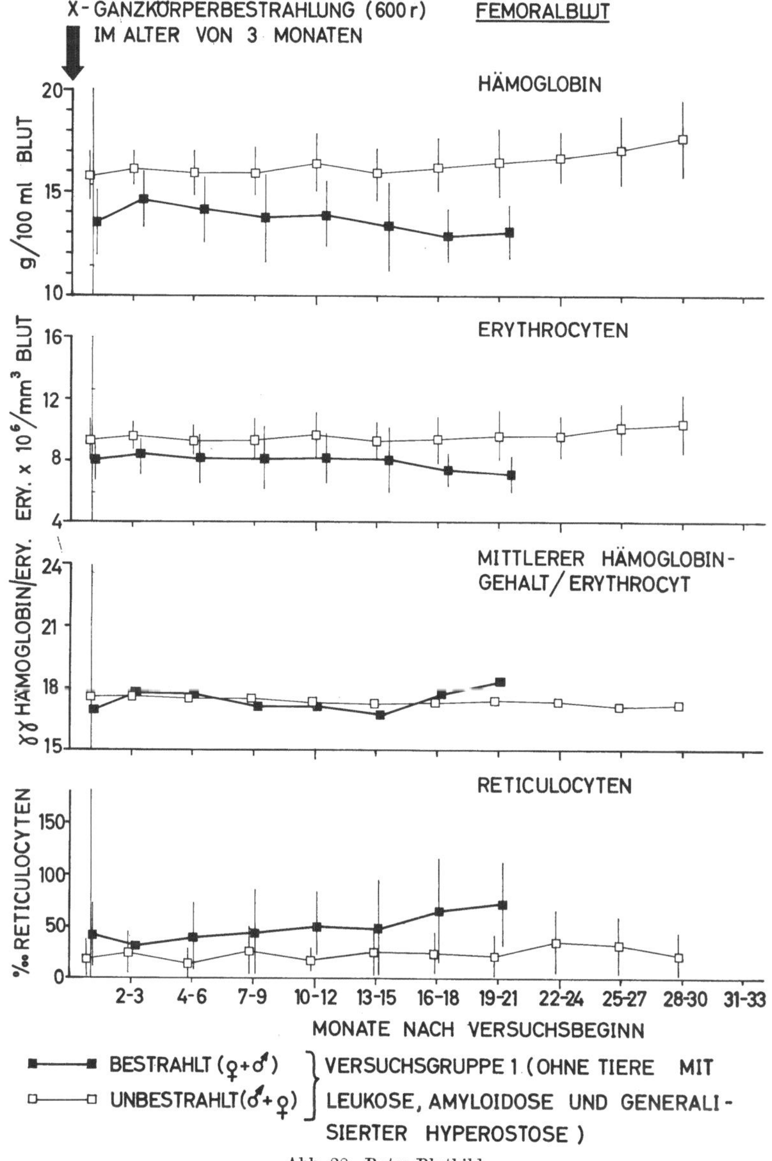

Abb. 28. Rotes Blutbild

während der Regeneration im Anschluß an das akute Syndrom machte sich eine leichte Hypochromie der roten Blutkörperchen geltend. Die später als 16 Monate nach Ganzkörperbestrahlung angedeutete Hyperchromie ging in einzelnen Fällen mit dem Auftreten von Makrocyten, selten auch Megalocyten einher. Abgesehen von diesem nicht regelmäßig erhobenen Befund und einer leichten Neigung bestrahlter Mäuse zu Polychromasie, teilweise auch Anisomikrocytose und Poikilocytose, ließen Größe, Form und färberisches Verhalten der Erythrocyten keine eindeutige Beeinflussung durch die Bestrahlung erkennen. Mit der Polychromasie stand die dauernde, wenn auch über lange Zeit geringfügige *Reticulocytose* bestrahlter Tiere in Übereinstimmung (Abb. 28). Zustände mit *schwerer Anämie* wurden nur bei zusätzlich erkrankten Mäusen (Versuchsgruppen 2 und 3) angetroffen. Hämoglobinwerte unter 4 g-% kamen bei bestrahlten Tieren häufiger vor als bei unbestrahlten ($P < 0,05$). Es handelte sich in solchen Fällen oft um Komplikationen, die als mittelbare Folgen der Bestrahlung oder durch diese begünstigter Prozesse angesprochen werden dürfen (Darmgeschwüre mit massiver terminaler Blutung, Vaginalblutung bei Granularzelltumor der Scheidenwand, hämorrhagische Infarzierung eines hämangiektatischen Ovarialtumors mit Peritonaealblutung, hämorrhagische Infarzierung eines Uterushorns, blutendes Hämangioendotheliom des Ileums, terminale hämorrhagische Diathese bei myeloischer Leukose u.a.). Eine weniger extreme, aber doch erheblich stärkere Anämie als in unkomplizierten Fällen war mit einer Reihe chronischer und teilweise durch die Bestrahlung begünstigter Leiden verbunden. Hämoglobinwerte zwischen 8 und 12 g-% wurden oft bei Tieren mit allgemeiner Amyloidose, schweren Schrumpfungsprozessen in den Nieren, großen Neoplasmen, Leukosen, chronischen Infekten und anderen Krankheiten gemessen. Diese Begleitanämien hatten meistens hypochromen Charakter und gingen mit Zeichen einer verstärkten Hämolyse einher (deutliche Reticulocytose, starke Hämosiderose des reticuloendothelialen Systems). Makrocytäre Anämien kamen ausnahmsweise bei schwerer Darmamyloidose vor. Megalocyten wurden selten gesehen (3 bestrahlte Mäuse mit cystisch-atrophischer Gastritis). 3 bestrahlte Tiere mit generalisierter Thymusleukose wiesen eine aplastische Anämie mit Reticulocytopenie auf. Howell-Jolly-Körperchen fehlten bei der Mehrzahl der untersuchten Mäuse, nur in 11 Fällen (5 bestrahlte, 6 unbestrahlte) mit schwerster Amyloidose und Verkümmerung des Milzparenchyms wurden sie — zusammen mit einigen Kokardenzellen — in beschränkter Zahl verzeichnet. Vereinzelte Normoblasten traten im peripheren Blut bestrahlter weiblicher Mäuse mit generalisierter Hyperostosis interna auf.

b) Leukocyten

1. Die durchschnittliche, absolute Zahl der *neutrophilen Leukocyten* im strömenden Blut blieb bei den bestrahlten Tieren der Versuchsgruppe 1

zu allen Zeiten nach Versuchsbeginn unter den Kontrollwerten (Abb. 29) (Unterschied nur für Halbjahresgruppen signifikant [$P < 0{,}05$]). Diese leichte, absolute Neutropenie war mit einer angedeuteten Vermehrung

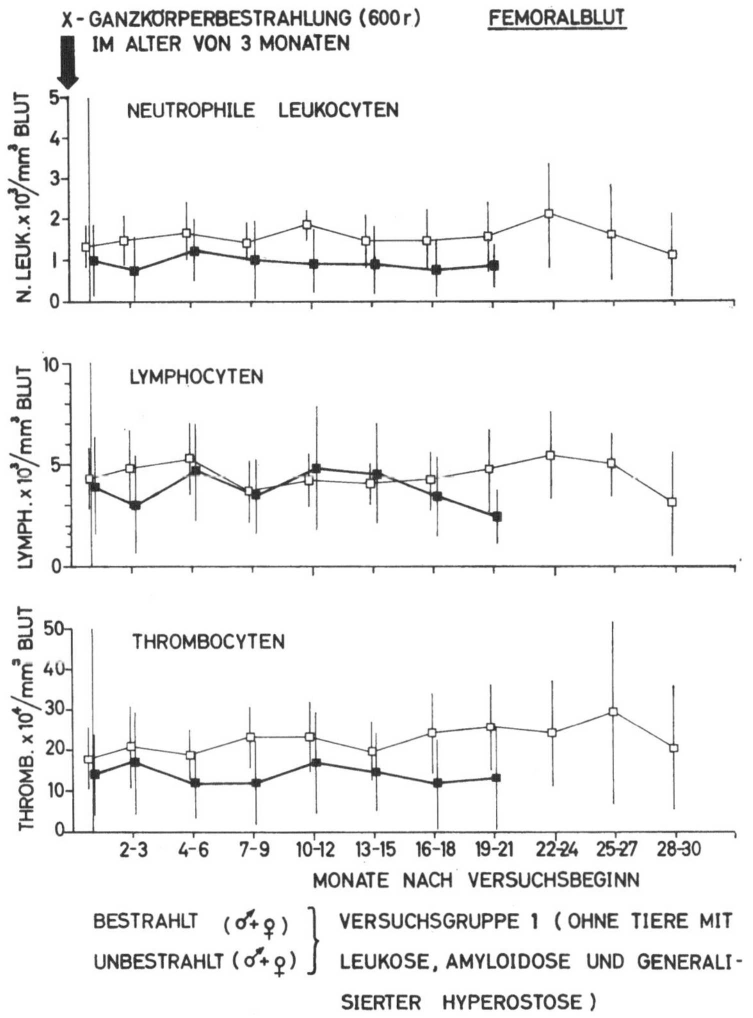

Abb. 29. Absolute Werte der neutrophilen Leukocyten, Lymphocyten und Thrombocyten im peripheren Blut

ringkerniger Neutrophiler verbunden ($0{,}2 > P > 0{,}1$). Schwerere neutropenische Zustände im Verlauf entzündlicher Erkrankungen (Tiere der Versuchsgruppe 2) kamen wohl bei den unbehandelten Kontrollen auch vor, traten aber bei den bestrahlten Mäusen häufiger auf (Signifikanzrechnung wegen unterschiedlicher Grundleiden nicht durchgeführt). Auf abscedierende Prozesse reagierten die Unbestrahlten in der Regel mit einer stärkeren absoluten Neutrocytose als die Bestrahlten.

2. Die absolute *Lymphocytenzahl* im peripheren Blut unkomplizierter Fälle (Versuchsgruppe 1) lag, bei erheblichen individuellen Schwankungen, während langer Zeit nach Ganzkörperbestrahlung im Mittel nicht signifikant tiefer als bei den Kontrollen (Abb. 29). In Anbetracht der leicht gesenkten absoluten Leukocytenwerte bei bestrahlten Tieren entsprach dies einer Neigung zu relativer Lymphocytose. Geringgradige lymphopenische Zustände traten bei bestrahlten Mäusen der Versuchsgruppe 1 am häufigsten in der Zeit von 2—3 Monaten und später als 18 Monate nach Exposition in Erscheinung. Zusätzliche schwere Erkrankungen (Versuchsgruppe 2) hatten oft eine relative und absolute Lymphopenie zur Folge, die in der Regel bei bestrahlten Tieren ein größeres Ausmaß annahm als bei den Kontrollen.

3. Die absolute Zahl *eosinophiler Leukocyten* im peripheren Blut der in gutem Zustand getöteten Tiere (Versuchsgruppe 1) war 4—8 Wochen nach Ganzkörperbestrahlung etwas erhöht; in späteren Stadien neigten die bestrahlten Mäuse im Vergleich mit den unbehandelten Kontrollen zu einer leichten Eosinopenie (Unterschied jedoch statistisch nicht genügend gesichert $[0,2 > P > 0,1]$). Im Blut schwer erkrankter und moribunder Tiere fanden sich meistens nur sehr wenige eosinophile Leukocyten. Eine Ausnahme machen 3 Fälle (eine unbestrahlte, 2 bestrahlte Mäuse) mit schwerer Helminthiasis (Hymenolepsis fraterna und Syphacia obvelata).

4. *Blutbasophile* wurden nur sehr selten gesehen.

5. Regelmäßige Unterschiede in der absoluten *Monocytenzahl* bestrahlter und unbestrahlter Mäuse konnten nicht aufgedeckt werden.

6. *Unreife myeloische Elemente* (vor allem Myelocyten) traten bei bestrahlten Mäusen verschiedentlich im peripheren Blut auf: Zuerst bei Männchen und Weibchen während der Regenerationsphase im Anschluß an das akute Syndrom, später vorwiegend bei Weibchen mit generalisierter Hyperostosis interna (Fälle mit myeloischer Leukose nicht mitgerechnet).

7. Sogenannte *Abbauformen* von Leukocyten (vgl. INGRAM 1958) kamen noch während des zweiten Monats nach Ganzkörperbestrahlung häufiger vor als bei Kontrolltieren. Später waren in dieser Hinsicht zwischen bestrahlten und unbestrahlten Mäusen keine auffälligen Unterschiede mehr zu erkennen.

c) Thrombocyten

Die absolute Thrombocytenzahl im Blut, die im Verlauf des akuten Syndroms sehr stark sank, lag 30 Tage nach Exposition im Durchschnitt immer noch unter dem normalen Mittelwert. Eine leichte Thrombocytopenie blieb während der ganzen restlichen Lebensdauer nach Ganzkörperbestrahlung erkennbar (Abb. 29, Unterschied zwischen bestrahlten und unbestrahlten Tieren nur beim Vergleich von Jahresgruppen signifikant [$P < 0{,}05$]). Bei mehreren älteren erkrankten Tieren trat eine Thrombocytose auf. Als Hauptleiden wurden in solchen Fällen akute Entzündungen, Blutungen und Amyloidose verzeichnet. Ein sicherer Einfluß der Ganzkörperbestrahlung auf Ausmaß und Häufigkeit solcher Befunde konnte nicht ermittelt werden. Dagegen fiel bei bestrahlten Mäusen der Versuchsgruppe 2 häufiger als bei unbestrahlten eine erhebliche Thrombocytopenie auf (insgesamt 21 Bestrahlte mit weniger als 50000 Thrombocyten/mm³ Blut gegenüber nur 3 Unbestrahlten [$P < 0{,}001$]). Der schwerste Abfall der Blutplättchenzahl wurde bei Mikrothrombangiopathie infolge hämorrhagischer Uterusinfarzierung und bei generalisierter thymischer Leukose verzeichnet.

Während der Regenerationsphase nach Ganzkörperbestrahlung und bei Weibchen mit generalisierter Hyperostosis interna erschienen vereinzelte Megakaryocyten im Blut.

Die Blutbefunde bei *Leukose* werden am Schluß des Abschnitts behandelt.

II. Knochenmark

Zahlreiche bestrahlte Weibchen entwickelten in späteren Stadien nach Exposition eine generalisierte Hyperostosis interna mit schrittweisem Ersatz des blutbildenden Markgewebes durch neugeformten Knochen. Für die Beurteilung der Spätwirkung einer akuten Ganzkörperbestrahlung auf die hämopoietischen Markzellen eigneten sich daher die Männchen besser.

a) Absolute Zellzahl und Zelldichte im Knochenmark

Die nach Methode von HARRIS et al. (1954) ermittelte, absolute Zahl kernhaltiger, blutbildender Zellen im Knochenmark schwankte — vermutlich aus technischen Gründen — auch bei den unbehandelten Kontrolltieren ganz erheblich (Bereich: 800000—1700000 pro mm³). Die bei bestrahlten Männchen der Versuchsgruppe 1 erhobenen Durchschnittswerte lagen etwas unter dem normalen Mittel, signifikante Unterschiede konnten aber wegen der starken Streuung nicht nachgewiesen werden.

Auch histologisch ließ sich in Spätstadien nach Exposition kein eindeutiger Beweis für eine im Vergleich mit unbehandelten, gleichaltrigen Mäusen vermehrte oder verminderte Zelldichte im Knochenmark bestrahlter Tiere der Versuchsgruppe 1 erbringen. Bei einer Reihe der in gutem Zustand getöteten Mäuse erschienen allerdings die *Sinus etwas weiter gestellt* als bei den Kontrollen, was bei sonst unveränderter Zelldichte einer Verminderung der hämopoietischen Gewebsmasse pro Volum-

einheit des Knochenmarks gleichkommt. Ferner blieb in vielen Fällen
der im Verlauf des akuten Syndroms entstandene *Zuwachs an Fettzellen*
im Markraum während 2—3 Monaten nach Exposition bestehen und
bildete sich erst allmählich zurück. Auch in späteren Stadien war,
besonders im Femur- und Tibiakopf sowie in den angrenzenden Gebieten
der Meta- und Diaphyse, eine gewisse Lipomatose bei bestrahlten Tieren
häufiger anzutreffen als bei unbestrahlten (Abb. 30). Möglicherweise
stellen die Gefäßdilatation und Fettgewebsvermehrung Hinweise auf eine
in Spätstadien nach Ganzkörperbestrahlung reduzierte Gesamtzahl der

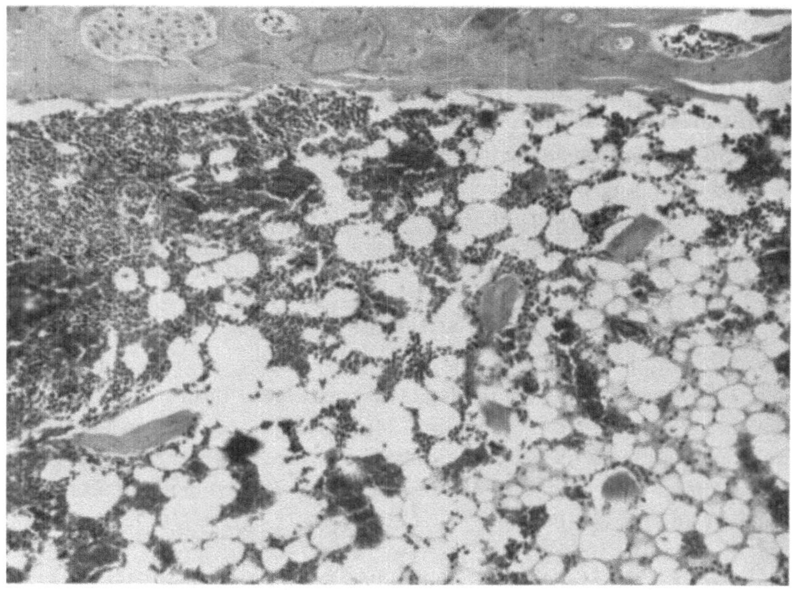

Abb. 30. Lipomatose des Knochenmarks (Femurdiaphyse, männliche Maus der Versuchsgruppe 1,
18 Monate nach Ganzkörperbestrahlung getötet. Hämatoxylin-Eosin, Vergrößerung 115fach)

blutbildenden Knochenmarkselemente dar. Da jedoch nur ein kleiner
Teil des knöchernen Skelets histologisch untersucht wurde, fehlt diesen
Befunden eine genügende Beweiskraft. Herde mit *bindegewebiger Proliferation* kamen nur bei bestrahlten Weibchen in nennenswertem Ausmaß vor; sie dürfen als Frühstadien der Hyperostosis interna betrachtet
werden.

Abb. 31 zeigt, daß bei 53 (53%) der spontan gestorbenen bestrahlten
Männchen die auf Grund der histologischen Schnitte ermittelte Zelldichte unter 80% der Norm abgesunken war, gegenüber nur 20 (20%)
der unbestrahlten ($P < 0{,}01$). Die meisten Tiere mit verminderter Zelldichte im Knochenmark wiesen morphologisch faßbare Zeichen einer
Infektion auf (Bakterien in den Knochenmarksausstrichen bei 17 be-

strahlten und 8 unbestrahlten Mäusen, positiver Ektromelienachweis bei 8 bestrahlten und einem unbestrahlten Tier). Die Abnahme der Zellzahl im Markraum ging in der Regel mit einer Sinusdilatation und einem

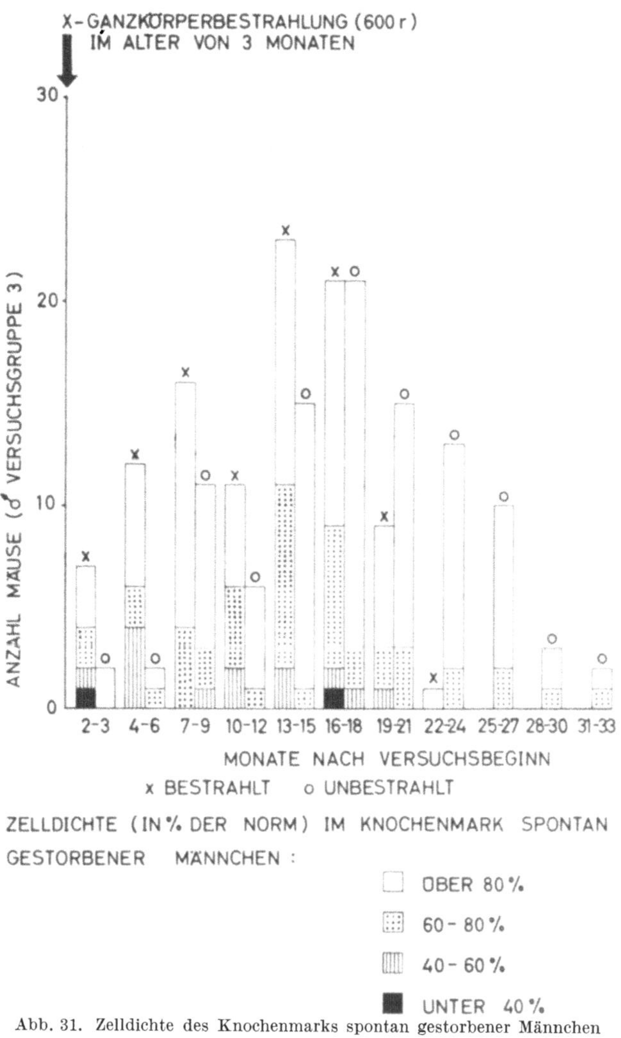

Abb. 31. Zelldichte des Knochenmarks spontan gestorbener Männchen

Ödem der Markstränge einher (Abb. 32). An Leukose erkrankte Mäuse hatten meist ein zellreiches, von den neoplastischen Elementen beherrschtes Knochenmark. Maligne Neoplasmen anderer Art, ohne Zeichen eines Allgemeininfekts, führten nur selten zu einer erkennbaren Myelophthise. Ein deutlicher Zusammenhang zwischen Entvölkerung des hämopoie-

tischen Markgewebes und dem Bestehen einer Amyloidose konnte ebenfalls nicht gefunden werden.

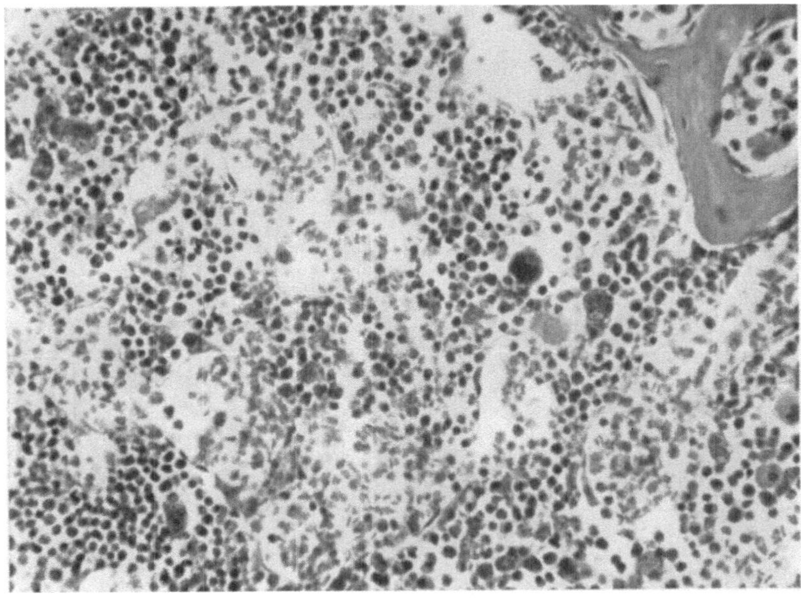

Abb. 32. Entvölkerung des Knochenmarks bei einem moribunden, bestrahlten Tier (weibliche Maus der Versuchsgruppe 2, 14¹/₂ Monate nach Ganzkörperbestrahlung [600 r] getötet. Hämatoxylin-Eosin, Vergrößerung 325fach)

b) Differential-Myelogramme

Die bei 40 unbestrahlten, 3 Monate alten Mäusen beiderlei Geschlechts auf Grund einer vereinfachten Einteilung ermittelten Myelogramme* ergaben folgende Werte:

Zellart	Arithmetisches Mittel in %	Grenzwerte in %
Proerythroblasten	1,6	0,7— 4,8
Makroblasten	4,0	1,5— 7,9
Normoblasten	23,3	15,8—28,1
Unbestimmte, wahrscheinlich weiße Vorstufen . .	4,6	2,7— 6,6
Myeloblasten	1,0	0,4— 2,9
Neutrophile Myelocyten.	4,7	2,8— 7,3
Neutrophile Proleukocyten (Metamyelocyten) . .	5,5	3,0— 7,8
Ringkernige neutrophile Leukocyten	15,1	8,9—21,0
Polymorphkernige neutrophile Leukocyten . . .	10,7	6,1—15,4
Eosinophile Myelocyten.	0,4	0,1— 2,0
Eosinophile Proleukocyten (Metamyelocyten) . .	0,6	0,2— 2,7
Eosinophile Leukocyten.	3,4	0,8— 5,7
Megakaryocyten	0,2	0,0— 1,2
Primitive Rundzellen („primitive progenitor pool")	24,8	14,5—31,6
Reticuloendotheliale Elemente	0,1	0,0— 1,3

* Unter Mitarbeit von ZIMMERLI.

Plasmazellen wurden bei diesen Tieren selten angetroffen, ebenso Gewebsbasophile (basophile Kugelhaufen).

Die erhaltenen Zahlen stimmen im wesentlichen mit den von PETRI (1934) angegebenen überein; die von diesem Autor als „unbestimmbare Elemente" angeführten Zellen hielten sich zahlenmäßig in der gleichen Größenordnung wie die in unseren Versuchen als primitive Rundzellen klassierten (= „primitive progenitor pool" [vgl. CRONKITE et al. 1958], der mehrere Unterformen umfaßt).

Die in Zusammenarbeit mit MÜHLETHALER durchgeführten Differentialzählungen der Knochenmarkszellen ergaben zu keinem Zeitpunkt nach Versuchsbeginn (1 Monat nach Ganzkörperbestrahlung) signifikante Unterschiede zwischen bestrahlten und unbestrahlten Männchen der Versuchsgruppe 1. Dies mag seinen Grund in der beschränkten Tierzahl haben. Es zeichneten sich lediglich gewisse *Tendenzen* ab, die im folgenden kurz erwähnt werden sollen:

Die Vorstufen sowohl der Erythropoiese (Proerythroblasten, Makroblasten) als auch der Granulopoiese (unbestimmte, wahrscheinlich weiße Vorstufen, Myeloblasten, jüngere Myelocyten) waren in Spätstadien nach Ganzkörperbestrahlung in etwas geringerer Zahl vertreten als bei gleichaltrigen Kontrollen. Dasselbe gilt für die primitiven Rundzellen. Dementsprechend traten oft mehr reifere Formen auf. Diese Neigung zur Rechtsverschiebung im Knochenmark stand in guter Übereinstimmung mit der bereits besprochenen Tendenz zur Linksverschiebung im peripheren Blut bestrahlter Mäuse. Der Quotient, der aus dem zahlenmäßigen Verhältnis erythropoietischer zu granulopoietischen Zellen erhalten wurde, lag im Zeitraum von 6—20 Monaten nach Ganzkörperbestrahlung meist etwas tiefer als bei den unbehandelten Kontrollen des gleichen Alters; er blieb aber in der Regel über den Werten, die sich bei unbestrahlten Tieren zwischen 27 und 32 Monaten nach Versuchsbeginn feststellen ließen. Die in der Zeit von 4—8 Wochen nach Exposition angedeutete Eosinophilie klang bald nachher ab. In Spätstadien fehlte bei den bestrahlten Mäusen mit wenigen Ausnahmen die im höchsten natürlichen Senium oft eindrückliche Eosinophilenvermehrung. Basophile Kugelhaufen traten im Knochenmark bereits kurze Zeit nach der Bestrahlung in größerer Zahl auf und wurden auch in Spätstadien oft noch vermehrt gefunden, bei Weibchen häufiger als bei Männchen. Die Zahl der Megakaryocyten lag bei den bestrahlten Männchen der Versuchsgruppe 1 im Mittel eher an der unteren Grenze der Norm; es wurden aber auch Fälle mit einer deutlichen Megakaryocytose verzeichnet. Plasmazellen erschienen im Knochenmark bestrahlter Tiere vor allem in den Zeiträumen zwischen 1 und 3 sowie 12 und 20 Monaten nach Versuchsbeginn in größerer Zahl als bei gleichaltrigen Kontrollen.

Die Differentialzählung der Knochenmarkzellen bei den in schlechtem Zustand getöteten Männchen (Versuchsgruppe 2) führte zu uneinheitlichen

Ergebnissen. Signifikante, regelmäßige Unterschiede zwischen bestrahlten und unbestrahlten Mäusen konnten nicht ermittelt werden. Immerhin fiel auf, daß die unbehandelten, moribunden Kontrolltiere in der Mehrzahl der Fälle relativ reichlicher reifere Elemente der Granulopoiese aufwiesen als die bestrahlten. Dies trifft sowohl für die Neutrophilen als auch für die Eosinophilen zu. Die relativen Werte der erythropoietischen Reihe lagen bei bestrahlten Mäusen in moribundem Zustand häufiger über dem Normalbereich, offensichtlich als Folge einer Ver-

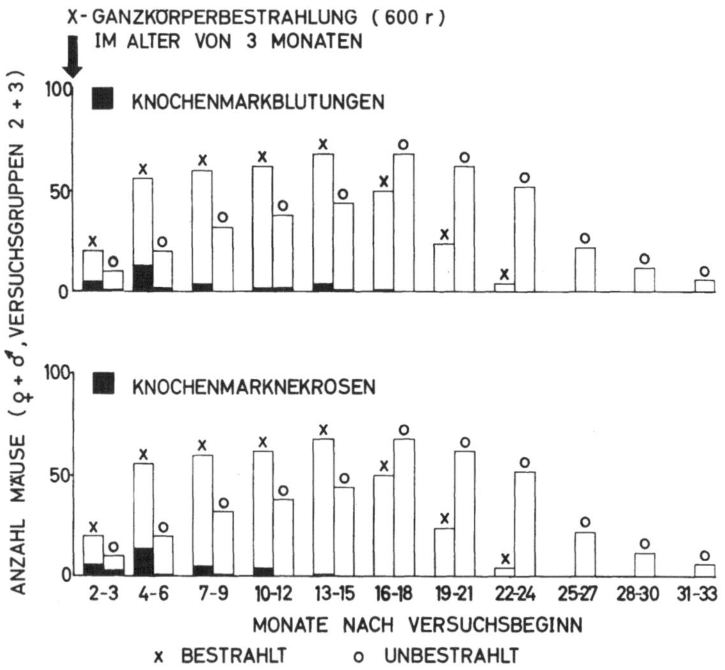

Abb. 33. Häufigkeit und zeitliche Verteilung der Fälle mit Knochenmarkblutungen und -nekrosen (in schlechtem Zustand getötete und spontan gestorbene Tiere)

armung an Vorstufen der Granulocyten (lockere Lagerung der letzteren im histologischen Schnitt).

c) Celluläre Degenerationserscheinungen

Veränderungen wie intracytoplasmatische Vacuolen, Kernpyknosen und -vacuolen, hyperploide Zellen und atypische Mitosen wurden bei den Männchen der Versuchsgruppe 1 nur vereinzelt beobachtet. Es ließ sich aus den spärlichen Befunden nicht sicher beurteilen, ob in Spätstadien nach Ganzkörperbestrahlung derartige Zellschäden vermehrt auftraten. Diffus vermehrte Kerntrümmer fanden sich dagegen wiederholt im Knochenmark moribunder Tiere. Die meisten Mäuse mit solchen Schäden litten an einer schweren Infektion. Jüngere Tiere waren stärker betroffen als ältere, bestrahlte mehr als unbestrahlte (vgl. Begünstigung der umschriebenen Knochenmarksnekrosen durch die Ganzkörperbestrahlung [Abb. 33]).

d) Umschriebene Knochenmarksnekrosen

In Abb. 33 sind die bei Mäusen der Versuchsgruppen 2 und 3 beobachteten Fälle mit herdförmigem Knochenmarkuntergang zusammengestellt. Der Unterschied zwischen bestrahlten und unbestrahlten Mäusen ist augenfällig. Daß es sich meistens nicht oder nicht nur um postmortale Erscheinungen handelte, geht aus dem Auftreten ausgedehnter nekrotischer Bezirke auch bei moribund getöteten und der Seltenheit derartiger Beobachtungen bei unbestrahlten Tieren hervor. Ferner waren in den Randbezirken dieser Herde oft Infiltrate von neutrophilen Leukocyten zu sehen. Als Hauptursache dieses umschriebenen Markuntergangs konnten septische Erkrankungen, im besonderen auch eine akute Ektromelie mit oder ohne bakterielle Superinfektion ermittelt werden (Ektromelienachweis nach HERZBERG 1949). Wie im Fall der Myokardnekrosen blieben ältere Tiere verschont.

e) Ausgedehnte Blutungen im Knochenmark

Abb. 33 läßt erkennen, daß bei den bestrahlten Tieren noch während mehrerer Monate nach Exposition eine Neigung zu terminalen Knochenmarkblutungen bestand. Mit zunehmendem Alter verlor sich diese Erscheinung. Die signifikant größere Häufigkeit solcher Befunde bei bestrahlten Mäusen ($P < 0,01$) hängt offensichtlich mit der vorzeitigen Sterblichkeit derselben zusammen, da junge Kontrolltiere auch mehr Hämorrhagien im Markgewebe zeigten als alte. Anlaß zu massiven Blutextravasaten im Knochenmark gaben vor allem Allgemeininfekte und Leukosen.

f) Hämosiderose

Häufigkeit und zeitliche Verteilung der Fälle mit einer Knochenmarkhämosiderose stärkeren Grades verhielten sich ähnlich wie im Fall der Milz (vgl. Abb. 41), nur nahm hier die Pigmentvermehrung nicht dasselbe Ausmaß an.

g) Amyloidose

Im Knochenmark wurden nur selten Amyloidablagerungen beobachtet.

III. Milz
a) Milzgewicht

Abb. 34 zeigt, daß später als ein Monat nach Exposition die Milz der in gutem Zustand getöteten Mäuse (Versuchsgruppe 1) keinen oder keinen signifikanten Gewichtsrückgang auf die Kontrollwerte aufwies.

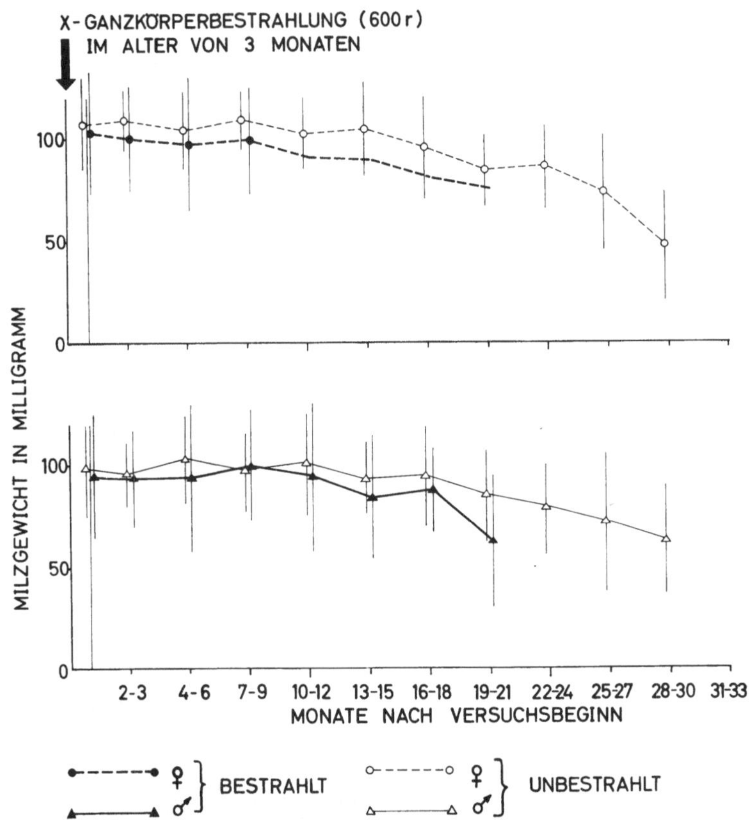

Abb. 34. Milzgewicht der in gutem Zustand getöteten Mäuse (Versuchsgruppe 1) als Funktion der Zeit nach Versuchsbeginn (Standardabweichungen: senkrechte Linien)

Bei den Tieren der Versuchsgruppe 2 und 3 variierte die Milzgröße viel stärker. Zahlreiche Komplikationen waren von einer terminalen Atrophie des Organs begleitet; rasch zum Tode führende septische Prozesse hatten in der Regel eine akute Milzschwellung zur Folge. Mächtige Milztumoren (Gewicht bis weit über 200 mg) entwickelten sich besonders bei Leukosen (S. 108); eine bedeutende Splenomegalie wurde gelegentlich auch bei schwerer generalisierter Hyperostosis interna gesehen, wobei der Gewebszuwachs vor allem auf einer vermehrten Erythro- und Myelopoiese in der Milz beruhte.

b) Intrasplenische Myelo- und Erythropoiese

Das Differentialsplenogramm ergab, nach Elimination der lymphatischen, plasmocytären und reticuloendothelialen Elemente sowie der basophilen Kugelhaufen, ähnliche Werte wie im Knochenmark.

Zahl und Ausdehnung der granulo- und erythropoietischen Herde erfuhren bei bestrahlten und unbestrahlten Mäusen im Alter von mehr als einem Jahr eine schrittweise Reduktion. Die Ganzkörperbestrahlung schien diese langsame Verarmung an hämopoietischem Parenchym in

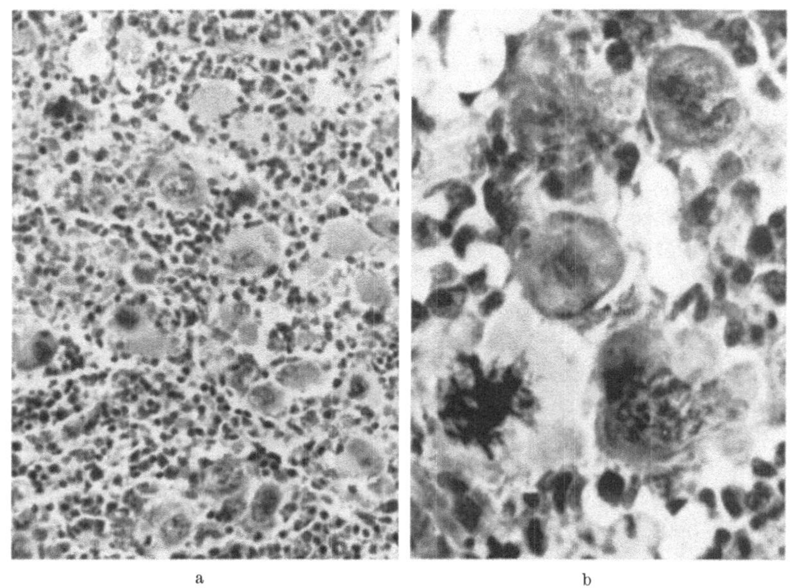

a   b

Abb. 35a u. b. Megakaryocytose in der Milz (männliche Maus der Versuchsgruppe 1, 12 Monate nach Ganzkörperbestrahlung [600 r] getötet. Hämatoxylin-Eosin, Vergrößerung 270- [a] bzw. 610fach [b])

unkomplizierten Fällen leicht zu beschleunigen; der Unterschied war aber nur gering. Eine verstärkte intrasplenische Erythropoiese, seltener auch Myelopoiese, fand sich lediglich bei einigen Tieren zu Beginn des zweiten Monats nach Bestrahlung. Wahrscheinlich handelte es sich dabei um eine transitorische Hyperregeneration, die etwas länger als üblich anhielt. Vereinzelt wurde in der Milz eine auffällige Megakaryocytose (Abb. 35a u. b) beobachtet (im Zeitraum von 6—30 Monaten nach Versuchsbeginn bei insgesamt 8 bestrahlten und 3 unbestrahlten Mäusen). In 4 Fällen trat die Milzmegakaryocytose in Gesellschaft einer Nebennierenmarkhyperplasie oder eines Phäochromocytoms auf. Zusammenhänge mit Veränderungen des enterochromaffinen Systems konnten nicht aufgedeckt werden. Die morphologischen Eigenheiten der vermehrten Megakaryocyten (große bläschenförmige Kerne, wenig granuliertes oder hyalines, eher basophiles Cytoplasma) sprachen für ein Vorherrschen jugendlicher Formen. Dies stand im Gegensatz zu den üblichen Befunden an Megakaryocyten gleichaltriger Mäuse, die eher pyknotische Kerne zeigten und teilweise — bei bestrahlten häufiger als bei unbestrahlten — im Cytoplasma rundliche, homogene oder balkige bis granulierte, leicht PAS-positive Einschlüsse aufwiesen. Eine Häufung dieser besonderen Degenerationsform der Megakaryocyten war regelmäßig mit einer peripheren Thrombocytopenie verbunden.

Im Milzgewebe moribunder oder spontan gestorbener Mäuse erschienen die reifzelligen, granulocytären Infiltrate oft erheblich dichter als bei den Tieren der Versuchsgruppe 1. Dies traf vor allem für die neutrophilen Leukocyten zu. Aber auch terminale neutropenische Zustände, die bereits im Zusammenhang mit dem peripheren Blutbild erwähnt wurden, spiegelten sich im Gewebsbild und im Abklatschpräparat der Milz wider. 16 bestrahlte gegenüber 3 unbestrahlten moribunden Mäusen ($P < 0,01$) wiesen im Splenogramm weniger als 2% neutrophile, ring- oder polymorphkernige Leukocyten auf (Normalbereich bei Tieren in gutem Zustand 6—10%, im Mittel 8%). Ebenso machte sich die in späten Stadien nach Ganzkörperbestrahlung erkennbare Tendenz zur Eosinopenie bei den Versuchsgruppen 2 und 3 noch stärker bemerkbar als bei der Versuchsgruppe 1. Die basophilen Kugelhaufen in der Milz, bei bestrahlten Mäusen etwas zahlreicher vertreten als bei unbestrahlten, zeigten in manchen schweren Krankheitsfällen der Versuchsgruppe 2 eine in Schnitt und Ausstrich erkennbare, teilweise Entgranulierung und cytoplasmatische Vacuolenbildung; die metachromatischen Granula konnten hier wiederholt im Intercellulärraum verstreut nachgewiesen werden. Die unreifen Vorstufen der intrasplenischen Hämopoiese verhielten sich wie im Knochenmark.

c) Sekundärknötchen und Lymphopoiese

Das lymphatische Parenchym der Milz, das während des akuten Syndroms einer massiven Zerstörung anheimfiel, war am Ende des ersten Monats nach Ganzkörperbestrahlung fast vollständig oder in einigen Fällen sogar übermäßig regeneriert. Auch die lymphatischen Strukturen (Follikel, Sekundärknötchen) hatten sich in dieser Zeit wieder aufgebaut; allerdings schien bei den bestrahlten Mäusen eine besondere Neigung zu diffus dichter Lymphocyteninfiltration und zu wenig deutlicher Abgrenzung der Lymphfollikel zu bestehen.

Die Abb. 36 läßt folgendes erkennen: Die Dichte der lymphocytären Infiltration in der Milz ganzbestrahlter Mäuse der Versuchsgruppe 1 entsprach einen Monat nach Exposition ungefähr derjenigen der Kontrollen. Im späteren Verlauf nahm sie allmählich ab, ohne daß ein deutlicher, durch die Bestrahlung hervorgerufener Unterschied gegenüber

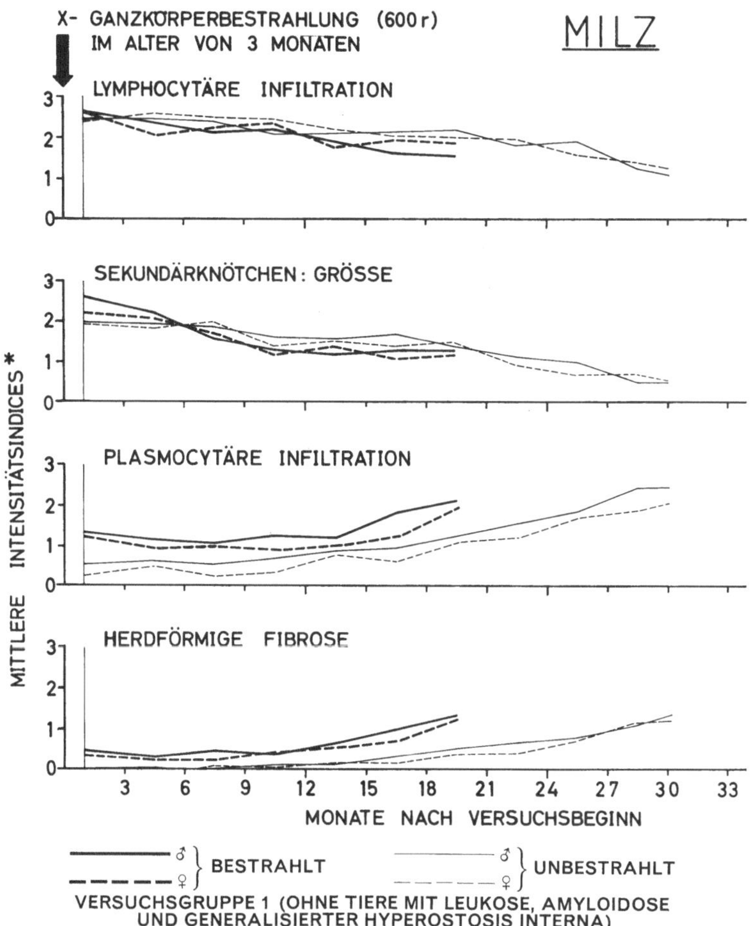

Abb. 36. Lymphatisches Parenchym, Plasmazellen und herdförmige Milzfibrose bei den in gutem Zustand getöteten Mäusen (* vgl. S. 22)

Grundlagen der halbquantitativen Auswertung

Lymphocytäre Infiltration		
Intensitäts-grad	Dichte der Infiltration im histologischen Schnitt	% lymphatische Zellen im Splenogramm
0	sehr locker	unter 20%
1	locker	20—40%
2	mäßig dicht	41—60%
3	dicht	über 60%

Sekundärknötchen in den Lymphfollikeln	
Intensitäts-grad	Durchschnittlicher Durchmesser der Sekundärknötchen
0	keine Sekundärknötchen
1	unter 100 μ
2	100—150 μ
3	über 150 μ

Plasmocytäre Infiltration	
Intensitäts-grad	% Plasmazellen im Splenogramm
0	unter 1%
1	1— 3%
2	3—10%
3	über 10%

Herdförmige Milzfibrose	
Intensitäts-grad	Anteil der fibrös umgewandelten Bezirke in % der Milzschnittfläche
0	0
1	unter 5%
2	5—10%
3	über 20%

den unbehandelten Tieren hervortrat. Die ältesten unbehandelten Tiere
der Versuchsgruppe 1 zeigten eher eine stärkere Entblößung des lymphatischen Parenchyms als die am längsten überlebenden bestrahlten
Mäuse. Die Sekundärknötchen in den Lymphfollikeln fanden wir am
Ende des ersten Monats nach Versuchsbeginn bei den bestrahlten Mäusen
eher überdurchschnittlich gut entwickelt. Später ließ sich kein Unterschied gegenüber den unbehandelten mehr verzeichnen; auch die Mitosetätigkeit hielt sich in normalem Rahmen. Bemerkenswert erscheint die
bei den Kontrollen im höchsten Alter noch weiterschreitende Involution
der Sekundärfollikel. Die Proliferation der Germinoblasten wurde demnach in keinem späteren Zeitraum nach Ganzkörperbestrahlung in
gleichem Maß gedrosselt wie im hohen natürlichen Senium. Wo Sekundärknötchen vorhanden waren, ließ sich bei bestrahlten und unbestrahlten
Mäusen kein Unterschied in der relativen Häufigkeit tingibler Körperchen und im Mitoseindex der Germinoblasten erkennen. Nicht nur
die Größe der Sekundärknötchen und die Ausdehnung des umgebenden
lymphocytären Infiltratsaums verringerten sich mit dem Alter, sondern
auch die Zahl der in einem Milzquerschnitt nachweisbaren Lymphfollikel. Aber selbst in dieser Hinsicht verhielten sich die bestrahlten
Mäuse nicht wesentlich anders als die unbestrahlten.

Aus Abb. 36 wird deutlich, daß die im Verlauf des akuten Ganzkörperbestrahlungssyndroms aufgetretene Plasmocytose der Milz über
die Dauer eines Monats hinaus anhielt und sich im Durchschnitt nie
mehr ganz zurückbildete. Die stärkste plasmocelluläre Durchsetzung
der roten Pulpa wurde bei über 15 Monate alten Tieren gesehen. Nach
Ganzbestrahlung machte sich dieser letzte Anstieg der Plasmazellzahl
früher bemerkbar als im Verlauf des natürlichen Lebens. Die Morphologie der Plasmazellen war im allgemeinen unauffällig, ihre Verteilung
im Milzgewebe ziemlich gleichmäßig. Allerdings traten auch Herde mit
besonders dichter Infiltration auf, innerhalb welcher nicht selten Russellsche Körperchen in erheblicher Zahl lagen (Abb. 37).

Herdförmige Verdichtungen des reticulären Maschennetzes in der
Milzpulpa, mit entsprechender Vermehrung des Fasergehalts (herdförmige Milzfibrose), wurden verschiedentlich festgestellt. In Abb. 36
ist der zeitliche Verlauf der Häufigkeit und Ausdehnung derartiger
Bezirke im Milzgewebe aufgetragen. Bereits einen Monat nach Versuchsbeginn ließen sich diese umschriebenen Narbenprozesse bei bestrahlten Tieren nicht selten finden, während bei den unbehandelten
Kontrollen entsprechende Veränderungen erst im höheren Alter vermehrt in Erscheinung traten. Soweit sich aus den histologischen Befunden beurteilen ließ, lag der umschriebenen bindegewebigen Umwandlung des Milzgewebes keine einheitliche Pathogenese zugrunde.
Teilweise zeichneten sich die Herde durch eine massive zentrale Hämosiderinablagerung aus, was auf eine stattgehabte begrenzte Blutung

hinweist. In anderen Fällen handelte es sich um die bindegewebige
Organisation nekrotischer Milzgebiete (Abb. 38), die als Folge nekroti-

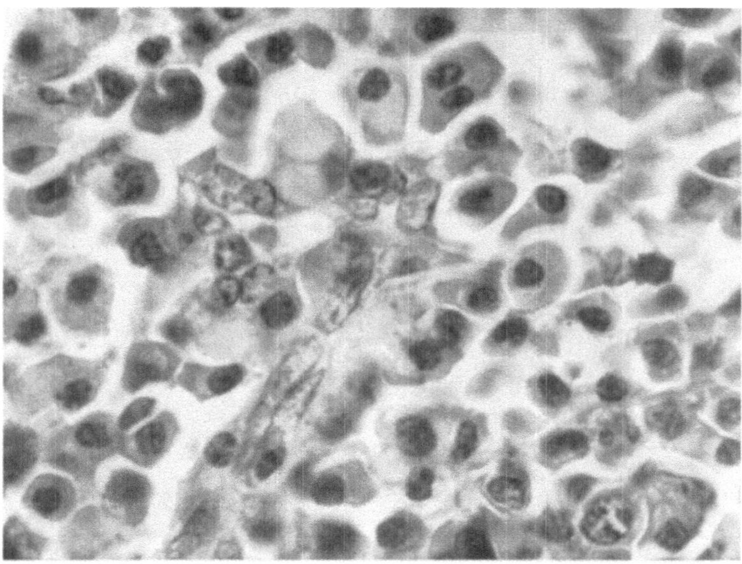

Abb. 37. Plasmocytose und Russellsche Körperchen in der Milz (männliche Maus der Versuchsgruppe 1, 12 Monate nach Ganzkörperbestrahlung [600 r] getötet. Hämatoxylin-Eosin, Vergrößerung
1080fach)

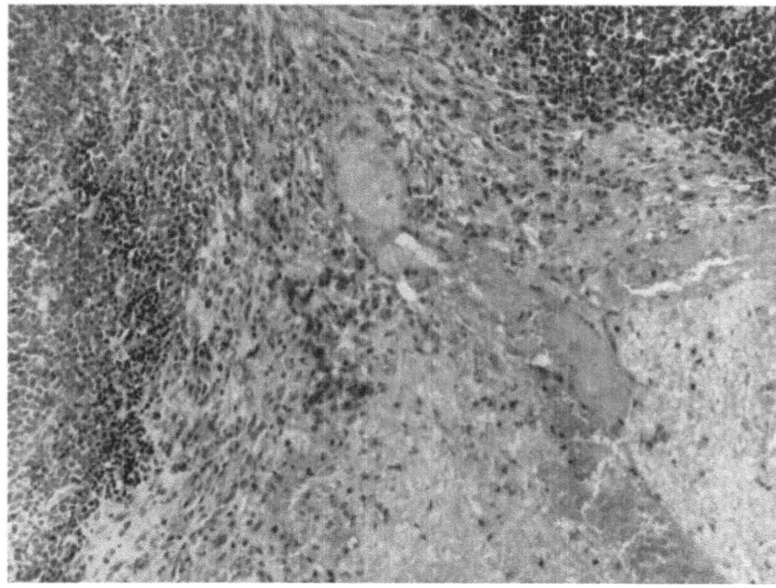

Abb. 38. Partiell organisierte, herdförmige Milznekrose (weibliche Maus der Versuchsgruppe 1,
8 Monate nach Ganzkörperbestrahlung [600 r] getötet. Hämatoxylin-Eosin, Vergrößerung 115fach)

sierender Infekte oder anämischer Infarkte gedeutet werden konnten. Selten fehlten in fibrös umgewandelten Bezirken die Mastzellen.

Außer diesen herdförmigen Vernarbungen war bei der Mehrzahl der älteren Tiere auch ein allgemeiner Zuwachs des Milzgewebes an faseriger Stützsubstanz angedeutet. Die Ganzkörperbestrahlung hatte auf die Entwicklung dieser Form von Milzfibrose keinen sicher beschleunigenden Einfluß.

Bei moribunden und spontan gestorbenen Tieren (Versuchsgruppen 2 und 3) erschien die Masse des lymphatischen Parenchyms in der Regel

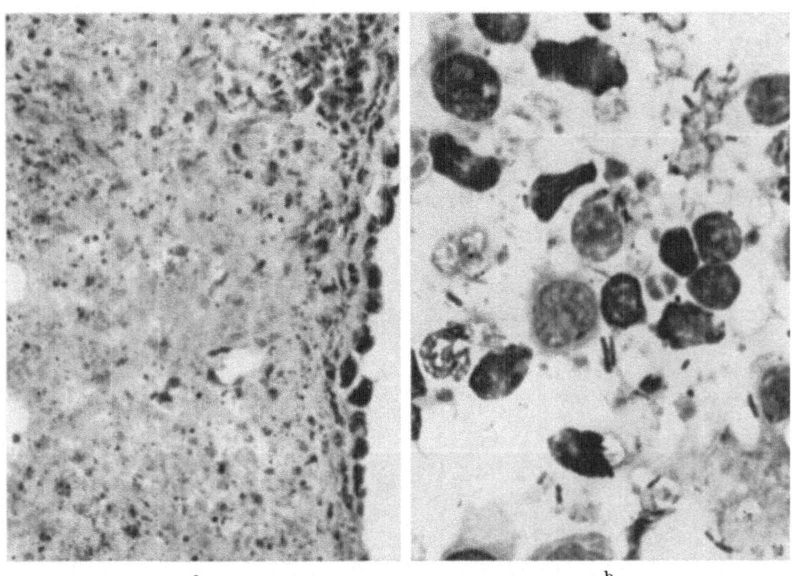

a   b

Abb. 39 a u. b. a Septische Milznekrose, Verfettung der peritonaealen Deckzellen (männliche Maus der Versuchsgruppe 2, 6 Monate nach Ganzkörperbestrahlung [600 r] in moribundem Zustand getötet. Gefrierschnitt, Fettrotfärbung, Vergrößerung 225fach). b Milzabklatsch der gleichen Maus: reichlich Mischflora (May-Grünwald-Giemsa-Färbung, Vergrößerung 900fach)

deutlich reduziert, bei bestrahlten eher stärker als bei unbestrahlten. In terminalen Krankheitsstadien waren die paraarteriellen Lymphgefäße teilweise von abwandernden Lymphocyten vollständig ausgefüllt. Ferner enthielten die Sekundärknötchen wie auch das übrige lymphatische Gewebe dieser Tiere vermehrte Kerntrümmer.

d) Celluläre Degenerationserscheinungen und Milznekrosen

Diffus vermehrte Kerntrümmer in der Milz traten, mit ähnlicher Häufigkeit wie die umschriebenen Nekrosen, bei moribunden und spontan gestorbenen, jungen Tieren auf. Gleich verhielt es sich mit cellulären Schäden ohne Zelltod (vgl. Knochenmark, S. 82). Inmitten ausgedehnter Trümmerfelder des Milzparenchyms blieben in solchen Fällen häufig nur die Trabekel, Gefäße, Reticulumzellen, Histiocyten und Plasmazellen erhalten. Meistens lag diesem diffusen, aber nur partiellen Gewebsuntergang ein septischer Prozeß zugrunde (Abb. 39).

Größere Milznekrosen wurden bei bestrahlten moribunden oder spontan verstorbenen Mäusen der Versuchsgruppen 2 und 3 häufiger als bei unbestrahlten beobachtet (insgesamt 35 bestrahlte gegenüber 5 un-

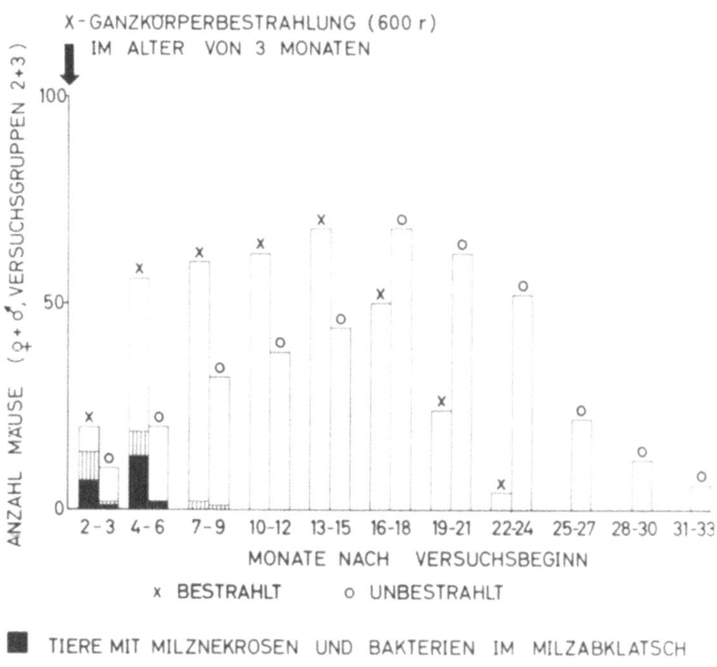

Abb. 40. Häufigkeit und zeitliche Verteilung der Fälle mit Milznekrosen bei den in schlechtem Zustand getöteten oder spontan gestorbenen Mäusen

bestrahlten Tieren [$P<0{,}01$]). Abb. 40 gibt die Häufigkeit solcher Befunde in Abhängigkeit von der Zeit nach Versuchsbeginn wieder.

Noch deutlicher als im Fall der Myokard- und Knochenmarknekrosen beschränkte sich die Beobachtung eines massiven, umschriebenen Gewebsuntergangs in der Milz auf junge Tiere. Die erheblich größere Incidenz von Milznekrosen nach Ganzkörperbestrahlung dürfte daher teilweise darauf beruhen, daß die unbehandelten Kontrolltiere in der Regel dieses für die Entstehung von Milznekrosen kritische Alter ohne Erkrankung hinter sich brachten. Die Ätiologie war in der Mehrzahl der Fälle infektiöser Natur (unter anderem akute Ektromelie und bakterielle Sepsis, vgl. S. 83). Die prämortale Entstehung solcher Nekrosen kam bereits zur Sprache (S. 83). Myokard- und Knochenmarknekrosen waren immer mit Gewebsuntergang in der Milz verbunden.

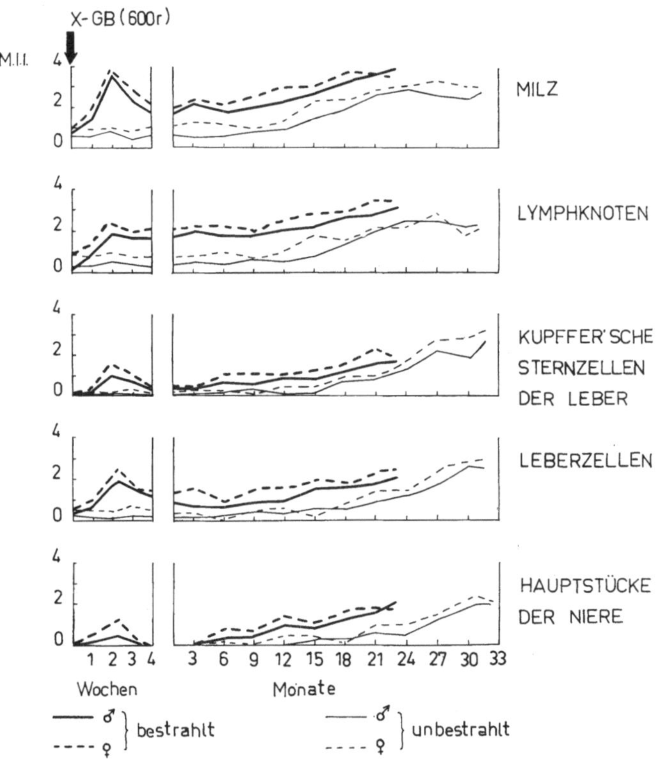

Abb. 41. Hämosiderose des reticulohistiocytären Systems, der Leberzellen und Hauptstückepithelien der Niere bei den in gutem Zustand getöteten Mäusen der Versuchsgruppe 1 (M.I.I. = mittlere Intensitätsindices)

Grundlagen der halbquantitativen Auswertung

Hämosiderose der Milz und der Lymphknoten		Hämosiderose der Kupfferschen Sternzellen der Leber, der Leberzellen und Hauptstückepithelien der Niere	
Intensitätsgrad	Mittlere Zahl der hämosiderinhaltigen Zellen pro Gesichtsfeld (110 000 μ^2) des Milzparenchyms bzw. der subkapsulären Lymphknotenbezirke	Intensitätsgrad	Zugehöriger histologischer Befund
		0	keine Hämosiderose (H.)
0	0	1	schwache H. in vereinzelten Zellen
1	1—5	2	schwache H. in mehreren Zellen oder starke H. in vereinzelten Zellen
2	6—20		
3	21—50		
4	über 50	3	schwache H. in allen Zellen oder starke H. in mehreren Zellen
		4	starke H. in allen Zellen

e) Blutfülle und Blutungen in der Milz

Die Blutfülle der Milzpulpa hielt sich bei den Tieren der Versuchsgruppe 1 in bescheidenem Rahmen, da sie ausgeblutet wurden. Vergleiche zwischen Bestrahlten und Unbestrahlten erübrigten sich deshalb. Zudem muß erwähnt werden, daß die Mäusemilz dem Typus der sog. Reticulummilz zugehört und keine deutlich begrenzten Sinus enthält. Aus dem gleichen Grund waren auch frische Blutungen nur mit Schwierigkeit zu erkennen. Immerhin spricht die besonders bei bestrahlten Tieren

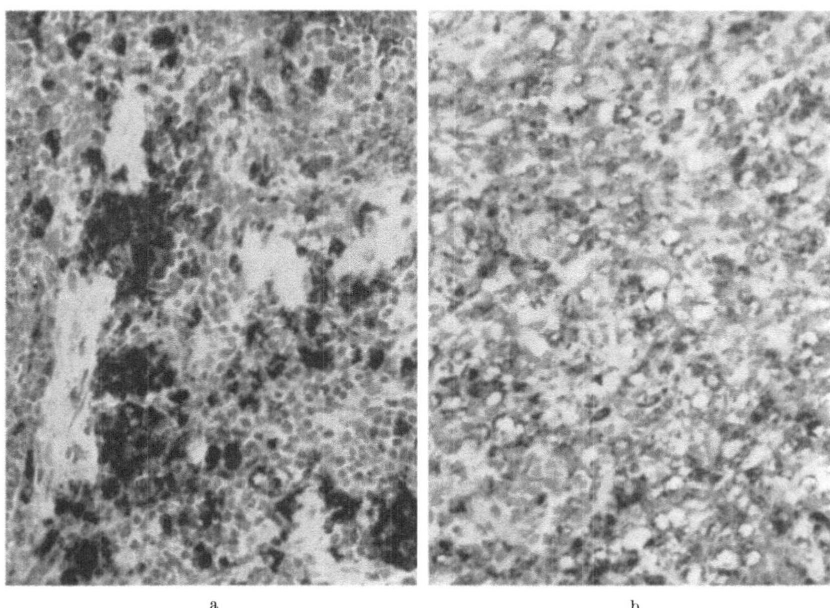

ab

Abb. 42a u. b. a Herdförmige, grobschollige Milzhämosiderose bei einem älteren, bestrahlten Tier (weibliche Maus der Versuchsgruppe 2, 15 Monate nach Ganzkörperbestrahlung [600 r] getötet. Turnbull-Färbung nach TIRMANN und SCHMELZER, Rotfilter, Vergrößerung 300fach). b Diffuse Milzhämosiderose bei einem jungen, bestrahlten Tier (männliche Maus der Versuchsgruppe 2, 10 Tage nach Ganzkörperbestrahlung getötet. Färbung und Vergrößerung wie in Abb. 42a)

beobachtete, ausgesprochen umschriebene Milzhämosiderose dafür, daß einer Hämorrhagie vergleichbare Vorgänge sich auch in der Mäusemilz abspielen können.

f) Hämosiderose der Milz

In der Abb. 41 ist das Ausmaß der Milzhämosiderose bei Tieren der Versuchsgruppe 1 in seinem zeitlichen Verlauf dargestellt. Demnach stellte sich bereits während des akuten Syndroms, mit einem Maximum in der zweiten und dritten Woche nach Exposition, eine massive Zunahme

des eisenhaltigen Pigments in der Milz ein. Die Hämosiderose bildete
sich anschließend wieder etwas zurück, blieb aber bei den bestrahlten
Tieren immer in stärkerem Grad bestehen als bei den unbestrahlten; mit
zunehmendem Alter wurde sie sogar wieder wesentlich deutlicher. Die

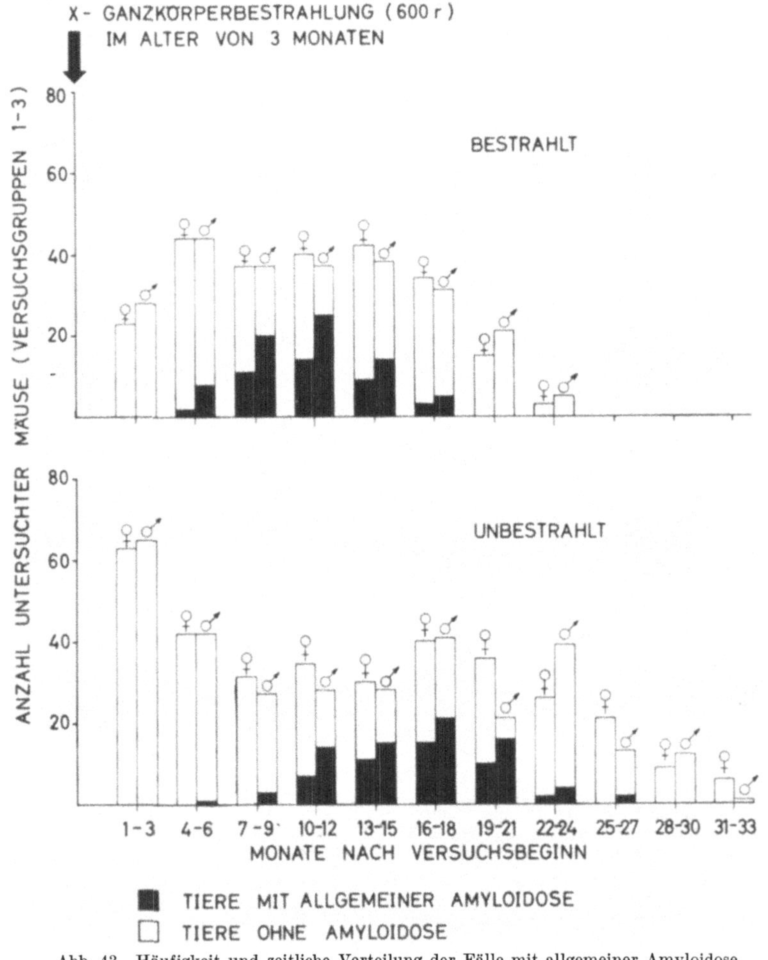

Abb. 43. Häufigkeit und zeitliche Verteilung der Fälle mit allgemeiner Amyloidose

Art des Pigments und seine Verteilung im Milzgewebe während der Früh-
reaktion nach Bestrahlung und im Spätstadium stimmten allerdings nicht
überein: Bei Tieren im Spätstadium nach Versuchsbeginn erschien das
Hämosiderin grobscholliger, stärker bräunlich getönt und bei Turnbull-
Färbung tiefer blau gefärbt, ferner auch mehr herdförmig abgelagert
(Abb. 42a) als bei den Mäusen, die während des akuten Syndroms

untersucht wurden (Abb. 42 b). Da sich die Prüfung der Milzhämosiderose vor allem auf die Befunde in der roten Pulpa stützte, sei noch erwähnt, daß auch eine intrafollikuläre Pigmentablagerung beobachtet wurde. Wie die hämosiderinhaltigen Zellen (hämokatarrhektische Elemente I. Ordnung = Chromostromophagen) verhielten sich im allgemeinen die Achromostromophagen (d. h. zu den reticulären Elementen zählende Makrophagen, die nicht Pigment, sondern Blutschatten enthalten). Das Ausmaß der Milzhämosiderose moribunder und spontan verstorbener Mäuse übertraf dasjenige der Versuchsgruppe 1 nur um ein geringes.

g) Amyloidose

Eine allgemeine Amyloidose trat bei den bestrahlten Mäusen mit ungefähr gleicher totaler Incidenz auf wie bei den unbestrahlten. Die Entwicklung dieses Leidens, das vor allem Tiere im mittleren Erwachsenenalter betraf, wurde jedoch durch die Strahlenwirkung beschleunigt (Abb. 43). Der Häufigkeitsgipfel lag bei den Bestrahlten zwischen dem 10. und 12. Monat, bei den Unbestrahlten zwischen dem 13. und 18. Monat nach Versuchsbeginn. Dieses vorzeitige Erscheinen generalisierter Amyloidablagerungen nach Ganzkörperbestrahlung ist statistisch gesichert ($P < 0{,}05$). Männchen wurden im Verhältnis $8:5$ stärker betroffen als Weibchen. Im färberischen Verhalten zeichnete sich das Amyloid durch eine meist intensive Sudanophilie (Abb. 44a), eine unregelmäßig und oft wenig deutliche Metachromasie bei Färbung mit Methylviolett, eine nur leichte Affinität zu Kongorot und eine bloß schwach positive Reaktion bei Behandlung mit Lugollösung oder Lugollösung und Schwefelsäure aus. Bei PAS-Trichromfärbung nahm es einen schwach violetten Farbton an. Sehr schön gelang seine Darstellung durch Fluorochromierung mit Thioflavin T (vgl. Vassar und Culling 1959). Die Ablagerung erfolgte vorwiegend perifollikulär, in Form dichter, schalenförmig angeordneter hyaliner Massen; aber auch die rote Pulpa war meistens von groben Schollen durchsetzt. Die von den homogenen Massen umscheideten Retikulinfasern blieben, wie sich durch Silberimprägnation zeigen ließ, zart. Das lymphatische Parenchym sowie die erythro- und myelopoietischen Herde wurden auf enge Bezirke verdrängt; das System der Bluträume erschien teilweise obliteriert oder stark eingeengt. Arterien zeigten selten (Abb. 44b), Arteriolen etwas häufiger eine Amyloidinfiltration. Bei Fällen mit beginnender Amyloidose waren die Befunde in der Milz immer deutlicher als in anderen Organen. Mit großer Regelmäßigkeit fiel eine die Amyloidablagerung begleitende Plasmocytose auf. Auch Reticulumzellen und abgelöste Makrophagen mit fetthaltigen, tropfigen oder scholligen Einschlüssen im Cytoplasma gehörten zu den häufigen Begleiterscheinungen.

h) Seltene Milzveränderungen

Eine durch Auflagerung einer bindegewebigen Schicht bedingte *Kapselverdickung* wurde bei 4 unbestrahlten und 2 bestrahlten Tieren angetroffen, immer im Rahmen einer abgelaufenen, teilweise von fibrösen Adhäsionen gefolgten, diffusen Peritonitis. *Fremdkörperriesenzellen* in der Milz gehörten zu den Seltenheiten. Sie enthielten meist einen zentralen, kugeligen, geschichteten und verkalkten Einschluß, der sich nicht näher

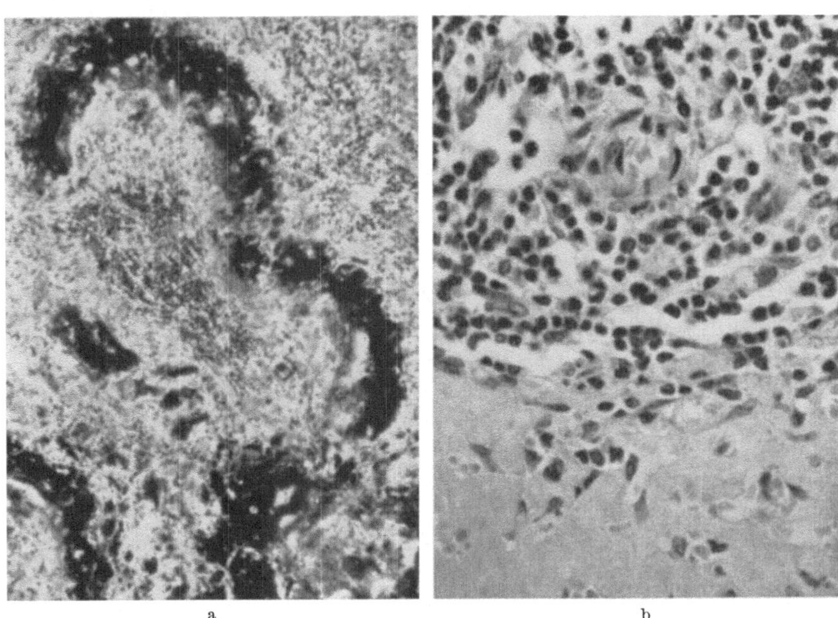

a   b

Abb. 44a u. b. a Perifollikuläre Ablagerung von fettreichem Amyloid in der Milz (männliche Maus der Versuchsgruppe 2, 12 Monate nach Ganzkörperbestrahlung [600 r] getötet. Gefrierschnitt, Fettrotfärbung, Vergrößerung 95fach). b Amyloidose der Milz: perifollikuläre Ablagerung, zarte Zentralarterie (männliche Maus der Versuchsgruppe 3, $8^2/_3$ Monate nach Ganzkörperbestrahlung gestorben. Hämatoxylin-Eosin, Vergrößerung 465fach)

definieren ließ. *Thrombosen* der Milzgefäße traten, abgesehen von Fällen mit myeloischer Leukose, nur inmitten einer Nekrose auf. Umschriebene *Metastasen* maligner Neoplasmen wurden nur selten verzeichnet: 2 bestrahlte Weibchen wiesen Milzmetastasen eines osteoplastischen Sarkoms auf, ein bestrahltes Männchen einen Plasmocytomherd. Sehr oft war die Milz Sitz *leukämischer Infiltrate* (s. unten).

IV. Lymphknoten

Die morphologischen Befunde an den aus verschiedenen Körperteilen stammenden Lymphknoten wichen beträchtlich voneinander ab. Wegen dieser regionalen Besonderheiten werden im folgenden die einzelnen Lymphknotenstationen getrennt besprochen.

a) Cervicale Lymphknoten

Zur histologischen Beurteilung wurde stets der Lymphnodus maxillaris anterior verwendet. Nach der Ganzkörperbestrahlung verkleinerte er sich weniger stark als Lymphknoten aus anderen Körperregionen. Als Ursache dieser geringeren Größenabnahme darf die ziemlich dichte Plasmazellinfiltration angesehen werden (600 r werden von älteren Plasmazellen ohne erheblichen Schaden ertragen). 2—3 Wochen nach

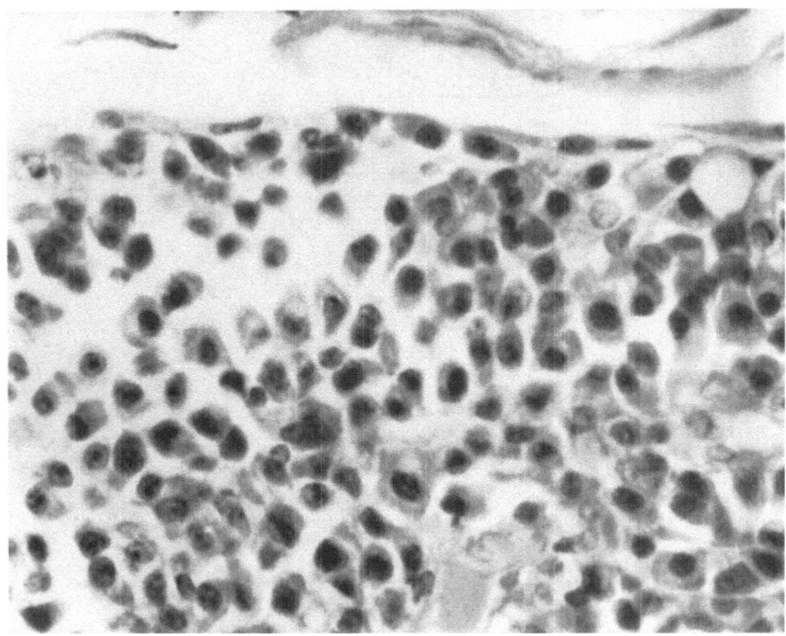

Abb. 45. Massenhaft Plasmazellen in einem cervicalen Lymphknoten (männliche Maus der Versuchsgruppe 2, $1^1/_2$ Monate nach Ganzkörperbestrahlung [600 r] getötet. Hämatoxylin-Eosin, Vergrößerung 720fach)

Exposition wurde in der Mehrzahl der Fälle eine auffällige Volumzunahme der Halslymphknoten notiert, die — wie sich im histologischen Bild feststellen ließ — ihren Grund vor allem in einer eindrücklichen Vermehrung der Plasmazellen und ihrer Vorstufen hatte (Abb. 45). Bei Männchen wurde in der Regel eine stärkere Vergrößerung verzeichnet als bei Weibchen. Die *plasmocytären Halslymphome* bildeten sich nie ganz zurück, sondern traten in höherem Alter wieder verstärkt hervor, bei bestrahlten Tieren meistens früher als bei unbehandelten (Abb. 46). Lymphfollikel und Sekundärknötchen erschienen, wenn auch infolge der zentralen Plasmazellvermehrung auf die periphere Zone verdrängt, in der Regel gut ausgebildet.

Neben der Plasmocytose entwickelte sich bei vielen Mäusen mit zunehmendem Alter eine *Kapselfibrose*, die sich zum Teil auch in Form zungen- und bandförmiger Bindegewebszüge ins Innere des Lymph-

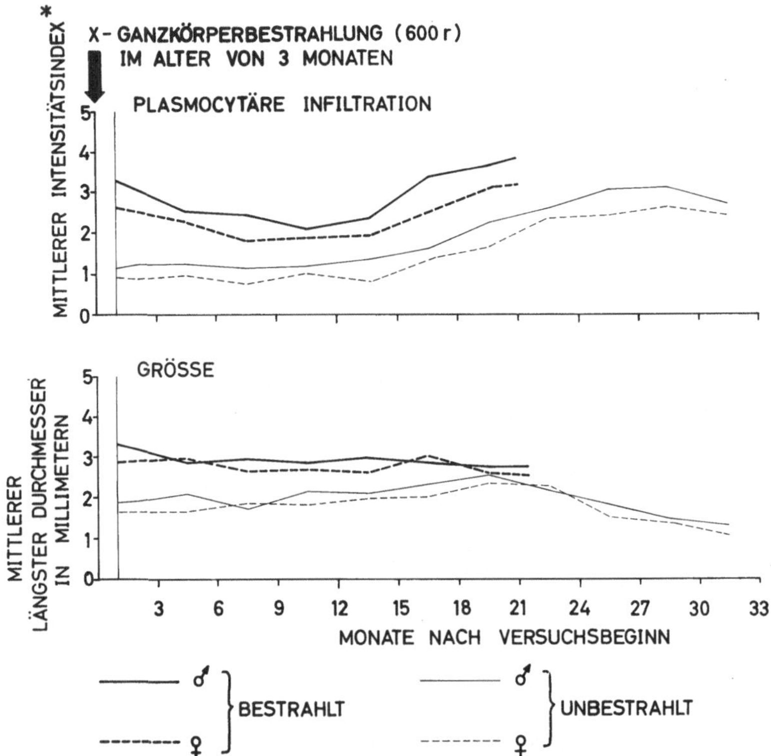

Abb. 46. Ausmaß der plasmocytären Infiltration und Größe des vorderen maxillaren Lymphknotens
(* vgl. S. 22)

Grundlagen der halbquantitativen Auswertung

Plasmocytäre Infiltration	
Intensitätsgrad	% Plasmazellen (10 Gesichtsfelder [zu 110000 μ^2] im Lymphknotenmark ausgezählt)
0	keine Plasmazellen
1	1—20 %
2	21—40 %
3	41—60 %
4	61—80 %
5	über 80 %

knotens fortsetzte. Das reticuläre Grundgerüst erfuhr ebenfalls mit der Zeit eine leichte Verdichtung und zeigte *erhöhten Fasergehalt.*

Alle bisher erwähnten histologischen Veränderungen wurden bei vielen Tieren durch die Ganzkörperbestrahlung gefördert, dürfen aber keinesfalls als regelmäßige Strahlenfolgen angesehen werden, da sie sich nicht bei allen bestrahlten Mäusen deutlich bemerkbar machten.

Das Ausmaß der *Hämosiderose* der cervicalen Lymphknoten wurde in gleicher Weise ermittelt wie im Fall der Milzhämosiderose. Nach der Anhäufung eisenhaltigen Pigments in den Lymphknoten im Verlauf der ersten bis dritten Woche nach Ganzkörperbestrahlung kam es zu einem weniger deutlichen Wiederabbau desselben als in der Milzpulpa (vgl. Abb. 41). Zu allen Zeiten nach der Exposition enthielten die Lymphknoten bestrahlter Mäuse eine größere durchschnittliche Zahl hämosiderinhaltiger Zellen als die unbehandelten Kontrollen. Die Lokalisation war unterschiedlich: Während des akuten Syndroms ergaben vor allem Uferzellen der Sinus, Sinusmakrophagen und sinusnah gelegene Reticulumzellen oder Histiocyten eine positive Turnbull-Reaktion. In der Folge verlagerte sich das Pigment mehr in die Markstränge hinein, wurde deutlicher braun und grobscholliger. Aber auch in späteren Phasen nach Bestrahlung wurden in oder unmittelbar neben den Lymphsinus immer wieder hämosiderinhaltige Elemente gesehen, die durch ihre blaßgelbe Farbe und die nur leichte Blautönung bei der Turnbull-Reaktion auf eine erst kurze Zeit vorher erfolgte Bildung der eisenhaltigen Einschlüsse hinwiesen (Abb. 47a). Damit stimmte die Beobachtung überein, daß die bestrahlten Mäuse auch in späteren Stadien nach Exposition häufiger als die unbestrahlten Erythrocyten in der Lymphe aufwiesen. Teilweise ließen sich die roten Blutkörperchen phagocytiert in Sinusmakrophagen (globuliferen Zellen) erkennen oder hingen diesen wie die Blätter einer Blume ringsum an (Abb. 47b). Ähnlich wie im übrigen reticuloendothelialen System, verstärkte sich die Hämosiderose der Lymphknoten mit zunehmendem Alter noch mehr, bei Bestrahlten früher als bei Unbestrahlten (vgl. Abb. 41).

Lymphcysten innerhalb des Lymphknotens kamen bei 15 bestrahlten und 10 unbestrahlten Mäusen verschiedenen Alters vor.

Mastzellen erschienen in den cervicalen Lymphknoten in viel geringerer Zahl als in den mesenterialen; sie lagen teils in den Lymphsinus (Abb. 48), teils in den Marksträngen. Innerhalb dichter plasmocytärer Infiltrate fehlten sie oft vollständig.

Histiocyten oder Makrophagen mit PAS-positiven, zum Teil säurefesten (ceroidartigen), leicht fetthaltigen, granulierten *Einschlüssen im Cytoplasma* fielen in den cervicalen Lymphknoten bedeutend seltener auf als in den mesenterialen Lymphknoten. Immerhin fanden sie sich eher bei bestrahlten als bei unbestrahlten Mäusen des gleichen Alters. In größter Zahl sahen wir sie bei senilen Tieren.

Auch *Fremdkörperriesenzellen* mit oder ohne Einschlüsse, ein im Lymphabflußgebiet des Darms wiederholt erhobener Befund, bildeten im Halsbereich eine große Seltenheit.

7*

Das *lymphatische Parenchym* verhielt sich ähnlich wie in der Milz. Selbst bei schwerer allgemeiner *Amyloidose* blieben die cervicalen Lymphknoten — im Gegensatz zu den mesenterialen — sehr oft verschont. Größere *Nekrosen* wurden seltener beobachtet als in der Milz. Sogar bei fortgeschrittenen septischen Zuständen mit Auftreten großer Bakterienhaufen und fast völligem Fehlen einer granulocytären Reaktion zeigten sich die dicht von Plasmazellen besetzten Gebiete von einer erstaunlichen Resistenz. Häufiger als in anderen Lymphknotenstationen

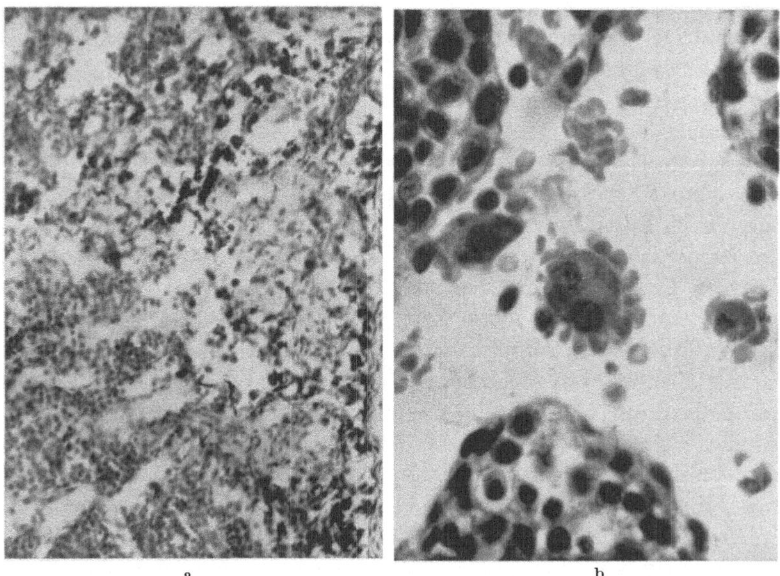

a　　　　　　　　　　b

Abb. 47a u. b. a Hämosiderose im Bereich der subkapsulären Sinus eines inguinalen Lymphknotens (weibliche Maus der Versuchsgruppe 1, 15 Monate nach Ganzkörperbestrahlung getötet. Turnbull-Färbung nach TIRMANN und SCHMELZER, Rotfilter, Vergrößerung 170fach). b Globulifere Zellen mit anhaftenden Erythrocyten in den Sinus eines mesenterialen Lymphknotens (weibliche Maus der Versuchsgruppe 1, 6 Monate nach Ganzkörperbestrahlung getötet. Turnbull-Färbung nach TIRMANN und SCHMELZER, Rotfilter, Vergrößerung 650fach)

kam es im Gebiet der Halsdrüsen zu *Abscessen:* Im Zeitraum von 8 bis 17 Monaten nach Versuchsbeginn bei 9 bestrahlten und 2 unbestrahlten Mäusen, davon 4 Fälle mit nachgewiesenem Staphylococcus pyogenes aureus. In der Mehrzahl dieser Fälle hatte sich um den mit partiell nekrotischen neutrophilen Leukocyten, Detritus und grampositiven Kokken besetzten zentralen Herd ein kräftiger Saum von Granulationsgewebe gebildet, das in seinem histologischen Aufbau keine deutlichen Unterschiede zwischen bestrahlten und unbestrahlten Mäusen sichtbar werden ließ. Abgesehen von abszedierenden Entzündungen, waren die cervicalen Lymphknoten vor allem bei moribund getöteten und spontan verstorbenen Tieren häufig Sitz einer dichteren *Infiltration mit neutro-*

philen Leukocyten. In wenigen dieser Fälle (3 bestrahlte, eine unbestrahlte Maus) ließen sich ebenfalls grampositive Kokken nachweisen. Die Mitbeteiligung der Halslymphknoten bei *Leukosen* wird später besprochen. Metastasen anderer neoplastischer Prozesse traten nicht auf.

b) Mesenteriallymphknoten

Das mittlere Volumen des großen Mesenteriallymphknotens reduzierte sich während der Frühphase nach Ganzkörperbestrahlung auf

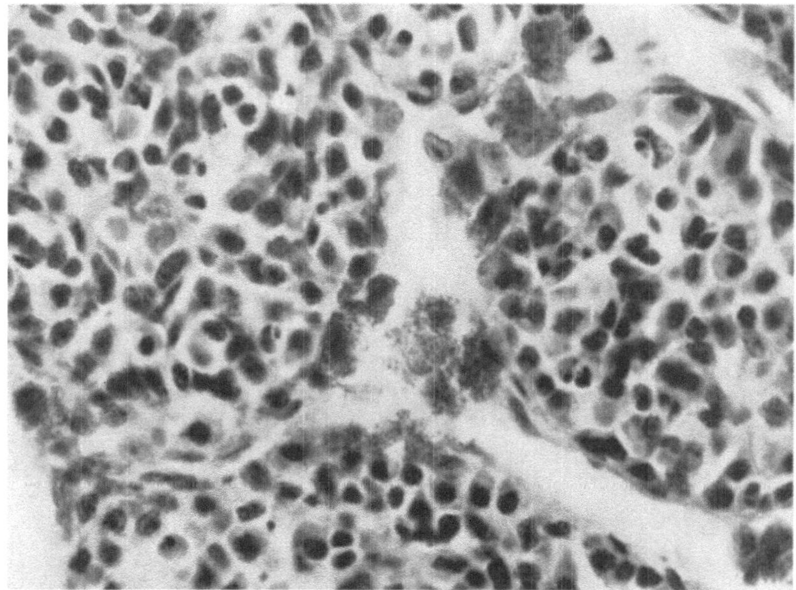

Abb. 48. Mastzellen in den Sinus eines cervicalen Lymphknotens (männliche Maus der Versuchsgruppe 2, 10¹/₂ Monate nach Ganzkörperbestrahlung [600 r] getötet. Hämatoxylin-Eosin, Vergrößerung 665fach)

etwa die Hälfte, nahm mit der anschließenden Regeneration des lymphatischen Gewebes wieder zu und erreichte einen Monat nach Exposition dasjenige der gleichaltrigen Kontrolltiere. Im späteren Verlauf wurden vor allem bei den bestrahlten Mäusen erhebliche Größenunterschiede verzeichnet. Eigentliche Lymphome wurden im Zeitraum von 2—18 Monaten nach Versuchsbeginn bei 32 bestrahlten und 10 unbestrahlten Mäusen beobachtet (Unterschied signifikant [$P < 0,01$], Fälle mit Leukose nicht mitgerechnet). Als Hauptursache der räumlichen Ausdehnung der Mesenteriallymphknoten wurden nicht etwa — wie bei den cervicalen Lymphknoten — eine verstärkte plasmacelluläre Infiltration, sondern *Lymph- und Hämangiektasien* festgestellt. Vor allem fielen große teleangiektatische Bezirke auf, die aus weitgestellten, dünnwandigen, in ihrer Zahl deutlich vermehrten Blutgefäßen bestanden und das lymphatische Parenchym verdrängten. Es kamen auch Übergänge zu eigentlichen kavernösen Hämangiomen vor (vgl. Abb. 26). Weibchen zeigten derartige Befunde etwa doppelt so häufig wie Männchen. *Lymphcysten* wurden in späteren Zeiträumen nach Versuchsbeginn bei bestrahlten Mäusen etwas weniger selten (15 Fälle) gesehen als bei unbestrahlten (7 Fälle). Besonders aufschlußreich ist die Tatsache, daß bei Tieren mit allgemeiner *Amyloidose* von den untersuchten Lymphknoten fast nur die

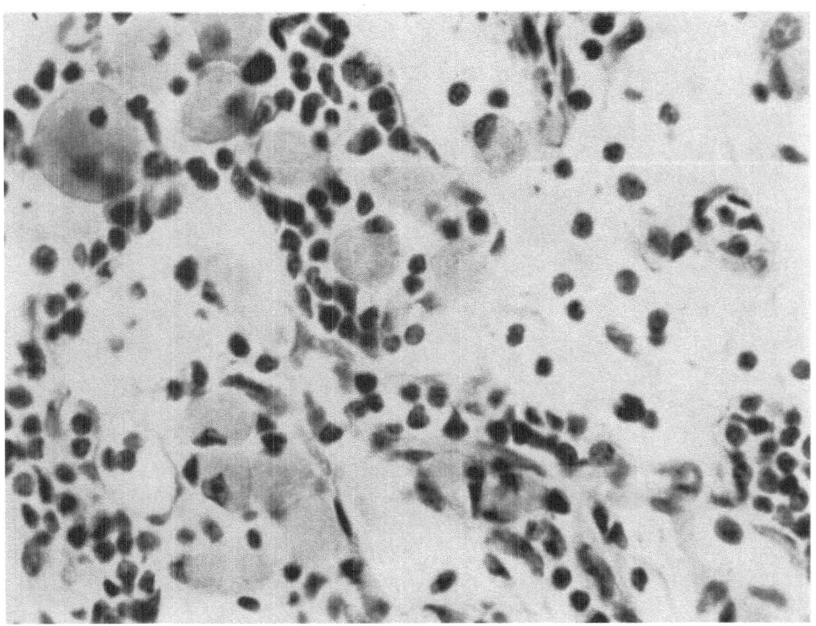

Abb. 49. Mit Amyloid beladene Makrophagen in einem mesenterialen Lymphknoten (männliche Maus der Versuchsgruppe 2, 8 Monate nach Ganzkörperbestrahlung [600 r] getötet. PAS-Trichromfärbung nach HOTCHKISS, Vergrößerung 700fach)

mesenterialen erhebliche Mengen des charakteristischen hyalinen Materials enthielten. Die Ablagerung des Amyloids erfolgte dabei nicht nur in üblicher Weise längs den präkollagenen Fasern des reticulären Grundgerüsts; es wurden vielmehr auch zahlreiche, teils in den Lymphsinus, teils in den Marksträngen gelegene, große Makrophagen mit randständigem Kern angetroffen, die homogene Einschlüsse mit den färberischen Eigenschaften des Amyloids in ihrem Zelleib aufwiesen (Abb. 49). Bei 4 bestrahlten Mäusen mit chronischer Cholecystitis fanden sich im Mesenteriallymphknoten *kristalloide Einschlüsse*, wie sie auch in der Wand der Gallenblase zu sehen waren (Abb. 50a). Einzelne oder in kleinen Nestern zusammengelagerte *Fremdkörperriesenzellen*, zum Teil mit verkalkten, rundlichen, konzentrisch geschichteten Einschlüssen (Abb. 50b), traten im mesenterialen Lymphknoten wesentlich häufiger auf als in anderen Körperteilen. Bei unbestrahlten Kontrolltieren zeigte sich eine Zunahme derartiger Befunde im Zeitraum von mehr als einem Jahr nach Versuchsbeginn; die bestrahlten Mäuse ließen gleichartige Herde mit Fremdkörperreaktion schon früher in größerer Zahl erkennen. Die totale Incidenz erfuhr jedoch durch die Ganzkörperbestrahlung keine Erhöhung (26 bestrahlte, 21 unbestrahlte Tiere). *Ceroidhaltige Zellen* mit

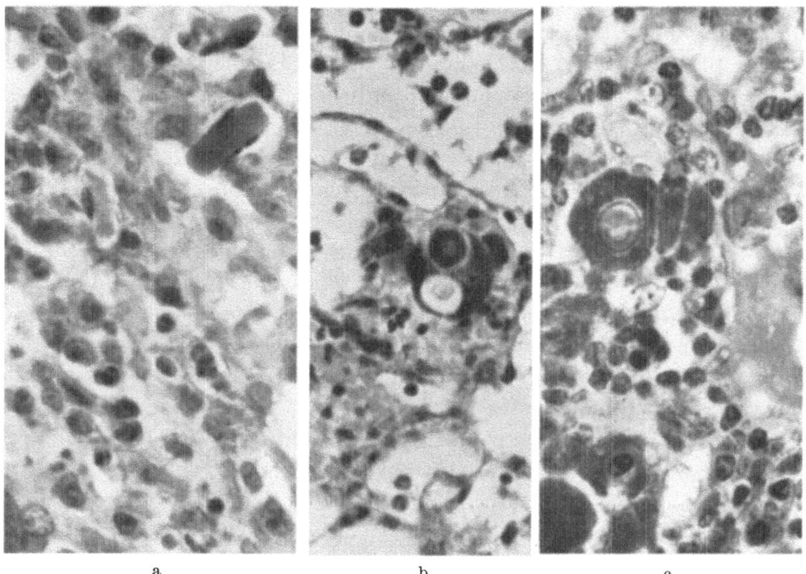

a   b   c

Abb. 50a—c. a Kristalloide Körper in einem mesenterialen Lymphknoten bei chronischer Cholecystitis (Gallebestandteile) (weibliche Maus der Versuchsgruppe 2, 3 Monate nach Ganzkörperbestrahlung [600 r] getötet. Hämatoxylin-Eosin, Vergrößerung 630fach). b Fremdkörperriesenzellen mit eingeschlossenen, teilweise verkalkten, rundlichen Gebilden (Parasiteneier?) in einem mesenterialen Lymphknoten (weibliche Maus der Versuchsgruppe 2, 17^1/$_2$ Monate nach Ganzkörperbestrahlung [600 r] getötet. PAS-Trichromfärbung nach HOTCHKISS, Vergrößerung 405fach). c Konzentrisch geschichteter, verkalkter Einschlußkörper in einer ceroidhaltigen Zelle des großen Mesenteriallymphknotens (weibliche Maus der Versuchsgruppe 3, 10 Monate nach Ganzkörperbestrahlung [600 r] spontan gestorben. PAS-Trichromfärbung nach HOTCHKISS, Vergrößerung 750fach)

PAS-positiven, säurefesten, leicht fetthaltigen, granulierten, intracytoplasmatischen Einschlüssen, die im Ultraviolettlicht eine gelbliche Spontanfluorescenz aufwiesen, wurden fast in allen Mesenteriallymphknoten älterer Mäuse beobachtet. Teilweise enthielten sie ebenfalls konzentrisch geschichtete, verkalkte Einschlüsse (Abb. 50c). Ohne über die Zahl dieser besonderen, mit Vorliebe in den Organen und Lymphwegstationen des Abdominalraums erscheinenden Zellen genauere Angaben machen zu können, erhielten wir doch den Eindruck, daß die Ganzkörperbestrahlung einen begünstigenden Einfluß auf ihr Erscheinen hatte. Das gleiche kann von den herdförmigen *Mastzellinfiltraten* gesagt werden. Eine bedeutende Mastocytose war aber gelegentlich auch bei unbehandelten Kontrollen anzutreffen, allerdings meist erst im höheren Alter als bei den bestrahlten Mäusen. Die Mastzellen saßen mit Vorliebe in faserreichen Herden. *Plasmacelluläre Infiltrate* standen in den mesenterialen Lymphknoten selten im Vordergrund, wenn sie auch in der Mehrzahl der Fälle vorhanden waren. Eine Vermehrung *neutrophiler Leukocyten* machte sich besonders bei Tieren mit Darmgeschwüren (Versuchsgruppen 2 und 3) bemerkbar. *Abscesse* in Mesenteriallymphknoten wurden nur bei 2 bestrahlten Mäusen 3 und 7 Monate nach Exposition festgestellt. Sie waren durch gramnegative Stäbchen verursacht und zeichneten sich durch eine ungewöhnlich deutliche epitheloidzellige Reaktion der Umgebung aus. Beide Tiere hatten Darmgeschwüre. Bei einer unbestrahlten und 4 bestrahlten Mäusen, die im Zeitraum von 3—7 Monaten nach Versuchsbeginn zur Untersuchung kamen, stellten wir in die Mesenteriallymphknoten verschleppte Larven von *Hymenolepsis fraterna* fest. In späteren Phasen (8—15 Monate nach Versuchsbeginn) wurden bei 6 bestrahlten und 2 unbestrahlten Tieren unter der Lymphknotenkapsel gelegene, scharf umschriebene *Narben mit Cholesterinkristallen* nachgewiesen. Im Zentrum dieser Herde waren keine erhaltenen Parasitenteile zu finden. *Nekrosen* in den Mesenteriallymphknoten wurden nur halb so häufig wie in der Milz gesehen, aber mit ähnlicher Verteilung auf bestrahlte und unbestrahlte Mäuse und in vergleichbarer Beschränkung auf das jugendliche Alter. Erreger waren in den histologischen Präparaten nur bei einem Teil dieser Fälle deutlich erkennbar: es handelte sich um gramnegative Stäbchen und grampositive Kokken. Die *Hämosiderose* der Mesenteriallymphknoten entsprach in ihrem zeitlichen Verlauf derjenigen der cervicalen Lymphknoten, trat aber im allgemeinen deutlicher als dort hervor. Eine verstärkte *Sinushistiocytose* zeigte sich bei einer Reihe bestrahlter Mäuse, kam aber vereinzelt auch bei Kontrolltieren vor.

Das *lymphatische Parenchym*, ebenso wie die Sekundärknötchen in den Lymphfollikeln, unterlag den Einflüssen von Alter und Bestrahlung in ähnlicher Weise wie in der Milz. *Fettgewebsbildung in Lymphknoten* sahen wir nur zweimal.

Eine *chronische Perilymphadenitis*, gekennzeichnet durch ein wechselnd dichtes, vorwiegend lymphocytäres und plasmocytäres Infiltrat, verbunden mit Ansammlung von Histiocyten, Herden hämosiderinhaltiger Zellen und teilweise kleinen Lipogranulomen, wurde im Mesenterialbereich 37 bestrahlter und 18 unbestrahlter Mäuse vorgefunden (Unterschied statistisch nur ungenügend gesichert). Das Alter dieser Tiere schwankte zwischen 6 und 30 Monaten; jüngere Mäuse waren aber seltener betroffen, bestrahlte etwas früher als unbestrahlte.

Schließlich bleibt zu erwähnen, daß auch die mesenterialen Lymphknoten häufig Sitz *leukämischer Infiltrate* waren.

c) Inguinale Lymphknoten

Das lymphatische Gewebe, die Sekundärknötchen in den Lymphfollikeln und das reticuläre Grundgerüst zeigten ähnliche Verhältnisse wie in den cervicalen Lymphknoten; die plasmacelluläre Infiltration war aber nie gleich stark ausgeprägt. Amyloidablagerungen fehlten fast immer. Das Ausmaß der Hämosiderose übertraf dasjenige in den Halslymphknoten nur um weniges.

Eine abszedierende Lymphadenitis inguinalis kam nur bei 2 bestrahlten Mäusen im Alter von 6 und 7 Monaten (3 und 4 Monate nach Exposition) zur Beobachtung. Fibrosierte Herde traten seltener auf als in den Halslymphknoten, waren aber ebenfalls bei bestrahlten Tieren etwas häufiger zu sehen als bei unbestrahlten. In der Hälfte der Fälle mit Milznekrosen fielen auch die inguinalen Lymphknoten einem massiven Gewebsuntergang anheim.

d) Bronchiale Lymphknoten

Stärker als in den bisher erwähnten Lymphknoten trat nach Ganzkörperbestrahlung in den bronchialen Lymphknoten die Hämosiderose hervor. Im übrigen waren nur geringfügige Unterschiede gegenüber den inguinalen Lymphknoten zu verzeichnen: Plasmazellen traten weniger zahlreich auf, die lymphatischen Strukturen beschränkten sich in der Regel auf wenige Follikel mit kleinen Sekundärknötchen. Bei 5 bestrahlten und einer unbestrahlten Maus konnten wir in den bronchialen Lymphknoten kleine Granulome nachweisen, die sich um einige Wurmlarven (Größenordnung und Bau wie *Syphacia obvelata*) herum aufgebaut hatten. Mit ungefähr gleicher Häufigkeit ließen sich bei anderen Tieren vernarbende Herde mit zahlreichen Fremdkörperriesenzellen, aber ohne erhaltene Parasitenteile nachweisen.

Schließlich sei angeführt, daß es bei den Weibchen mit *schwerer generalisierter Hyperostosis interna* in den verschiedensten Lymphknoten zu einer ektopischen *Blutbildung* mit Auftreten erythro- und myelopoietischer Herde und auch zahlreicher Megakaryocyten kam.

V. Thymus
a) Thymusgewicht

Die Gewichtsmessung des Thymus bereitete bei Vorliegen einer fortgeschrittenen Atrophie große Schwierigkeiten, da es fast nicht möglich war, die überaus kleinen Lappen von den umgebenden Weichteilen zu befreien. Die in Abb. 51 wiedergegebene Kurve darf deshalb nur in ihrem ersten Teil als zuverlässig angesehen werden; später als 15 Monate

nach Versuchsbeginn liegen die angegebenen Werte wahrscheinlich zu
hoch. Nach dem eindrücklichen Gewichtsverlust, den der Thymus in
den ersten Tagen nach Ganzkörperbestrahlung erlitt, stellte sich in der
zweiten bis dritten Woche die Regeneration ein. Sie führte jedoch nicht
bis zum Erreichen des Kontrollgewichts. Vor allem die Weibchen, deren
Thymus vor Versuchsbeginn im Alter von 3 Monaten meistens kräftiger
entwickelt war als derjenige der Männchen, ließen einen Monat nach

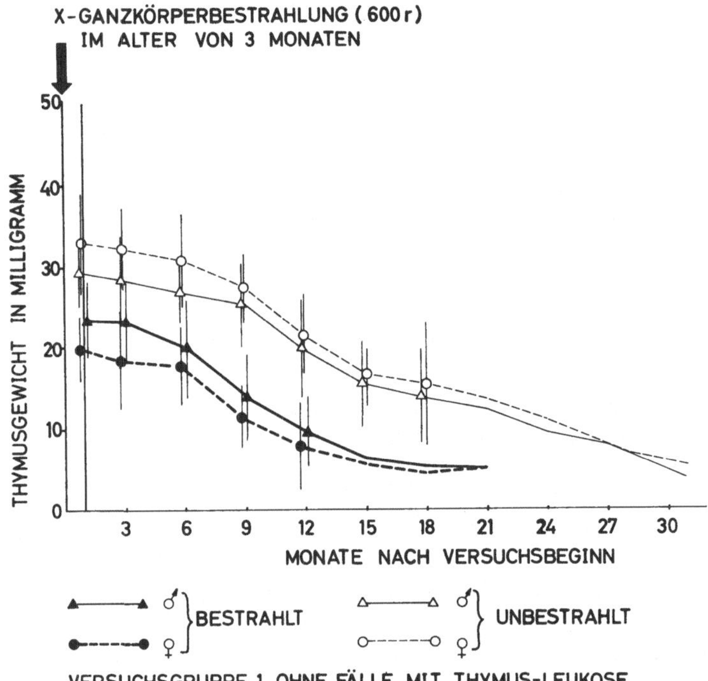

Abb. 51. Thymusgewicht der in gutem Zustand getöteten Mäuse als Funktion der Zeit
nach Versuchsbeginn (Standardabweichungen: senkrechte Linien)

Exposition einen beträchtlichen Gewichtsrückstand erkennen. Innerhalb
eines Jahres nach Versuchsbeginn sanken bei den Bestrahlten die mittleren Werte auf unter 10 mg, während das Thymusgewicht der Kontrolltiere am Ende dieser Periode immer noch ungefähr 20 mg betrug. Dieser
Unterschied ist statistisch gut gesichert ($P < 0,01$). Im weiteren Verlauf
kam die Involution bei den bestrahlten Mäusen noch deutlicher zum
Ausdruck. Werte um 6 mg wurden bei den unbehandelten Kontrolltieren
erst im höchsten Alter gemessen. Aufschlußreich erscheint der Umstand,
daß die Ganzkörperbestrahlung zu einer Umkehr des Gewichtsverhält-
nisses des Thymus bei Männchen und Weibchen Anlaß gab, indem die
letzteren erheblich stärker betroffen wurden.

b) Histologische Befunde

Im histologischen Bild fiel der Unterschied zwischen Bestrahlten und Unbestrahlten nach erfolgter Regeneration weniger auf. Bei mehreren Mäusen blieben allerdings umschriebene Rindenbezirke längere Zeit nach Exposition ohne dichte Infiltration mit Thymuslymphocyten. Andere bestrahlte Tiere zeigten eine deutlich *verschmälerte Rinde* (140—180 μ anstatt 200—250 μ bei 4—6 Monate alten Kontrollmäusen) oder eine lockere Besiedelung derselben. Die nach Bestrahlung vornehmlich im

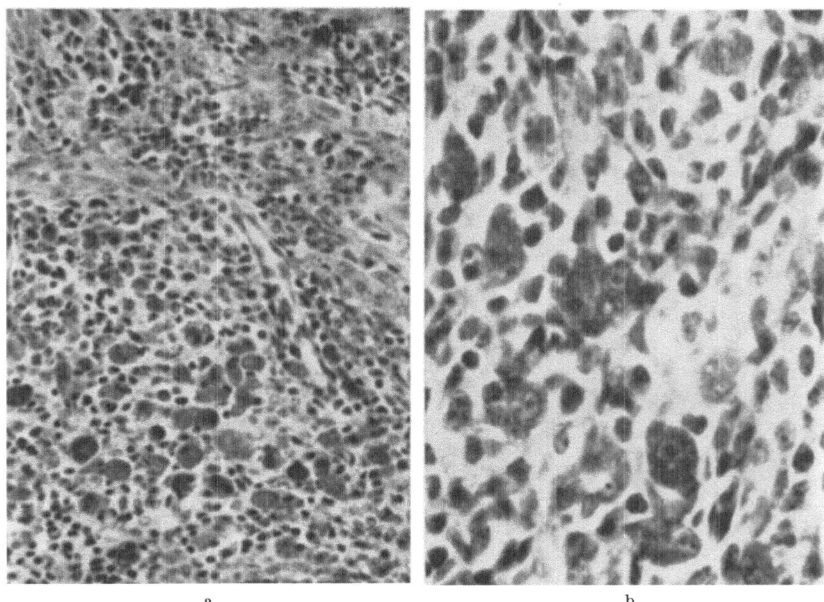

a   b

Abb. 52a u. b. Ceroidhaltige Zellen im Thymus (männliche Maus der Versuchsgruppe 1, 6 Monate nach Ganzkörperbestrahlung [600 r] getötet. a PAS-Trichromfärbung nach HOTCHKISS, Vergrößerung 285fach; b Ziehl-Neelsen-Färbung, Vergrößerung 710fach)

Thymus beobachtete Anhäufung *PAS-positiver, ceroidhaltiger Zellen* blieb über längere Zeit in gewissem Ausmaß bestehen und verstärkte sich mit zunehmendem Alter noch weiter (Abb. 52a, b). Auch die vor allem in der Peripherie des Thymus während der strahlenbedingten akuten Involution auftretende *Mastocytose* bildete sich in späteren Stadien nicht immer zurück und gehörte in beschränktem Ausmaß zu den regelmäßigen Begleiterscheinungen der Spätatrophie. Am stärksten war sie bei älteren, bestrahlten Weibchen ausgeprägt. Überhaupt unterschied sich der Involutionsprozeß bei Bestrahlten und Unbestrahlten in den späteren Stadien nach Versuchsbeginn weniger in seinen histologischen Merkmalen als im zeitlichen Verlauf. Die Atrophie wurde durch eine schrittweise Abnahme der Zahl in Mitose befindlicher Thymuslymphoblasten eingeleitet und umfaßte folgende weiteren morphologischen Veränderungen: Verminderung der Zelldichte, vor allem in der Rinde, Zusammenrücken und Verdichtung des reticulären Stützgewebes, übergehend in zentrale, konjunktivale Hyalinose, teilweiser Schwund der epithelialen Anteile, Vermehrung PAS-positiver und ceroidhaltiger, vom Reticulum oder von Histiocyten hergeleiteter Zellen, Aufhebung der deutlichen Unterteilung in Rinde und Mark, Verarmung an Blutgefäßen. Fettzellen innerhalb der Läppchen wurden nur ausnahmsweise gesehen. Die alten bestrahlten Mäuse wiesen etwas häufiger als die unbestrahlten

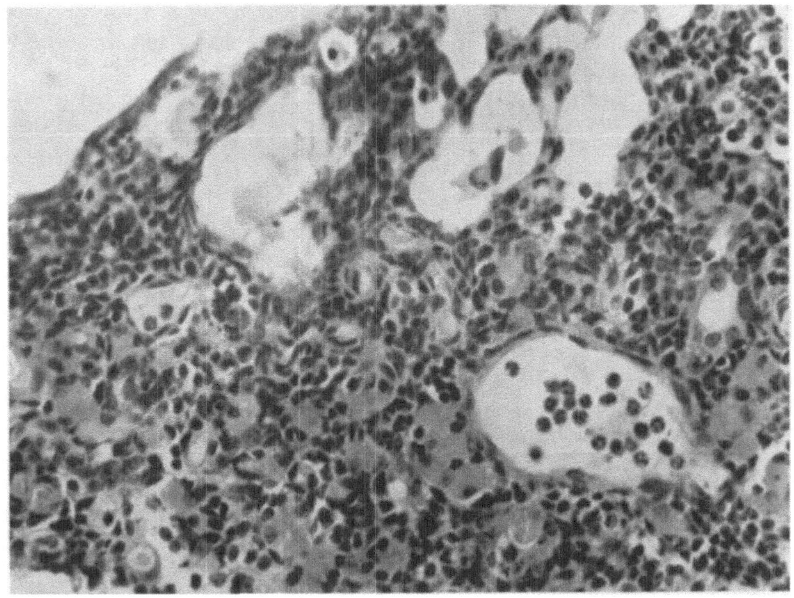

Abb. 53. Lymphangiektasien in einem atrophischen Thymus (männliche Maus der Versuchsgruppe 2, 17 Monate nach Ganzkörperbestrahlung [600 r] getötet. Van Gieson-Färbung, Vergrößerung 420fach)

Lymphangiektasien oder kleine *Lymphcysten* auf (Abb. 53). Die Häufigkeit *schleimhaltiger*, von Becherzellen oder einem flimmertragenden Epithel ausgekleideter *Cysten* wurde indessen durch die Ganzkörperbestrahlung nicht deutlich vermehrt.

Die *Thymusleukose* kommt im nächsten Abschnitt zur Sprache.

VI. Die Leukosen

Bei dem verwendeten Mäusestamm wurden folgende Leukosen beobachtet:

a) Thymische Leukose

Das Kennzeichnende dieser Leukoseform war der in fortgeschrittenen Fällen mächtige Thymustumor (Abb. 54), der ohne scharfe Begrenzung das ganze vordere Mediastinum einnehmen, sich panzerartig vor Herz und Lungen legen und diffus die Umgebung infiltrieren konnte. Oft wurden die großen Gefäße im oberen Mediastinum, die Trachea und die Bronchen von den Tumormassen ummauert und komprimiert, so daß die Verdachtsdiagnose bereits am lebenden Tier auf Grund der schweren Dyspnoe und der cyanotischen oberen Körperhälfte gestellt werden konnte. Im Anfangsstadium blieb die leukotische Infiltration auf den Thymus und seine nähere Umgebung beschränkt, später wurden vom Hilus aus die Lungen infiltriert. Auch das Perikard und die Herzbasis

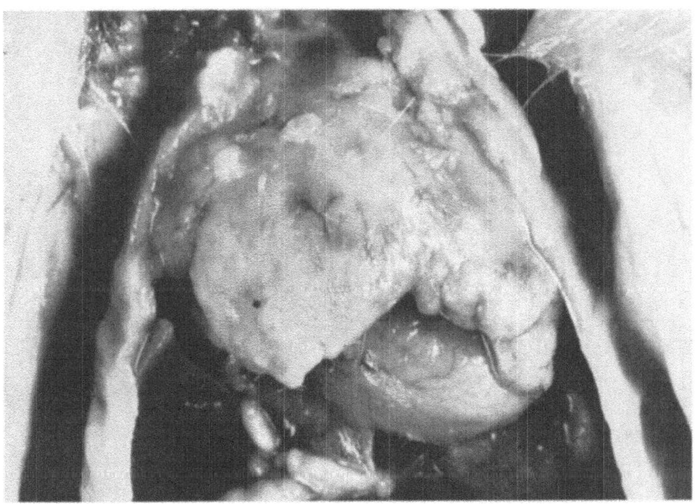

Abb. 54. Unscharf begrenzter Tumor im vorderen Mediastinum bei thymischer Leukose (weibliche Maus der Versuchsgruppe 3, 6 Monate nach Ganzkörperbestrahlung [600 r] spontan gestorben. Vergrößerung 4fach)

blieben selten ausgespart. Schließlich kam es zur Generalisation mit Einbezug der meisten lymphatischen Organe, des Knochenmarks, der Leber, wo sich die Infiltrate vor allem in den portalen Feldern ausdehnten, und vieler anderer Organe. Im terminalen Stadium wurde auch ein Einbruch in die Blutbahn beobachtet; die anfänglich lokalisierte Geschwulst endete somit in einer Reihe von Fällen mit einem leukämischen Bild. Histologisch handelte es sich um eine lymphoidzellige Neubildung. Im Thymus enthielten die Tumormassen auch geschwellte Reticulumzellen und epitheliale Nester, zur Metastasierung waren jedoch nur die rundzelligen Elemente befähigt (Abb. 55). Der Durchmesser dieser Tumorzellen betrug im Schnitt 9—14 μ, derjenige der Kerne 8—12 μ. Die Kernstruktur erschien wenig pachychromatisch, teilweise sogar leicht bläschenförmig, mit grobschollig entmischtem Chromatin. Regelmäßig ließen sich deutliche Nucleolen darstellen, vielfach in Mehrzahl (2—5).

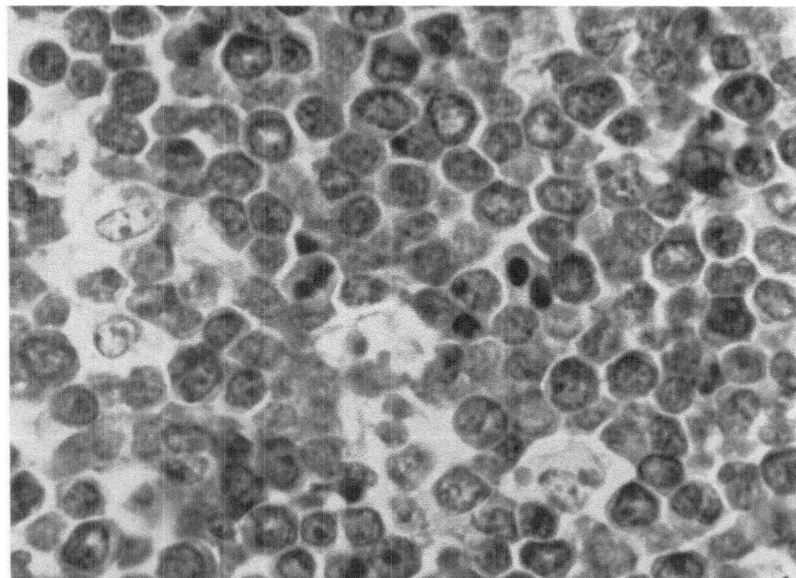

Abb. 55. Thymustumor bei thymischer Leukose: rundliche Tumorzellen neben vereinzelten Reticulumzellen und epithelialen Elementen (weibliche Maus der Versuchsgruppe 3, 10 Monate nach Ganzkörperbestrahlung [600 r] spontan gestorben. Hämatoxylin-Eosin, Vergrößerung 710fach)

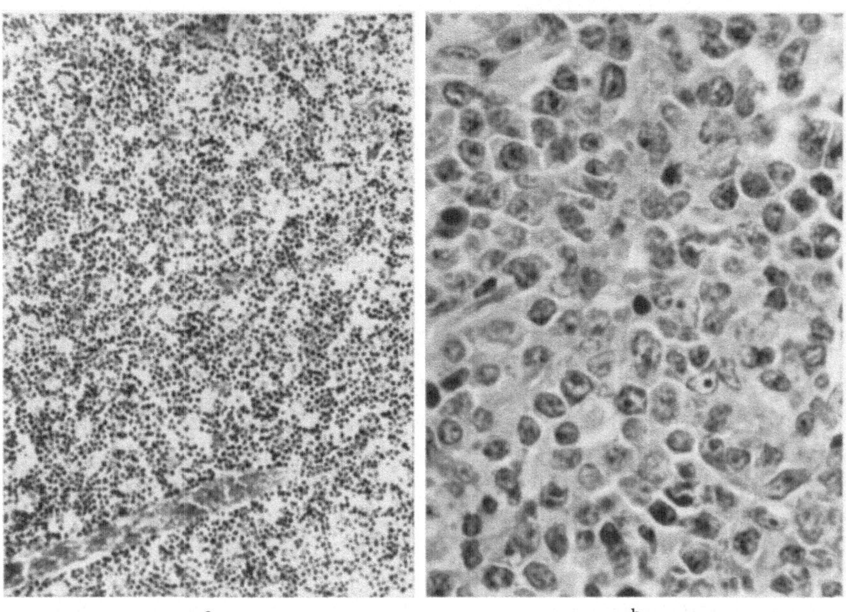

ab

Abb. 56a u. b. Cervicaler Lymphknoten bei lymphoidzelliger Parablastenleukose ohne Thymusbeteiligung (weibliche Maus der Versuchsgruppe 3, $7^1/_2$ Monate nach Ganzkörperbestrahlung [600 r] spontan gestorben. Hämatoxylin-Eosin, a Vergrößerung 115fach; b Vergrößerung 475fach)

Der Mitoseindex schwankte zwischen 5 und $10^0/_{00}$. Das Cytoplasma hatte eine geringe Ausdehnung, war deutlich basophil und färbte sich mit Pyronin leicht rötlich. Recht häufig war die Golgi-Zone deutlich erkennbar. In den leukotischen Infiltraten fanden sich überall Zellen mit Kernzerfall.

b) Lymphoidzellige Parablasten-Leukose ohne Thymusbeteiligung

Bei dieser Leukoseform wurde ein Thymustumor vermißt. Im übrigen bot sie aber ein sehr ähnliches oder gleichartiges histologisches Bild wie die Thymusleukose (Abb. 56a, b). Hauptlokalisationen stellten die lymphatischen Organe (ohne Thymus), das Knochenmark und die Leber dar. In 4 Fällen bestanden besonders große Lymphome im Retroperitonaealraum, so daß eine Primärlokalisation in Lymphknoten nicht ausgeschlossen ist. Bei allen untersuchten Tieren mit diesem Befund war jedoch die Generalisation bereits erfolgt; meist ließen sich reichlich atypische Zellen im peripheren Blut nachweisen. Ihre Morphologie entsprach weitgehend derjenigen bei thymischer Leukose, nur waren auch kleinere Elemente in beträchtlicher Zahl vertreten.

c) Myeloische Leukose

Bei den Mäusen mit Myelose konnte nie ein umschriebener größerer Tumor gefunden werden. In Übereinstimmung mit dem ausgesprochen leukämischen Charakter dieser Neubildung fanden sich auch regelmäßig im peripheren Blut viele unreife Zellen: in wechselnder Menge traten alle Vorstufen der myeloischen Reihe, vorwiegend vom Typus der Promyelocyten und Myelocyten, zudem in einigen Fällen atypische, primitive Elemente (Parablasten) auf. Die leukämischen Zellmassen waren in den verschiedensten Organen anzutreffen, die Verteilung ließ aber gegenüber den beiden oben erwähnten Leukoseformen die bekannten Besonderheiten erkennen: So lagen beispielsweise in der Leber die wuchernden Zellen mehr in den Capillaren als in den Glissonschen Scheiden (Abb. 57).

d) Monocytoide Leukose

Diese bei Mäusen bisher kaum bekannte Neoplasie fand sich bei 4 bestrahlten und 2 unbestrahlten Weibchen im Alter von 21—24 Monaten. Die Tumorzellen infiltrierten diffus die meisten Körperorgane und ließen sich auch im peripheren Blut nachweisen. Bevorzugt erschienen Lymphknoten (Abb. 58a) und Milz. Aber auch die Leber fanden wir völlig durchsetzt, wobei als Besonderheit die durch Tumorzellinfiltrate ausgeweiteten Disséschen Räume auffielen (Abb. 58b). Cytologisch zeigten die neoplastischen Elemente große Ähnlichkeit mit den Monocyten bzw. Histiocyten: Sie wiesen eine ähnliche Größe und Kern-

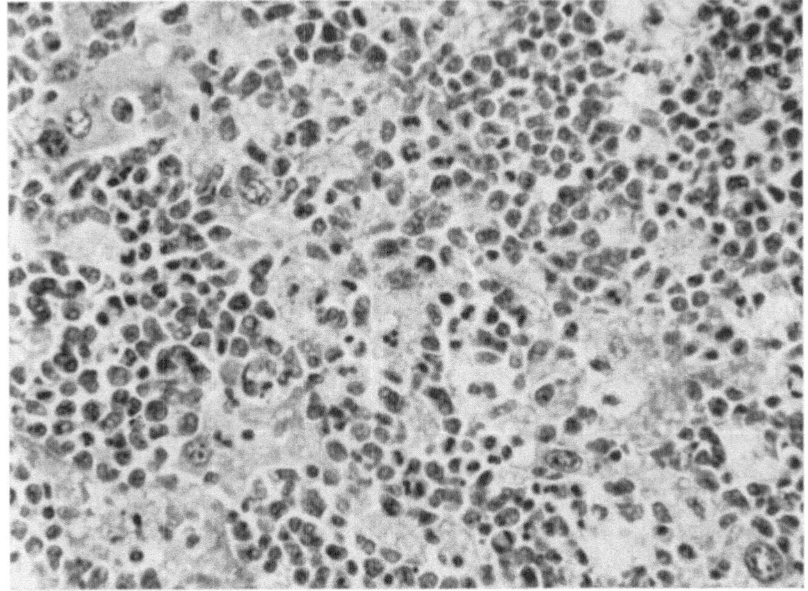

Abb. 57. Leber bei myeloischer Leukose (weibliche Maus der Versuchsgruppe 2, 11 Monate nach Ganzkörperbestrahlung [600 r] getötet. Hämatoxylin-Eosin, Vergrößerung 300fach)

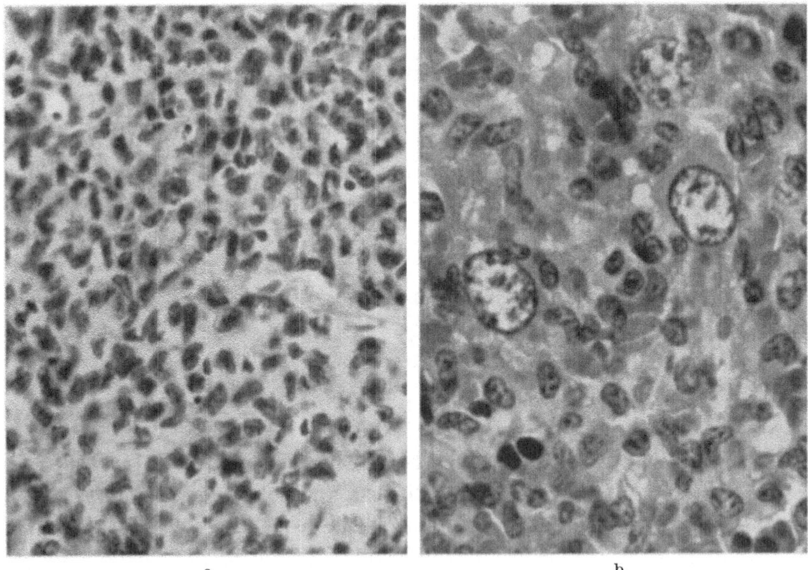

a   b

Abb. 58a u. b. a Mesenterialer Lymphknoten bei monocytoider Leukose (weibliche Maus der Versuchsgruppe 3, 17 Monate nach Ganzkörperbestrahlung [600 r] spontan gestorben. Hämatoxylin-Eosin, Vergrößerung 460fach). b Leber bei monocytoider Leukose (gleiche Maus wie in a; Hämatoxylin-Eosin, Vergrößerung 750fach)

struktur auf, hatten mäßig viel und nur leicht basophiles Cytoplasma mit Azurgranula und vereinzelten Vacuolen. Offensichtlich besaßen sie auch phagocytierende Eigenschaften, indem nicht selten im Zelleib eingeschlossene Kerntrümmer gesehen wurden. Der Mitoseindex dieser Leukoseform lag in beiden beobachteten Spontanfällen deutlich unter $5^0/_{00}$.

e) Plasmocytoide Leukose (Diffuses Plasmocytom)

Diese neoplastische Wucherung der Plasmazellinie wurde bei den unbestrahlten Mäusen unseres Stamms bisher nicht gefunden. Dagegen

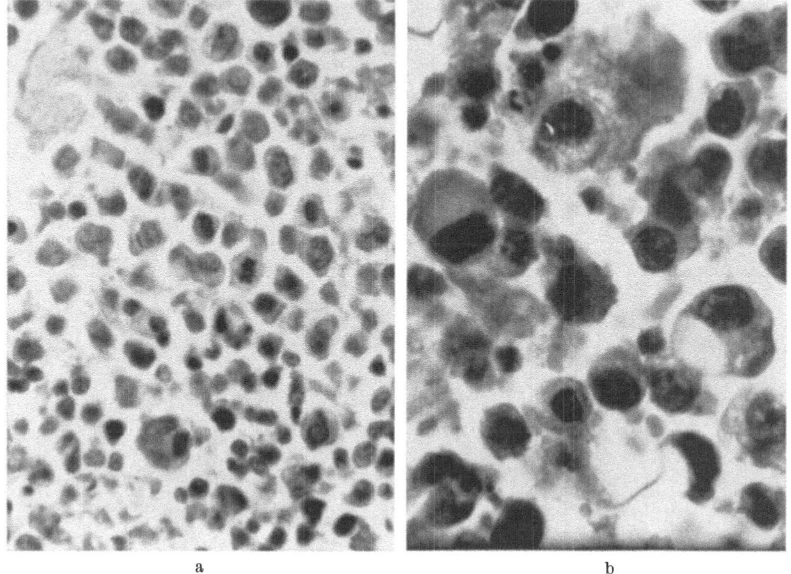

Abb. 59 a u. b. a Femurknochenmark bei diffusem Plasmocytom (gleiche Maus wie in Abb. 59 b; Hämatoxylin-Eosin, Vergrößerung 450fach). b Verwildertes diffuses Plasmocytom (Halslymphknoten, männliche Maus der Versuchsgruppe 2, 9 Monate nach Ganzkörperbestrahlung [600 r] getötet. Hämatoxylin-Eosin, Vergrößerung 810fach)

trat sie bei 5 bestrahlten Tieren auf. In 3 Fällen war der makroskopische Befund durch große Halslymphome gekennzeichnet, so daß vermutet werden kann, daß die plasmocytoide Leukose wenigstens teilweise von anfänglich örtlich begrenzten Geschwülsten ihren Ausgang nahm. In allen unseren Beobachtungen dieser seltenen Neubildung hatte sich aber bereits eine Generalisation vollzogen, teils als herdförmige Metastasen in verschiedenen Organen, teils in Form diffuser Infiltrate (Abb. 59a). Im allgemeinen waren Knochenmark, Milz und Lymphknoten die Hauptlokalisationen. Die gewucherten plasmocytoiden Elemente hatten nicht alle morphologischen Eigenschaften normaler ausdifferenzierter Plasmazellen, sondern ließen in wechselndem Maß eine deutliche Polymorphie, mitunter eine eigentliche Verwilderung erkennen (Abb. 59b), entsprechend den Plasmocytomtypen I—III von

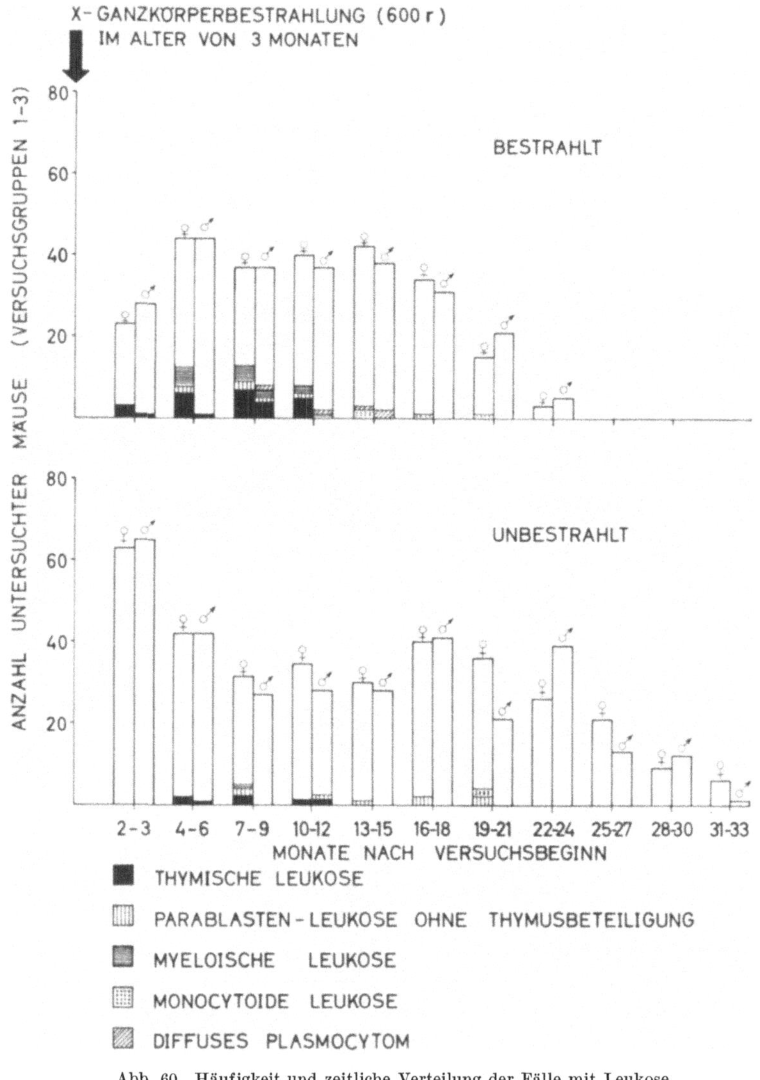

Abb. 60. Häufigkeit und zeitliche Verteilung der Fälle mit Leukose

RASK-NIELSEN und GORMSEN (1951). Mitosen sahen wir allerdings ziemlich selten. Trotz der cytologischen Unregelmäßigkeiten blieb die Ähnlichkeit mit der Plasmazellinie unverkennbar: Alle Zellen hatten das bezeichnende tief-basophile, pyroninophile Cytoplasma, eine klar hervortretende Golgi-Zone sowie Kernstrukturen, die oft an die bekannte Radspeichenform erinnerten. In 3 Fällen wurden in den Nieren eine erhebliche Proteinurie und hyalin-tropfige Umwandlung der proximalen Tubulusepithelien vermerkt, was auf Paraproteinämie hinweist.

Die *gesamte Zahl aller Leukosen* wurde durch die Ganzkörperbestrahlung eindeutig erhöht ($P < 0{,}001$), indem 54 Leukosen bei bestrahlten nur 18 bei unbestrahlten Mäusen gegenüberstanden. In Abb. 60 ist die Häufigkeit der verschiedenen Leukoseformen in Abhängigkeit von der Zeit nach Versuchsbeginn aufgetragen. Mit Ausnahme des diffusen Plasmocytoms trat eine Bevorzugung des weiblichen Geschlechts in Erscheinung, bei den bestrahlten Mäusen noch eindrücklicher als bei den unbestrahlten. Betrachten wir den Einfluß der Bestrahlung auf die einzelnen Leukosetypen, ergibt sich, daß nicht alle in ihrer Entwicklung begünstigt wurden. Statistisch gut gesichert sind die erhöhte Incidenz und das vorzeitige Auftreten der thymischen und myeloischen Leukose ($P < 0{,}05$), während die Häufigkeit der lymphoiden Parablastenleukose (ohne Thymusbeteiligung) durch die Strahlenwirkung keine Änderung erfuhr. Die Zahl der Fälle mit monocytoider Leukose wurde wohl nach Ganzkörperbestrahlung doppelt so groß wie bei den Kontrollen gefunden, der Unterschied ist aber wegen der Seltenheit dieses Leidens nicht signifikant. Dasselbe gilt für das *diffuse Plasmocytom*, das nur bei bestrahlten Mäusen (4 Männchen, 1 Weibchen) vorkam.

Besprechung der Befunde an den hämopoietischen und lymphatischen Organen

Über hämatologische Untersuchungen an Tieren in Spätstadien nach akuter Ganzkörperbestrahlung liegen nur wenige Angaben vor. Teils wurde eine leichte Anämie (HOLLCROFT et al. 1955, 1957), teils eine Leukopenie und Thrombocytopenie (MICHAELSON et al. 1960) oder Panhämocytopenie gefunden. In Anlehnung an die ältere Literatur (Übersicht bei SELLING und OSGOOD 1938, DUNLAP 1942 u.a.) sprach man früher bei Vorliegen eines chronischen Mangels peripherer Blutzellen nach Bestrahlung von einem „aplastischen" Blutbild. Ähnlich wie bei der chronischen Radiumvergiftung (vgl. MARTLAND 1931), fand sich aber bei Ratten 100—300 Tage nach akuter Ganzkörperbestrahlung, trotz peripherer Anämie, Thrombocytopenie und Leukopenie, ein normales oder sogar „hyperplastisches" Knochenmark (BENNETT et al. 1953, DOWDY und BENNETT 1955). Die hämocytopenischen Zustände, die sich im Verlauf des akuten Syndroms einstellen und auf einem strahlenbedingten Schwund des hämopoietischen Gewebes beruhen, haben somit einen anderen Grund als die Verminderung peripherer Blutzellen in Spätstadien nach Exposition.

Die hämatologischen Befunde, die sich bei strahlengeschädigten Überlebenden von Hiroshima und Nagasaki bisher erheben ließen, deuten ebenfalls auf eine im Spätstadium nach Exposition hervortretende Tendenz zu Anämie, Leukopenie und Thrombocytopenie hin (LANGE et al. 1955). Auch Zeichen einer fortbestehenden hämorrhagischen Diathese wurden notiert (KONUMA et al. 1957), ferner vereinzelte Fälle mit makrocytärer, hyperchromer Anämie (IGARASHI et al. 1957). Häufig fanden sich eine leichte absolute Neutropenie und Lymphocytose. Die japanischen Autoren sahen auch mehrere Fälle mit Eosinophilie. Das Knochenmark beurteilten sie als leicht bis mäßig entvölkert.

Soweit sich aus den wenigen bisherigen Mitteilungen über die hämatologischen Spätfolgen der akuten Ganzkörperbestrahlung beurteilen läßt, gehört die *Anämie* zu den regelmäßigsten Befunden. Sie trat auch in unseren Versuchen auf. Abgesehen von einer zeitlich begrenzten, hypochromen Phase im Verlauf des akuten Syndroms, hatte sie in den späteren Stadien annähernd normochromen Charakter. Die bei einzelnen Atombombenopfern in Japan mehrere Jahre nach dem Bestrahlungsereignis beobachtete, ausgesprochen makrocytäre Anämie (IGARASHI et al. 1957) war bei unseren Tieren der Versuchsgruppe 1 nie zu sehen. Es trat auch keine nennenswerte Megalocytenbildung auf. Wir sehen somit keinen Grund für die Annahme, daß in unkomplizierten Fällen ein Eisen-, Folinsäure- oder Vitamin B_{12}-Mangel mit der von uns in Spätstadien nach der Strahleneinwirkung festgestellten Anämie im Zusammenhang stand. Einen wichtigen Hinweis auf deren Wesen und Ursache geben vielmehr die leichte Dauerreticulocytose im peripheren Blut (vgl. auch BENNETT et al. 1953, DOWDY und BENNETT 1955) sowie die Hämosiderose des reticulohistiocytären Systems, teilweise sogar des Leber- und Nierenparenchyms. Diese Befunde weisen auf einen rascheren und/oder verstärkten Erythrocytenabbau hin. Wenden wir die von FINCH (1959) für die quantitative Bewertung der Erythropoiese aufgestellten Grundsätze auf unsere Feststellungen an, ergibt sich folgendes: Die sog. „totale Erythropoiese", gemessen am Verhältnis der absoluten Masse erythropoietischer Zellen zu derjenigen der Myelopoiese, erschien in den Spätstadien nach Ganzkörperbestrahlung normal bis leicht gedrosselt. Demgegenüber war die „effektive Erythropoiese", beurteilt auf Grund der Reticulocytenzahl im peripheren Blut, erhöht. Dieser Tendenz entsprach auch die oft beobachtete, wenn auch geringgradige Rechtsverschiebung im erythropoietischen Mark. Wir haben es somit weder mit einer allgemeinen Hypofunktion (Herabsetzung der totalen und effektiven Erythropoiese [vgl. Anämie bei Urämie]) noch mit einer eindeutigen, absoluten Hyperfunktion (Vermehrung der totalen und effektiven Erythropoiese [vgl. hereditäre Sphärocytose des Menschen]) zu tun. Unsere Befunde sind höchstens mit der Annahme einer leichten

Dysfunktion vereinbar (normale oder leicht herabgesetzte totale bei mäßig gesteigerter effektiver Erythropoiese). Am schwierigsten gestaltete sich die Schätzung der totalen Erythropoiese. Abgesehen von dem histologischen Bild des Knochenmarks, waren in diesem Zusammenhang auch die Befunde an Milz und Leber zu berücksichtigen. Falls die Spätanämie nach Ganzkörperbestrahlung mit einer echten Hyperplasie des erythropoietischen Gewebes — im Sinn einer erhöhten Zellzahl — verbunden gewesen wäre, hätte man auch in der Milz einen zahlenmäßigen Zuwachs an roten Vorstufen erwarten dürfen. Es traf aber eher das Gegenteil zu. Die Blutbildungsherde in der Leber fielen demgegenüber bei Männchen in Spätstadien nach Ganzkörperbestrahlung quantitativ kaum ins Gewicht.

Die Pathogenese der leichten peripheren Dauerreticulocytose bestrahlter Mäuse ist noch nicht abgeklärt. Offenbar hatte die Spätanämie vorwiegend hämolytischen Charakter, worauf auch die gesteigerte Hämosiderose des reticulohistiocytären Systems hinweist. Die Erklärungsmöglichkeiten hämolytischer Zustände sind sehr vielgestaltig; sie wurden kürzlich von DAMESHEK und SCHWARTZ (1959) eingehend besprochen. BENNETT et al. (1953) dachten an einen Hypersplenismus. Wir sehen uns nicht berechtigt, aus dem Gewebsbild der Milz älterer bestrahlter Mäuse auf einen solchen Mechanismus zu schließen.

Sehr wesentlich wäre es, nähere Auskunft über die Lebensdauer der Erythrocyten in Spätstadien nach akuter Ganzkörperbestrahlung zu erhalten. Man könnte vermuten, daß sie etwas verkürzt ist, doch kennen wir aus der Literatur keine Berichte über derartige Untersuchungen. Es wurde lediglich mitgeteilt, daß ein vermehrter Erythrocytenuntergang nach chronischer Bestrahlung mit geringer Dosisleistung stattfindet (MILLER und SACHER 1959). Aus dem Studium der hämolytischen Früheffekte ionisierender Bestrahlungen ließ sich ableiten, daß alle extravasalen Passagen der Erythrocyten eine Schädigung derselben zur Folge haben (STOHLMAN et al. 1957). Unsere Beobachtung einer in späteren Stadien nach Ganzkörperbestrahlung verstärkten Hämosiderose des interstitiellen Gewebes verschiedener Organe und der Lymphknoten läßt einen derartigen Mechanismus als möglich erscheinen. Tatsächlich fanden sich bei bestrahlten Mäusen in den Lymphknotensinus häufiger Erythrocyten als bei unbestrahlten. Wir halten es somit für wahrscheinlich, daß ein vermehrter Erythrocytendurchtritt durch die Wand kleiner Blutgefäße nicht nur während der Dauer des akuten Syndroms erfolgt, sondern in beschränktem Umfang fortbesteht und sich im höheren Alter wieder deutlicher bemerkbar macht. Dieser Vorgang könnte wenigstens teilweise zu der leichten hämolytischen Spätanämie bestrahlter Mäuse beigetragen haben. Die bei bestrahlten Mäusen häufiger als bei unbestrahlten angetroffene herdförmige Hämosiderose in verschiedenen

Organen deutet darauf hin, daß auch *mikroskopisch kleine Blutungen* beim Zustandekommen der Anämie eine große Rolle spielten.

Über die Möglichkeit einer Mitbeteiligung weiterer Faktoren am Entstehen der Spätanämie bei bestrahlten Tieren der Versuchsgruppe 1 lassen sich auf Grund des heute Bekannten nur Vermutungen anstellen. So bleibt zu bedenken, daß ein Teil der erythropoietischen Stammzellen, die das akute Syndrom überlebten, eine strahlenbedingte, funktionelle Minderwertigkeit aufgewiesen und an die nachfolgenden Zellgenerationen weitergegeben haben könnten. Für eine auf Autoimmunisationsvorgängen beruhende Hämolyse nach Ganzkörperbestrahlung konnten bisher keine Anhaltspunkte gefunden werden. Die beiden letztgenannten Möglichkeiten lassen sich durch morphologische Untersuchungen allein nicht oder nicht genügend beurteilen. Schließlich wäre es denkbar, daß sich unter den unkomplizierten Fällen der Versuchsgruppe 1 auch solche mit einer chronischen Infektanämie befanden; in der verstärkten plasmocellulären Infiltration besonders der Halslymphknoten liegt ein auf eine derartige Pathogenese verdächtiger Hinweis.

Wir haben ferner zu berücksichtigen, daß die Erythropoiese mehreren Regulationsmechanismen untersteht, deren Beeinflussung durch die Ganzkörperbestrahlung bisher nicht untersucht wurde. Im Vordergrund des Interesses stehen die Erythropoietine, die einerseits die Zellproliferation der roten Vorstufen, andererseits die Hämoglobinsynthese zu stimulieren scheinen (LINMAN et al. 1959). Als Bildungsstätte des hypoxisch-anoxisch induzierten Erythropoietins fällt nach heutigen Kenntnissen vor allem die Niere in Betracht (unter anderen JACOBSON et al. 1959, MIRAND et al. 1959). Hormonalen Einflüssen, besonders von seiten der Hypophyse, Nebennieren und Schilddrüse (CRAFTS und MEINEKE 1959), scheint für die Stimulation der Erythropoiese eine geringere Bedeutung zuzukommen (vgl. VAN DYKE 1959, PILIERO 1959 u.a.). Ferner sind auch humorale Hemmstoffe *(Erythropenin)* beschrieben worden (STEINBERG et al. 1959, STEINBERG 1959).

Über eine Störung dieser regulatorischen Systeme im Spätstadium nach Ganzkörperbestrahlung ist nichts bekannt. Morphologische Untersuchungen können nur wenig zur Abklärung dieser Fragen beitragen. Nierenschäden waren gemäß unseren Erfahrungen keineswegs Voraussetzung der Anämie. Auch ließen sich bei alten, bestrahlten Männchen der Versuchsgruppe 1 keine wesentlichen endokrinen Gleichgewichtsstörungen als Erklärung für den leicht anämischen Zustand nachweisen. Die für die Erythropoiese bedeutungsvolle Schilddrüse zeigte allerdings bei älteren bestrahlten Tieren im allgemeinen geringere morphologische Zeichen von Aktivität als bei unbestrahlten.

Die gesamte erythropoietische Zellmasse schien bei den bestrahlten Tieren, soweit sich aus den histologischen Schnittpräparaten und Zellzählungen abschätzen ließ, im Spätstadium nach Exposition nicht vermehrt, sondern normal oder vermindert zu sein. Eindrückliche Unterschiede gegenüber den unbestrahlten Kontrollen traten allerdings nicht hervor. Wir halten es trotzdem für nicht ausgeschlossen, daß in der Tendenz zur Reduktion der Gesamtzahl roter Vorstufen ein weiterer Grund für die Spätanämie nach Ganzkörperbestrahlung liegen könnte. Die Entscheidung dieser Frage muß mit anderen Methoden durchgeführten Untersuchungen vorbehalten werden. Jedenfalls möchten wir die Hypothese einer kombinierten Störung (gesteigerter peripherer Erythrocytenuntergang verbunden mit angedeuteter Nachschubinsuffizienz) als Ursache des leicht anämischen Zustandes in Spätstadien nach Ganzkörperbestrahlung weiter im Auge behalten. Vermutlich stellt sich — ähnlich wie bei kontinuierlicher, schwachdosierter Exposition (vgl. LAMERTON et al. 1960) — ein veränderter Gleichgewichtszustand des Blutzellennachschubs und -untergangs ein.

Die in Abhängigkeit von der Zeit nach Versuchsbeginn aufgetragenen mittleren Hämoglobin- und Reticulocytenwerte bei der Versuchsgruppe 1 (Abb. 28) lassen schließlich erkennen, daß sich die bestrahlten Mäuse in dieser Hinsicht nicht wie vorzeitig gealterte Normaltiere verhielten.

Im Gegensatz zu den unkomplizierten Fällen der Versuchsgruppe 1 hatten die schweren und mäßigen Anämieformen bei Mäusen mit zusätzlichen Krankheiten vielfach andere und meist besser faßbare Ursachen. Ein massiver, terminaler Abfall des Bluthämoglobins beruhte fast ausschließlich auf großen Blutungen. Diese wurden oft durch pathologische Prozesse begünstigt oder herbeigeführt, die ihrerseits indirekt oder direkt durch die Ganzkörperbestrahlung eine Förderung erfuhren (Blutungen aus Darmgeschwüren, hämorrhagische Infarzierung strahleninduzierter Ovarialtumoren, schwerer Blutverlust aus ulcerierten Neoplasmen, hämorrhagische Diathese bei Leukosen u.a.). Anämien von lebensgefährlichem Ausmaß standen demnach höchstens in einem mittelbaren Zusammenhang mit dem ursprünglichen Strahlenschaden; als erste Ursache lag ihnen kein Versagen der Erythropoiese zugrunde. Die Frage, ob bestrahlte Tiere einen erlittenen Blutverlust weniger rasch wettmachen können als unbestrahlte, läßt sich auf Grund unserer Versuche nicht beantworten. Weniger bedrohliche Anämieformen traten im Verlauf verschiedener chronischer Krankheiten auf (allgemeine Amyloidose, generalisierte Hyperostosis interna, chronische Infekte, Schrumpfnieren, Neoplasmen [zum Teil mit Gewebszerfall], Leukosen). Für den Todesmechanismus kam ihnen geringere Bedeutung zu. In der Regel hatten sie hypochromen Charakter und waren von einer Reizreticulocytose begleitet; nur bei 3 Fällen mit Thymusleukose fanden sich Anzeichen einer aplastischen Anämie. Die bei jungen bestrahlten Mäusen in moribundem Zustand gehäuft aufgetretenen Milz- und Knochenmarknekrosen (vorwiegend auf septischer Grundlage) gingen nach unserer Erfahrung nur in einem Teil der Fälle mit einer deutlichen Anämie einher. Vermutlich handelte es sich um einen rasch voranschreitenden, prämortalen Untergang des hämopoietischen Gewebes, der sich aus zeitlichen Gründen nicht immer in einer peripheren Anämie zu äußern brauchte, obwohl auch massenhaft rote Vorstufen betroffen waren. Die bei Tieren der Versuchsgruppe 2 ermittelten Hämoglobin- und Blutzellwerte lagen wegen der oft beobachteten terminalen Dehydratation vermutlich zu hoch.

Die *leichte periphere Neutropenie* der älteren bestrahlten Tiere der Versuchsgruppe 1 ging teilweise mit einer angedeuteten Linksverschiebung im Blut und einer Rechtsverschiebung im Knochenmark einher: Dies spricht gegen eine Reifungs- und Ausschwemmungshemmung der neutrophilen Leukocyten. Eine Vermehrung des in kleinen, peripheren Gefäßen liegenden, nicht zirkulierenden Anteils der Blutleukocyten (vgl. FINCH und HOLLINGSWORTH 1959) ließ sich bei bestrahlten Mäusen histologisch nicht nachweisen. In verschiedenen Organen konnten Anzeichen einer im Spätstadium nach Bestrahlung erhöhten Incidenz entzündlicher Vorgänge gefunden werden. Dadurch ließe sich die Linksverschiebung erklären. Die Ursache der Neutropenie, die nicht eine regelmäßige Begleiterscheinung chronischer Infekte darstellt, bleibt unklar. Möglicherweise erreicht das strahlengeschädigte Knochenmark nie mehr eine völlig normale Leistungsfähigkeit und läßt bei erhöhter Beanspruchung Zeichen seiner Insuffizienz deutlicher zutage treten. Wir wissen ferner, daß die Granulopoiese einer Reihe regulatorischer Zügelmechanismen, unter anderem auch hormonalen Einflüssen, untersteht (vgl. STEINBERG 1959, PILIERO 1959). Über Spätwirkungen der Ganzkörperbestrahlung auf dieses sich selbst kontrollierende System ist jedoch nichts bekannt.

Eine erhebliche periphere Neutrocytose wurde bei vielen in schlechtem Zustand getöteten Mäusen der Versuchsgruppe 2 gesehen. Interessant ist nur, daß die bestrahlten Tiere im Durchschnitt und bei ähnlichen Grundkrankheiten (z.B. abscedierenden Entzündungen) nicht zu einer gleich massiven Neutrophilenvermehrung befähigt erschienen wie die unbehandelten Kontrollen. Dieser Umstand und die zu allen Zeiten nach Ganzkörperbestrahlung bestehende Tendenz zu verstärkter Knochenmarksentleerung bei zusätzlicher Belastung bilden weitere Argumente für die Annahme einer unvollständigen Erholung der Hämopoiese nach Überwindung des akuten Syndroms. In diesem Sinn spricht auch die bei bestrahlten häufiger als bei unbestrahlten Tieren beobachtete schwerere terminale Neutropenie. Vermutlich standen auch die vornehmlich bei jungen bestrahlten Mäusen in moribundem Zustand vorgefundenen und meist septisch bedingten Knochenmark-, Milz- und

Lymphknotennekrosen in gewissem Zusammenhang mit einer verminderten Leistungsfähigkeit der für die Infektabwehr wesentlichen Zellsysteme. Die Herabsetzung der Neutrophilenzahl und das Erscheinen unreifer Vorstufen im peripheren Blut mehrerer bestrahlter Weibchen mit generalisierter Hyperostosis interna lassen sich auf die schwere Einengung des Knochenmarkraums durch den gewucherten Knochen (verbunden mit extramedullärer und extrasplenischer Blutbildung) zurückführen.

Nach unserer Erfahrung gehörte eine Vermehrung der eosinophilen Leukocyten im Blut nicht zu den dauernden Spätveränderungen nach Ganzkörperbestrahlung: Sie blieb im allgemeinen auf eine kürzere, bei unserem Mäusestamm etwa 2 Monate betragende postirradiative Periode beschränkt. Ähnliche Beobachtungen machte ELDRED (1959) an Affen, die einer akuten Ganzkörperbestrahlung mit mittelletalen Dosen (550 bis 600 r) unterzogen worden waren. Unter den Atombombengeschädigten in Japan wurden mehrere Jahre nach der Exposition einzelne Fälle mit Eosinophilie verzeichnet (IGARASHI et al. 1957); diese Beobachtung darf aber auch nicht ohne weiteres unseren Befunden zur Seite gestellt werden, da der zeitliche Verlauf ein anderer war, und möglicherweise präleukämische Zustände vorlagen (LANGE et al. 1954 und 1955).

Es ist bekannt, daß die *Mastzellzahl* während der Dauer des akuten Ganzkörperbestrahlungssyndroms im hämopoietischen und lymphatischen Gewebe zunimmt (HUGHES und JOB 1937, ARVY et al. 1947, PETTERSSON 1954, ARVY et al. 1954, HILL und PRASLICKA 1958). In anderen Organen (z.B. Haut, Mesenterium) sinkt sie dagegen nach kurzfristigem Anstieg ab (UPTON und GUDE 1954, CONTE et al. 1956). In späteren Stadien nach Exposition blieb in den hämopoietischen Organen eine Mastocytose gewissen Grades oft viele Monate bestehen. Ähnliche Beobachtungen konnten auch an den Opfern der Atombombenexplosionen in Japan gemacht werden (WILDER 1947, LIEBOW et al. 1949). In Körperteilen, die während des akuten Syndroms an Mastzellen verarmten (Haut, Mesenterium u.a.), nahm die zahlenmäßige Erholung in manchen Fällen mehr als einen Monat in Anspruch. Danach machte sich auch an diesen Stellen oft eine leichte Mastocytose bemerkbar. Es ließen sich verschiedene Formen von Mastzellinfiltraten auseinanderhalten:

diffus verteilte Mastzellen im Interstitium der verschiedensten Organe;

herdförmige, dichtere Mastzellinfiltrate an Orten mit umschriebener Bindegewebsvermehrung;

eine stärkere Mastocytose der lymphatischen und hämopoietischen Organe bei gleichzeitiger Verminderung der Mastzellzahl im Interstitium anderer Körperteile.

Die bei den bestrahlten Mäusen in späteren Stadien nach der Exposition erwähnte Neigung zu stärkerer diffuser Mastocytose kann auf Grund des heute Bekannten nicht befriedigend erklärt werden. Es erscheint zunächst wichtig festzuhalten, daß die ältesten Kontrolltiere in manchen Organen weniger Mastzellen aufwiesen als diejenigen bestrahlten Mäuse, die am längsten überlebten. Diese morphologische Einzelheit liefert ein weiteres Beispiel dafür, daß das natürliche Senium mit dem Zustand im letzten Stadium nach Ganzkörperbestrahlung zum mindesten nicht in allen Teilen identisch ist. Über hormonale Einflüsse auf die Dichte der Mastzellinfiltrate kann auf Grund unserer Befunde nichts Schlüssiges ausgesagt werden. Ohne intakte Nebennieren soll es nach Bestrahlung nicht zu stärkeren Mastzellansammlungen kommen (ARVY et al. 1952). Im Gegensatz zur einmaligen Injektion steigern wiederholte Cortisongaben die Mastzellzahl in den lymphatischen Organen (ARVY et al. 1954). Die Hypothyreose geht mit einer diffusen Vermehrung der Gewebsbasophilen in allen Körperteilen einher (ARVY und GABE 1950, ASBOE-HANSEN 1954). Ähnliche Folgen haben wiederholte Oestrogengaben (ARVY 1955). Diese Befunde interessieren in unserem Zusammenhang deshalb, weil wir in Spätstadien nach Ganzkörperbestrahlung häufig Zeichen einer erhöhten Beanspruchung der Nebennierenrinde, ferner eine — nach dem histologischen Bild zu schätzen — wenig aktive Schilddrüse und bei den Weibchen mit Ovarialtumoren oft morphologische Äußerungen eines Daueroestrogenismus fanden: Es erscheint nicht ausgeschlossen, daß die endokrinen Organe an der Spätmastocytose bestrahlter Tiere mitbeteiligt waren, um so mehr, als sich auch ein leichter Geschlechtsunterschied abzeichnete (leicht verstärkte Mastzellinfiltrate bei Weibchen). Die herdförmigen Mastzellinfiltrate verstehen sich am besten als Teilreaktion im Rahmen reparativer, fibrosierender Vorgänge nach Gewebsschäden aller Art. Das nach der Strahleneinwirkung vorzeitig gehäufte Auftreten solcher Veränderungen gibt einen weiteren Hinweis auf die erhöhte Morbidität bestrahlter Tiere.

Eine stärkere Mastocytose der lymphatischen und hämopoietischen Organe, bei gleichzeitiger Verarmung des Interstitiums der übrigen Organe an Mastzellen, gehört unter anderem zum Bild der Stressreaktion. Dieser Befund ließ sich bei vielen akut erkrankten Tieren erheben. Die zahlenmäßige Verschiebung der Mastzellen beruht wenigstens teilweise auf einem Abwandern derselben in die regionären Lymphknoten und zentralen hämopoietischen Organe (vgl. Mastzellen in Lymphsinus). Meist war mit diesem Vorgang eine Entgranulierung und intracytoplasmatische Vacuolenbildung in zahlreichen Gewebsbasophilen verbunden. Die Häufigkeit solcher Erscheinungen bei bestrahlten und unbestrahlten Mäusen richtete sich nach dem Auftreten akuter Erkrankungen.

Schließlich sei darauf aufmerksam gemacht, daß dichtere herdförmige Mastzellinfiltrate in der Regel mit einer gewissen Entblößung der betroffenen Bezirke von Lymphocyten und Plasmazellen verbunden waren und fast nie mit einer Vermehrung der eosinophilen Leukocyten am gleichen Ort einhergingen. Ähnliche Beobachtungen machte RÄSÄNEN (1958) an menschlichen Magenpräparaten. Es darf vermutet werden, daß eine Mastzellvermehrung erst nach Ablauf örtlicher Antigen-Antikörperreaktionen richtig in Gang kommt und mehr dem Stadium der fibrösen Abheilung eines pathologischen Prozesses eigen ist.

Ob in der von uns festgestellten Neigung bestrahlter Mäuse zur Spätmastocytose in verschiedenen Organen unter anderem auch eine direkte Bestrahlungsfolge zu suchen ist, bleibt ungewiß. Diese Möglichkeit darf deshalb nicht mit Sicherheit abgelehnt werden, weil eine lokale Bestrahlung am Ort ihrer Wirkung ebenfalls zu einer Vermehrung der Mastzellen führen kann (ARVY et al. 1954). Es ist allerdings nicht erwiesen, daß diese Infiltrate über viele Monate bestehen bleiben.

In Anbetracht der langen mittleren Lebensdauer der *Lymphocyten* (OTTESEN 1954, HAMILTON 1958, CRONKITE et al. 1958 u. a.) stellt deren große Empfindlichkeit gegenüber einer akuten Bestrahlung etwas Ungewöhnliches dar, da die meisten übrigen Körperzellen von den ionisierenden Strahlen entsprechend ihrer Proliferationsrate (gemessen am Mitoseindex und der Einbaurate von tritiummarkiertem Thymidin) geschädigt werden. Möglicherweise liegt der Schlüssel zum Verständnis der besonderen Anfälligkeit der Lymphocyten in ihrer geringen morphologischen und funktionellen Differenzierung. In einem merkwürdigen Gegensatz zu der massiven Zerstörung des lymphatischen Parenchyms während des akuten Ganzkörperbestrahlungssyndroms stehen die meist geringen Veränderungen, die wir bei unseren Mäusen im Spätstadium nach Exposition beobachten konnten. Eine Ausnahme machte lediglich der *Thymus*, der sich nach dem rasch einsetzenden Zusammenbruch seines lymphatischen Parenchyms in den ersten Tagen nach der Strahleneinwirkung nie mehr vollständig erholte, mit Ausnahme der Fälle mit Thymusleukose im Gewicht zurückblieb und früher als bei den Kontrolltieren einer zunehmenden Involution anheim fiel. Der Thymus bestrahlter Männchen war im Durchschnitt größer als derjenige der Weibchen, während bei den Kontrollmäusen das Gegenteil zutraf. Ein entsprechender Geschlechtsunterschied wurde auch bei bestrahlten CAF$_1$-Hybriden und BALB/c-Mäusen in Spätstadien nach kurzfristiger Exposition (500—799 r) gesehen (KOHN et al. 1957). Die Gründe des vorzeitigen Einsetzens der endgültigen Thymusinvolution bei ganzbestrahlten Tieren sind nicht abgeklärt. Es erscheint durchaus möglich, daß nicht nur der Strahlenschaden am Thymus selbst daran Schuld trägt, sondern daß noch weitere Faktoren mitspielen. Vor allem fallen hormonale Einflüsse in Betracht. Seit langem kennt man die Thymushyperplasie bei Hyperthyreose, Hypogonadismus und Nebennierenausfall oder die Thymusatrophie bei Überaktivität der Nebennierenrinde. Zur Zeit der Thymusinvolution in späteren Stadien nach Ganzkörperbestrahlung zeigten tatsächlich viele Tiere eine leichte relative Nebennierenrindenhyperplasie, Schilddrüsenbefunde mit geringen morphologischen Aktivitätszeichen und — im Fall der Weibchen — histologisch faßbare Folgen eines Daueroestrogenismus. Wir können deshalb nicht ausschließen, daß eine Verschiebung im endokrinen Gleichgewicht an der vorzeitigen Rückbildung des Thymus mitbeteiligt war. Ob umgekehrt die Thymusinvolution Rückwirkungen auf den Zustand der inkretorischen Drüsen hatte, bleibt ungewiß. Dem Thymus wurden früher die verschiedensten hormonalen Leistungen zugeschrieben (vgl. Comsa 1956); mit Ausnahme des Nachweises eines lymphocytosestimulierenden Faktors (LSF) (Metcalf 1956 und 1958) konnten aber bisher keine allgemein anerkannten Beweise für deren Existenz geliefert werden. Den im Mäusethymus gelegentlich vorhandenen Flimmer- oder Schleimepithelcysten (Arnesen 1958) kommt kaum die Bedeutung endokriner Mikroorgane zu; die Häufigkeit dieser Befunde wurde übrigens durch die Ganzkörperbestrahlung in keiner Weise beeinflußt.

Dagegen bestehen gute Gründe für die Annahme, daß Zellwanderungen vom Thymus in andere lymphatische sowie in die hämopoietischen Organe und umgekehrt möglich sind oder sogar physiologischerweise stattfinden (Gengozian et al. 1957, Fichtelius und Diderholm 1959). Es wird allerdings bezweifelt, daß die nach Knochenmarkinjektionen bei ganzbestrahlten Tieren beschleunigt eintretende Thymusregeneration nur auf einer Wiederbevölkerung durch die injizierten Zellen beruht (Berman und Kaplan 1959). Der Thymus enthält auch Elemente, die nach geeigneter antigener Stimulation Antikörper produzieren können (Williams et al. 1958). Nennenswerte plasmacelluläre Infiltrate traten jedoch nach unserer Erfahrung weder in der Rinde noch im Mark auf. In diesem Umstand kann ein weiterer Hinweis auf eine mögliche Abwanderung von Thymuszellen in andere Organe gesehen werden. Wir haben aber keinen verwertbaren Grund zur Vermutung, daß die nach Ganzkörperbestrahlung vorzeitig erfolgende Thymusinvolution, und eine somit früher als normal gedrosselte Zellabgabe an andere Organe einen nachteiligen Einfluß auf Milz, Lymphknoten und Knochenmark hatte: In der Periode der stärksten Volumabnahme des Thymus bestrahlter Mäuse (6—9 Monate nach Exposition) erfuhren weder die Milz noch die untersuchten Lymphknoten eine deutliche Größenabnahme, und auch die Masse des blutbildenden Knochenmarks schien sich in diesem Zeitraum nicht erkennbar zu verkleinern. Lediglich die periphere Lymphocytenzahl zeigte in dieser Phase eine angedeutete, vorübergehende Reduktion, die aber auch zufällig sein konnte und nicht mit der Thymusatrophie im Zusammenhang zu stehen braucht.

Die Involutionsprozesse gingen bei bestrahlten und unbestrahlten Tieren im wesentlichen mit den gleichen morphologischen Umwandlungen einher; lediglich Lymphangiektasien und kleine Lymphcysten traten nach Ganzkörperbestrahlung etwas häufiger auf. Zustände mit Schwund der Thymuslymphocyten und Hyperplasie der epithelialen Anteile, wie sie von ARNESEN (1958) beschrieben und als präleukämische Veränderungen angesprochen wurden, fielen in unseren Versuchen nicht auf. Beginnende Thymusleukosen zeichneten sich immer durch eine umschriebene Wucherung des gleichen neoplastischen Zelltyps aus, der auch bei fortgeschrittenen Fällen vorherrschte.

Im Gegensatz zum Thymus bewahrten *Milz, Lymphknoten* und *Lymphfollikel* des Magen-Darmtrakts in allen späteren Stadien nach Ganzkörperbestrahlung ein lymphatisches Parenchym, dessen Zelldichte in unkomplizierten Fällen derjenigen unbestrahlter gleichaltriger Kontrolltiere nicht oder nicht deutlich nachstand. Auch die Lymphocytenzahl im peripheren Blut hielt sich bei den nicht zusätzlich erkrankten bestrahlten Mäusen der Versuchsgruppe 1 auf ungefähr gleicher Höhe wie bei den unbehandelten. Ein leichter, aber keineswegs auffälliger Unterschied bestand darin, daß bei älteren bestrahlten Tieren oft eine weniger deutliche Abgrenzung der Lymphfollikel gegen die Umgebung, d.h. eine mehr diffuse lymphocytäre Infiltration zu verzeichnen war. Bei den unbehandelten Kontrollmäusen erschien das lymphatische Parenchym eher weniger gut erhalten als bei den am längsten überlebenden bestrahlten Tieren; die Involution nach Ganzkörperbestrahlung erreichte somit in unkomplizierten Fällen nicht ganz das Maß der physiologischen Altersatrophie.

In Anbetracht der vielen Faktoren, deren Einfluß das lymphatische Gewebe normalerweise untersteht, ist bei der Deutung der gut erhaltenen Lymphopoiese bei älteren bestrahlten Tieren große Zurückhaltung geboten. METCALF (1959) fand bei männlichen C5/BL-Mäusen, die im Alter von 4—9 Wochen einer Röntgenganzbestrahlung (250—450 r) unterzogen worden waren, im Zeitraum von 3—15 Monaten nach der Exposition eine absolute Dauerlymphocytose im peripheren Blut. Zudem konnte dieser Autor im Serum bestrahlter Tiere eine Erhöhung des LSF-(Thymic-Lymphocytosis-stimulating factor-) Spiegels nachweisen. Es zeigte sich auch, daß die bestrahlten Mäuse, im Gegensatz zu den Kontrollen, auf LSF-Injektionen nicht mit einer Steigerung der peripheren Lymphocytenzahlen reagierten, ein Verhalten, das sich durch Thymektomie vor oder nach der Strahleneinwirkung korrigieren ließ. Eine anhaltende absolute Lymphocytose gehört jedoch nicht zu den regelmäßigen Spätfolgen der Ganzkörperbestrahlung (BLOOM und JACOBSON 1948); vermutlich hängt dieser Effekt von den Bestrahlungsbedingungen (vor allem Dosis und Dosisleistung), möglicherweise auch von Species und Stamm der verwendeten Tiere ab. In unseren Versuchen ergab sich in den späteren Stadien nach Exposition nur eine relative, nicht aber eine absolute Lymphocytose. Trotzdem ist es denkbar, daß auch unter den von uns gewählten Bestrahlungsbedingungen (höhere Dosis) eine Vermehrung des LSF im Blut zustande kam; möglicherweise liegt darin der oder ein Grund, weshalb die Lymphopoiese trotz Strahlenschaden bei unseren Mäusen nicht wesentlich beeinträchtigt war. Über die Natur des LSF ist nichts Näheres bekannt. Da die mit der Involution verbundene Entblößung des Thymus von lymphocytären Elementen nicht von einer Reduktion des lymphatischen Parenchyms in anderen Organen gefolgt war, scheint den Thymuslymphocyten bei der Regulation des gesamten lymphatischen Apparats zum mindesten nicht immer eine entscheidende Bedeutung zuzukommen.

Die Größe der *Sekundärknötchen* und das Ausmaß der Germinoblastenbildung (Erläuterung des Begriffs der „Germinoblasten" s. LENNERT 1957, LENNERT und REMMELE 1958) innerhalb derselben darf nicht ohne weiteres als Kriterium der lymphopoietischen Aktivität betrachtet werden. Bildung und Unterhalt dieser besonderen Strukturen und der an ihrem Aufbau beteiligten Zelltypen hängen wahrscheinlich weitgehend von der Art und dem Ausmaß der im betreffenden lymphatischen Organ anfallenden antigenen Stimulation ab (GYLLENSTEN 1954, MIYKAWA et al. 1957, COTTIER und BARANDUN 1959 u. a.). In diesem Sinn spricht auch der immunohistochemische Nachweis von γ-Globulinen im Cytoplasma der Germinoblasten (ORTEGA und MELLORS 1957). Es ist nicht sicher bekannt, ob und in welchem Umfang die Sekundärknötchen an der Lymphocytenproduktion teilhaben; vieles spricht dafür, daß die in ihnen vorhandenen Zelltrümmer (tingible Körperchen) wenigstens zum Teil von den Germinoblasten selbst stammen (COTTIER 1960c). Vermutlich handelt es sich um Miniaturorgane, die nicht nur blastische Funktionen ausüben, sondern auch der Produktion von Immunglobulinen dienen und einen teilweise in sich geschlossenen Zellwechsel aufweisen. Ungewiß bleibt, ob in den Sekundärknötchen eine besondere Art von Antikörperproduktion vor sich geht, da eine Entstehung von Plasmazellen aus den Germinoblasten zum mindesten nicht sicher bewiesen ist. Aus der Abb. 36 geht deutlich hervor, daß weder bei den bestrahlten noch bei den unbestrahlten Mäusen die mit dem Alter zunehmende Dichte der plasmacellulären Infiltration in der Milz von einer Vergrößerung der Sekundärknötchen begleitet war; vielmehr machte sich eine gegensinnige Entwicklung bemerkbar, da sowohl Zahl als auch Ausdehnung der Sekundärfollikel bei alten Tieren beträchtlich geringer erschienen als bei jungen. Die Ganzkörperbestrahlung hatte keine oder nur eine unbedeutende Spätwirkung auf Anzahl, Größe und Aufbau der Sekundärknötchen: Diese waren in der Zeit von 1—4 Monaten nach der Exposition teilweise leicht hyperplastisch, später jedoch von ähnlicher Beschaffenheit wie bei den gleichaltrigen Kontrollen oder nur wenig kleiner. Sehr wichtig ist die Feststellung, daß die Sekundärfollikel der Milz bestrahlter Mäuse in unkomplizierten Fällen nie ein gleiches Maß von Atrophie erreichten wie die der ältesten unbestrahlten Tiere. Von einer Identität der Befunde im natürlichen Senium mit denjenigen im Spätstadium nach Ganzkörperbestrahlung kann daher auch in dieser Beziehung nicht gesprochen werden. Schließlich bleibt hervorzuheben, daß die Sekundärknötchen in den untersuchten Lymphknoten je nach Körperregion verschieden gut entwickelt waren. In den cervicalen und mesenterialen Lymphknoten erschienen sie in der Regel größer als in den inguinalen. Dies hängt wahrscheinlich mit einer ungleichen antigenen Stimulation zusammen.

Konsumierende Krankheiten gingen regelmäßig mit einem erheblichen Verlust an lymphatischem Parenchym einher. Dieser Vorgang ist als Begleiterscheinung der akuten Stressreaktion bekannt und hat — wenigstens teilweise — unspezifischen Charakter. Ferner mochte in vielen Fällen noch eine direkte, toxische Schädigung der Lymphocyten und ihrer Vorläufer ebenso wie der Sekundärknötchenzellen mit eine Rolle gespielt haben. Bestrahlte und unbestrahlte Mäuse, die gleichen oder ähnlichen Leiden zum Opfer fielen, verhielten sich in dieser Hinsicht nicht sicher verschieden, wenn auch die ersteren eine gewisse Neigung zu stärkerer Entblößung der lymphatischen Organe und deutlicherem Absinken der Lymphocytenzahl im peripheren Blut erkennen ließen. Wie im Knochenmark, fanden sich auch in Milz und Lymphknoten septische Nekrosen nur bei jüngeren Tieren. Die bei bestrahlten Mäusen — im Vergleich mit unbestrahlten — größere absolute Häufigkeit derartiger Befunde beruhte vor allem auf dem vermehrten Auftreten generalisierter infektiöser Prozesse während der ersten 6 Monate nach Exposition, d.h. vor Ende des ersten Lebensjahrs. Da die wenigen Kontrolltiere, die in dieser Periode an Sepsis erkrankten, teilweise ebenfalls einen ausgedehnten Gewebszerfall in den lymphatischen Organen aufwiesen, wäre es falsch, den nekrotisierenden Effekt nur der Strahlenwirkung zuzuschreiben. Weshalb sich Infekte mit herdförmigem Untergang des Parenchyms in Milz, Lymphknoten, Knochenmark und Leber auf Mäuse in jugendlichem Alter beschränkten, bleibt noch abzuklären. Als mögliche Ursachen fallen eine mit der Zeit eintretende Immunität gegenüber besonderen Erregern (z. B. Ektromelievirus) und/oder eine für jüngere Mäuse bezeichnende Nekrosebereitschaft anderer Art in Betracht. Die erhöhte Infektanfälligkeit nach Ganzkörperbestrahlung äußerte sich aber nicht nur in der Begünstigung septischer Prozesse, sondern trat auch in einer Vermehrung örtlich begrenzter Infektionen zutage. Solche Befunde konnten in mehreren Organen erhoben werden; sie waren von entzündlichen Reaktionen in den regionären Lymphknoten, teilweise auch in der Milz begleitet. In diese Gruppe gehören die verschiedenen Formen von Lymphadenitis oder Splenitis acuta, subacuta und chronica, ohne oder mit Abscedierung, Fremdkörperreaktionen, Mastzellinfiltraten, Plasmocytose, herdförmiger Ansammlung ceroidhaltiger Zellen und umschriebener Fibrose. An diesen Veränderungen war das lymphatische Parenchym weniger beteiligt. Es erschien in der Regel etwas gelockert und enthielt, je nach Intensität und Dauer des entzündlichen Prozesses, wechselnde Mengen von Zelltrümmern.

Über eine Vermehrung der *Plasmazellen* in den hämopoietischen und lymphatischen Organen während der Dauer des akuten Ganzkörperbestrahlungssyndroms wurde verschiedentlich berichtet (DE BRUYN 1948, MURRAY 1948, LIEBOW et al. 1949, WOHLWILL und JETTER 1953, MURRAY 1959). Dieser Befund steht nicht im Widerspruch zu der bekannten Hemmwirkung einer Ganzkörperbestrahlung auf die Antikörperproduktion (BENJAMIN und SLUKA 1908, HEKTOEN 1915, JACOBSON et al. 1949, TALIAFERRO und TALIAFERRO 1951, DIXON et al. 1952, TALIAFERRO und TALIAFERRO 1954, HALE und STONER 1954, MAKINODAN und GENGOZIAN 1957, MAKINODAN und FRIEDBERG 1958 u.a.), da die strahlenbedingte Drosselung der Leistungen immunologisch aktiver, lymphoreticulärer Organe nur bei einer *erstmaligen* antigenen Stimulation (primary response) voll zum Ausdruck kommt. Die in einer verstärkten Erzeugung von Immunglobulinen resultierende Reaktion auf eine *wiederholte* Antigengabe erleidet durch die Bestrahlung nur eine geringere oder keine Hemmung (MAKINODAN und FRIEDBERG 1958). Gegen ein bestimmtes Antigen bereits immunisierte Tiere fahren trotz der Strahlenwirkung fort, die entsprechenden Antikörper herzustellen, und sind auch — je nach dem Grad der Immunisation — weiterhin in der Lage, eine sog. anamnestische immunologische Reizbeantwortung zu vollziehen (vgl. STONER und HALE 1960 u.a.). Wir konnten eine Vermehrung der Plasmazellen in den hämopoietischen Organen bereits 4—5 Tage nach der Ganzkörperbestrahlung beobachten (vgl. auch MURRAY 1959). In gewissen lymphatischen Organen (cervicale Lymphknoten) lag zu dieser Zeit bereits eine schwere Plasmocytose vor; es darf deshalb angenommen werden, daß es sich hierbei um den morphologischen Ausdruck einer Reaktion auf Antigene handelte, mit denen der Organismus schon längere Zeit vor der Bestrahlung in Kontakt stand.

Als Ursachen der postirradiativen Plasmazellvermehrung kommen eine beschleunigte Alterung plasmocytoider Vorstufen und/oder eine durch die Bestrahlungsfolgen begünstigte, wiederholte antigene Stimulation in Frage. Die strahlenbedingte Leukopenie (Granulocytopenie!) im Verein mit Gewebsschäden an Orten, die als Eintrittspforten für Erreger dienen können, zog wahrscheinlich einen verstärkten Zustrom antigenen Materials in Lymphknoten und — wenigstens teilweise — auch in Milz und Knochenmark nach sich. Mit dieser Hypothese ließen sich die regionären Unterschiede im Ausmaß der Plasmazellinfiltration der Lymphknoten gut verständlich machen. Es ist denkbar, daß auch andere als bakterielle und Virusantigene an diesen Vorgängen beteiligt sind.

Über das Verhalten der Plasmazellen in Spätstadien nach akuter Ganzkörperbestrahlung ließen sich im Schrifttum keine näheren Angaben finden. Unsere Versuche zeigten, daß am Ende des ersten Monats nach Exposition die bestrahlten Mäuse hauptsächlich in den cervicalen, aber auch in den übrigen untersuchten Lymphknoten sowie in Milz und Knochenmark reichlicher Plasmazellen aufwiesen als die gleichaltrigen Kontrollen. Dieser Unterschied verringerte sich dann innerhalb eines Jahres nach Versuchsbeginn, um später wieder deutlicher zu werden. Die Kontrolltiere zeigten erst im hohen Alter eine ähnlich starke Durchsetzung der lymphatischen und hämopoietischen Organe mit Plasmazellen. Das Wesen dieser auch in Spätstadien nach der Strahleneinwirkung fortdauernden Plasmocytose läßt sich am besten ebenfalls als Folge einer ständig leicht gesteigerten antigenen Stimulation verstehen. Wahrscheinlich trug die Infektanfälligkeit der bestrahlten Mäuse dazu bei; aber auch Gewebsschäden anderer Art mochten mitbeteiligt gewesen sein. Vermutlich war die Vermehrung der Plasmazellen bei bestrahlten Tieren nicht ohne Bedeutung für das vorzeitige Auftreten der Amyloidose.

Die Elemente des *reticulohistiocytären Systems* (RHS) gelten allgemein als ziemlich strahlenresistent. Nach akuter Ganzkörperbestrahlung mit mittelletalen Dosen wurde kein gesteigerter Untergang der Reticulumzellen und freien Makrophagen beobachtet (BLOOM und BLOOM 1947, TULLIS 1949 u.a.). Gestützt auf die Beobachtung einer rasch auftretenden Kern- und Nucleolenvergrößerung sowie cytoplasmatischer Schwellung und Vacuolenbildung in den Reticulumzellen der Milz ganzbestrahlter Tiere, versuchte SCHERER (1956) zu zeigen, daß das RHS durch die ionisierenden Strahlen doch einen erheblich stärkeren Schaden erleidet als bisher angenommen wurde. Es fragt sich, ob diese Deutung zutrifft. Wohl konnten wir die Befunde SCHERERs im wesentlichen bestätigen, doch fiel auf, daß erstens die erwähnten Veränderungen der Reticulumzellen nur in Gebieten mit massivem Untergang des lymphatischen oder hämopoietischen Parenchyms deutlich wurden und zweitens gleichartige morphologische Umwandlungen auch bei unbestrahlten Tieren mit schwerem Zelluntergang innerhalb des reticulären Grundgerüsts auftraten. Es ist daher sehr gut möglich, daß der beschriebene Gestaltswandel der Reticulumzellen in der Frühphase des akuten Syndroms eher einer Reaktion auf die in der Umgebung stattfindende Nekrobiose sensibler Elemente als einer direkten Bestrahlungsfolge entspricht. Einen verstärkten Untergang von Reticulumzellen nach der Exposition konnten wir in den histologischen Schnitten und Ausstrichen nie überzeugend darstellen. Dagegen fand sich, in Übereinstimmung mit den Befunden anderer Autoren, während der Dauer des akuten Syndroms ein Abfall der Monocyten im peripheren Blut. Die Funktion der reticuloendothelialen Elemente scheint durch die Bestrahlung leicht beeinträchtigt zu werden: Während die Clearance beschränkter Mengen intravenös injizierter Partikel (Au^{198}, $CrP^{32}O_4$) bei ganzbestrahlten Ratten und Kaninchen (Dosen von 400—1040 r) von verschiedenen Autoren unverändert gefunden wurde (Barrow, Tullis und Chambers 1951, Gabrieli und Auskaps 1953, Di Luzio 1955, Di Luzio et al. 1957), ergab sich bei Ratten bereits nach einer Belastung mit 100 r eine Reduktion der totalen Phagocytosekapazität des RHS (Gabrieli und Auskaps 1953). Kaninchen, die 800 r erhielten, zeigten zudem während 2 Wochen nach Exposition eine herabgesetzte Blutclearance injizierten Prodigiosins; das RHS nahm in dieser Zeit auch weniger radioaktiven Phosphor auf als bei Normaltieren. Später als 14 Tage nach der Bestrahlung wurde in den gleichen Versuchen eine Verstärkung der Phagocytose festgestellt (Taplin et al. 1952). Ferner ließ sich bei bestrahlten Mäusen und Ratten die cortisoninduzierte Phagocytosehemmung im Gegensatz zu unbehandelten Kontrollen durch Cholingaben nicht korrigieren (Heller 1955). Einen weiteren Hinweis auf die nach Ganzkörperbestrahlung gestörte Funktion des RHS liefern die Befunde von Ko Ko Gyl et al. (1955), die bei mit 350 und 450 r belasteten Mäusen eine Hemmung der intracellulären Verdauung phagocytierter Hühnererythrocyten in den Zellen des RHS feststellten. Bei der Beurteilung dieser Angaben ist zu berücksichtigen, daß bei den ganzbestrahlten Tieren von Reticulum- und Endothelzellen zahlreiche Zelltrümmer aus den hämopoietischen und lymphatischen Organen aufgenommen werden (vgl. unter anderem Hämosiderose!) und daß die erwähnten Störungen in der Fähigkeit zu weiterer Phagocytose wenigstens teilweise auf diesem Umstand beruhen könnten. Jedenfalls darf nicht mit Sicherheit gefolgert werden, daß es sich ausschließlich um direkte Strahlenschäden des RHS handelt.

Über eine gestörte Leistungsfähigkeit oder morphologische Veränderungen des RHS in Spätstadien nach Ganzkörperbestrahlung ist aus der Literatur nichts zu erfahren. Die Monocytenzahlen im peripheren Blut waren in den Spätstadien nach Exposition nicht deutlich herabgesetzt. Die in unseren Versuchen beobachtete Neigung ganzbestrahlter Mäuse zu einer reticuloendothelialen und interstitiellen Hämosiderose braucht nicht auf eine funktionelle Beeinträchtigung der mit diesem Pigment beladenen Zellen hinzuweisen. Auch die im Vergleich mit den unbehandelten Kontrollen leicht verstärkte Lipochromanhäufung in den Kupfferschen Sternzellen der Leber stellt keinen Beweis für deren Minderwertigkeit dar, sondern könnte bloß Ausdruck eines gesteigerten Abbaus anderer Gewebselemente sein. Obwohl demnach gewisse morphologische Besonderheiten am RHS ganzbestrahlter Tiere auch im Spätstadium nach der Exposition nachgewiesen wurden, erlauben unsere Befunde nicht den Schluß, daß es sich hierbei um direkte Strahlenschäden handelte. Zellen mit PAS-positiven und teilweise säurefesten Einschlüssen (ceroidartige Substanzen) traten in Milz, Thymus und Lymphknoten (vor allem mesenterial) bei bestrahlten Tieren früher in größerer Zahl auf als bei unbestrahlten, stellten aber keinen regelmäßigen Befund dar. Nach TEILUM (1956) soll diese Zellart nach Stimulation verschiedener Art entstehen; der gleiche Autor schreibt ihr die Fähigkeit zur Produktion polysaccharidhaltiger Globuline zu. Vermutlich handelt es sich aber zur Hauptsache um Makrophagen, die mit Abbauprodukten beladen sind. Auf die in lymphatischen Organen älterer bestrahlter Mäuse vermehrt vorkommenden Fibroseherde, ebenso wie auf umschriebene Proliferationen des Reticulums, Fremdkörperreaktionen und Sinushistiocytose wurde bereits aufmerksam gemacht. Eine erhöhte Infektanfälligkeit und andere durch die Strahlenwirkung begünstigte Gewebsschäden mögen diesen Befunden zugrunde gelegen haben. Das gleiche gilt vermutlich auch für die Fälle mit Kapselfibrose der Lymphknoten, die am ehesten als Narbenstadium nach abgelaufener Perilymphadenitis anzusprechen ist.

Die Bedeutung der hier erwähnten Befunde liegt vor allem in dem Bild, das sie von den in ihrem Einzugsgebiet abgelaufenen und in regionären Lymphknoten- oder Milzreaktionen resultierenden Prozessen vermitteln.

Im Frühstadium nach Ganzkörperbestrahlung nimmt der *Lymphfluß* nach anfänglichen Schwankungen etwas ab (VALENTINE et al. 1949, BROWN et al. 1950). 7—14 Tage nach Belastung mit einer 100%igen Letaldosis fanden ROSS et al. (1952) in der Lymphe von Hunden und Ratten reichlich Erythrocyten, ein Befund, der allgemein als Ausdruck einer strahlenbedingten Zunahme der Capillarfragilität angesehen wird. Über eine Schädigung des Lymphgefäßsystems an sich geben diese Versuche jedoch keine Auskunft.

Auch über Spätwirkungen der akuten Ganzkörperbestrahlung auf das *Lymphgefäßsystem* ist nichts bekannt. Zuverlässige Aussagen über Zahl, Verlauf und Weite der Lymphgefäße könnten nur mit Hilfe lymphangiographischer Röntgenaufnahmen gemacht werden. Derartige Untersuchungen sind unseres Wissens jedoch bisher an alten, ganzbestrahlten Tieren noch nicht durchgeführt worden. Im histologischen Bild sind die Lymphspalten und kleinen Lymphgefäße sehr schwer zu beurteilen. Unsere Beobachtungen erlauben keine sichere Beantwortung der Frage, ob die mit dem Alter normalerweise leicht fortschreitende Verödung der Lymphgefäße durch die Ganzkörperbestrahlung beschleunigt wurde. Die bei bestrahlten Mäusen häufiger als bei unbehandelten Kontrolltieren nachgewiesenen Lymphangiektasien und Lymphcysten, ferner die Fibrosierungsprozesse im Inneren und im Kapselbereich der Lymphknoten könnten allerdings in diesen Fällen eine örtliche Beeinträchtigung des Lymphflusses vermuten lassen. Es handelte sich aber nicht um regelmäßige Befunde; am ehesten ließen sie sich als Folgezustände abgelaufener Lymphadenitiden und Lymphangitiden verstehen.

Die Amyloidose wird im Schlußabschnitt behandelt.

Die Leukosen

Seit den ersten Berichten über die leukämiefördernde Wirkung ionisierender Strahlen auf Mensch (v. Jagié et al. 1911, Aubertin 1930, Henshaw und Hawkins 1944, Ulrich 1946) und Tier (Krebs et al. 1930, Furth und Furth 1936, Henshaw 1944) wurde dieser besondere Späteffekt durch sehr zahlreiche experimentelle Untersuchungen weiter bestätigt, und seine Abhängigkeit von Bestrahlungsbedingungen, Species, Alter, Geschlecht, hormonalen Faktoren und anderen Einflüssen gründlich untersucht (Übersichtsarbeiten: Furth und Upton 1954, Court Brown 1959). Die an Überlebenden von Hiroshima und Nagasaki (Moloney und Lange 1954, Lange et al. 1954, Moloney 1955, Court-Brown und Doll 1956) gemachten Beobachtungen ebenso wie die Feststellung einer erhöhten Leukämieincidenz bei Patienten, die aus therapeutischen Gründen einer Bestrahlung unterzogen worden waren (Wirbelsäulenbestrahlung bei Spondylitis ankylopoetica [Court Brown und Doll 1956], Thymusbestrahlung wegen Thymushyperplasie im Säuglingsalter [Simpson et al. 1955, Murray et al. 1959, Hempelmann 1960 u.a.]), bekräftigen die Gültigkeit der früheren Erfahrungen.

Die Ganzkörperbestrahlung führt allerdings nicht regelmäßig zu einem vermehrten Auftreten von Leukosen. Von großer Wichtigkeit sind Species und Stamm, weshalb mit Recht vor kritiklosen Vergleichen zwischen Mensch und Tier gewarnt wird (Kirschbaum 1956). Beispielsweise zeigten Wistarratten, die unter normalen oder hypoxischen Bedingungen mit 250—1600 r einzeitig belastet wurden, in späteren Stadien nach Exposition, im Gegensatz zu vielen Mäusestämmen, keine Zunahme der Leukämieincidenz (Lamson et al. 1957). Eine wesentliche Bedeutung hat auch das Alter zur Zeit der Bestrahlung, indem sich junge Tiere als besonders empfänglich erwiesen (Kaplan 1947, Kirschbaum und Mixer 1947, Kaplan 1948, Upton und Furth 1958). Im übrigen haben die

ionisierenden Strahlen auf die Entwicklung der verschiedenen Leukoseformen, die ihrerseits stark an Species und Stamm gebunden sind, einen
derart ungleichen Einfluß, daß sich eine getrennte Besprechung empfiehlt.

Die *thymische Leukose*, die erste nach Ganzkörperbestrahlung
erscheinende Neubildung (FURTH und FURTH 1936), entwickelt sich
zunächst als umschriebene subkapsuläre Geschwulst in der Thymusrinde.
Im weiteren Verlauf durchsetzt diese das Mark, infiltriert die Umgebung
und kann später in die Blutbahn einbrechen (CARNES und KAPLAN
1956). Es handelt sich um die am besten bekannte Mäuseleukose; eine
eingehende Besprechung rechtfertigt sich jedoch deshalb, weil die
komplexen Zusammenhänge zwischen Strahleninsult und Tumorbildung
an diesem Beispiel besonders gut zu zeigen sind und auch für gewisse
andere Neoplasien Gültigkeit haben könnten. Die Häufigkeit der
Thymusleukose nach Bestrahlung richtet sich, soweit bisher bekannt ist,
nach folgenden Regeln:

1. Bei Stämmen, die häufig eine spontane Thymusleukose entwickeln (z. B. C57BL-Mäuse), hat die ionisierende Strahlung eine
bedeutend stärker beschleunigende und fördernde Wirkung als bei
solchen, die diesem Leiden natürlicherweise nicht stark unterworfen
sind.

2. Meistens wird das weibliche Geschlecht häufiger befallen. LAF_1-
Weibchen, die den Strahlen einer Kernwaffenexplosion ausgesetzt
waren, ließen zudem eine niedrigere Schwellendosis (192 r) für die
Induktion der Thymusleukose erkennen als die Männchen (500 r) (FURTH
et al. (1954).

3. Die größte Ausbeute an Thymusleukosen wird durch die Bestrahlung von Jungtieren vor dem Erreichen des ersten Lebensmonats
erzielt (KAPLAN 1947 und 1948).

4. Bei Verwendung der gleichen Strahlenqualität, Dosis und Dosisleistung ist die Ganzkörperbestrahlung hinsichtlich der Induktion von
Thymusleukosen sehr viel wirksamer als die Lokalbestrahlung des
Thymus (KAPLAN 1949a). Wird dagegen der gesamte übrige Organismus
der Strahlenwirkung ausgesetzt und nur der Thymus abgeschirmt,
reduziert sich die Häufigkeit der Thymustumoren auf einen Bruchteil
derjenigen nach Exposition des ganzen Körpers (TOCH et al. 1956);
immerhin bleibt die Incidenz auch bei den so bestrahlten Mäusen oft
höher als bei unbestrahlten Kontrolltieren (KIRSCHBAUM et al. 1952).
Eine Schutzwirkung erreicht man auch durch Abdecken der Milz (HOLL-
CROFT et al. 1957) oder knochenmarkhaltiger Skeletteile (CARNES et al.
1956, KAPLAN et al. 1956a) während der Bestrahlung.

5. Die Injektion isologer Milz- und Knochenmarksuspensionen nach
der Bestrahlung läßt sich in ihrer Wirkung mit dem Abdecken von
Knochenmarkteilen während der Exposition vergleichen (vgl. KAPLAN

und Brown 1952a) und reduziert die Zahl der später an Thymusleukose erkrankenden Tiere ganz erheblich (Kaplan et al. 1953, Hochstetler et al. 1954, Kaplan et al. 1956a), besonders wenn die Injektionen innerhalb von anderthalb Stunden nach der Bestrahlung ausgeführt werden (Kaplan et al. 1955). Interessanterweise resultiert aus der Verabreichung größerer, aber wegen nachfolgender Behandlung mit Milzhomogenaten nicht letaler Strahlenmengen eine herabgesetzte Tendenz der Thymustumoren zur Generalisation (Cole et al. 1956).

6. Eine der Ganzkörperbestrahlung vorausgehende Thymektomie hat zur Folge, daß sich die Latenzzeit bis zum Auftreten lymphoidzelliger Leukosen verlängert, und deren totale Incidenz stark herabgesetzt wird (Kaplan 1947 und 1950). Dasselbe gilt auch für die durch Methylcholanthren induzierten Lymphome (Kirschbaum und Liebelt 1955). Morphologisch kennzeichnend und an sich gut verständlich ist in diesen Fällen das Fehlen eines Tumors im vorderen Mediastinum; trotzdem handelt es sich wahrscheinlich bei einem Teil dieser Neubildungen wesensmäßig um die gleichen Prozesse wie bei den Thymusleukosen. Die Neigung thymektomierter und dann ganzbestrahlter Mäuse, in späteren Stadien vermehrt Leukosen mit extrathymischer Lokalisation zu entwickeln (Upton und Furth 1958), spricht nur für eine Bevorzugung anderer Organe und nicht zwingend für eine Identität solcher Formen mit der nicht-thymischen Leukose intakter Tiere. Cytologisch lassen sich jedenfalls keine zuverlässigen Unterschiede erkennen.

7. Sehr aufschlußreich sind die Erfahrungen, die mit Thymustransplantationen von unbestrahlten Spendern auf thymektomierte, bestrahlte Empfänger gesammelt werden konnten. Diese Implantate regenerieren in bestrahlten Wirten weniger gut als in unbestrahlten (Carnes et al. 1956, Kaplan et al. 1956b), sind aber, wenn die Organübertragung innerhalb der ersten 8 Tage nach Exposition vollzogen wird, später ebenfalls häufiger Sitz lymphoidzelliger Neubildungen als bei unbestrahlten Kontrollen (Kaplan et al. 1956a). Um die Herkunft der in solchen Fällen den implantierten Thymus besiedelnden Tumorzellen abzuklären, unternahmen Kaplan u. Mitarb. (1956c) folgende Versuche: C57BL-Mäuse, die nach Bestrahlung sehr häufig Thymusleukosen produzieren, wurden mit den in dieser Beziehung relativ refraktären C3H(b)-Tieren reziprok gepaart. F_1-Hybriden erhielten nach vorausgehender Thymektomie und Ganzkörperbestrahlung Thymusimplantate nichtbestrahlter Eltern und anderer Hybriden. In den von den F_1-Hybriden und C57BL-Mäusen stammenden Thymusimplantaten entwickelten sich innerhalb von 15 Monaten nach Exposition in $^1/_4$—$^1/_3$ der Fälle lymphoidzellige Tumoren, im Gegensatz zu nur 3% in den von den C3H(b)-Tieren gelieferten. Die so induzierten Geschwülste in den vom C57BL-Stamm hergeleiteten Thymusimplantaten wuchsen nach Rück-

transplantation sowohl in intakten C57BL-Mäusen als auch in den Hybriden, nicht aber in C3H(b)-Tieren progressiv weiter. Lymphome, die in den aus Hybriden entnommenen Thymusimplantaten entstanden, ließen sich demgegenüber nur auf Hybriden erfolgreich übertragen. Die erwähnten Autoren folgern aus diesen Ergebnissen, daß die Tumorzellen vom Thymusimplantat und nicht vom bestrahlten Wirt stammten. Wenn dieser Schluß richtig ist — auf Grund des heute Bekannten läßt er sich durchaus rechtfertigen —, muß angenommen werden, daß in diesen Fällen die Induktion der Thymusleukosen durch die Bestrahlung auf einem rein indirekten Mechanismus beruhte; denn die Implantate waren ja der Wirkung ionisierender Strahlen nie ausgesetzt. Mit ähnlichen Methoden konnten diese Untersucher auch zeigen, daß sich der nach Ganzkörperbestrahlung infolge nachträglicher Injektion von C57BL-Knochenmark beschleunigt regenerierte Thymus von (C57BL X BALB)-F_1-Mäusen nur auf gleichartige Hybriden, nicht aber auf Tiere des Spenderstamms erfolgreich übertragen läßt (KAPLAN et al. 1957). Aus diesen Befunden geht hervor, daß die raschere Wiederbesiedlung des Thymus nach dem Strahleninsult nicht oder zum mindesten nicht vorwiegend durch eingewanderte Spenderzellen erfolgte. Wiederholte Passagen des gleichen Thymustumors haben in der Regel eine zunehmende Autonomie desselben zur Folge, so daß schließlich homologe Transplantationen auf intakte Tiere möglich werden (KAPLAN und HIRSCH 1956). Thymusgewebe, das von jungen Tieren stammt, zeigt, auf thymektomierte, bestrahlte Empfänger transplantiert, eine wesentlich größere Neigung zur neoplastischen Umwandlung als dasjenige älterer Mäuse. Das Geschlecht der Spendertiere vor der Pubertät hat indessen keinen Einfluß auf die Incidenz der Lymphome in den auf thymektomierte, ganzbestrahlte Tiere übertragenen Thymusimplantaten (CARNES et al. 1956).

8. Die Häufigkeit der induzierten Thymusleukosen hängt unter anderem von der verabreichten gesamten Strahlenmenge ab (KAPLAN und BROWN 1951). Allerdings macht sich hier ein Geschlechtsunterschied bemerkbar: LAF_1-Weibchen, die man einer Kernwaffenexplosion aussetzte, wurden durch erheblich geringere Dosen zur vermehrten Entwicklung von Thymustumoren gebracht (Schwellendosis 192 r) als die Männchen (Schwellendosis 500 r) (FURTH et al. 1959). Überstieg die eingestrahlte Dosis jedoch 700 r, erwiesen sich die Männchen als empfänglicher. Wird durch geeignete Fraktionierung (KRÖNING und SIGMUND 1955) oder durch Schutzmaßnahmen (z.B. AET [Aminoäthylthiouronium BrHBr] vor oder Knochenmarkinjektionen nach Bestrahlung [COSGROVE et al. 1958]) eine weitere Steigerung der Gesamtdosis ohne entsprechend erhöhte Frühmortalität möglich gemacht, kann es wieder zum Absinken der Lymphomincidenz kommen.

9. Die Dosisleistung hat ebenfalls ihre Bedeutung (vgl. SACHER 1960), doch tritt nach chronischer Belastung mit geringen Strahlenmengen auch eine Zunahme der Leukosen in Erscheinung (LORENZ et al. 1949, SPARGO et al. 1951 u. a.).

10. Durch eine besonders gewählte Fraktionierung der Dosis läßt sich, trotz Verminderung der Frühmortalität, eine Erhöhung der Leukoseincidenz erzielen: Bei C 57 BL-Mäusen hatte eine Gesamtdosis von 951 r, als 4 gleiche Fraktionen in Abständen von 4—8 Tagen verabreicht, bezüglich der Induktion von Thymustumoren die stärkste Wirkung (Incidenz von 90%). Der Mechanismus der tumorigenen Strahlenwirkung ist demnach nicht mit demjenigen identisch, der zum akuten Strahlentod führt (KAPLAN und BROWN 1952c, UPTON und FURTH 1958).

11. Kastration der Männchen (KAPLAN 1950, UPTON et al. 1956, KIRSCHBAUM und LIEBELT 1955, TOCH et al. 1956), dauernde Oestrogenbehandlung (KIRSCHBAUM et al. 1949b, GARDNER 1950, KAPLAN und BROWN 1951, GARDNER und RYGAARD 1954, TOCH et al. 1956), wiederholte Thyroxingaben bei gleichzeitiger Verabreichung von Vitamin- und Leberpräparaten (GRAD 1957) und Adrenalektomie (KAPLAN et al. 1951) fördern die Entwicklung der thymischen Leukose, während Testosteron (vor allem im Verlauf der Bestrahlung gegeben [KAPLAN und BROWN 1952b], aber nach GARDNER und RYGAARD 1954 auch nachher noch wirksam), Kastration der Weibchen (UPTON et al. 1956), Cortison (KAPLAN et al. 1951) sowie eine durch Thiouracil (MORRIS et al. 1957) oder Radio-Jod (NAGAREDA und KAPLAN 1957) hervorgerufene Hypothyreose einen hemmenden Einfluß ausüben. Die Hypophysektomie verhindert die Entstehung der Thymusleukosen nicht (NAGAREDA und KAPLAN 1955).

In unseren Versuchen bewirkte die Ganzkörperbestrahlung, übereinstimmend mit den Befunden anderer Autoren, eine Vermehrung und ein leicht beschleunigtes Auftreten der thymischen Leukosen. Die Latenzzeit nach Exposition bis zum Erscheinen der ersten Thymustumoren war allerdings kürzer (2—3 Monate) als bei anderen Mäusestämmen. Deutlich kam die Bevorzugung des weiblichen Geschlechts zum Ausdruck, bei bestrahlten Tieren noch mehr als bei unbestrahlten. Wiederholt zeigten die an Thymusleukose erkrankten Weibchen morphologische Befunde an Uterus und Vagina, die auf einen Dauer- und/oder Hyperoestrogenismus hinwiesen (glandulär-cystische Hyperplasie des Endometriums, Hyperkeratose und Hyperplasie des Vaginalepithels). Diese Veränderungen fanden sich jedoch nicht regelmäßig, bei bestrahlten immerhin häufiger als bei unbestrahlten Tieren. Es ist daher durchaus denkbar, daß der nach Bestrahlung stärker hervortretende Geschlechtsunterschied in der Häufigkeit der Thymustumoren mit einer vermehrten und/oder andauernden Oestrogenwirkung zusammenhing. Entsprechende hormonale Einflüsse fallen jedoch für die Erklärung der erhöhten Incidenz thymischer Leukosen bei Männchen kaum in Betracht. Am wahrscheinlichsten ist, daß die strahlenbedingte Begünstigung der Thymusleukosen auf einem komplexen und, wie oben erläutert wurde, vorwiegend oder ausschließlich indirekten Mechanismus beruht. Da nach GROSS (1958) Viren oder virusartige Gebilde bei der Entstehung dieser Neoplasie eine Rolle spielen, muß auch die Möglichkeit eines Einflusses ionisierender Strahlen auf das Virus-Wirtsverhältnis erwogen werden. Vor allem fällt eine Herabsetzung der Resistenz bestrahlter Tiere in Betracht. Einstweilen haben diese Überlegungen jedoch nur hypothetischen Charakter, da die bisherigen Kenntnisse auf diesem Gebiet noch keine zuverlässigen Schlüsse gestatten.

Die Häufigkeit der *lymphoidzelligen Parablastenleukose ohne Thymusbeteiligung* war bei bestrahlten und unbestrahlten Mäusen gleich gering; die ionisierenden Strahlen hatten hier keine begünstigende Wirkung. FURTH u. Mitarb. (1959) gewannen aus den Befunden an LAF_1-Mäusen, die einer Kernwaffenexplosion ausgesetzt waren, sogar den Eindruck einer mit zunehmender Dosis herabgesetzten Incidenz dieser ihrem Wesen nach nicht ganz einheitlichen Leukoseform. Die Autoren deuten diese Ergebnisse als Folge einer ,,strahlenbedingten Atrophie und einer damit verbundenen Unfähigkeit der überlebenden Zellen zu stärkerer Proliferation'', also gleichsam als therapeutischen Effekt der Ganzkörperbestrahlung. Es kann wohl sein, daß von dem massiven Zelltod während der Frühphase nach Exposition auch viele potentiell maligne Zellen erfaßt werden und auf diese Weise eine Reduktion der Leukosefälle zustande kommt. COLE et al. (1960) konnten demgegenüber bei $(C57 \times A)F_1$-Mäusen durch eine akute Ganzkörperbestrahlung mit 690 r die Häufigkeit dieser Leukoseform von 5% auf 12,5% steigern; eine noch größere Ausbeute erzielten sie allerdings durch Fraktionierung der Dosis (8×85 r in 8tägigen Abständen).

Lokalisation und Morphologie der Tumorzellen bei nicht-thymischen, lymphoidzelligen Leukosen sprechen dafür, daß sie dem Formenkreis der Lymphadenose-Lymphosarkomatose zuzuordnen sind. Das extrathymische lymphatische Parenchym erleidet, wie wir in unseren Versuchen erfahren konnten, in den Spätstadien nach der Exposition im Gegensatz zum Thymus keine deutliche vorzeitige Involution. Möglicherweise liegt in diesem Umstand ein Schlüssel zum besseren Verständnis der geringen oder fehlenden Begünstigung von aus diesen Zelllinien hervorgehenden neoplastischen Prozessen durch die ionisierenden Strahlen.

Die Wirkung der Ganzkörperbestrahlung auf Zeitraum des Auftretens und Häufigkeit der *myeloischen Leukose* hängt in erster Linie

vom Mäusestamm ab, mit dem die Untersuchungen durchgeführt
werden. Im allgemeinen sind junge Tiere empfänglicher für eine strahlenbedingte Induktion der Myelose als alte, neugeborene allerdings weniger
als solche im Alter von einigen Wochen (UPTON und FURTH 1958). Eine
Begünstigung des weiblichen Geschlechts ist nicht bei allen Mäusestämmen zu beobachten; mitunter erkranken Männchen häufiger (UPTON
und FURTH 1958). Für die Erzeugung einer höheren Myeloseincidenz
genügen nach den Erfahrungen von UPTON u. Mitarb. (1954) geringere
Strahlenmengen als im Fall der thymischen Leukose. Durch Fraktionierung der Dosis gelang es bisher nicht, eine größere Ausbeute zu
erreichen; vielmehr wurde in solchen Versuchen eine Herabsetzung der
Häufigkeit notiert (UPTON et al. 1954). Über endokrine Einflüsse weiß
man wenig Bescheid. Die Orchidektomie soll bei RF-Männchen einen
hemmenden Effekt auf die Entwicklung der myeloischen Leukose, die
Ovariektomie keine Wirkung haben (UPTON et al. 1956). Durch Abdecken knochenmarkhaltiger Körperteile während der Bestrahlung läßt
sich eine Schutzwirkung erzielen (UPTON et al. 1954), ebenso durch
Splenektomie vor der Exposition (UPTON et al. 1957c u.a.). Die zuletzt
erwähnte Maßnahme beeinflußt demgegenüber die fördernde Wirkung
ionisierender Strahlen auf Thymusleukosen nicht. Die eigenen Beobachtungen stehen mit dem bisher Bekannten teilweise in Übereinstimmung; die myeloische Leukose wurde bei unserem Mäusestamm
durch die Ganzkörperbestrahlung deutlich gefördert. Die Begünstigung
der Weibchen entspricht jedoch nicht den Befunden von UPTON und
FURTH (1958) an bestrahlten RF-Mäusen, bei denen die Myelose vor
allem die Männchen betraf. Wahrscheinlich handelt es sich hierbei um
stammesbedingte Unterschiede. Es kann hier erwähnt werden, daß bei
den Überlebenden von Hiroshima und Nagasaki vor allem myeloische
und akute Parablastenleukämien, aber fast keine lymphoidzelligen Neubildungen beobachtet wurden (MOLONEY 1955). Eine klare Alters- oder
Geschlechtsdisposition trat in diesen Fällen nicht zutage (LANGE et al.
1954). Diese Tatsachen zeigen, daß Species und Stamm für die Art der
durch Ganzkörperbestrahlung induzierten Neoplasien von ausschlag-
gebender Bedeutung sind.

In seiner kürzlich erschienenen Übersicht über die Mäuseleukosen
gibt KÖHLER (1958) an, eindeutige *Monocyten-Leukosen* fehlten bei Versuchstieren, obwohl früher FURTH (1939) derartige Fälle beschrieben
und auch CLOUDMAN (1941) „leukämische oder aleukämische Monocytome
oder monocytische Sarkome" ausdrücklich als bei der Maus nicht
unbekannte Neoplasien angeführt hatte. Vermutlich wird die Mono-
cytenleukose nicht von allen Autoren gleich definiert. Jedenfalls handelt
es sich um große Seltenheiten. Auch in unseren Versuchen traten sie nur
vereinzelt auf, bei den bestrahlten Tieren im Vergleich mit den Kontrollen allerdings in doppelter Zahl.

Die einzigen, uns aus der Literatur bekannten Mitteilungen über spontane, *diffuse Plasmocytome* bei Mäusen stammen von RASK-NIELSEN und GORMSEN (1951) und LAW (1959); sie betreffen den Street- und C3H-Stamm. Strahleninduzierte Neoplasmen der Plasmazellreihe sind unseres Wissens nur bei Ratten (MAISIN 1959), nicht aber bei Mäusen gesehen worden. Wir fanden unter den bestrahlten Mäusen 5 solche Fälle, 4 Männchen und 1 Weibchen. Dieser Geschlechtsunterschied steht möglicherweise in Beziehung mit der bei männlichen Tieren zu verschiedenen Zeiten nach Exposition deutlicher als bei Weibchen ausgeprägten Neigung zu plasmocytären Infiltraten in lymphoreticulären Organen. Die strahleninduzierten Plasmocytome geben ein weiteres Beispiel dafür, daß durch die Wirkung ionisierender Strahlen im Rahmen einer allgemein geförderten Tumorgenese seltene Neubildungen induziert werden können (vgl. BRECHER et al. 1953, COTTIER 1960 u.a.), ein Umstand, der für die Tumorforschung ausgenützt werden kann.

Versuchen wir, aus der Fülle der über strahleninduzierte Leukosen bekannten Tatsachen gewisse Grundsätze herauszuschälen, läßt sich folgendes festhalten:

Species und Stamm sind für die Art der induzierten Leukosen und deren Incidenz von entscheidender Bedeutung.

Es werden durch die Ganzkörperbestrahlung in der Regel nur Leukoseformen stark gefördert, die auch spontan mit einer gewissen Häufigkeit auftreten.

Fast nie erkranken alle bestrahlten Tiere an Leukämie, d.h., es macht sich ein auf unbekannten Ursachen beruhendes Selektionsprinzip geltend.

Nicht jeder Leukosetyp wird durch die ionisierenden Strahlen in seiner Entwicklung gefördert.

Es besteht keine allgemeingültige Gesetzmäßigkeit zwischen eingestrahlter Gesamtdosis und Leukoseincidenz, obwohl innerhalb eines bestimmten Dosisbereichs und bei gewissen Formen von Leukose eine Abhängigkeit der Ausbeute von der verabreichten Strahlenmenge beobachtet wird.

Durch Fraktionierung der Dosis oder Veränderung der Dosisleistung läßt sich die Induktion der Leukosen teils steigern, teils hemmen.

Das Alter der Tiere zur Zeit der Exposition ist von großer Wichtigkeit für die Zahl der später auftretenden Leukosefälle.

Eine Reihe von Leukosearten weist eine eindrückliche Geschlechtsabhängigkeit auf, die bei bestrahlten Tieren teilweise noch deutlicher hervortritt.

Hormonale Einflüsse sind für die Entstehung mehrerer strahleninduzierter Leukosen mitbestimmend.

Im Fall der thymischen Leukose läßt sich zeigen, daß ein indirekter Mechanismus für die strahlenbedingte Induktion der neoplastischen Prozesse maßgebend sein kann.

Lokalbestrahlungen haben eine viel geringere leukämische Wirkung als Ganzkörperbestrahlungen.

Diese Feststellungen belegen, daß die der strahlenbedingten Begünstigung leukämischer Neubildungen zugrunde liegenden Vorgänge zum mindesten teilweise anderer Art sind als diejenigen, welche die bekannten Zell- und Gewebsschäden während der Frühphase nach Ganzkörperbestrahlung verursachen. Die am Zelluntergang während des akuten Syndroms gemessene Strahlenempfindlichkeit der verschiedenen Zellarten des Säugetierorganismus läßt sich in eine Sensibilitätsskala einordnen, die — abgesehen von wenigen Ausnahmen — mit bemerkenswerter Unabhängigkeit von Species und Stamm allgemeine Gültigkeit besitzt (vgl. WARREN 1943). Dies trifft aber, wie oben dargelegt wurde, für die leukämogene Spätwirkung der Bestrahlung keineswegs zu. Es besteht auch keine sichere, gesetzmäßige Beziehung zwischen der abtötenden („killing effect“) und der leukämiefördernden Wirkung ionisierender Strahlen auf eine bestimmte Zellform. Die hochempfindlichen Proerythroblasten und Erythroblasten — um nur ein Beispiel zu erwähnen — konnten unseres Wissens bisher durch Bestrahlung nie zu einer malignen Entartung gebracht werden. Für die Verschiedenheit der am frühen postirradiativen Zelltod und dem leukosebegünstigenden Einfluß beteiligten Mechanismen spricht auch die Beobachtung, daß Cysteamin gegenüber dem leukämogenen Effekt ionisierender Strahlen nicht denselben Schutz bietet wie gegenüber der akut-tödlichen Wirkung (MEWISSEN 1958). Wir haben ferner zu berücksichtigen, daß bei mehreren Mäuseleukosen virusartige, transplantable, zellfreie Agentien nachgewiesen wurden (vgl. GROSS 1957); möglicherweise sind alle Leukämien, auch die durch Bestrahlung induzierten, durch „Viren“ bedingt oder mitbedingt (GROSS 1958). Die sowohl bei strahleninduzierten als auch bei spontanen Leukosen in den Tumorzellkernen festgestellte Abweichung von der Norm (Chromosomenzahl und -art, FORD et al. 1957, FORD und MOLE 1958), spricht für eine cytogenetische Individualität der wuchernden Zellform; über die Ursache der Kernveränderung sagen diese Befunde jedoch nichts aus. Theoretisch könnte die Umwandlung des Kernbestandes und der genetischen Zelleigenschaften entweder durch die ionisierenden Strahlen oder durch virusartige Gebilde verursacht sein; auch eine kombinierte Wirkung läßt sich nicht ausschließen. Die erwähnte Abhängigkeit der postirradiativen Leukoseincidenz von Species und Stamm sowie die erheblichen individuellen Unterschiede in der Bereitschaft zur malignen Entartung lassen indessen vermuten, daß strahlenbedingte somatische Mutationen beim Zustandekommen der Leukosen nicht oder nicht immer einen vorherrschenden Einfluß ausüben. Auch wegen anderer Tatsachen, wie der geringen leukämogenen Wirkung von Lokalbestrahlungen (BRUES 1955, HUG 1958 u. a.), der Bedeutung der Dosisfraktionierung für die Leukoseincidenz (LAMSON et al. 1957) und der immer zu beobachtenden Latenzzeit (NICKSON 1956), wurde von verschiedenen Autoren die somatische Mutation als Hauptursache der strahlenbedingten Förderung leukämischer Prozesse in Frage gestellt. Besondere Beachtung verdient die unter anderen von RYGAARD (1958) vertretene Hypothese, daß durch die Ganzkörperbestrahlung — wie auch durch andere leukämogene Agentien — die Resistenz gegen leukämieerzeugende, virusartige Gebilde vermindert und vor allem auf diese Weise eine Häufung der Leukosefälle verursacht wird. Gegen die Annahme eines solchen Mechanismus lassen sich vorläufig keine zwingenden Argumente vorbringen. Die in Abhängigkeit von der Dosis erhöhte Empfänglichkeit bestrahlter Mäuse gegenüber der Transplantation leukämischer Zellen (BOONE 1956, BOONE et al. 1956 u.a.) ließe sich gut damit vereinbaren. Bei allen diesen Deutungsversuchen ist zur Zeit jedoch noch Zurückhaltung geboten (LAW 1959), da die neoplasiefördernde Wirkung der ionisierenden Strahlen komplexer Natur sein dürfte (vgl. HUG 1957).

G. Respirationstrakt

Eigene Beobachtungen

I. Nase und Nasennebenhöhlen

An *Rhinitis* erkrankte Tiere waren an der sichtbar vermehrten Sekretbildung und der Rötung der Nasenschleimhaut zu erkennen. In der Regel ging dem purulenten und krustösen Endstadium eine Phase mit seröser Exsudation und vermehrter schleimiger Sekretion voraus. Vermutlich handelte es sich meistens um eine Viruserkrankung mit nachfolgender bakterieller Superinfektion (vgl. BERBERICH und KELEMEN 1958). Die von NELSON (1937) beschriebenen coccobacilliformen Einschlußkörper konnten in verschiedenen Ausstrichpräparaten der an akuten infektiösen Katarrhen erkrankten Mäuse gefunden werden. Bakteriologische Untersuchungen wurden nur in einem Teil der Fälle durchgeführt: Ohne Unterschied zwischen bestrahlten und unbestrahlten Mäusen ließen sich wiederholt Staphylococcus pyogenes aureus und Pneumokokken Typ I—III, seltener hämolytische Streptokokken nachweisen (Ausstriche und Kultur). Häufig traten in der Kultur des Nasenabstrichs auch enterogene Keime auf.

Lymphoplasmocytäre Infiltrate und Lymphfollikel mit Sekundärknötchen in der Schleimhaut der Nase waren bei allen Tieren vorhanden (lymphatischer Ring [KELEMEN 1958]). Abb. 61 zeigt, daß die bestrahlten Tiere zu allen Zeiten nach der Exposition im Durchschnitt dichtere plasmacelluläre Infiltrate aufwiesen als die unbestrahlten. Die Neigung zu ödematöser Durchtränkung der Nasenschleimhaut war mehr bei

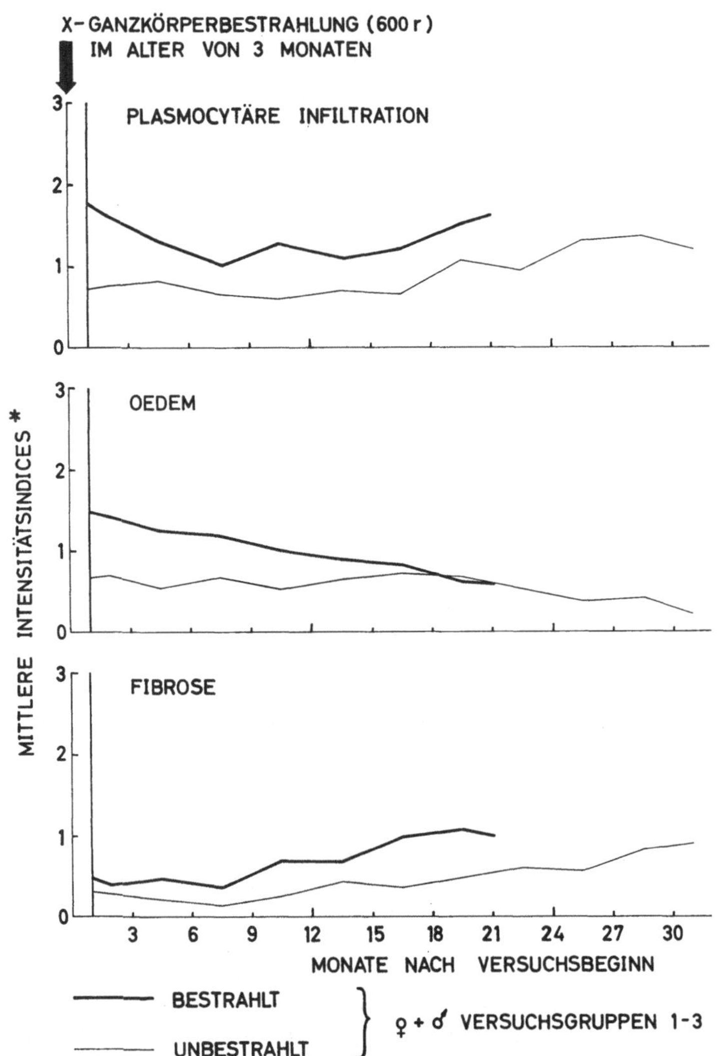

Abb. 61. Ausmaß der plasmocytären Infiltration, der ödematösen Durchtränkung und der Fibrose der Nasenschleimhaut als Funktion der Zeit nach Versuchsbeginn (* vgl. S. 22)

Grundlagen der halbquantitativen Auswertung:

Plasmocytäre Infiltration		Grad der ödematösen Durchtränkung bzw. Fibrose	
Intensitäts-grad	Durchschnittliche Zahl von Plasmazellen pro Gesichtsfeld (110000 μ^2) Mittel aus 10 Gesichtsfeldern	Intensitäts-grad	Zugehöriger histologischer Befund
		0	keine
0	0	1	leicht
1	1—10	2	mäßig
2	11—20	3	schwer
3	über 20		

jungen Tieren zu erkennen und erfuhr durch die Ganzkörperbestrahlung ebenfalls eine leichte Begünstigung. Eine Zunahme des Stützgewebes machte sich dagegen erst mit zunehmendem Alter bemerkbar, bei bestrahlten Mäusen wiederum etwas früher und deutlicher als bei

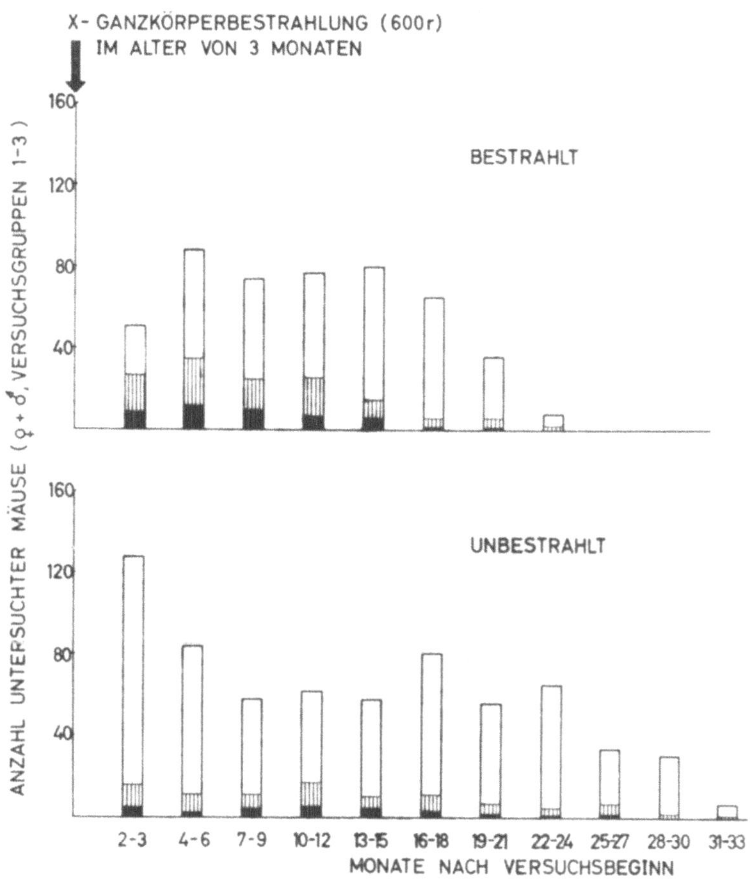

Abb. 62. Häufigkeit und zeitliche Verteilung der Fälle mit Rhinitis und Rhinosinusitis purulenta

unbestrahlten. Mit der Fibrose der Nasenschleimhaut war gelegentlich eine leichte Atrophie des Epithels verbunden. *Purulente Rhinitiden und Sinusitiden* mit Austritt eines eitrigen Exsudats in die Nasengänge und Nebenhöhlen fanden sich bei bestrahlten Mäusen ebenfalls häufiger als bei unbestrahlten (Abb. 62); dieser Unterschied wurde vor allem innerhalb des Zeitraums von 15 Monaten nach Versuchsbeginn deutlich ($P < 0,01$).

Eine herdförmige *Plattenepithelmetaplasie* des die Nasengänge und Nebenhöhlen auskleidenden Epithels trat nur selten (5 bestrahlte, 2 unbestrahlte Tiere) auf und war immer mit einer Entzündung verbunden (Abb. 63). Drei Viertel der Fälle mit Rhinitis und Sinusitis betrafen Mäuse der Versuchsgruppen 2 und 3. Die meisten Tiere mit akuter Pneumonie hatten auch eine Rhinosinusitis, während letztere oft auch isoliert vorkam.

Neoplastische Prozesse wurden im Nasenbereich nicht beobachtet.

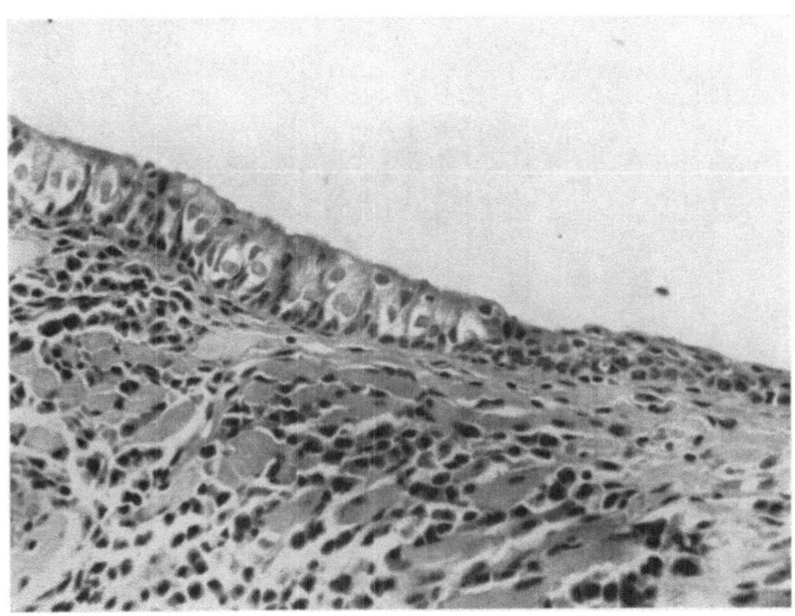

Abb. 63. Partielle Plattenepithelmetaplasie der Kieferhöhlenschleimhaut bei chronischer Sinusitis (männliche Maus der Versuchsgruppe 1, 6 Monate nach Ganzkörperbestrahlung [600 r] getötet. Hämatoxylin-Eosin, Vergrößerung 285fach)

II. Larynx

Histologische Schnitte des Kehlkopfs standen nur in beschränkter Zahl zur Verfügung. 5 von 45 bestrahlten und 2 von 48 unbestrahlten Tieren litten an einer chronischen Laryngitis, verbunden mit einer Tracheitis. Larynxneoplasmen wurden nie gesehen.

III. Trachea und große Bronchien

a) Entzündliche Prozesse

Bei gesunden Mäusen fehlten in der Tracheal- und Bronchialmucosa dichtere Rundzellinfiltrate. Es ließen sich folgende Formen von Tracheobronchitis feststellen:

1. Tracheobronchitis acuta catarrhalis. Diese wohlbekannte Entzündungsart wurde in ihrer reinen Form nicht häufig angetroffen (bei 18 bestrahlten und 12 unbestrahlten Mäusen [$P > 0,05$]). Der Grund für die geringe Zahl derartiger Beobachtungen liegt wahrscheinlich vor allem darin, daß Infektionen des Respirationstrakts im Zeitpunkt des Abtötens oder des Spontantodes der Tiere meistens schon weiter fortgeschritten und eitrig, nekrotisierend oder chronisch geworden waren.

2. Tracheobronchitis acuta purulenta. Die Häufigkeit solcher Befunde entsprach ziemlich genau derjenigen akuter bronchopneumonischer Prozesse.

3. Tracheobronchitis acuta pseudomembranacea (kruppöse Tracheobronchitis). Diese Entzündungsform bekamen wir nur in 5 Fällen zu Gesicht (2 bestrahlte, 3 unbestrahlte Mäuse). Bakteriologische Untersuchungen fehlen.

4. Tracheobronchitis chronica ohne Schädigung des Trachealknorpels. Die histologischen Merkmale der chronischen Tracheobronchitis stimmten weitgehend mit denjenigen der chronischen Rhinitis überein, nur hielt sich die ödematöse Durchtränkung der Schleimhaut in bedeutend geringerem Ausmaß. Es ließen sich eine *katarrhalische* und eine *purulente* Form unterscheiden. Sehr oft war die chronische Tracheobronchitis mit dem Auftreten chronisch-pneumonischer Herde verbunden; sie ließ sich bei bestrahlten Tieren, vor allem im Zeitraum von 2—15 Monaten nach Versuchsbeginn, häufiger als bei unbestrahlten nachweisen ($P < 0,05$). Eine metaplastische Umwandlung des Flimmerepithels zu Plattenepithel wurde bei 11 bestrahlten und 4 unbestrahlten Mäusen gesehen ($P > 0,05$).

5. Tracheobronchitis chronica chondroclastica. Diese bisher noch nie beschriebene Entzündungsart der Trachea und großen Bronchen zeichnet sich durch herdförmige Nekrosen und chondroklastischen Abbau der knorpligen Trachealringe und -platten in der Bronchialwand aus. Solche Veränderungen fanden sich in der Regel an Orten mit starker chronischer Entzündung (Abb. 64) oder im Bereich bindegewebiger Verdickungen der Schleimhaut, die auf eine abgelaufene Tracheobronchitis hinweisen (Abb. 65). Seltener lag den chondroklastischen Herden eine zarte Mucosa auf. Der Knorpelabbau ging mit bindegewebiger Proliferation und fibröser Defektfüllung einher. Ziemlich viele der ältesten Mäuse ließen keine nennenswerte Chondroklasie im Tracheobronchialbereich erkennen, während die letztere bei schweren, chronischen Entzündungen selten fehlte. Die Ganzkörperbestrahlung hatte nach unserer Erfahrung auf die Entwicklung der Tracheobronchitis chondroclastica eine begünstigende Wirkung (Abb. 66), vermutlich über den Weg häufigerer und schwererer Entzündungen. Der Unterschied zwischen bestrahlten und unbestrahlten Mäusen trat vor allem während der ersten 15 Monate nach

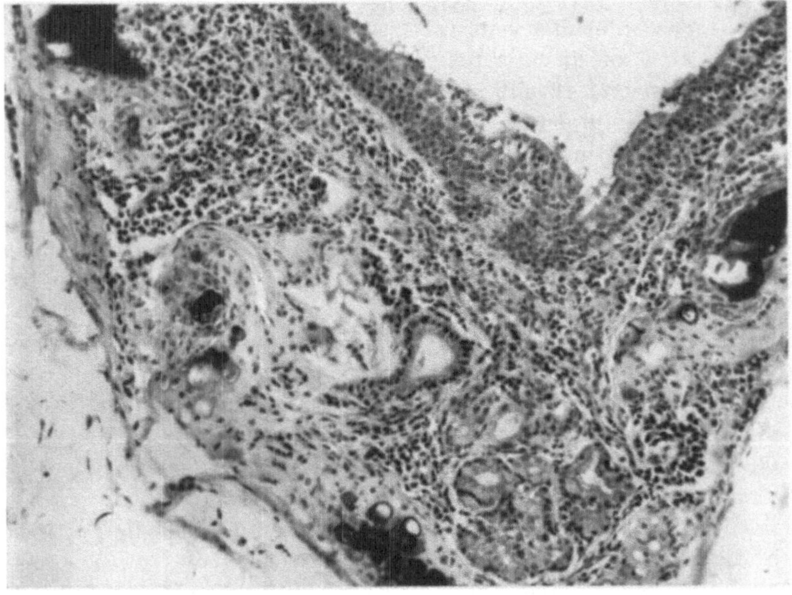

Abb. 64. Tracheitis chronica chondroclastica mit teilweiser Plattenepithelmetaplasie (weibliche Maus der Versuchsgruppe 2, 9 Monate nach Ganzkörperbestrahlung [600 r] getötet. Hämatoxylin-Eosin, Vergrößerung 140fach)

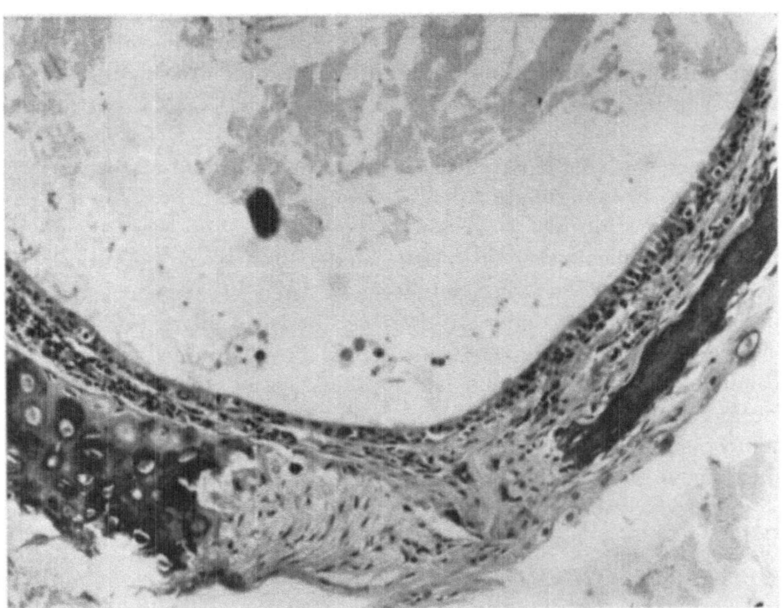

Abb. 65. Chondroklasie im Bereich eines fibrösen Herdes der Trachealwand (männliche Maus der Versuchsgruppe 2, $9^{1}/_{2}$ Monate nach Ganzkörperbestrahlung [600 r] getötet. Hämatoxylin-Eosin, Vergrößerung 180fach)

Versuchsbeginn klar zutage ($P < 0{,}01$). Tiere der Versuchsgruppen 2 und 3 machten mehr als die Hälfte dieser Fälle aus.

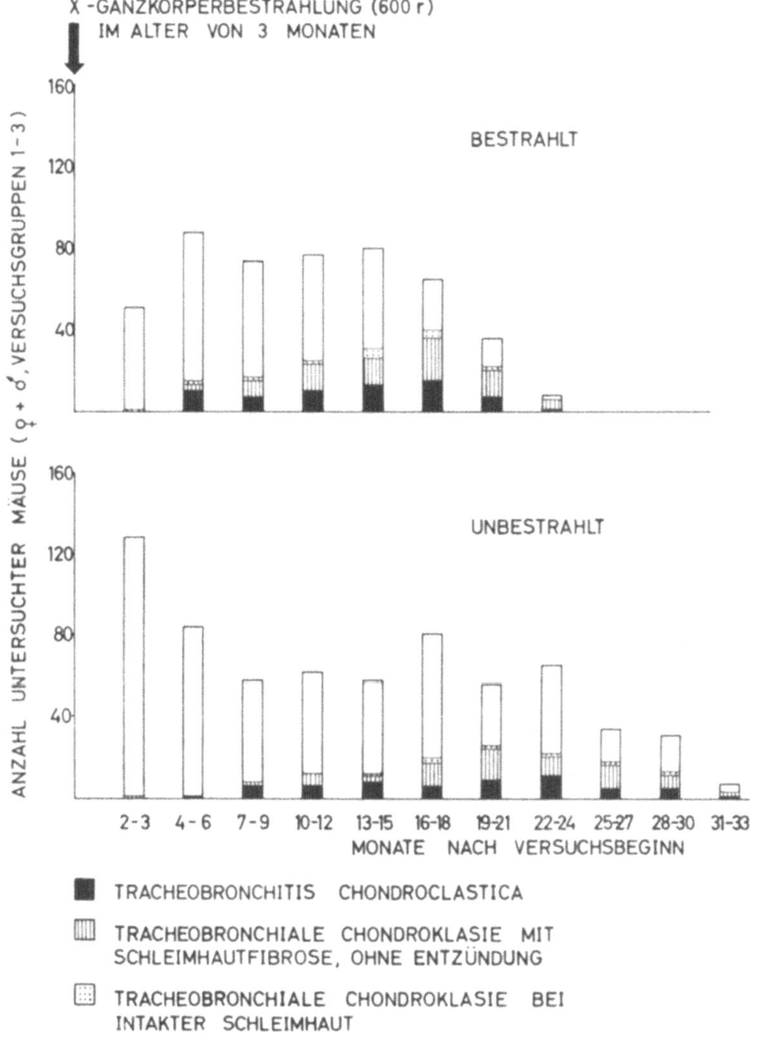

Abb. 66. Häufigkeit und zeitliche Verteilung der Fälle mit Chondroklasie der Trachealknorpel

b) Degenerative Veränderungen

Umschriebene Knorpelnekrosen ohne Chondroklasie waren bei bestrahlten und unbestrahlten Mäusen der gleichen Altersklasse fast gleich häufig zu finden. Auch die bei jugendlichen Tieren normalerweise deutlich positive Eisenreaktion im Inneren der Knorpelspangen (Abb. 67a), die bei alten Mäusen oft abgeschwächt ausfiel oder fehlte (Abb. 67 b), bildete sich nach Ganzkörperbestrahlung nicht erkennbar schneller als bei unbestrahlten Kontrolltieren zurück. Die tracheobronchialen Schleimdrüsen erschienen besonders in Bezirken mit chronischer Entzündung oder auf infektiöser Grundlage entstandener Fibrose deutlich atrophisch; im übrigen hatte die Ganzkörperbestrahlung auf deren altersbedingte Involution nur einen angedeutet fördernden Einfluß.

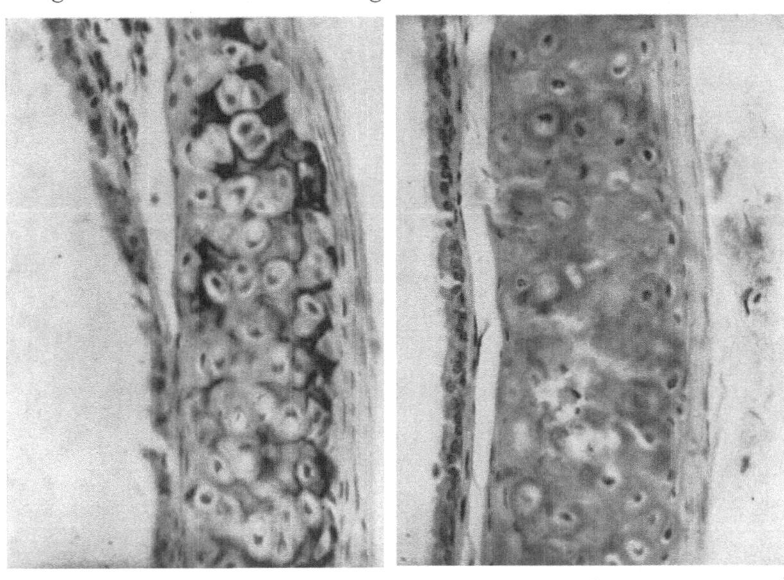

a   b

Abb. 67 a u. b. a Deutlich positive Eisenreaktion in der Matrix der Trachealknorpel einer jungen Maus (weibliche Maus der Versuchsgruppe 1, 3 Monate nach Ganzkörperbestrahlung [600 r] getötet. Turnbull-Färbung nach TIRMANN und SCHMELZER, Rotfilter, Vergrößerung 270fach). b Fast fehlende Eisenreaktion in der Matrix der Trachealknorpel einer alten Maus (unbestrahlte weibliche Maus der Versuchsgruppe 1, 30 Monate nach Versuchsbeginn getötet. Turnbull-Färbung nach TIRMANN und SCHMELZER, Rotfilter, Vergrößerung 270fach)

c) Neoplastische Prozesse

In der Trachea wurden keine, in den größeren Bronchen nur bei 2 bestrahlten Mäusen Geschwülste nachgewiesen. Es handelte sich um exophytisch wachsende, ins Bronchiallumen vorragende, *tubulo-papilläre Adenome*. In beiden Fällen zog der dadurch entstandene Bronchialverschluß eine Atelektase des zugehörigen Lungenlappens nach sich (linker Oberlappen).

IV. Lunge und Pleura
a) Änderungen des Luftgehalts

1. Atelektasen. *Resorptionsatelektasen* verschiedenen Ausmaßes traten häufig bei Verschluß der Bronchiallumina auf; ihre Häufigkeit entsprach derjenigen der zugrunde liegenden Erkrankungen (meistens Bronchitis, seltener Bronchialkompression bei thymischen Leukosen, in 2 Fällen Bronchialadenome) und war demzufolge bei bestrahlten Mäusen größer als bei unbestrahlten.

Kompressionsatelektasen entwickelten sich mantelförmig in der Umgebung von Tumoren und chronisch-pneumonischen Herden oder betrafen bei massiven Pleuraergüssen die ganze Lunge. Die Incidenz dieser

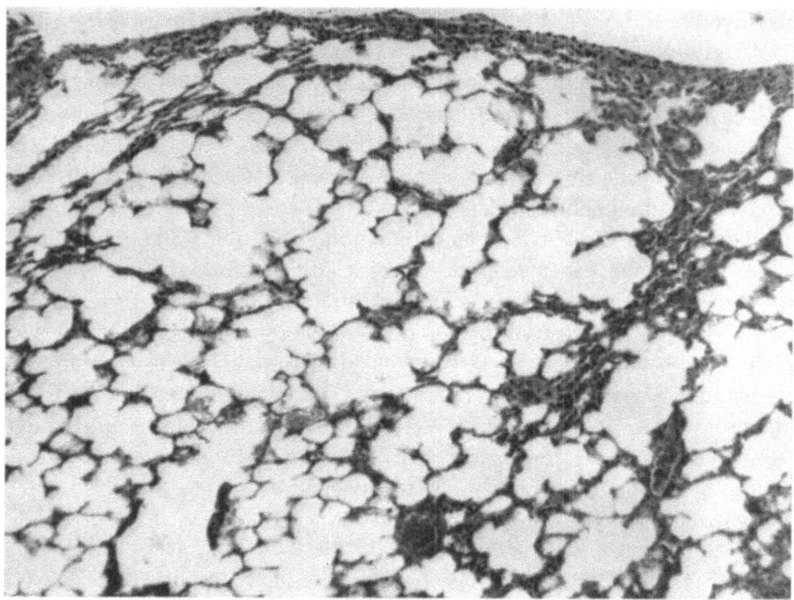

Abb. 68. Chronisches, essentielles Emphysem bei einem alten bestrahlten Tier (weibliche Maus der Versuchsgruppe 1, 22 Monate nach Ganzkörperbestrahlung [600 r] getötet. Hämatoxylin-Eosin, Vergrößerung 85fach)

Atelektaseform richtete sich ebenfalls nach den sie verursachenden Prozessen.

Kleinfleckige Atelektasen kamen oft im Verein mit Lungenödem, bronchiolitischen und pneumonischen Prozessen sowie mit dem bei älteren Mäusen vorgefundenen, chronischen Emphysem vor (vgl. Abb. 68). Auch die interstitielle Pneumonie fand sich oft mit herdförmigem Luftverlust des Lungenparenchyms verbunden.

2. Lungenemphysem. Zustände mit *akuter Überblähung* einer Lunge oder einzelner Lungenbezirke bildeten sich meistens bei Ausfall größerer Teile der respiratorischen Oberfläche aus. Grund dazu gaben massive Blutungen, Bronchitiden und Bronchiolitiden, ausgedehnte pneumonische Veränderungen, schwere Resorptions- oder Kompressionsatelektasen und Tumorinfiltrate. In der Regel fanden sich derartige Bilder nur bei Mäusen der Versuchsgruppen 2 und 3.

Anders verhielt es sich mit dem *chronisch-substantiellen Emphysem*, das sich auch histologisch durch besondere Merkmale auszeichnet: In der Regel waren beide Lungen in gleichem Maß betroffen, allerdings am stärksten die Spitzen und Ränder. Das Lungenvolumen erschien erheblich vergrößert, die Zahl der belüfteten Alveolen jedoch deutlich reduziert. Durch Ausweitung der Bläschen, Verödung und Einreißen interalveolärer Septen sowie durch fibröse Verwachsung lange bestehender Plattenatelektasen kam es zu einem strukturellen Umbau des Lungenparenchyms, das zunehmend wabenartigen Charakter annahm und große, vielfach konfluierende, durch Septen von stark wechselnder Dicke voneinander abgetrennte Lufträume enthielt (Abb. 68). Die Zahl der erhaltenen Capillaren nahm leicht ab. Das elastische Fasergerüst der Lunge blieb nur noch lückenhaft erhalten. Bronchitische und bronchiolitische Befunde ließen sich nur in einem Teil der Fälle nachweisen. Dieses chronische, essentielle Emphysem trat in unseren Versuchen mit zunehmendem Alter häufiger in Erscheinung; eindrückliche Unterschiede zwischen bestrahlten und unbestrahlten Tieren waren nicht zu verzeichnen, obschon der Prozeß durch die Ganzkörperbestrahlung im allgemeinen etwas beschleunigt erschien. Es ist jedoch zu betonen, daß die am längsten überlebenden, bestrahlten Mäuse im Durchschnitt nicht das gleiche Ausmaß emphysematöser Lungenveränderungen erreichten wie die ältesten unbestrahlten Kontrolltiere.

b) Kreislaufstörungen

1. Hyperämie. Eine akute Lungenstauung war bei den meisten spontan verstorbenen Mäusen zu erkennen. Fälle mit Zeichen einer chronischen Stauung im kleinen Kreislauf bildeten demgegenüber eine Ausnahme und betrafen nur Tiere mit pathologischen Prozessen an den Mitralklappen und/oder Herzmuskelschäden (7 bestrahlte, 2 unbestrahlte Mäuse). Die chronische Stauung hatte diskreten Charakter. Eine entzündliche Hyperämie begleitete regelmäßig die akut-pneumonischen Prozesse.

2. Lungenblutungen. *Frische Lungenblutungen* fanden sich etwas seltener bei unbestrahlten (74 von 669) als bei bestrahlten Mäusen (94 von 479) ($P > 0,05$). Sie traten vor allem im moribunden Zustand auf. Ausmaß und Zahl der pro Tier festgestellten hämorrhagischen Lungenherde waren bei bestrahlten Mäusen eher größer als bei unbestrahlten; nicht selten fanden sich ganze Lappen von Blut ausgefüllt.

Eine *umschriebene Lungenhämosiderose* wurde bei insgesamt 111 von 479 bestrahlten und nur bei 41 von 669 unbestrahlten Tieren beobachtet ($P < 0,001$). Die Häufigkeit solcher Befunde in Abhängigkeit von der

Zeit nach Versuchsbeginn verhielt sich ähnlich wie im Fall der generalisierten Hämosiderose (vgl. Abb. 41). Die Bezirke, die reichlich eisen- und lipoidhaltiges Pigment enthielten, zeigten mitunter auch eine leichte Bindegewebsvermehrung.

Von der herdförmigen ist die mehr *diffuse Lungenhämosiderose* abzugrenzen, die — ähnlich wie im Interstitium des Myokards und anderer Organe (vgl. Abb. 7) — bereits während des akuten Syndroms auftrat und sich auch später bei bestrahlten Mäusen stärker bemerkbar machte als bei unbestrahlten (Abb. 69).

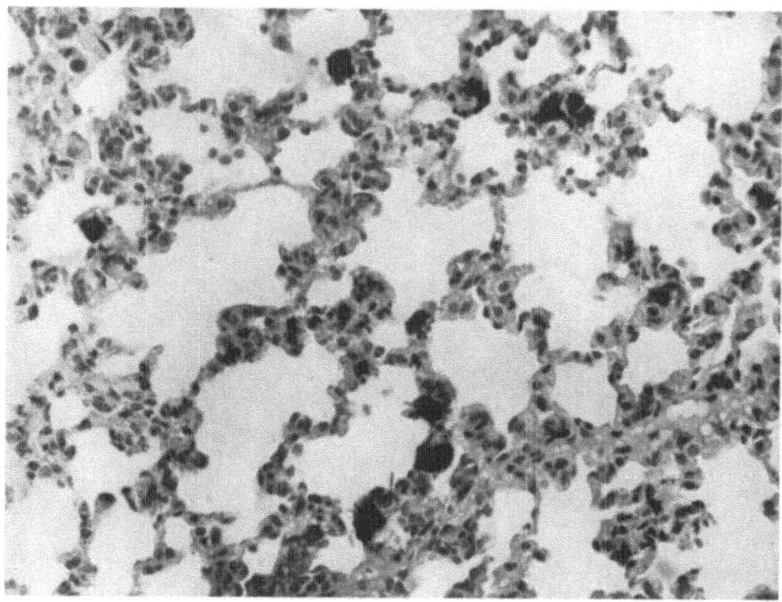

Abb. 69. Hämosiderinhaltige Alveolarwandzellen und septale Bindegewebszellen in der Lunge (weibliche Maus der Versuchsgruppe 1, 1 Monat nach Ganzkörperbestrahlung [600 r] getötet. Turnbull-Färbung nach TIRMANN und SCHMELZER, Rotfilter, Vergrößerung 285fach)

3. Lungenödem. Die in großen Bezirken in die Alveolen ausgetretene Flüssigkeit hatte einen wechselnden, an der ungleichen Färbbarkeit erkennbaren Eiweißgehalt; mitunter zeigte sie — ähnlich wie das Blutplasma — bei PAS-Trichromfärbung einen intensiven Rotton (Abb. 70). Fälle mit massivem Lungenödem beschränkten sich ausschließlich auf die Versuchsgruppen 2 und 3 (moribunde und spontan gestorbene Tiere): Häufigkeit und zeitliche Verteilung sind in der Abb. 71 dargestellt. Vor allem während des ersten Jahres nach Versuchsbeginn kam, bezogen auf die Gesamtzahl der in diesem Zeitraum schwer erkrankten oder spontan verstorbenen Mäuse, ein Lungenödem bei den bestrahlten relativ häufiger zur Ausbildung als bei den unbestrahlten (55 von 178 bestrahlten gegenüber 16 von 103 unbestrahlten — $P < 0,001$). Aber auch in späteren Phasen fanden sich ähnliche Differenzen. Die mit einem Lungenödem einhergehenden oder endigenden Grundkrankheiten umfaßten in erster Linie lokalisierte oder septische Infektionen, ferner schwere Anämien und Darmgeschwüre. Verschiedentlich traten mit dem Ödem frische Lungenblutungen auf.

4. Embolien und Thrombosen der Lungengefäße, Lungeninfarkte. Im Zeitraum von 3—15 Monaten nach Versuchsbeginn fanden sich bei 9 bestrahlten und 2 unbestrahlten Mäusen (Leukosefälle nicht mit-

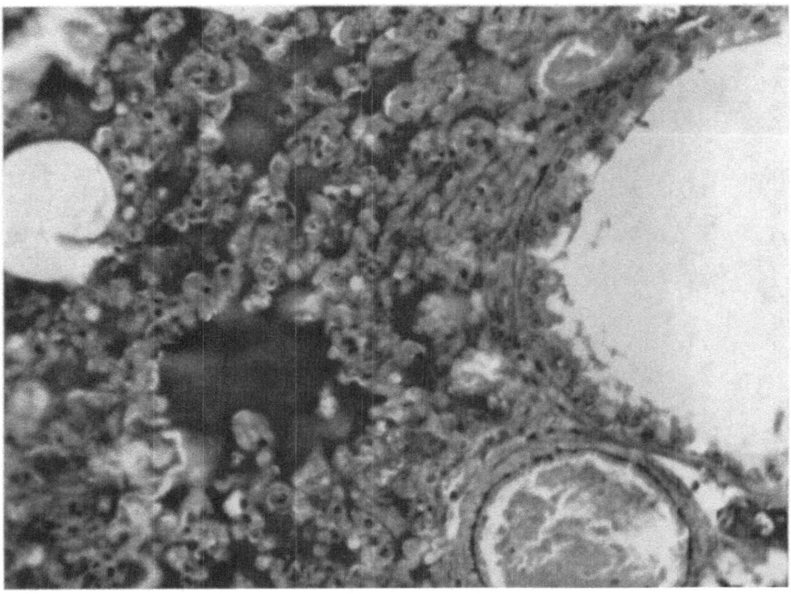

Abb. 70. Massives Lungenödem mit eiweißreicher, PAS-positiver Flüssigkeit in den Alveolen (männliche Maus der Versuchsgruppe 3, 2 Monate nach Ganzkörperbestrahlung [600 r] spontan gestorben. PAS-Trichromfärbung nach HOTCHKISS, Vergrößerung 275fach)

gerechnet) mittelgroße Äste der Lungenarterien durch gemischt thrombotisches Material verschlossen. Eines dieser Tiere hatte im rechten Vorhof einen wandständigen Thrombus, ein anderes thrombotisch verschlossene Venen im kleinen Becken. Bei den 9 übrigen konnten keine möglichen Emboliequellen im peripheren Venensystem oder im rechten Herzen aufgedeckt werden. Vermutlich kamen embolische Prozesse häufiger vor, als aus den hier angegebenen Zahlen hervorgehen könnte, da die Kleinheit des Versuchstieres die Suche nach intravasalen oder intrakardialen Gerinnseln stark erschwerte. Von Interesse ist die Tatsache, daß embolische oder thrombotische Verschlüsse mittelgroßer Lungenarterien oft zu *anämischen Lungeninfarkten* führten (Abb. 72).

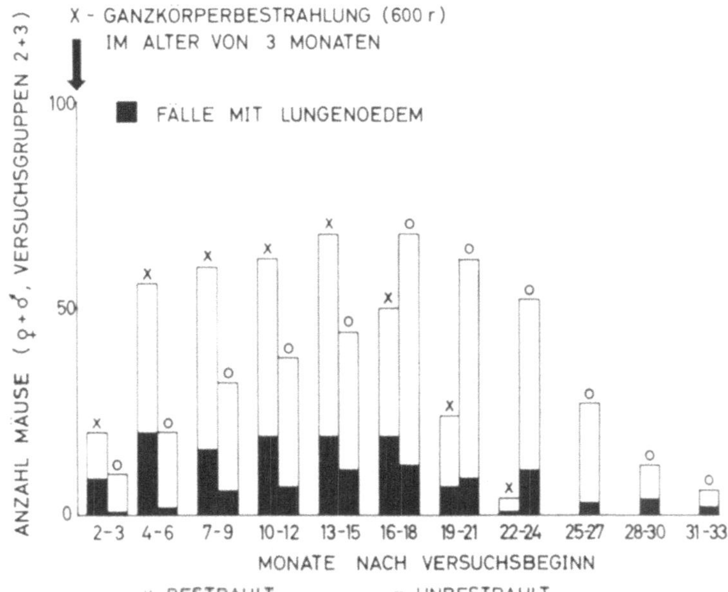

Abb. 71. Häufigkeit und zeitliche Verteilung der Fälle mit Lungenödem bei den in schlechtem Zustand getöteten oder spontan gestorbenen Tieren

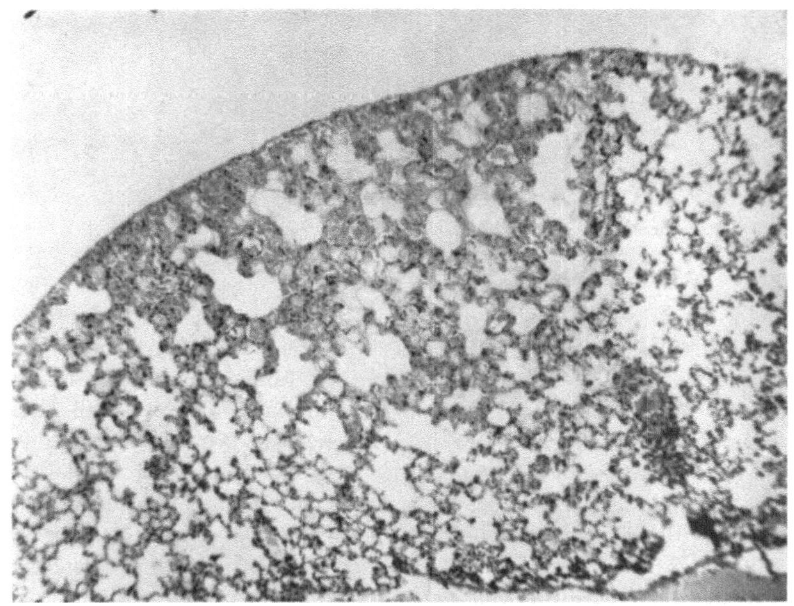

Abb. 72. Anämischer Lungeninfarkt infolge Verschluß einer mittelgroßen Lungenarterie durch thrombotisches Material (weibliche Maus der Versuchsgruppe 3, $3^1/_3$ Monate nach Ganzkörperbestrahlung [600 r] spontan gestorben. Hämatoxylin-Eosin, Vergrößerung 70fach)

Thrombosen der Lungenvenen und -arterien verzeichneten wir, abgesehen von intravasalen Gerinnungen im Bereich pneumonischer Herde, vor allem bei der myeloischen Leukose, deren Begünstigung durch die Bestrahlung erwähnt wurde. Eine *Fettembolie* der Lunge sahen wir nur bei 2 bestrahlten Mäusen; die Ursache konnte nicht abgeklärt werden.

Häufiger traten *Megakaryocytenembolien* auf (Abb. 73); sie waren schon kurz nach dem Strahleninsult und wiederum in der Regenerationsphase vermehrt anzutreffen. Normalerweise finden sie sich nur ganz

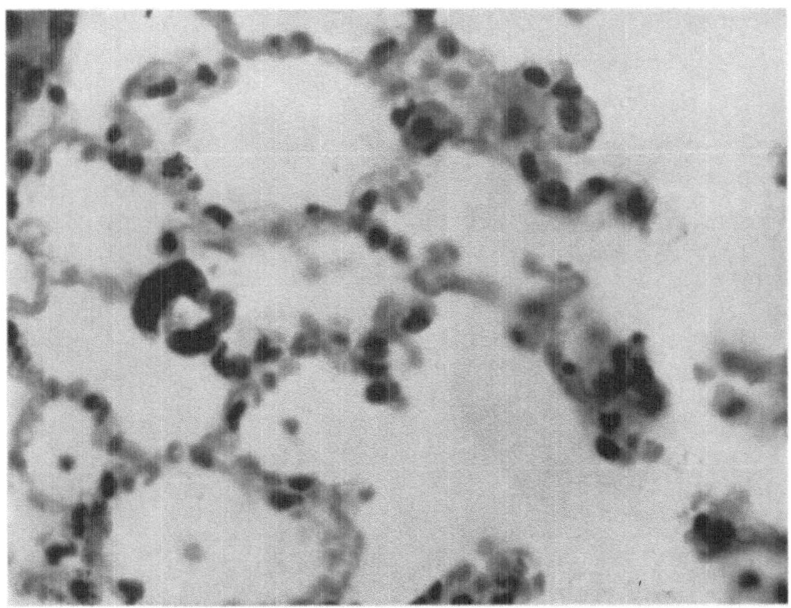

Abb. 73. Megakaryocytenembolie in der Lunge (weibliche Maus der Versuchsgruppe 1, 2 Monate nach Ganzkörperbestrahlung [600 r] getötet. Hämatoxylin-Eosin, Vergrößerung 685fach)

vereinzelt. In Abb. 74 sind diejenigen Fälle aufgetragen, die in einem Lungenschnitt mehr als 3 intravasal gelegene Megakaryocyten aufwiesen: Die absolute Häufigkeit solcher Befunde war bei bestrahlten Mäusen deutlich größer als bei unbestrahlten ($P < 0{,}001$). In Spätstadien wiesen vor allem bestrahlte Weibchen mit generalisierter Hyperostosis interna solche Befunde auf. Offenbar lagen den vermehrten Megakaryocytenembolien nicht oder nicht vorwiegend agonale Vorgänge zugrunde, da sie bei spontan verstorbenen Mäusen kaum häufiger vorkamen als bei den in gutem Zustand getöteten. Tumorzellen oder -gewebsembolien wurden nur bei 4 bestrahlten Mäusen notiert (je ein Fall mit Phäochromoblastom, Carcinom der Harderschen Drüse, Mammacarcinom und osteogenem Sarkom).

5. Veränderungen der Lungengefäße. An den *Capillaren* wurden im
Gefolge verschiedener Komplikationen eine Schwellung und Vacuolisierung der Endothelien beobachtet, vor allem bei septischen Zuständen,
akuter Pneumonie und Lungenödem. Die Basalmembran erschien im

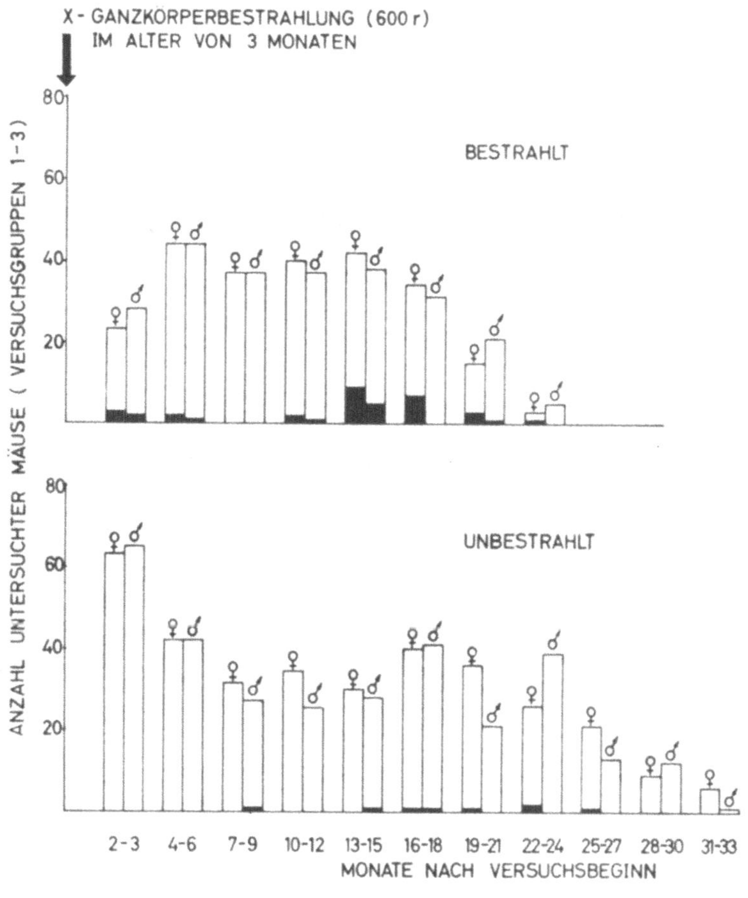

Abb. 74. Häufigkeit und zeitliche Verteilung der Fälle mit vermehrten Megakaryocytenembolien in
der Lunge

Alter um weniges verdickt und ließ im histologischen Bild (PAS-Trichromfärbung) keine sicheren Unterschiede zwischen bestrahlten und gleichaltrigen unbehandelten Kontrolltieren erkennen.

Die *großen und mittelgroßen Lungenarterien* zeigten nur selten und in
geringem Maß Veränderungen, wie sie sich an den Arterien des großen

Kreislaufs ausbildeten. Eine Beschleunigung degenerativer Prozesse der Lungenarterien durch die Ganzkörperbestrahlung ließ sich nicht überzeugend darstellen. Die *Arteriolen* waren in der Regel, selbst bei alten Tieren, unauffällig. Pathologische Befunde in der Wand der *Lungenvenen* konnten, abgesehen von den Fällen mit Venenthrombosen bei myeloischer Leukose, nicht erhoben werden. Teleangiektasien oder Hämangiome fehlten in der Lunge.

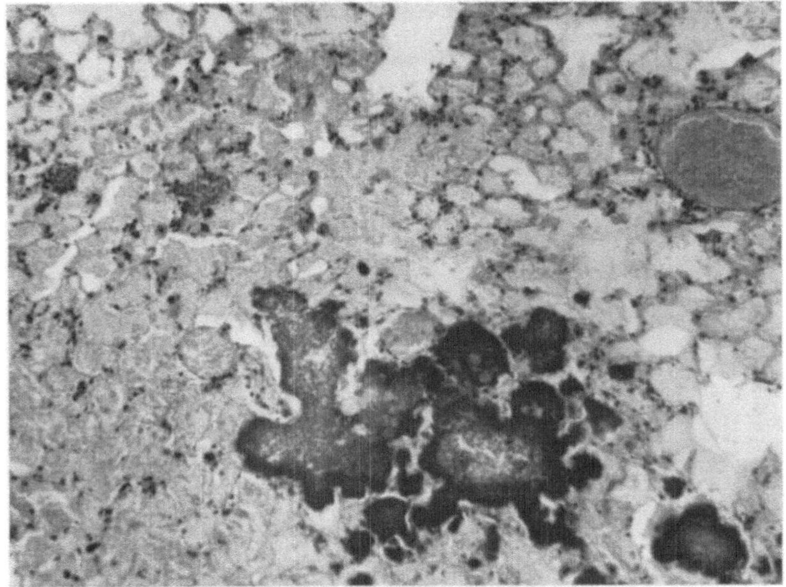

Abb. 75. Herdförmige, bakterienreiche und neutropenische (torpide) Pneumonie (männliche Maus der Versuchsgruppe 2, 3 Monate nach Ganzkörperbestrahlung [600 r] in moribundem Zustand getötet. PAS-Trichromfärbung nach HOTCHKISS, Vergrößerung 115fach)

6. Ektopische Hämopoiese in der Lunge. Blutbildungsherde in den Lungencapillaren und -septen sahen wir nur bei 3 bestrahlten Weibchen mit generalisierter Hyperostosis interna.

c) Pneumonische Veränderungen

Nach ihren morphologischen Kennzeichen lassen sich die in unseren Versuchen beobachteten entzündlichen Lungenveränderungen in folgende Hauptformen unterteilen:

1. *Bakterienreiche und leukocytenarme (torpide), herdförmige Pneumonie* (= ,,neutropenische Bronchopneumonie'') (Abb. 75) mit Bildung großer Bakterienhaufen, herdförmigem Untergang des Lungenparenchyms, geringer oder fehlender leukocytärer Reaktion, jedoch meist massiver sero-fibrinöser Exsudation in die Alveolarlumina und in den

Pleuraraum. Gehäuftes Auftreten von Lungenblutungen. Arterien-nekrosen im Bereich septischer Embolien.

Wenigstens in einem Teil dieser Fälle handelte es sich um septisch-embolische Prozesse, da ähnliche entzündliche Herde, mit den gleichen Erregern wie in der Lunge, auch in anderen Organen gefunden wurden. Verschiedentlich konnte Staphylococcus pyogenes aureus nachgewiesen

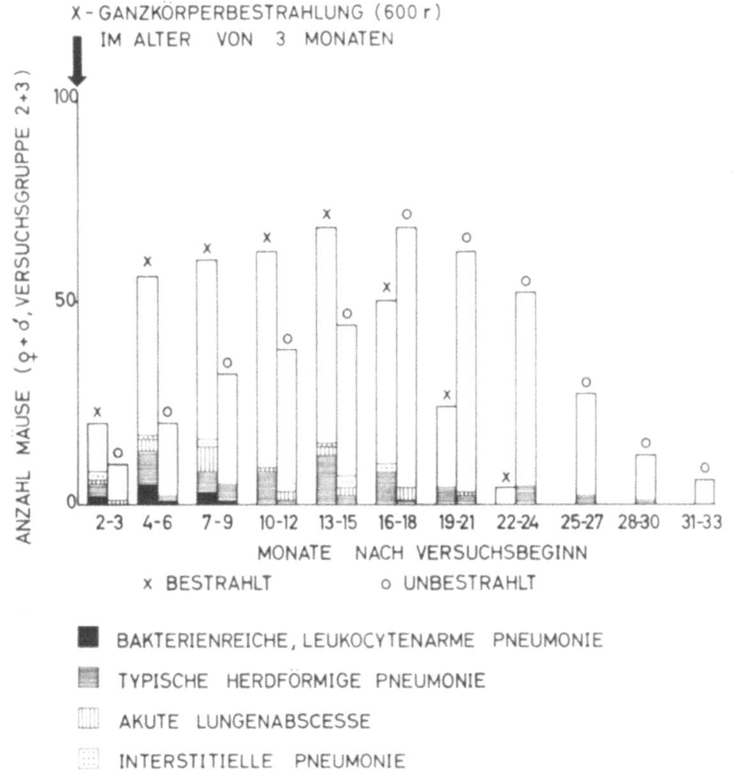

Abb. 76. Fälle mit akuter Pneumonie unter den in schlechtem Zustand getöteten oder spontan gestorbenen Tieren

werden, ferner Pneumococcus Typ I—III. Bei bestrahlten Mäusen traten insgesamt 10, bei unbestrahlten 2 Fälle mit bakterienreicher, leukocytenarmer Pneumonie auf (Versuchsgruppen 2 und 3, $P < 0,05$). Von Interesse ist die Beobachtung, daß alle an dieser Form von Lungen-entzündung erkrankten Tiere unserer Versuchsserien jünger als ein Jahr waren (vgl. Abb. 76).

2. *Typische herdförmige Pneumonie (Bronchopneumonie oder embo-lische Herdpneumonie)* mit in lobulären Bezirken erscheinender fibrinös-leukocytärer Exsudation in die Alveolen, Vorherrschen neutrophiler

Leukocyten oder in späteren Stadien teilweise verfetteter Makrophagen, wechselnder Capillarhyperämie und Septenödem. Mitunter Konfluenz der entzündlichen Herde zum Bild der pseudolobäre Pneumonie. Hauptsächlicher Erreger: Pneumokokken.

Nicht selten ließen sich neben einer purulenten Bronchitis bakterienhaltige Gerinnsel in kleinen Lungenarterien nachweisen; der Entscheid, ob es sich dabei um septisch-metastatische Pneumonien mit Übergreifen auf die Bronchien oder um Bronchopneumonien mit Einbezug der Gefäße handelte, konnte nicht in allen Fällen mit Sicherheit getroffen werden. Die Art der Erreger deutete allerdings verschiedentlich auf eine embolische Verschleppung keimhaltigen Materials aus anderen Organen in die Lungen.

Die Ganzkörperbestrahlung hatte nach unseren Erfahrungen auf diese morphologisch klassische Form der akuten Lungenentzündung einen deutlich fördernden Einfluß (vgl. Abb. 76): Von den 327 bestrahlten Tieren der Versuchsgruppen 2 und 3 zeigten im Zeitraum von 2—21 Monaten nach Exposition 48, von den 372 Kontrolltieren jedoch nur 20 einen solchen Befund ($P < 0,001$). Eine Bevorzugung jugendlicher Mäuse trat nicht zutage. Regelmäßig war mit der herdförmigen Pneumonie dieser Art eine Pleuritis fibrinosa verbunden. In der Versuchsgruppe 1 fehlten Fälle mit akuter Lungenentzündung.

3. *Akute Lungenabscesse (abscedierende Pneumonie)* mit herdförmiger, eitriger Einschmelzung des Lungengewebes, aber noch fehlender Ausbildung einer granulierenden, pyogenen Membran, notierten wir bei 13 bestrahlten und 8 unbestrahlten Tieren (Unterschied nicht signifikant). Bei 5 dieser Mäuse fanden sich auch Kokkenhaufen in den kleinen Lungenarterien und -capillaren, vermutlich als Ausdruck einer hämatogenen Entstehung der Abscesse. Jüngere Tiere waren häufiger betroffen als ältere (vgl. Abb. 76).

4. *Akute interstitielle Pneumonie*, gekennzeichnet durch dichte Infiltration der Septen mit neutrophilen Leukocyten, Auftreten von serofibrinösem Exsudat im Interstitium oder höchstens tapetenförmig an die Innenfläche der Alveolen geschlagen, geringer zelliger Exsudation in die lufthaltigen Räume, fleckförmiger Atelektase und Überblähung der noch lufthaltigen Lungenteile. In 2 Fällen, die bakteriologisch untersucht wurden, ließen sich keine Erreger nachweisen. Es erkrankten nur 8 bestrahlte und 3 unbestrahlte Mäuse an dieser Pneumonieform (vgl. Abb. 76).

5. *Akute herdförmige Pneumonie mit vorwiegend serofibrinöser Exsudation* in den Lungenalveolen, Bildung dicker und teilweise balkig unterteilter Fibrinklumpen, Auftreten großer und teilweise mit iso- oder anisotropen Fetteinschlüssen beladener Alveolarmakrophagen sowie geringer leukocytärer Reaktion. Diese Entzündungsform, recht oft in

der Umgebung typischer pneumonischer Herde beobachtet, wurde als isolierte Veränderung nur bei 3 bestrahlten und 2 unbestrahlten Mäusen gesehen. Bakteriologische Untersuchungen fehlen.

Nur ein kleiner Teil der beobachteten akuten Pneumonien entwickelte sich auf der Grundlage neoplastischer Prozesse im Lungenbereich (Bronchuskompression und poststenotische Pneumonie bei Thymusleukose, Mantelpneumonie bei Lungenadenomen und Lungenmetastasen anderer malignen Tumoren).

6. *Herdförmige, chronische Pneumonie ohne nachweisbare Fremdkörper oder Parasiten*, mit Ersatz kleiner Lungenbezirke durch Granulationsgewebe und/oder wechselnd zell- und gefäßreiches Bindegewebe, lockeren Infiltraten von Lymphocyten, Histiocyten und einigen Plasmazellen sowie gehäuftem Auftreten hämosiderinhaltiger Zellen. Lokalisation teilweise um Bronchiektasen herum. Derartige Befunde waren nicht selten anzutreffen, bei bestrahlten Tieren jedoch in ungefähr gleicher Zahl wie bei unbestrahlten (24 bestrahlte, 31 unbestrahlte). Es fiel höchstens auf, daß chronisch-pneumonische Veränderungen solcher Art nach Ganzkörperbestrahlung etwas früher auftraten als bei den unbehandelten Kontrollen; der Unterschied in der zeitlichen Entwicklung ließ sich jedoch statistisch nicht genügend sichern ($0{,}2 > P > 0{,}1$).

7. *Herdförmige, chronische Pneumonie mit nachgewiesenen Parasiten (Parasitengranulome)*. Bildung eines Saumes von Granulationsgewebe mit Fremdkörperriesenzellen und lockeren Infiltraten von Lymphocyten und Plasmazellen sowie eosinophilen Leukocyten um die teils noch erhaltenen, teils abgestorbenen und in einigen Fällen bereits verkalkten Parasiten herum. Viermal konnten Larven von Cestoden identifiziert werden. Alle diese Mäuse hatten eine schwere Infektion mit Hymenolepsis fraterna. 3 Tiere wiesen gut erhaltene Nematodenlarven auf (Syphacia obvelata ?). Insgesamt wurden derartige Beobachtungen nur bei 5 bestrahlten und 4 unbestrahlten Mäusen im Alter bis zu 2 Jahren gemacht.

8. *Herdförmige, chronische Aspirationspneumonie.* In der Regel im Bereich aspirierter Nahrungsteile (splitterförmige Partikel der Nahrungswürfel, selten Knochenstückchen der getrockneten Fischchen [vgl. INNES und DONATI 1956] oder Sägemehlspäne) gebildete kleine Granulome mit nur lockerer Leukocyteninfiltration, jedoch mehreren vielkernigen Fremdkörperriesenzellen. Typische Turnbull-Positivität des Cytoplasmas der den Fremdkörpern angelagerten epitheloiden Zellen.

Solche Befunde wurden, ohne erkennbare Bevorzugung einer bestimmten Altersklasse und ohne wesentliche morphologische Unterschiede, bei 13 bestrahlten und 18 unbestrahlten Tieren erhoben.

9. *Chronische Lungenabscesse* mit peripherer Vernarbung und teilweiser Umwandlung der zentralen nekrotischen Massen in Cholesterinkristalle kamen nur vereinzelt vor (1 bestrahlte, 3 unbestrahlte Mäuse).

10. *Pseudotuberkuloseartige Lungenherde* wurden nur bei 2 bestrahlten Tieren gesehen.

11. Herdförmige Ansammlungen von mit doppelbrechenden Lipoiden beladenen *Schaumzellen* in den Alveolen traten recht häufig im Verein mit anderen Prozessen auf; als isolierte Veränderung stellte dieser Befund eine Seltenheit dar.

Die *totale Incidenz der chronischen Pneumonien* wurde nach dem Gesagten *durch die Ganzkörperbestrahlung nicht gefördert;* es zeichnete sich höchstens eine angedeutete Beschleunigung ihres zeitlichen Auftretens bei bestrahlten Tieren ab.

d) Seltene Lungenveränderungen

In den Alveolarlumina gelegene *Pneumolithen* ohne nennenswerte Umgebungsreaktion wurden nur bei 3 bestrahlten und 2 unbestrahlten Mäusen angetroffen.

e) Neoplastische Prozesse in der Lunge

1. Lungenadenome. Diese je nach Größe und Lage makroskopisch teils gut, teils nur bei gründlicher Durchmusterung aller Lungenlappen auffindbaren Lungengeschwülste zeigten histologisch verschiedene Erscheinungsformen: Neben soliden und tubulären Anteilen, die am häufigsten zu sehen waren, kamen auch follikuläre (Abb. 77a) oder papilläre (Abb. 77b) Strukturen vor. Die Tumorzellen hatten in der Regel eine mittlere Größe, kubische oder niedrig cylindrische Form, rundlich-ovale, oft bläschenförmige Kerne, eine relativ geringe Mitosetätigkeit und wechselnd reichlich, leicht basophiles oder teilweise von hellen Vacuolen durchsetztes Cytoplasma. Nicht selten wurden die Lungenadenome in Mehrzahl angetroffen. Mit Vorliebe saßen sie subpleural. Meistens wuchsen diese Tumoren, wie aus der Kompression des umliegenden Lungengewebes hervorging, expansiv. Je nach der Begrenzung ließen sich ziemlich scharf umschriebene von infiltrativ die Nachbarschaft durchsetzenden Typen auseinanderhalten.

Die Häufigkeit der Fälle mit scharf begrenzten Lungenadenomen in Abhängigkeit von der Zeit nach Versuchsbeginn ist in Abb. 78 dargestellt; die Ganzkörperbestrahlung hatte nur eine leichte, aber signifikante Erhöhung der absoluten Incidenz zur Folge ($0,02 > P > 0,01$). Dagegen war ihr beschleunigender Effekt auf die Entstehung dieser Geschwulstform sehr deutlich zu erkennen: Innerhalb des Zeitraums von 18 Monaten nach Versuchsbeginn wurden 53 von 435 bestrahlten und nur 10 von 469 unbestrahlten Mäusen mit Lungenadenomen verzeichnet ($P < 0,001$). Zudem hatte die ionisierende Bestrahlung eine stärkere Bevorzugung der Weibchen zur Folge (23 von 238 bestrahlten Männchen gegenüber 42 von 241 bestrahlten Weibchen mit Lungenadenomen [$P<$ 0,01]), während bei den unbehandelten Kontrollen kein deutlicher Geschlechtsunterschied zutage trat.

Die Zahl der beobachteten Fälle mit infiltrativ wachsenden Lungenadenomen ist zu gering, um zwischen bestrahlten und unbestrahlten Tieren vergleichen zu können.

Schließlich bleibt zu bemerken, daß die beschleunigende Wirkung der Ganzkörperbestrahlung auf die Adenombildung noch viel deutlicher

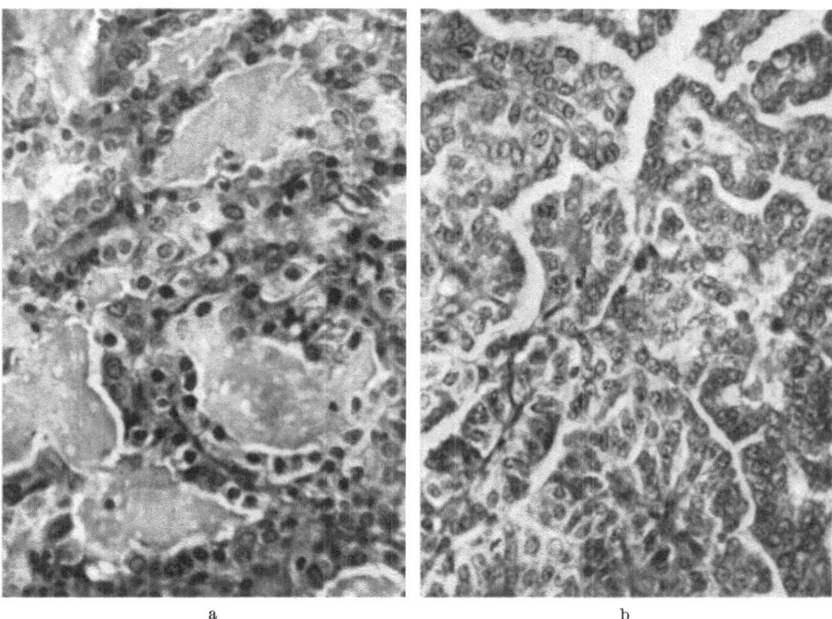

a   b

Abb. 77 a u. b. a Lungenadenom mit follikulären Strukturen (männliche Maus der Versuchsgruppe 3, 16²/₃ Monate nach Ganzkörperbestrahlung [600 r] spontan gestorben. Hämatoxylin-Eosin, Vergrößerung 320fach). b Lungenadenom mit papillärem Bau (männliche Maus der Versuchsgruppe 2, 7 Monate nach Ganzkörperbestrahlung [600 r] getötet. Hämatoxylin-Eosin, Vergrößerung 285fach)

zum Ausdruck kommt, wenn nicht die Zahl der Tumorträger, sondern diejenige der Tumoren als Grundlage des Vergleichs zwischen bestrahlten und unbestrahlten Mäusen gewählt wird: Der Unterschied ist in diesem Fall hoch signifikant ($P\ll$ 0,001), da unter den bestrahlten wesentlich früher Tiere mit mehreren Lungenadenomen zu finden waren als unter den unbestrahlten.

In keinem Fall konnten sichere extrapulmonale Metastasen der adenomatösen Lungengeschwülste beobachtet werden.

2. Lungenmetastasen und -beteiligung bei extrapulmonal entstandenen neoplastischen Prozessen. Bei der thymischen Leukose kam es oft zu einem Eindringen der Tumormassen vom vorderen Mediastinum her über die Lungenhili in die großen Septen, welche Bronchien und Gefäße führen. Wiederholt entstand dabei eine Bronchialkompression mit poststenotischer Atelektase und/oder Pneumonie. Die myeloische Leukose

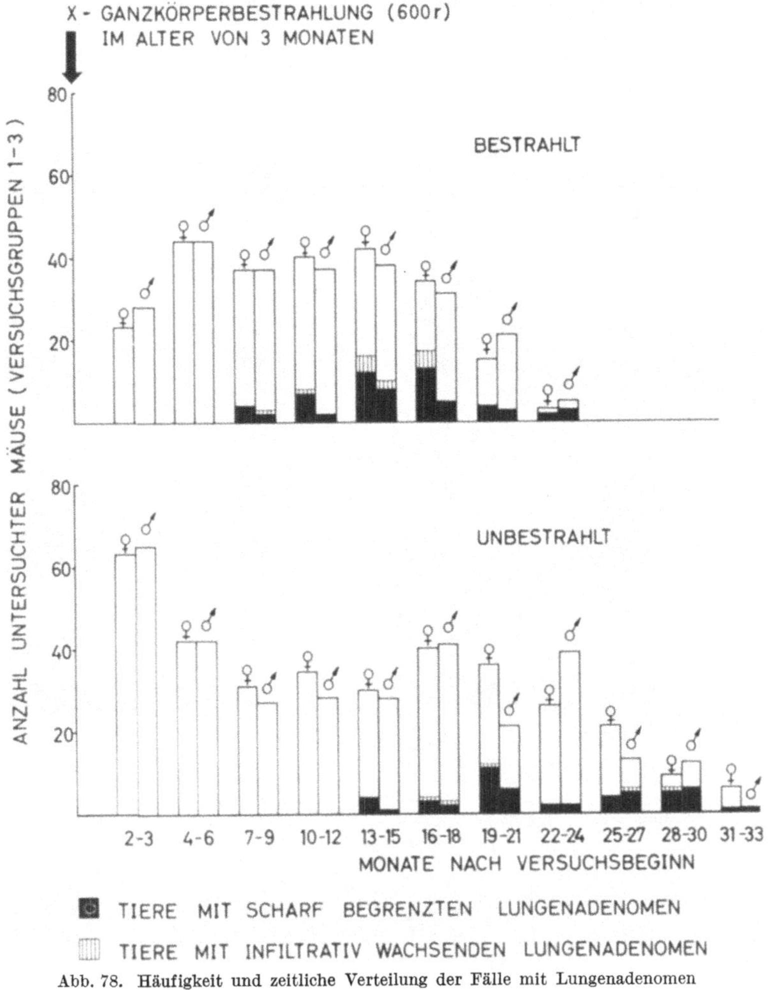

Abb. 78. Häufigkeit und zeitliche Verteilung der Fälle mit Lungenadenomen

ging selten mit einer nennenswerten Infiltration des Lungeninterstitiums einher, gab aber oft Anlaß zu intrapulmonalen Thrombosen mit oder ohne Infarktbildung. Die übrigen Leukoseformen zogen die Lunge ebenfalls in Mitleidenschaft, teils durch diffus verstreute Infiltrate (nichtthymische, lymphoidzellige Leukose; monocytoide Leukose), teils durch mehr herdförmige Metastasen (plasmocytoide Leukose).

Lungenmetastasen extrapulmonal entstandener bösartiger Neubildungen (Carcinome der Mamma, der Harderschen Drüse und der Nebennierenrinde, osteogenes Sarkom, Spindelzellsarkom, Phäochromoblastom u.a.) waren wiederholt anzutreffen. Für eine Begünstigung des Metastasierungsprozesses durch die Ganzkörperbestrahlung, beurteilt an der Anzahl Lungenmetastasen/Primärtumor, fanden sich keine verwertbaren Anhaltspunkte.

f) Veränderungen der Pleura

Die bei akuten Pneumonien selten fehlende Pleuritis fibrinosa kam bereits zur Sprache. Bei 3 bestrahlten Mäusen waren Lungenabscesse mit einem Pleuraempyem verbunden. Massive seröse oder seröshämorrhagische Pleuraergüsse wurden nur bei einer beschränkten Zahl spontan gestorbener Tiere angetroffen (9 bestrahlte, wovon 3 mit thymischer Leukose und Lungeninfiltration, 2 unbestrahlte). *Bindegewebige Pleuraadhäsionen* ließen sich bei 23 bestrahlten und 19 unbestrahlten Tieren im Alter von 5—27 Monaten nachweisen. Eine vollständige fibröse Obliteration des Pleuraspalts kam nie zustande. Primäre Pleurageschwülste konnten nicht beobachtet werden.

Schließlich bleibt zu erwähnen, daß sich weder im oberen Respirationstrakt noch in Lunge und Pleura je eine deutliche, diffuse oder herdförmige Amyloidablagerung finden ließ.

Besprechung der Befunde am Respirationstrakt

Die Untersuchung der Nasen- und Nasennebenhöhlenschleimhaut war hauptsächlich aus zwei Gründen von Interesse:

1. weiß man, wie sehr die kleinen Laboratoriumstiere zu katarrhalischen oder eitrigen Entzündungen der oberen Luftwege neigen (BERBERICH und KELEMEN 1958);

2. ist bekannt, daß bei der Maus die für die Infektabwehr ebenso wie als mögliche Eintrittspforte von Erregern wichtigen Tonsillen des Nasopharynx mehr in der Nase als im Mund-Rachengebiet liegen (OPPEL 1904, KELEMEN 1958).

Aus unseren Beobachtungen geht hervor, daß vor allem im Zeitraum von 2—15 Monaten nach Versuchsbeginn die bestrahlten Tiere häufiger an *Rhinitiden und Sinusitiden* erkrankten als die unbestrahlten. Für ein vermehrtes Auftreten infektiöser Komplikationen im oberen Respirationstrakt bestrahlter Tiere sprechen auch die im Durchschnitt dichtere plasmacelluläre Infiltration und die entzündlich bedingte Stützgewebevermehrung. In vielen Fällen schienen Rhinosinusitiden auf die unteren Luftwege übergegriffen und zur Ausbildung akuter Bronchopneumonien Anlaß gegeben zu haben. Die hier gesammelten Erfahrungen liefern ein weiteres Argument dafür, daß die Ganzkörperbestrahlung über die Dauer des akuten Syndroms hinaus eine erhöhte Infektanfälligkeit nach sich zieht. Dagegen darf aus unseren Beobachtungen nicht mit Bestimmtheit auf eine vorzeitige Schleimhautatrophie bei bestrahlten Mäusen geschlossen werden; die Fälle mit deutlichen Epithelatrophien im Nasen- und Nasennebenhöhlenbereich ließen durchwegs auch deutliche Zeichen abgelaufener oder noch in Gang befindlicher Entzündung erkennen.

Die *Trachea und die großen Bronchien* waren seltener Sitz von Entzündungen als die Nase und ihre Nebenhöhlen. Immerhin hatte die Ganzkörperbestrahlung auch auf akute und chronische Tracheobronchitiden einen klar fördernden Einfluß. Von besonderem Interesse, weil bei unserem Mäusestamm recht verbreitet und in der Literatur unseres Wissens bisher nicht beschrieben, ist die Tracheobronchitis chronica chondroclastica. Vermutlich handelt es sich hierbei vorwiegend um Folgen besonders tiefgreifender und/oder langdauernder Tracheitiden und weniger um den Ausdruck einer altersgebundenen Knorpeldegeneration, da zahlreiche alte Mäuse keine Zeichen einer Resorption des Trachealknorpels zeigten und umgekehrt eine Chondroklasie bei schweren chronischen Entzündungen fast nie fehlte. Wir dürfen deshalb annehmen, daß die Tracheitis chondroclastica ebenfalls wegen einer erhöhten Infektanfälligkeit bei den bestrahlten Mäusen signifikant häufiger anzutreffen war und nicht oder zum mindesten nicht in erster Linie infolge einer vorzeitigen Degeneration des Trachealknorpels. In diesem Sinn spricht auch die Tatsache, daß bei bestrahlten Mäusen ohne Trachealchondroklasie die degenerativen Erscheinungen (herdförmige Nekrosen, Abnahme oder Verlust der Turnbull-Positivität der Matrix) nicht wahrnehmbar früher auftraten als bei den unbehandelten Kontrollen.

Unter den beobachteten *Lungenveränderungen* findet sich eine Reihe von Befunden, denen lediglich die Bedeutung von Folgeerscheinungen nachgewiesener Grundkrankheiten zukommt. Dazu gehören zunächst die verschiedenen Atelektaseformen, die im Anschluß an Bronchialverschluß (Bronchitiden, Bronchialadenome, Bronchialkompression durch Infiltrate der thymischen Leukose), durch Kompression (Mantelatelektasen bei Tumoren und chronischer Pneumonie, Totalatelektasen bei massiven Pleuraergüssen) oder in kleinfleckiger Form bei Lungenödem, bronchiolitischen und pneumonischen Prozessen sowie beim chronischen substantiellen Emphysem zustande kamen. Ihre Entstehung wurde durch die Ganzkörperbestrahlung im gleichen Maß wie ihre auslösenden Grundleiden beeinflußt. Dasselbe gilt für die Fälle mit akuter Überblähung der Lunge.

Besondere Erwähnung verdient dagegen das chronische substantielle Emphysem, das — mit oder ohne begleitende Bronchitis und Bronchiolitis — vor allem bei den ältesten Tieren auffiel. VERZÁR (1955b) bezeichnet dieses Leiden auf Grund seiner Beobachtungen an senilen Ratten als recht typische „Alterskrankheit". Aus unseren Befunden kann nicht gefolgert werden, daß die bestrahlten Mäuse Zeichen eines vorzeitigen Altersemphysems aufwiesen.

Frische Lungenblutungen, ein bekannter Befund während des akuten Ganzkörperbestrahlungssyndroms (TULLIS und WARREN 1947, CRON-KITE 1950 u.a.), ließen sich später als einen Monat nach Exposition fast nur bei moribunden oder spontan gestorbenen Mäusen nachweisen. Es fiel allerdings auf, daß das Ausmaß der Hämorrhagien bei bestrahlten Tieren oft größer war als bei den unbestrahlten. Die zu allen Zeiten nach Versuchsbeginn und besonders auch in Spätstadien bei vielen bestrahlten Tieren auffällige Lungenhämosiderose spricht für eine längere Zeit nach Exposition andauernde Bereitschaft zu Blutaustritten aus den Lungengefäßen. Es zeigt sich hier eine gewisse Parallelität zu den Befunden im Myokard. Am Zustandekommen der herdförmigen Anhäufung eisenhaltigen Pigments könnten allerdings außer reinen Blutungen auch pneumonische Prozesse mitbeteiligt gewesen sein. Auf das Erscheinen hämosiderin- und lipoidhaltiger Pigmentzellen im Verlauf des akuten Ganzkörperbestrahlungssyndroms hatte schon IVANOV (1957) aufmerksam gemacht.

Die in unseren Versuchen erkennbare Neigung bestrahlter Tiere zu einem terminalen Lungenödem könnte ebenfalls mit einer strahlenbedingten Capillarschädigung im Zusammenhang stehen. Es ist allerdings hervorzuheben, daß ein massiver Flüssigkeitsaustritt in die Lungenalveolen nur in Fällen mit zusätzlichen Komplikationen (septische Zustände, schwere Anämie, Darmgeschwüre u.a.) gesehen wurde.

Autochthon-thrombotische Verschlüsse der Lungenarterien und -venen kamen fast nur bei Tieren mit Pneumonie oder myeloischer Leukose vor.

Megakaryocyten in den kleinen Lungengefäßen sollen, nach SHAR-NOFF und KIM (1958a), bei allen Säugetieren in geringer Zahl zu finden sein. Wir sahen sie allerdings nur bei einem kleineren Teil der unbestrahlten Mäuse und selten in Mehrzahl. Es ist anzunehmen, daß es sich um Megakaryocytenembolien handelt, die ihren Ursprung im Knochenmark oder bei Fällen mit extramedullärer und extrasplenischer Hämopoiese auch in anderen Organen (Lymphknoten!) nehmen. Die aus der Milz auf dem Blutweg austretenden Megakaryocyten bleiben in der Regel in den Lebercapillaren liegen. Megakaryocytenembolien in die Lungen können beim Kaninchen durch Adrenalininjektion hervorgerufen werden (SHARNOFF und KIM 1958b), eine Maßnahme, die auch andere Blutzellen vermehrt in den Kreislauf übertreten läßt. Es darf deshalb vermutet werden, daß in Fällen mit gehäuften Megakaryocytenembolien eine gelockerte Schranke zwischen dem hämopoietischen Gewebe und dem Blut bestand. Es kann nicht verwundern, daß sich derartige Beobachtungen gerade in der Zeit der zum Teil überschießenden Regeneration nach dem akuten Strahlenschaden sowie bei den bestrahlten Weibchen mit starker extramedullärer und extrasplenischer Blutbildung infolge generalisierter Hyperostosis interna häuften. Ob zudem noch ein leichter, strahlenbedingter Schaden der Sinuswände eine Rolle spielte, läßt sich aus unseren Befunden nicht mit Sicherheit ableiten.

Aufschlußreich ist die Feststellung, daß die kleinen Lungenarterien und -arteriolen auch bei bestrahlten Mäusen keine wesentlichen degenerativen Veränderungen erkennen ließen. Wir können jedenfalls daraus schließen, daß die nach Ganzkörperbestrahlung in Organen des großen Kreislaufs vorzeitig auftretenden Arteriolenschäden in hohem Maß vom intravasalen Druck abhängen.

Die bisher aus der Literatur erhältlichen Angaben über die Häufigkeit pneumonischer Prozesse in späteren Stadien nach akuter Ganzkörperbestrahlung gehen teilweise auseinander. Wistarratten, die unter anoxischen Bedingungen kurzfristig mit Dosen von 1000—1400 r belastet wurden, fielen im Zeitraum von 30—100 Tagen nach Exposition häufig einer herdförmigen Bronchopneumonie zum Opfer (BENNETT et al. 1953, DOWDY und BENNETT 1955). Ähnliche Erfahrungen wurden auch nach Verabreichung geringerer Dosen gemacht (HURSH et al. 1955, LAMSON et al. 1958). WHITE u. Mitarb. (1955) erwähnen die Lungenentzündung als Haupttodesursache ganzbestrahlter Ratten (450—500 r), die während 400 Tagen nach Exposition auf niedriger Proteindiät gehalten und so zur Entwicklung einer Lebercirrhose gebracht wurden. Neben der typischen akuten herdförmigen Pneumonie fanden sich in diesen Fällen auch peribronchitische Infiltrate, granulierende Abscesse und eine herdförmige Desquamativpneumonie mit Auftreten zahlreicher Schaumzellen in den Alveolarlumina, alles Befunde, die wir auch bei unseren Mäusen erheben konnten. HOLLCROFT u. Mitarb. (1957) beschränken sich in ihrem Bericht über Spätfolgen einer akuten Bestrahlung von Mäusen mit 400—900 r (unter Anwendung verschiedener Schutzmaßnahmen) auf die Bemerkung, daß „eine Pneumonie bei ungefähr 10% der Mäuse aller Versuchsgruppen auftrat". Über die zeitliche Verteilung dieser Befunde ist aus dieser Arbeit nichts zu erfahren. KOHN et al. (1957) sahen in der Zeit von 150—630 Tagen nach akuter Bestrahlung mit 400—799 r bei CAF$_1$- und BLB/c-Mäusen keine größere Pneumonieincidenz als bei den Kontrollen; diese Autoren untersuchten jedoch keine moribunden oder spontan gestorbenen Tiere. Beachtung verdient die Mitteilung von DUNJIC et al. (1960), wonach einer Thoraxbestrahlung (1400 und mehr r) 30—90 Tage, einer Kopfbestrahlung (600—1000 r) 90—168 Tage nach Exposition eine Häufung von Pneumoniefällen folgt.

Unsere eigenen Beobachtungen lassen sich wie folgt zusammenfassen:

Bei den in gutem Zustand zu bestimmten Zeiten nach Versuchsbeginn getöteten Tieren (Versuchsgruppe 1) ließ sich keine signifikante Begünstigung pneumonischer Prozesse durch die Ganzkörperbestrahlung feststellen, höchstens ein angedeutet früheres Erscheinen chronisch-entzündlicher Lungenveränderungen.

Akute Pneumonien traten bei bestrahlten Mäusen sowohl mit größerer absoluter Häufigkeit als auch früher als bei den unbestrahlten Kontrollen auf, waren aber fast ausschließlich bei moribunden oder spontan gestorbenen Tieren (Versuchsgruppen 2 und 3) zu finden. Die deutlichste Förderung erfuhr die typische akute herdförmige Pneumonie (Bronchopneumonie und embolische Herdpneumonie). Hinsichtlich akuter Lungenabscesse und interstitieller Pneumonien waren die Unterschiede zwischen bestrahlten und unbestrahlten Mäusen nur angedeutet. Bemerkenswert ist das Auftreten einer bakterienreichen, leukocyten-armen, akuten Pneumonie bei 10 bestrahlten gegenüber nur 2 unbestrahlten Tieren: Diese während der Dauer des akuten Ganzkörperbestrahlungssyndroms oft gefundene Entzündungsform (DUNHAM et al. 1951, IVANOV 1957 u.a.) trat allerdings nie später als 9 Monate nach Versuchsbeginn in Erscheinung.

Die Entstehung von Parasitengranulomen, herdförmigen, chronischen Aspirationspneumonien, chronischen Lungenabscessen und pseudotuberkulösen Lungenherden wurden durch die Ganzkörperbestrahlung nicht oder nicht sicher gefördert.

Die Gesamtheit dieser Befunde bestätigt die Auffassung von DOWDY und BENNETT (1955), die eine erhöhte Infektanfälligkeit als einen der typischen Spätschäden nach akuter Ganzkörperbestrahlung bezeichnen. Ob und wie oft *Virusinfekte* für die Entwicklung der pneumonischen Prozesse verantwortlich waren (vgl. RÖHRER et al. 1958), läßt sich aus unseren Befunden nicht sicher entscheiden.

Die Lungenadenome gelten als recht häufige, organgebundene, gutartige Geschwülste, zu deren Ausbildung gewisse Mäusestämme eine genetisch determinierte Disposition aufweisen (LITTLE 1941, FURTH et al. 1959). Sie lassen sich aber unter anderem auch durch Urethan induzieren, besonders wenn diese Substanz jungen Tieren gegeben wird (ROGERS 1951). Unsere Befunde stimmen darin mit Erfahrungen anderer Autoren überein, daß die Ganzkörperbestrahlung auf die Bildung dieser Lungengeschwülste einen deutlich beschleunigenden Effekt hatte, die totale Incidenz jedoch nicht stark zu steigern vermochte (vgl. HESTON et al. 1953, KOHN et al. 1957, HOLLCROFT et al. 1957 u.a.). Ähnliche Beobachtungen konnten an Wistarratten gemacht werden (LAMSON et al. 1958). Die bei einzelnen Stämmen nach Ganzkörperbestrahlung beobachtete Bevorzugung der Männchen (FURTH und FURTH 1936, KOHN et al. 1957) trat in unseren Versuchen nicht zutage. Möglicherweise hängt dieser Unterschied mit dem bei den bestrahlten Weibchen unseres Stammes oft festgestellten Hyper- und/oder Daueroestrogenismus zusammen. Es kann hier erwähnt werden, daß eine akute Neutronenganzkörperbestrahlung nach den Angaben von Upton u. Mitarb. (1954) die Entstehung von Lungenadenomen bei weiblichen Mäusen ebenfalls stärker fördert als bei den Männchen. Von Interesse sind die Angaben von Furth u. Mitarb. (1959), wonach sich die absolute Häufigkeit der Lungenadenome durch Steigerung der Strahlendosis bis auf 749 r deutlich verringern ließ. Die gleichen Untersucher machten beiläufig die sehr wichtige Beobachtung, daß Mäuse zweier Sublinien desselben Stamms, in getrennten Ställen gehalten, nicht mit gleicher Häufigkeit Lungenadenome entwickelten. Offensichtlich sind noch weitere Versuche notwendig, um den möglichen Einfluß genetischer Differenzen zwischen Sublinien und verschiedenen Umgebungsfaktoren auf die Entstehung der Lungenadenome abzuklären.

Die Entwicklung infiltrativ wachsender Lungenadenome wurde durch die Ganzkörperbestrahlung nicht sicher beschleunigt. Die Stellung dieser Geschwülste ist im übrigen noch umstritten. Treten sie in Mehrzahl auf, erhebt sich die Frage, ob es sich um eine multizentrische Entstehung oder um intrapulmonale Metastasen handelt. In unserem Untersuchungsgut ließ sich eine bronchogene Metastasierung, wie sie von Slye u. Mitarb. (1914) angeblich gesehen wurde, nie überzeugend nachweisen.

H. Verdauungstrakt und zugehörige Organe
Eigene Beobachtungen
I. Mundhöhle und Rachen
a) Zähne und Zahnhalteapparat

Im Zeitraum von 2—3 Monaten nach Exposition ließen die Nagezähne der bestrahlten Mäuse oft radiologisch nachweisbare, leichte Schmelzflecken, Usuren (Abb. 79) und Zahnhalsverjüngungen erkennen. In dieser Periode kam es bei 7 bestrahlten Tieren zu Zahnfrakturen. Die Ganzkörperbestrahlung hatte nur eine angedeutete, statistisch nicht gesicherte Verkürzung der Incisoren zur Folge; die mittlere Länge (gerade Linie von der Wurzelspitze zum Zahnende) betrug allerdings bei den bestrahlten Mäusen meist weniger als bei den unbehandelten Kontrolltieren (z.B. ein Jahr nach Bestrahlung: 11,2 mm $\pm$ 0,8 mm [normal 11,6 $\pm$ 0,7 mm]). Auf isolierte periapikale Granulome verdächtige Aufhellungen im Röntgenbild wurden bei 3 bestrahlten und 2 unbestrahlten Mäusen verzeichnet. Histologisch ließ sich in diesen Fällen eine granulierende Entzündung mit Fremdkörperreaktion um Speiseteile, Haare und kleine Holzsplitter herum nachweisen. Bei 8 bestrahlten und 3 unbestrahlten Mäusen, die wegen makroskopisch sichtbarer Veränderungen der Gingiva näher untersucht wurden, fand sich eine subakut-chronische Periodontitis. 6 Bestrahlte und 2 Unbestrahlte im Alter von 6—18 Monaten litten an einer auch radiologisch erkennbaren und vermutlich dentogenen chronischen Osteomyelitis des Unterkiefers. Zweimal wurden dabei auch parodontale, teils granulierende, teils von mehrschichtigem Plattenepithel ausgekleidete Cysten mit den oben erwähnten Fremdkörpern gefunden (vgl. VAN RIJSSEL und MÜHLBOCK 1955). Da keine

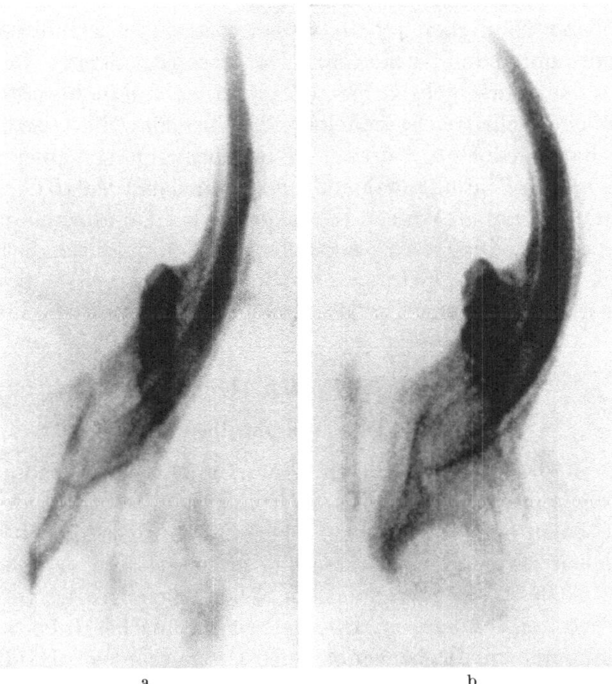

a   b

Abb. 79 a u. b. a Leichte Schmelzunregelmäßigkeiten am Nagezahn (weibliche Maus der Versuchsgruppe 1, 2 Monate nach Ganzkörperbestrahlung [600 r] getötet. Vergrößerung 6fach).
b Intakter Nagezahn bei einer gleichaltrigen, unbestrahlten Maus (Vergrößerung 6fach)

systematische histologische Untersuchung des Zahnhalteapparats vorgenommen wurde, lassen sich aus diesen Befunden keine endgültigen Schlüsse ziehen.

b) Rachen und Zunge

Bei der Maus sind, im Gegensatz zum Menschen und anderen Säugern, keine eigentlichen Gaumenmandeln und Zungenbalgdrüsen ausgebildet. Damit mag es zusammenhängen, daß am Zungengrund und in der Rachenwand wesentlich seltener chronisch-entzündliche Veränderungen gefunden wurden als im Nasenraum (im Zeitraum von 2—15 Monaten nach Versuchsbeginn bei 21 Bestrahlten und 11 Unbestrahlten [$P < 0,05$]). Gelegentlich ließen sich umschriebene, bis in die Muskulatur hineinreichende Narben nachweisen (in der Zeit von 2—15 Monaten nach Versuchsbeginn bei 27 bestrahlten und 8 unbestrahlten Mäusen [$P < 0,01$]). Im Gegensatz zum akuten Syndrom traten in späteren Stadien nach Ganzkörperbestrahlung leukocytenarme, torpide Zungengeschwüre nur noch vereinzelt auf. Cystische Erweiterungen der Ausführungsgänge mukoseröser oder seröser (Ebnerscher) Drüsen fanden sich mit signifikant größerer Häufigkeit ($P < 0,05$) bei bestrahlten weiblichen Tieren mit Ovarialtumoren und Zeichen eines Daueroestrogenismus. Im höheren Alter zeigte das mehrschichtige Plattenepithel der Mundhöhle und Zungenoberfläche eine schrittweise zunehmende Atrophie; die Ganzkörperbestrahlung hatte jedoch auf diesen Involutionsvorgang keinen deutlich beschleunigenden Einfluß. Jedenfalls erreichte das Ausmaß der Epithelatrophie bei bestrahlten Mäusen nie dasjenige bei den ältesten, unbehandelten Kontrollen. Die Geschmacksknospen erfuhren durch die Strahlenwirkung ebenfalls keine histologisch sicher erkennbare Schädigung.

Neoplastische Prozesse im Mundrachenbereich wurden nicht festgestellt.

II. Große Speicheldrüsen

a) Glandula parotis

In diesem Organ, das durch die akute Ganzkörperbestrahlung keine nennenswerten, histologisch faßbaren Frühschäden erlitt, fanden sich in späteren Stadien nach Exposition früher und häufiger als bei Kontrolltieren Zeichen chronischer Entzündung (20 bestrahlte, 5 unbestrahlte Mäuse [$P < 0,001$]). In den meisten Fällen lag allerdings nicht eine primäre Parotitis, sondern ein Übergreifen chronischer Infektionen der Halslymphknoten auf das benachbarte Drüsengewebe vor. Häufig wurde die Parotis durch eine thymische Leukose in Mitleidenschaft gezogen. Auch Amyloidablagerungen mit starker Atrophie des Parenchyms waren keine Seltenheit. Bei mehreren Tieren entstand eine Sialostase mit Ausweitung der Ausführungsgänge. Eine Sialolithiasis mit Sialodochitis wurde nur bei 2 bestrahlten Mäusen 4 und 8 Monate nach Exposition gesehen. Das Gewicht der Parotis wurde nicht regelmäßig bestimmt; immerhin erschien sie bei bestrahlten Tieren zu verschiedenen Zeiten nach Versuchsbeginn kleiner als bei den unbehandelten Kontrollen. Histologisch war dieser Unterschied nicht mit Sicherheit zu erkennen. Den schwersten Grad einer allgemeinen Atrophie des Drüsenkörpers, abgesehen von Fällen mit Amyloidose, Entzündung oder Tumorinfiltrierung, wiesen die ältesten Tiere der Kontrollserie auf.

Primäre Parotisgeschwülste kamen nicht vor.

b) Glandula sublingualis maior (retrolingualis)

Diese schleimbereitende Drüse war seltener Sitz chronischer Entzündungen als die Parotis (5 bestrahlte, 2 unbestrahlte Mäuse im Zeitraum von 2—10 Monaten nach Versuchsbeginn). Ausnahmsweise kamen
eine umschriebene Atrophie (Abb. 80) und große Narbenherde mit
verkümmertem Parenchym und cystisch erweiterten Ausführungsgängen
sowie herdförmiger Hämosiderinablagerung vor. Amyloid ließ sich nur
in wenigen Fällen und in geringer Menge feststellen. Bei Tieren mit

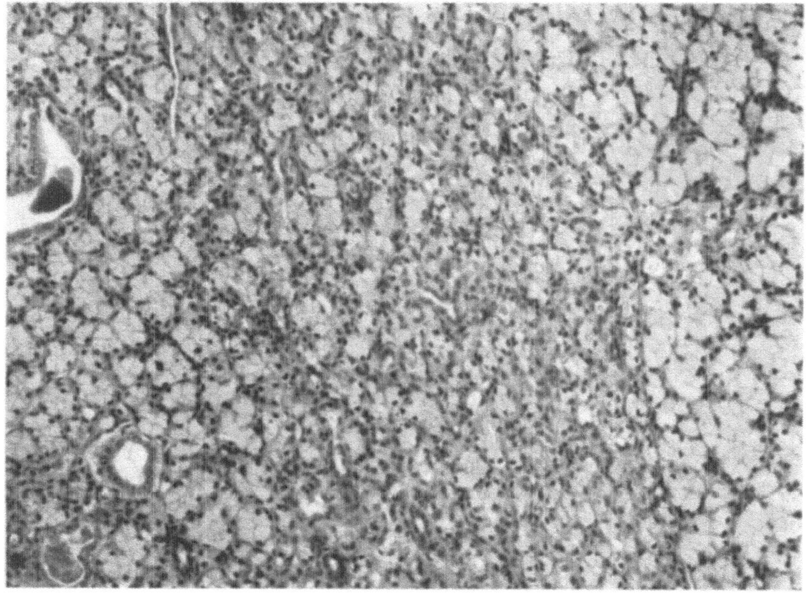

Abb. 80. Herdförmige Atrophie der Glandula sublingualis maior (weibliche Maus der Versuchsgruppe 1, 2 Monate nach Ganzkörperbestrahlung [600 r] getötet. Hämatoxylin-Eosin, Vergrößerung
160fach)

Leukose war die große Sublingualdrüse weniger oft von Tumorzellen
durchsetzt als die Parotis. Die Involution des Organs erfolgte bei
unbehandelten Kontrollmäusen vor allem nach Abschluß der beiden
ersten Lebensjahre und schritt bis zum Erreichen des höchsten Alters
(über 33 Monate) weiter fort als bei den am längsten überlebenden
bestrahlten Tieren.

Von der großen Sublingualdrüse ausgehende neoplastische Prozesse
wurden in keinem Fall beobachtet.

c) Glandula submaxillaris

Dieses Organ zeichnet sich bei der erwachsenen, fortpflanzungs-
fähigen Maus durch einen ausgeprägten Geschlechtsdimorphismus aus,

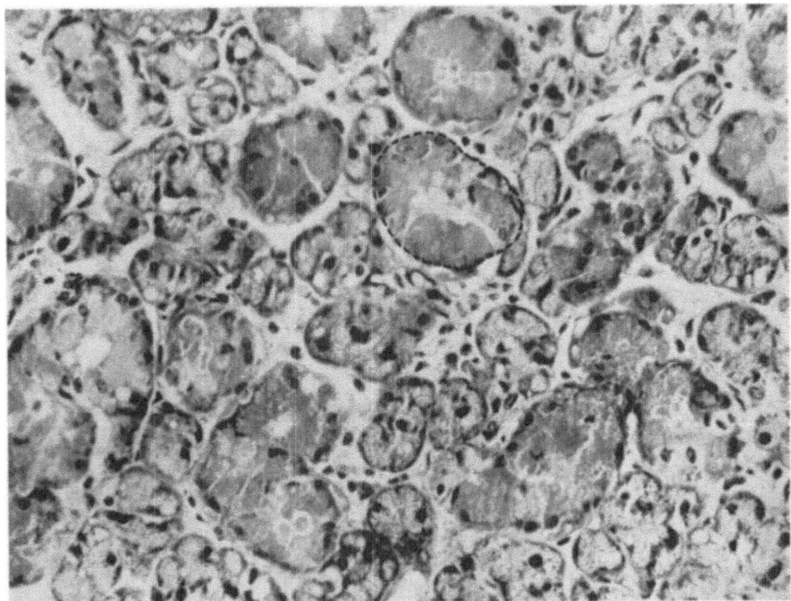

Abb. 81. Glandula submaxillaris einer geschlechtsreifen, unbestrahlten *männlichen* Maus im Alter von 3 Monaten: Kräftig entwickelte sekretorische Tubuli (○) mit grobgranuliertem Cytoplasma der Epithelzellen (PAS-Trichromfärbung nach HOTCHKISS, Vergrößerung 285fach)

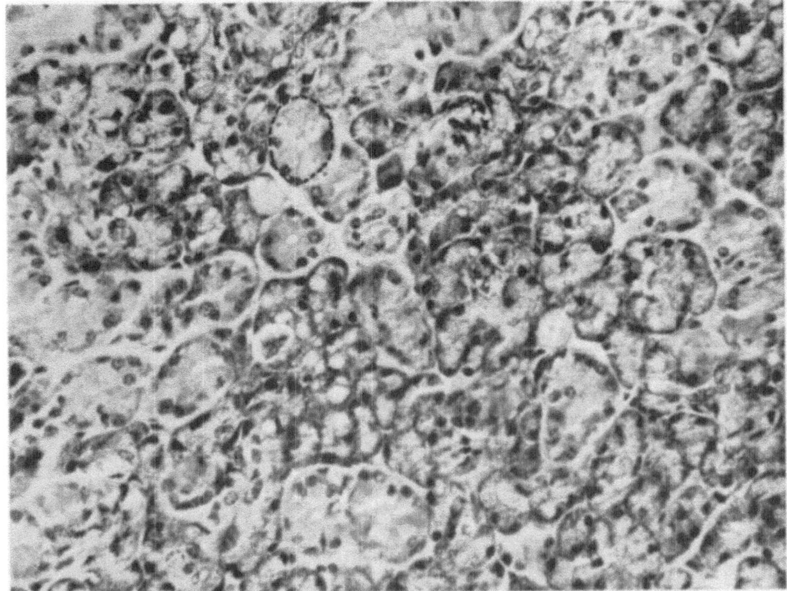

Abb. 82. Glandula submaxillaris einer geschlechtsreifen, unbestrahlten *weiblichen* Maus im Alter von 3 Monaten: Kleine sekretorische Tubuli (○) mit feinem, granuliertem Cytoplasma der Epithelzellen (PAS-Trichromfärbung nach HOTCHKISS, Vergrößerung 285fach)

den schon RANVIER bemerkt hatte. Die histologischen Unterschiede
beziehen sich vor allem auf die sekretorischen Tubuli, die beim Männchen

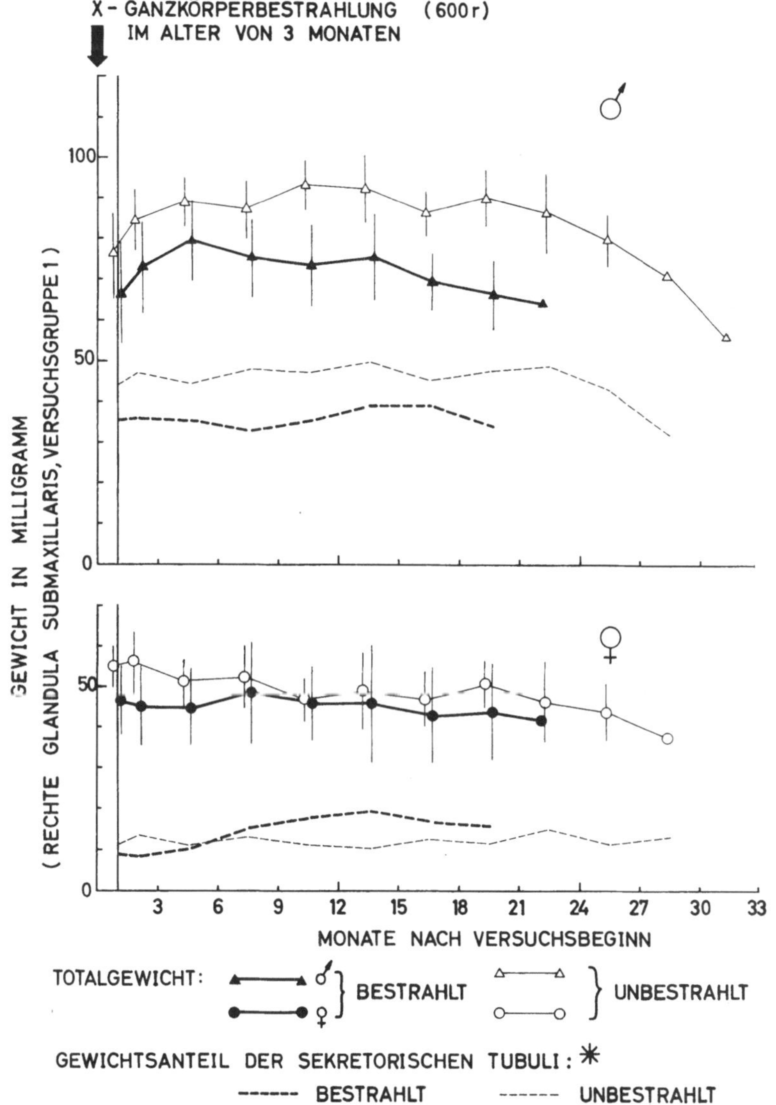

Abb. 83. Mittleres Gewicht der rechtsseitigen Glandula submaxillaris bei den in gutem Zustand
getöteten Mäusen als Funktion der Zeit nach Versuchsbeginn (Standardabweichungen: senkrechte
Linien. * Gewichtsanteil der sekretorischen Tubuli planimetrisch ermittelt)

einen größeren Durchmesser haben (60—70 μ) als beim Weibchen
(30—40 μ) und grobe, eosinophile Granula im Cytoplasma der Epithelzellen aufweisen (Abb. 81, 82).

Abb. 83 zeigt den Verlauf der Gewichtskurve der rechtsseitigen Glandula submaxillaris (die linksseitige wurde im Zusammenhang mit den angrenzenden Organen belassen) in Abhängigkeit von der Zeit nach Versuchsbeginn. Bei den Männchen blieb das Drüsengewicht nach Ganzkörperbestrahlung ständig unter den Kontrollwerten; eine verwertbare Verschiebung im Anteil der sekretorischen Tubuli an der totalen Drüsenmasse war histologisch nicht zu erkennen. Bei den Weibchen glich sich dagegen das Gewicht der Glandula submaxillaris nach anfänglichem, leichtem Defizit wieder demjenigen der unbehandelten

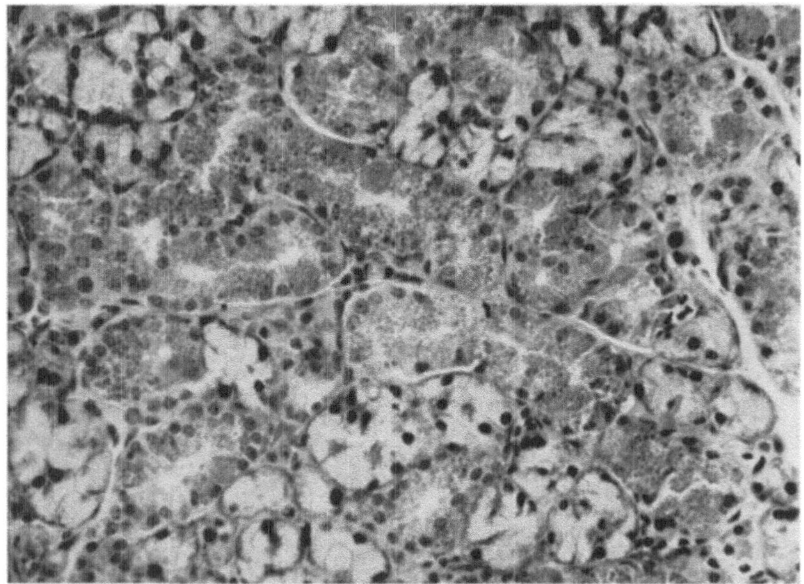

Abb. 84. Glandula submaxillaris eines älteren, bestrahlten Weibchens: morphologische Zeichen von Virilisierung in Form vergrößerter sekretorischer Tubuli und grober Granulierung des Cytoplasmas der Epithelzellen (Maus der Versuchsgruppe 1, 12 Monate nach Ganzkörperbestrahlung [600 r] getötet. Hämatoxylin-Eosin, Vergrößerung 285fach)

Tiere an. Der strukturelle Aufbau erfuhr aber bei vielen weiblichen Mäusen später als 3—6 Monate nach Ganzkörperbestrahlung insofern eine Änderung, als die sekretorischen Tubuli umfangreicher wurden und sich in ihrem morphologischen Bild immer mehr den Befunden bei Männchen näherten (Abb. 83). Die fehlende Differenz im Drüsengewicht bestrahlter und unbestrahlter Weibchen beruhte somit auf einer teilweisen (nie vollständigen!) „Vermännlichung" der ersteren. Diese Virilisierung trat vor allem bei Weibchen mit strahleninduzierten Ovarialtumoren bestimmter Art und einer großzelligen Umgestaltung der inneren Nebennierenrindenschichten hervor und war meist auch mit morphologischen Äußerungen der Androgenwirkung an der Niere verbunden.

Die Häufigkeit chronischer Entzündungen, einer herdförmigen Bindegewebszunahme, Sialolithiasis und Sialodochitis bei bestrahlten und unbestrahlten Mäusen verhielt sich ähnlich wie in der Glandula parotis. Eine schwere Amyloidose trat dagegen in der Submaxillardrüse ebenso selten auf wie in der großen Sublingualdrüse. Die Altersinvolution war bei den Männchen vor allem an der Abnahme des mittleren Durchmessers der sekretorischen Tubuli zu erkennen (Meßmethoden s. GABE 1956). Sie trat bei den bestrahlten Tieren, wenn von dem schon früh nach Exposition erkennbaren Gewichtsdefizit abgesehen wird, nicht so deutlich hervor wie bei den ältesten unbehandelten Kontrollen.

Tumorzellinfiltrate bei Tieren mit Leukose fanden sich fast ebenso oft wie in der Parotis.

Adenome (bei 2 Weibchen und 4 Männchen) und Fibroadenome (bei 2 Weibchen und einem Männchen) der Glandula submandibularis wurden nur bei bestrahlten Mäusen verzeichnet; sie bildeten sich im Zeitraum von 6—21 Monaten nach Exposition.

III. Oesophagus

Pathologische Befunde an der Speiseröhre bildeten eine Ausnahme. In 5 Fällen (3 bestrahlte, 2 unbestrahlte Mäuse) kam es zu einer leichten Amyloidablagerung unter dem Schleimhautepithel. Eine Oesophagitis chronica wurde nur bei 3 bestrahlten Tieren im Alter von 13—20 Monaten notiert. Andere Veränderungen, wie eine leichte, umschriebene Fibrose und Mastzellvermehrung, traten in Spätstadien nach Ganzkörperbestrahlung nicht oder höchstens angedeutet häufiger auf als bei den unbehandelten Tieren. Bei weiblichen Mäusen mit hormonal aktiven, strahleninduzierten Ovarialtumoren fiel wiederholt eine verstärkte Epithelverhornung auf. Für eine vorzeitige Schleimhautatrophie bei ganzbestrahlten Mäusen konnten keine schlüssigen Anhaltspunkte gefunden werden; systematische Mitosezählungen liegen allerdings nicht vor. Es bildeten sich keine Geschwülste der Speiseröhre.

IV. Magen

a) Vormagen

In der Wand des Vormagens, der nur in der Nähe der Grenzfalte gegen den Drüsenmagen zu regelmäßig histologisch untersucht wurde, ließen sich wesentlich häufiger als in der Speiseröhre chronisch-entzündliche Infiltrate nachweisen. Sie fanden sich meistens mit gleichartigen Veränderungen im benachbarten Drüsenmagen verbunden (s. unten). Im Bereich des Margo plicatus, der wie der Vormagen von normal verhorntem, mehrschichtigem Plattenepithel überzogen wird, traten in der Zeitspanne von 18—24 Monaten nach Versuchsbeginn bei 3 Männchen und einem Weibchen gutartige Papillome auf. Verstärkte zapfenartige Einsenkungen des mehrschichtigen Plattenepithels, teilweise mit Bildung detritusgefüllter Cysten, waren häufiger bei Weibchen als bei Männchen zu sehen; am deutlichsten fielen sie bei bestrahlten Mäusen mit hormonal aktiven Ovarialtumoren auf.

b) Drüsenmagen

Am drüsenhaltigen Teil des Magens machten sich verschiedene entzündliche Prozesse geltend:

1. Eine *akute Oberflächengastritis* wurde mehrmals während der frühesten Phase des akuten Syndroms, weniger oft in der Regenerationsperiode angetroffen; die Ganzkörperbestrahlung hatte indessen keinen faßbaren Einfluß auf ihr Erscheinen zu späteren Zeiten nach Exposition.

2. Eine *akute erosive Gastritis* bekamen wir in Spätstadien nach Ganzkörperbestrahlung selten zu Gesicht (bei 5 bestrahlten und 2 unbestrahlten Mäusen im Zeitraum von 3—12 Monaten nach Versuchsbeginn), während eine leukocytenarme Spielart dieser Entzündungsform während der ersten 3 Wochen nach dem Strahleninsult wiederholt auftrat.

3. *Granulierende, herdförmige Gastritiden und Perigastritiden*, ohne nachweisbaren Schleimhautdefekt, wurden in der Zeit von 3—14 Monaten nach Versuchsbeginn bei 5 bestrahlten und 2 unbestrahlten Tieren gefunden. In 2 Fällen lagen inmitten des Granulationsgewebes vermutlich aus dem Mageninhalt stammende Fremdkörper.

4. *Magengeschwüre* traten, ähnlich wie im Darm, entweder in einer *bakterienreichen, leukocytenarmen* (perakut-torpiden) oder in einer *klassischen Form* mit starker entzündlicher Umgebungsreaktion und einem aus Granulationsgewebe gebildeten Ulcusgrund in Erscheinung. Die ersterwähnte Geschwürsart, die während der Frühphase nach Ganzkörperbestrahlung mehrere Male gesehen wurde, gehörte in späteren Stadien zu den ausgesprochenen Seltenheiten (3 bestrahlte Mäuse im Zeitraum von 2—6 Monaten nach Exposition). Die an zweiter Stelle angeführte, übliche Ulcusform wurde durch den Strahleninsult ebenfalls nicht in eindrücklicher Weise gefördert (später als ein Monat nach Versuchsbeginn: 4 bestrahlte und 2 unbestrahlte Tiere). Massive Magenblutungen auf dieser Grundlage konnten bei 5 Mäusen nachgewiesen werden.

5. *Chronische Gastritiden ohne Zeichen einer Atrophie* wurden bei insgesamt 42 von 479 bestrahlten und 32 von 669 unbestrahlten Tieren beobachtet, was bezüglich der totalen Incidenz keinen signifikanten Unterschied bedeutet. Dagegen zog die Ganzkörperbestrahlung ein vorzeitiges Erscheinen dieser Gastritisform nach sich ($P < 0{,}05$, vgl. Abb. 85).

6. Die Entstehung einer *chronischen, cystisch-atrophischen Gastritis* mit herdförmiger oder teilweise ausgedehnter Schleimhautatrophie und cystisch ausgeweiteten Drüsenanteilen (Abb. 86) wurde durch die Ganzkörperbestrahlung deutlich begünstigt ($P < 0,01$). Dieses meist ältere

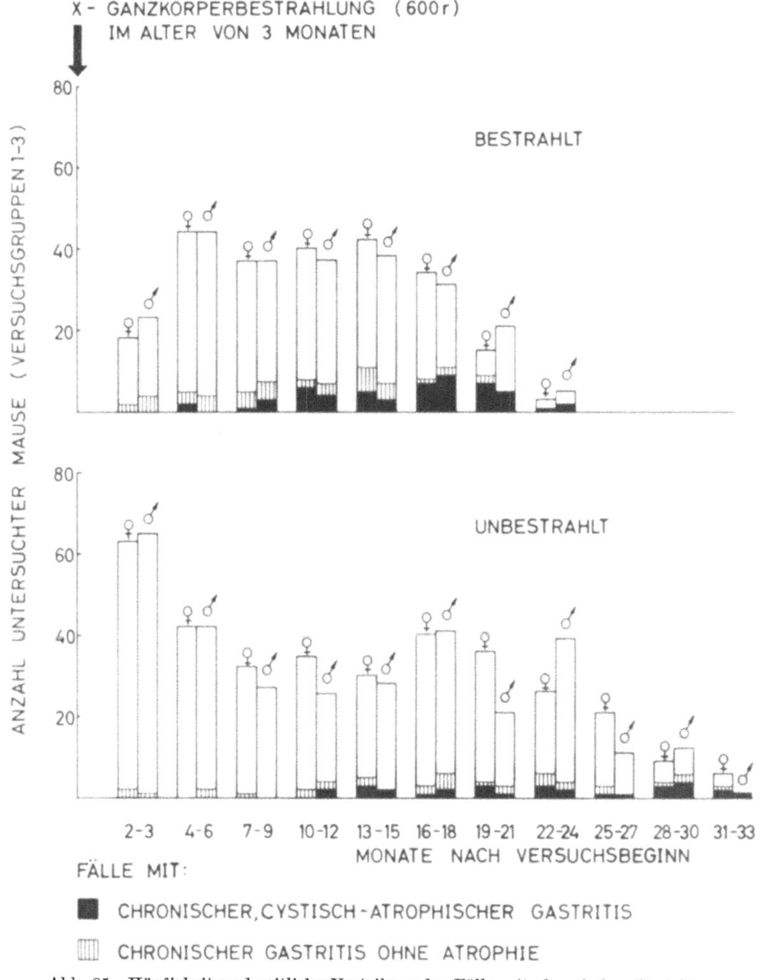

Abb. 85. Häufigkeit und zeitliche Verteilung der Fälle mit chronischer Gastritis

Mäuse kennzeichnende Leiden trat bei den bestrahlten Mäusen sowohl früher als auch mit größerer Häufigkeit auf (vgl. Abb. 85). Bei mehreren Tieren wurde eine cystische Dilatation der Magendrüsen auch ohne begleitende entzündliche Infiltration beobachtet. Herde mit Bindegewebsvermehrung deuteten aber auch in diesen Fällen auf ein vorausgegangenes entzündliches Geschehen hin. Wesentliche Unterschiede zwischen den 3 Versuchsgruppen traten nicht hervor. Ebenso konnten keine Geschlechtsdifferenzen herausgefunden werden.

Die einfache Altersatrophie der Magenschleimhaut erreichte bei den bestrahlten Mäusen nie dasselbe Ausmaß wie bei den ältesten unbehandelten Kontrolltieren.

Die weiteren, am Magen erhobenen Befunde sind rasch besprochen: Besonders bei jüngeren Mäusen, selten bei solchen im Alter von mehr als 18 Monaten, kam eine Besiedlung der Fundusdrüsenlichtung durch

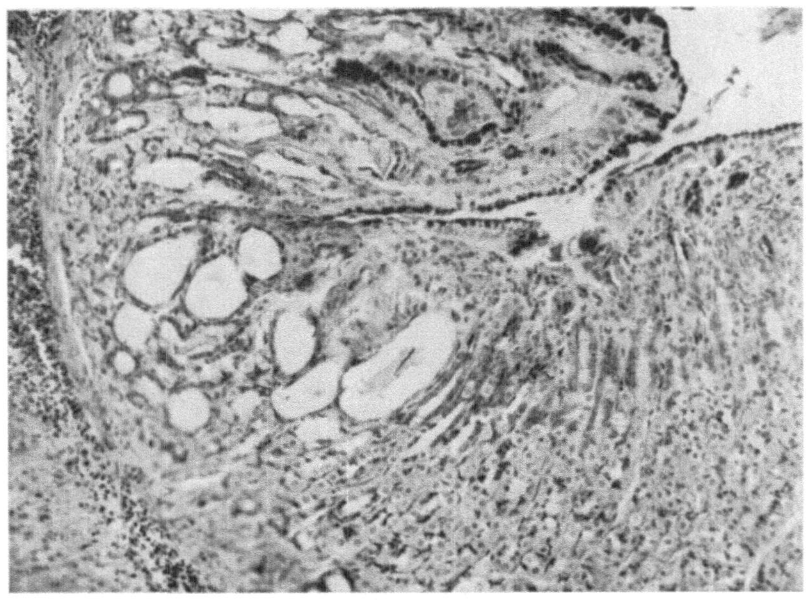

Abb. 86. Chronische, cystisch-atrophische Gastritis (weibliche Maus der Versuchsgruppe 2, 11$^1/_2$ Monate nach Ganzkörperbestrahlung [600 r] getötet. PAS-Trichromfärbung nach HOTCHKISS, Vergrößerung 115fach)

Cryptosporidium muris vor. Dieser Befund wurde bei 28 bestrahlten und 26 unbestrahlten Tieren erhoben (keine Differenz).

Eine Magenamyloidose kam selten vor. Häufiger trat bei Bestrahlten in Mucosa und Submucosa eine umschriebene Fibrose (teilweise mit Mastocytose) in Erscheinung.

Primäre Neoplasmen des Drüsenmagens wurden in unseren Versuchen nicht angetroffen.

V. Darm

a) Darmblutungen

Diese fanden sich fast nur bei den Tieren der Versuchsgruppen 2 und 3 und fielen entweder als kleine, oft im Bereich von Darmfollikeln gelegene Blutpunkte (Abb. 87a) oder durch

einen massiven Blutaustritt in die Darmlichtung (Abb. 87b) auf.

Es gelang uns zu zeigen, daß die Darmblutungen auf verschiedenen Ursachen beruhten: In der Reihenfolge der Häufigkeit spielten Darmgeschwüre, Erosionen, eine schwere venöse Stauung, ferner akut-entzündliche, aber nicht ulceröse Prozesse, Leukosen, arterioläre Schäden, Teleangiektasien und in je 2 Fällen maligne Geschwülste (Hämangio-

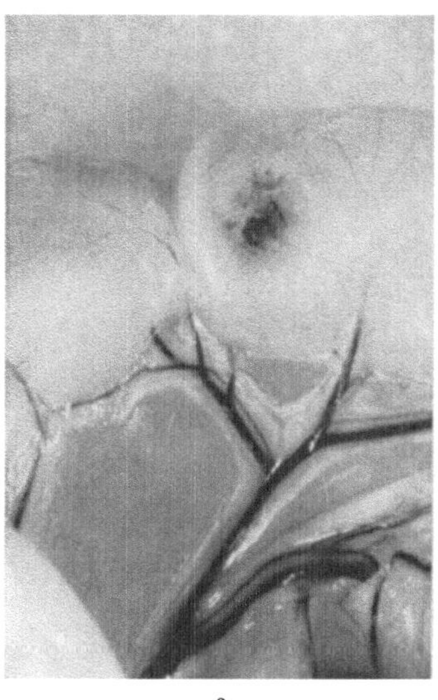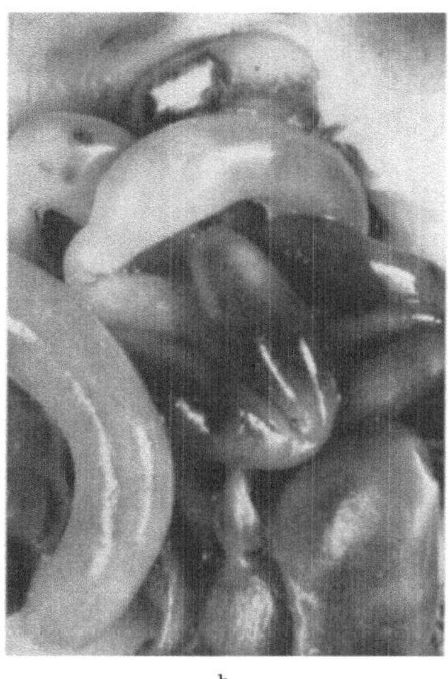

a   b

Abb. 87a u. b. a Punktförmige Dünndarmblutung (männliche Maus der Versuchsgruppe 2, 4 Monate nach Ganzkörperbestrahlung [600 r] getötet. Vergrößerung 9,6fach). b Massive Darmblutung (weibliche Maus der Versuchsgruppe 3, 11 Monate nach Ganzkörperbestrahlung [600 r] spontan gestorben. Vergrößerung 4fach)

endotheliom, Adenocarcinom), Venenthrombosen und Larven von Hymenolepsis fraterna in Dünndarmzotten eine Rolle. Ein älteres bestrahltes Weibchen starb an den Folgen eines Bridenileus. Bei einer ganzen Zahl von Tieren der Versuchsgruppe 2 konnten keine histologisch wahrnehmbaren Ursachen des Blutaustritts aufgedeckt werden, dagegen zeigte die hämatologische Untersuchung das Bestehen einer Thrombocytopenie. Was den Sitz von Hämorrhagien anbelangt, genügt die Feststellung, daß der Dünndarm häufiger betroffen war als der Dickdarm und daß sich Schleimhaut- und submuköse Blutungen (besonders im Bereich der Darmfollikel) in größerer Zahl vorfanden als in der Serosa gelegene.

Abb. 88 zeigt, daß ein gewisser Parallelismus zwischen dem Auftreten hämorrhagischer Komplikationen im Darmbereich einerseits und

der Absterbeordnung (Versuchsgruppe 3) bzw. der Häufigkeit schwerer
Krankheiten (Versuchsgruppe 2) andererseits bestand. Die Summe aller
gezählten Blutungsherde betrug bei den bestrahlten Mäusen 885, bei
den unbestrahlten nur 302 ($P < 0,001$). In Abb. 88 ist dieser Art von
Vergleich insofern Rechnung getragen, als zwischen Tieren mit mehr
und solchen mit weniger als 10 Blutungen im Intestinalbereich unterschieden wird, und ferner alle Fälle mit massiven Darmblutungen

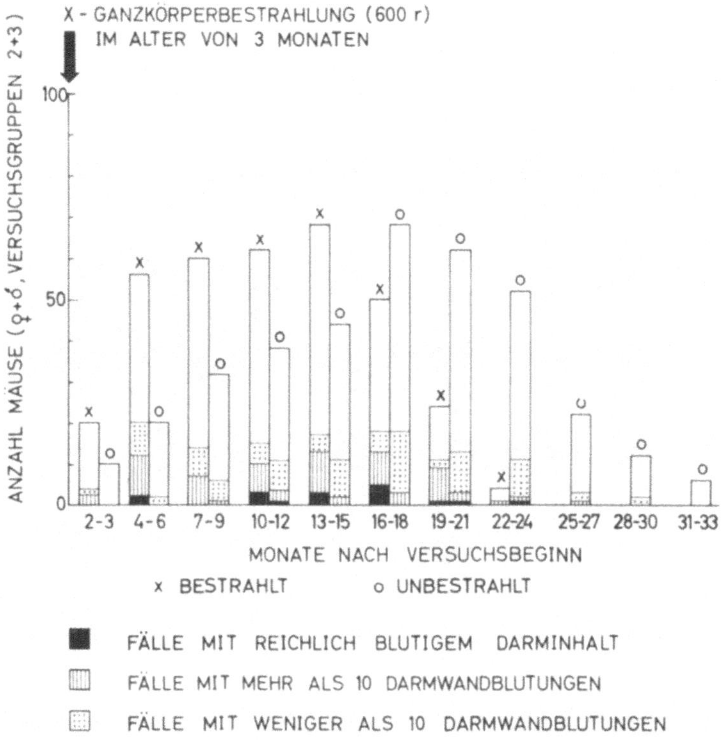

Abb. 88. Häufigkeit und zeitliche Verteilung der Fälle mit Darmblutungen bei den in schlechtem
Zustand getöteten oder spontan gestorbenen Tieren

gesondert zur Darstellung kommen. Schwere anämische Zustände wurden
aber auch bei Tieren ohne im Zeitpunkt des Todes sichtbaren, massiven
Blutverlust in die Darmlichtung angetroffen; vermutlich hatte in solchen
Fällen die große Blutung schon früher stattgefunden, wobei das Blut
mit dem Stuhl bereits abgegangen war.

    Ähnlich wie in anderen Organen, trat auch in der Darmwand be-
strahlter Mäuse häufiger als bei Kontrolltieren eine interstitielle Hämosiderose in Erscheinung.

b) Darmödem

Eine histologisch wahrnehmbare verstärkte, ödematöse Durchtränkung der Darmwand, mit oder ohne Dilatation der Lymphgefäße, ließ sich nur in Fällen mit deutlichen entzündlichen Veränderungen (Enterocolitis und/oder Lymphadenitis mesenterialis) nachweisen, war somit stets sekundärer Natur.

c) Darmentzündungen

1. *Akute Enterokolitiden ohne nachweisbare Epitheldefekte* wurden nur innerhalb des Zeitraums von 9 Monaten nach Versuchsbeginn bei

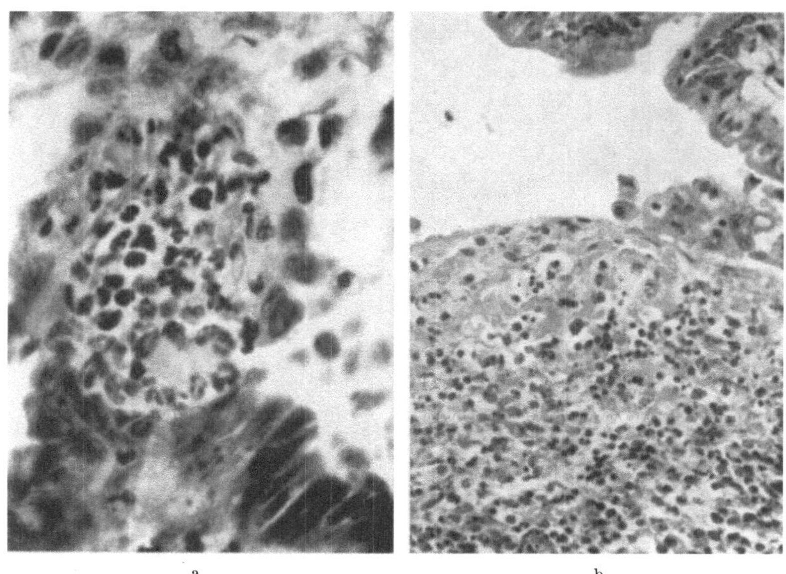

a   b

Abb. 89a u. b. a Entzündliche Erosion an einer Zottenspitze des Duodenums (weibliche Maus der Versuchsgruppe 1, 2 Monate nach Ganzkörperbestrahlung [600 r] getötet. Hämatoxylin-Eosin, Vergrößerung 585fach). b Erosion im Follikelbereich des Ileums mit Übergreifen der Nekrose auf das lymphatische Gewebe (weibliche Maus der Versuchsgruppe 2, 6 Monate nach Ganzkörperbestrahlung [600 r] getötet. Hämatoxylin-Eosin, Vergrößerung 180fach)

7 bestrahlten und 2 unbestrahlten Tieren der Versuchsgruppen 2 und 3 gesehen.

2. *Akute, erosive Enterokolitiden* mit an den Spitzen der Dünndarmzotten sitzenden (Abb. 89a) oder über Darmfollikeln gelegenen (Abb. 89b) Schleimhautdefekten kamen selten vor. Im Zeitraum von 2—12 Monaten nach Versuchsbeginn bei 8 bestrahlten und 3 unbestrahlten Mäusen. Vermutlich stellte diese Entzündungsform eines der Frühstadien der ulcerösen Enterocolitis dar.

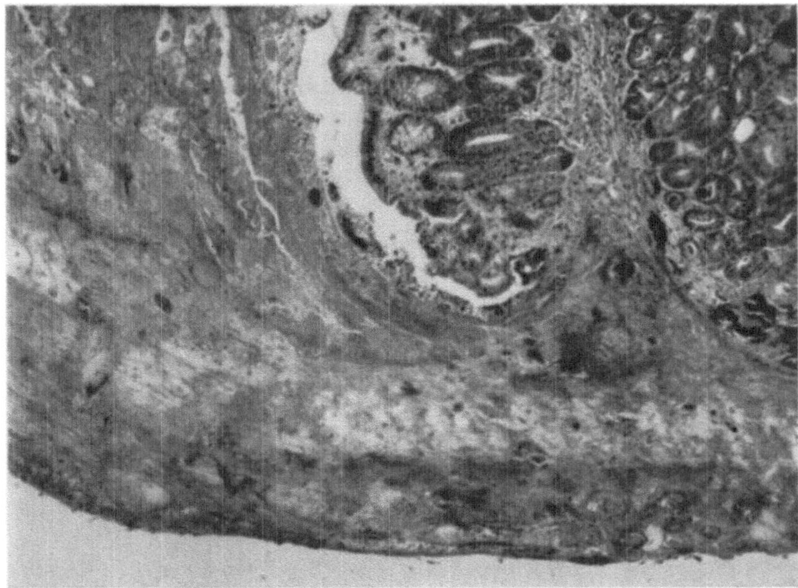

Abb. 90. Bakterienreiches, nekrotisierendes Ulcus des Dickdarms (männliche Maus der Versuchsgruppe 2, 1²/₃ Monate nach Ganzkörperbestrahlung [600 r] getötet. Hämatoxylin-Eosin, Vergrößerung 65fach)

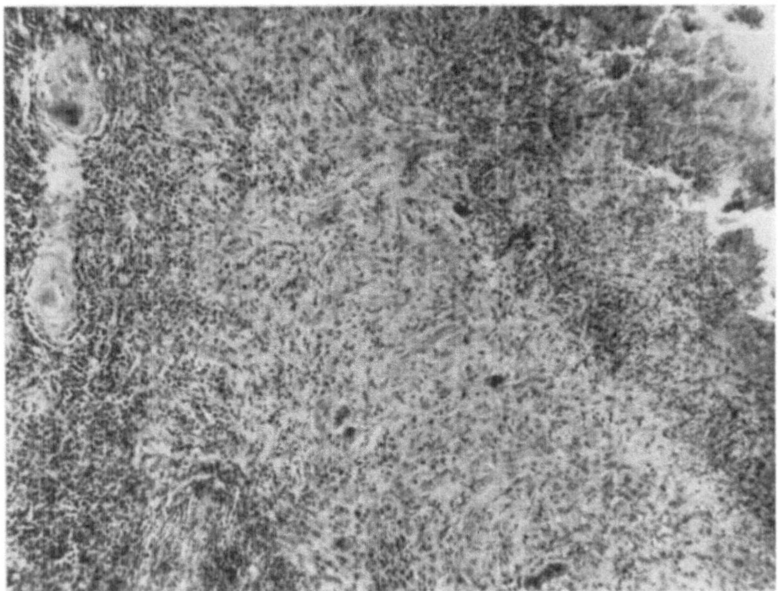

Abb. 91. Granulierendes Ulcus des Duodenums (weibliche Maus der Versuchsgruppe 2, 15 Monate
nach Ganzkörperbestrahlung [600 r] getötet. Hämatoxylin-Eosin, Vergrößerung 95fach)

3. *Darmgeschwüre* ließen sich in morphologischer Hinsicht in 2 Hauptgruppen unterteilen:

Stark nekrotisierende Geschwüre, sehr oft im Bereich der Darmfollikel, aber mitunter auch außerhalb desselben lokalisiert, mit massivem und tiefreichendem Gewebsuntergang, sehr vielen Kerntrümmern, geringer leukocytärer Infiltration und oft dichten Bakterienrasen (Abb. 90).

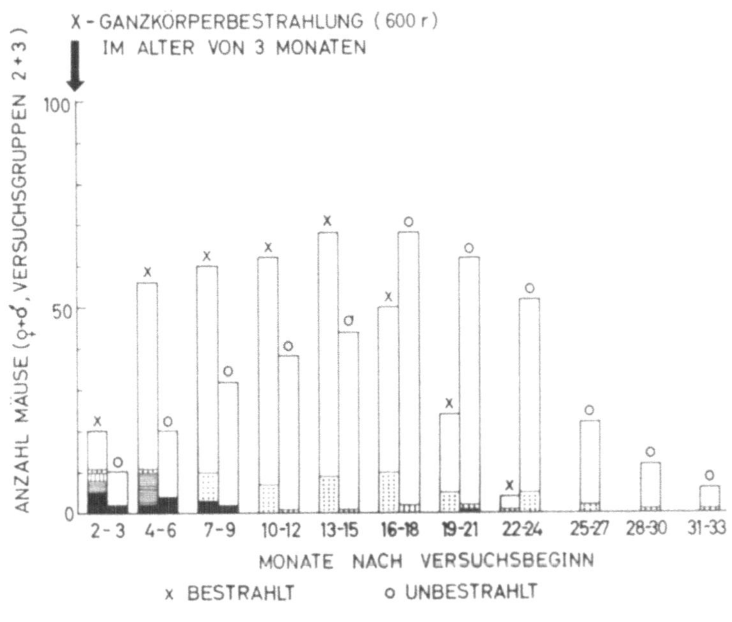

Abb. 92. Häufigkeit und zeitliche Verteilung der Fälle mit Darmgeschwüren bei den in schlechtem Zustand getöteten oder spontan gestorbenen Tieren

Granulierende Geschwüre mit dem typischen Bild einer auf den Ulcusgrund beschränkten, schmalen Nekrosezone, eines angrenzenden, wechselnd dicken Saums von Granulationsgewebe und dichter Infiltrate von neutrophilen und eosinophilen Leukocyten, in der weiteren Umgebung auch Mastzellen, Lymphocyten und Plasmazellen (Abb. 91).

Bezüglich der Ausbreitung und Lokalisation der ulcerösen Prozesse ließen sich

Einzelgeschwüre von
multiplen Ulcera (eigentliche Enterocolitis ulcerosa) auseinanderhalten.

Der Sinn dieser doppelten Klassierung geht aus Abb. 92 hervor.
Mit einer Ausnahme traten multiple und/oder stark nekrotisierende
Darmgeschwüre nur während der ersten 9 Monate nach Versuchsbeginn
auf. Später herrschten granulierende Geschwüre in Einzahl vor.

Die Gesamtzahl aller bestrahlten Mäuse mit Darmulcera (64 von 479)
war signifikant größer ($P < 0,001$) als die der unbestrahlten (23 von 669).
Dagegen zeigten sich hinsichtlich der Fälle mit multiplen Geschwüren
(Enterocolitis ulcerosa) keine Unterschiede (12 bestrahlte, 8 unbestrahlte
Mäuse).

Die Ätiologie der Darmgeschwüre ließ sich in vielen Fällen nicht mit
Sicherheit abklären. Bakteriologische Untersuchungen des Darminhalts
lagen nur bei einem Teil der Tiere mit Darmgeschwüren vor. Oft ergab
sich eine unauffällige Darmflora (vgl. BRADNER et al. 1958). Zehnmal
ließen sich zudem Staphylococcus pyogenes aureus nachweisen, zweimal
hämolytische Streptokokken. Sichere Salmonellosen konnten nicht aufgedeckt werden. Auf Pseudotuberkulose verdächtige Darmgeschwüre
kamen wohl in einzelnen Fällen mit gleichzeitiger Leberbeteiligung vor,
bakteriologische Untersuchungen des Darms dieser Tiere fehlen jedoch.
Vielfach gingen die Darmgeschwüre vom stark nekrotisierenden Typ mit
Leber- und Milznekrosen einher. 6 der 8 in moribundem Zustand getöteten, bestrahlten Mäuse mit positivem Ektromelienachweis zeigten ebenfalls Darmgeschwüre mit starkem Gewebszerfall.

Von Interesse ist die Tatsache, daß in den späteren Stadien nach
Versuchsbeginn isolierte granulierende Geschwüre des Duodenums und
Colons häufiger waren als solche des Jejunums und Ileums. In 6 Fällen
(4 bestrahlte, 2 unbestrahlte Mäuse) waren an der Oberfläche der Ulcera
duodeni reichlich Sproßpilze zu sehen.

Wenn auch floride, ulceröse Darmprozesse mit 2 Ausnahmen nur bei
Tieren der Versuchsgruppen 2 und 3 angetroffen wurden, soll damit nicht
gesagt sein, daß sie immer einen tödlichen Ausgang nahmen. Ein gutes
Beispiel für die Möglichkeit einer Abheilung und Vernarbung gibt der
Nachweis von Ulcusnarben (Abb. 93) bei 6 Mäusen ohne äußerliche
Krankheitszeichen.

Mäuse mit nachgewiesener Helminthiasis (hauptsächlich Syphacia
obvelata und Hymenolepsis fraterna) erkrankten nicht häufiger an Darmgeschwüren als wurmfreie Tiere. Eine durch Eimeria falciformis ver-
ursachte, teilweise geschwürige Darmcoccidiose wurde nur bei 2 jungen,
bestrahlten Mäusen festgestellt.

Tiefgreifende, die Serosa in Mitleidenschaft ziehende Ulcerationen
hatten eine umschriebene Peritonitis fibrinosa zur Folge.

4. *Rezidivierende und chronische Enterocolitiden ohne nachweisbare Epitheldefekte* ließen sich am besten an Hand der Dichte und Ausdehnung plasmacellulärer Infiltrate in den inneren Darmwandschichten beurteilen. Aus Abb. 94 wird ersichtlich, daß die Darmplasmocytose einen Monat nach Versuchsbeginn bei den bestrahlten Mäusen im Durchschnitt stärker war als bei den unbehandelten und daß sich dieser Unterschied im weiteren Verlauf nie vollständig ausglich, sondern mit zunehmendem Alter eher wieder deutlicher geltend machte.

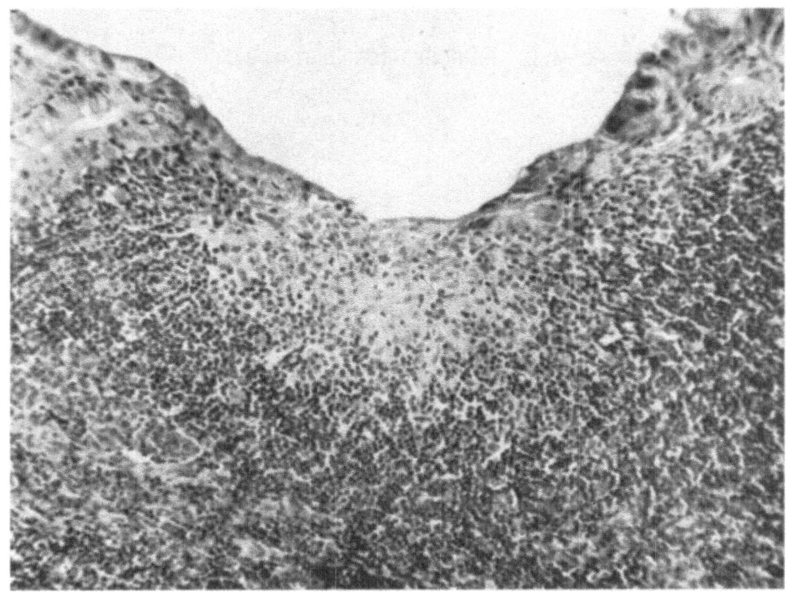

Abb. 93. Ulcusnarbe im Bereich eines Lymphfollikels des Dickdarms (männliche Maus der Versuchsgruppe 1, 12 Monate nach Ganzkörperbestrahlung [600 r] getötet. Hämatoxylin-Eosin, Vergrößerung 165fach)

5. *Umschriebene Fibroseherde in der Darmwand* (vgl. Abb. 93), vermutlich in der Mehrzahl der Fälle Ausdruck abgelaufener Entzündungen, traten in Spätstadien nach Ganzkörperbestrahlung ebenfalls etwas häufiger zutage als bei unbehandelten Vergleichstieren (Abb. 94).

6. *Epitheloid- und riesenzellige Reaktionsherde* in der Darmmucosa, seltener auch in der Submucosa, waren bei bestrahlten Tieren zu verschiedenen Zeiten nach der Exposition ebenfalls in größerer Zahl und/oder stärker ausgeprägt vertreten (Abb. 94). Die Epitheloidzellen und mehrkernigen Riesenzellen waren in einem Teil dieser Fälle an nicht näher definierbare, wahrscheinlich aber aus dem Darmlumen stammende Fremdkörper angelagert. Eine sichere Beziehung zur Helminthiasis konnte aus unseren Befunden nicht abgeleitet werden. Das Cytoplasma

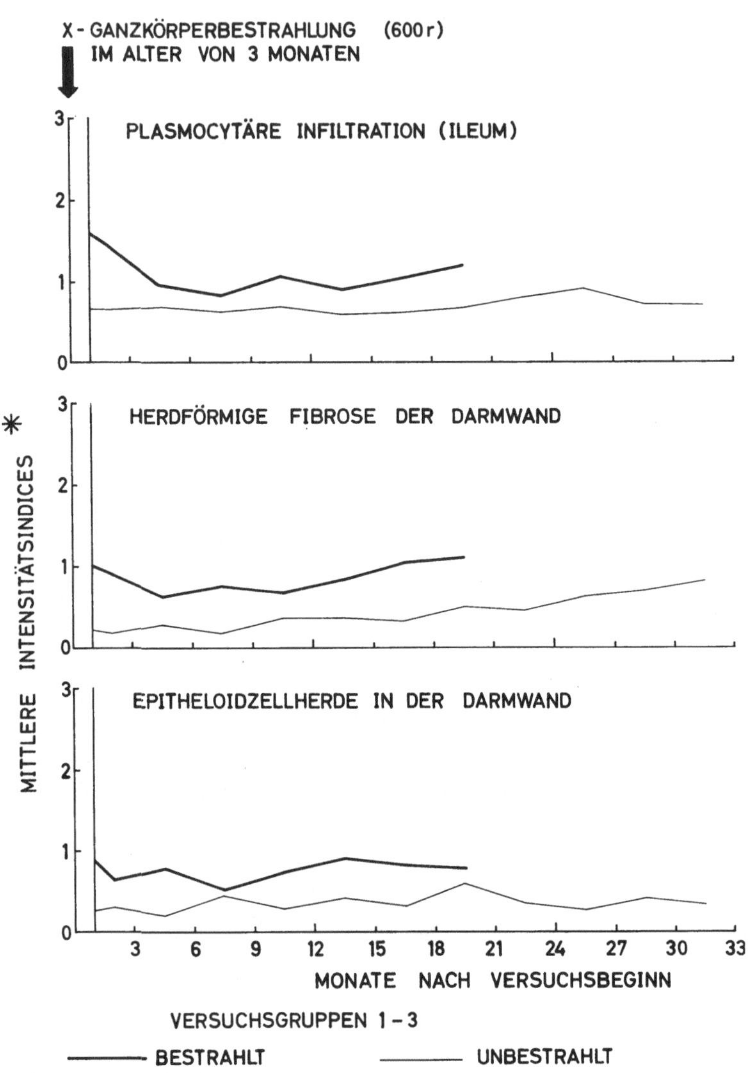

Abb. 94. Ausmaß der plasmocytären Infiltration, epitheloidzelliger Reaktionen und Fibroseherde in der Darmmucosa und -submucosa als Funktion der Zeit nach Versuchsbeginn (* vgl. S. 22)

Grundlagen der halbquantitativen Auswertung

Plasmocytäre Infiltration		Herdförmige Fibrose der Darmwand Epitheloidzellherde in der Darmwand	
Intensitätsgrad	Durchschnittliche Zahl von Plasmazellen pro Gesichtsfeld (110 000 μ^2). Mittel aus 10 Gesichtsfeldern der Mucosa und Submucosa des Ileums	Intensitätsgrad	Anzahl und Ausdehnung solcher Herde. Total aus 5 Darmquerschnitten (Duodenum, Jejunum, Ileum, Coecum, übriges Colon)
0	0		
1	1—10	0	0
2	11—20	1	1—3 von weniger als 50 μ Durchmesser
3	über 20	2	4—10 von weniger als 50 μ Durchmesser oder 1—3 von mehr als 50 μ Durchmesser
		3	mehr als 10 von beliebigem Durchmesser

der epitheloid umgewandelten Fibroblasten enthielt nicht selten PAS-
positives, teilweise säurefestes, verschieden fein oder grob granuliertes
Material. Mit besonderer Vorliebe saßen derartige Herde subepithelial
im Bereich der Darmfollikel (Abb. 95).

7. *Retentionscystchen am Kryptengrund der Darmschleimhaut*, die teils
Schleim, teils Detritus und desquamierte Epithelien (Abb. 96a) oder
reichlich neutrophile Leukocyten („Kryptenempyem", Abb. 96b) enthielten, waren bei insgesamt 64 bestrahlten und 28 unbestrahlten (Unter-

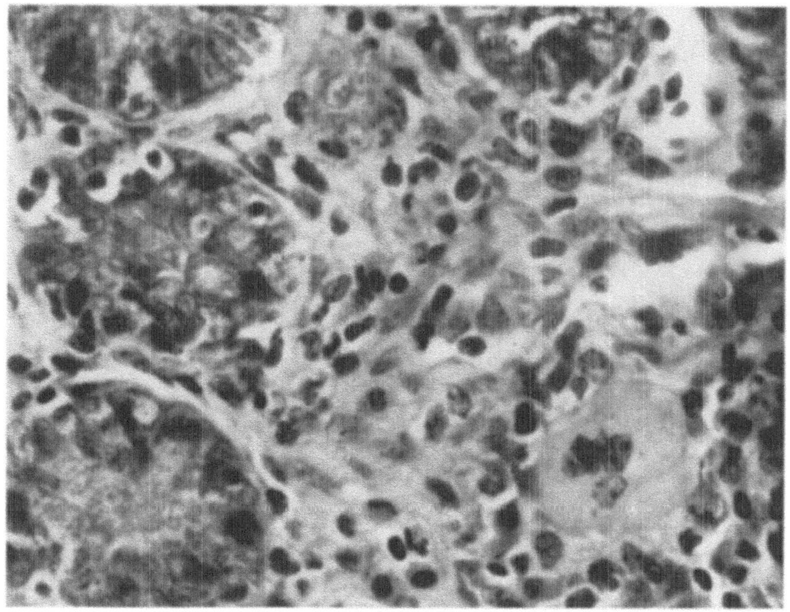

Abb. 95. Fremdkörperriesenzelle in einem Follikel des Jejunums (weibliche Maus der Versuchsgruppe 1, 2 Monate nach Ganzkörperbestrahlung [600 r] getötet. Hämatoxylin-Eosin, Vergrößerung
685fach)

schied signifikant, $P < 0,01$) zu sehen. Jüngere Tiere zeigten den
Befund häufiger als alte. Es ist denkbar, daß aus den Kryptenempyemen
kleine Abscesse oder Geschwüre hervorgingen. Im Duodenum entstanden
derartige Cystchen mehrfach infolge Besiedelung durch Cryptosporidium
parvum (Abb. 96c).

d) Darmparasiten

wurden bei einer Reihe von Mäusen nachgewiesen. Von den fakultativ
pathogenen sind zu nennen:

Syphacia obvelata, ein Nematode, kam bei 35 bestrahlten und 26 unbestrahlten Mäusen vor. Meistens schien er keine Darmstörungen
hervorzurufen; in einzelnen Fällen drang er jedoch in Darmkrypten ein,
die er ausweiten und zur Retention von Detritus bringen konnte.

Hymenolepsis nana, variatio fraterna, ein Mäusebandwurm mit Hauptsitz im Dünndarm, wurde bei 25 bestrahlten und 18 unbestrahlten, vorwiegend jüngeren Mäusen angetroffen. 6 bestrahlte Tiere beherbergten im Zeitpunkt der Autopsie Larven dieses Parasiten in den Zotten des oberen Dünndarms.

Cryptosporidium parvum, eine kleine Coccidienart, fand sich in den Krypten des oberen Dünndarms 16 bestrahlter und 11 unbestrahlter Mäuse (vgl. Abb. 96 c).

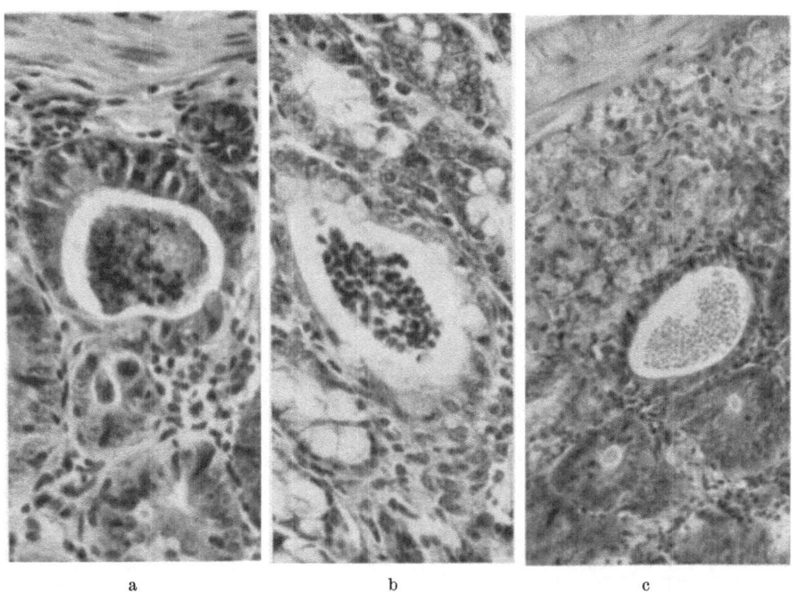

a   b   c

Abb. 96a—c. a Cystisch erweiterte, mit Detritus gefüllte Krypten des Jejunums (weibliche Maus der Versuchsgruppe 2, $10^1/_2$ Monate nach Ganzkörperbestrahlung [600 r] getötet. Hämatoxylin-Eosin, Vergrößerung 270fach). b Kleines Kryptenempyem im Dickdarm (männliche Maus der Versuchsgruppe 1, 1 Monat nach Ganzkörperbestrahlung [600 r] getötet. Hämatoxylin-Eosin, Vergrößerung 270fach). c Erweiterte, von Cryptosporidium parvum besiedelte Krypte des Duodenums (weibliche Maus der Versuchsgruppe 2, $12^1/_2$ Monate nach Ganzkörperbestrahlung [600 r] getötet. HämatoxylinEosin, Vergrößerung 170fach)

Auf die beiden Fälle mit durch *Eimeria falciformis*, ein stärker pathogenes Coccidium, verursachten, ulcerösen Darmveränderungen wurde bereits hingewiesen.

Interessehalber sei erwähnt, daß bei 3 Mäusen (eine bestrahlte, 2 unbestrahlte) das Eindringen von *Coccidium Klossiella muris* in die Darmschleimhaut festgehalten werden konnte. Dieser Parasit hielt sich im übrigen fast ausschließlich in der Niere auf.

Die übrigen festgestellten Darmparasiten können in unserem Zusammenhang vernachlässigt werden.

Zusammenfassend ergibt sich, daß die Ganzkörperbestrahlung keine signifikante Vermehrung von Fällen mit Infektion durch die erwähnten Darmparasiten zur Folge hatte. Immerhin stellten die bestrahlten Tiere den größeren Anteil. Unabgeklärt bleibt die Frage, ob bestrahlte Träger von Würmern oder Coccidien durch dieselben größeren Schaden erlitten als die unbestrahlten.

e) Degenerative Darmveränderungen

1. Die *Zellteilungstätigkeit in den Darmkrypten*, die unmittelbar nach der akuten Ganzkörperbestrahlung während kurzer Zeit gedrosselt blieb, setzte bereits 3—5 Std nach Exposition wieder ein, nahm dann einen wellenförmigen Verlauf und glich sich mit zunehmendem zeitlichem Abstand vom Strahleninsult allmählich wieder der Norm an. Mitosezählungen bei Tieren in Spätstadien nach Versuchsbeginn wurden bisher nur stichprobeweise durchgeführt. Auf Grund der bisherigen, bei bestrahlten Mäusen erhaltenen Resultate kann vermutet werden, daß der Mitoseindex in den Darmkrypten im Durchschnitt höchstens um einen geringen Betrag tiefer lag als bei gleichaltrigen Kontrollmäusen.

Einzelne Versuche mit intravenöser Verabreichung von *tritiummarkiertem Thymidin*, durch welches autoradiographisch die in DNS- (Desoxyribonucleinsäure-) Synthese begriffenen Zellen zur Darstellung gebracht werden können, ergaben ähnliche vorläufige Resultate. *Pathologische Mitosen* (Chromosomenbrücken, versprengte [azentrische] Chromosomen, asymmetrische Mitosen, Pyknomitosen, tripolare Mitosen u. a.), ein bekannter Befund nach Wiedereinsetzen der Zellteilungstätigkeit in der Frühphase nach Ganzkörperbestrahlung, wurden noch während einiger Monate bei bestrahlten Tieren häufiger als bei unbestrahlten gefunden. Quantitative Angaben können noch nicht gemacht werden.

2. Die *Atrophie*, die den Darm mit zunehmendem Alter befällt, erreichte das höchste Maß bei den am längsten lebenden unbestrahlten Mäusen. Ob die Ganzkörperbestrahlung auf diesen Vorgang eine beschleunigende Wirkung ausübte, können wir allein auf Grund unserer histologischen Untersuchungen nicht mit Sicherheit entscheiden. Wir gewannen allerdings den Eindruck, daß ältere bestrahlte Tiere oft etwas niedrigere Epithelzellen, kleinere Darmzotten und eine dünnere Muscularis als die gleichaltrigen unbestrahlten Kontrollen aufwiesen, es gelang jedoch nicht, diesen Unterschied durch Meßwerte statistisch zu sichern. Das Gewicht des Darms wurde nicht registriert. Gut verständlich, aber in unserem Zusammenhang von geringerer Bedeutung ist die sekundäre Atrophie, die bei Mäusen mit konsumierenden Krankheiten verschiedener Art (maligne Neoplasmen, Leukosen, Amyloidose u.a.) zu sehen war.

Das enterochromaffine (argentaffine) Zellsystem des Darms ließ sich in Spätstadien nach Exposition (im Gegensatz zum akuten Syndrom — vgl. UHER 1958) bei allen unkomplizierten Fällen der Versuchsgruppe 1 gut darstellen. Regelmäßige Degenerationszeichen an den Panethschen Körnerzellen und den schleimbereitenden Becherzellen bestrahlter Tiere fehlten.

3. *Amyloidablagerungen* im Darmbereich, die ausschließlich bei Tieren mit generalisierter Amyloidose vorkamen, fanden sich am deutlichsten

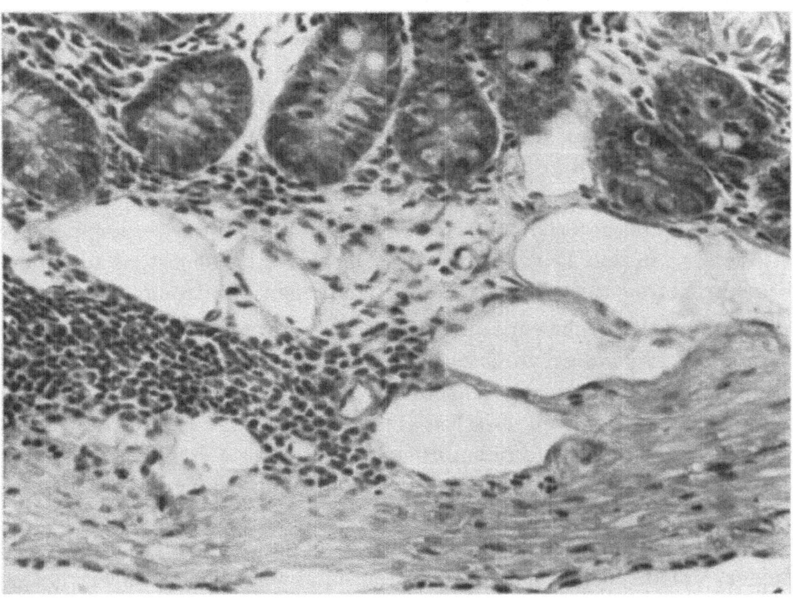

Abb. 97. Lymphangiektasien im Bereich eines Lymphfollikels des Ileums (weibliche Maus der Versuchsgruppe 2, 15 Monate nach Ganzkörperbestrahlung [600 r] getötet. Hämatoxylin-Eosin, Vergrößerung 285fach)

ausgeprägt im Interstitium der Brunnerschen Drüsen des Duodenums und subepithelial im Colon. Die übrigen Darmabschnitte erschienen weniger stark betroffen. Je nach dem Grad der Erkrankung entstand eine verschieden deutliche Atrophie der epithelialen Anteile. In einem Fall gesellte sich zur Darmamyloidose eine erosive Enterocolitis. Entsprechend der beschleunigenden Wirkung der Ganzkörperbestrahlung auf die Ausbildung der Amyloidose ließen sich die zugehörigen Darmveränderungen bei bestrahlten Mäusen früher als bei unbestrahlten erkennen.

4. Die altersgebundene *Involution der lymphatischen Darmfollikel* vollzog sich wie in anderen lymphatischen Organen.

f) Gefäßveränderungen am Darm

Sie können kurz erwähnt werden, da sie schon früher zur Sprache kamen. Im besonderen sei auf den recht häufigen Nachweis einer Intimahyalinose (Lipoproteinose, Typ 4) der Arteriolen hingewiesen, die sich bei bestrahlten Mäusen früher und deutlicher ausbildete als bei den Kontrollen. Ferner ließ sich am Darm auch der begünstigende Effekt der Bestrahlung auf die Entwicklung von Hämangiektasien verfolgen, die zudem eine deutliche Bevorzugung der Weibchen zeigten. Lymphangiektasien waren oft im Bereich verkümmerter lymphatischer Darmfollikel (Abb. 97) oder fibrosierender Prozesse gelegen; aber auch bei Erkrankungen der mesenterialen Lymphknoten mit Behinderung des Lymphabflusses kamen sie vor. Ihre Bildung wurde durch die Ganzkörperbestrahlung gefördert.

g) Neoplastische Prozesse im Darmbereich

Zwei bestrahlte Männchen und ein Weibchen im Alter von 15 bis 21 Monaten (= 12—18 Monate nach Exposition) wiesen im unteren Jejunum und Ileum je einen 2—3 mm großen, breitbasig der Darminnenfläche aufsitzenden, wenig papillären, *adenomatösen Polypen (Adenom)* auf, der aus verzweigten, von regelmäßig gebauten Schläuchen mit teilweise schleimbildenden Cylinderzellen bestand. Zeichen eines infiltrativen Wachstums fehlten.

Im Zeitraum von 9—15 Monaten nach der Ganzkörperbestrahlung fanden sich ein Weibchen und ein Männchen, die in ähnlicher Lokalisation (oberes Ileum) je ein die Muscularis durchsetzendes *Adenocarcinom* (Carcinoma cylindrocellulare) aufwiesen. An der Oberfläche waren beide Tumoren leicht geschwürig aufgebrochen.

Schließlich wurde bei einer männlichen Maus $6^1/_2$ Monate nach der Strahleneinwirkung im Ileum ein *Hämangioendotheliom* festgestellt, ein in dieser Lokalisation bisher bei Mäusen nicht beobachtetes Neoplasma. Der Tumor erschien äußerlich als ein etwas unscharf begrenzter, blutreicher, alle Wandschichten durchsetzender Knoten von knapp 4 mm Ausdehnung (Abb. 98). Histologisch fielen auf: dichtliegende Blutgefäße und solide Endothelsprossen, ziemlich große, oft direkt an Bluträume grenzende Tumorzellen mit bläschenförmigen Kernen unterschiedlicher Größe, deutlichen und häufig in Mehrzahl auftretenden Nucleolen, mehreren, teilweise atypischen Mitosen und leicht basophilem Cytoplasma in wechselnder Menge, Umschließung der wuchernden Gefäße und Endothelsprossen durch zarte argyrophile Fasern und Basalmembranen (Abb. 99a, b). Das Tumorgewebe infiltrierte ohne scharfe Begrenzung alle Schichten der Darmwand. Hämosiderinhaltige Zellen fanden sich nur in geringer Zahl.

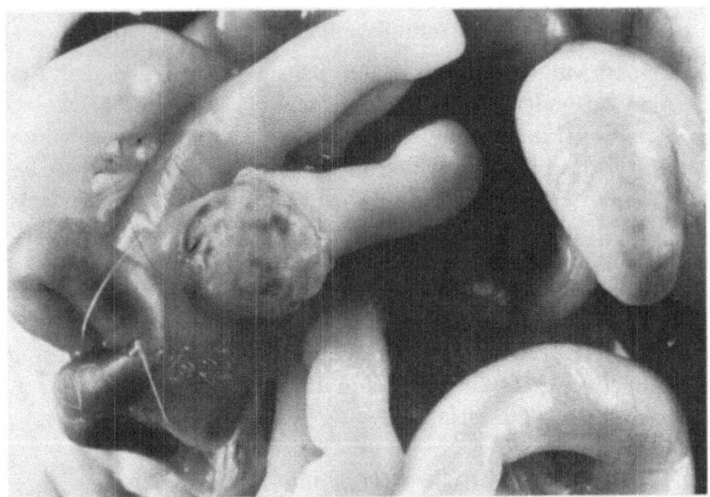

Abb. 98. Hämangioendotheliom des Ileums (männliche Maus der Versuchsgruppe 2, $6^{1}/_{2}$ Monate nach Ganzkörperbestrahlung [600 r] getötet. Vergrößerung 4,8fach)

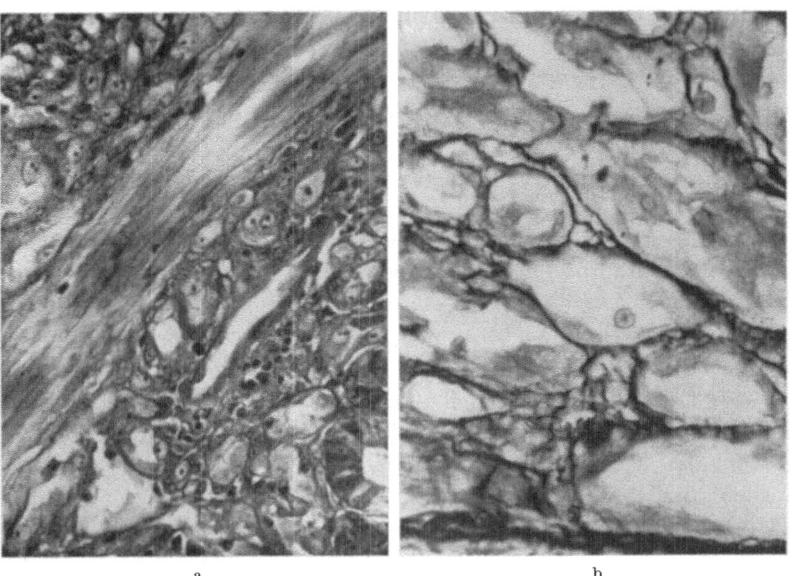

a   b

Abb. 99a u. b. Hämangioendotheliom des Ileums (männliche Maus der Versuchsgruppe 2, $6^{1}/_{2}$ Monate nach Ganzkörperbestrahlung [600 r] getötet). a Infiltration der ganzen Darmwand durch das Tumorgewebe (PAS-Trichromfärbung nach HOTCHKISS, Vergrößerung 270fach). b Argyrophile Fasern und Membranen umgeben die gewucherten Gefäße, die einzelne Erythrocyten enthalten (Silberfärbung nach FOOT-GÖMÖRI, Vergrößerung 630fach)

VI. Peritonaeum, Netz und Mesenterium

Eine *akute, diffuse Peritonitis serofibrinosa* kam selten vor (bei 8 bestrahlten und 2 unbestrahlten Mäusen in der Zeit von 2—21 Monaten nach Versuchsbeginn). Die Ursachen waren nicht einheitlich: 3 sichere Ektromeliefälle, 2 durchgebrochene Darmgeschwüre, 2 fragliche Befunde von Pseudotuberkulose und eine Beobachtung mit gleichzeitiger Pleuropneumonie, ferner eine unbestrahlte Maus mit generalisierter Periarteriitis nodosa sowie eine weitere mit einem Subcutanabsceß der Inguinalgegend, der auf das Bauchfell übergriff.

Hämorrhagischer Ascites wurde bei 3 bestrahlten weiblichen Mäusen mit stielgedrehten, hämangiektatischen Ovarialtumoren und einem

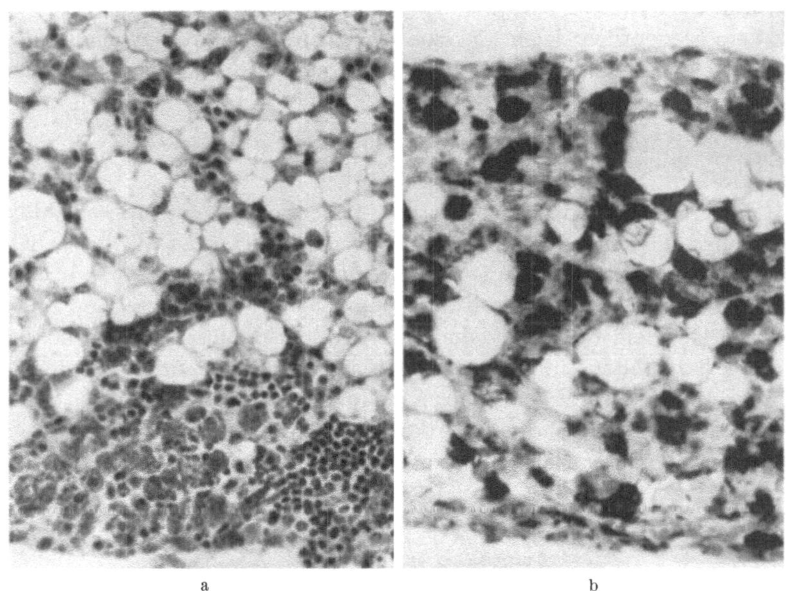

<table>
<tr><td>a</td><td>b</td></tr>
</table>

Abb. 100a u. b. Chronische Entzündung und umschriebene Hämosiderose im Bereich der Mesenterialwurzel (weibliche Maus der Versuchsgruppe 2, $12^2/_3$ Monate nach Ganzkörperbestrahlung [600 r] getötet. Hämatoxylin-Eosin [a] bzw. Turnbull-Färbung nach TIRMANN und SCHMELZER, Rotfilter [b], Vergrößerung 270fach)

bestrahlten Männchen gesehen, das einem Bridenileus mit anschließender partieller Dünndarminfarzierung zum Opfer fiel.

Eine *diffuse Peritonaealfibrose* (Status nach Peritonitis diffusa), mit dem bezeichnenden Bild der abgerundeten Zuckergußleber und -milz sowie einer weißlichen Verdickung des ganzen Bauchfells, lag bei 2 bestrahlten und 5 unbestrahlten Tieren vor. Umschriebene *Peritonaealadhäsionen*, wahrscheinlich mehrheitlich eine Folge von Darmgeschwüren, notierten wir bei 18 bestrahlten und 9 unbestrahlten Tieren ($P < 0,05$); sie betrafen die verschiedensten Altersklassen. Eine derartige, strangförmige Verwachsung gab den Anlaß zu dem bereits erwähnten Bridenileus.

Große *Fettgewebsnekrosen* in Netzzipfel oder im Bereich der Mesenterialwurzel, mit peripherem Saum von Granulations- und Narbengewebe, waren ohne Unterschied zwischen bestrahlten und unbehandelten Mäusen in 8 Fällen zu finden.

Erheblich häufiger als bei den Kontrollen und meist unabhängig vom Vorliegen einer Leukose kam es in den verschiedenen Spätstadien nach Ganzkörperbestrahlung zu *chronisch-entzündlichen Veränderungen* (Abb. 100a), *narbigen Prozessen* und *herdförmigen Ablagerungen hämosiderinhaltiger Zellen* (posthämorrhagische Zustände, Abb. 100b) im Bereich des Netzes und der Mesenterialwurzel (45 bestrahlte, 17 unbestrahlte Tiere [$P < 0,01$]).

Verschiedentlich lagen *leukämische Infiltrate* im Bauchfell. Bei 4 Weibchen fanden sich 6—15 Monate nach Ganzkörperbestrahlung gutartige *Lipome*.

VII. Leber
a) Lebergewicht

Abb. 101 zeigt, daß das mittlere Lebergewicht der unbestrahlten Männchen im Durchschnitt immer über demjenigen der Weibchen lag. Die bei den bestrahlten Mäusen ermittelten Durchschnittswerte blieben in allen Stadien nach Exposition unter denen gleichaltriger Kontrollen ($P < 0,01$). Bemerkenswert sind die Geschlechtsunterschiede und der bei den bestrahlten Männchen — im Gegensatz zu den unbestrahlten — fast horizontale Verlauf der Gewichtskurve.

Die unterschiedliche Spätwirkung der Ganzkörperbestrahlung auf das relative Lebergewicht bei Männchen und Weibchen geht aus Tabelle 6 hervor.

Tabelle 6. *Mittelwert des relativen Lebergewichts (in % des Körpergewichts) zu verschiedenen Zeiten nach Versuchsbeginn*

	Monate nach Versuchsbeginn					
	1	6	12	18	24	30
Unbestrahlte Weibchen	4,80	4,57	4,22	4,75	4,50	4,14
Bestrahlte Weibchen	4,50	3,77	3,86	*5,16*		
Unbestrahlte Männchen	4,84	5,15	5,20	5,20	5,12	*3,29*
Bestrahlte Männchen	4,57	4,65	4,96	4,28		

Diese Zahlen besagen, daß die Bestrahlung eine während mehr als eines Jahres anhaltende, leichte Herabsetzung des relativen Lebergewichts bei beiden Geschlechtern nach sich zog, bei den Weibchen jedoch in der letzten Phase eine Steigerung desselben zur Folge hatte. Die alten bestrahlten weiblichen Tiere mit dem höchsten relativen Lebergewicht waren Trägerinnen hormonal aktiver Ovarial- und/oder Hypophysentumoren. Aus Tabelle 6 wird außerdem ersichtlich, daß bei den bestrahlten Männchen die terminale Verminderung des relativen Lebergewichts nicht im gleichen Maß zustande kam wie bei den unbehandelten.

b) Degenerative Veränderungen des Leberparenchyms

1. Eine *trübe Schwellung der Leberzellen* fand sich in der Regel bei infektiösen Leiden. Verschiedentlich konnte bei moribunden Tieren eine zahlenmäßige Abnahme und Vergröberung der normalerweise filiformen Mitochondrien zentraler Leberzellen nachgewiesen werden.

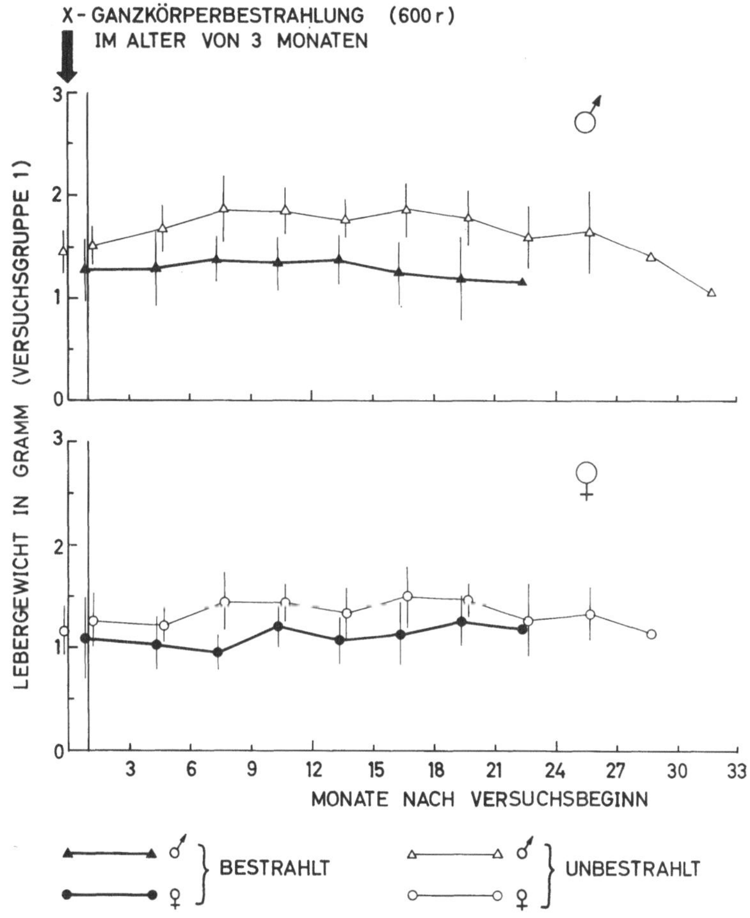

Abb. 101. Lebergewicht der in gutem Zustand getöteten Mäuse, als Funktion der Zeit nach Versuchsbeginn (Standardabweichungen: senkrechte Linien)

2. Eine *Verfettung der Leberzellen* trat häufig in Erscheinung. Bei schwerer Steatose handelte es sich in den meisten Fällen um eine Folge nachweisbarer krankhafter Vorgänge (infektiöse und teilweise septische Prozesse, schwere Anämien und andere Komplikationen). Zu dieser Gruppe sind auch alle jene Beobachtungen zu zählen, die eine örtliche Beziehung zwischen Fetteinlagerung in den Leberzellen und

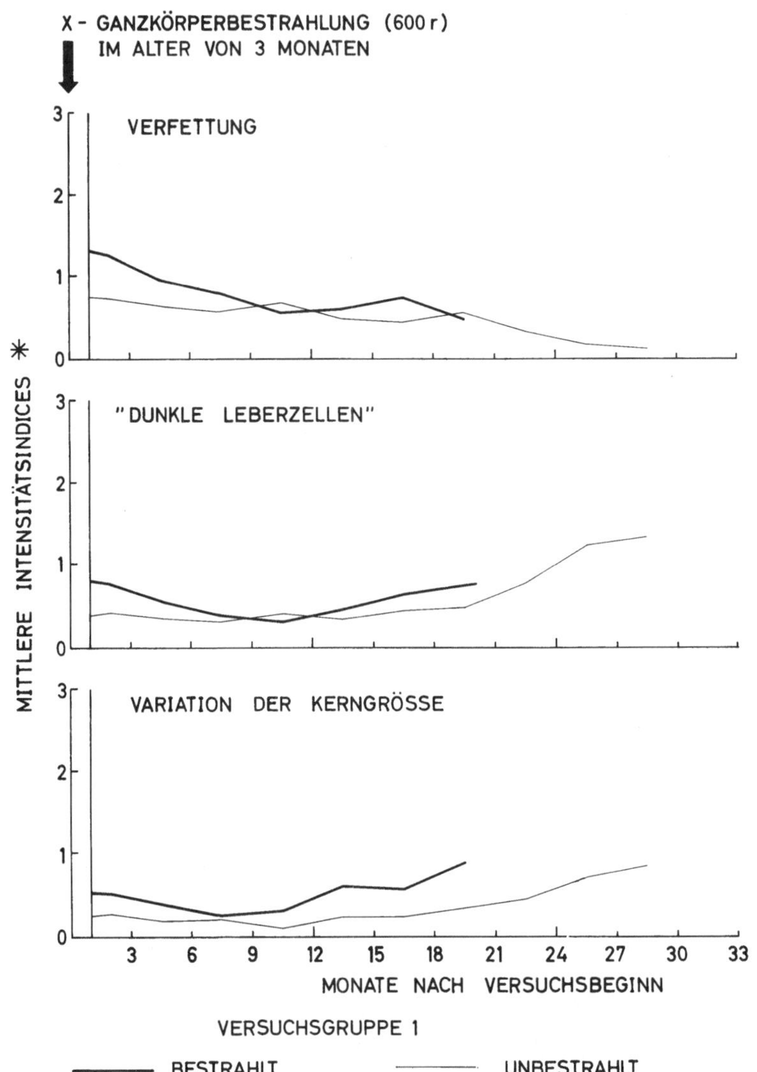

Abb. 102. Veränderungen der Leberzellen bei den in gutem Zustand getöteten Mäusen als Funktion der Zeit nach Versuchsbeginn (* vgl. S. 22)

Grundlagen der halbquantitativen Auswertung

Verfettung der Leberzellen	
Intensitätsgrad	Zugehöriger histologischer Befund
0	keine Verfettung
1	feintropfige Verfettung von weniger als 50 % der Leberzellen
2	feintropfige Verfettung von mehr als 50 % der Leberzellen oder grobtropfige Verfettung von weniger als 50 % der Leberzellen
3	grobtropfige Verfettung von mehr als 50 % der Leberzellen

Fortsetzung der Legende s. S. 197

herdförmigen oder zum mindesten räumlich begrenzten Gewebsschäden erkennen ließen (z.B. Mantelsteatose bei fokalen Lebernekrosen und -abscessen, Verfettung der an der Leberoberfläche gelegenen Zellen bei Peritonitis diffusa). Amyloidablagerungen in der Leber gingen selten mit einer schweren Parenchymverfettung einher. Es sei auch erwähnt, daß alte erkrankte Mäuse seltener eine Leberverfettung zeigten als junge.

Aber auch bei den in gutem Zustand getöteten Mäusen der Versuchsgruppe 1 konnten oft im Cytoplasma der Leberzellen kleinste Fetttropfen nachgewiesen werden. Aus Abb. 102 geht hervor, daß die in der zweiten Hälfte des ersten Monats nach Ganzkörperbestrahlung bestehende Neigung zu leichter Leberverfettung noch einige Monate — in allerdings abnehmendem Maß — anhielt. Später ließen sich keine deutlichen Unterschiede zwischen bestrahlten und unbestrahlten Mäusen mehr feststellen. Es fiel lediglich auf, daß die am längsten lebenden, unbehandelten Kontrolltiere der Versuchsgruppe 1, im Gegensatz zu den ältesten bestrahlten Mäusen, fast kein histologisch wahrnehmbares Leberfett mehr aufwiesen.

3. Sogenannte „*dunkle Leberzellen*", die sich durch besondere Kleinheit, einen wechselnd stark pyknotischen Kern und ein deutlich eosinophiles Cytoplasma auszeichnen (Abb. 103 a), kommen vereinzelt in jeder normalen Leber vor. Wahrscheinlich stellen sie in Abbau begriffene Elemente dar. Ihre relative Anzahl näherte sich, nach anfänglicher Vermehrung während der Dauer des akuten Syndroms, in der Zeit von 2—8 Monaten nach Exposition wieder der Norm. Später stieg sie etwas früher als bei den Kontrollen wieder an, aber nicht gleich hoch wie bei den ältesten unbehandelten Mäusen (Abb. 102).

4. Eine *allgemeine Atrophie* der Leberzellen war ein häufiger Befund bei Tieren mit konsumierenden Krankheiten aller Art. Bei den in gutem Zustand geopferten Tieren fehlte sie meist, mit Ausnahme der ältesten unbehandelten Kontrollen (vgl. Gewichtskurve, Abb. 101). Die Größenabnahme der Leberzellen ging regelmäßig mit einer Verminderung des Glykogengehalts, aber selten mit einer starken Volumabnahme des Kerns einher.

5. *Hydropisch-vacuoläre Umwandlungen* der Leberzellen kamen nur ganz vereinzelt vor und hatten keine große Bedeutung.

6. *Hyalintropfige Entartungsbilder* (Abb. 103 b) zeichneten sich durch das Erscheinen homogener, eosinophiler, bei PAS-Trichromfärbung rot-gelber

„Dunkle Leberzellen"		Variation der Kerngröße	
Intensitätsgrad	Durchschnittliche Anzahl „dunkler Leberzellen" pro Gesichtsfeld ($110\,000\,\mu^2$). Mittel aus 20 Gesichtsfeldern	Intensitätsgrad	Zugehöriger histologischer Befund
		0	normale Kerngrößenvariation
0	0	1	leicht verstärkte Kerngrößenvariation
1	mehr, weniger als 3	2	mäßig verstärkte Kerngrößenvariation
2	3—6	3	starke Variation der Kerngrößen
3	mehr als 6		

Kugeln teils im Cytoplasma der Leberzellen, teils im Disséschen Raum aus. In der Regel war in solchen Fällen ein deutlicher Leberschaden entzündlicher Art vorhanden. Eine Begünstigung dieser besonderen Degenerationsform durch die Ganzkörperbestrahlung ließ sich nicht klar erkennen.

7. Wie bereits gezeigt wurde, führte die Ganzkörperbestrahlung zu einem vorzeitigen Auftreten der *Amyloidose*, die sich mit Vorliebe auch in der Leber manifestierte. Die hyalinen, ganz leicht PAS-positiven, in der Regel fettreichen Amyloidmassen lagerten sich zunächst fleckförmig in den Disséschen Räumen und um die Zentral- und portalen

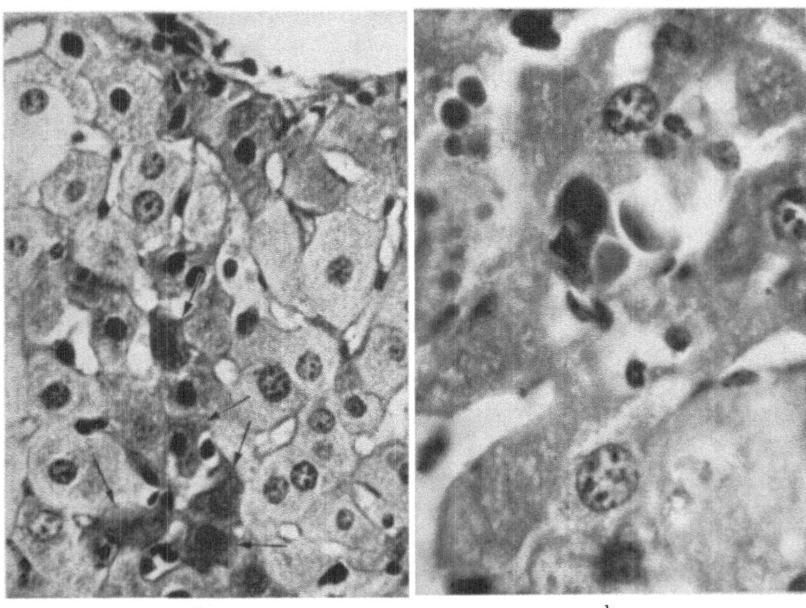

a   b

Abb. 103a u. b. a Sogenannte „dunkle Leberzellen" (↓) (männliche Maus der Versuchsgruppe 1, 18 Monate nach Ganzkörperbestrahlung [600 r] getötet. PAS-Trichromfärbung nach HOTCHKISS, Vergrößerung 440fach). b Hyalintropfige Entartung im Bereich der Leberzellen (weibliche Maus der Versuchsgruppe 2, 15 Monate nach Ganzkörperbestrahlung [600 r] getötet. PAS-Trichromfärbung nach HOTCHKISS, Vergrößerung 710fach)

Venen herum ab (Abb. 104a). Später wurde das Leberparenchym hochgradig atrophisch (Abb. 104b). Von Interesse ist das Auftreten eines bisher unbekannten *siderophilen Amyloids* bei einem bestrahlten Männchen sowie 5 bestrahlten und 2 unbestrahlten älteren Weibchen, die sich auch durch eine deutliche Hämosiderose des reticuloendothelialen Systems, in 3 Fällen sogar durch leichte Turnbull-Positivität des Blutplasmas, auszeichneten. Das Männchen litt an einem diffusen Plasmocytom. Ferner fielen bei einigen spontan gestorbenen Mäusen mit Amyloidose intravasal gelegene, leicht basophile, wenig fetthaltige, aber sonst ähnlich wie das Amyloid färbbare Kugeln auf, ein Befund, über den wir in der Literatur ebenfalls keine Auskunft finden.

Die metachromatische Färbung des Mäuseamyloids (Methylviolett) gelang nicht in allen Fällen oder fiel teilweise nur schwach aus. Auch Kongorot wurde nicht in demselben Maß angenommen wie bei der sekundären Amyloidose des Menschen. Gut gelang dagegen der Nachweis durch Fluorochromierung mit Thioflavin T und Betrachtung im Ultraviolettmikroskop.

8. *Degenerative Kernveränderungen der Leberzellen* waren, abgesehen von der bereits behandelten Kernpyknose sog. „dunkler Zellen", in verschiedenen weiteren Formen zu beobachten:

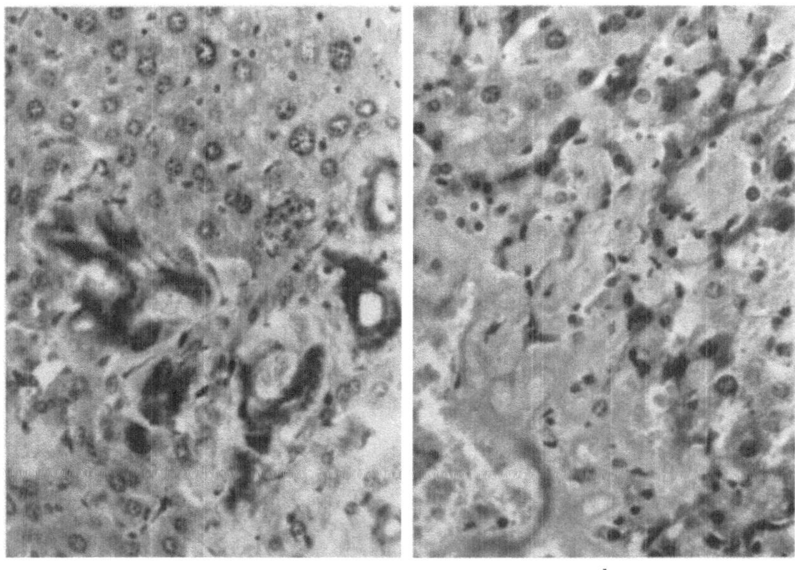

a   b

Abb. 104a u. b. a Beginnende, herdförmige Amyloidablagerung in den Disésschen Räumen und um die kleinen Lebervenen herum (männliche Maus der Versuchsgruppe 3, 10 Monate nach Ganzkörperbestrahlung [600 r] getötet. Gefrierschnitt, Fettrotfärbung, Vergrößerung 225fach). b Hochgradige Atrophie des Leberparenchyms bei Amyloidose (männliche Maus der Versuchsgruppe 2, 9 Monate nach Ganzkörperbestrahlung [600 r] getötet. PAS-Trichromfärbung nach HOTCHKISS, Vergrößerung 270fach)

Eine Kernwandhyperchromatose (sog. zentrales Kernödem ohne Glykogen), ein recht geläufiger Befund im Rahmen des akuten Ganzkörperbestrahlungssyndroms (Abb. 105a), fand sich in Spätstadien nur bei denjenigen — bestrahlten oder unbestrahlten — Tieren in größerer Zahl, die an einer Komplikation litten.

Eine abnorm verstärkte Variation der Kerngröße (Abb. 105b) sowie das Auftreten vermehrter Leberzellen mit Doppelkernen (Abb. 105c) traten besonders bei den erkrankten Mäusen der Versuchsgruppen 2 und 3 zutage, waren aber auch bei älteren Tieren der Versuchsgruppe 1 mitunter deutlich zu erkennen. Auf diese Kernveränderungen hatte die Ganzkörperbestrahlung eine leicht fördernde Spätwirkung (Abb. 102).

Doppelkernige Zellen fanden sich vor allem in Fällen mit sehr geringer Mitosetätigkeit des Leberparenchyms.

Eine Zunahme der Kern/Plasma-Relation, häufig mit gleichzeitiger Kernschwellung und Volumverminderung des Cytoplasmas, fiel vor allem bei moribunden Mäusen auf.

Pathologische Mitosen der Leberzellen (Abb. 105d) wurden, vor allem in Bezirken mit Zeichen durchgemachter Parenchymschädigung, bei bestrahlten Mäusen insgesamt 43mal, bei unbestrahlten nur 11mal

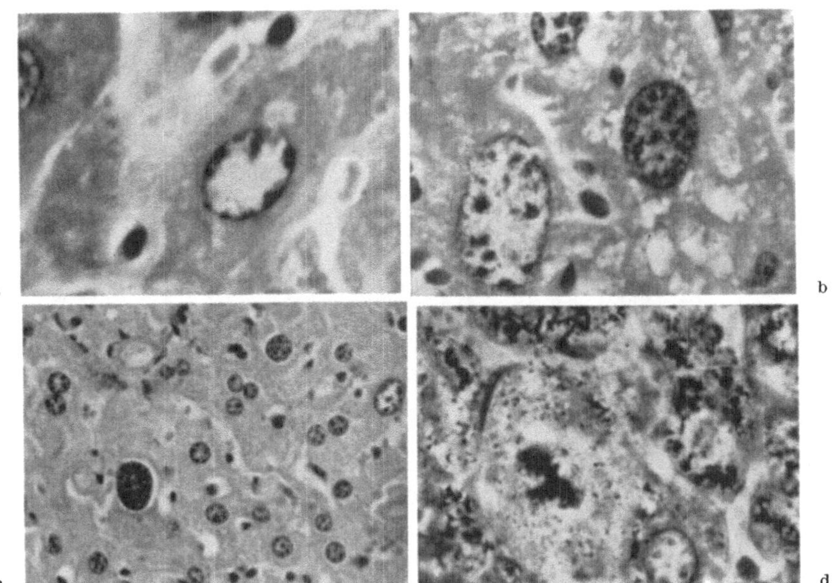

Abb. 105a—d. Kernveränderungen der Leberzellen: a Kernwandhyperchromatose (sog. zentrales Kernödem) (männliche Maus der Versuchsgruppe 1, 3 Tage nach Ganzkörperbestrahlung [600 r] getötet. Hämatoxylin-Eosin, Vergrößerung 950fach). b Verstärkte Variation der Kerngröße (weibliche Maus der Versuchsgruppe 2, 17 Monate nach Ganzkörperbestrahlung [600 r] getötet. Hämatoxylin-Eosin, Vergrößerung 710fach). c Riesenkern und vermehrte Doppelkerne (männliche Maus der Versuchsgruppe 2, 10½ Monate nach Ganzkörperbestrahlung [600 r] getötet. PAS-Trichromfärbung nach HOTCHKISS, Vergrößerung 285fach). d Pathologische (tripolare) Mitose einer Leberzelle (männliche Maus der Versuchsgruppe 1, 1 Monat nach Ganzkörperbestrahlung [600 r] getötet. PAS-Trichromfärbung nach HOTCHKISS, Vergrößerung 950fach)

gesehen. Diese Zahlen stützen sich nicht auf systematische Mitosezählungen, deuten aber trotzdem darauf hin, daß die Ganzkörperbestrahlung in Organen mit normalerweise geringer Proliferationsrate auch in Spätstadien nach Exposition atypische Zellteilungsformen zur Folge haben kann.

Zeichen von *Karyolyse und Karyorrhexis* ließen sich bei den Tieren der Versuchsgruppen 1 und 2 in geringerer Häufigkeit als die sog. „dunklen Zellen" nachweisen.

c) Hypertrophie der Leberzellen

Befunde mit ungewöhnlich großen, cytoplasmareichen Leberzellen beschränkten sich mit wenigen Ausnahmen auf weibliche, bestrahlte Mäuse, die Trägerinnen hormonal aktiver Ovarial- und/oder Hypophysentumoren waren (Abb. 106). Nicht selten hatten solche Zellen reichlich Hämosiderin eingelagert.

d) Abnorme Pigmentierungen der Leberzellen

1. Die fördernde Wirkung der Ganzkörperbestrahlung auf die Entstehung einer *Leberzellhämosiderose* in Früh- und Spätstadien nach

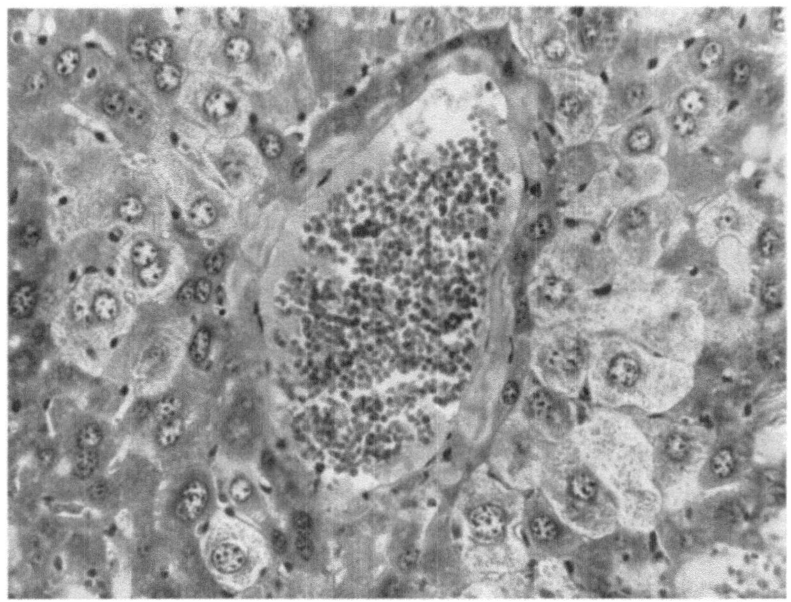

Abb. 106. Hypertrophische Leberzellen bei Granulosazelltumor, perivenöse Amyloidablagerung (weibliche Maus der Versuchsgruppe 2, 9 Monate nach Ganzkörperbestrahlung [600 r] getötet. Hämatoxylin-Eosin, Vergrößerung 330fach)

Exposition wurde schon erwähnt (vgl. Abb. 41). Bestrahlte Weibchen mit hormonal aktiven Ovarialtumoren zeigten diesen Befund besonders deutlich.

2. Eine *ikterische Verfärbung* der Leberzellen war auf Grund der durchgeführten Routinefärbungen in keinem Fall mit Sicherheit zu erkennen, dagegen fanden sich bei Tieren mit Stenose der Papilla Vateri und Dilatation des Ductus choledochus sowie bei einzelnen Mäusen mit chronischer interstitieller Hepatitis und Pericholangiitis (s. unten) vereinzelt kleine Gallethromben in den intercellulären Gallecapillaren.

3. *Ceroidartige Pigmente*, in Nativschnitten leicht gelblich, erkennbar an ihrer Säurefestigkeit und der Färbbarkeit mit Sudanschwarz in Paraffinschnitten, konnten besonders bei Mäusen mit chronischen Hepatitiden in feinkörniger Form innerhalb der Leberzellen, noch deutlicher außerhalb derselben, in den portalen Feldern oder auch in Kupfferschen Sternzellen beobachtet werden. Die Häufigkeit solcher Befunde entsprach derjenigen der zugrunde liegenden Leberkrankheiten.

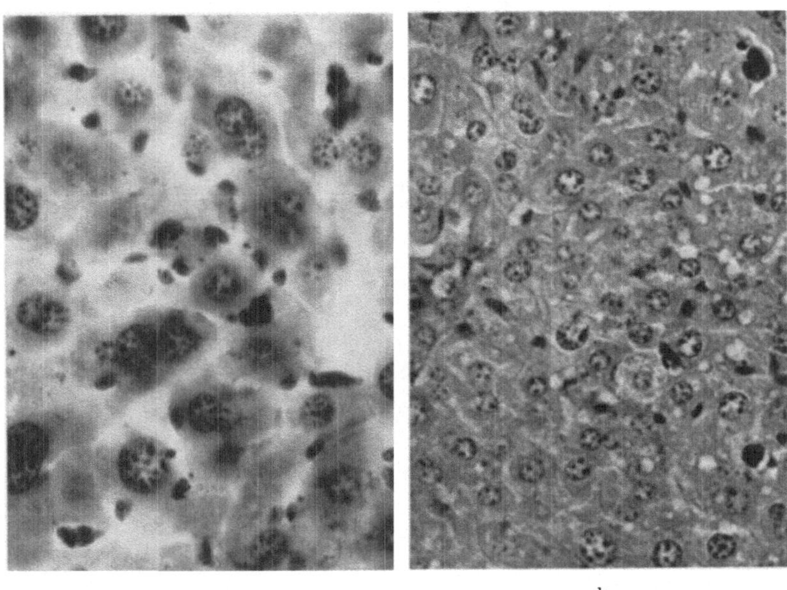

a   b

Abb. 107 a u. b. a Verfettung der Kupfferschen Sternzellen der Leber (männliche Maus der Versuchsgruppe 2, 15 Monate nach Ganzkörperbestrahlung [600 r] getötet. Gefrierschnitt, Fettrotfärbung, Vergrößerung 500fach). b Vermehrung PAS-positiven Materials im Cytoplasma der Kupfferschen Sternzellen der Leber (weibliche Maus der Versuchsgruppe 1, 15 Monate nach Ganzkörperbestrahlung [600 r] getötet. PAS-Trichromfärbung nach HOTCHKISS, Vergrößerung 360fach)

e) Veränderungen der Kupfferschen Sternzellen

1. Eine *Schwellung* dieser, dem reticuloendothelialen System zugerechneten Zellen wurde sehr oft bei moribunden oder spontan verstorbenen, bestrahlten wie unbestrahlten Tieren verzeichnet, ohne daß eine Spätwirkung der Ganzkörperbestrahlung auf diese besondere Reaktionsweise der Sternzellen aufgefallen wäre.

2. Gleich verhielt es sich mit deren *Verfettung* (Abb. 107a), die besonders bei schweren infektiösen Leiden hervortrat. Es besteht kein Grund, daran zu zweifeln, daß es sich sowohl bei der Schwellung als auch bei der Verfettung um sekundäre Erscheinungen und nicht um direkte Spätfolgen der Strahlung handelte.

3. Bei schweren Zellschäden in Milz und Knochenmark, Vorgänge, denen die Ganzkörperbestrahlung auch in späteren Stadien nach Exposition gewissen Vorschub zu leisten schien, beteiligten sich die Sternzellen in erheblichem Maß an der *Phagocytose der Kerntrümmer* und anderer geformter Abbauprodukte. Auch *Bakterien* wurden in ihrem Zelleib wiederholt gesehen.

4. Im Gegensatz zu diesen fast ausschließlich moribunde Tiere betreffenden Beobachtungen zeigte sich ein anderer Befund an den Sternzellen auch bei in gutem Zustand getöteten Mäusen der Versuchsgruppe 1: Mit zunehmendem Alter, bei bestrahlten früher als bei unbestrahlten, machte sich in den Sternzellen oft eine *Vermehrung PAS-positiven Materials* bemerkbar (Abb. 107 b). Teils hatte dieses die Form von Granula oder unregelmäßig geformten Einschlüssen, teils besetzte es diffus das Cytoplasma. Bei Fettfärbung am Gefrierschnitt ergab sich in solchen Fällen ein orangefarbener Ton, ferner ließ sich mitunter — aber nicht immer — eine gewisse Säurefestigkeit und Färbbarkeit mit Sudanschwarz am Paraffinschnitt sowie eine gelbliche Eigenfluorescenz im Ultraviolettlicht erkennen. Vermutlich lagen hier Pigmente vor, die mit dem vor allem in Thymus und Lymphknoten beschriebenen größte Ähnlichkeit haben und bald mehr den Ceroiden, bald mehr den Lipochromen näherstehen. Bei einem Teil der Tiere waren sie mit *Hämosiderin* vermengt, dessen Anhäufung im reticuloendothelialen System zu verschiedenen Zeiten nach Ganzkörperbestrahlung schon gezeigt und besprochen wurde (vgl. Abb. 41).

f) Lebernekrosen und Hepatitiden

1. *Lebernekrosen* waren in der Mehrzahl der Fälle mit nachgewiesenermaßen infektiösen Leiden und häufig septischen Prozessen verbunden, was aber nicht ausschließt, daß sie auch auf andere Weise hätten zustande kommen können (im besonderen fallen hier 3 Beobachtungen mit schwerster Anämie, aber ohne sichergestellte Infektion in Betracht). Meistens ging das Lebergewebe herdförmig zugrunde und zeigte in umschriebenen Bezirken zunehmende Kernpyknose oder Karyolyse (Abb. 108 a). Teilweise war eine Umgebungsreaktion im Sinn einer vermehrten Neutrocytose in oder bereits auch außerhalb der Lebersinusoide mit dem fokalen Gewebstod verbunden; oft antwortete das benachbarte, noch vitale Lebergewebe mit einer Leberzellverfettung (Mantelsteatose). Die Nekroseherde lagen vielfach beliebig im Parenchym zerstreut, oder sie bevorzugten die Läppchenzentren (Abb. 108 b). Ohne Zweifel sind sie nicht in erster Linie als Ausdruck einer postmortalen Veränderung anzusehen, da sie sich bei moribunden Tieren fast ebenso oft feststellen ließen wie bei spontan verstorbenen. Vermutlich entstanden sie jedoch meistens in der prämortalen (agonalen) Krankheitsphase, da ein über

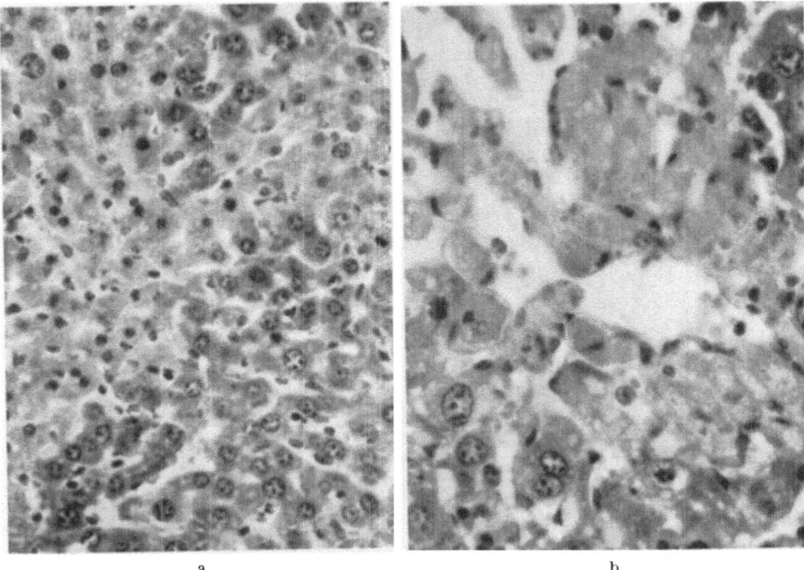

a　　　　　　　　　　　　　　b

Abb. 108a u. b. a Herdförmige Lebernekrose (männliche Maus der Versuchsgruppe 2, 6 Monate nach Ganzkörperbestrahlung [600 r] getötet. Hämatoxylin-Eosin, Vergrößerung 270fach). b Zentrale Lebernekrose (weibliche Maus der Versuchsgruppe 2, 5 Monate nach Ganzkörperbestrahlung [600 r] getötet. Hämatoxylin-Eosin, Vergrößerung 360fach)

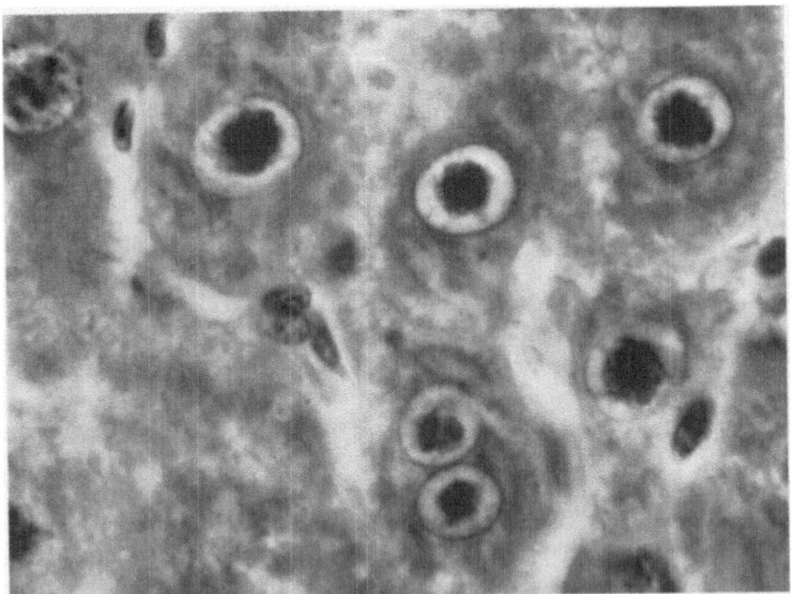

Abb. 109. Kerneinschlußkörper in den Leberzellen (Eulenaugenkerne) (unbestrahlte weibliche Maus der Versuchsgruppe 2, 12 Monate nach Versuchsbeginn getötet. Hämatoxylin-Eosin, Vergrößerung 1140fach)

längere Zeit bestehender nekrotischer Bezirk eine bindegewebige Umgebungsreaktion ausgelöst hätte. Eine solche fehlte jedoch mit wenigen Ausnahmen. In einem kleineren Teil der Fälle (8 bestrahlte, eine unbestrahlte Maus) mit Lebernekrosen konnten im Abklatsch die für Ektromelie als typisch geltenden acidophilen Einschlußkörper (Färbung nach MANN) nachgewiesen werden. Bei 9 anderen Tieren (7 bestrahlte, 2 unbestrahlte Mäuse) traten Kerneinschlußkörper mit hellem, teilweise von feinsten Körperchen durchsetztem Hof auf (Eulenaugenkerne)

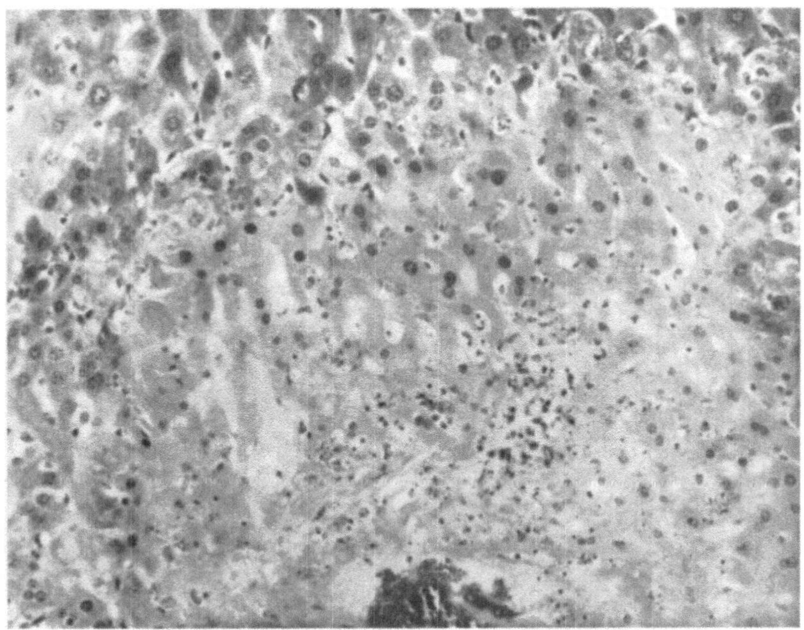

Abb. 110. Lebernekrose mit zentralem Bakterienhaufen, sehr geringe leukocytäre Reaktion (männliche Maus der Versuchsgruppe 2, 1¹/₃ Monate nach Ganzkörperbestrahlung [600 r] getötet. Hämatoxylin-Eosin, Vergrößerung 230fach)

(Abb. 109), wie sie bei verschiedenen Virusaffektionen (unter anderem Mäusehepatitis) vorkommen. Weitere Beobachtungen zeichneten sich durch zentral in den Absterbebezirken gelegene Kokken- oder andere Bakterienhaufen (Abb. 110) aus. Die zeitliche Verteilung der Fälle mit Lebernekrosen geht aus Abb. 111 hervor. Offensichtlich neigten vor allem jüngere Tiere zu den mit herdförmiger Nekrobiose im Leberparenchym verbundenen Krankheiten, wogegen die älteren weitgehend verschont blieben. Die Tatsache, daß signifikant mehr bestrahlte (43) als unbestrahlte Mäuse (23) ($P < 0{,}05$) der Versuchsgruppen 2 und 3 herdförmige Lebernekrosen aufwiesen, könnte — wenigstens teilweise —

mit der nach Ganzkörperbestrahlung höheren Sterblichkeit von Jungtieren zusammenhängen.

2. *Leberabscesse* (Abb. 112), die wahrscheinlich meistens metastatisch
und nicht durch eine aufsteigende Gallengangsinfektion entstanden,
wurden mit einer Ausnahme nur bei Mäusen der Versuchsgruppen 2
und 3 angetroffen. Abb. 111 gibt Auskunft über deren zeitliche Ver-

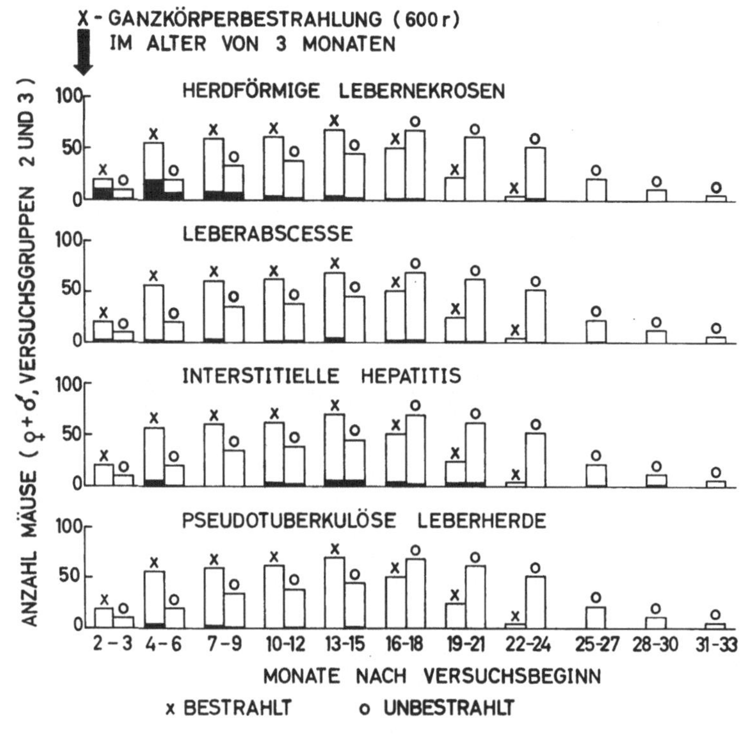

Abb. 111. Häufigkeit und zeitliche Verteilung der Fälle mit entzündlichen und/oder nekrotisierenden
Prozessen in der Leber (in schlechtem Zustand getötete oder spontan gestorbene Tiere)

teilung und Häufigkeit. Bestrahlte Mäuse waren häufiger befallen als
unbestrahlte; der Unterschied ist aber nur im Zeitraum von 2—15 Monaten nach Versuchsbeginn signifikant (14 bestrahlte, 4 unbestrahlte
Tiere, $P < 0,05$). In 8 Fällen gingen ulceröse Darmveränderungen mit
Leberabscessen einher.

3. Interstitielle Hepatitiden waren gekennzeichnet durch eine verstärkte lymphoplasmocytäre Infiltration in den portalen Feldern, zuweilen auch durch ein vermehrtes Auftreten neutrophiler Leukocyten
oder eine bindegewebige Proliferation in Bezirken mit erhöhtem Leber-

zellenuntergang. Solche Entzündungsformen hatten sich bei total 25 bestrahlten und 19 unbestrahlten Mäusen entwickelt (kein signifikanter Unterschied). Die Ganzkörperbestrahlung hatte höchstens einen leicht beschleunigenden Effekt auf das zeitliche Auftreten interstitieller Hepatitiden (vgl. Abb. 111), aber auch diese Wirkung ließ sich statistisch nicht ausreichend sichern.

Mitunter befanden sich inmitten kleinster, chronischer Entzündungsherde ein- bis mehrkernige Riesenzellen, deren Cytoplasma reichlich gelbliches Pigment mit den färberischen Eigenschaften des Ceroids enthielt.

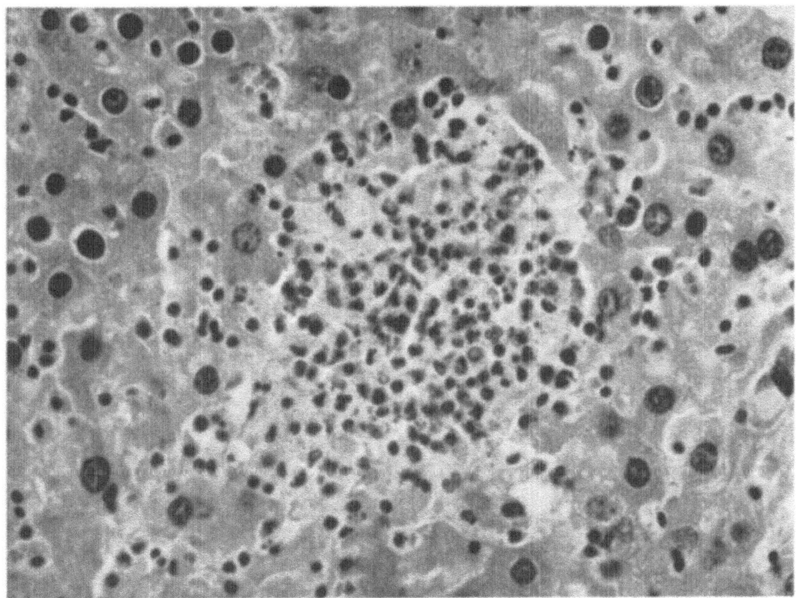

Abb. 112. Kleiner Leberabsceß (männliche Maus der Versuchsgruppe 3, 6½ Monate nach Ganzkörperbestrahlung [600 r] spontan gestorben. Hämatoxylin-Eosin, Vergrößerung 430fach)

4. *Pseudotuberkulöse Leberherde* mit dem wohlbekannten Bild einer herdförmigen, granulierenden und zentral nekrotisierenden Entzündung fanden sich im Zeitraum von 2—12 Monaten nach Versuchsbeginn bei 7 bestrahlten und 3 unbestrahlten Tieren (zeitliche Verteilung gemäß Abb. 111).

g) Parasitäre Erkrankungen der Leber

1. Eine *Lebercysticercose* (Cysticercus fasciolaris) kam nur bei 3 jüngeren Mäusen (eine bestrahlte, 2 unbestrahlte) vor.

2. Bei 5 Tieren (3 bestrahlte, 2 unbestrahlte Mäuse) konnten in den Blutcapillaren der Leber vereinzelt *Coccidium Klossiella muris* nachgewiesen werden.

h) Lebernarben

Kleine, scharf umgrenzte Herde mit zellarmem Narbengewebe, teilweise mit Verkalkungen, ferner solche mit reichlich Hämosiderin wurden

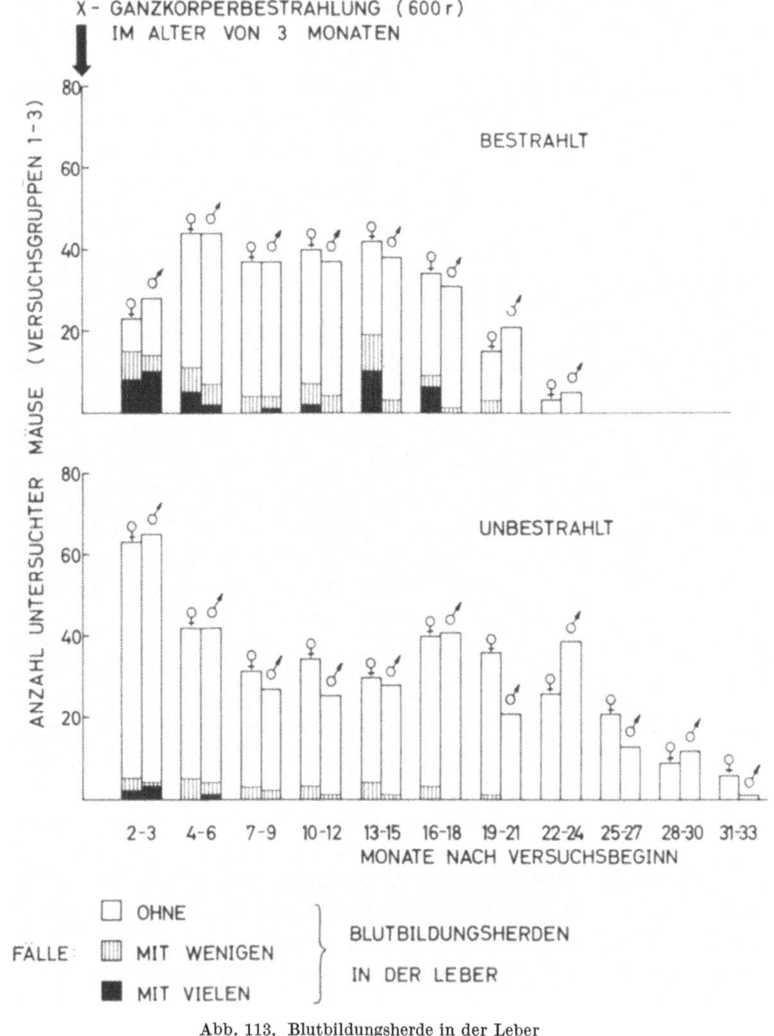

Abb. 113. Blutbildungsherde in der Leber

im Zeitraum von 2—21 Monaten bei insgesamt 11 bestrahlten und 8 unbestrahlten Tieren verzeichnet.

i) Blutbildungsherde in der Leber

Abb. 113 gibt eine Übersicht über die Häufigkeit und zeitliche Verteilung der Fälle mit Blutbildungsherden in den Lebercapillaren

(Abb. 114). Es ist daraus zu ersehen, daß während des ersten Halbjahrs nach Versuchsbeginn die bestrahlten Tiere beider Geschlechter diesen Befund häufiger zeigten als die unbestrahlten ($P < 0{,}01$). In der Zeit von 9—18 Monaten nach Ganzkörperbestrahlung wiesen vor allem die Weibchen mit generalisierter Hyperostosis interna hämopoietisches Gewebe in der Leber auf; der Unterschied gegenüber den unbestrahlten Weibchen des gleichen Alters ist hoch signifikant ($P < 0{,}001$).

Isolierte Megakaryocytenembolien in den Lebersinusoiden fanden sich meistens bei den gleichen Tieren, die auch in den Lungencapillaren vermehrt Megakaryocyten zeigten.

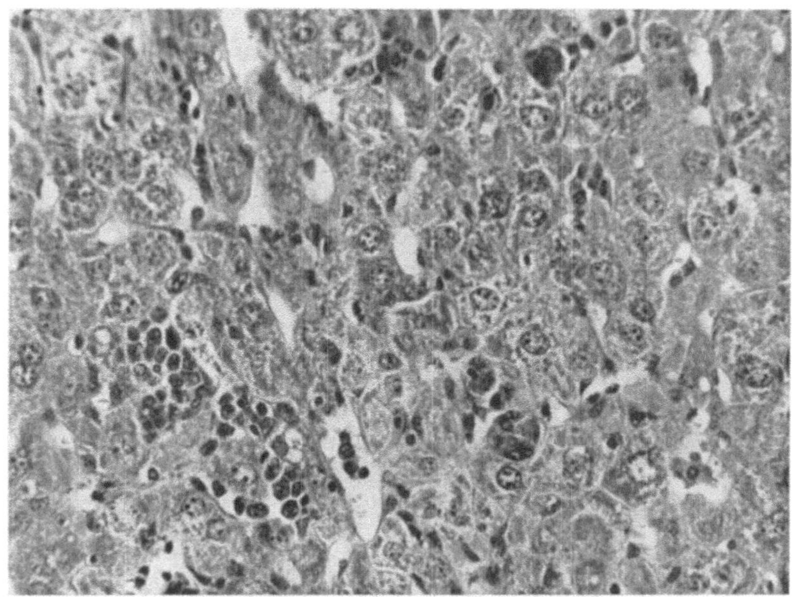

Abb. 114. Blutbildungsherde in der Leber bei generalisierter Hyperostosis interna (weibliche Maus der Versuchsgruppe 2, 14 Monate nach Ganzkörperbestrahlung [600 r] getötet. PAS-Trichromfärbung nach HOTCHKISS, Vergrößerung 285fach)

k) Gefäßveränderungen in der Leber

Die besondere Neigung bestrahlter Tiere (vor allem Weibchen mit hormonal aktiven Ovarialtumoren), im Spätstadium nach Exposition auch in der Leber *herdförmige Teleangiektasien* und *kavernöse Hämangiome* zu bilden, wurde schon erwähnt (vgl. Abb. 23—25). Arterien und Arteriolen verhielten sich wie in anderen Organen.

l) Neoplastische Prozesse in der Leber

1. *Leberadenome („Hepatome"),* in der Regel kugelige, scharf begrenzte Knoten bis zu 9 mm Größe (Abb. 115a) mit teils glatter, teils

leicht cystischer Schnittfläche (Abb. 115 b) und entsprechend solidem oder cholangiektatischem Aufbau (Abb. 116), kamen nach Ganzkörperbestrahlung zu vorzeitiger Entwicklung: In der Zeit von 12—18 Monaten nach Versuchsbeginn wurden unter den bestrahlten Mäusen 7 Träger solcher Tumoren bemerkt (3 Männchen und 4 Weibchen), während bei den unbehandelten Kontrolltieren erst 3—12 Monate später 5 gleichartige Befunde zu erheben waren (4 Männchen, 1 Weibchen).

2. Andere neoplastische Prozesse betrafen, abgesehen von den bereits angeführten kavernösen Hämangiomen, ausschließlich die verschiedenen *Leukoseformen*, welche die Leber nicht selten schwer in Mitleidenschaft

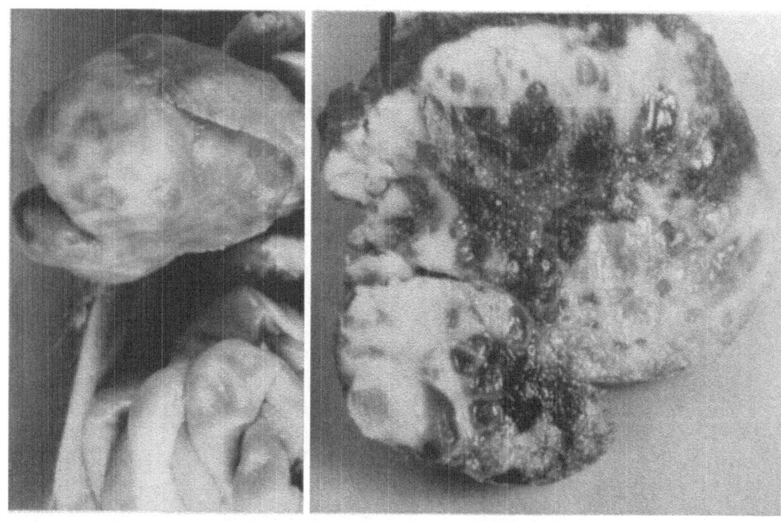

a   b

Abb. 115 a u. b. Cholangiektatisches Adenom der Leber. a Aufsicht (Vergrößerung 3,2fach). b Schnittfläche des Tumors (Vergrößerung 6,4fach) (weibliche Maus der Versuchsgruppe 2, 13 Monate nach Ganzkörperbestrahlung [600 r] getötet)

zogen. Bei der myeloischen Leukose lagen die wuchernden Zellen vorwiegend intracapillär (vgl. Abb. 57), bei den übrigen leukotischen Erkrankungen herrschten Infiltrate in den Glissonschen Scheiden vor.

VIII. Gallenblase und große Gallenwege

Bei den meisten Tieren wurde die Gallenblase unverändert gefunden. Mit zunehmendem Alter machte sich eine leichte *Epithelatrophie* bemerkbar; die Ganzkörperbestrahlung hatte indessen auf diesen Involutionsprozeß keinen mit Sicherheit wahrnehmbaren Einfluß. Eine ungewöhnliche *Ektasie (Hydrops) der Gallenblase*, bei narbigen Veränderungen in der Wand des Ductus choledochus und cysticus, sahen wir 3—12 Monate nach Versuchsbeginn bei einer unbestrahlten und 4 bestrahlten Mäusen.

Drei dieser Tiere beherbergten im Dünndarm Hymenolepsis fraterna, in den Gallenwegen fand sich aber zur Zeit der autoptischen Untersuchung kein erkennbarer Parasit. Bei 5 weiteren Mäusen (3 bestrahlte, 2 unbestrahlte) fiel eine starke *Dilatation* nicht der Gallenblase, sondern des *Ductus choledochus* auf, als deren vermutliche Ursache sich fibrosierende und/oder chronische, entzündliche Prozesse im Bereich der Papilla Vateri nachweisen ließen; eines dieser Tiere war ebenfalls verwurmt (Hymenolepsis fraterna). Fünf Mäuse (davon 4 bestrahlte) der Versuchsgruppe 2 mit mäßiger Ausweitung der Gallenblase, aber ein-

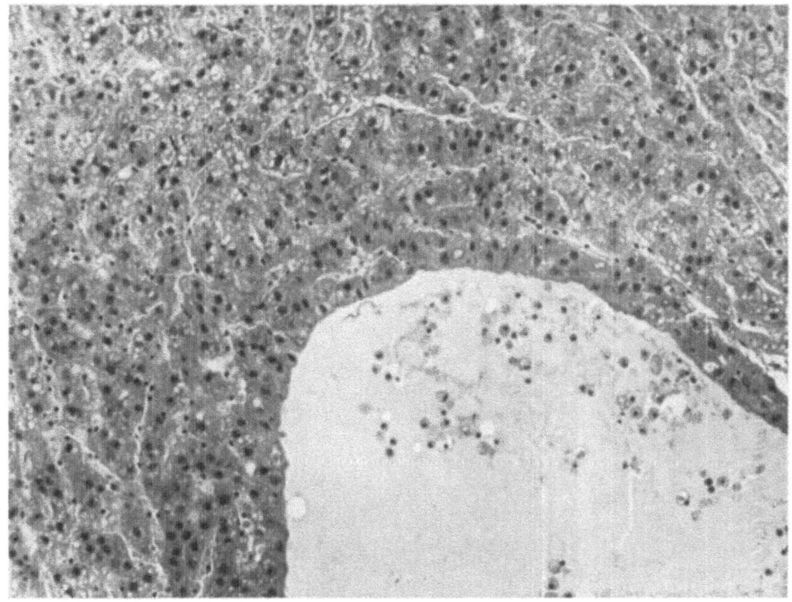

Abb. 116. Cholangiektatisches Adenom der Leber (weibliche Maus der Versuchsgruppe 2, 13 Monate nach Ganzkörperbestrahlung getötet. Hämatoxylin-Eosin, Vergrößerung 160fach)

gedicktem, leicht bräunlichem Inhalt zeigten eine merkwürdige, bisher nicht beschriebene Schleimhautveränderung (Abb. 117) mit *Imbibition der Epithelien* durch homogenes, stark eosinophiles, bei PAS-Trichromfärbung gelbrötliches Material. In der Tiefe der Mucosa kam es zur Bildung stabförmiger Kristalloide, teilweise mit angelagerten Fremdkörperriesenzellen. Die chemische Natur dieser Substanz konnte noch nicht abgeklärt werden.

Cholecystitiden bekamen wir nicht oft zu Gesicht. Bei 5 jüngeren Mäusen (3 bestrahlte, 2 unbestrahlte) im Alter von 6—15 Monaten enthielt die entzündlich veränderte Gallenblase eitrigen Inhalt *(Empyem)*. Im gleichen Zeitraum boten 15 weitere Tiere (9 bestrahlte, 6 unbehandelte Kontrollen) das Bild einer *chronischen* Cholecystitis. In 3 Fällen waren auch Wandverkalkungen zu sehen, jedoch ohne erhaltene Parasitenteile. Eine *Fibrose* aller Wandschichten, am deutlichsten aber der Schleimhaut, fand sich später als 4 Monate nach Versuchsbeginn bei insgesamt 15 bestrahlten und 9 unbestrahlten Mäusen; die Ganzkörperbestrahlung hatte auf deren Erscheinen nur einen angedeutet beschleunigenden Effekt. Dabei traten vereinzelt kleine *Wandcysten* auf. *Konkremente* wurden selten und dann nur in Form feinkrümeliger Massen

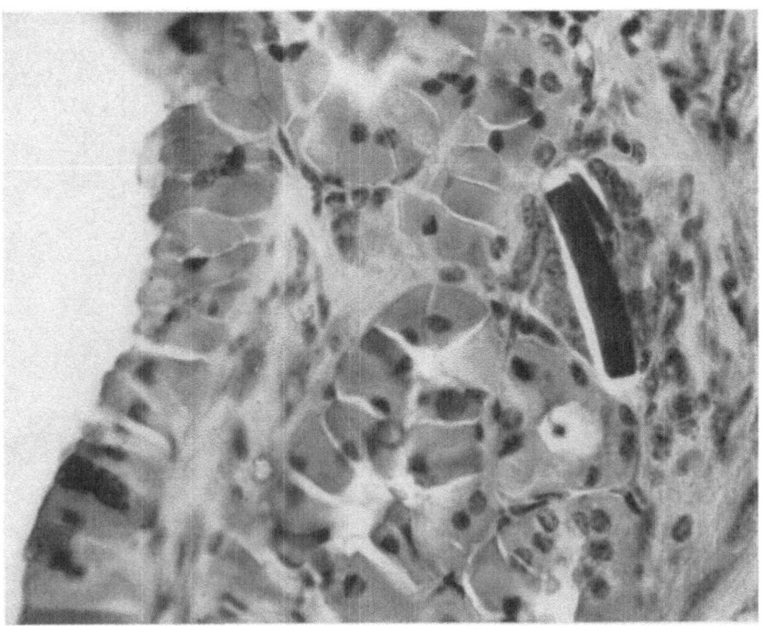

Abb. 117. Onkocytoide Umwandlung der Schleimhautepithelien und Kristallbildung mit Fremdkörperreaktion in der Wand der Gallenblase bei Gallestauung (weibliche Maus der Versuchsgruppe 2, 3 Monate nach Ganzkörperbestrahlung [600 r] getötet. Hämatoxylin-Eosin, Vergrößerung 600fach)

verzeichnet; bestrahlte Tiere zeigten sie nicht häufiger als unbestrahlte. *Subepitheliale Amyloidablagerungen* in der Gallenblasenwand kamen nur bei einem kleinen Teil der an allgemeiner Amyloidose erkrankten Mäuse vor.

Primäre Geschwülste der Gallenblase wurden nicht festgestellt. Auch von leukämischen Infiltraten blieb dieses Organ meistens verschont.

IX. Pankreas (ohne Inselapparat)

Es wurden keine regelmäßigen Gewichtsbestimmungen des Pankreas durchgeführt. Aus der beschränkten Zahl von Resultaten erhielten wir den Eindruck, daß die Ganzkörperbestrahlung auch an der Bauchspeicheldrüse eine dauernde, *leichte Untergewichtigkeit* im Vergleich mit gleichaltrigen Kontrollen bewirkte. Histologisch ließ sich indessen kein sicherer Unterschied in der Struktur des nicht erkrankten Pankreas bestrahlter und gleichaltriger, unbehandelter Mäuse feststellen. Abgesehen von Fällen mit chronischer Pankreatitis, erreichte die Atrophie des exokrinen Drüsengewebes bei den ältesten Kontrollen höhere Grade als bei den am längsten überlebenden, bestrahlten Tieren. Eine Beschleunigung dieser senilen Involutionsvorgänge durch die Ganzkörperbestrahlung ließ sich aus unseren Befunden nicht deutlich herauslesen.

Bei allgemeiner Adipositas entwickelte sich nicht selten eine *Lipomatose des Pankreas.*

Akute, teils phlegmonöse, teils purulente *Pankreatitiden* wurden bei 4 bestrahlten Mäusen mit Duodenalulcus gesehen und beschränkten sich auf die Gegend des Pankreaskopfes.

Chronische Pankreatitiden kamen häufiger vor. In früheren Stadien herrschten dichte Infiltrate vor von Lymphocyten, Plasmazellen, zuweilen auch einigen neutrophilen und eosinophilen Leukocyten, später überwogen fibrosierende Prozesse, verbunden mit einer oft auffälligen Mastocytose, cystischer Dilatation der Ausführungsgänge und Atrophie der exokrinen Drüsenläppchen. Ohne Beschränkung auf eine bestimmte Altersklasse zeigten bestrahlte Mäuse derartige Befunde deutlich früher und häufiger (18 Weibchen, 10 Männchen) als die Kontrollen (9 Weibchen, 5 Männchen) ($P<0{,}01$). Gelegentlich kam es im Verlauf chronischer Entzündungen der Bauchspeicheldrüse, zumal bei Tieren mit Lipomatose, zu *Fettgewebsnekrosen.* Oder es traten haufenweise zusammengelagerte *hämosiderinhaltige Zellen* auf. Die *Amyloidose* nahm, falls das Pankreas überhaupt mitbeteiligt war, in diesem Organ selten schwere Formen an; immerhin verfügen wir über mehrere Beobachtungen mit erheblicher Verkümmerung des Drüsenkörpers. Vom Gangsystem oder den Endstücken ausgehende *neoplastische Prozesse* wurden nie gefunden. Dagegen ließen sich im Interstitium recht oft *leukämische Infiltrate* verschiedener Art erkennen.

Besprechung der Befunde am Verdauungstrakt und den zugehörigen Organen

Die radiologische Kontrolle der *Nagezähne* war von Interesse, weil diese bei Mäusen während des ganzen Lebens, entsprechend der immerwährenden Abnutzung der Zahnkrone, von der Wurzel her nachgebildet werden. Diese Wachstumstätigkeit erfährt nach ENGLISH (1956) und UPTON u. Mitarb. (1958) bereits durch eine Lokalbestrahlung mit 1250 bis 1500 r eine empfindliche Störung, vor allem infolge Schädigung der Odontoblasten, in geringerem Ausmaß aber auch der Ameloblasten. Entsprechende Befunde können nach Verabreichung von radioaktivem

Phosphor erhoben werden (BURSTONE 1950). Eingehende Auskunft über histologisch wahrnehmbare Schäden an den Nagezähnen der Ratte nach Lokalbestrahlung mit 500—1500 r gaben kürzlich PLIESS und FRANKE (1960). Die im Verlauf von 70 Tagen nach Exposition sich einstellenden Zahndefekte können die Tiere derart am Fressen hindern, daß sie ohne Verabreichung einer besonders weichen Diät den Hungertod erleiden (UPTON et al. 1958). Lokaldosen unter 1000 r haben nach den Angaben dieser Autoren keinen wahrnehmbaren schädlichen Effekt. Dagegen berichten JONES u. Mitarb. (1958) sowie CASTANERA u. Mitarb. (1960), daß eine akute Ganzkörperbestrahlung mit Dosen von nur 450—710 r bei Ratten innerhalb der ersten Monate (mit einer Häufung in der Zeit zwischen 45 und 65 Tagen nach Exposition) eine dosisabhängige Vermehrung von Zahnfrakturen, Schmelzflecken und anderen Schäden zur Folge hatte, welche die Nahrungsaufnahme erheblich beeinträchtigten.

Bei unserem Mäusestamm bewirkte die Ganzkörperbestrahlung (600 r) keine derart auffälligen Zahnveränderungen; wohl waren leichte Entwicklungsstörungen, wie Schmelzflecken und Verschmälerung der Zahnhälse, bei bestrahlten Tieren in der Zeit von 30—60 Tagen nach Exposition häufiger als sonst; zu einer signifikanten Vermehrung von Zahnfrakturen reichten die erlittenen Schäden jedoch nicht aus. Offenbar war der von JONES u. Mitarb. (1958) verwendete Rattenstamm in dieser Beziehung empfindlicher. Das Längendefizit der Nagezähne bestrahlter Tiere war zu allen Zeiten nach Exposition im Vergleich mit gleichaltrigen Kontrollen nur gering. Das heißt nicht unbedingt, daß die Tätigkeit der Odonto- und Ameloblasten durch die Strahlenwirkung keine dauernde Beeinträchtigung erfuhr, da zur Beurteilung dieser Frage genauere Daten über das Ausmaß der Zahnabnützung vorliegen müßten. Es bleibt späteren Untersuchungen vorbehalten, darüber Auskunft zu geben.

Die wenigen Beobachtungen entzündlicher Prozesse im Zahnbereich erlauben kein Urteil über deren mögliche Begünstigung durch die Ganzkörperbestrahlung.

Obwohl die Maus keine Gaumenmandeln besitzt (die bei anderen Säugern als Eintrittspforte von Erregern eine große Rolle spielen), hatte die Ganzkörperbestrahlung eine erkennbar fördernde Spätwirkung auf chronisch-entzündliche Prozesse im *Oropharynx.* Die bei bestrahlten Mäusen in größerer Zahl als bei den Kontrolltieren beobachteten Narben am Zungengrund und in der seitlichen Rachenwand könnten teilweise auf alte Entzündungsherde oder Blutungen zurückzuführen sein, beides Befunde, die als wesentliche Komplikationen des akuten Ganzkörperbestrahlungssyndroms gemeldet wurden (JACKSON et al. 1952, VOS et al. 1959). Auch in unseren Versuchen ließen sich während der zweiten und dritten Woche nach Exposition mehrere derartige Beobachtungen machen.

Die großen *Speicheldrüsen* der Halsgegend boten in wechselndem Maß, bei bestrahlten Mäusen meist früher und/oder häufiger als bei den Kontrolltieren, das Bild chronischer Entzündung, herdförmiger Fibrose, sekundärer (durch Infektion, Narbenschrumpfung, Kompression oder Amyloidose bedingter) Atrophie oder leukämischer Infiltration. Diese Befunde fügen sich, ebenso wie die diffuse oder herdförmige interstitielle Hämosiderose, in den Rahmen der bisherigen Erfahrungen einer nach Ganzkörperbestrahlung andauernd erhöhten Infektanfälligkeit, eines vorzeitigen Auftretens der Amyloidose, einer Vermehrung der Leukosefälle sowie einer größeren Neigung zu Blutextravasation. Über eine direkte Strahlenwirkung auf den Drüsenkörper sagen diese Beobachtungen jedoch nicht viel aus. Sialoadenitiden entstanden oft durch Übergreifen einer Infektion der Halslymphknoten auf die Speicheldrüsen. Besseren Aufschluß über die direkte Wirkung der Ganzkörperbestrahlung gibt der bei den bestrahlten Männchen bald nach der Ganzkörperbestrahlung einsetzende und danach fortbestehende Gewichtsrückstand der Glandula submaxillaris im Vergleich mit Kontrolltieren desselben Alters. Das Massendefizit betraf, wie die planimetrische Kontrolle der verschiedenen Strukturelemente zeigte, alle sekretorischen Anteile in ungefähr gleicher Weise. Die Befunde nach Ganzkörperbestrahlung entsprachen weitgehend denjenigen nach Lokalbestrahlung von Rattenspeicheldrüsen mit 850 r (CHERRY und GLUCKSMANN 1959), wonach die Acini eine erkennbare, die sekretorischen Tubuli eine mäßige und die Ausführungsgänge nur eine geringfügige Strahlenempfindlichkeit aufweisen. Wahrscheinlich wiesen auch die anderen Speicheldrüsen bestrahlter Tiere, soweit sich aus dem makroskopischen Befund beurteilen ließ, eine ähnliche Untergewichtigkeit auf. Die Gewichtskurve der Submaxillardrüse bestrahlter Männchen entspricht nicht einer vorzeitigen Altersinvolution; diese hätte sich in einem — nach kürzerer Latenzzeit als bei den Vergleichstieren einsetzenden — Gewichtsabfall gegen Ende der Überlebenszeit äußern müssen. Anders lagen die Verhältnisse bei den bestrahlten Weibchen, die gleichzeitig mit der Entwicklung strahleninduzierter Ovarialtumoren und der großzelligen Transformation der inneren Nebennierenrindenschichten eine Umgestaltung der sekretorischen Tubuli in den hochepithelialen, grobgranulierten, sonst für Männchen charakteristischen Typ zeigten (vgl. auch KOHN et al. 1957). Dies äußerte sich auch in einer relativen Gewichtszunahme der ganzen Drüse. Es ist bekannt, daß der Geschlechtsdimorphismus der Mäusesubmaxillardrüse vor allem der Kontrolle männlicher Sexualhormone untersteht (LACASSAGNE 1940). Testosteronpropionat (FEYEL-CABANES 1949) und androgene Stoffe der Nebennierenrinde (WOOLLEY und LITTLE 194'9 WOOLLEY et al. 1953) führen, besonders wenn sie durch Thyroxin unterstützt sind (SHAFER et al. 1956), zum Aufbau der grobgranulierten, großen Epithelien in den sekretorischen Tubuli. Oestradiolbenzoat soll auf die Struktur der Drüsenkörper nach FEYEL-CABANES (1949) einen gegenteiligen, nach SHAFER u. Mitarb. (1956) jedoch — wie Insulin und Progesteron — keinen Effekt haben. Aus diesen Daten darf abgeleitet werden, daß die bestrahlten weiblichen Mäuse mit morphologischen Zeichen eines Virilismus in der Submaxillardrüse unter einem verstärkten Einfluß androgen wirksamer Hormone standen. Oestrogeneffekte lassen sich an Hand dieses Organs nicht sicher beurteilen. Die wenigen Adenome oder Fibroadenome, die nach Ganzkörperbestrahlung in der Glandula submaxillaris auftraten, dürfen wir kaum mit endokrinen Störungen in Beziehung bringen, da sie bei Männchen noch häufiger zu sehen waren als bei Weibchen.

Größeres Interesse als die spärlichen Befunde am Oesophagus beanspruchen diejenigen am *Magen*. Vom akuten Ganzkörperbestrahlungssyndrom weiß man, daß es mit einer früh einsetzenden und mehrere Tage dauernden Hemmung der Magenentleerung (GOODMAN und LEWIS 1952, CONARD 1956), wahrscheinlich auch mit entero-gastraler Regurgitation (BAKER und HUNTER 1958) einhergeht. Der gleiche Effekt läßt sich durch lokale Kopf- und Abdomenbestrahlung nachahmen (SWIFT et al. 1955); er scheint unabhängig von der Nebennierenfunktion zu sein (HULSE 1957). Mit der Motilitätsstörung ist auch eine Herabsetzung der Magensekretion (Pepsin und Salzsäure) verbunden (DETRICK et al. 1954, LUBENSKY 1958). Es fragt sich, ob diese Frühreaktionen des Magens auf die akute Ganzkörperbestrahlung mit den bei älteren, bestrahlten Mäusen gehäuft auftretenden chronischen Gastritiden in Beziehung stehen. Besonders die cystisch-atrophische (mikrocystische) Form verdient hervorgehoben zu werden. Täuschend ähnliche Bilder sahen BRECHER u. Mitarb. (1958) bei Ratten 20 Tage nach einer γ-Ganzkörperbestrahlung mit supraletalen Dosen (1200—1700 r), welche die Tiere nur dank intensiver Behandlung mit Blutplasma, Knochenmarkinjektionen und antibiotischen Mitteln so lange zu überleben vermochten. Trotz der weitgehenden morphologischen Übereinstimmung dieser Veränderungen mit den von uns erhobenen ist nicht anzunehmen, daß wir es mit wesensmäßig identischen Prozessen zu tun haben, denn erstens fanden sich in unserer Serie auch bei unbestrahlten Mäusen cystisch-atrophische Gastritiden, zweitens zeigten durchaus nicht alle alten bestrahlten Tiere solche Schleimhautschäden, und drittens traten diese sehr viel später auf als bei den Rattenversuchen von BRECHER u. Mitarb. (1958). Mikrocystisch-atrophische Gastritiden wurden bisher nur bei Ratten beschrieben. Es scheint, daß neben gewissen parasitären Erkrankungen (z. B. Spiroptera neoplastica) die verschiedensten Mangelzustände atrophische Veränderungen mit Ausweitung der Drüsen zur Folge haben können (Literaturübersicht bei SCOTT 1957). In unseren

Fällen ließ sich keine regelmäßige Beziehung der cystisch-atrophischen Gastritis zu irgendeiner besonderen Krankheit aufdecken. Einige dieser Tiere litten an allgemeiner Amyloidose mit schwerer Atrophie des Leberparenchyms, andere wiesen Darmgeschwüre auf; aber auch viele weitere Leiden waren mit solchen Schleimhautschäden am Magen verbunden. Ein sicherer Zusammenhang der cystisch-atrophischen Gastritis mit einer Besiedelung der Fundusdrüsen durch Cryptosporidium muris konnte nicht nachgewiesen werden. Wir erhalten somit den Eindruck, daß es sich bei diesen Prozessen um eine unspezifische Folge mehrerer Formen chronischer Entzündung und/oder Mangelzustände handeln dürfte. Die begünstigende Wirkung der Ganzkörperbestrahlung auf deren Ausbildung braucht nicht auf einem strahlenbedingten Epithelschaden zu beruhen.

Die in wechselndem Maß fördernde Wirkung der Bestrahlung auf die übrigen am Magen erhobenen Befunde verschiedener Gastritisformen läßt sich am ehesten im Rahmen der bereits besprochenen erhöhten Infektanfälligkeit bestrahlter Tiere verstehen. Die bei bestrahlten Tieren beobachteten Papillome des Margo plicatus könnten einen weiteren Ausdruck der Neoplasicbcreitschaft im Spätstadium nach Ganzkörperbestrahlung darstellen; sie fielen jedoch zahlenmäßig nicht ins Gewicht.

Darmschäden spielen während der Dauer des akuten Ganzkörperbestrahlungssyndroms eine überragende Rolle, sei es als Eintrittspforte für enterogene Keime (CHROM 1935, OSBORNE et al. 1952, HAMMOND et al. 1954, BRADNER et al. 1955, CONGDON et al. 1955 u.a.), sei es — nach Verabreichung supraletaler Dosen — als Ursache schwerer Störungen des Wasser- und Elektrolythaushalts (eigentliches „Intestinalsyndrom") (QUASTLER et al. 1951, BOND et al. 1954, RAJEWSKY 1954, CONARD 1956, QUASTLER und ZUCKER 1959 u.a.). Die Morphologie dieser Frühschäden wurde sehr eingehend untersucht (PIERCE 1943, BARROW und TULLIS 1952, MONTAGNA und WILSON 1955, WILLIAMS et al. 1958, LESHER und VOGEL 1958, QUASTLER et al. 1958 u.a.).

Demgegenüber finden sich in der Literatur fast keine Angaben über Spätveränderungen. Eine Ausnahme macht die von NOWELL u. Mitarb. (1956) gemeldete Beobachtung, daß eine akute Ganzkörperbestrahlung mit schnellen Neutronen, im Gegensatz zu einer solchen mit γ- oder Röntgenstrahlen, bei Mäusen einen spezifisch cancerogenen Späteffekt auf den Darm ausübt (Entstehung mucoider Adenocarcinome). Darmcarcinome wurden im übrigen bei Nagern vor allem durch hochdosierte Lokalbestrahlungen nach Abbinden der Mesenterialgefäße induziert (Versuche an Ratten [OSBORNE et al. 1960]).

Von entzündlichen, degenerativen oder anderen Spätschäden ist nichts bekannt. In unseren Versuchen erwiesen sich krankhafte Prozesse im Darmbereich als keineswegs unwesentlich für die in Spätstadien nach

Exposition erhöhte Morbidität und Mortalität der Tiere. Massive Blutverluste in die Darmlichtung waren in einer Reihe von Fällen die eigentliche Todesursache. Beachtenswert sind ferner die auch in Spätstadien nach Versuchsbeginn bei bestrahlten Tieren häufiger als bei Kontrollmäusen auftretenden ulcerösen Darmprozesse. Offensichtlich hatten die Geschwüre keine einheitliche Pathogenese. Die erhöhte Infektanfälligkeit mag bei deren Entstehung oder ungünstigem Verlauf in erster Linie mitgewirkt haben. In diesem Sinn spricht unter anderem die Häufung multipler und bisweilen torpider Darmgeschwüre bei jüngeren bestrahlten Tieren und deren oft festgestellte Kombination mit Leber- und Milznekrosen (Sepsis, Ektromelie, selten Pseudotuberkulose). Auch muköse oder submuköse Blutungen könnten Anlaß zu erosiven und später ulcerösen Schäden geboten haben. Schließlich ist auch auf die bereits erwähnten, durch die Ganzkörperbestrahlung teilweise deutlich begünstigten Gefäßschäden hinzuweisen. Ob und in welchem Ausmaß eine strahlenbedingte und lang andauernde Minderwertigkeit der Darmepithelien eine Rolle spielte, bleibt ungewiß. Man weiß nur, daß zur Erzielung von Spätgeschwüren durch Lokalbestrahlung des Darms erheblich höhere Dosen als die in unseren Versuchen verabreichten notwendig sind (Friedman 1942, Friedman 1955 u.a.). Schließlich fallen Kryptenektasien und -empyeme als weitere pathogenetische Momente bei der Entstehung ulceröser Prozesse in Betracht.

Die in späteren Stadien nach Bestrahlung verstärkte plasmacelluläre Infiltration der Darmmucosa, ferner das vermehrte Erscheinen narbig umgewandelter Bezirke und epitheloidzelliger Reaktionsherde bieten weitere Argumente für die Annahme einer lange Zeit nach Exposition fortbestehenden Neigung zu infektiösen Prozessen. Die Besiedelung des Magendarmtrakts durch Parasiten wurde demgegenüber durch die Bestrahlung kaum begünstigt.

Eine auffällige vorzeitige Schleimhautatrophie des Darms trat bei den bestrahlten Tieren nicht zutage. Möglicherweise hängt das Fehlen deutlicher Unterschiede in Zellbestand und Aufbau des Darmepithels bestrahlter und unbestrahlter Tiere mit den Beobachtungen von Quastler u. Mitarb. (1959) sowie Sherman u. Mitarb. (1959) zusammen, wonach bei chronisch bestrahlten Mäusen und Ratten ein bestimmter Kontrollmechanismus die totale Zellzahl pro Krypte — trotz zahlenmäßiger Reduktion der proliferierenden Elemente — durch Verlangsamung der Zellwanderung Richtung Zottenspitze konstant erhält. Eine ähnliche Drosselung der Zellteilung und -wanderung erfährt das Darmepithel der Mäuse im höheren Alter (Fry et al. 1960). Zur Abklärung dieser Probleme müßten systematische Mitosezählungen durchgeführt werden. Für ein Fortbestehen gewisser Epithelschäden in späteren Stadien nach akuter Exposition spricht der Nachweis vermehrter pathologischer Mitosen. Fälle mit sekundärer Darmatrophie (bei Amyloidose, Leukosen, malignen Neubildungen und anderen konsumierenden Krankheiten) traten wohl bei bestrahlten Mäusen früher und in größerer Zahl als bei Kontrollen auf, sagen aber über die direkte Spätwirkung der ionisierenden Strahlen auf den Darm nichts aus.

Auf den Intestinaltrakt hatte die Ganzkörperbestrahlung in unseren Versuchen nur eine geringe tumorfördernde Wirkung. Unseres Wissens wurde eine erhebliche Zunahme adenomatöser Darmneubildungen nach Röntgenganzkörperbestrahlung (690 r) bisher nur bei $(C57L \times A)F_1$-Mäusen gesehen (COLE et al. 1960).

Die in der *Peritonaealhöhle*, am *Netz* und der *Mesenterialwurzel* erhobenen pathologischen Befunde stellen zum größten Teil Komplikationen nachweisbarer Genese dar (Peritonitis bei Ektromelie und nach Perforation von Darmgeschwüren; Peritonaealblutung nach Infarzierung strahleninduzierter Ovarialtumoren oder hämorrhagischem Dünndarminfarkt u.a.). Gut verständlich ist auch die bei bestrahlten Tieren beobachtete Häufung umschriebener Peritonaealadhäsionen sowie chronisch-entzündlicher Prozesse, Narbenherde und lokalisierter Hämosiderinablagerung im Bereich des Netzes und der Mesenterialwurzel (Entzündungs- und Blutungsfolgen).

Über die Strahlenempfindlichkeit der *Leber* besteht noch heute keine einheitliche Auffassung. Die Mehrzahl der Untersucher schließt sich der seit langem vorherrschenden Meinung an, dieses Organ zeichne sich durch eine beträchtliche Strahlenresistenz aus (ältere Literatur bei FRIEDMAN 1942). In der Tat werden hochdosierte Lokalbestrahlungen ohne schwere Parenchymschäden ertragen (ARIEL 1951, GERSHBEIN 1956 u.a.). Demgegenüber glaubt SCHERER (1956) auf Grund cytologischer und karyometrischer Untersuchungen an teil- oder ganzbestrahlten Mäusen aussagen zu können, daß die Leber „ein in hohem Maße strahlensensibles Organ sei". Offensichtlich beruhen diese auseinandergehenden Schlußfolgerungen auf dem Umstand, daß zur Beurteilung der Strahlenempfindlichkeit nicht die gleichen morphologischen Kriterien verwendet wurden. Eine vorübergehende Senkung des Mitoseindex (MATSUDA 1956), eine Zunahme der Kerngröße (SUSSMAN 1956), verbunden mit dem Auftreten glykogenfreier Kernvacuolen (CHEVALLIER und BURG 1953), eine Desintegration der Nucleolen (GLAUSER 1956), ein Wandel in Zahl, Anordnung, Größe und Feinstruktur der Mitochondrien (McCARDLE und CONGDON 1955, GLAUSER 1956, NOYES und SMITH 1959), ferner Verschiebungen im Fett- und Glykogengehalt (SUPPLEE et al. 1956, GOULD et al. 1959 u.a.) der Leberzellen stellen Befunde dar, die sich während der Dauer des akuten Ganzkörperbestrahlungssyndroms mit einer gewissen Regelmäßigkeit erheben lassen und von deren Existenz wir uns ebenfalls überzeugen konnten. Immerhin nehmen diese Veränderungen in unkomplizierten Fällen nur ein geringes Ausmaß an; verschiedentlich wurden sie überhaupt nicht registriert (RHOADES 1948, HUANG et al. 1954). Es ist noch ungewiß, ob und in welchem Umfang die erwähnten Beobachtungen an den Leberzellen direkten Strahlenschäden gleichkommen. Identische oder ähnliche morphologische Befunde können nämlich auch an unbestrahlten Tieren erhoben werden (Zunahme der Kerngröße bei älteren Tieren [IVERSEN und THAMSEN 1956]), Nucleolenschwellung nach Mangeldiät (STENRAM 1956), zahlenmäßiger Zuwachs und späterer Verlust der Mitochondrien sowie Schwellung und Verklumpung derselben bei Hungertieren (DAVID 1957 u.a.). Wie Vergleiche zwischen Lokal- und Ganzkörperbestrahlungen dartun, müssen die Umwandlungen der Leberzellstruktur bestrahlter Tiere vorwiegend als Ausdruck einer allgemeinen Stoffwechselstörung aufgefaßt werden. Ebenso wenig Aufschluß über eine direkt radiogene Leberschädigung gibt die Ermittlung des sog. „Nekroseindex" (MATSUDA 1956, KADOWAKI 1956), der auch nach Ganzkörperbestrahlung mit abgeschirmter Leber vorübergehend ansteigt. Zuverlässigere Auskunft über direkte Strahlenfolgen gibt die Zählung pathologischer Mitosen im Leberparenchym bestrahlter Tiere nach Tetrachlorkohlenstoffvergiftung oder partieller Hepatektomie (WILSON und DAY 1953, ALBERT 1958 u.a.). Ohne derartige Kunstgriffe läßt sich aus dem histologischen Bild des Lebergewebes ein leichter Strahlenschaden nur mit Mühe oder überhaupt nicht als solcher herauslesen. Die Feststellung von Chromosomenaberrationen im regenerierenden Lebergewebe bestrahlter Tiere deutet darauf hin, daß durch die ionisierenden Strahlen Schäden induziert werden, die sich an der ruhenden Zelle morphologisch nicht zu äußern brauchen, sondern unter Umständen erst bei der nächsten Zellteilung sichtbar hervortreten. Das normale Lebergewebe erwachsener Tiere zeichnet sich durch eine geringe Proliferationsrate, d.h. eine lange mittlere Lebenszeit der Parenchymzellen aus (Untersuchungen mit tritiummarkiertem Thymidin) (EDWARDS et al. 1959, MacDONALD und MALLORY 1959). Im Licht dieser neueren Erkenntnisse muß sich naturgemäß die Suche nach Strahlenschäden des Leberparenchyms über die Dauer des akuten Syndroms hinaus auch auf die Intermediär- und Spätstadien nach Ganzkörperbestrahlung erstrecken. Ein dauernder Rückstand des absoluten Lebergewichts bestrahlter Tiere wurde, ähnlich wie in unseren Versuchen, auch von KOHN et al. (1957) bei CAF_1- und BALB/c-Mäusen sowie von LAMSON et al. (1958) bei Wistarratten vermerkt. Die ermittelten Gewichtswerte ergaben bei den Weibchen ein wesentlich anderes Bild als bei den Männchen. Vermutlich spielten bei den ersteren die von den strahleninduzierten Ovarialtumoren ausgehenden hormonalen Störungen eine Rolle; deshalb eignen sich Weibchen für die Beurteilung der direkten Strahlenspätwirkung auf das

Leberparenchym nicht gut. Dagegen liefert die bleibende Untergewichtigkeit der Leber bestrahlter Männchen zusammen mit den auch in späteren Stadien nach Exposition nachweisbar vermehrten pathologischen Zellteilungsfiguren gute Argumente für die Annahme eines fortbestehenden Schadens. Vermutlich kommt es wegen der langen Lebensdauer der parenchymatösen Einzelelemente zu latenten Störungen und einer Verteilung der sichtbaren Zellschäden auf größere Zeiträume. Es ist gut denkbar, daß auch die während mehrerer Monate nach Exposition erhöhte relative Zahl „dunkler Leberzellen" (Abbauformen) damit im Zusammenhang stand: Entsprechende Überlegungen dürfen wahrscheinlich auch bei der Bewertung der in Spätstadien nach Ganzkörperbestrahlung vermehrten Kernunregelmäßigkeiten angestellt werden. Allerdings ist aus der Humanpathologie bekannt, daß Riesenkerne, teilweise mit mehreren Nucleolen, ferner eine verstärkte Größenvariation der Kerne sowie größere Unterschiede in der Kernfärbbarkeit der Leberzellen auch zu den Begleiterscheinungen des natürlichen Alterns gehören (vgl. CARR et al. 1960). Dagegen waren schwere Grade von Leberverfettung, -atrophie und -glykogenschwund nur bei Mäusen mit zusätzlichen, den Allgemeinzustand stark reduzierenden Krankheiten zu sehen. Die während der ersten Monate nach Versuchsbeginn bei bestrahlten Tieren häufiger als bei unbehandelten Kontrollen gefundene feintropfige Verfettung der Leberzellen darf nicht ohne weiteres als rein strahlenbedingte, degenerative Veränderung gedeutet werden. Eine Vermehrung sudanophiler Einschlüsse im Cytoplasma der Leberzellen wurde allerdings sowohl nach akuter (ELLINGER 1945) als auch im Verlauf chronischer Ganzkörperbestrahlung gesehen (Ratten, 50 r pro Tag [CHEVALLIER et al. 1953]). Die Verfettung wird jedoch nicht als regelmäßige Folgeerscheinung der Strahlenwirkung erwähnt (RHOADES 1948, CHEVALLIER und BURG 1953, HUANG et al. 1954). Es geht aus bisherigen Mitteilungen über Leberschäden nach Ganzkörperbestrahlung nicht immer klar hervor, ob systematisch Gefrierschnitte und Fettfärbungen angefertigt wurden. In unseren Versuchen machte sich jedenfalls im Verlauf des akuten Syndroms eine deutliche Lebersteatose bemerkbar, die — wie gezeigt wurde — oft noch einige Monate anhielt. Die Deutung dieses Befundes bleibt noch ungewiß. Möglicherweise kommen mehr als eine Ursache in Frage, da die verschiedenartigsten Mangelzustände, ferner auch Anämien und viele andere Leiden mit Leberverfettung einhergehen. Von besonderem Interesse ist in diesem Zusammenhang eine Mitteilung von WHITE u. Mitarb. (1955): Auf proteinarmer Diät gehaltene Ratten entwickelten im Verlauf von 400 Tagen nach Ganzkörperbestrahlung (450—500 r) häufiger eine Lebercirrhose als gleich ernährte, aber unbestrahlte Tiere. Die Bestrahlung wirkte sich hier auf die Verfettung und spätere Cirrhose im fördernden Sinn aus.

Eine vorzeitige Altersatrophie des Leberparenchyms im Spätstadium nach Exposition war in unkomplizierten Fällen nicht deutlich zu erkennen. Diese Tatsache verdient besonders im Zusammenhang mit der Theorie eines „vorzeitigen Alterns" nach Strahleneinwirkung hervorgehoben zu werden.

Die zu verschiedenen Zeiten nach Exposition hervortretende Neigung ganzbestrahlter Mäuse zu hepatocellulärer Hämosiderose wurde bereits erörtert. Sie ging in der Regel mit einer entsprechenden Anhäufung eisenhaltigen Pigments in den Kupfferschen Sternzellen einher. Solche Befunde waren, in Übereinstimmung mit den Berichten von HOLLCROFT et al. (1957), besonders deutlich bei bestrahlten Weibchen mit hormonal aktiven Ovarialtumoren zu sehen, blieben aber keineswegs auf diese beschränkt. Oft zeigten die gleichen Tiere auffällige Teleangiektasien. Mehr als zufällig schien auch die Kombination von Hypophysentumoren und/oder Ovarialtumoren einerseits und dem Auftreten besonders großer (hypertrophischer) Leberzellen andererseits zu sein. HOLLCROFT et al. (1957) sahen eine solche Leberzellvergrößerung vor allem bei bestrahlten Weibchen mit Granulosazelltumoren des Ovariums. Möglicherweise beruht diese Veränderung auf einer abnormen Sekretion von Geschlechtshormonen. Ob sie durch deren direkte Wirkung auf das Leberparenchym bedingt sind oder über einen somatotropen Effekt der Hypophyse vermittelt werden, bleibt noch abzuklären. Jedenfalls gehört eine Hypertrophie der Leberzellen bei Mäusen nach FURTH (1957) auch zu den typischen Erfolgserscheinungen somatotrop wirksamer Hypophysenadenome.

Es fragt sich, ob die nach Ganzkörperbestrahlung früher und in stärkerem Maß als bei Normaltieren sich abzeichnende Einlagerung PAS-positiver, teils säurefester (ceroidartiger), teils lipochromähnlicher Pigmente in den Sternzellen u.a. mit einem verstärkten Erythrocytenabbau zusammenhing. Diesem Befund könnten auch andere Abbauvorgänge zugrunde gelegen haben. Jedenfalls fiel ein wiederholtes Zusammentreffen dieser Ceroidose mit chronischen Hepatitiden auf.

Die auf Amyloidose beruhende Leberatrophie bedarf keiner weiteren Erklärung. Es sei lediglich auf die Beobachtungen mit siderophilem Amyloid hingewiesen, einem Befund, der bisher in der Literatur allein dasteht. Vermutlich hatte in diesen Fällen das Amyloid eine besondere Affinität zu Eisensalzen, die ihm, wie aus der reticuloendothelialen Hämosiderose und der Turnbull-Positivität des Blutplasmas der betreffenden Tiere vermutet werden kann, in reicher Menge zur Verfügung standen. Es bleibt späteren Untersuchungen vorbehalten zu prüfen, welche Eiweißkörper für die Eisenbindung verantwortlich sind; über den Siderophilingehalt des gewöhnlichen Mäuseamyloids ist nichts bekannt.

Die erhöhte Infektanfälligkeit in späteren Stadien nach Ganzkörperbestrahlung äußerte sich auch an der Leber. An der Entstehung herdförmiger Lebernekrosen, die bei einer wesentlich größeren Zahl bestrahlter als unbestrahlter Mäuse zustande kamen, trugen teils Virusinfekte (bei einem Teil der Fälle nachgewiesene Ektromelie, ferner Tiere mit den für andere Virusaffektionen charakteristischen Veränderungen der Leberzellkerne), teils septische Prozesse die Hauptschuld. Es darf daraus vermutet werden, daß die Bestrahlung nicht nur eine länger dauernde Resistenzverminderung gegenüber bakteriellen, sondern auch gegenüber gewissen Virusinfekten nach sich zieht. Entsprechende Erfahrungen konnten bereits während der Frühphase nach Exposition gemacht werden (Cocksackie-Virus [CHEEVER 1953, FRIEDMAN et al. 1954], St. Louis-Encephalitisvirus [CHEEVER und DICKOS 1956], Influenzaviren [SHECHMEISTER et al. 1952], Poliomyelitisviren [FRIEDMAN et al. 1954] u.a.). Offensichtlich spielte aber auch das Alter der Mäuse bei diesem Geschehen eine entscheidende Rolle, indem Lebernekrosen bei älteren fast nicht mehr vorkamen. Es ist anzunehmen, daß diesem Phänomen, wenigstens als Teilursache, eine erworbene Immunität zugrunde lag. Eine deutlich begünstigende Wirkung hatte die Ganzkörperbestrahlung auch auf die Entstehung von Leberabscessen, während chronische interstitielle Hepatitiden, pseudotuberkulöse Prozesse und parasitäre Lebererkrankungen bei bestrahlten Tieren nicht wesentlich häufiger vorkamen als bei unbehandelten Kontrollen.

Zur Erläuterung der Megakaryocytenembolien in der Leber gelten die gleichen Überlegungen, wie sie bei der Besprechung derartiger Befunde in der Lunge angestellt wurden. Dagegen verdienen die bei bestrahlten Mäusen zu verschiedenen Zeiten nach Exposition in vermehrtem Maß vorhandenen Blutbildungsherde in der Leber eine kurze Erörterung. Gleiche Beobachtungen sind unseres Wissens bisher nur von GARDNER und RYGAARD (1954) bei CB-Mäusen in Spätstadien nach Ganzkörperbestrahlung mit 285—380 r bemerkt worden. Bei unserem Mäusestamm hielt die Neigung zu intrahepatischer Blutbildung längere Zeit über die Dauer der Regenerationsphase nach dem akuten Syndrom an und klang erst im Verlauf von 6 Monaten allmählich ab. Die zweite Häufung von Fällen mit intrahepatischer Hämopoiese erklärt sich zum großen Teil durch die bei bestrahlten Weibchen mit hormonal aktiven Ovarialtumoren entstandene, generalisierte Hyperostosis interna, die oft mit verstärkter extramedullärer Blutbildung einherging. Bei den Männchen war die Ursache der intrahepatischen Blutbildung in Spätstadien nach Ganzkörperbestrahlung nicht klar ersichtlich.

Adenome der Leber wurden bei unserem Mäusestamm durch die Ganzkörperbestrahlung zu vorzeitiger Entwicklung gebracht; ihre totale Incidenz erschien indessen nicht erhöht. Species- und Stammeinflüsse haben für ihre Bildung offenbar eine wesentliche Bedeutung, da die bisherigen Berichte über die Häufigkeit der Leberadenome bei bestrahlten

Mäusen nicht übereinstimmen. Die einzige Mitteilung über eine beschleunigte Entstehung derselben nach Ganzkörperbestrahlung entnehmen wir der Arbeit von KOHN u. Mitarb. (1957), die 3 Fälle mit „early hepatoma" erwähnen. Demgegenüber betonen CONNELL und ALEXANDER (1959) (vgl. auch ALEXANDER und CONNELL 1960) auf Grund ihrer Feststellungen an CBA-Mäusen, die normalerweise im Alter von mehr als 2 Jahren sehr oft gutartige Lebergeschwülste aufweisen, daß das Erscheinen dieser Tumoren durch die Ganzkörperbestrahlung nicht beschleunigt wurde. In Versuchen mit anderen Stämmen ergaben sich Geschlechtsunterschiede, indem die absolute Häufigkeit der Leberadenome durch die Bestrahlung bei den Männchen entweder nicht beeinflußt (UPTON et al. 1954) oder herabgesetzt wurde (HOLLCROFT et al. 1957, FURTH et al. 1959), während sie bei den Weibchen — wenigstens nach niederen Dosen — teilweise zunahm (UPTON et al. 1954, FURTH et al. 1959). Ähnliche Befunde ließen sich bei Ratten (LAMSON et al. 1958) oder bei chronisch bestrahlten Mäusen erheben (LORENZ et al. 1955). In unseren Versuchen trat bei den bestrahlten Tieren eine ähnliche Verschiebung in der Geschlechtsverteilung hervor. Der Grund für die Bevorzugung bestrahlter Weibchen ist noch nicht abgeklärt. Durch Ovariektomie sollen sich die Verhältnisse nicht erkennbar ändern lassen (FURTH et al. 1959). Möglicherweise spielt der virilisierende Effekt der Ganzkörperbestrahlung auf Weibchen eine Rolle, da ja unter den unbestrahlten Mäusen die Männchen häufiger Träger von Leberadenomen sind als die Weibchen.

Eine größere Zahl typischer Cholangiome konnte von HUNSTEIN (1960) bei Ratten durch örtliche Dauerbestrahlung der Leber hervorgerufen werden.

Von der Vermehrung kavernöser Hämangiome im Spätstadium nach Ganzkörperbestrahlung und vor allem bei Weibchen wurde bereits gesprochen. Die Beteiligung der Leber bei verschiedenen Formen von Leukose ist wohlbekannt.

Die Befunde an der *Gallenblase und den großen Gallenwegen* sind rasch aufgezählt. Ein Hydrops der Gallenblase bei Infestation mit Hymenolepsis fraterna wird bei Mäusen nicht allzu selten angetroffen (vgl. DUMAS 1953). Die geringe Zahl solcher Beobachtungen gestattet nicht, von einer strahlenbedingten Förderung dieses Prozesses zu sprechen. Dasselbe gilt für die Fälle mit chronisch-entzündlichen Veränderungen oder narbiger Schrumpfung an der Papilla Vateri mit Dilatation des Ductus choledochus. Auch aus den übrigen an der Gallenblase gemachten Beobachtungen läßt sich kein sicherer Einfluß der Ganzkörperbestrahlung erkennen. Höchstens die Gesamtzahl aller pathologischen Veränderungen war bei den bestrahlten Mäusen größer als bei den unbestrahlten.

Erwähnenswert und mit den übrigen Erfahrungen in Übereinstimmung ist der Nachweis einer begünstigenden Wirkung der Ganzkörperbestrahlung auf die Entstehung chronischer *Pankreatitiden*.

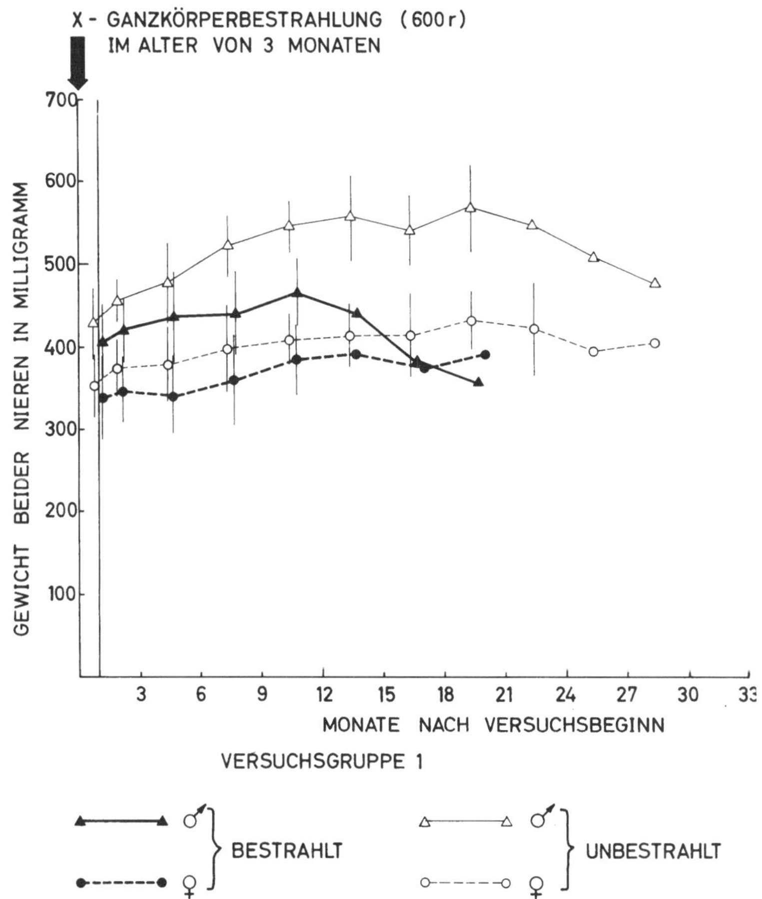

Abb. 118. Mittleres Gewicht beider Nieren der in gutem Zustand getöteten Mäuse als Funktion der Zeit nach Versuchsbeginn (Standardabweichungen: senkrechte Linien)

J. Niere und harnableitende Organe
Eigene Beobachtungen
I. Niere
a) Nierengewicht

Aus Abb. 118 geht hervor, daß das mittlere absolute Nierengewicht der bestrahlten Mäuse zu allen Zeiten nach Versuchsbeginn unter demjenigen der Kontrollen lag. Später als ein Jahr nach Exposition entwickelten sich bei vielen bestrahlten Tieren Schrumpfungsprozesse im

Nierengewebe, die mit einer unterschiedlichen Verkleinerung des Organs einhergingen. Beachtenswert ist der stärkere Gewichtsverlust bei den älteren bestrahlten Männchen im Vergleich mit den Weibchen. Die hormonale Gleichgewichtsstörung bei Trägerinnen von Ovarialtumoren machte sich offensichtlich auch im Nierengewicht bemerkbar, da die höchsten relativen Werte bei Weibchen gemessen wurden, die in Nieren und Submaxillardrüsen morphologische Zeichen einer teilweisen Vermännlichung erkennen ließen. Das relative Nierengewicht (bezogen auf das Körpergewicht) blieb während des ersten Jahrs nach der Ganzkörperbestrahlung im Rahmen der Kontrollwerte; später lag es bei Männchen tiefer, bei Weibchen oft höher als bei den Vergleichstieren.

b) Pigmentanhäufungen im Nierenparenchym

1. Die auch in Spätstadien nach Ganzkörperbestrahlung gehäuft und vorzeitig auftretende *Hämosiderose* des reticuloendothelialen Systems sowie des Leber- und Nierenparenchyms wurde bereits erwähnt. In der Niere befand sich das eisenhaltige Pigment in der Regel im Cytoplasma der Hauptstückepithelien. Nur selten — ausschließlich in Fällen mit sehr schwerer allgemeiner Hämosiderose — lag es auch in den Mittelstücken.

2. Eine *Chromoproteinurie* (Hämoglobincylinder und bräunliches Blutabbaupigment in den Epithelien der distalen Tubulusabschnitte) kam nur bei wenigen Mäusen mit terminaler, schwerer Sepsis vor.

c) Degenerative Veränderungen

1. Eine *trübe Schwellung* begleitete viele infektiöse Leiden.

2. Eine *Verfettung der Tubulusepithelien*, zuerst und am stärksten in den Hauptstücken hervortretend, fand sich mit wenigen Ausnahmen nur bei denjenigen Mäusen, die auch eine Verfettung des Herzmuskels aufwiesen. In der großen Mehrzahl der Fälle gehörten sie den Versuchsgruppen 2 und 3 an; hinsichtlich der zeitlichen Verteilung solcher Befunde und der ihnen zugrunde liegenden Hauptkrankheiten haben die im Abschnitt über die Herzveränderungen gemachten Feststellungen Gültigkeit.

3. Epithelien distaler Tubulusabschnitte mit *hydropisch-vacuolärer Umwandlung*, ebenso wie

4. *glykogenfreie Kernvacuolen*, vor allem in Hauptstücken, waren im Verlauf des akuten Ganzkörperbestrahlungssyndroms wiederholt zu sehen, traten aber in Spätstadien bei bestrahlten und unbestrahlten Mäusen nur ganz selten in Erscheinung.

5. Eine *hyalin-tropfige Entartung* der Hauptstücke ließ sich bei vielen Tieren mit allgemeiner Amyloidose nachweisen. Häufigkeit und zeit-

liche Verteilung dieser Veränderung entsprach weitgehend derjenigen des Grundleidens.

6. Eine allgemeine *Atrophie* der Tubulusepithelien ohne weitere Nierenschäden war höchstens bei den ältesten unbehandelten Tieren angedeutet. Eine Beschleunigung dieser Altersinvolution durch die Ganzkörperbestrahlung ließ sich nicht oder nicht deutlich erkennen. Fälle mit allgemeiner Druckatrophie des Nierenparenchyms infolge *Hydronephrose* fanden sich bei einer sehr geringen Zahl jüngerer Mäuse. Sehr wahrscheinlich handelte es sich um einen vorbestehenden Nieren-

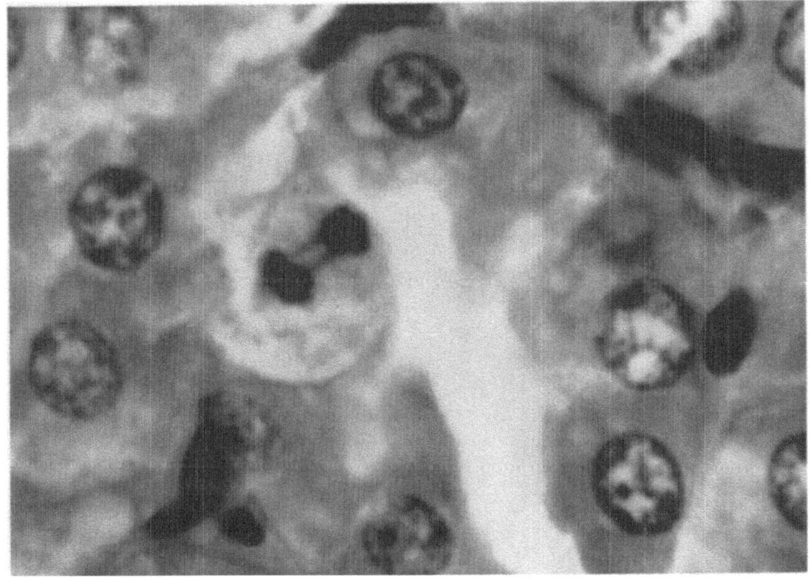

Abb. 119. Atypische Mitose mit Chromosomenbrücken in einem Nierenhauptstück (männliche Maus der Versuchsgruppe 1, 2 Monate nach Ganzkörperbestrahlung [600 r] getötet. Hämatoxylin-Eosin, Vergrößerung 1780fach)

schaden ohne erkennbaren Zusammenhang mit der Bestrahlung, da er mit gleicher Häufigkeit (weniger als 1%) auch bei den 3 Monate alten Kontrolltieren vorlag (vor allem bei Weibchen). Dagegen stellten *umschriebene* Bezirke mit narbiger Schrumpfung und entsprechender *Verkümmerung* des tubulären Apparats einen — besonders bei bestrahlten Tieren — sehr häufigen Befund dar. Es handelte sich aber durchwegs um sekundäre Abbauvorgänge auf Grund anderer, vasculärer und/oder entzündlicher Nierenerkrankungen.

7. *Pathologische Mitosen* (z.B. Chromosomenbrücken [Abb. 119]) in Tubulusepithelien (vor allem Hauptstücke) wurden im Zeitraum von 2—8 Monaten nach Versuchsbeginn bei insgesamt 29 bestrahlten und 5 unbestrahlten Mäusen der Versuchsgruppe 1 bemerkt. Obwohl wir

keine systematischen Mitosezählungen durchführten, darf dieser Unterschied als sehr auffällig angesehen werden. Ähnlich verhielten sich auch die Kernpyknosen in Tubulusepithelien.

8. Ein *abnormer Inhalt in der Tubuluslichtung* fand sich, mit einzelnen Ausnahmen, auch nur im Gefolge zusätzlicher Komplikationen. Dies betrifft vor allem die hyalinen, wechselnd stark PAS-positiven, fetthaltigen *Cylinder*, die in keinem Narbengebiet fehlten (Abb. 120a). Männchen und ältere bestrahlte Weibchen boten häufiger das Bild einer leichten Proteinurie als unbehandelte oder junge bestrahlte Weibchen.

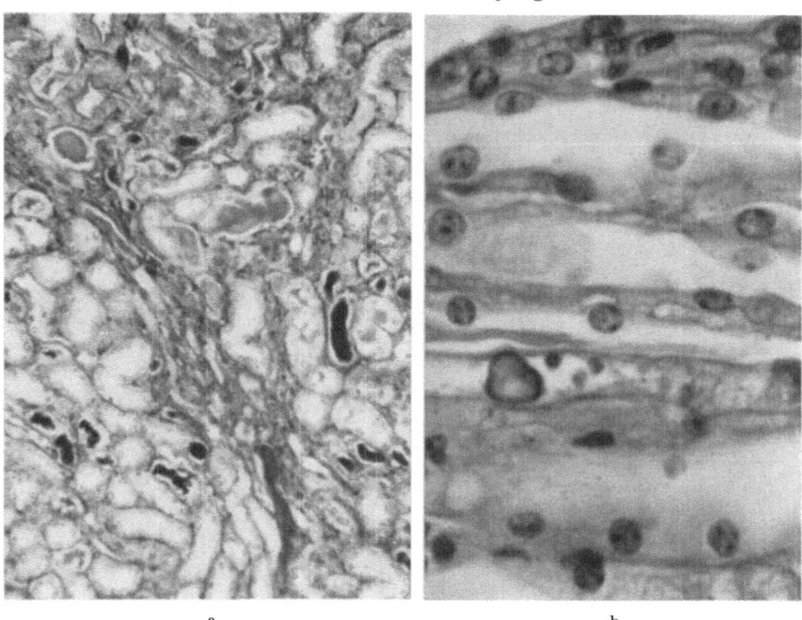

a   b

Abb. 120a u. b. a Stark und schwach PAS-positive Cylinder in den Nierentubuli außer- und innerhalb eines Schrumpfungsherdes (weibliche Maus der Versuchsgruppe 2, 15 Monate nach Ganzkörper bestrahlung [600 r] getötet. PAS-Trichromfärbung nach HOTCHKISS, Vergrößerung 150fach).
b Kleine Kalkkonkremente in den distalen Nierentubuli (weibliche Maus der Versuchsgruppe 2, 18 Monate nach Ganzkörperbestrahlung [600 r] getötet. Das Tier litt an einer generalisierten Hyperostosis interna mit Zeichen vermehrter Osteoklasie. Hämatoxylin-Eosin, Vergrößerung 685fach)

Mammosomatotrop wirksame Hypophysenadenome gingen oft mit einer Proteinurie einher. *Kleinste Kalkkonkremente* in den Kanälchen (Abb. 120b) traten häufiger im Mark- als im Rindenbereich und meist ebenfalls in Kombination mit anderen Nierenschäden auf. Hauptsächlich ältere Tiere mit ausgedehnten Schrumpfungsprozessen und chronischen Nephritiden sowie klarzelliger Hyperplasie der Epithelkörperchen und Zeichen verstärkter Osteoklasie im knöchernen Skelet zeigten diesen Befund. Hämoglobincylinder wurden nur in Einzelfällen mit terminaler Sepsis verzeichnet.

9. Bei Bestehen einer allgemeinen *Amyloidose* wurde die Niere fast regelmäßig, allerdings in geringerem Maß als die Milz, in Mitleidenschaft gezogen. Das hyaline Material lagerte sich zwischen dem subendothelialen und subepithelialen Blatt der Basalmembran in den Glomerulum-schlingen (Abb. 121 a), in geringerer Menge auch im Interstitium der Markpapillen (Abb. 121 b) und an den Basalmembranen der Tubuli ab. Gelegentlich kam es zum Bild einer eigentlichen Amyloidschrumpfniere. Die beschleunigende Wirkung der Ganzkörperbestrahlung auf die Entwicklung der Amyloidose wurde bereits unterstrichen.

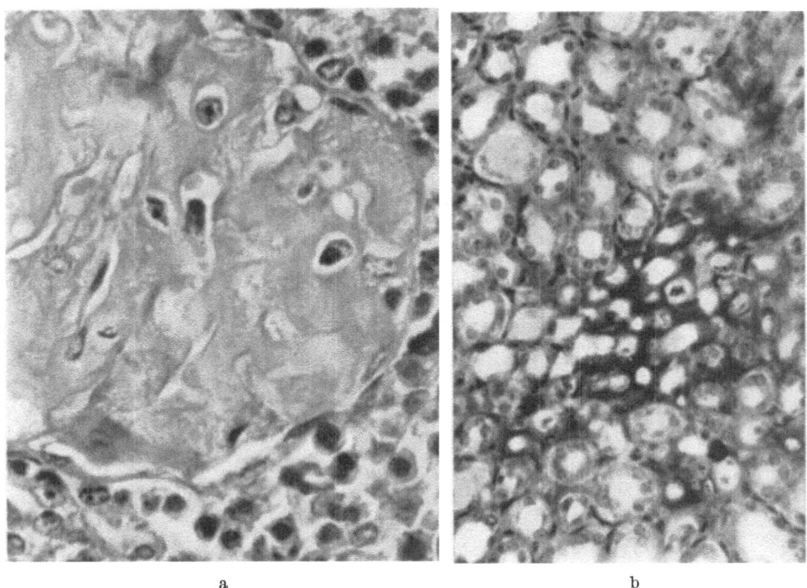

a   b

Abb. 121 a u. b. a Amyloidablagerung in den Glomerulumschlingen der Niere. Plasmacelluläre Infiltrate (männliche Maus der Versuchsgruppe 3, $11^1/_2$ Monate nach Ganzkörperbestrahlung getötet. PAS-Trichromfärbung nach HOTCHKISS, Vergrößerung 675fach). b Amyloidablagerung im Interstitium der Markpapillen (männliche Maus der Versuchsgruppe 1, 6 Monate nach Ganzkörperbestrahlung [600 r] getötet. Gefrierschnitt, Fettrotfärbung, Vergrößerung 225fach)

10. Eine *andere Form glomerulärer Hyalinose* wurde bei Tieren ohne allgemeine Amyloidose beobachtet: Ähnlich wie bei der letzteren kam es hier zur Einlagerung homogener, nur schwach PAS-positiver, in der Regel leicht bis mäßig verfetteter, van Gieson-gelber, Astrablau-positiver Massen zwischen die beiden Blätter der Basalmembranen. Interessanterweise färbte sich dieses Material nicht selten mit Kongorot und ließ sich auch durch das Fluorochrom Thioflavin T darstellen. Im Gegensatz zu den üblichen Befunden bei Amyloidose erschien die Lichtung des Vas afferens sehr oft stark durch die verdickte Intima eingeengt (Abb. 122a, b). Wie die halbquantitative Auswertung in

Abb. 123 zeigt, hatte die Ganzkörperbestrahlung auf dieses Geschehen einen deutlich beschleunigenden und fördernden Einfluß: Mit zunehmendem Alter trat diese arteriologlomeruläre Hyalinose bei vielen bestrahlten Mäusen immer stärker in Erscheinung und erreichte oft ein Ausmaß, wie es selbst bei den ältesten unbehandelten Kontrolltieren nicht vorkam. Es ist aber zu betonen, daß dieser Befund keinen regelmäßigen Spätschaden darstellte, da mehrere alte bestrahlte Mäuse einen fast intakten glomerulären Apparat beibehielten.

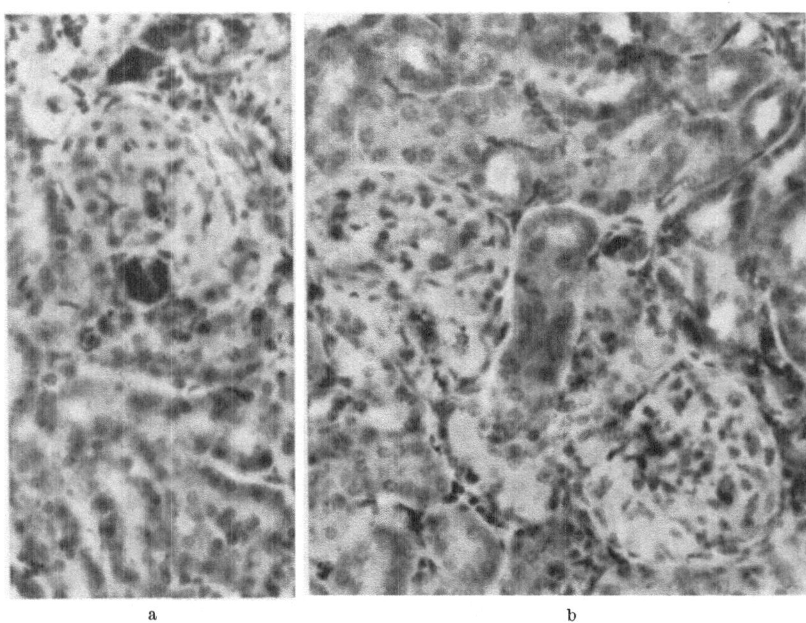

a   b

Abb. 122a u. b. Leichte Verfettung der Vasa afferentia und Glomerulumschlingen bei isolierter Hyalinkrankheit der Niere (männliche Maus der Versuchsgruppe 2, 18$^{1}/_{2}$ Monate nach Ganzkörperbestrahlung [600 r] getötet. Gefrierschnitt, Fettrotfärbung, Vergrößerung 265fach)

11. Eine *Verdickung der Basalmembranen* durch fettfreies und gleich stark PAS-positives Material, wie es für die Grundsubstanz typisch ist, entstand demgegenüber im höheren Alter auch bei den unbestrahlten Vergleichstieren sehr häufig (Abb. 124). Die Ganzkörperbestrahlung wirkte sich auf diesen Vorgang, soweit sich aus der halbquantitativen Beurteilung (Abb. 123) ableiten läßt, nur angedeutet beschleunigend aus. Mit der Verdickung der Basalmembran und der im höheren Alter stärkeren PAS-Positivität derselben ging eine verminderte Färbbarkeit mit Astrablau einher.

12. *Verfettete Endothelzellen* in den Glomerulumschlingen fanden sich gelegentlich bei septischen Zuständen, deren Begünstigung durch die Bestrahlung bereits erörtert wurde.

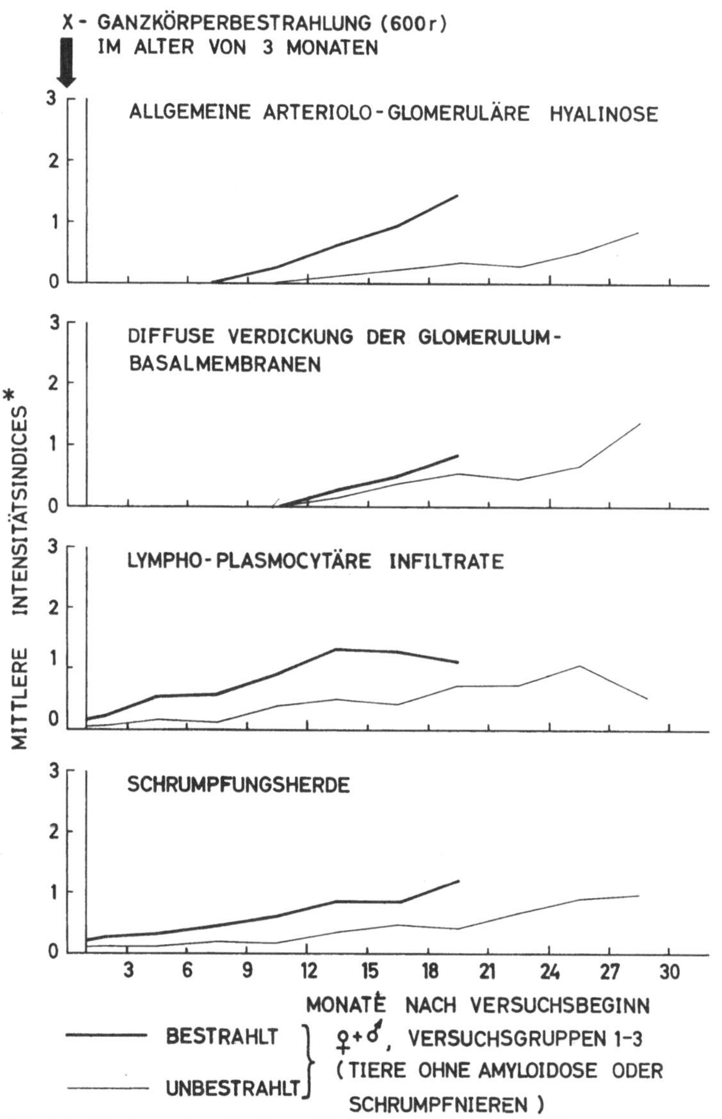

Abb. 123. Arteriolo-glomeruläre Hyalinose, Verdickungen der Basalmembranen der Glomerulum-schlingen, lympho-plasmocytäre Infiltrate und Schrumpfungsherde in den Nieren als Funktion der Zeit nach Versuchsbeginn (* vgl. S. 22)

Grundlagen der halbquantitativen Auswertung

Intensitäts-grad	Allgemeine arteriolo-glomeruläre Hyalinose	Diffuse Verdickung der Glomerulumbasalmembranen	Lymphocytäre Infiltrate, Schrumpfungsherde
	Schweregrad der Hyalinose	Durchschnittliche Dicke der intensiv PAS-positiven Basal-membranen an der Peripherie der Glomerula	% der Nierenschnittfläche mit Infiltraten bzw. Vernarbung
0	keine Hyalinose	unter 0,5 μ	keine
1	leicht	0,5—1,0 μ	weniger als 20 %
2	mäßig	1,1—1,5 μ	20—40 %
3	stark	über 1,5 μ	mehr als 40 %

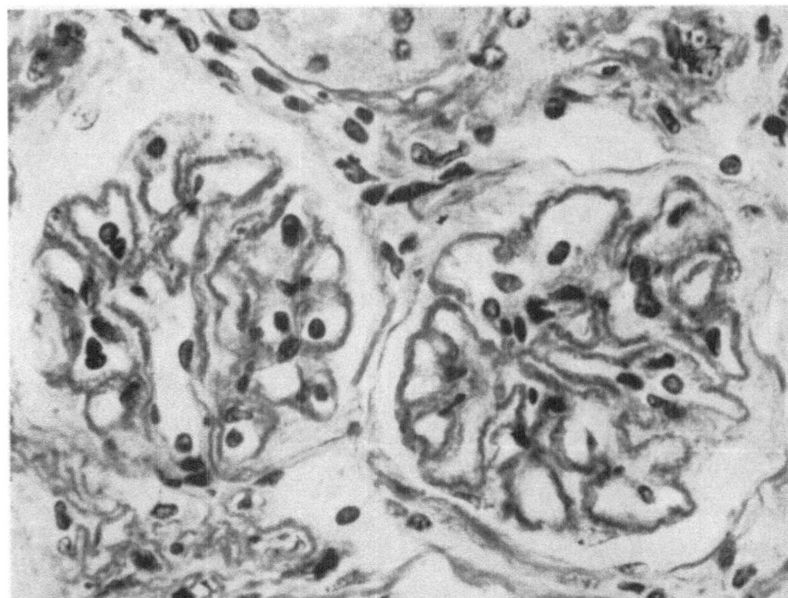

Abb. 124. Verdickung der Basalmembranen der Glomerulumschlingen durch intensiv PAS-positives Material (unbestrahlte männliche Maus der Versuchsgruppe 2, 30 Monate nach Versuchsbeginn getötet. PAS-Trichromfärbung nach HOTCHKISS, Vergrößerung 665fach)

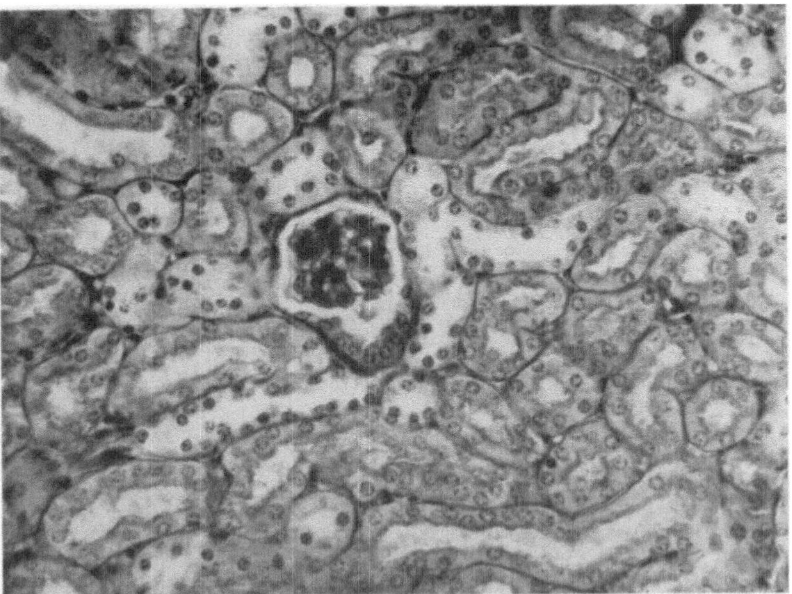

Abb. 125. Halbmondförmige Anordnung von Hauptstückepithelien an der parietalen Seite der Bowmanschen Kapsel bei einem geschlechtsreifen männlichen Tier (Maus der Versuchsgruppe 2, $6^1/_2$ Monate nach Ganzkörperbestrahlung [600 r] getötet. PAS-Trichromfärbung nach HOTCHKISS, Vergrößerung 285fach)

d) Geschlechtsdimorphismus

Bei den geschlechtsreifen männlichen Mäusen reichen die Hauptstückepithelien becherförmig bis weit in den Bowmanschen Kapselraum
hinein, weshalb in den histologischen Schnittpräparaten ungefähr 60%

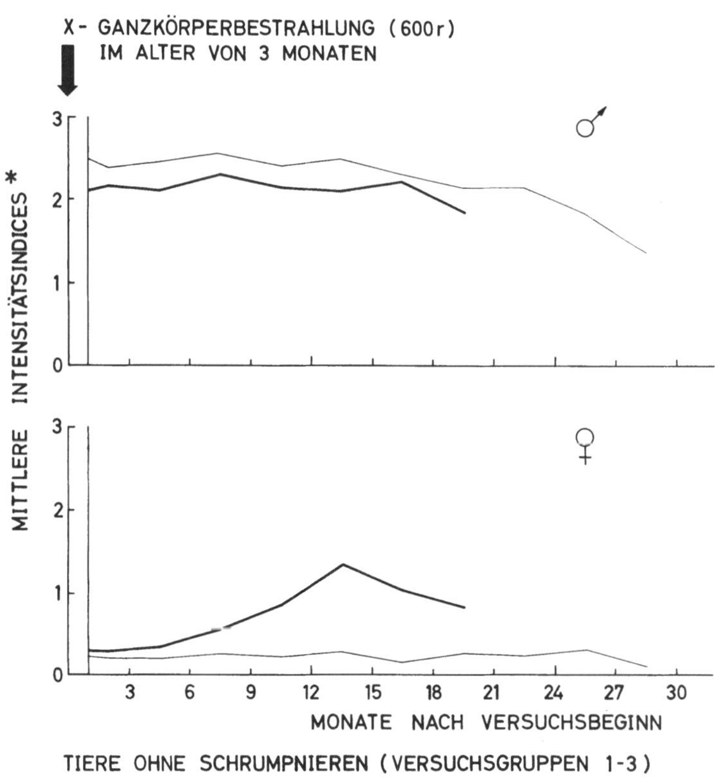

Abb. 126. Sekundäre männliche Geschlechtszeichen an der Niere als Funktion der Zeit nach Versuchsbeginn (* vgl. S. 22)

Grundlagen der halbquantitativen Auswertung

Intensitätsgrad	% Glomerula mit mehr als 6 halbmondförmig angeordneten, kuboiden Zellen an der parietalen Seite der Bowmanschen Kapsel
0	0— 5%
1	6—20%
2	21—40%
3	über 40%

aller getroffenen Glomerula von einem halbmondförmigen, das parietale
Blatt ersetzenden Epithelsaum umgeben erscheinen („Halbmond",
Abb. 125). Auf die physiologische, ans Altern gebundene Involution der
Halbmonde hatte die Ganzkörperbestrahlung im Durchschnitt keinen

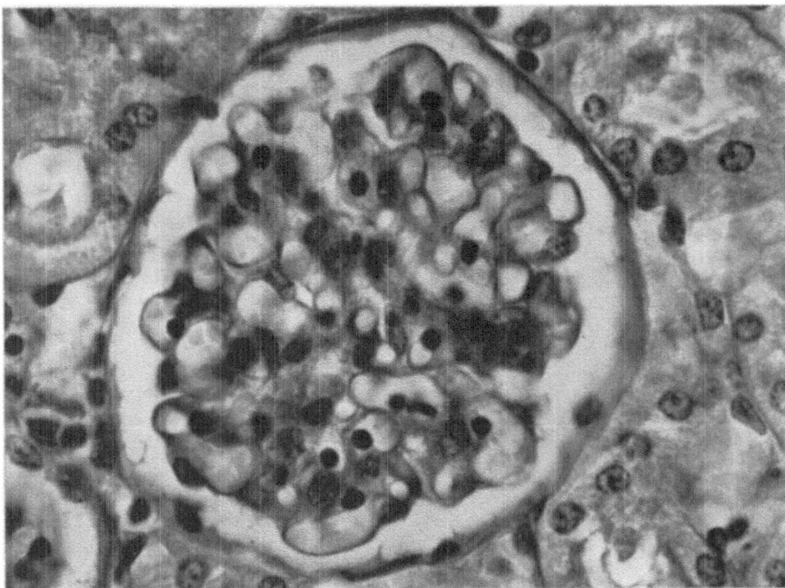

Abb. 127. Typisches Glomerulum bei einem geschlechtsreifen, weiblichen Tier: meistens ist das parietale Blatt der Bowmanschen Kapsel flach (unbestrahlte Maus der Versuchsgruppe 1, im Alter von 3 Monaten getötet. PAS-Trichromfärbung nach HOTCHKISS, Vergrößerung 715fach)

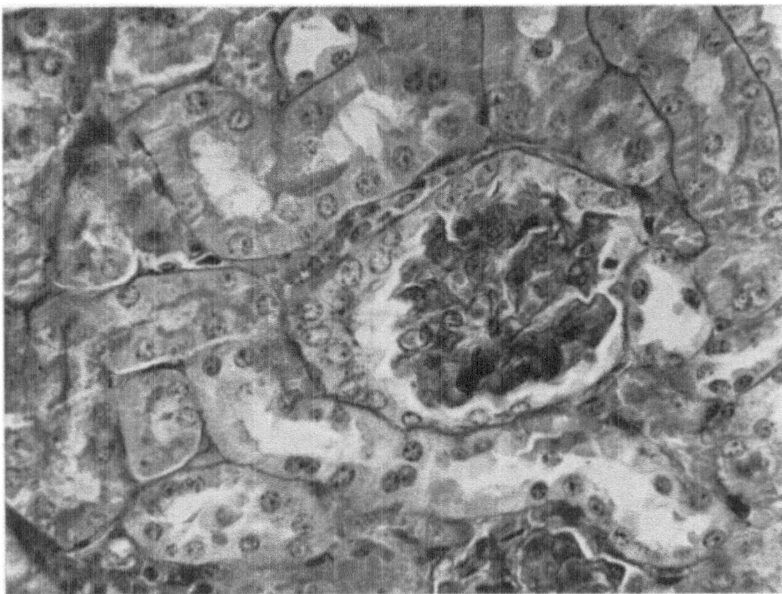

Abb. 128. Niere bei fortgeschrittener Virilisierung eines älteren, bestrahlten Weibchens (Maus der Versuchsgruppe 1, 12 Monate nach Ganzkörperbestrahlung [600 r] getötet. PAS-Trichromfärbung nach HOTCHKISS, Vergrößerung 450fach)

deutlich beschleunigenden Effekt (Abb. 126). Nur bei einzelnen bestrahlten Männchen ließ sich eine vorzeitige Rückbildung des Epithelsaums erkennen. Diese Tiere zeichneten sich auch durch eine besonders gut sichtbare Volumenabnahme der sekretorischen Tubuli in der Glandula submaxillaris aus. Die Zwischenzellen des Hodens waren in solchen Fällen meist verkümmert.

Bei den bestrahlten Weibchen, die normalerweise fast keine derartigen Halbmonde aufweisen (Abb. 127), vollzog sich mit der Ent-

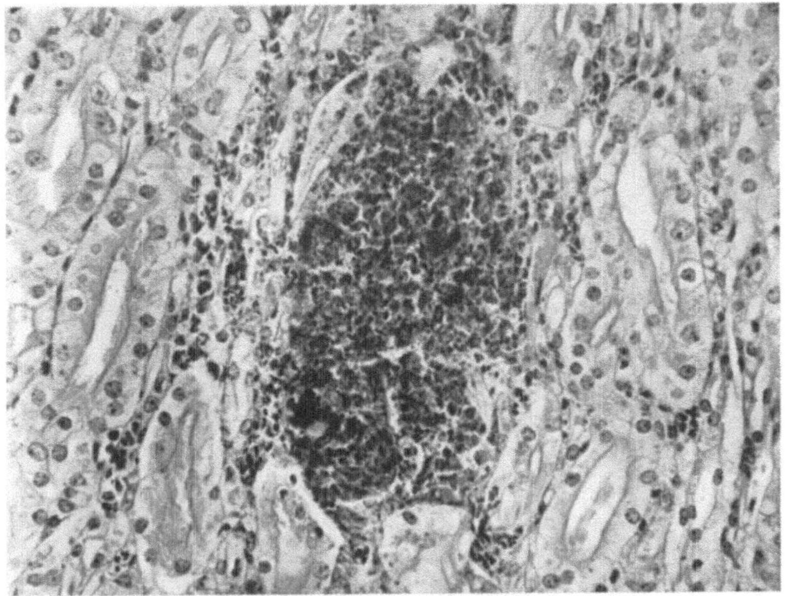

Abb. 129. Pyelonephritischer Absceß im Bereich der Markpapille (männliche Maus der Versuchsgruppe 2, 2 Monate nach Ganzkörperbestrahlung [600 r] getötet. Hämatoxylin-Eosin, Vergrößerung 285fach)

stehung hormonal aktiver Ovarialtumoren und der oft damit verbundenen, großzelligen Umwandlung der inneren Nebennierenrindenschichten häufig eine schrittweise Umgestaltung des histologischen Nierenbildes in Richtung einer Vermännlichung (Abb. 126). Dabei tauchten zuerst wenig differenzierte, kuboide Zellen an der parietalen Seite des Kapselraums auf; später wandelten sich diese teilweise in echte Hauptstückepithelien mit Bürstenbesatz um (Abb. 128). Es ist allerdings zu betonen, daß nicht alle bestrahlten Weibchen einen solchen Strukturwandel erkennen ließen. Bei Fällen mit schwerer Amyloidose oder Hyalinose der Glomerula konnte es selbst bei Männchen vorkommen, daß die Halbmonde verschwanden; bei den bestrahlten Weibchen mit derartigen Nierenschäden gab daher das Fehlen von Halb-

monden keinen zuverlässigen Aufschluß über die endokrine Situation.
Zudem muß hervorgehoben werden, daß es bei den bestrahlten Weibchen
stets nur zu einer teilweisen, nie aber zu einer vollständigen Angleichung
des histologischen Nierenbildes an dasjenige normaler, geschlechtsreifer
Männchen kam.

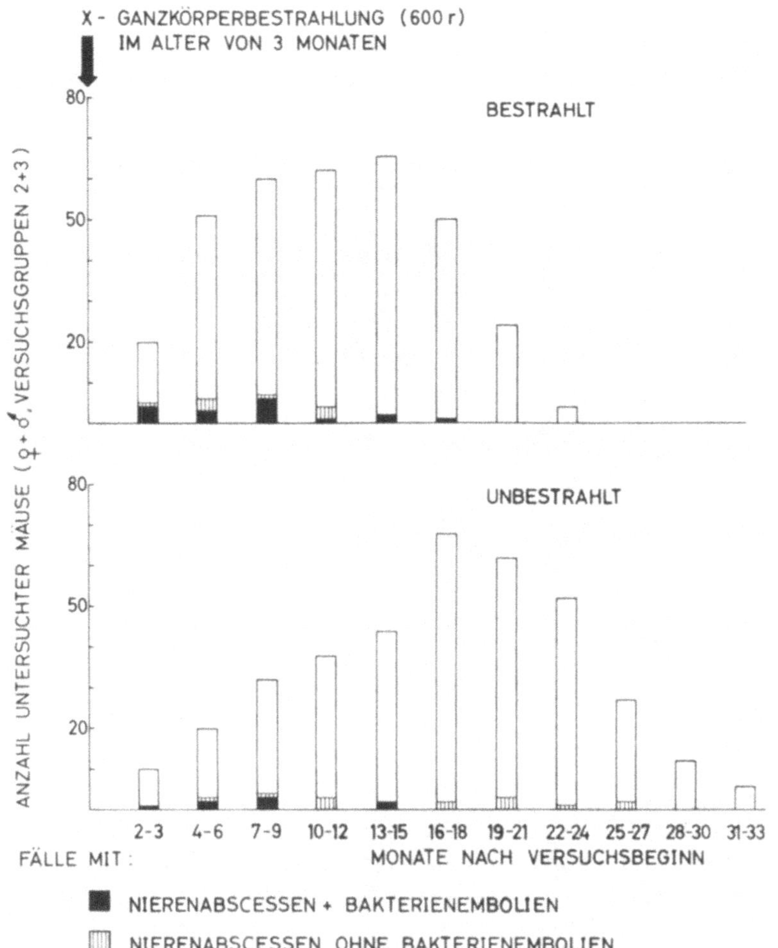

Abb. 130. Häufigkeit und zeitliche Verteilung der Fälle mit Nierenabscessen bei den in schlechtem
Zustand getöteten oder spontan gestorbenen Tieren

e) Entzündliche Nierenveränderungen

1. *Nierenabscesse* kamen in der Mehrzahl der Fälle septisch-metastatisch zustande. Kleine bakterienhaltige Emboli führten wiederholt
zu Abscessen im Bereich der Glomerula, größere hatten gelegentlich
septische Infarkte zur Folge. Mehrmals gaben bakterielle Endokarditiden

Anlaß zu diesen embolischen Prozessen. Daneben fanden sich auch abscedierende Pyelonephritiden mit reichlich Eiter in den Tubuli und einigen, oft auch im Bereich des Marks gelegenen Abscessen (Abb. 129). Nierenabscesse wurden mit einer Ausnahme nur bei Tieren der Versuchsgruppen 2 und 3 gesehen. Die totale Zahl derartiger Befunde hielt sich bei bestrahlten und unbestrahlten Mäusen in ähnlichem Rahmen; während des ersten Jahrs nach Versuchsbeginn hatte die Ganzkörperbestrahlung jedoch einen erkennbar begünstigenden Einfluß (vgl.

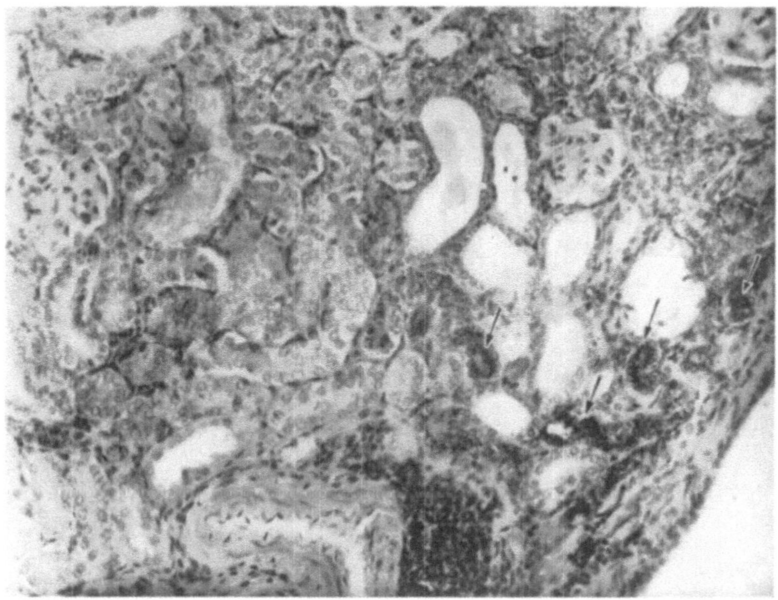

Abb. 131. Herdförmige, lymphoplasmocytäre Niereninfiltrate, leichte Schrumpfung und Dilatation einzelner Tubuli, verbunden mit umschriebener Hämosiderose der Hauptstücke (↓) (männliche Maus der Versuchsgruppe 2, 17 Monate nach Ganzkörperbestrahlung [600 r] getötet. Turnbull-Färbung nach TIRMANN und SCHMELZER, Vergrößerung 180fach)

Abb. 130): In dieser Zeit erkrankten 22 bestrahlte gegenüber nur 10 unbestrahlten Mäusen an Nierenabscessen ($P < 0,05$). Unter den Erregern herrschten bei septisch-metastatischen Formen Staphylokokken vor; bei eitriger Pyelonephritis wurden auch Coli-Bakterien und Proteus gefunden.

2. *Subakut-chronische Glomerulonephritiden* mit dem aus der Humanpathologie bekannten Bild einer erheblichen Zellproliferation, halbmondförmiger Wucherungen im Bereich der Bowmanschen Kapseln sowie zahlreicher Schlingen-Kapsel-Synechien wurden nicht beobachtet. Glomerulitische Reizzustände mit Vermehrung neutrophiler Leukocyten in den Capillarschlingen, Schwellung der Endothelien und leichter Auf-

lockerung der Basalmembran traten gelegentlich im Rahmen septischer
Prozesse hervor. Dasselbe gilt für intracapillare Mikrothromben. Eine
fördernde Wirkung der Ganzkörperbestrahlung auf diese Veränderungen
war nicht in dem gleichen Maß wie im Fall der septischen Infektionen zu

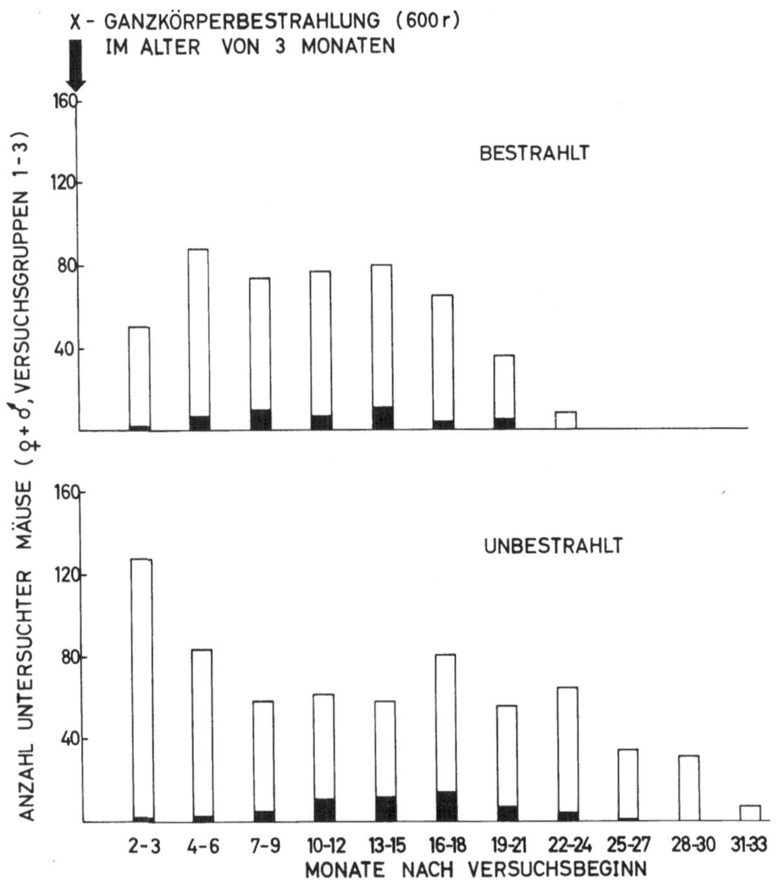

Abb. 132. Infektion der Nieren durch Klossiella muris

erkennen. Möglicherweise stellten gewisse Formen hyaliner Glomerulum-
verödung mit sichtbarer Schlingenverwachsung und -ektasie, Zell-
unregelmäßigkeiten sowie periglomerulärer, mantelförmiger Hyalinose
Restzustände entzündlicher Prozesse dieser Art dar. Zahlenmäßig fielen
solche Beobachtungen jedoch nicht stark ins Gewicht.

3. *Chronisch-entzündliche Prozesse* oft unabgeklärter Genese, mit
dichten, herdförmigen, vielfach an der Markrindengrenze gelegenen Infil-

traten von Lymphocyten und Plasmazellen sowie Schrumpfungsprozessen von wechselndem Ausmaß (Abb. 131), waren besonders bei
älteren Mäusen zu sehen. Wie Abb. 123 zeigt, hatte die Ganzkörperbestrahlung auf Häufigkeit und Schwere dieser chronischen Nephritis
eine erheblich fördernde Spätwirkung.

4. Eine *Infektion mit Coccidium Klossiella muris* mag wohl für einen
Teil der chronischen Nierenentzündungen verantwortlich oder mit-
verantwortlich gewesen sein, dürfte aber kaum als deren alleinige Ur-

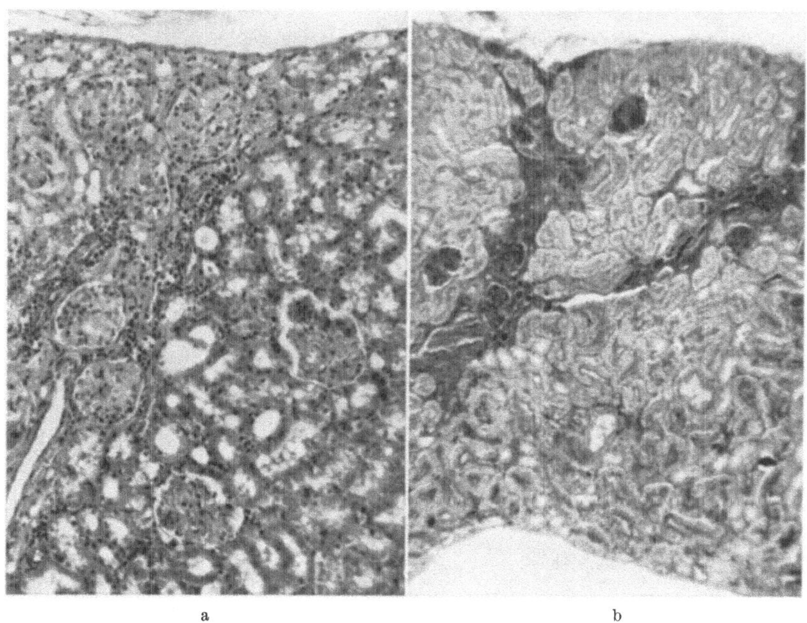

a   b

Abb. 133a u. b. Schrumpfungsherde der Nieren: a Bei gleichzeitiger Amyloidose (männliche Maus
der Versuchsgruppe 2, 11 Monate nach Ganzkörperbestrahlung [600 r] getötet. Hämatoxylin-Eosin,
Vergrößerung 115fach). b Bei leichter Hydronephrose (weibliche Maus der Versuchsgruppe 2,
15 Monate nach Ganzkörperbestrahlung getötet. PAS-Trichromfärbung nach HOTCHKISS,
Vergrößerung 65fach)

sache in Betracht fallen. In diesem Sinn spricht die Tatsache, daß der
Parasit bei unbestrahlten Mäusen ebensooft (bei 59 von 669) wie bei den
bestrahlten (bei 46 von 479) gesehen wurde; es ließ sich auch keine
deutlich beschleunigende Wirkung der Bestrahlung auf die Entstehung
dieser parasitären Erkrankung sicherstellen (Abb. 132). Vermutlich
spielten noch chronische Pyelonephritiden bakterieller Herkunft mit eine
wesentliche Rolle.

5. *Schrumpfungsherde in den Nieren.* Als Endzustand der verschiedenen entzündlichen und/oder vasculären Nierenschäden resultierten in
Spätstadien oft Schrumpfungsherde, deren Genese im Einzelfall nicht

immer mit Sicherheit zu erkennen war. Die chronische Nephritis
(Pyelonephritis chronica, Klossiella muris-Infektion), die arteriolo-
glomeruläre Hyalinose und die Amyloidose stellten, vermutlich in dieser
Reihenfolge, die Hauptursachen des herdförmigen Parenchymuntergangs
und der nachfolgenden Vernarbung dar. Gelegentlich mochten diese
Prozesse kombiniert gewirkt haben. In leichten Fällen waren an der
Nierenoberfläche bloß kleine, trichterförmige Einziehungen sichtbar;
nach schweren Schäden entstanden eigentliche Schrumpfnieren. Im
histologischen Bild ließen sich die narbig veränderten Bezirke vor allem

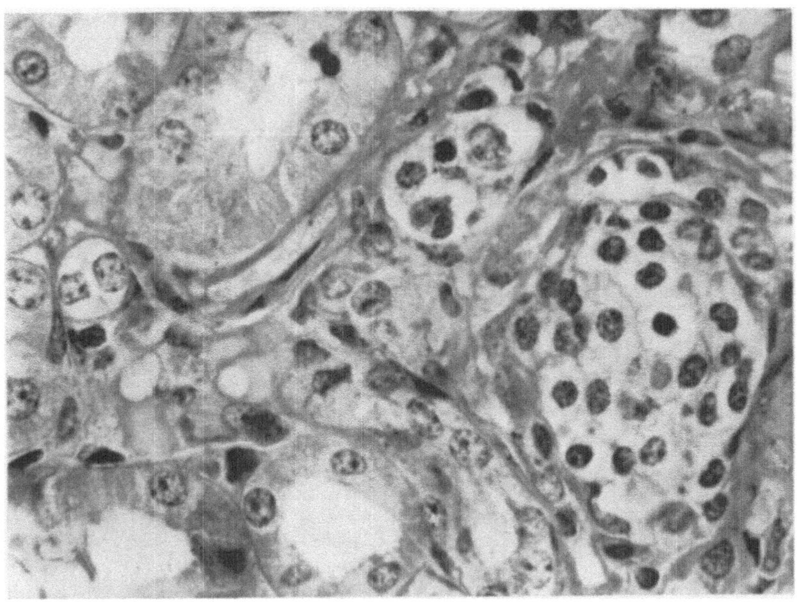

Abb. 134. Bechersche Zellhaufen in geschrumpftem Nierengewebe (männliche Maus der Versuchsgruppe 2, 15¹/₂ Monate nach Ganzkörperbestrahlung [600 r] getötet. PAS-Trichromfärbung nach
HOTCHKISS, Vergrößerung 710fach)

durch die PAS-Trichromfärbung deutlich darstellen (Abb. 133a, b). Die
Kollagenbildung in den Herden mit Bindegewebsvermehrung schritt nur
langsam voran; intensiv van Gieson-rote Gebiete konnten selten gefunden
werden. Sehr oft waren im Interstitium der Schrumpfungsherde verfettete Bindegewebsstellen und hämosiderinhaltige Zellen zu sehen. Die
Glomerula erschienen bezirksweise fast völlig hyalinisiert, die Tubuli
zeigten eine schwere Atrophie, oft mit cystischer Ausweitung und zahlreichen PAS-positiven oder -negativen Cylindern. Gelegentlich wurde
ein völliger Untergang des tubulären Apparats mit Ersatz durch blaß-
eosinophile, leicht PAS-positive, fettfreie, homogene Massen beobachtet.
Es traten auch vereinzelte Kalkinfarkte auf, in wenigen Fällen sogar

herdförmige Verknöcherungen. Einige Mäuse höheren Alters (7 bestrahlte, 2 unbestrahlte, unter den letzteren eine mit chronisch entzündeter Zwergniere) wiesen im geschrumpften Nierengewebe zahlreiche Becher- sche Zellhaufen auf (Abb. 134). Diese Fälle zeichneten sich durch ein erhöhtes Herzgewicht und eine hyperplastische Arteriolosklerose (Typ 2) aus, Befunde, die auf einen renalen Hochdruck hinweisen.

Auf die Schrumpfungsprozesse in den Nieren hatte die Ganzkörper- bestrahlung einen deutlich begünstigenden Einfluß (Abb. 123), bei Männchen noch mehr als bei Weibchen.

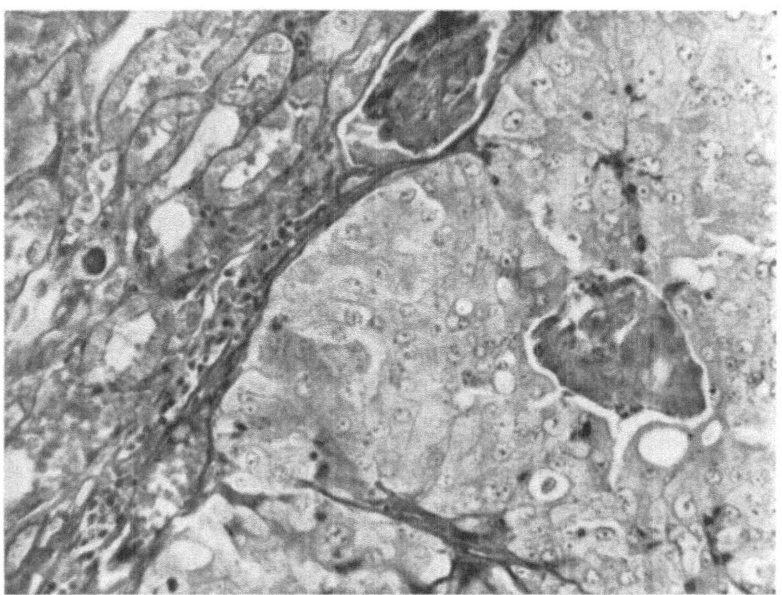

Abb. 135. Nierenadenom (männliche Maus der Versuchsgruppe 1, 15 Monate nach Ganzkörper- bestrahlung [600 r] getötet, PAS-Trichromfärbung nach HOTCHKISS, Vergrößerung 285fach)

f) Neoplastische Prozesse in den Nieren

1. In der Zeit von 15—21 Monaten nach Versuchsbeginn entwickelten sich bei 4 bestrahlten Männchen scharf begrenzte, hellzellige, wenig fett- haltige *Nierenadenome* (Abb. 135). Solche Tumoren wurden bei den Kontrolltieren nicht angetroffen.

2. Ferner war die Niere in mehreren Fällen Sitz *leukämischer In- filtrate.*

II. Nierenbecken, Ureter, Harnblase und Urethra

Ein *Pyoureter* bei Nierenabscessen fand sich im Zeitraum von 2 bis 18 Monaten nach Versuchsbeginn bei 5 bestrahlten und 2 unbestrahlten Mäusen. Häufig enthielt die Schleimhaut der harnableitenden Organe *lymphocytäre Infiltrate*, ein Befund, der nach Ganzkörperbestrahlung etwas häufiger als bei unbehandelten Vergleichstieren erhoben werden konnte. Bestrahlte Mäuse neigten wesentlich mehr als unbestrahlte zur Bildung *riesen-* oder *mehrkerniger Deckepithelien* bei chronischer Cystitis.

Leukämische Infiltrate traten auch mehrmals in der Wand der Harnwege auf. Primäre Geschwülste dieser Organe wurden nicht beobachtet.

Besprechung der Befunde an der Niere und den großen Harnwegen

Seit langem wird die *Niere* zu den „mäßig strahlensensiblen Organen" gezählt (ältere Literatur bei WARREN 1942c). Durch eine höher dosierte Lokalbestrahlung gelingt es nämlich, nach einiger Latenzzeit Schrumpfungsprozesse und sogar einen renalen Hochdruck auszulösen (sog. Strahlennephritis — an Hunden: HARTMAN et al. 1926, DOUB et al. 1927; an Ratten: unter anderen ZOLLINGER 1951). Nach WILSON u. Mitarb. (1958) soll bei Ratten eine Lokaldosis von 1100 r zur Erzeugung sklerotischer Nierenveränderungen innerhalb der Zeit von weniger als 4—9 Monaten nach Exposition genügen. Die beobachteten Gefäßveränderungen werden allerdings von diesen Autoren nicht nur auf die direkte Strahlenwirkung zurückgeführt, sondern auch auf die sich schrittweise entwickelnde Hypertonie. Noch geringere Lokaldosen haben nach der Erfahrung der meisten Untersucher keine oder wenig morphologisch faßbare Schäden des Nierengewebes zur Folge. Einzig NERLI (1958) meldet, daß beim Meerschweinchen 200 r, allein auf die Nierengegend eingestrahlt, eine sichtbare Verkümmerung argyrophiler Fasern im Markbereich nach sich ziehen. Bei der Bewertung dieser Berichte über Nierenläsionen nach Lokalbestrahlung ist zu bedenken, daß sie nach Ansicht der meisten Autoren fast ausschließlich den Gefäß-Bindegewebs-Apparat betreffen und nicht primär das epitheliale Parenchym. Dieses erleidet jedenfalls durch die Strahleneinwirkung nur einen geringen sichtbaren Frühschaden. So vermögen nach STRAUBE und PATT (1959) Lokaldosen bis zu 10 000 r die nach unilateraler Nephrektomie sich einstellende, kompensatorische Hypertrophie der verbleibenden Niere bei Mäusen nicht zu verhindern. Die tubulären Schäden in Spätstadien nach Lokalbestrahlung sind in der Regel sekundärer Natur. FEINE (1960) glaubt allerdings, daß hochdosierte Lokalbestrahlungen die Tubuli stärker schädigen als den glomerulären Apparat.

Während der Frühstadien nach akuter Ganzkörperbestrahlung mit mittelletalen Dosen kommt es lediglich zu ganz vereinzelten Kernpyknosen in den Epithelien. Histochemisch läßt sich eine Aktivitätsverminderung der alkalischen Phosphatase in den distalen Tubulusabschnitten erkennen (ARVY et al. 1949), während die Verteilung der Acetalphosphatide fast keine Veränderung erleidet (HORNYKIEWITSCH und SEYDL 1952). Die Gewebsatmung erscheint leicht herabgesetzt, die glomerulären Funktionen bleiben aber meist intakt (HUANG et al. 1954). Ganz im Gegensatz etwa zum Hühnchen, das während der Dauer des akuten Syndroms oft einem länger dauernden Schock mit entsprechenden Nierenschäden erliegt (STEARNER et al. 1955), zeichnet sich das Nierengewebe beim ganzbestrahlten Säuger während der ersten Wochen nach Exposition durch auffallend geringfügige oder histologisch sogar nicht sicher nachweisbare Veränderungen aus (vgl. CORNATZER et al. 1954). Auch die im Verlauf der ersten Tage nach Ganzkörperbestrahlung mit mittel- oder subletalen Dosen auftretende Polyurie hat offenbar mit einem Nierenschaden wenig oder überhaupt nichts zu tun, sondern hängt mit veränderten Funktionen des Hypophysenvorderlappens und der Nebennierenrinde zusammen (PENTZ und HASTERLIK 1957): Sie läßt sich durch eine vorgängige Adrenalektomie weitgehend verhindern (SMITH und TYREE 1956).

Die bisherigen Berichte über Spätschäden am Nierengewebe nach akuter Ganzkörperbestrahlung erwähnen keine primär epithelialen Veränderungen. In diesem Zusammenhang ist die in unseren Versuchen zutage getretene Vermehrung pathologischer Mitosen in Spätstadien nach Exposition von gewisser Bedeutung. Die an sich kleine Zahl solcher Befunde und die erhebliche Latenzzeit, mit der sie sich einstellten, hängen mit der geringen Zellteilungstätigkeit des Nierenparenchyms zusammen; bei 2 Monate alten Ratten soll der Mitoseindex in den proximalen Tubuli ungefähr 0,1 % betragen, bei alten Tieren nur 0,03 % (McCREIGHT und SULKIN 1959). Offenbar haben wir es hier mit einem ähnlichen latenten Strahlenschaden zu tun, wie er auch im Leberparenchym hervortrat und bereits erörtert wurde. Im gleichen Sinn dürften die bei bestrahlten Tieren etwas häufiger als bei unbehandelten gefundenen Kernpyknosen der Tubulusepithelien zu verstehen sein.

Alle weiteren tubulären Schäden waren, soweit wir es beurteilen können, vorwiegend oder fast ausschließlich sekundärer Natur. Dies gilt im besonderen für die trübe Schwellung, die Verfettung (bisher nur bei mit 50 r pro Tag chronisch bestrahlten Ratten regelmäßig gefunden [CHEVALLIER et al. 1953]), die hydropisch-vacuoläre und die hyalin-tropfige Entartung (bei Amyloidose) sowie die atrophischen Veränderungen der Tubulusepithelien im Anschluß an die verschiedenartigsten Krankheitszustände und Schrumpfungsprozesse. Es ist noch ungewiß, ob die im Spätstadium nach Ganzkörperbestrahlung (600 r) bei Mäusen festgestellte verminderte Konzentrationsfähigkeit der Nieren für Kochsalz (KREBS und BRAUER 1960) auf einem primär tubulären oder glomerulären Schaden beruht. Die diffuse Hämosiderose der Hauptstücke dürfte in den meisten Fällen auf hämolytischen Zuständen beruht haben (vgl. DUNN 1949). Bezeichnenderweise trat sie nur bei schwerer allgemeiner Hämosiderose auf. Nach neueren Ansichten scheint nur das nicht an Haptoglobin gebundene Plasmahämoglobin durch die Wand der Glomerulumcapillaren durchzutreten. Dasselbe gilt für Plasmaeisen, das nicht an Siderophilin gebunden ist (vgl. Nierenhämosiderose nach intravenöser Injektion kolloidalen Eisens bei Mäusen [CAPPELL 1930 u. a.]). Bei schwerster Eisenüberladung kann es sogar zu einer Hämosiderose der Mittelstücke kommen, wovon wir uns in einzelnen Fällen selbst überzeugen konnten. Umschriebene Ablagerungen von Hämosiderin in den Hauptstücken sollen eher auf einer erhöhten Durchlässigkeit der Glomerulumschlingen beruhen (z. B. bei chronischer Nephritis und Amyloidose [DUNN 1949]).

Die vor allem bei bestrahlten Weibchen mit Ovarialtumoren und/oder großzelliger Veränderung der inneren Schichten der Nebennierenrinde beobachtete teilweise „Vermännlichung" des histologischen Nierenbildes wurde auch schon von KOHN u. Mitarb. (1957) mitgeteilt. Nach den Untersuchungen früherer Autoren (SELYE 1939, CRABTREE 1941 u. a.) darf dieser Gestaltwandel einer vermehrten Bildung androgener Hormone zugeschrieben werden. Wie ESCHENBRENNER u. Mitarb. (1948) sahen wir dagegen bei den Männchen in Spätstadien nach Ganzkörperbestrahlung keine verwertbar beschleunigte Rückbildung dieses sekundären Geschlechtsmerkmals. Es ist sogar hervorzuheben, daß bei den ältesten Kontrollmännchen eine stärkere Involution hervortrat als bei den am längsten überlebenden bestrahlten Tieren; allerdings muß eingeräumt werden, daß sich bereits kurze Zeit nach Exposition eine angedeutete Reduktion der mittleren Anzahl Glomerula vom männlichen Typ bemerkbar machte. Die von WICKS (1941) beschriebene größere Neigung männlicher Mäuse zu leichter Proteinurie war auch in unseren Versuchen erkennbar.

Obwohl die bestrahlten Weibchen verschiedentlich Zeichen eines Daueroestrogenismus aufwiesen, kam es bei ihnen zu keiner Ausweitung des Nierenbeckens. Diese negative Feststellung ist deshalb von Interesse, weil durch dauernde, ziemlich hoch dosierte Oestrogengaben bei Mäusen eine Hydronephrose erzeugt werden konnte (BURROWS 1936).

Unsere Beobachtung einer leicht gesteigerten Incidenz von Nierenabscessen während des ersten Jahres und einer Vermehrung der Fälle mit chronischer Nephritis in Spätstadien nach Ganzkörperbestrahlung läßt sich am besten als Ausdruck einer erhöhten Infektanfälligkeit verstehen. Die Amyloidose und die Infektion mit Klossiella muris hatten auf die Häufigkeit der abscedierenden Prozesse, die oft im Rahmen eines septischen Krankheitsbildes zustande kamen, keinen sichtbaren Einfluß. Dagegen darf ein gewisser Zusammenhang zwischen Amyloidose (vgl. HOLLCROFT et al. 1957) und der Klossiella-Infektion (vgl. TWORT und TWORT 1929, DUNN 1949, HERBERT 1957, OTTO 1957 u. a.) einerseits sowie dem Auftreten chronisch-entzündlicher Infiltrate im Niereninterstitium andererseits nicht von der Hand gewiesen werden. Doch können wir in diesen beiden Krankheiten nur eine Teilursache der nach Ganzkörperbestrahlung oft verstärkten Infiltration des Nierengewebes mit Lymphocyten und Plasmazellen erblicken. Denn erstens traten die letzteren schon wesentlich früher als die Amyloidose auf, und zweitens wurden sie durch die Bestrahlung erheblich stärker gefördert als die Klossiella-Infektion. Wir können daher vermuten, daß bakterielle Infekte (vor allem chronische Pyelonephritiden) auch unabhängig von Amyloidose und/oder Klossiella-Infektion durch die Strahleneinwirkung eine lang andauernde Begünstigung erfuhren. Solche Befunde wurden aber bisher nicht zu den regelmäßigen Spätfolgen der Ganzkörperbestrahlung gezählt; bei starker Vermehrung diffuser, als „Nephrosklerose" bezeichneter Schrumpfungsprozesse soll bei bestrahlten Tieren sogar auch eine geringere Häufigkeit pyelonephritischer Veränderungen beobachtet worden sein (HOLLCROFT et al. 1957). Es ist aber zu berücksichtigen, daß in früheren Versuchen die zeitliche Entwicklung der krankhaften Prozesse nicht systematisch verfolgt wurde. Zudem mögen Stammesunterschiede und von Stall zu Stall verschiedene Infektionsgelegenheiten zu diesen ungleichen Beobachtungen beigetragen haben. Eine Vermehrung der Fälle mit chronischer Nephritis wurde bei Meerschweinchen nach fortgesetzter Ganzkörperbestrahlung (8,8 r pro Tag) verzeichnet (ESCHENBRENNER und MILLER 1954).

Eine klassische, subakut-chronische Glomerulonephritis, die mit Ausnahme gewisser Stämme (NH-Stamm — KIRSCHBAUM und GORDON 1949) bei Mäusen kaum vorzukommen scheint (vgl. auch RANDERATH und HIERONYMI 1958), wurde in unseren Versuchen ebenfalls nicht beobachtet.

Die umschriebenen Schrumpfungsprozesse können als Folge der verschiedensten entzündlichen und/oder vasculär-degenerativen, herdförmigen Nierenschäden gelten. Ihre Entstehung wurde nach unserer Erfahrung durch die Ganzkörperbestrahlung sichtbar begünstigt.

Der einzige Spätschaden der Niere nach akuter Ganzkörperbestrahlung, der in der jüngeren Literatur wiederholt hervorgehoben wurde, betrifft die sog. „Nephrosklerose". Sie ist nicht mit der Strahlennephritis zu verwechseln, die sich längere Zeit nach höher dosierter, lokaler Bestrahlung entwickelt. Auch mit den Schrumpfungsprozessen, die sich spät im Anschluß an eine intravenöse Injektion von Polonium im Nierengewebe ausbilden (CASARETT 1948), läßt sie sich nicht ohne weiteres vergleichen, da die Dosisverteilung im Organismus nicht mit derjenigen bei Röntgenganzkörperbestrahlung übereinstimmt. Die ersten Berichte über eine diffuse Nephrosklerose in Spätstadien nach akuter Röntgenganzkörperbestrahlung stammen von BENNETT u. Mitarb. (1953), die Ratten unter dem Schutz einer Hypoxie mit Dosen bis zu 1400 r belasteten. Später folgten Angaben über ähnliche Befunde bei Mäusen, die einer Atombombenexplosion (FURTH et al. 1954) oder einer akuten

Röntgenganzkörperbestrahlung ausgesetzt waren (KOHN et al. 1957,
HOLLCROFT et al. 1957 u. a.). Zu diesen Beobachtungen ist folgendes zu
sagen: Die an Ratten (vor allem des Wistarstammes) festgestellten histologischen Veränderungen der Niere bestanden nach LAMSON u. Mitarb.
(1957) hauptsächlich in einer Verdickung der Glomerulumbasalmem-
branen durch intensiv PAS-positives Material und einer Mediahyperplasie der zuführenden Arteriolen. Identische Schäden wurden auch bei
unbestrahlten Ratten gesehen, die einen langdauernden Hochdruck
aufwiesen (LAMSON et al. 1958). Das Nierengewicht lag in diesen Fällen
eher über der Norm. Hervorzuheben ist ferner die Tatsache, daß nie alle
bestrahlten Ratten an Nephrosklerose erkrankten. Die an ganzbestrahlten Mäusen mit sog. Nephrosklerose erhobenen Befunde sind von
den Autoren weniger genau geschildert worden als im Fall der Ratten;
sie wurden den letzteren einfach zur Seite gestellt. Wir konnten uns
jedoch aus keiner dieser Arbeiten mit Sicherheit davon überzeugen, daß
die bei Ratten nachgewiesenen sklerotischen Nierenschäden mit denjenigen bei Mäusen völlig übereinstimmen. Wir betonen diesen Umstand
deshalb, weil bei unseren Versuchstieren nie eine Skleroseform auftrat,
die derjenigen bei Ratten in allen Einzelheiten entsprach. Dagegen
gleicht die in der Arbeit von KOHN u. Mitarb. (1957) abgebildete und als
typische Nephrosklerose ganzbestrahlter Mäuse bezeichnete Nieren-
schädigung der bei unseren Tieren beobachteten arteriolo-glomerulären
Hyalinose*. Das homogene, zwischen die Blätter der Basalmembranen
eingelagerte Material zeichnet sich hier, im Gegensatz zu dem bei ganzbestrahlten Ratten mit Nephrosklerose vorgefundenen, durch eine ausgesprochen schwache PAS-Positivität aus. Zudem haben die arteriolären
Veränderungen durchaus den Charakter einer Intimahyalinose und nicht
einer Mediahyperplasie. Schließlich kann angeführt werden, daß weder
in unseren noch in den Versuchen von KOHN u. Mitarb. (1957) das
Nierengewicht der ganzbestrahlten Tiere in Spätstadien nach Exposition
höher war als bei den Kontrollen. Es ließen sich, mit wenigen Ausnahmen,
auch keine eindrücklichen Zeichen eines arteriellen Hochdrucks (Herzgewicht!) feststellen, der bei den bestrahlten Ratten nach den Angaben
von LAMSON u. Mitarb. (1958) fast nie fehlte und gelegentlich dem Auftreten morphologischer Nierenschäden zeitlich sogar voranging. Wir
gewinnen deshalb den Eindruck, daß die bei Mäusen in Spätstadien nach
Ganzkörperbestrahlung vermehrt auftretende arteriolo-glomeruläre Hyalinose etwas Besonderes und Speciesgebundenes darstellt. Ein Hochdruck von erheblichem Ausmaß scheint nicht eine häufige Begleiterscheinung zu sein. Über die Genese können vorläufig nur Vermutungen

---

* Kürzlich wurde von der gleichen Gruppe von Untersuchern ebenfalls auf das
bei dieser oder einer ähnlichen glomerulären Veränderung vermehrte Auftreten
saurer Mucopolysaccharide aufmerksam gemacht (P. H. GUTTMAN, H. I. KOHN and
S. LESHER: 9th Ann. Meeting Radiat. Res. Soc. Washington, D. C. 1961).

angestellt werden. Wir bezweifeln, daß es sich — wie Furth u. Mitarb. (1959) ohne Diskussion annehmen — um einen ausschließlich direkten Strahlenschaden handelt; denn diese Veränderungen betrafen nie alle bestrahlten Tiere. Ferner zeigten auch unbestrahlte Mäuse unserer Versuchsreihe gleichartige Befunde. Schließlich wurde berichtet, daß durch eine Injektion von Milzsuspensionen nach akuter Ganzkörperbestrahlung (700—800 r) die Incidenz der Nephrosklerose erheblich gesteigert werden konnte (Cosgrove et al. 1958). Zweifellos hat die von uns beobachtete arteriolo-glomeruläre Hyalinose eine große morphologische Ähnlichkeit mit der von Gorer (1940) beschriebenen „Hyalinkrankheit", die dieser Autor vor allem bei Mäusen hohen Alters fand; über das Verhalten des hyalinen Materials bei PAS-Trichromfärbung ist allerdings in der Literatur bisher nichts zu finden. Über die Ätiologie der Hyalinkrankheit weiß man nichts.

Beachtenswert und von der oben besprochenen arteriologlomerulären Hyalinose abzugrenzen ist die bei alten Mäusen zunehmende Verdickung der Basalmembranen durch intensiv PAS-positives, aber bei Astrablaufärbung nur blaß blaues Material, nach Asworth und Erdmann (1959) eine typisch senile Veränderung. Es konnte in unseren Versuchen gezeigt werden, daß dieser Prozeß durch die Ganzkörperbestrahlung nur angedeutet beschleunigt wurde und bei den bestrahlten Tieren nicht das für das hohe Greisenalter bezeichnende Ausmaß erreichte.

Die bei bestrahlten Mäusen gefundenen Nierenadenome stellen ein weiteres Beispiel für die neoplasiefördernde Wirkung der Ganzkörperbestrahlung dar. Ähnliche Beobachtungen wurden schon von anderen Autoren mitgeteilt (Mäuse: Furth et al. 1954, Berdjis 1959; Ratten: Lamson et al. 1958).

Die Befunde an den großen *Harnwegen* sind wenig aufschlußreich; es genügt, auf die bei bestrahlten Tieren erkennbare, leichte Begünstigung lymphocytärer Schleimhautinfiltrate in der Harnblase und die auch in späteren Stadien nach Exposition bei entzündl cher Reizung zutage tretenden Epithelunregelmäßigkeiten aufmerksam zu machen.

K. Männliche Geschlechtsorgane

Eigene Beobachtungen

I. Hoden

a) Hodengewicht

Aus Abb. 136 wird deutlich, daß das mittlere Hodengewicht bestrahlter Tiere, das zwischen 2 und 3 Wochen nach Exposition ein Minimum erreicht hatte, bei Versuchsbeginn (ein Monat nach Ganzkörperbestrahlung) immer noch sehr stark vermindert war. Die Erholung erfolgte schrittweise im Verlauf von 6—9 Monaten, blieb aber unvollständig.

Beachtenswert ist der steile Gewichtsabfall bei den unbestrahlten, ältesten Kontrollmäusen, eine Erscheinung, die sich bei den bestrahlten Tieren nicht in diesem Maß bemerkbar machte.

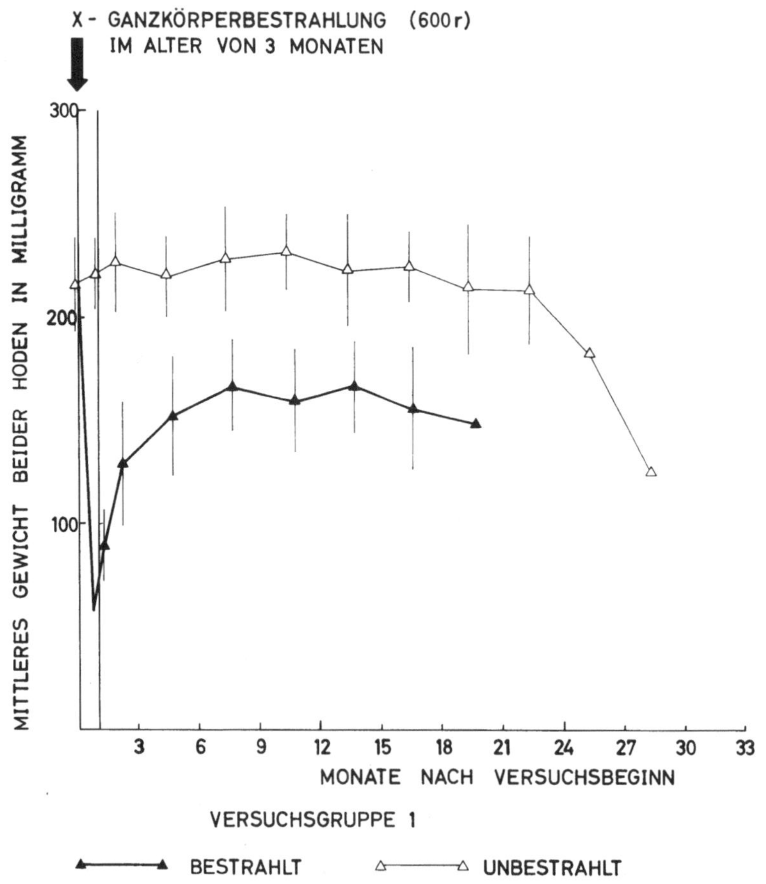

Abb. 136. Mittleres Hodengewicht der in gutem Zustand getöteten Mäuse als Funktion der Zeit nach Versuchsbeginn (Standardabweichungen: senkrechte Linien)

b) Histologisch faßbare, degenerative Veränderungen

Der Ablauf der histologisch faßbaren Strahlenschäden an den *Samenkanälchen* ist aus der Literatur (ALBERS-SCHÖNBERG 1903, SCHINZ und SLOTOPOLSKY 1926, HELLER 1948, ESCHENBRENNER und MILLER 1950, BARROW und TULLIS 1952, OAKBERG 1955 u.a.) so gut bekannt, daß auf die Wiedergabe der Einzelheiten verzichtet werden kann. Es genügt der Hinweis, daß es sich im wesentlichen um eine — nach Dosen, wie der von uns verwendeten — vorübergehende, aber tiefgreifende Nachschubinsuffizienz der samenbildenden Zellen handelt. Die Entvölkerung der

Samenkanälchen war in unseren Versuchen zwischen der zweiten und dritten Woche nach Exposition am eindrücklichsten. Bei Versuchsbeginn (ein Monat nach Exposition) hatte die Regeneration bereits einzusetzen begonnen. Allerdings befanden sich in dieser Phase die einzelnen Tubulusabschnitte in ganz unterschiedlichen Stadien des Wiederaufbaus: Einige Kanälchen erschienen, abgesehen von den Sertoli-Zellen und ganz wenigen Spermatogonien A, noch leer, andere hatten es schon zur Bildung von Spermatocyten gebracht. Auch 2 Wochen später, als die ersten ausdifferenzierten Spermien auftraten (Abb. 137),

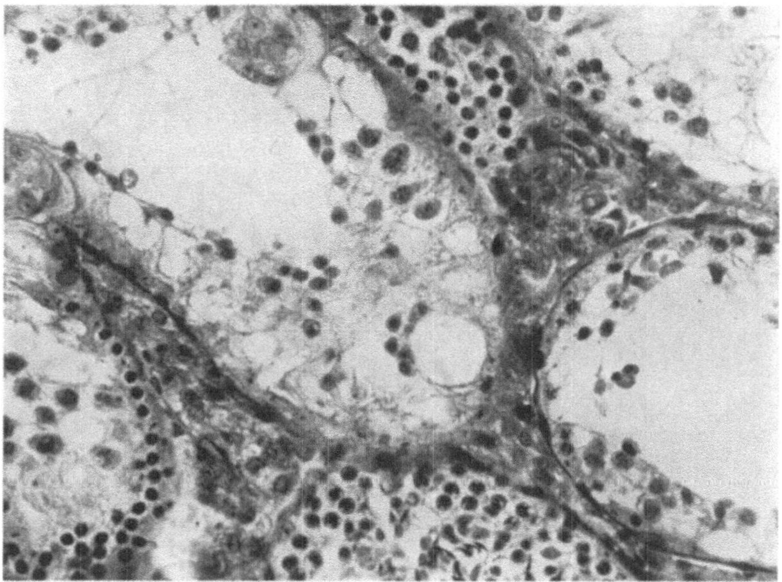

Abb. 137. Unterschiedliche Regeneration der Samenkanälchen: neben solchen mit bereits gebildeten Spermien (am unteren Bildrand) finden sich andere mit nur wenigen Spermatocyten und Präspermatiden (Maus der Versuchsgruppe 1, 1½ Monate nach Ganzkörperbestrahlung [600 r] getötet. PAS-Trichromfärbung nach HOTCHKISS, Vergrößerung 285fach)

lag in mehreren Tubuli die Spermiogenese immer noch darnieder oder beschränkte sich auf die Produktion einer geringen Zahl abnormer riesenkerniger wie auch pyknotischer Spermatocyten. Auch pathologische Zellteilungsfiguren waren in dieser Zeitspanne keine Seltenheit, vor allem bei den Spermatogonien B. Allmählich nahmen dann immer mehr Tubuli die Samenbildung wieder auf; der höchste Stand der Regeneration war aber erst ein halbes Jahr oder in einzelnen Fällen noch später erreicht.

Die hier nur skizzenhaft geschilderten Vorgänge erklären weitgehend den Verlauf der Hodengewichtskurve bis 6 Monate nach Versuchsbeginn. Allerdings machten sich teilweise schon in dieser Zeit die für das später anhaltende Massendefizit des Hodens verantwortlichen Erscheinungen bemerkbar:

Samenkanälchen, die im Querschnitt nur von Sertoli-Zellen, aber keinen samenbildenden Elementen ausgekleidet waren, traten vereinzelt auch bei unbestrahlten Mäusen auf. Ihre Zahl lag aber bei den bestrahlten Tieren zu allen Zeiten nach Versuchsbeginn im Durchschnitt deutlich höher als bei den Kontrollen (Abb. 138, 139).

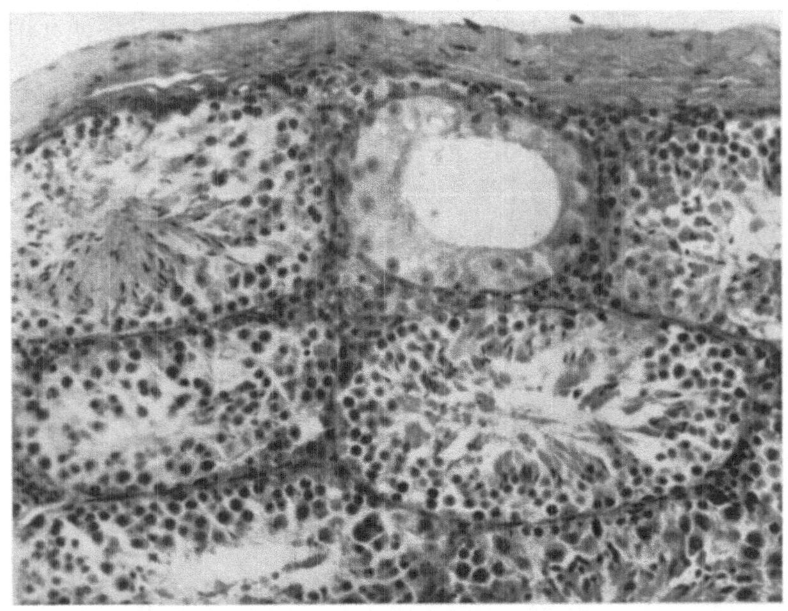

Abb. 138. Isoliert atrophisches Samenkanälchen (Maus der Versuchsgruppe 3, 3 Monate nach Ganzkörperbestrahlung [600 r] spontan gestorben. Hämatoxylin-Eosin, Vergrößerung 220fach)

Trotz vorhandener Samenbildung erschien die Zelldichte innerhalb der Tubuli bei bestrahlten Männchen oft mehr gelockert als bei unbestrahlten (vgl. Abb. 140).

Der mittlere Durchmesser der Samenkanälchen lag bei den bestrahlten Tieren in allen Spätstadien nach Exposition unter demjenigen der gleichaltrigen Kontrollen. Dieser Unterschied war allerdings nicht sehr erheblich und konnte wegen großer individueller Schwankungen statistisch nicht befriedigend gesichert werden ($0,2 > P > 0,1$).

Die zellfreie Lichtung im Zentrum der Tubuli blieb bei den bestrahlten Mäusen auch nach Wiedereinsetzen der Spermiogenese oft etwas weiter als bei den Vergleichstieren (vgl. Abb. 140).

Bindegewebig obliterierte und verkalkte Kanälchen traten zu allen Zeiten nach Versuchsbeginn bei bestrahlten Männchen häufiger auf als bei unbehandelten (insgesamt 33 derartige Beobachtungen bei bestrahlten gegenüber nur 9 bei unbestrahlten [$P < 0{,}001$]).

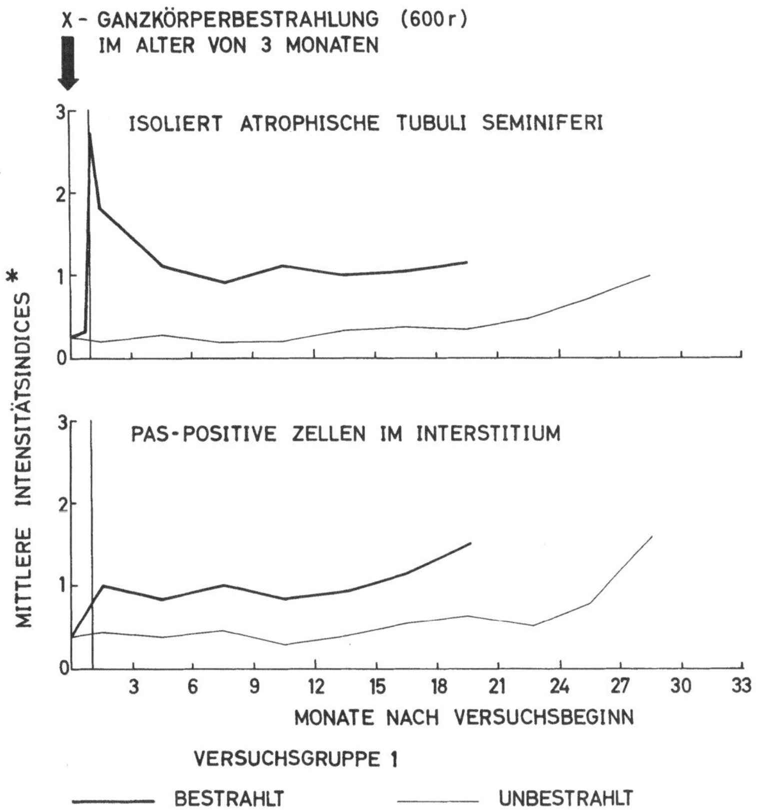

Abb. 139. Isoliert atrophische Samenkanälchen und PAS-positive Zellen im Zwischengewebe des Hodens der in gutem Zustand getöteten Mäuse als Funktion der Zeit nach Versuchsbeginn (* vgl. S. 22)

Grundlagen der halbquantitativen Auswertung

Isoliert atrophische Samenkanälchen		PAS-positive Zellen im Interstitium	
Intensitäts-grad	Anzahl der isoliert atrophischen Samenkanälchen pro Hodenquerschnitt	Intensitäts-grad	Anzahl PAS-positiver Zellen pro 100 Leydigscher Zwischenzellen
		0	0
0	0	1	1—10
1	1—2	2	11—20
2	3—4	3	über 20
3	mehr als 4		

Folgezustände von Hodenblutungen mit ausgedehnter Verkümmerung des samenbildenden Gewebes und Ersatz durch an hämosiderinhaltigen Zellen reiches Granulations- und Narbengewebe wurden im

Zeitraum von 15 Monaten nach Versuchsbeginn bei 13 bestrahlten und nur 2 unbestrahlten Tieren verzeichnet ($P < 0{,}01$).

Es wurde bereits früher darauf hingewiesen, daß degenerative Arterien- oder Arteriolenschäden (vor allem arterioläre Hyalinose Typ 4) häufig im Hoden vorkamen (vgl. Abb. 21c).

Die hier angeführten Beobachtungen ließen sich bei allen Versuchsgruppen machen. Bei den in schlechtem Zustand getöteten oder spontan gestorbenen Tieren der Versuchsgruppen 2 und 3 traten zudem ver-

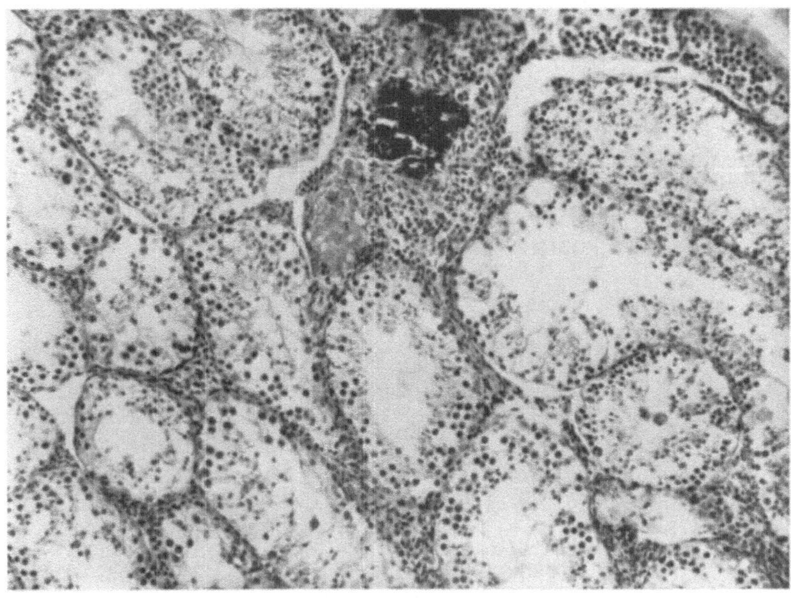

Abb. 140. Verringerte Zelldichte in den Samenkanälchen mit Erweiterung der Lumina. Obliteration und Verkalkung eines einzelnen Tubulus (Maus der Versuchsgruppe 1, 9 Monate nach Ganzkörperbestrahlung [600 r] getötet. Hämatoxylin-Eosin, Vergrößerung 95fach)

schiedentlich schwerere Formen von Hodenatrophie auf, deren Häufigkeit sich nach derjenigen der Grundkrankheiten richtete (z.B. myeloische Leukose). In der Regel handelte es sich dabei um einen sekundären (hypogonadotropen) Hypogonadismus, wie aus der Verminderung der Leydigschen Zwischenzellen in mehreren solchen Fällen hervorging.

Die Sertoli-Zellen erfuhren, im Gegensatz zu den samenbildenden Elementen, durch die Ganzkörperbestrahlung nur eine geringfügige Schädigung. Diese beschränkte sich auf leichte Kernschwellungen in der Frühphase nach Exposition sowie die Bildung kleiner Zellagglomerate und Cystchen in den späteren Stadien. Gelegentlich war bei älteren Tieren eine Verkleinerung und Verdichtung des Kerns zu sehen. Eine Beschleunigung dieses offenbar in den Rahmen der Altersinvolution gehörenden Gestaltwandels der Sertoli-Kerne durch die Ganzkörperbestrahlung war nur angedeutet zu erkennen. Die Basalmembran der Tubuli nahm mit dem Alter etwas an Dicke zu, eine Beschleunigung dieses Vorgangs durch die Ganzkörperbestrahlung ließ sich nicht sicherstellen.

Die *Leydigschen Zwischenzellen* rückten während der Dauer der strahlenbedingten Entvölkerung in den Samenkanälchen näher zusammen und bildeten größere Zellgruppen (Abb. 141a). Ob sich ihre absolute Zahl in dieser Zeit erhöhte, kann auf Grund unserer Unter

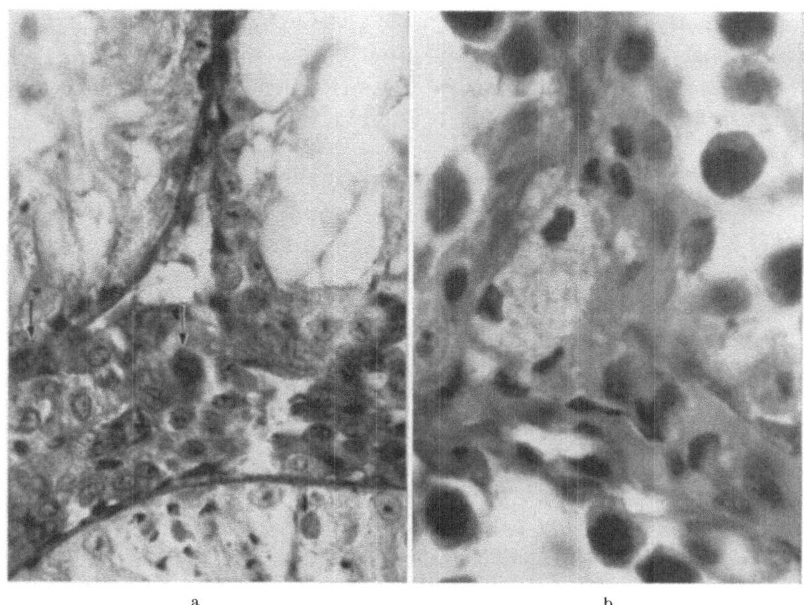

a   b

Abb. 141a u. b. a PAS-positive Zellen (↓)i m zusammengerückten Zwischengewebe des Hodens (Maus der Versuchsgruppe 1, 3 Wochen nach Ganzkörperbestrahlung [600 r] getötet. PAS-Trichromfärbung nach HOTCHKISS, Vergrößerung 430fach). b Schaumzelle im Interstitium des Hodens (Maus der Versuchsgruppe 2, 19 Monate nach Ganzkörperbestrahlung [600 r] getötet. Hämatoxylin-Eosin, Vergrößerung 950fach)

suchungen nicht entschieden werden, da nicht der ganze Hoden untersucht wurde. Ein Monat nach Exposition wiesen die bestrahlten Tiere häufiger als die unbestrahlten im Interstitium längliche Zellen mit PAS-positivem, oft auch etwas eisenhaltigem, leicht sudanophilem und säurefestem, cytoplasmatischem Inhalt auf (vgl. Abb. 141a). Auch in späteren Stadien ließ sich dieser Befund mehr bei bestrahlten Mäusen als bei gleichaltrigen Kontrolltieren erheben. Bei den letzteren traten die PAS-positiven Zellen im Zwischengewebe erst während der senilen Involution in größerer Zahl auf (Abb. 139). Auch andere degenerative Erscheinungen, wie die Bildung interstitieller Schaumzellen (Abb. 141b) oder kleiner Abbauformen mit intensiv eosinophilem Cytoplasma und pyknotischem Kern, konnten bei den bestrahlten Männchen etwas früher als bei den unbehandelten gleichen Alters gesehen werden. Im Vergleich mit den PAS-positiven Zellen fielen sie aber zahlenmäßig weniger ins Gewicht. Über die absolute Zahl der Leydigschen Zwischenzellen in Spätstadien nach Ganzkörperbestrahlung können wir keine quantitativen Angaben machen. Aus dem histologischen Bild gewannen wir den Eindruck, daß sie bei bestrahlten Mäusen eher etwas spärlicher vertreten waren als bei den Kontrollen gleichen Alters. Schließlich bleibt zu erwähnen, daß der Hoden, wie viele andere Organe, zu verschiedenen Zeiten nach Exposition eine interstitielle Hämosiderose erkennen ließ, die das normale Maß überschritt. Diese Pigmentanhäufung hatte teils diffusen, teils mehr herdförmigen Charakter.

c) Übrige Hodenerkrankungen

Eine *chronische Orchitis* trat nur bei 2 bestrahlten Tieren im Alter von 8—11 Monaten (5—8 Monate nach Exposition) auf; es bestanden in diesen Fällen auch Zeichen chronischer Entzündung in anderen Organen (Myokard, Leber, Gehirn u.a.). *Hämorrhagische Infarkte* kamen gelegentlich im Rahmen einer myeloischen Leukose vor. Im übrigen blieb der Hoden von leukämischen Infiltraten meist verschont.

Primäre Hodengeschwülste traten nicht auf.

II. Nebenhoden, Ductus deferens, Samenblasen, Prostata und Nebendrüsen

Die Befunde an diesen Organen beschränkten sich auf den Nachweis entzündlicher und degenerativer Veränderungen. Eine *akute, eitrige und abscedierende Epididymitis* fand sich im Zeitraum von 4—18 Monaten nach Versuchsbeginn bei 5 bestrahlten und 2 unbestrahlten Tieren. *Chronische Epididymitiden* mit Vermehrung des interstitiellen Stützgewebes, lymphoplasmocytärer Infiltration und cystischer Ausweitung sowie teilweiser Atrophie der Kanälchen (kleine Spermatocelen) kamen bei 11 bestrahlten und 7 unbestrahlten Mäusen im Alter von 4—20 Monaten vor. Ein chronisches *Empyem der Samenblase*, teilweise verbunden mit *eitriger Prostatitis*, sahen wir bei 9 bestrahlten und 8 unbestrahlten Tieren höheren Alters (bei bestrahlten etwas früher als bei unbehandelten).

Eine *Atrophie* der abführenden Samenwege und Nebendrüsen machte sich nur bei alten Männchen geltend. Sie ließ sich an verschiedenen Organen (Nebenhoden, Ductus deferens, Prostata ventralis und dorsalis, Glandula coagulans, Glandula ampullaris, Glandula praeputialis) aus der Verkleinerung des Drüsenkörpers oder der Abnahme des Kanaldurchmessers, ferner aus der Verringerung der Epithelhöhe und dem Zuwachs sowie der fortschreitenden hyalinen Umwandlung des Schleimhautstützgewebes erkennen. Die Ganzkörperbestrahlung hatte auf diese Involutionsvorgänge nur einen leicht beschleunigenden Einfluß. Am besten eignete sich zum Vergleich zwischen bestrahlten und unbestrahlten Tieren die Samenblase. Bei 3 Monate alten gesunden, unbestrahlten Männchen betrug ihr Kuppendurchmesser im Mittel 2,4 mm, bei 2jährigen nur mehr 1,8 mm. Bei den bestrahlten Mäusen lagen diese Werte in verschiedenen Spätstadien nach Exposition durchschnittlich 250 μ tiefer. Wie im Fall des Hodengewichts, war aber der stärkste Grad von Atrophie bei den ältesten unbestrahlten (Alter 30—34 Monate) und nicht bei denjenigen bestrahlten Männchen zu sehen, die am längsten überlebten (Alter 21—24 Monate). Die Größenabnahme der Samenblasen ging mit einer Epithelatrophie einher, die sich durch Schwund der basalen, basophilen Zellzone sowie Näherrücken des Kerns an die Grundmembran und zunehmende Pyknose desselben auszeichnete. Die Präputialdrüse war für vergleichende Untersuchungen nicht gut zu gebrauchen, da sie auch bei jungen, unbehandelten oder bestrahlten Tieren mitunter entleert und leicht atrophisch gefunden wurde.

Von den samenableitenden Organen und Nebendrüsen ausgehende neoplastische Prozesse wurden nicht angetroffen.

Besprechung der Befunde an den männlichen Geschlechtsorganen

Die Veränderung des Hodengewichts nach akuter Ganzkörperbestrahlung ist viel weniger stammesbedingten Einflüssen unterworfen als das Gewicht anderer Organe oder des ganzen Körpers (GRAHN 1954). Zudem haben gleich dosierte Lokal- und Ganzkörperbestrahlungen auf den Hoden eine fast identische Wirkung (KOHN 1955), so daß — wahrscheinlich zu Recht — der Hoden heute oft als Objekt zur Prüfung direkter Strahlenschäden verwendet wird (KALLMAN und KOHN 1953, 1954 u.a.). Durch die Untersuchungen von OAKBERG (1955, 1959), LEBLOND und WALKER (1956) sowie NEBEL (1958, 1959) konnten die früheren Kenntnisse über die physiologische Zellkinetik und -differenzierung des Hodens und seine Reaktion auf die Strahlenwirkung erheblich erweitert werden. In einem Tubulusquerschnitt laufen die Zellteilungen, -differenzierungen und die Meiosis ziemlich synchron. Da sich diese Vorgänge jedoch im Längsschnitt wellenförmig abspielen, bekommt man in histologischen Schnittpräparaten nach LEBLOND und WALKER (1956) mindestens 12 verschiedene Zustandsbilder zu Gesicht, die den einzelnen Stadien der Samenbildung entsprechen. Bei der Maus läßt sich auf Grund einer Analyse solcher Querschnittsbilder gemäß OAKBERG (1955) errechnen, daß aus den Spermatogonien A (Urspermatogonien) in 3 aufeinanderfolgenden Teilungen 7 Spermatogonien B entstehen, während eine undifferenzierte A-Zelle weiter als Stammzelle zur Verfügung bleibt.

In einer weiteren Teilung werden aus den 7 B-Spermatogonien deren 14 gebildet, woraus dann durch die letzte prämeiotische Mitose 28 Spermatocyten hervorgehen. Daran schließen sich die schon früher besser bekannten Reifungsteilungen (Meiosis) sowie die Spermiohistogenese an. Diese kurze Übersicht macht es verständlich, daß ein akuter Strahleninsult die samenbildenden Zellen in ganz unterschiedlichen Zuständen treffen und, da die einzelnen Stadien in ihrer Strahlenempfindlichkeit stark variieren, ungleiche Reaktionsbilder in den verschiedenen Tubulusquerschnitten erzeugen wird. Auch die in unseren Versuchen später als ein Monat nach Exposition beobachteten Differenzen im Zustandsbild der einzelnen, quergeschnittenen Samenkanälchen dürften auf diesem Umstand beruhen, da die Regeneration unter anderem eine Funktion des Ausmaßes der primären Strahlenschäden ist. Die strahlenbedingte Entvölkerung in den Tubuli soll nach CASARETT und CASARETT (1958) durch ein Zusammenwirken der folgenden hauptsächlichen Mechanismen zustande kommen:

eine Mitosehemmung, seltener eine Zerstörung der Spermatogonien A;

ein Zelltod oder eine Zellteilungsdrosselung und Differenzierungshemmung der hochempfindlichen Spermatogonien B (vgl. SPALDING et al. 1957), sowie reiferer Elemente (vor allem Spermatocyten [vgl. NEBEL et al. 1960]);

möglicherweise auch eine beschleunigte Reifung und ein teilweiser Untergang der weiterdifferenzierten Zellen der Spermiogenese.

Für die empfindlichste Phase hinsichtlich der Induktion eines Zelltodes halten EDWARDS und SIRLIN (1958) auf Grund ihrer Studien über den Einbau von Adenin-8-C^{14} in Spermatogonien und Spermatocyten bestrahlter Mäusehoden die erste Hälfte der Interphase. Aus den überlebenden Spermatogonien können mehrkernige Präspermatocyten (SPALDING et al. 1957), aus den Spermatocyten I. Ordnung riesenkernige, monstruöse Sekundärspermatocyten hervorgehen (LAMSON und TULLIS 1951). Nach NEBEL und MURPHY (1959, 1960) werden zudem durch die Bestrahlung viele Spermatocyten in der ersten meiotischen Metaphase gestoppt, nehmen dann wieder eine Ruhekernform an (,,restitution nuclei‘‘) und wandern zur Basalmembran zurück. Hier sollen sie zu den während einer bestimmten Zeitphase nach Exposition erkennbar vermehrten ,,Pseudo-Sertoli-Zellen‘‘ werden. Ihr weiteres Schicksal ist ungewiß; eine Rückkehr in die normale Spermiogenese konnte bisher nicht beobachtet werden.

Die Regeneration setzt nach Dosen wie der von uns verwendeten um den 10. Tag herum wieder ein, indem sich die Spermatogonien A im Lauf der erneut beginnenden Teilungen längs der Basalmembran ausbreiten und schließlich zur Bildung einer ringsum kontinuierlichen Lage von Spermatogonien B führen (NEBEL und MURPHY 1959). Von da weg läuft die Samenbildung in bekannter Weise weiter.

Die während der ersten Wochen nach Versuchsbeginn (1—2 Monate nach Bestrahlung) von uns beobachteten histologischen Bilder des Hodens erklären sich weitgehend durch die hier geschilderten Vorgänge. Es fragt sich bloß, weshalb in späteren Stadien keine vollständige Regeneration zustande kommt. Eine bleibende Untergewichtigkeit des Hodens bestrahlter Mäuse wurde unter anderen auch von KOHN u. Mitarb. (1957) festgestellt. Die gleichen Autoren wiesen auch auf die fortbestehende Atrophie (Sterilisation) einzelner Tubuli sowie auf die bei älteren Mäusen auftretenden Gefäßschäden hin. Nach unserer Erfahrung vermögen aber diese beiden Befunde das Gewichtsdefizit nicht genügend zu erklären. Aus verschiedenen Feststellungen (wie der oftmals verminderten Zelldichte innerhalb der Samenkanälchen, dem leicht herabgesetzten mittleren Durchmesser derselben und der recht häufig angetroffenen Ausweitung der zentralen Lichtung) erhielten wir den Eindruck, daß auch in den regenerierten und aktiv samenbildenden Tubuli die gesamte Zellmasse leicht reduziert blieb.

Der von BATEMAN (1958) beschriebene Alterungseffekt der Bestrahlung auf die Sertoli-Zellen war in unseren Versuchen höchstens andeutungsweise zu erkennen. Eine vorzeitige Involution des gesamten Hodengewebes trat bei den bestrahlten Mäusen nicht klar zutage. Das Gesamtbild der Gewichtskurven und histologischen Befunde entspricht eher einem sich früh nach Ganzkörperbestrahlung äußernden und später nie mehr ganz aufgehobenen Schaden als einer zeitlichen Vorverlegung der physiologischen Alterserscheinungen.

Eine wichtige, in unseren Versuchen allerdings nicht geprüfte Folge der Hodenbestrahlung stellen die genetischen Schäden dar. Es sei hier lediglich auf einige neuere zusammenfassende Arbeiten hingewiesen (CARTER und LYON 1958, RUSSELL und RUSSELL 1959, FRITZ-NIGGLI 1959 u.a.). Da bei der akuten Bestrahlung viele der bereits etwas differenzierten oder schon ausgereiften Elemente der Spermiogenese nicht zugrunde gehen, bleibt das bestrahlte Männchen während einiger Zeit nach Exposition noch befruchtungsfähig. Die aus dieser prästerilen Periode stammenden Spermien sind sehr oft Träger postspermatogonialer Strahlenschäden, bei denen Chromosomenmutationen (deficiencies) einen üblichen Befund darstellen. Demgegenüber zeichnen sich die aus der poststerilen Phase hervorgehenden Samenzellen, deren Vorläufer alle im Spermatogonienstadium bestrahlt wurden, durch ein Vorherrschen von Punktmutationen aus (RUSSELL 1959). Die wichtigste Neuentdeckung liegt darin, daß bei Mäusen die chronische Bestrahlung wesentlich weniger Mutationen in den Spermatogonien hervorruft als die akute Exposition gleicher Dosierung (RUSSELL 1959). Dies deutet auf eine gewisse Erholungsmöglichkeit hin und spricht gegen einen rein summativen mutagenen Effekt der ionisierenden Strahlen. Die Probleme der strahleninduzierten Mutationen wurden hier kurz gestreift, weil sie für die Deutung der somatischen Strahlenschäden nicht ohne Belang sind.

Die Strahlenreaktion der Sertoli-Zellen bietet deshalb ein gewisses Interesse, weil sie, wie Versuche mit tritiummarkiertem Thymidin zeigten (NEBEL 1958, eigene Beobachtungen), eine lange Lebensdauer haben. Unsere Versuche lassen erkennen, daß die Ganzkörperbestrahlung auf den Alterungsprozeß dieser Elemente zum mindesten keine stark beschleunigende Wirkung ausübte. Auch die Dickenzunahme der die Samenkanälchen umhüllenden Basalmembran, offenbar ein brauchbares Alterszeichen, vollzog sich bei bestrahlten Mäusen nicht erkennbar schneller als bei den Kontrollen.

Ob, wie RUGH (1952) berichtet, während der Dauer der strahlenbedingten Entblößung der Samenkanälchen nicht nur eine relative, sondern auch eine absolute Zunahme der Anzahl Leydigscher Zellen zustande kam, können wir mangels serienmäßiger, quantitativer Untersuchungen nicht mit Sicherheit beurteilen. Wie KOHN u. Mitarb. (1957), hatten wir eher den Eindruck, daß dies nicht der Fall war. Zeichen einer vermehrten Tätigkeit dieser inkretorisch aktiven Elemente, wie Kongestion und Atrophie der Nebennierenrinde, traten jedenfalls in der Zeit der stärksten relativen Zwischenzellanhäufung nicht in auffälliger Weise zutage. Eine leichte Adipositas, die zu den üblichen Folgen hormonal aktiver Leydig-Zelltumoren gehört (CLIFTON et al. 1956), war bei den bestrahlten Männchen im Alter von $3^{1}/_{2}$—6 Monaten jedenfalls nicht stärker ausgeprägt als bei den Kontrollen. In Spätstadien ließen sich bei den männlichen Mäusen ebenfalls keine Anhaltspunkte für eine verstärkte androgene Wirkung feststellen (vgl. sekundäre Geschlechtsmerkmale in der Glandula submaxillaris und in der Niere). Vielmehr weist das häufigere Vorkommen PAS-positiver (vgl. KOHN et al. 1957), leicht sudanophiler Zellen sowie anderer Abbauformen (Schaumzellen; kleine, eosinophile Elemente mit leicht pyknotischem Kern) im Hodenzwischengewebe älterer, bestrahlter Mäuse eher auf eine leicht herabgesetzte Entwicklung und Leistungsfähigkeit der Leydigschen Zellen hin. Die Unterschiede zwischen bestrahlten und unbestrahlten Tieren blieben indessen stets geringfügig. Durch Lokalbestrahlungen wurde bekannt, daß die Zwischenzellen selbst hohe Dosen ohne wesentliche Einschränkung ihrer sekretorischen Tätigkeit ertragen (Literaturübersicht bei ABBOTT 1959).

Die übrigen Organe des männlichen Genitaltrakts, vor allem die Samenblasen, boten, in Übereinstimmung mit dem eben Gesagten, einen weiteren Hinweis auf eine höchstens angedeutet verminderte Androgenwirkung bei älteren bestrahlten Männchen. Die restlichen Befunde, wie Entzündungen und Blutungsfolgen, lassen sich unschwer in den Rahmen des bisher Bekannten einfügen.

L. Weibliche Geschlechtsorgane und Mamma
I. Ovarium
a) Ovarialgröße

Auf eine Ermittlung des Ovarialgewichts wurde verzichtet, um das Organ für histologische Zwecke im Zusammenhang mit der Ovarialkapsel und der Tube belassen zu können.

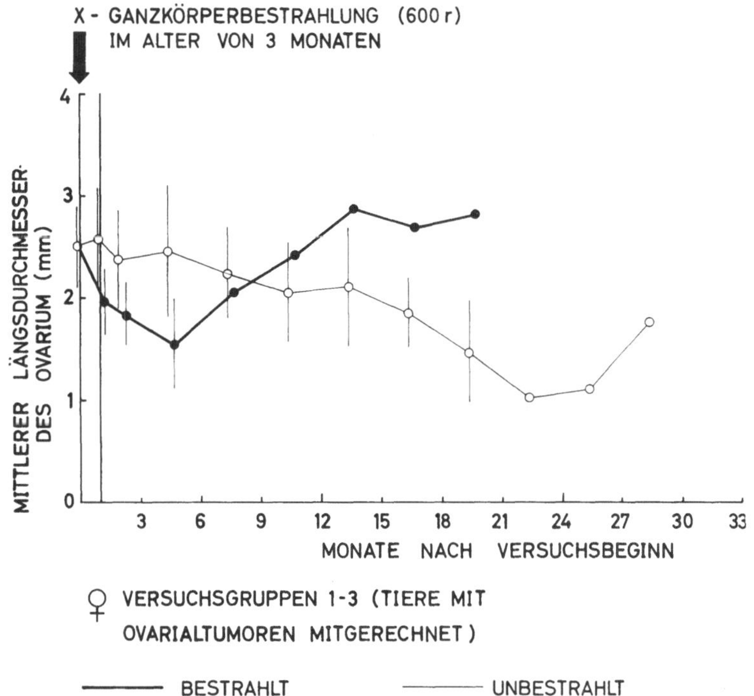

Abb. 142. Mittlerer Längsdurchmesser der Ovarien als Funktion der Zeit nach Versuchsbeginn (Standardabweichungen: senkrechte Linien, bei bestrahlten Tieren nur für die Zeit vor Erscheinen der ersten Ovarialgeschwülste eingetragen)

Abb. 142 zeigt an Hand des mittleren Längsdurchmessers, daß sich während der ersten 6 Monate nach der Ganzkörperbestrahlung die Größe des Ovariums ständig verringerte, früh nach Exposition rascher als später. Der anschließende Wiederanstieg der Kurve beruhte auf dem bei vielen Tieren beobachteten Erscheinen von Ovarialtumoren dysplastischer oder neoplastischer Natur.

b) Morphologie der degenerativen Veränderungen und der Ovarialtumoren

1. Die im Anschluß an eine Lokal- wie an eine Ganzkörperbestrahlung sich vollziehenden *degenerativen Frühveränderungen* des Ovariums sind aus der Literatur gut bekannt (MURRAY 1931, DESAIVE 1940, WARREN 1943, ICKOWITZ 1947, BLOOM 1948, TULLIS 1949, FORAKER et al. 1953 und 1954, MANDL und ZUCKERMAN 1956, GUTHRIE 1957, PASSERI et al.

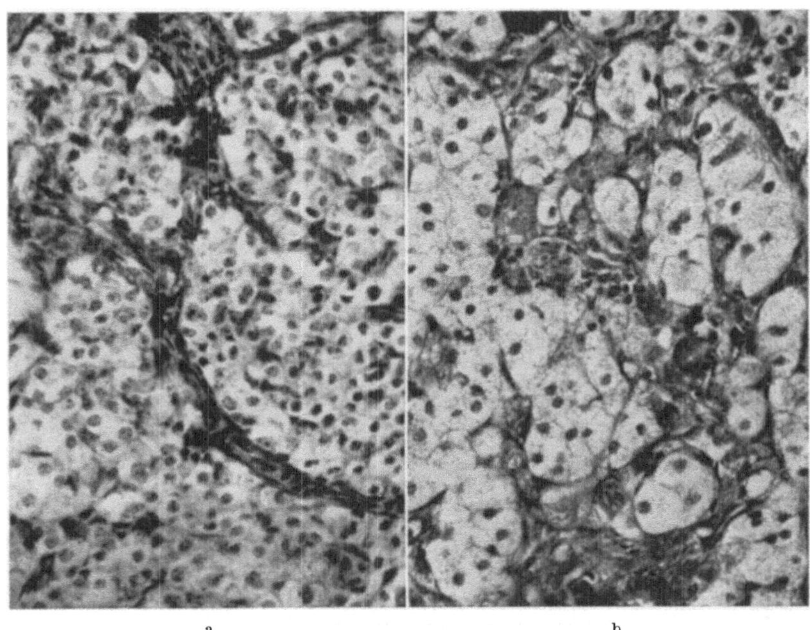

a   b

Abb. 143a u. b. a Nester und Stränge sogenannter heller Zellen im Ovarium, durchsetzt von Zügen spindeliger Elemente (Maus der Versuchsgruppe 2, 3 Monate nach Ganzkörperbestrahlung [600 r] getötet. PAS-Trichromfärbung nach HOTCHKISS, Vergrößerung 275fach). b Gruppen und Stränge von Schaumzellen im Ovarium, durchzogen von spindeligen Zellen und durchmischt mit PAS-positiven Pigmentzellen (Maus der Versuchsgruppe 3, 8 Monate nach Ganzkörperbestrahlung [600 r] spontan gestorben. PAS-Trichromfärbung nach HOTCHKISS, Vergrößerung 285fach)

1958, SCHERER 1959 u. a.), so daß hier auf diese nicht näher eingegangen zu werden braucht. Es genügt festzuhalten, daß bei unseren bestrahlten Mäusen zu Beginn des Versuchs (ein Monat nach Exposition) alle Eizellen zerstört waren, die ehemaligen Follikel sich zu unscharf begrenzten Zellhaufen („rings") zurückgebildet hatten und die noch besser erhaltenen Corpora lutea ebenfalls deutliche Zeichen einer progressiven Involution mit Zellverkleinerung und zunehmendem Ersatz durch spindelzelliges Stroma erkennen ließen. Der strahlenbedingte Abbau der Follikel verlief dabei ähnlich wie bei der physiologischen Atresie nicht zur Reife gelangter Follikel, mit längerem Erhaltenbleiben der gefalteten Zona pellucida,

Auftreten großer, von teilweise doppeltbrechenden Lipoiden beladenen Schaumzellen, Einwachsen spindelförmiger Stromaelemente und fortschreitendem Untergang der Granulosazellen. Ähnliche Schaumzellen erschienen auch in der Theca interna. Gegen Ende des dritten Monats nach Bestrahlung war auch die Rückbildung der Gelbkörper weitgehend abgeschlossen, so daß jetzt das Ovarium fast nur mehr aus Stroma (= interfollikuläres Gewebe) bestand.

2. Bereits im Verlauf des zweiten Monats nach Exposition machten sich in diesem sehr komplex aufgebauten Zwischengewebe *Proliferations- und Reorganisationsprozesse* geltend, die im Zeitraum eines Jahres bei den meisten Mäusen zur Entstehung teils dysplastischer, teils neoplastischer Ovarialtumoren führten. An diesem Vorgang beteiligten sich ganz unterschiedliche Zelltypen und Gewebestrukturen, die im folgenden kurz aufgezählt werden sollen:

Spindelförmige Stromazellen, wie sie im Zwischengewebe jedes normalen Ovariums in erheblicher Zahl zu finden sind (vgl. Abb. 143a, b).

Sogenannte *helle Zellen* (Abb. 143a) mit mittelgroßem, mäßig chromatischem, rundlichem Kern und reichlich klarem bis feingranuliertem, teilweise von kleinen, doppeltbrechenden Fetteinschlüssen besetztem Cytoplasma, jedoch ohne PAS-positive oder säurefeste Anteile in nennenswerter Menge.

Schaumzellen (Abb. 143b) mit einem, selten 2 Kernen ähnlicher Beschaffenheit wie in den hellen Zellen, jedoch noch größerem, grobwabigem, dicht mit doppeltbrechenden Lipoiden beladenem Zelleib, der mitunter auch leicht PAS-positive, jedoch selten säurefeste Strukturen aufweist.

Gelbe Pigmentzellen („yellow cells"), sehr wahrscheinlich Vorläufer der braunen Pigmentzellen, mit eher kleinem Kern und sehr reichlich dicht- und feingranuliertem, leicht gelblich getöntem, blaß PAS-positivem, mäßig säurefestem Cytoplasma (Abb. 144).

Braune Pigmentzellen („brown cells of degeneration") mit noch kleinerem, dichtem, oft randständigem Kern und großem, leicht bräunlich gefärbtem, intensiv PAS-positivem, säurefestem, argyrophilem, fein- bis mittelgrob granuliertem Zelleib. Diese Elemente werden auch als ceroidhaltige Zellen bezeichnet (vgl. Abb. 152). Nicht selten fallen sie durch eine diffus positive Eisenreaktion auf.

Einzeln oder in kleinen Knoten zusammengelagerte Elemente, die morphologisch den *Granulosazellen* entsprechen (Abb. 145). Oft sind sie fettfrei, können aber sudanophile Einschlüsse enthalten.

Sogenannte *Luteinzellen*, die sowohl morphologisch als auch färberisch sehr große Ähnlichkeit mit den Elementen des Gelbkörpers haben (vgl. Abb. 148).

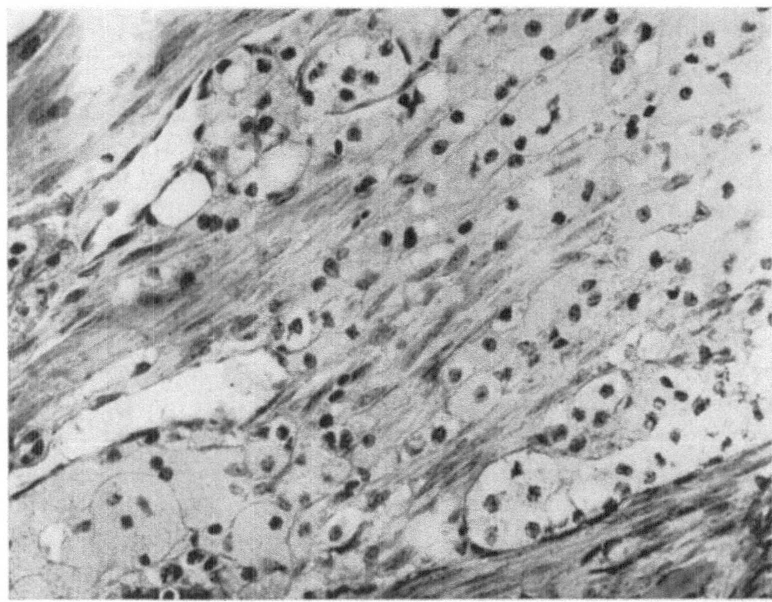

Abb. 144. In den Musculus constrictor ovarii eingewachsene, gelbe Pigmentzellen des Ovariums (Maus der Versuchsgruppe 2, 12 Monate nach Ganzkörperbestrahlung [600 r] getötet. Hämatoxylin-Eosin, Vergrößerung 340fach)

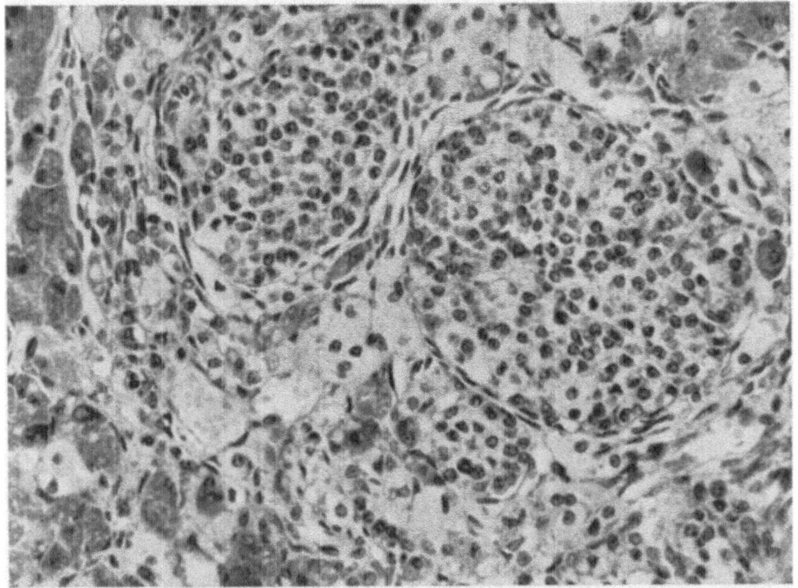

Abb. 145. Kleine Knoten von granulosazellartigen Elementen im Ovarium (Maus der Versuchsgruppe 2, 11¹/₂ Monate nach Ganzkörperbestrahlung [600 r] getötet. PAS-Trichromfärbung nach HOTCHKISS, Vergrößerung 285fach)

Hiluszellen, die den Leydigschen Zwischenzellen des Hodens gleichen und sich auch färberisch entsprechend verhalten.

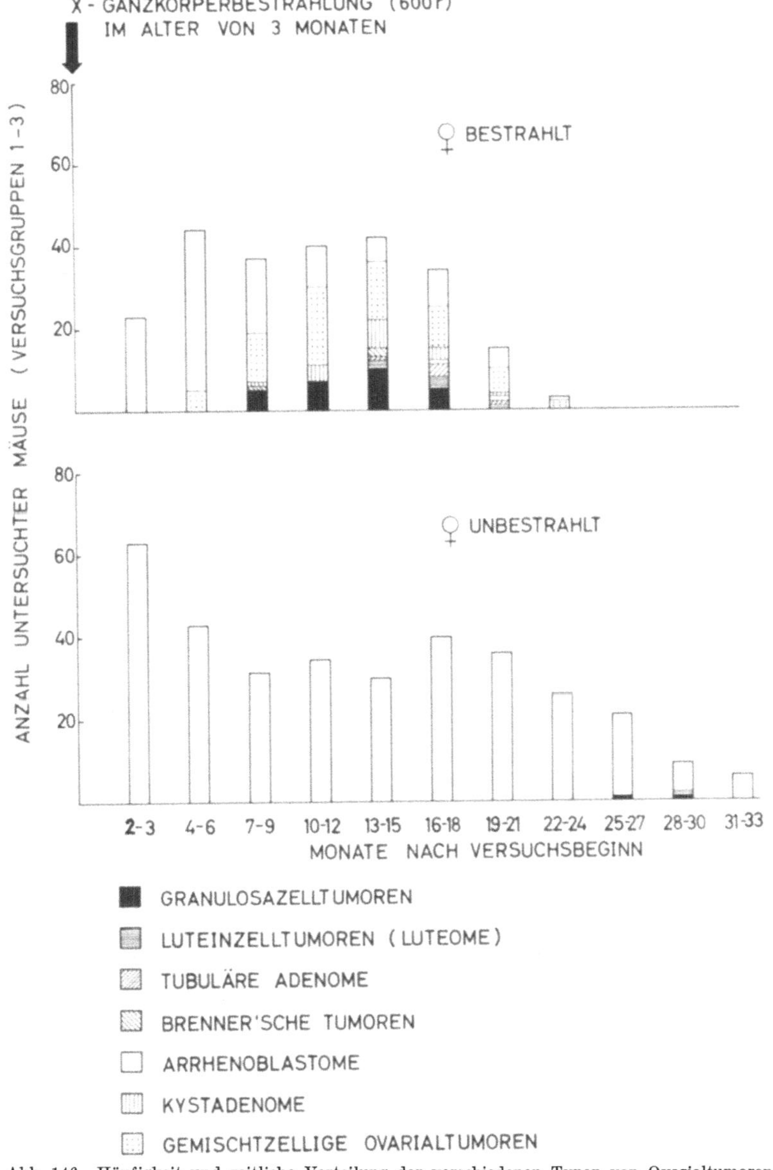

Abb. 146. Häufigkeit und zeitliche Verteilung der verschiedenen Typen von Ovarialtumoren

Von regelmäßig gebautem, kubischem bis niedrig cylindrischem Epithel ausgekleidete *Schläuche*, die sich oft in Bezirken mit papillärer

Umgestaltung der von Keimepithel bedeckten Ovarialoberfläche vor-
finden („tubular downgrowth"). Das Cytoplasma erscheint in der Regel
mäßig dunkel (vgl. Abb. 149).

An der Vergrößerung der Ovarien in späteren Stadien nach Ganzkörperbestrahlung trugen die hier erwähnten Zelltypen und Gewebs-
strukturen in von Fall zu Fall ganz ungleichem Ausmaß bei.

Bei einem Teil der Mäuse kam es zur Ausbildung *echter Neoplasmen*,
die sich durch Vorherrschen eines bestimmten Zelltyps oder einer einheit-

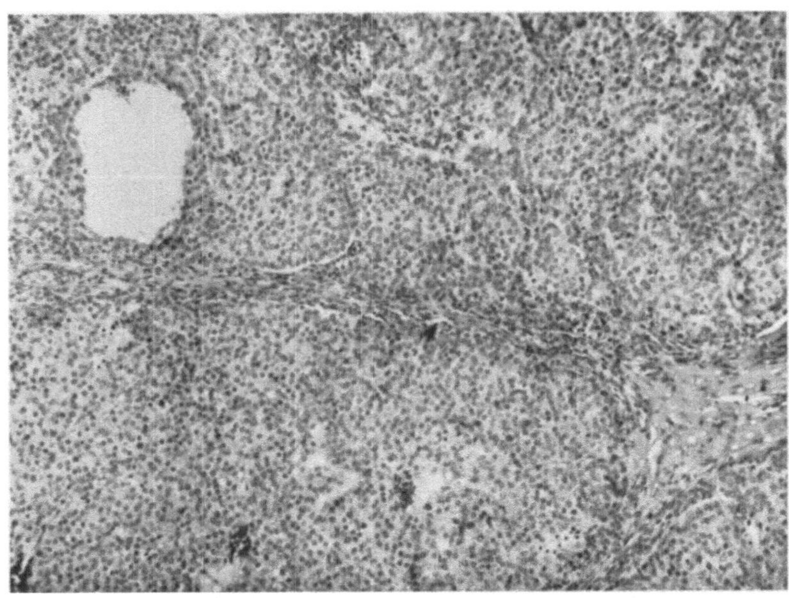

Abb. 147. Granulosazelltumor des Ovariums: Solide Stränge und Knoten von Granulosazellen mit
Bildung vereinzelter, flüssigkeitsgefüllter Hohlräume. (Maus der Versuchsgruppe 2, $8^{1}/_{2}$ Monate nach
Ganzkörperbestrahlung [600 r] getötet. Hämatoxylin-Eosin, Vergrößerung 115fach)

lichen Gewebestruktur und expansives Wachstum auszeichneten.
Abb. 146 gibt deren Art und Häufigkeit in Abhängigkeit von der Zeit
nach Versuchsbeginn wieder.

Unter den soliden Geschwülsten nahmen zahlenmäßig die *Granulosazelltumoren* (total 27 bei Bestrahlten, 2 bei Unbestrahlten [$P < 0{,}001$]) den
ersten Platz ein. Im histologischen Aufbau fielen sie vor allem durch
breit-trabeculäre Strukturen auf. Seltener waren follikuläre Bilder zu
sehen (Abb. 147). Mitunter enthielten die Tumorzellen feintropfige,
sudanophile, nur teilweise doppeltbrechende Lipoideinschlüsse („Folli-
culome lipidique"). 25 der 29 beobachteten Fälle boten Zeichen eines
Dauer- und/oder Hyperoestrogenismus, wie sich vor allem am morphologischen Aufbau des Vaginalepithels und am Uterus nachweisen ließ.

Ihr Erscheinen beschränkte sich bei den bestrahlten Tieren auf die Zeit zwischen 6 und 18 Monaten nach Exposition, bei den unbehandelten Kontrollen traten die ersten Fälle erst später als 24 Monate nach Versuchsbeginn auf.

Echte Luteome (Luteinzelltumoren, Abb. 148) fanden sich nur in geringer Zahl (6 Bestrahlte, eine Unbestrahlte). Bei allen diesen Tieren äußerte sich der Progesteroneffekt am Vaginalepithel und in der Corpusmucosa.

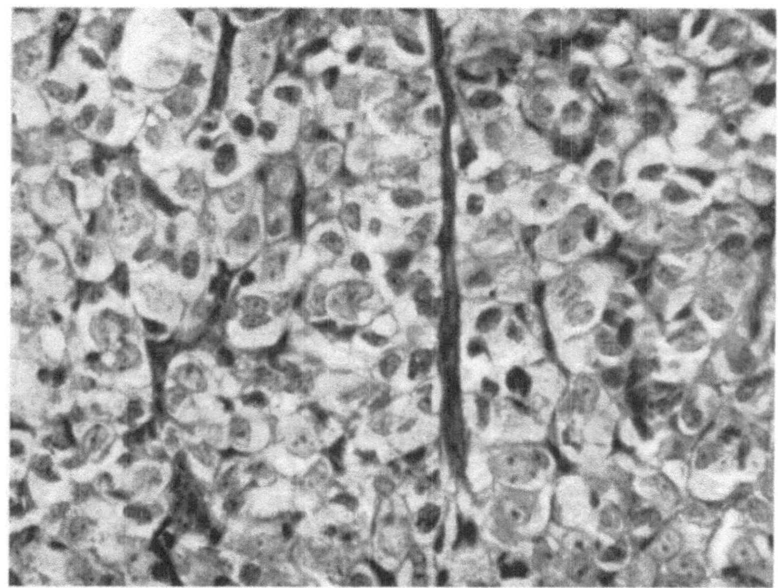

Abb. 148. Luteinzelltumor (Luteom) des Ovariums (Maus der Versuchsgruppe 2, 18 Monate nach Ganzkörperbestrahlung [600 r] getötet. PAS-Trichromfärbung nach HOTCHKISS, Vergrößerung 510fach)

Tubuläre Adenome (Abb. 149), im ganzen 5mal bei bestrahlten Mäusen beobachtet, entwickelten sich in der Zeit zwischen 12 und 21 Monaten nach Versuchsbeginn. Sie übten, soweit sich an den Erfolgsorganen beurteilen ließ, keine hormonale Aktivität aus.

Kleine Arrhenoblastome und *Brennersche Tumoren* wurden bei 2 bzw. 3 bestrahlten Weibchen gesehen. Auch sie hatten keine faßbare endokrine Wirkung.

Im Zeitraum von 6—12 Monaten nach Bestrahlung fanden sich zudem bei 16 Mäusen *multilokuläre Cystadenome*, teilweise verbunden mit leichter Papillenbildung an der Innenfläche der Hohlräume und/oder Einwachsen von Schläuchen in die Cystenwand (Abb. 150). Zwei dieser Tiere zeigten eine hämorrhagische Infarzierung des Tumors. Meistens

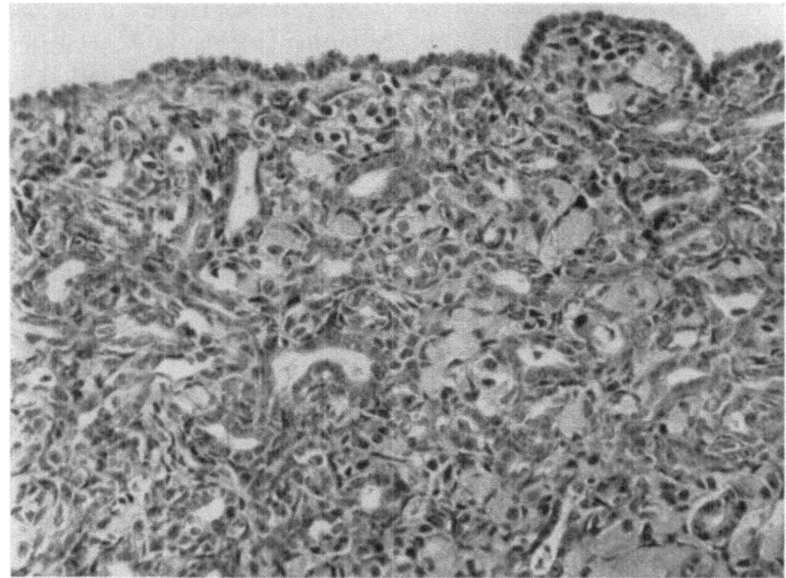

Abb. 149. Tubuläres Adenom des Ovariums (Maus der Versuchsgruppe 1, 12 Monate nach Ganzkörperbestrahlung [600 r] getötet. Hämatoxylin-Eosin, Vergrößerüng 265fach)

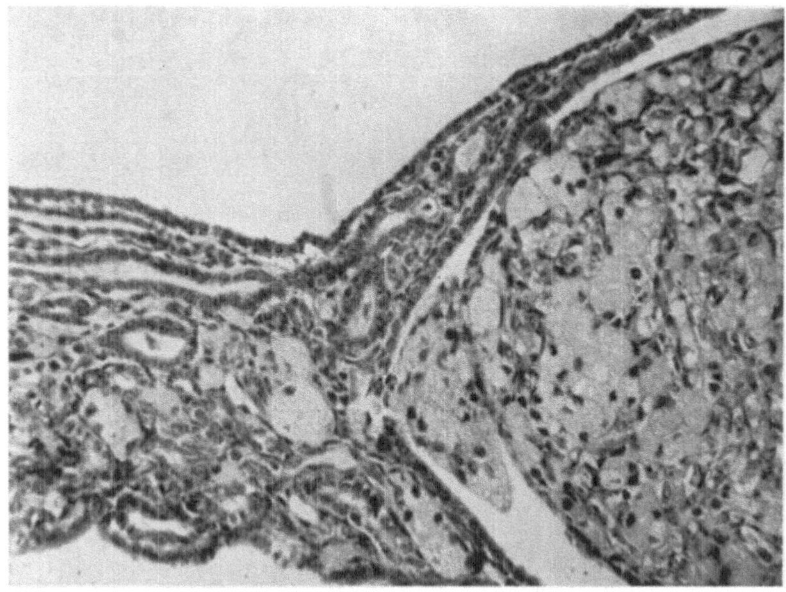

Abb. 150. Kystadenoma serosum des Ovariums mit schlauchartigen Epitheleinsenkungen in die Wand der Cysten (Maus der Versuchsgruppe 1, 12 Monate nach Ganzkörperbestrahlung [600 r] getötet. Hämatoxylin-Eosin, Vergrößerung 265fach)

handelte es sich um ein Cystadenoma multiloculare serosum; nur zweimal konnten ein pseudomucinöser Cysteninhalt und ein entsprechendes, helles Epithel beobachtet werden.

Kavernöse Hämangiome (Abb. 151) traten im Ovarium 6 bestrahlter und 2 unbestrahlter Weibchen auf. Es wurden nur große, gut begrenzte und fast ausschließlich aus weiten Bluträumen bestehende Tumoren zu den Hämangiomen gezählt. Fließende Übergänge zu den in großer Zahl gefundenen Teleangiektasien wurden allerdings mehrfach bemerkt.

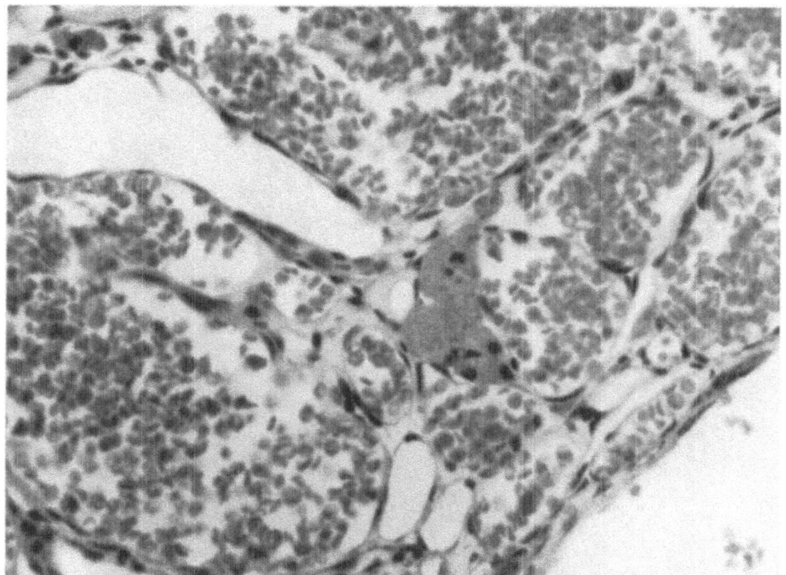

Abb. 151.   Haemangioma cavernosum des Ovariums (Maus der Versuchsgruppe 2, 12 Monate nach Ganzkörperbestrahlung [600 r] getötet. Hämatoxylin-Eosin, Vergrößerung 440fach)

Neben den erwähnten Neubildungen entstand sehr oft (vgl. Abb. 146) eine Ovarialvergrößerung, die auf einer Vermehrung der verschiedensten, in anscheinend regellosem Durcheinander liegenden Zellarten beruhte. Diese Gebilde, die wir als *dysplastische Ovarialtumoren* bezeichnen, dürfen kaum als echte Geschwülste angesehen werden, da sie deutliche Umwandlungs- und Alterungszeichen erkennen ließen. Nicht selten zeigte sich makroskopisch eine Zwei- oder Dreiteilung des Ovarialtumors in einen echt neoplastischen Bezirk (z. B. Granulosazelltumor), einen dysplastischen Knoten und teleangiektatische Gebiete. Gemischtzellige Anteile waren in der Nachbarschaft echter Geschwülste häufig anzutreffen. Über das Vorhandensein oder Fehlen einer hormonalen Wirkung rein dysplastischer Ovarialtumoren orientierte die histologische Untersuchung der Erfolgsorgane, vor allem der Vagina. Dabei zeichneten sich gewisse Beziehungen zwischen der im Ovarium vorherrschenden Zellart und der Vaginalreaktion ab:

Ein hohes Vaginalepithel mit deutlicher Verhornung und fehlenden neutrophilen Leukocyten (Oestrogeneffekt) wurde vor allem beim Auftreten von Granulosazellgruppen (mit oder ohne Lipoideinlagerung), teilweise auch bei Vorherrschen heller Zellen gesehen.

Ein vielschichtiges Vaginalepithel mit fehlender Verhornung, aber starker oberflächlicher Zellabschilferung und Infiltration durch neutrophile Leukocyten (Progesteroneffekt) bekamen wir, mit wenigen Aus-

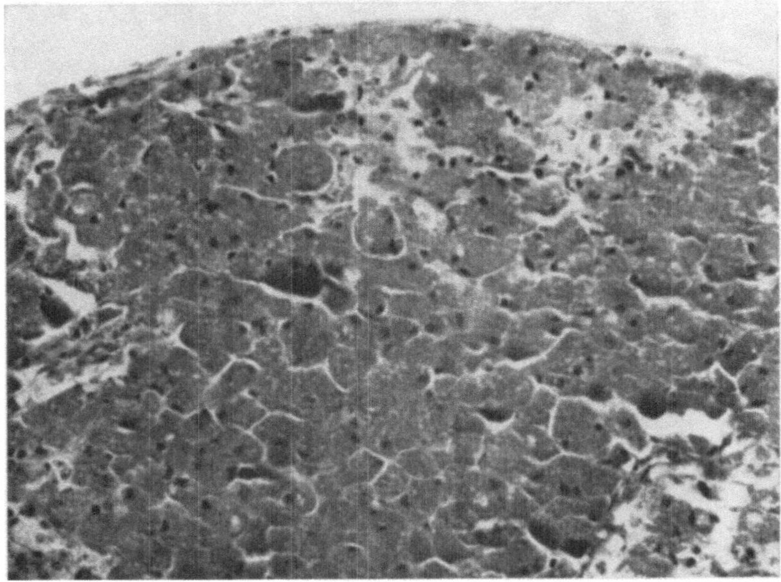

Abb. 152. Dysplastischer Ovarialtumor mit massenhaft braunen Pigmentzellen (Maus der Versuchsgruppe 3, 19 Monate nach Ganzkörperbestrahlung [600 r] spontan gestorben. PAS-Trichromfärbung nach HOTCHKISS, Vergrößerung 285fach)

nahmen, nur bei Tieren zu Gesicht, deren Ovarium Luteinzellen in größerer Zahl enthielt. Gelegentlich trat der gleiche Vaginalbefund zusammen mit einer starken Vermehrung blaßgelber Pigmentzellen im Ovarium auf.

Ein Vorherrschen brauner Pigmentzellen ging fast regelmäßig mit einer Vaginalatrophie einher.

Die dysplastischen Ovarialtumoren machten offensichtlich Entwicklungs- und Alterungsvorgänge durch. Die Bildung blaßgelber Pigmentzellen setzte schon im zweiten Monat nach Exposition ein, nahm dann stetig zu und endete schließlich in einer Anhäufung brauner Pigmentzellen (Abb. 152). Die letzteren gehörten, ähnlich wie in senil atrophischen Ovarien der am längsten lebenden, unbestrahlten Kontrollen, zu den charakteristischen morphologischen Zeichen der dysplastischen Ovarialtumoren von Tieren höheren Alters oder waren bei jüngeren bestrahlten Mäusen nur dann in größerer Zahl zu finden, wenn das Ovarium keinen nennenswerten Größenzuwachs erfuhr. Die ersten Granulosazellhaufen wurden im dritten Monat nach Ganzkörperbestrahlung beobachtet; 9—15 Monate nach Exposition kamen sie am häufigsten vor, später wieder seltener. Die Luteinzellen verhielten sich ähnlich, gingen aber in der Frühphase nach Bestrahlung zahlenmäßig weniger zurück als die Granulosazellen und hielten sich auch in Spät-

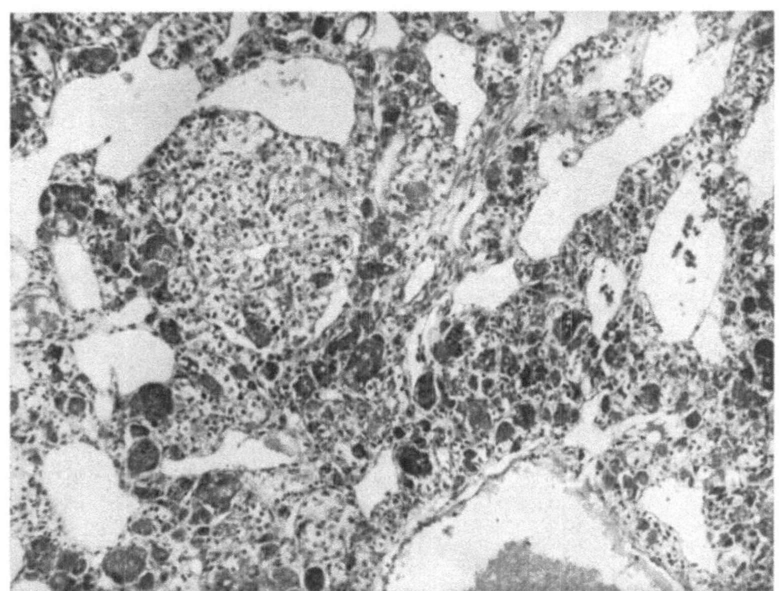

Abb. 153. Teleangiektasien in einem dysplastischen Ovarialtumor (Maus der Versuchsgruppe 1, 9 Monate nach Ganzkörperbestrahlung [600 r] getötet. PAS-Trichromfärbung nach HOTCHKISS, Vergrößerung 115fach)

stadien etwas länger. Vom Keimepithel ausgehende, tubuläre Einsenkungen traten vor allem bei den älteren bestrahlten Mäusen hervor, nachdem der Höhepunkt der Granulosa- und Luteinzellproduktion bereits überschritten war. Dasselbe gilt für die Bildung schlauchartiger Strukturen. Subkapsuläre seröse Cysten fanden sich demgegenüber bei bestrahlten Mäusen seltener (5 Fälle) als bei unbestrahlten (21 Fälle, $P < 0,01$).

Blutungen in Ovarialtumoren wurden bei Tieren der Versuchsgruppen 2 und 3 wiederholt beobachtet. Auch fanden sich viel häufiger bei bestrahlten als bei unbestrahlten Mäusen große *Ansammlungen hämosiderinhaltiger Zellen*. Besonders in älteren dysplastischen Ovarialtumoren kam es mehrfach zur Bildung *herdförmiger Gewebsnekrosen* innerhalb der von braunen Pigmentzellen besetzten Gebiete, wobei Cholesterinkristalle entstanden.

Teleangiektasien (Abb. 153) traten sowohl in neoplastischen als auch dysplastischen Ovarialtumoren bestrahlter Mäuse oft in Erscheinung (49 bestrahlte, 8 unbestrahlte Tiere [$P<0{,}001$]); ihre Zahl stieg mit zunehmendem Alter an.

In 19 Fällen (14 bestrahlte, 5 unbestrahlte Mäuse) fand sich — ohne erkennbare Bevorzugung einer bestimmten Altersklasse — eine *chronische*

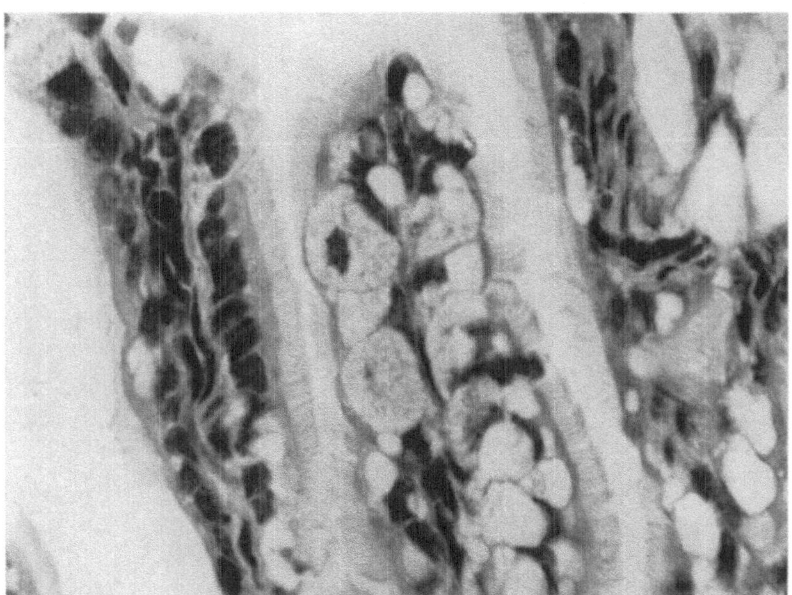

Abb. 154. Große, teilweise von Vacuolen durchsetzte, sekretorische Epithelzellen in der Tube eines Tieres mit Granulosazelltumor des Ovariums (Maus der Versuchsgruppe 2, 15 Monate nach Ganzkörperbestrahlung [600 r] getötet. Hämatoxylin-Eosin, Vergrößerung 950fach)

Perioophoritis mit Infiltration der Ovarialkapsel durch Lymphocyten, einige Plasmazellen und Histiocyten. Auch Hämosiderin fehlte bei dieser Veränderung selten.

Leukämische Infiltrate siedelten sich im Ovarium nur ausnahmsweise an, eher lagen sie in seiner Umgebung.

II. Tuben

Das Zustandsbild der Tubenschleimhaut stand in Abhängigkeit von der endokrinen Situation. Tiere mit Zeichen eines Daueroestrogenismus (z.B. bei Granulosazelltumoren) wiesen oft ungewöhnlich große sekretorische Epithelien auf (Abb. 154). Eine Schleimhautatrophie mit subepithelialer Hyalinose war demgegenüber bei den Mäusen mit morphologischen Äußerungen einer stark gedrosselten oder fast erloschenen Oestrogenproduktion (vgl. Vaginalepithel) zu sehen. In solchen Fällen bestand das Ovarium oft fast nur mehr aus braunen Pigmentzellen.

III. Uterus
a) Größe des Uterus

Abb. 155 gibt eine Übersicht des mittleren Durchmessers der Uterushörner in Abhängigkeit von der Zeit nach Versuchsbeginn. Nach an-

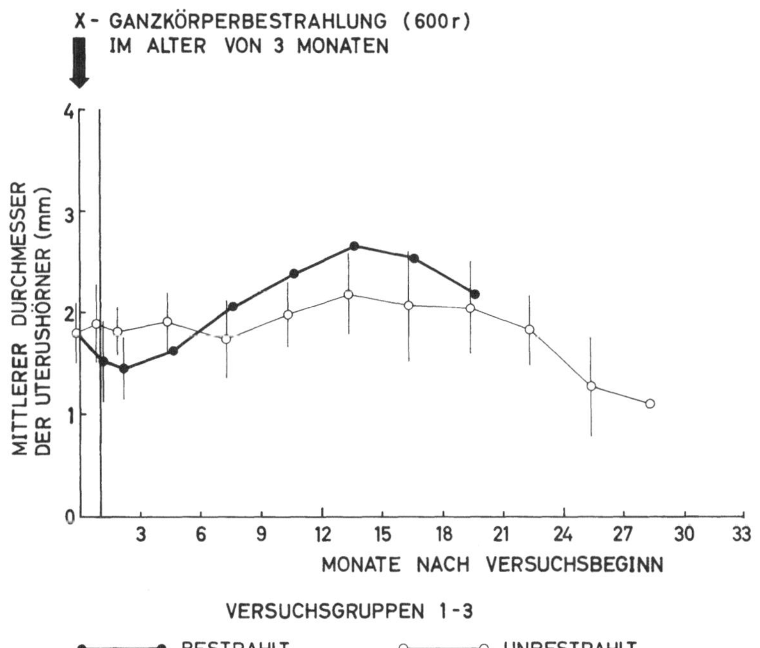

Abb. 155. Mittlerer Durchmesser der Uterushörner, als Funktion der Zeit nach Versuchsbeginn (Standardabweichungen: senkrechte Linien, bei den bestrahlten Tieren wegen unterschiedlich gestörter Ovarialfunktion später als 3 Monate nach Versuchsbeginn nicht mehr eingetragen)

fänglicher Verkleinerung der Gebärmutter nahm diese bereits vor Ablauf des ersten Halbjahrs nach der Ganzkörperbestrahlung im Durchschnitt wieder an Größe zu. In der Zeit vom 9.—18. Monat nach Exposition lagen die bei den bestrahlten Mäusen gemessenen Werte erheblich über denjenigen der Vergleichstiere. Zu beachten ist ferner die Tatsache, daß bei den bestrahlten Weibchen nie eine gleich schwere Atrophie zustande kam wie bei den ältesten Kontrollen.

b) Hyperplastische und degenerative Veränderungen

1. Der Vergrößerung der Uterushörner in späteren Stadien nach Bestrahlung lag meistens eine *glandulär-cystische Hyperplasie des Endo-*

metriums zugrunde (Abb. 156). In Fällen mit stark hormonal aktiven Ovarialtumoren fanden sich neben den charakteristischen Cysten auch eine zahlenmäßige Vermehrung der Drüsen sowie eine erhöhte Mitosetätigkeit und eine Vergrößerung der Epithelzellen. Das Stroma erschien dabei ödematös aufgelockert (Oestrogeneffekt, vgl. ELY 1957). Bei einigen Tieren mit Granulosazelltumoren vollzog sich zudem eine Verhornung der das zentrale Lumen auskleidenden Epithellage (Abb. 157). In mehreren Fällen, bei denen sich im Ovarium neben der Granulosazellwucherung auch eine Vermehrung von Luteinzellen bemerkbar machte,

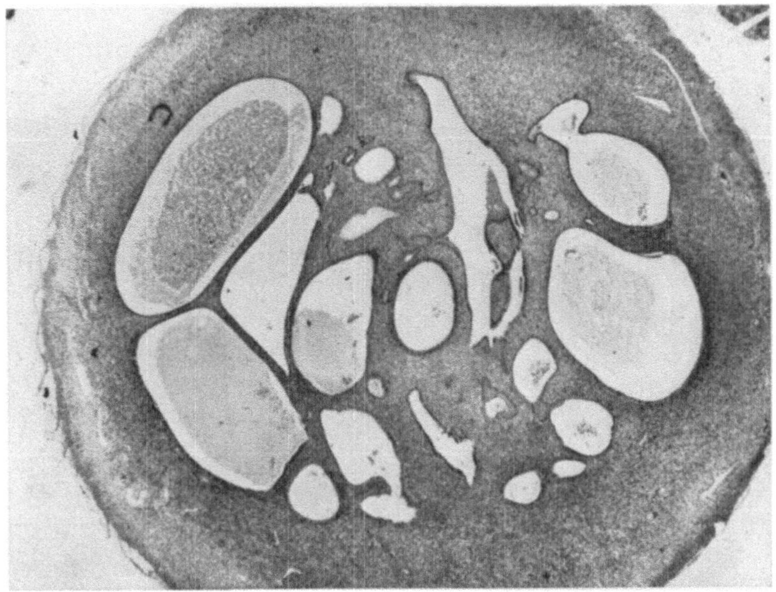

Abb. 156. Glandulär-cystische Hyperplasie der Schleimhaut des Corpus uteri (Maus der Versuchsgruppe 2, 9 Monate nach Ganzkörperbestrahlung [600 r] getötet. Hämatoxylin-Eosin, Vergrößerung 28,5fach)

zeigten die Epithelien der Corpusdrüsen apikale Sekretzungen (Abb. 158a, b); auch das Stroma ließ die für den Progesteroneffekt bezeichnende bläschenförmige Umwandlung der Kerne erkennen. Es ist zu betonen, daß auch unbestrahlte Mäuse gelegentlich eine glandulärcystische Hyperplasie des Uterus aufwiesen; die Zahl derartiger Beobachtungen und das Ausmaß der Veränderung blieben aber im Mittel ganz erheblich hinter den Befunden bei bestrahlten Weibchen zurück. Umgekehrt hatten nicht alle bestrahlten Tiere eine Uterusverdickung; der Grund dafür war leicht im histologischen Aufbau des Ovariums zu sehen, indem hier braune Pigmentzellen vorherrschten. Involutionserscheinungen am Uterus gingen oft mit einer Vermehrung der Mastzellen im Endo- und Perimetrium einher.

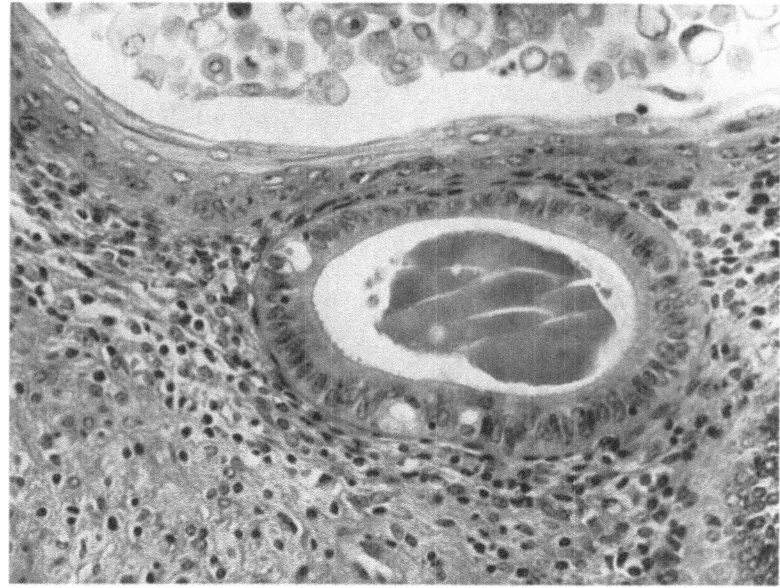

Abb. 157. Plattenepithelmetaplasie bei glandulär-cystischer Hyperplasie des Endometriums. Die Maus war Trägerin eines Granulosazelltumors des Ovariums (Tier der Versuchsgruppe 3, $8^1/_2$ Monate nach Ganzkörperbestrahlung [600 r] spontan gestorben. Hämatoxylin-Eosin, Vergrößerung 285fach)

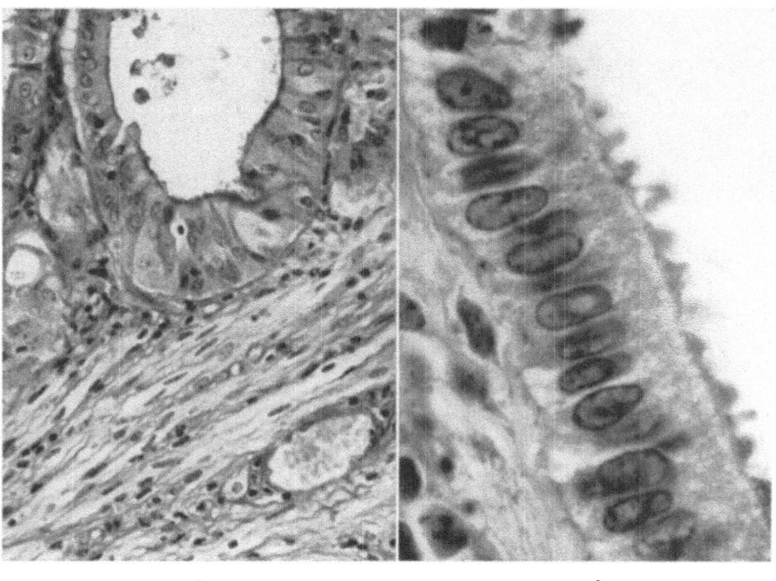

a   b

Abb. 158a u. b. Sekretzungen und Hypertrophie der Epithelzellen bei glandulär-cystischer Hyperplasie des Endometriums (a gleiche Maus wie in Abb. 156, PAS-Trichromfärbung nach HOTCHKISS, Vergrößerung 270fach. b Maus der Versuchsgruppe 3, 14 Monate nach Ganzkörperbestrahlung [600 r] spontan gestorben. Hämatoxylin-Eosin, Vergrößerung 1080fach)

2. Bei älteren bestrahlten Weibchen wurde oft, trotz *Bestehens großer Cysten* im Endometrium, eine deutliche *Atrophie* sowohl der Korpusdrüsen als auch des Vaginalepithels angetroffen. Der Cysteninhalt erschien in solchen Fällen stark eingedickt. Gelegentlich fiel auch eine verstärkte Epitheldesquamation auf.

3. Eine *Adenomyosis* des Uterus, die bei Mäusen kleinzellige, zellreiche Stromainseln vermissen läßt, wurde im Zeitraum von 6—18 Monaten nach Versuchsbeginn bei 21 bestrahlten und nur 2 unbestrahlten Tieren

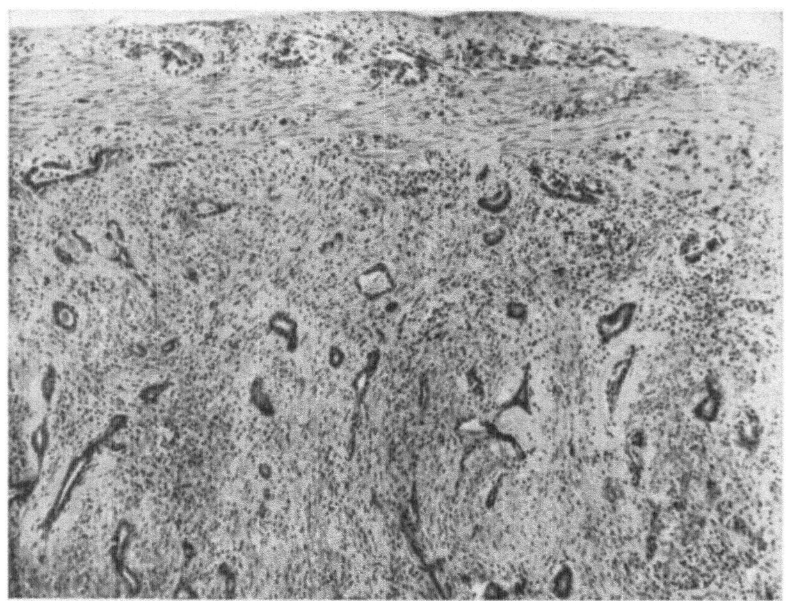

Abb. 159. Adenomyom des Uterus (Maus der Versuchsgruppe 3, 14 Monate nach Ganzkörperbestrahlung [600 r] spontan gestorben. Hämatoxylin-Eosin, Vergrößerung 115fach)

beobachtet ($P < 0{,}001$). Die meisten Weibchen mit solchen Veränderungen zeigten auch eine glandulärcystische Hyperplasie. In 6 Fällen entstanden umschriebene *Adenomyome* (Abb. 159).

4. Die schwersten Grade einer *Uterusatrophie* kamen bei den ältesten unbehandelten Kontrolltieren zur Beobachtung. Andererseits setzte bei den bestrahlten Mäusen ohne glandulär-cystische Hyperplasie die Involution sehr viel früher als bei Kontrollen ein; sie erreichte aber nicht das gleiche Ausmaß wie bei der abgeschlossenen senilen Rückbildung.

5. Eine *Hydrometra* mit sackartiger Ausweitung des zentralen Lumens und teilweiser Plattenepithelmetaplasie des auskleidenden Epithels fand sich bei insgesamt 6 bestrahlten und 2 unbestrahlten Weibchen. Zweimal konnten als Ursache Vaginaltumoren, dreimal eine entzündliche Obliteration des Cervicalkanals aufgedeckt werden.

6. Eine Hämatometra, ohne oder mit partieller hämorrhagischer Infarzierung des betreffenden Uterushorns, kam in der Zeit von 2 bis 15 Monaten nach Versuchsbeginn bei 7 bestrahlten und nur einer unbestrahlten Maus vor.

7. Frische *Blutungen* waren weniger häufig zu sehen als herdförmige *Ansammlungen zahlreicher hämosiderinhaltiger Zellen* (Abb. 160); dieser auf stattgehabte Blutungen hindeutende Befund wurde bei 96 bestrahlten und 31 unbestrahlten Tieren ($P < 0,001$) erhoben.

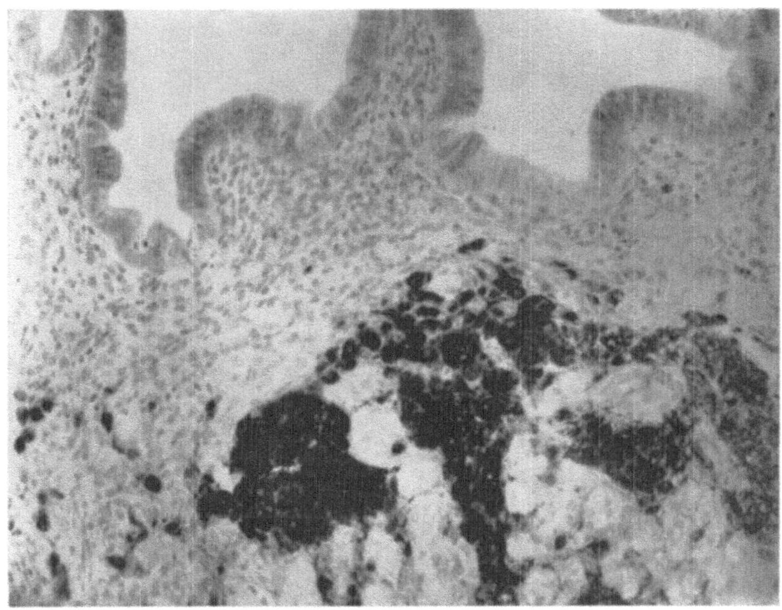

Abb. 160. Herdförmige Hämosiderinablagerung in der Uteruswand (Maus der Versuchsgruppe 1, 2 Monate nach Ganzkörperbestrahlung [600 r] getötet. Turnbull-Färbung nach TIRMANN und SCHMELZER, Rotfilter, Vergrößerung 180fach)

c) Infektiöse Prozesse

1. Zwei bestrahlte Weibchen im Alter von 5 und 6 Monaten (2 bzw. 3 Monate nach Exposition) zeigten *parametrane, granulierende Abscesse.*

2. Eine *Pyometra* sahen wir im Zeitraum von 3—12 Monaten nach Versuchsbeginn bei 5 bestrahlten und 4 unbestrahlten Tieren.

3. *Chronische Panmetritiden*, mit Infiltration der ganzen Uteruswand durch Lymphocyten, Plasmazellen, Histiocyten und einige neutrophile Leukocyten, kamen selten vor (4 bestrahlte, 2 unbestrahlte Mäuse in der Zeit von 2—12 Monaten nach Versuchsbeginn).

d) Neoplastische Prozesse

1. Am häufigsten traten *Leiomyome* vom üblichen Bau auf (in der Zeitspanne von 6—21 Monaten nach Versuchsbeginn bei 16 bestrahlten

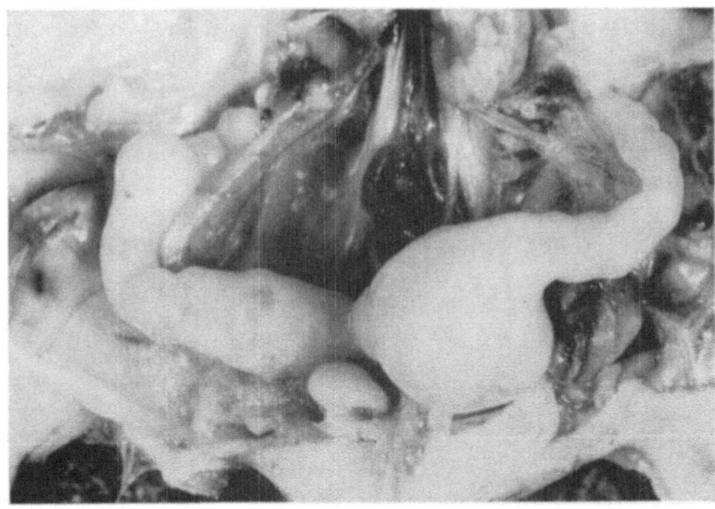

Abb. 161. Granularzelltumor des Myometriums (Maus der Versuchsgruppe 2, 15 Monate nach Ganzkörperbestrahlung [600 r] getötet, Vergrößerung 4fach)

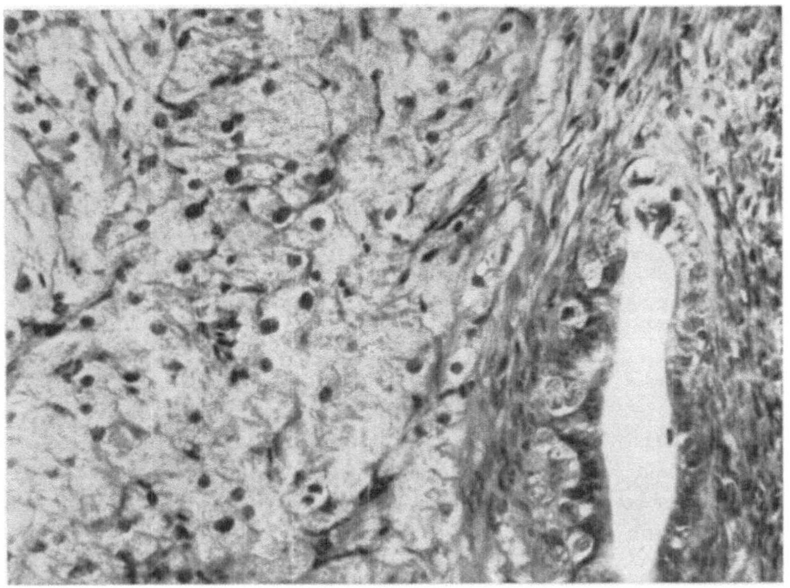

Abb. 162. Granularzelltumor des Myometriums (gleiche Maus wie in Abb. 161. Hämatoxylin-Eosin, Vergrößerung 285fach)

und 2 unbestrahlten Tieren [$P < 0{,}001$]). Der bindegewebige Anteil dieser Tumoren war teilweise leicht myxomatös umgewandelt.

2. Die 6 Fälle mit *Adenomyomen* wurden bereits erwähnt.

3. 15—18 Monate nach Exposition fanden sich 2 Mäuse mit *Granular-zelltumoren* des Myometriums. Diese bisher bei Mäusen nicht bekannte Geschwulstform des Uterus zeichnet sich durch eine kugelige Gestalt (Abb. 161) aus. Die Abgrenzung ist recht deutlich, nur in den Rand-partien verflechten sich die großen, plump-spindeligen, polygonalen oder rundlichen Tumorzellen eng mit der angrenzenden glatten Muskulatur. Die Kerne zeigen mittlere Größe, einen mäßigen Chromatingehalt und eine in der Regel rundlich-ovale Form. Das sehr reichliche Cytoplasma wird dicht besetzt von kleinen, blassen, fettfreien Granula mit fär-berischen Eigenschaften wie beim sog. Myoblastenmyom (Granularzell-tumor) der Humanpathologie (Abb. 162).

Uteruscarcinome wurden nicht angetroffen. Verschiedentlich war die Gebärmutter Sitz leukämischer Infiltrate. In der Cervix uteri ent-wickelten sich keine Geschwülste.

IV. Vagina

a) Einfluß der Ganzkörperbestrahlung auf die cyclischen Veränderungen des Vaginalepithels

Bei mehreren Mäusen wurden in zweitägigen Abständen und zu ver-schiedenen Zeiten nach Versuchsbeginn die cytologischen Veränderungen im Vaginalabstrich über eine längere Periode verfolgt. Es zeigte sich, daß die Ganzkörperbestrahlung den Cyclus wohl vorübergehend unter-brach, aber vor dem Ablauf von durchschnittlich 15 Monaten nicht dauernd aufzuheben vermochte. Allerdings waren die Intervalle zwischen 2 identischen Cyclusphasen oft sehr unregelmäßig; ohne strenge Gesetz-mäßigkeit folgten sich beim gleichen Tier abnorm verlängerte Dioestrus-, Prooestrus-, Oestrus- und Metoestruszustände. Diesem Umstand muß bei der Bewertung der histologischen Vaginalbefunde Rechnung getragen werden: Das histologische Bild des Scheidenepithels entsprach der hormonalen Situation im Augenblick der Tötung oder des Spontantodes, vermochte aber über die Fähigkeit oder Unfähigkeit des Ovariums zu einer cyclischen Änderung seiner hormonalen Leistungen oft keine oder nur ungenügende Auskunft zu geben.

Mehrmals wurden an der Vagina bestrahlter Weibchen Befunde erhoben, die einer normalen Cyclusphase entsprachen (z.B. früher Pro-oestrus, Metoestrus II). Oft kam es jedoch zum Aufbau eines abnormen Vaginalepithels, das entweder auf

1. ein ungewöhnlich langes Andauern einer an sich normalen Reaktion (z.B. exzessive Verhornung bei Daueroestrogenismus [Abb. 163]) oder

2. auf eine pathologische Kombination verschiedener Hormon-wirkungen (z.B. schwere Dyskeratose bei gleichzeitiger Epithelab-schilferung und leukocytärer Infiltration [Abb. 164], Hyperplasie

oberflächlicher Schleimzellen, kombiniert mit leukocytärer Infiltration [Abb. 165]) hinwies.

Echte Ovarialneoplasmen führten eher zu Vaginalveränderungen, die einer Übertreibung an sich normaler Reaktionen gleichkamen (z.B. Hyperkeratose bei Granulosazelltumoren, Metoestrus II bei Luteomen).

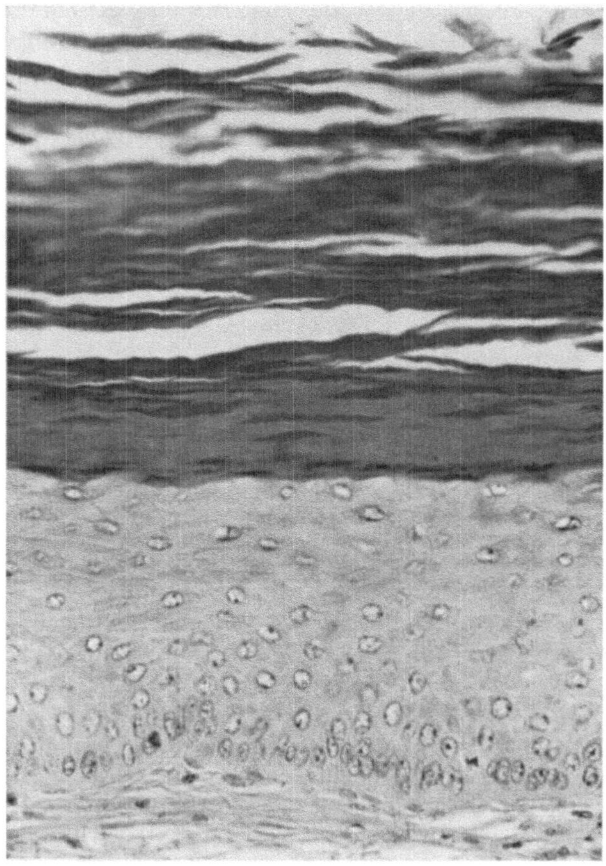

Abb. 163. Hyperkeratose des Vaginalepithels bei Daueroestrogenismus infolge Granulosazelltumors des Ovariums (Maus der Versuchsgruppe 2, $8^{1}/_{2}$ Monate nach Ganzkörperbestrahlung [600 r] getötet, gleiches Tier wie in Abb. 147. Hämatoxylin-Eosin, Vergrößerung 300fach)

Gemischtzellige (dysplastische) Tumoren des Eierstocks gaben demgegenüber häufiger Anlaß zu den unter 2 erwähnten pathologischen Kombinationseffekten.

Bei der Mehrzahl der länger als 15 Monate nach Ganzkörperbestrahlung überlebenden Weibchen mit dysplastischen Ovarialtumoren bot die Vagina das Bild einer fortschreitenden Atrophie (Abb. 166). In diesen Fällen herrschten im Ovarium braune Pigmentzellen vor, während die

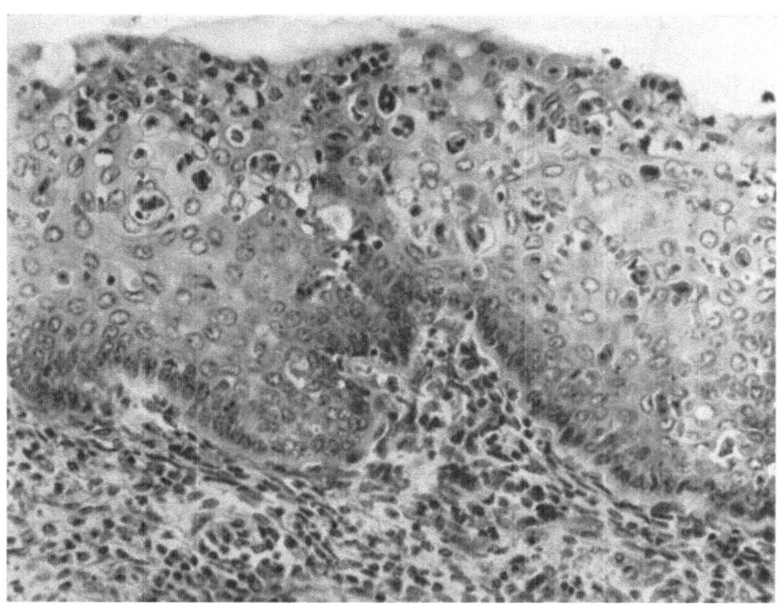

Abb. 164. Dyskeratose und Infiltration des Vaginalepithels durch neutrophile Leukocyten (Maus der Versuchsgruppe 3, 7$^1/_2$ Monate nach Ganzkörperbestrahlung [600 r] spontan gestorben. Hämatoxylin-Eosin, Vergrößerung 285fach)

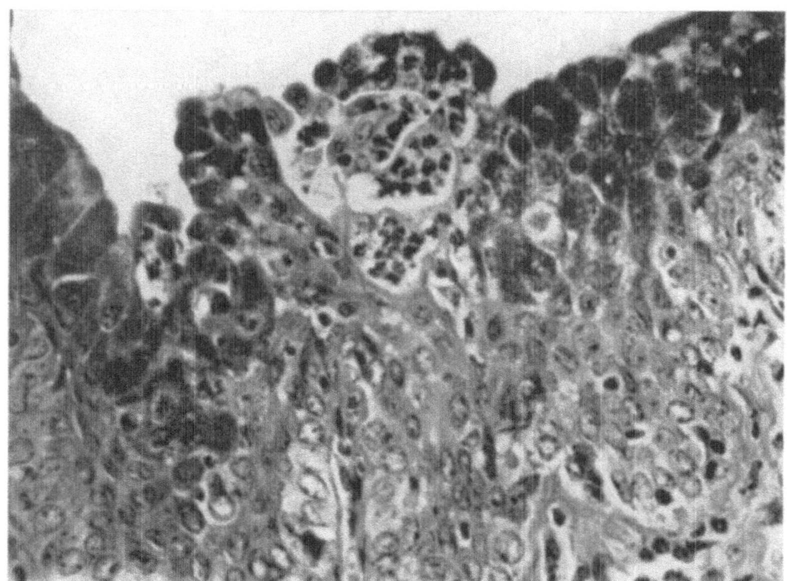

Abb. 165. Hyperplasie der Schleimzellschicht und Infiltration des Vaginalepithels durch neutrophile Leukocyten (Maus der Versuchsgruppe 1, 2 Monate nach Ganzkörperbestrahlung [600 r] getötet. PAS-Trichromfärbung nach HOTCHKISS, Vergrößerung 455fach)

Cysten in der Uterusschleimhaut — allerdings bei zunehmender Atrophie des sie auskleidenden Epithels und der übrigen Korpusdrüsen — oft noch längere Zeit erhalten blieben.

Bei den unbestrahlten Weibchen begann die für die Fertilitätsperiode typische, regelmäßige Cyclustätigkeit im Alter von 15—18 Monaten (12—15 Monate nach Versuchsbeginn) allmählich zu erlöschen. Es folgten unregelmäßige Perioden von Daueroestrus, Dauerdioestrus und nur mehr vereinzelte Metoestruszustände. Die dem Senium eigene Atrophie des Vaginalepithels stellte sich bei den Kontrolltieren später ein (18 bis

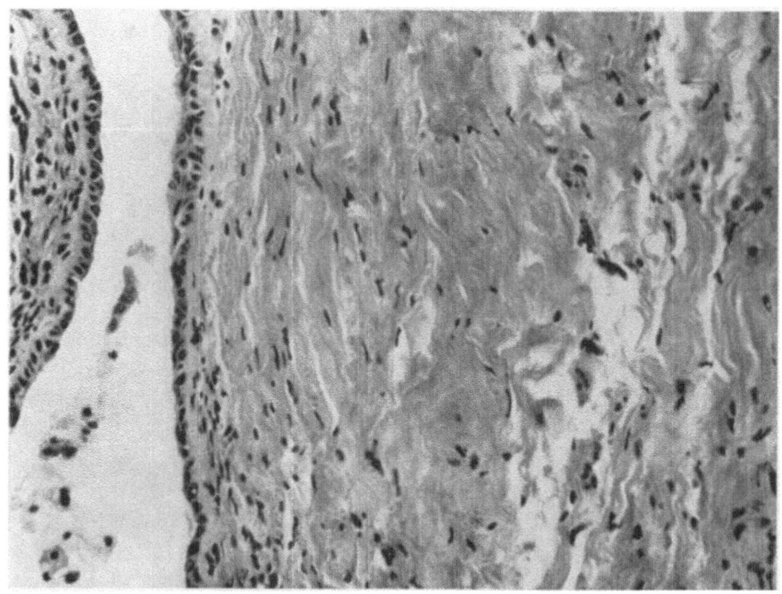

Abb. 166. Atrophie und Fibrose der Vaginalschleimhaut (gleiche Maus wie in Abb. 152. Van Gieson-Färbung, Vergrößerung 285fach)

24 Monate nach Versuchsbeginn) als bei denjenigen bestrahlten Mäusen, die gemischtzellige, dysplastische Ovarialtumoren mit Überwiegen brauner Pigmentzellen trugen.

b) Entzündliche Veränderungen

Eine *Colpitis purulenta* fand sich bei 5 bestrahlten und 2 unbestrahlten Tieren im Alter von 5—10 Monaten (2—7 Monate nach Versuchsbeginn). *Chronische Entzündungen* mit Infiltration der Vaginalwand durch Lymphocyten und Plasmazellen wurde — ohne Bevorzugung einer bestimmten Altersklasse — bei 10 bestrahlten und 5 unbestrahlten Mäusen gesehen. In einem Fall entstand ein Cholesteringranulom.

c) Vaginalgeschwülste

1. Im Scheidengewölbe von 2 bestrahlten Mäusen im Alter von 18—21 Monaten (15—18 Monate nach Exposition) hatten sich kleine, gutartige *Papillome* gebildet.

2. *Leiomyome* in der Vaginalwand gehörten zu den Seltenheiten (4 bestrahlte Tiere, 9—18 Monate nach Exposition). In einem Fall enthielt der Tumor ausgedehnte myxomatöse Bezirke (Fibromyxoleiomyom, Abb. 167).

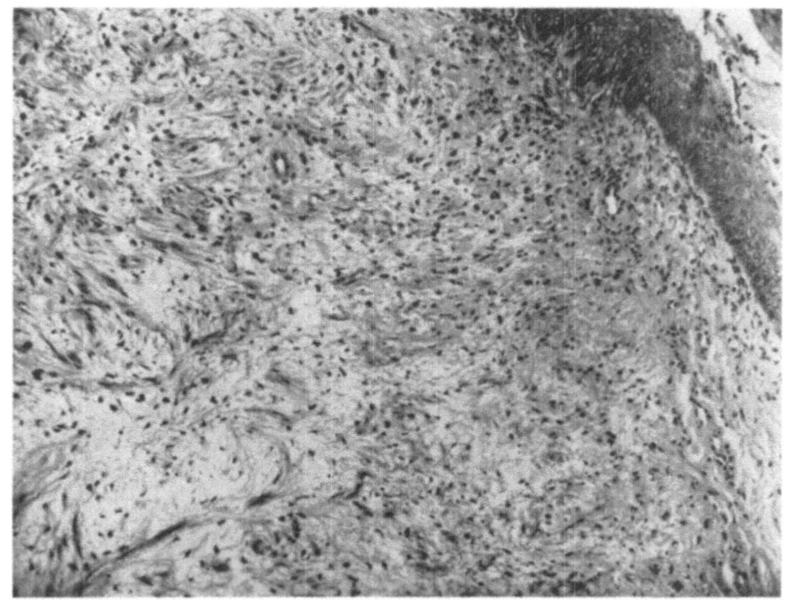

Abb. 167. Fibromyxoleiomyom der Vagina (Maus der Versuchsgruppe 2, 16 Monate nach Ganzkörperbestrahlung [600 r] getötet. Van Gieson-Färbung, Vergrößerung 115fach)

3. 16 Monate nach der Ganzkörperbestrahlung wies eine bestrahlte Maus einen *Granularzelltumor* in der glatten Muskulatur der Vaginalwand auf (Abb. 168). Histologisch entsprach diese Geschwulst den beiden im Uterus vorgefundenen (andere Tiere).

4. *Rund- bis spindelzellige Sarkome* der Vagina (Abb. 169a, b) mit Infiltration des umgebenden Beckenbindegewebes traten im Zeitraum von 16—22 Monaten nach Versuchsbeginn bei 2 bestrahlten Tieren auf.

V. Mamma

a) Proliferative Mastopathie

Zu Proliferationsvorgängen in den Brustdrüsen, teilweise verbunden mit leichter Sekretion, kam es ausschließlich bei älteren Weibchen mit

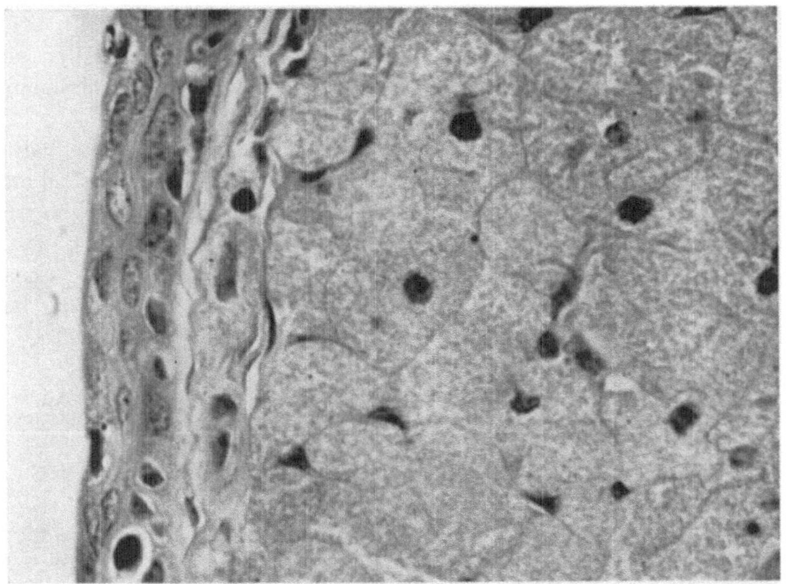

Abb. 168. Granularzelltumor der Vaginalwand (Maus der Versuchsgruppe 2, 18¹/₂ Monate nach Ganzkörperbestrahlung [600 r] getötet. Hämatoxylin-Eosin, Vergrößerung 665fach)

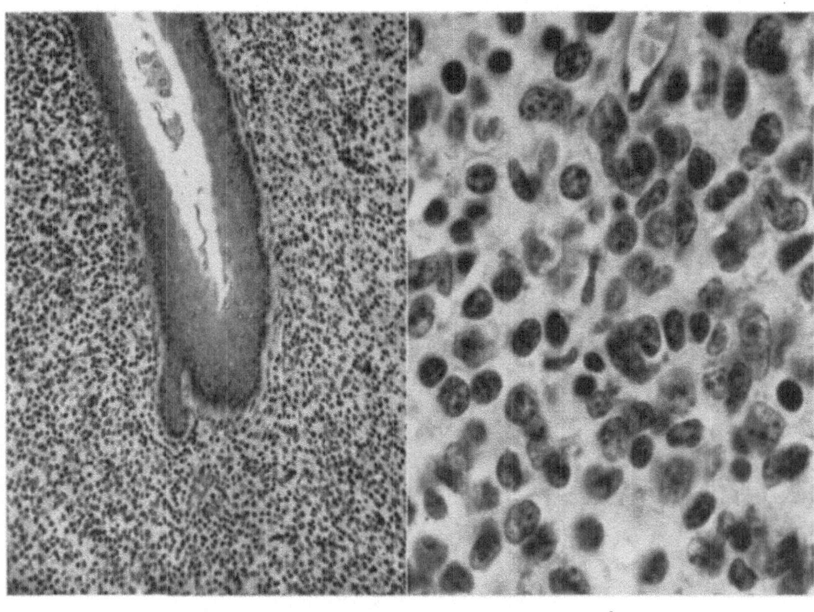

a   b

Abb. 169a u. b. Rundzellsarkom der Vaginalwand (Maus der Versuchsgruppe 3, 15²/₃ Monate nach Ganzkörperbestrahlung [600 r] spontan gestorben. Hämatoxylin-Eosin, Vergrößerung 115fach [a] bzw. 710fach [b])

granulosazellhaltigen Ovarialtumoren und/oder Hypophysenadenomen.
Abb. 170 läßt erkennen, daß derartige Befunde bereits vor Ablauf des

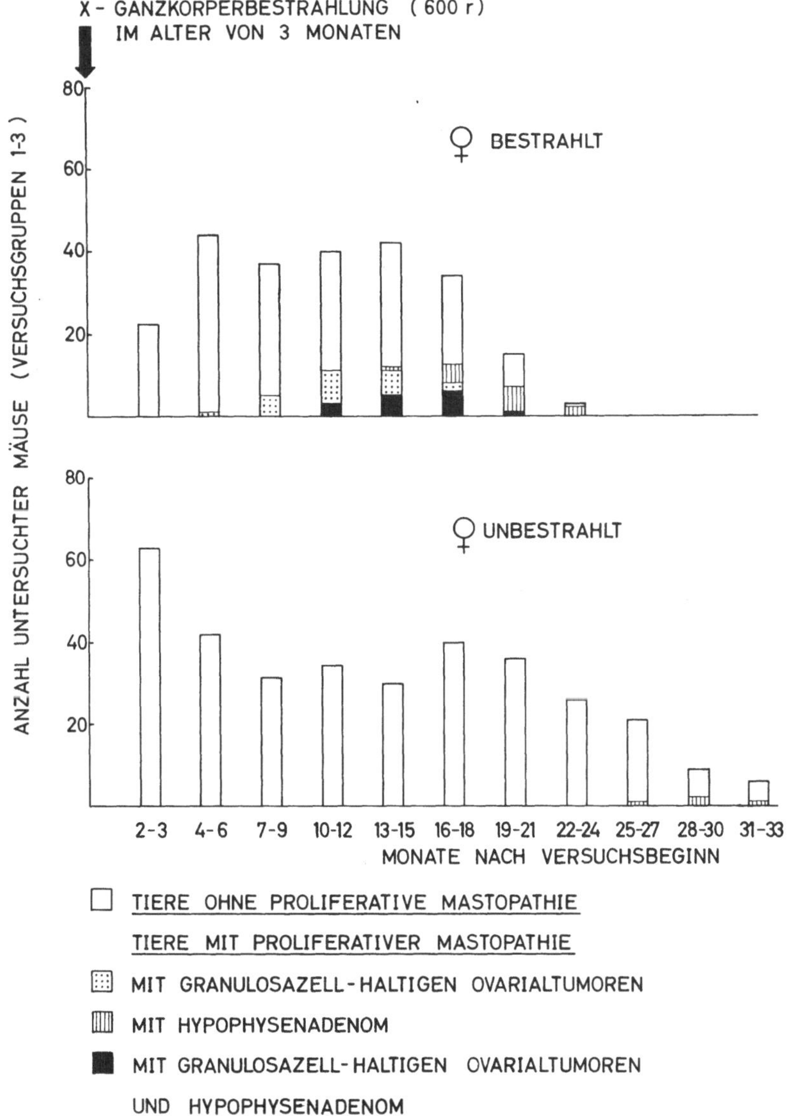

Abb. 170. Häufigkeit und zeitliche Verteilung der Fälle mit proliferativer Mastopathie

ersten Jahrs nach Ganzkörperbestrahlung erhoben werden konnten.
Das histologische Bild der Mamma zeichnete sich in Frischfällen durch
eine Aussprossung des Gangsystems und Bildung mehrerer, leicht

dilatierter Endbläschen mit kräftig entwickelten Epithelien aus (Zeichen einer mammotropen Stimulation [YOUNG 1957]). Im Lumen lag von einigen Fetttropfen durchsetztes Sekret (Abb. 171). In Spätfällen erschien das Epithel teilweise verkümmert, die neugebildeten Gänge und Bläschen blieben aber erhalten. Die Lichtungen hatten sich in der Regel noch stärker ausgeweitet und enthielten oft reichlich Fettvacuolen sowie stark eingedicktes Sekret. Die epitheliale Mitosetätigkeit, in Frühphasen recht lebhaft, war in Spätstadien der Mastopathie nur mehr geringfügig.

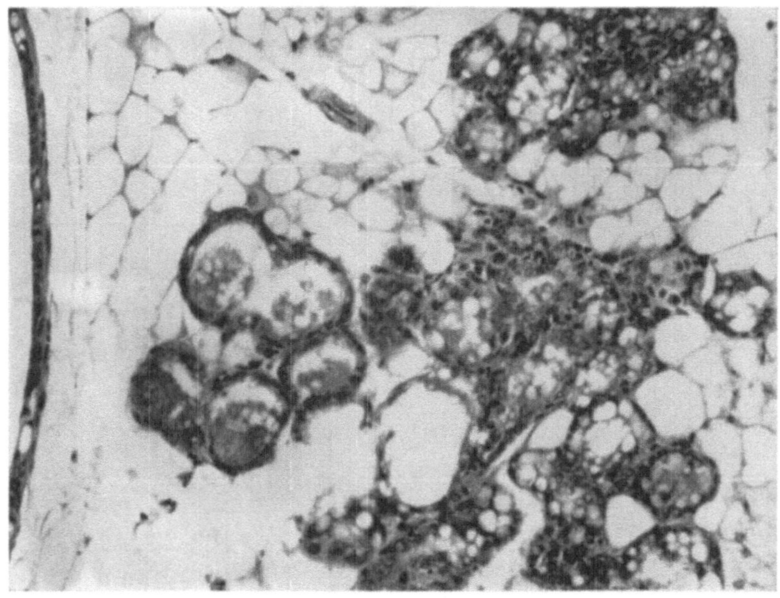

Abb. 171. Proliferative Mastopathie mit leichter Sekretion (weibliche Maus der Versuchsgruppe 1, 8 Monate nach Ganzkörperbestrahlung [600 r] getötet. Hämatoxylin-Eosin, Vergrößerung 210fach)

Nie kam es zu einer, der Mamma lactans nach Gravidität vergleichbaren, vollständigen Entwicklung der sekretorischen Endstücke. Alle Mäuse mit proliferativer Mastopathie wiesen auch cystische Veränderungen der Uterusschleimhaut auf; allerdings befand sich in Spätstadien auch hier das Epithel meist nicht mehr im Zustand aktiver Vermehrung. Es konnte auch mehrmals eine erhaltene Hyperplasie der Brustdrüse bei fortgeschrittener Atrophie des Vaginalepithels beobachtet werden. Interessanterweise bildete sich auch bei den 4 unbestrahlten Weibchen mit Hypophysenadenom, trotz des hohen Alters und trotz Fehlens eines Ovarialtumors, eine erkennbare proliferative Mastopathie. Über die Hypophysenbefunde bei Tieren mit Zeichen einer mammotropen Hormonwirkung wird später berichtet.

b) Degenerative Erscheinungen

Bei allen unbestrahlten Weibchen blieb der Drüsenkörper der Mamma während mehr als eines Jahrs nach Versuchsbeginn in einem ruhenden Zustand ohne einer Atrophie anheimzufallen. Die senile Involution setzte normalerweise erst später als 15 Monate nach Versuchsbeginn ein und zeichnete sich durch Abnahme der Epithelhöhe, teilweise leicht cystische Erweiterung der Ausführungsgänge und Zunahme des pericaniculären Bindegewebes aus. Die fortschreitende Fibrosierung des Läppchenstromas war oft von einer auffallenden Mastocytose begleitet. Im Gegensatz zur proliferativen Mastopathie zeigten die Epithelien des inaktiven Gangsystems im Cytoplasma fast regelmäßig eine positive Eisenreaktion. Bei den bestrahlten Mäusen machten sich, wenn kein hormonal aktiver Ovarialtumor oder ein Hypophysenadenom entstand, die Zeichen der Atrophie früher als bei den unbehandelten Kontrollen geltend. Die Ovarien dieser Tiere boten das bekannte Bild mit Vorwiegen brauner Pigmentzellen.

c) Mastitiden

Eine akute Entzündung der Brustdrüse wurde nie bemerkt. Bei 5 bestrahlten und 3 unbestrahlten Tieren im Alter von 7—19 Monaten fand sich eine chronische Mastitis mit Infiltration des Interstitiums durch Lymphocyten, Plasmazellen, Histiocyten und Mastzellen.

d) Neoplastische Prozesse

Kleine *Fibrome* innerhalb des Mammadrüsenkörpers traten im Zeitraum von 10—15 Monaten nach Versuchsbeginn bei 3 bestrahlten Weibchen auf. Histologisch zeichnen sich diese Tumoren durch einen ziemlich hohen Zellgehalt und eine etwas unscharfe Begrenzung aus (Fibromatose). Die spindelig-ovalen Tumorzellen enthalten recht große, bläschenförmige Kerne (Abb. 172). Verwertbare Zeichen von Malignität ließen sich in keinem dieser Fälle finden.

Primäre *Sarkome* der Brustdrüse entwickelten sich bei bestrahlten Mäusen früher und in etwas größerer Zahl als bei den unbehandelten Kontrollen (2 Fibrosarkome und 5 extraskeletale, osteoplastische Sarkome [Abb. 173] bei den bestrahlten weiblichen Tieren in der Periode von 6—15 Monaten nach Exposition; 2 Fibrosarkome bei unbestrahlten Mäusen, 27—30 Monate nach Versuchsbeginn).

Gutartige *Fibroadenome* der Mamma (Abb. 174) bildeten sich bei 2 bestrahlten Weibchen 9—12 Monate nach Exposition.

Die Zahl der *Adenocarcinome* der Brustdrüse erfuhr durch die Ganzkörperbestrahlung keine starke Erhöhung (8 bestrahlte und 4 unbestrahlte Mäuse im Zeitraum von 4—12 Monaten nach Versuchsbeginn). Innerhalb

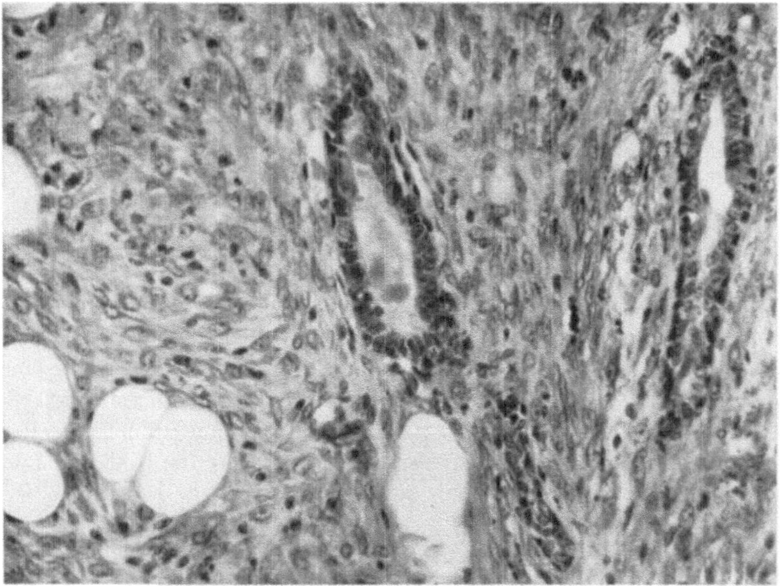

Abb. 172. Zellreiches Fibrom im Bereich der Mamma (weibliche Maus der Versuchsgruppe 2, $12^2/_3$ Monate nach Ganzkörperbestrahlung [600 r] getötet. Hämatoxylin-Eosin, Vergrößerung 285fach)

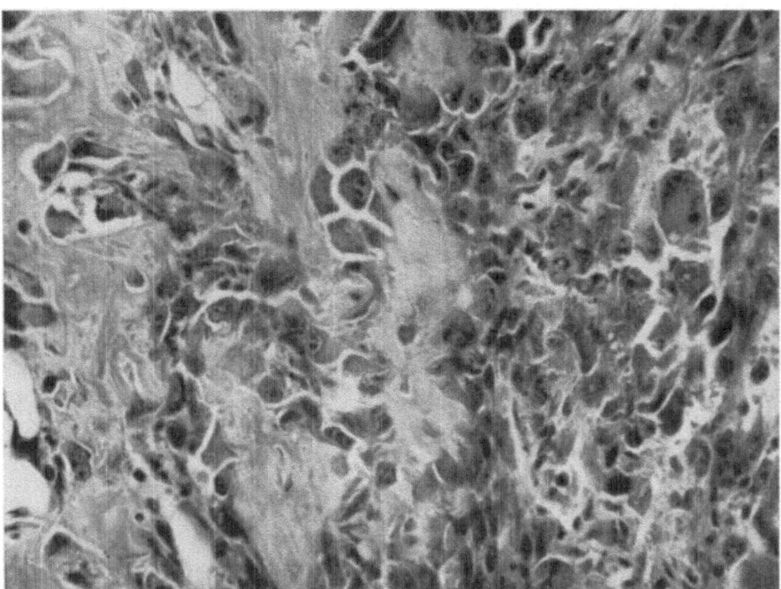

Abb. 173. Osteoplastisches Sarkom im Bereich der Mamma (weibliche Maus der Versuchsgruppe 3, 15 Monate nach Ganzkörperbestrahlung [600 r] spontan gestorben. Hämatoxylin-Eosin, Vergrößerung 285fach)

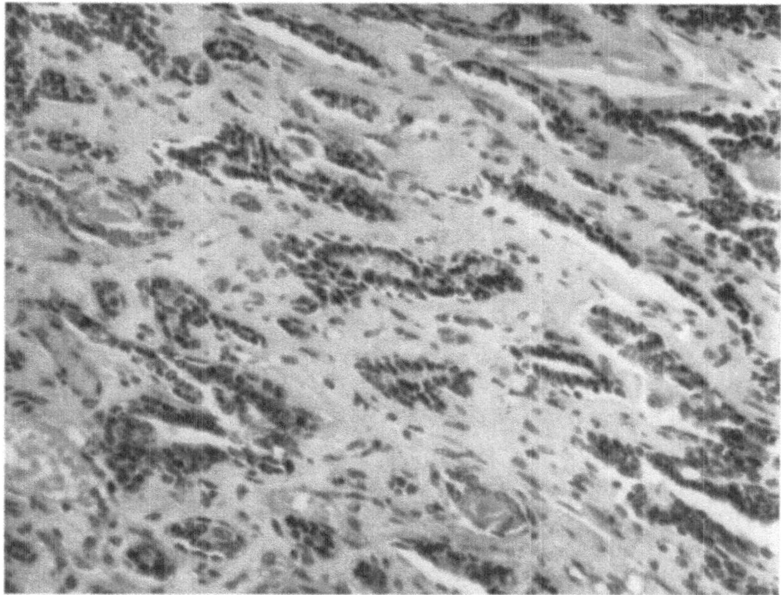

Abb. 174. Fibroadenom der Mamma (weibliche Maus der Versuchsgruppe 2, $10^{1}/_{2}$ Monate nach Ganzkörperbestrahlung [600 r] getötet. Hämatoxylin-Eosin, Vergrößerung 285fach)

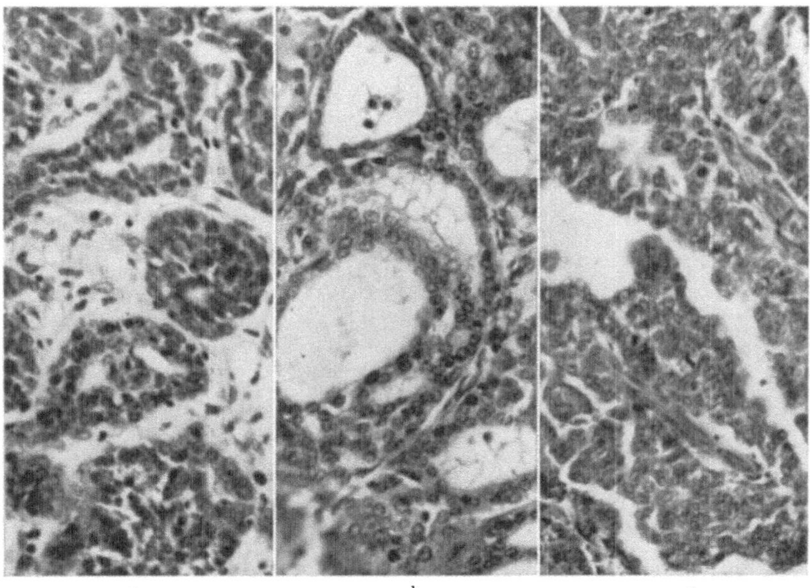

a   b   c

Abb. 175a—c. Tubuläre, solide (a), follikuläre (b) und papilläre Strukturen (c) in Mammacarcinomen (weibliche Mäuse der Versuchsgruppe 2, 8—12 Monate nach Ganzkörperbestrahlung [600 r] getötet. Hämatoxylin-Eosin, Vergrößerung 285fach)

des gleichen Tumors waren mehrmals sowohl solide als auch tubulo-
follikuläre und papilläre Strukturen vertreten (Abb. 175a—c).

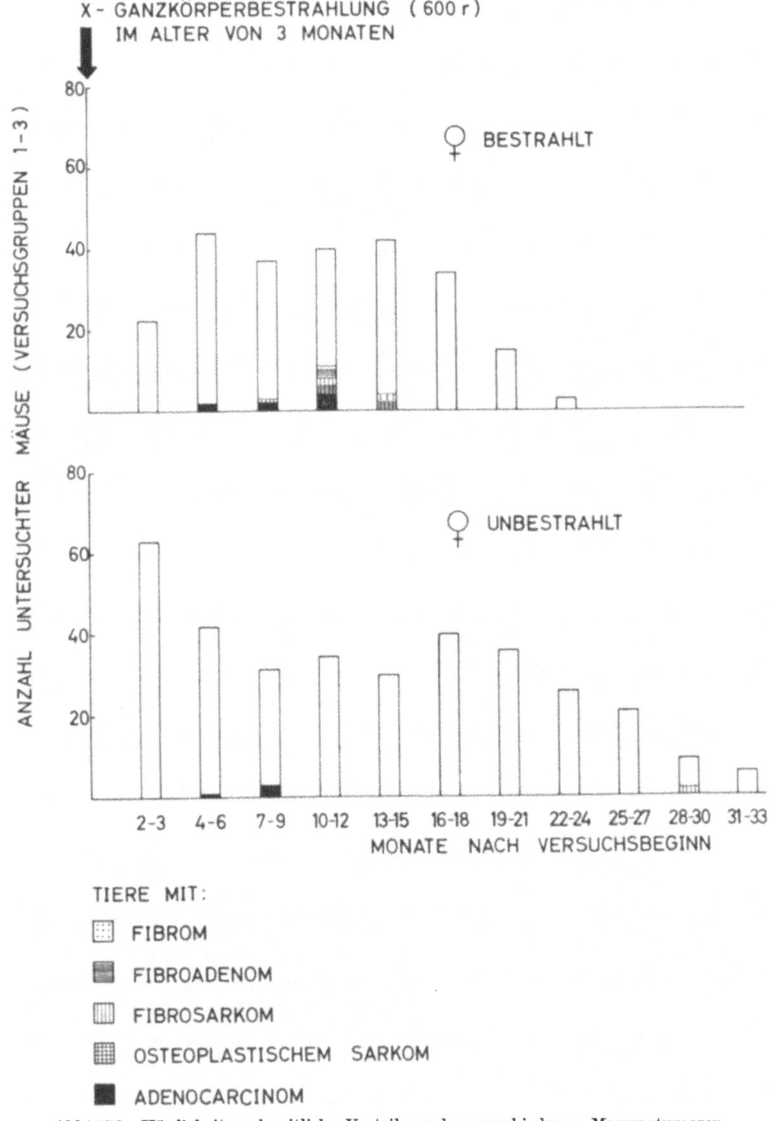

Abb. 176. Häufigkeit und zeitliche Verteilung der verschiedenen Mammatumoren

Abb. 176 gibt eine Übersicht über die zeitliche Verteilung der beobachteten Mammageschwülste. Die Gesamtzahl aller Neoplasmen war bei
den bestrahlten Tieren signifikant höher als bei den unbestrahlten

($P < 0,01$). Mesenchymale Neubildungen wurden durch die Strahleneinwirkung etwas stärker gefördert als epitheliale.

Besprechung der Befunde an den weiblichen Geschlechtsorganen und der Mamma

Die durch Bestrahlung hervorgerufenen Veränderungen im *Ovarium* sind stark von der Species abhängig. Wird die zur Sterilisation notwendige Dosis als Kriterium der Empfindlichkeit gegenüber einer akuten Bestrahlung gewählt, ergibt sich — um nur wenige Beispiele anzuführen — folgende Reihenfolge: Maus, Mensch, Ratte, Meerschweinchen (SHAPIRO und NUJIDIN 1958 u.a.). Bei der weiblichen Maus wird ein vollständiges Erlöschen der Fruchtbarkeit 8 Wochen nach einer Ganzkörperbestrahlung mit 100 r und 30 Wochen nach einer solchen mit 50 r beobachtet; sogar dreimal 10 r, in wöchentlichen Abständen verabreicht, hatten bei einzelnen Tieren eine bleibende Sterilität zur Folge (RUGH und WOLFF 1956). Demgegenüber können weibliche Mäuse unmittelbar im Anschluß an eine Ganzkörperbestrahlung mit 400 r unter Umständen noch trächtig werden und einen zahlenmäßig reduzierten Wurf gebären; sie bleiben dann aber dauernd steril (DERINGER et al. 1955). Nach Belastung mit 200 r mögen noch 2 aufeinanderfolgende Graviditäten zustande kommen (FURTH 1949). Das Phänomen einer nach Bestrahlung mit solchen Dosen verzögert eintretenden Unfruchtbarkeit steht mit der dosisabhängigen Geschwindigkeit des Eizellenuntergangs in Beziehung (vgl. MANDL 1959). Sehr beachtenswert ist die Mitteilung von RUSSELL und FREEMAN (1958), wonach sich — entgegen bis heute vertretenen Auffassungen — die Strahlenwirkung auf die Fruchtbarkeit der Weibchen durch Fraktionieren der Dosis vermindern läßt. Verschiedene Tierarten, wie etwa die Hunde, ertragen im Gegensatz zur Maus bis 300 r ohne Einbuße der Fertilität und ohne Störung des Oestruscyclus (ANDERSEN und SHULTZ 1960 u.a.).

Aus diesen kurzen Angaben geht ferner hervor, daß das Mäuseovarium gegenüber einer akuten Exposition eine höhere Strahlenempfindlichkeit besitzt als der Hoden und daß es — im Gegensatz zu diesem — durch Dosen wie die von uns verwendeten nicht nur vorübergehend, sondern dauernd sterilisiert wird. Ein weiterer Unterschied in der Strahlenreaktion des Ovariums im Vergleich zu derjenigen des Hodens besteht in der ungleichen Beeinträchtigung der hormonalen Leistung dieser Organe. Beim bestrahlten Männchen macht sich infolge der weitgehenden Verschonung der endokrin aktiven Leydigschen Zwischenzellen keine erhebliche Änderung im geschlechtlichen Verhalten geltend. Die Weibchen gehen dagegen infolge des strahlenbedingten Follikelverlusts und des schrittweisen Untergangs der Gelbkörper wenigstens vorübergehend keine Kopulation mehr ein (GEIST et al. 1941).

Dieser Zustand ändert sich erst dann wieder, wenn sich das sog. inter-
follikuläre Gewebe („Zwischendrüse") vermehrt und die Fähigkeit zu
genügender hormonaler Leistung wieder erlangt hat. Sehr wahrscheinlich
beruht dieser sekundäre Gewebszuwachs — wenigstens teilweise — auf
einer Enthemmung der Gonadotropinproduktion (FSH und LH) im
Hypophysenvorderlappen. In diesem Sinn sprechen verschiedene Befunde:

Nach einseitiger Ovarialbestrahlung kommt es später nur dann zu
einer erheblichen Vergrößerung des Organs, wenn das unbestrahlte
gegenseitige Ovarium entfernt wurde (LICK et al. 1949).

Nach Behandlung ganzbestrahlter Mäuse (175 r) mit Antigonadotropinserum bleibt die Wucherung des interfollikulären Gewebes nach
ELY (1957, 1958) zum großen Teil aus.

Die Ganzkörperbestrahlung (400—1600 r) einer in Parabiose mit
einem anderen Tier lebenden Ratte bewirkt im Ovarium des geschützten
Partners eine Hyperplasie der Granulosazellen (SOMMERS 1953).

Außer einer hormonalen Gleichgewichtsstörung zieht FURTH (1949)
aber auch eine direkte Strahlenwirkung auf das Ovarialgewebe als
ursächlichen Faktor bei der späteren Organvergrößerung in Betracht.
Unbestrahlte Ovarien, die durch Implantation in die Milz kastrierter
Tiere einer (infolge Abbaus der Ovarialhormone in der Leber) ähnlich
enthemmten Gonadotropinwirkung ausgesetzt werden, bilden nämlich
oft weniger echte Neoplasmen als bestrahlte (vgl. FURTH und BOON
1947). Dies trifft allerdings nicht für alle Mäusestämme in gleicher
Weise zu (LI et al. 1947).

Die Bildung von Ovarialtumoren im Spätstadium nach Ganzkörperbestrahlung scheint im übrigen eine speciesgebundene, besondere Eigen-
schaft der Maus zu sein (vgl. FURTH und FURTH 1934, FURTH und BOON
1947, DERINGER et al. 1955, KOHN et al. 1957 u.a.). Zur Induktion
genügen sehr geringe Dosen (Schwellenwert nach FURTH u. Mitarb.
1954: 30 r!). Die absolute Häufigkeit der strahleninduzierten Ovarialtumoren zeigt keine deutliche Dosisabhängigkeit, höchstens wird durch
die Anwendung größerer Strahlenmengen der Zeitraum des Erscheinens
vorverlegt (FURTH et al. 1959). Andere Tierarten — wie auch der
Mensch (SPEERT 1952) — zeigen nach Bestrahlung wenig oder keine
Neigung zur Bildung von Ovarialgeschwülsten, obschon auch sie bei
genügender Dosierung einen massiven Untergang der Follikel erkennen
lassen. Die Gründe für diese einzigartige Reaktionsweise des Mäuse-
ovariums auf ionisierende Strahlen sind noch weitgehend unklar. Selbst
die Histogenese der strahleninduzierten Ovarialtumoren ist noch umstritten (vgl. KOHN et al. 1957). Wie unsere Befunde zeigen, genügt die
makroskopische Feststellung eines Ovarialtumors zur Diagnose eines
neoplastischen Prozesses nicht. Bei unseren bestrahlten Mäusen erwiesen

sich zahlreiche Fälle mit eindrücklicher Vermehrung des Organvolumens histologisch als proliferative Prozesse dysplastischer Natur. Die daran beteiligten Zelltypen und Gewebestrukturen waren dabei, ähnlich wie in intrasplenisch auf kastrierte Mäuse transplantierten Ovarien (vgl. ELY 1956, GUTHRIE 1957), keineswegs nach einem einheitlichen Strukturplan angeordnet. Solche Befunde unterschieden sich grundsätzlich von echten Neubildungen des Ovariums, deren Morphologie besonders von BALI und FURTH (1949) eingehend beschrieben und die auch in unseren Versuchen bei bestrahlten Weibchen häufig gefunden wurden. Gemeinsame Züge hatten die dysplastischen und neoplastischen Ovarialtumoren nur insofern, als bei Vorherrschen einer bestimmten Zellart an den Erfolgsorganen (Vagina!) gleiche oder ähnliche morphologische Zustandsbilder zu verzeichnen waren. Dies erlaubte ein Urteil über die hormonale Leistung der einzelnen, im gewucherten Zwischengewebe auftretenden Elemente. So konnten bei Tieren mit deutlichen Zeichen einer verstärkten und/oder andauernden Oestrogenwirkung im Ovarium regelmäßig Granulosazelltypen oder sog. helle Zellen gesehen werden, während in den selteneren Fällen mit sichtbarem Progesteroneffekt Luteinzellen vorherrschten. Möglicherweise hatten auch die blaßgelben Pigmentzellen einen leicht gestagenen Einfluß. Die braunen Pigmentzellen, Spindelzellen und Epithelien der schlauchartigen Gebilde übten wahrscheinlich keine endokrine Funktion aus; dies darf auf Grund der fehlenden Reaktion in den Erfolgsorganen bei Vorherrschen dieser Elemente im Ovarium vermutet werden. Auch eine hormonale Leistung der Schaumzellen ließ sich nicht überzeugend nachweisen. Über die Herkunft dieser verschiedenen Zellformen weiß man keinen genauen Bescheid. Die Auffassung, daß es sich ausschließlich um Produkte des interfollikulären Gewebes (Synonyme nach GUTHRIE 1957: interstitielles Gewebe, undifferenzierte Zellen, Ovarialmesenchym, Stroma) handeln soll, darf nicht als bewiesen gelten. RANZ (1960) gibt beispielsweise an, daß sich Granulosazelltumoren aus Gelbkörpern entwickeln können. Der Proliferation von Theca-Zellen wird eine wesentliche Bedeutung beigemessen; es scheint aber nicht ausgeschlossen, daß auch Reste von vorbestehenden Follikeln und Gelbkörpern an ihrer Bildung beteiligt sein könnten. Die erwähnten Schläuche entstanden in einem Teil der Fälle sicher aus dem sich einsenkenden Keimepithel. Ob noch weitere Gewebselemente aus eingesenktem Oberflächenepithel hervorgehen (vgl. LI und GARDNER 1947), ist ungewiß. Jedenfalls konnte in unseren Versuchen nie eine Neubildung von Eizellen beobachtet werden.

Neben der Speciesabhängigkeit strahleninduzierter Ovarialtumoren dürfen auch Stammesunterschiede nicht unerwähnt bleiben. So standen in unseren Versuchen bei den bestrahlten Weibchen Granulosazelltumoren wesentlich mehr im Vordergrund als andere Neoplasmen,

19*

während KOHN u. Mitarb. (1957) bei bestrahlten CAF_1-Mäusen ebenso viele „Luteome" fanden und zudem in Spätstadien nach Exposition ein erheblich geringeres durchschnittliches Ovarialgewicht verzeichneten als bei den Kontrollen. In unseren Versuchen war bekanntlich das Gegenteil der Fall.

Eine weitere Besonderheit unseres Stammes dürfte in der bei bestrahlten Tieren häufig ausgebildeten, cystischen Hyperplasie des *Uterus* zu sehen sein. Diese Veränderung tritt bei $(DBA \times CE)F_1$-Hybriden oft spontan auf (CHRISTY et al. 1951) und wurde auch bei unseren Kontrolltieren angetroffen. Als Ursache steht ein Dauer- und/oder Hyperoestrogenismus im Vordergrund (ATKINSON und DICKIE 1953). Die bei unseren Mäusen in Spätstadien nach Ganzkörperbestrahlung beobachtete Zunahme des mittleren Durchmessers der Uterushörner beruhte fast immer auf einer solchen cystischen Umwandlung der Uterusschleimhaut. Bei bestrahlten CAF_1-Mäusen blieb demgegenüber nach den Angaben von KOHN u. Mitarb. (1957) das Uterusgewicht ständig unter demjenigen der Kontrollen; Cystenbildungen fielen dort offenbar weniger auf. Die großen Schleimhautcysten der Gebärmutter blieben nach unserer Erfahrung oft längere Zeit über die Dauer der aktiven Epithelproliferation (echte glandulär-cystische Hyperplasie) hinaus bestehen. Es ergab sich daraus die Möglichkeit, nicht nur — wie an der Vagina — die im Augenblick des Abtötens oder Absterbens wirksamen, sondern auch bereits abgeklungenen, aber an der Cystenbildung im Uterus noch erkennbaren Oestrogeneffekte zu erfassen. Gesamthaft betrachtet, hatte die Ganzkörperbestrahlung in unseren Versuchen eine eindrückliche und teilweise langdauernde Hyperaktivität der dysplastisch oder neoplastisch umgewandelten Ovarien zur Folge. Die Auswirkungen dieser tiefgreifenden hormonalen Störung waren ohne Zweifel mannigfacher Art und vermögen verschiedene andere Befunde besser verständlich zu machen (z.B. verschiedene neoplastische Prozesse, generalisierte Hyperostosis interna, Veränderungen in anderen endokrinen Organen). Umgekehrt ist hervorzuheben, daß die veränderte endokrine Situation bei den bestrahlten Weibchen die Erkennung direkter Strahlenschäden an Organen, die normalerweise dem Einfluß der Geschlechtshormone unterstehen, erschwerte. Die wenigen eigenen Beobachtungen einer andauernden Strahlenatrophie der Ovarien deuten an, daß die Spätwirkungen der Ganzkörperbestrahlung grundsätzlich anderer Natur sein können, wenn es zu einem Erlöschen der hormonalen Leistungen des Ovariums kommt.

Von besonderem Interesse ist die Tatsache, daß in Intermediärstadien nach Ganzkörperbestrahlung wieder cyclische Vorgänge am *Vaginalepithel* in Gang kamen (vgl. GEIST et al. 1941, SHAPIRO und NUJIDIN 1958). Diese waren allerdings oft unregelmäßig und in ihrem Ausmaß wie auch in der Art der Reaktionen nicht ganz normal (z.B. Dyskeratose, Hyperkeratose, vermehrte Schleimzellbildung). Immerhin deuten diese Erscheinungen darauf hin, daß das bestrahlte Ovarium trotz Fehlens von Eizellen und ausgebildeten Follikeln in der Lage war, mehr oder weniger rhythmische, sehr wahrscheinlich durch Gonadotropine vermittelte Stimulationen von seiten übergeordneter Organe (Zwischenhirn, Hypophyse) noch zu beantworten. Mit höheren Dosen bestrahlte Ovarien sollen nach ZUCKERMAN (1956) nicht oder fast nicht mehr dazu befähigt sein.

Zustände mit Daueroestrus oder Dauerdioestrus waren nicht nur bei Tieren mit echten Ovarialneoplasmen zu sehen, die nach GREEN (1956) kaum auf hypophysäre Einflüsse reagieren. Vielmehr traten sie auch bei Bestehen dysplastischer Ovarialtumoren in Erscheinung, ebenso bei Kontrolltieren in der Nachfruchtbarkeitsperiode (vgl. ähnliche Befunde an Ratten [BLOCH 1959]). Bei ihrer Entstehung könnten demnach auch hypophysäre und/oder diencephale Störungen beteiligt gewesen sein.

Die Auswirkungen des gestörten hormonalen Gleichgewichts bei bestrahlten Weibchen auf die anderen endokrinen Organe werden im Zusammenhang mit den Befunden an Hypophyse, Nebennieren und Schilddrüse besprochen.

Mit der unserem Stamm eigenen Neigung, in späteren Stadien nach Ganzkörperbestrahlung Ovarialtumoren mit oestrogener Wirkung zu bilden, hängt wahrscheinlich auch die bei bestrahlten Weibchen vermehrte Zahl von Neubildungen im Genitaltrakt zusammen. Bei anderen Stämmen und bei Ratten gehören diese Tumoren nicht zu den typischen Spätfolgen der Ganzkörperbestrahlung (KOHN et al. 1957, HOLLCROFT et al. 1957, LAMSON et al. 1958 u.a.). Unsere Beobachtungen deckten zudem vereinzelte, bisher bei Mäusen nicht bekannte Uterus- und Vaginaltumoren auf (vgl. frühere Literatur: GARDNER und PAN 1948, DOBBERSTEIN und TAMASCHKE 1958 u.a.).

Die bei älteren, bestrahlten Weibchen häufig angetroffenen proliferativen und leicht sekretorischen Veränderungen der *Brustdrüse* wurden bisher vor allem im Zusammenhang mit mammotrop wirksamen, strahleninduzierten Hypophysenadenomen erwähnt (UPTON und FURTH 1955, FURTH 1957). Unsere Befunde stimmen mit den Erfahrungen von LAMSON u. Mitarb. (1958) an ganzbestrahlten Ratten überein, wonach Hypophysentumoren keine Voraussetzung einer proliferativen Mastopathie darstellen. Wohl weiß man, daß die Hypophysektomie bei Mäusen zu viel schwereren Involutionserscheinungen am Mammadrüsenkörper führt als die Ovariektomie (BERN et al. 1957); hormonal aktive Ovarialtumoren scheinen aber nach unseren Befunden für die Entwicklung der Mastopathie nicht ohne Einfluß gewesen zu sein. Der proliferative Effekt der Ovarialhormone auf das Gangsystem der Brustdrüse ist seit langem bekannt (vgl. HUSEBY und BITTNER 1948 u.a.); er äußert sich in erster Linie an den Ductus II. Ordnung und den Ductuli (YU FUJISUE 1956). Schließlich muß eine kombinierte, von den Ovarialtumoren ausgehende und teils direkt, teils indirekt über die Hypophyse an der Mamma angreifende Stimulation in Betracht gezogen werden.

Nach früheren Berichten hat die Ganzkörperbestrahlung auf die Entstehung neoplastischer Prozesse der Brustdrüse bei Mäusen teils keinen (KOHN et al. 1957), teils nur einen leicht fördernden Einfluß (FURTH et al. 1954). HOLLCROFT u. Mitarb. (1957) sahen nach Bestrahlung nur eine Zunahme der Mammacarcinome, nicht aber der -sarkome. Nach neueren Untersuchungen an Ratten soll die Induktion von Mammageschwülsten durch eine direkte Strahlenwirkung, aber unter Begünstigung durch Oestrogene zustande kommen (CRONKITE et al. 1960, BOND et al. 1960, SHELLABARGER et al. 1960). Auch dem somatotropen Hormon wird beim Zustandekommen der Brusttumoren eine begünstigende Rolle („permissive effect") (BERN 1960) zugeschrieben*. An unserem Mäusestamm hatte die Ganzkörperbestrahlung eine leichte tumorigene Wirkung auf die Brustdrüse der Weibchen; es mag sein, daß ein Dauer- und/oder Hyperoestrogenismus, möglicherweise auch gestörte hypophysäre Leistungen, der Entstehung dieser Neubildungen Vorschub leistete, besonders derjenigen mesenchymaler Herkunft.

M. Endokrine Organe (außer Gonaden)
Eigene Beobachtungen
I. Hypothalamus

In den sog. neurosekretorischen Zentren des Hypothalamus konnten mit Routinefärbungen keine pathologischen Veränderungen festgestellt werden. Stichprobenweise wurde Bouin-fixiertes Gewebe mit der Dihydroxydinaphthyldisulphid- (DDD-) Reaktion nach BARNETT und SELIGMAN untersucht. Damit ließ sich verschiedentlich im Gebiet der hypothalamischen Zentren das Vorhandensein tropfigen Materials nachweisen. Regelmäßige Unterschiede zwischen bestrahlten und unbestrahlten Tieren traten jedoch nicht hervor. In 3 Fällen mit strahleninduziertem Hypophysenadenom fiel die Reaktion stärker aus.

II. Epiphyse

Am Pinealkörper traten keine regelmäßigen Veränderungen auf, die auf die Ganzkörperbestrahlung zurückgeführt werden könnten. In den meisten Fällen bot er ein durchaus normales histologisches Bild.

III. Hypophyse
a) Größe

Es wurden keine Gewichtskontrollen vorgenommen. Wegen der Kleinheit des Organs boten auch die Längen- und Dickenmessungen

---

* Eine entsprechende Rolle spielt bei Ratten das Mammotropin [K. YOKORO and J. FURTH: Enhancement of induction of breast tumors with X-rays by mammotropin in rats. Radiat. Res. **14**, 519 (1961)].

Schwierigkeiten. Die höchsten Werte wiesen — abgesehen von Tieren mit Hypophysentumoren — ältere bestrahlte Weibchen auf.

b) Histologischer Aufbau

1. Häufigkeit der verschiedenen Zelltypen. In jedem der 10 in Abb. 177 dargestellten Felder wurden 100 Zellen meandrisch ausgezählt (in Zusammenarbeit mit ADAMS). Diese Methode hat gegenüber der von SANO (1958) angegebenen den Vorteil, daß sie Auskunft über die regionale Verteilung der verschiedenen Zellarten gibt.

Abb. 178 zeigt, daß später als ein Monat nach Versuchsbeginn und während fast eines Jahrs die bestrahlten Weibchen der Versuchsgruppe 1 eine Vermehrung der Chromophoben auf Kosten der Eosinophilen erkennen ließen. Dieser Unterschied ist, wenn die Werte der ersten Jahresgruppe nach Versuchsbeginn als Grundlage des Vergleichs dienen, statistisch gut gesichert ($P < 0{,}001$). Der relative Anteil sämtlicher Mukoidzellen änderte sich in dieser Zeit nicht wesentlich; ihre totale Zahl im Vorderlappen dürfte

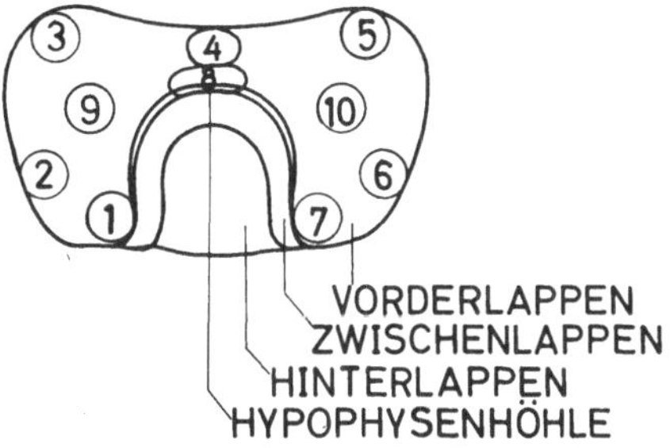

Abb. 177. Schema der für die Zellzählung in der Hypophyse verwendeten Felder

aber eher zugenommen haben (vgl. Hinweis auf Hypophysenvergrößerung). Die bestrahlten Männchen wiesen keine signifikante Abweichung von den Kontrollen auf. Ungefähr ein Jahr nach Exposition glich sich das Bild bei den bestrahlten Weibchen wieder mehr dem normalen Befund an. Mit zunehmendem Alter nahm bei allen Tieren der Anteil der Chromophoben auf Kosten der Eosinophilen zu. Bei den ältesten unbehandelten Männchen war diese Verschiebung in der Zellverteilung weiter fortgeschritten als bei den am längsten überlebenden bestrahlten.

Unter den sog. mucoiden Zellen (PAS-positiv) herrschten bei den bestrahlten Weibchen während des ersten Halbjahrs nach Exposition einerseits gut granulierte, andererseits spärlich granulierte Elemente mit großem Golgi-Komplex („Amphophile", „Übergangszellen") auf Kosten der Zwischenformen vor (Abb. 179a). Dies traf vor allem für Tiere mit ausgeprägten degenerativen Veränderungen im Ovarium zu. Die mit Paraldehydfuchsin färbbaren Mucoidzellen (β-Zellen) änderten sich im Verlauf dieses Geschehens weniger als die paraldehydfuchsin-negativen (δ-Zellen). Im übrigen ergaben sich von Fall zu Fall verschiedene Zusammenhänge zwischen dem Zellbild der Adenohypophyse und dem

histologischen Befund am Ovarium sowie der Folgeerscheinungen an
Vagina und Mamma:

Stark vacuolisierte Basophile in beschränkter Zahl (Abb. 179b)
fanden sich besonders bei alten Weibchen mit an braunen Pigmentzellen
reichen Ovarialtumoren.

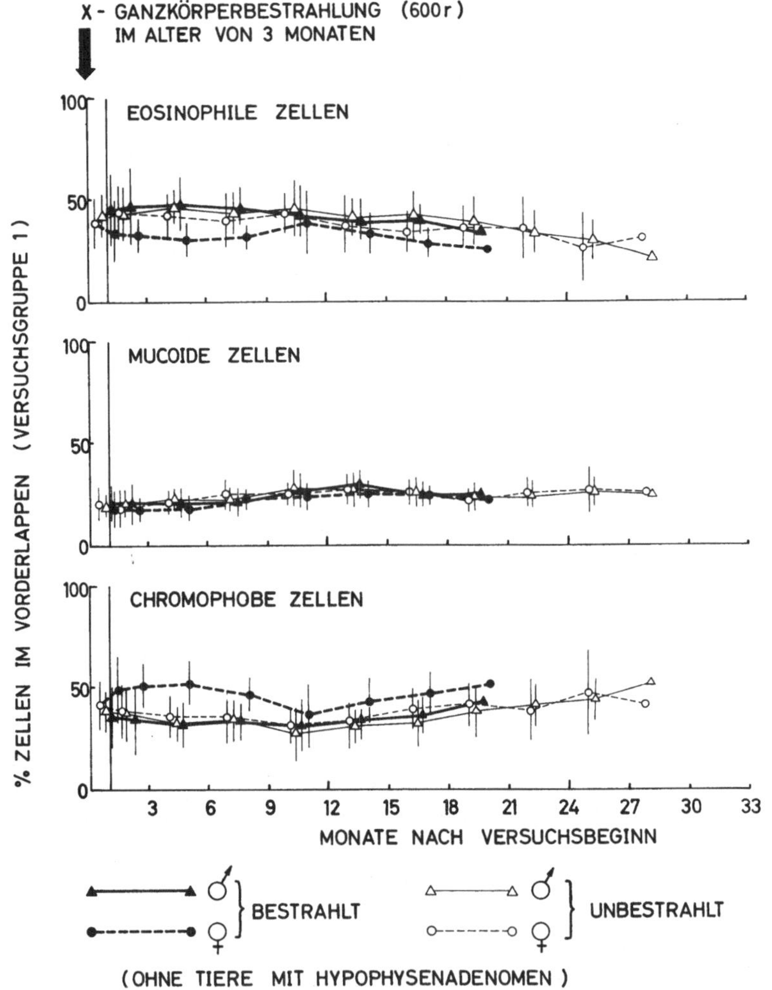

Abb. 178. Verteilung der 3 hauptsächlichsten Zelltypen im Hypophysenvorderlappen als Funktion
der Zeit nach Versuchsbeginn (Standardabweichungen: senkrechte Linien)

Bei Tieren mit granulosazellhaltigen Ovarialtumoren und glandulär-
cystischer Hyperplasie des Uterus wurden zudem in der Adenohypophyse
ziemlich viele Elemente gesehen, die morphologisch und färberisch den

von SANO (1958) beschriebenen „P-Zellen“ („peculiar chromophobes“, ϑ-Zellen) entsprechen (Abb. 180a).

Bestrahlte Weibchen mit großen, echten Granulosazelltumoren und peripheren Zeichen einer verstärkten und/oder andauernden Oestrogenproduktion zeigten im Hypophysenvorderlappen teils dichtgranulierte, eosinophile Zellen (α-Zellen) in erheblicher Zahl (Abb. 180b), teils große Zellen, wie sie in mammotrop wirksamen Hypophysenadenomen vorkamen (vgl. Abb. 186a, b). Die stark granulierten Mucoidzellen (Baso-

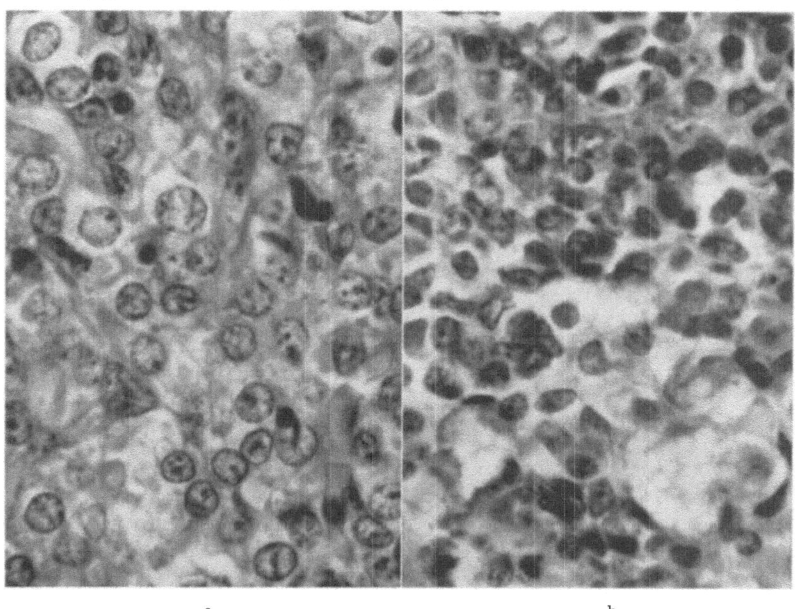

a   b

Abb. 179a u. b. a Vermehrte, spärlich granulierte Mukoidzellen („Amphophile“, „Übergangszellen“) im Hypophysenlappen eines bestrahlten Weibchens (Maus der Versuchsgruppe 1, 2 Monate nach Ganzkörperbestrahlung [600 r] getötet. PAS-Trichromfärbung nach PEARSE, Vergrößerung 710fach). b Vacuolisierte Basophile im Hypophysenvorderlappen eines älteren bestrahlten Weibchens mit hormonal wenig aktivem, dysplastischem Ovarialtumor (Maus der Versuchsgruppe 1, 15 Monate nach Ganzkörperbestrahlung [600 r] getötet. Hämatoxylin-Eosin, Vergrößerung 685fach)

phile) waren hier wieder in einem annähernd normalen Prozentsatz vertreten.

Bestrahlte Tiere ohne Hypophysenadenom, aber mit granulosazellreichem Ovarialtumor und proliferativer Mastopathie wiesen häufig einen größeren Zelltyp mit bläschenförmigem, exzentrisch gelagertem Kern, ganz schwach PAS-positivem Cytoplasmasaum und mächtiger Golgi-Zone auf (Abb. 181). In den zentral gelegenen Cytoplasmaanteilen fielen meist leicht eosinophile Granula auf (ähnliche Zellform wie in mammotrop wirksamen Hypophysenadenomen, wahrscheinlich verwandt mit den ε-Zellen nach ROMEIS, obschon nicht rein acidophil).

Die regionale Verteilung der verschiedenen Zelltypen blieb bei den unbehandelten Kontrollen und den bestrahlten Männchen im wesentlichen unverändert (Eosinophile vor allem in den mittleren Feldern — z.B. Felder 9 und 10 in Abb. 177), β-Zellen besonders in der Nähe der Hypophysenhöhle (Felder 1, 7 und 8 in Abb. 177), δ-Zellen teils an den vorderen und seitlichen Kanten (Felder 2, 3, 5 und 6 in Abb. 177), teils auch zentral, und Chromophobe in allen Bezirken außer den randständigen (vgl. auch YAMADA et al. 1957). Bei den bestrahlten Weibchen

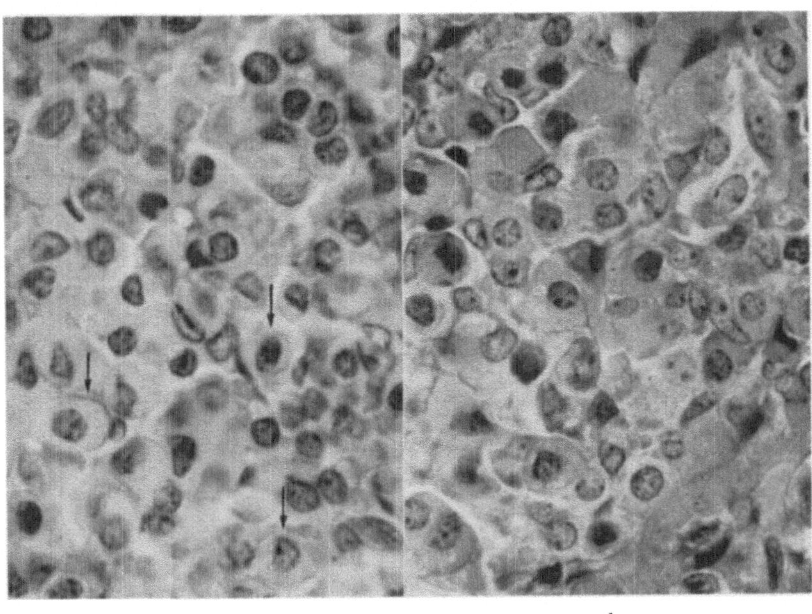

a					b

Abb. 180a u. b. a Sogenannte „P-Zellen" (↓), d.h. Chromophobe mit einem dünnen, basophilen Cytoplasmasaum, im Hypophysenvorderlappen eines Weibchens mit Granulosazelltumor des Ovariums (Maus der Versuchsgruppe 1, 12 Monate nach Ganzkörperbestrahlung [600 r] getötet. Hämatoxylin-Eosin, Vergrößerung 710fach). b Dichtgranulierte Acidophile im Hypophysenvorderlappen eines bestrahlten Weibchens mit hormonal aktivem Granulosazelltumor des Ovariums (Maus der Versuchsgruppe 1, 10 Monate nach Ganzkörperbestrahlung [600 r] getötet. PAS-Trichromfärbung nach PEARSE, Vergrößerung 710fach)

ergab sich nicht selten eine Verwischung dieser gebietsweisen Anhäufung, besonders bei stark degenerativ veränderten Ovarien.

Große, gut granulierte, rein eosinophile Zellen wurden nur in geringer Zahl gesehen. Bei einem bestrahlten Männchen mit Nebennierenrindenadenom kam es zu einer angedeuteten Crookeschen Veränderung der Basophilen. Typische Kastrationszellen, wie sie bei gonadektomierten Ratten auftreten, fehlten bei unseren Mäusen.

2. Degenerative Veränderungen. Interessanterweise blieb die Hypophyse bei generalisierter *Amyloidose* mit wenigen Ausnahmen unberührt.

Herdförmige *Nekrosen* fanden sich ausschließlich bei Tieren der Versuchsgruppen 2 und 3, meist im Rahmen eines septischen Prozesses; eine *herdförmige Vermehrung des Stützgewebes mit umschriebener Atrophie* des Parenchyms konnte nur bei 3 alten Mäusen (2 bestrahlten, 1 unbestrahlten) nachgewiesen werden. *Senile Involutionserscheinungen*, mit Größenabnahme des Organs und Verkleinerung der zelligen Elemente, machten sich am deutlichsten bei den unbehandelten Kontrollen im Alter von 27—34 Monaten bemerkbar. Bei den bestrahlten Tieren erreichte die Rückbildung des Drüsenkörpers nicht das gleiche Ausmaß.

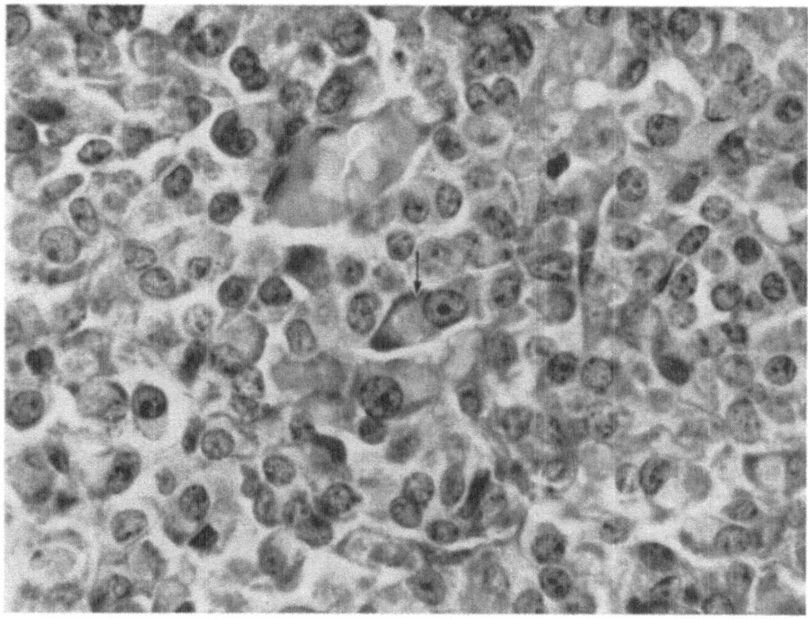

Abb. 181. Hypertrophische Zellen im Hypophysenvorderlappen mit peripher leicht PAS-positivem, zentral schwach acidophilem Cytoplasmaleib und einer mächtigen Golgi-Zone ($\downarrow$) bei einem bestrahlten Weibchen mit hormonal aktivem Granulosazelltumor des Ovariums und proliferativer Mastopathie (Maus der Versuchsgruppe 1, 10 Monate nach Ganzkörperbestrahlung [600 r] getötet. PAS-Trichromfärbung nach PEARSE, Vergrößerung 750fach)

3. Cysten. Von Flimmerepithel und einigen Becherzellen ausgekleidete, schleimgefüllte Hohlräume kamen ohne erkennbare Bevorzugung einer bestimmten Altersklasse oder eines Geschlechts in etwa 10% aller Fälle vor.

Kolloidhaltige, von Parenchymzellen der Adenohypophyse umgebene Cystchen waren bei einzelnen Tieren mit Vorherrschen chromophiler Elemente vorhanden. Eine Beeinflussung dieser Bildungen durch die Ganzkörperbestrahlung ließ sich nicht nachweisen.

4. Knotige Hyperplasie. Der Hypophysenzwischenlappen zeigt bei der Maus normalerweise einen leicht alveolären Bau. Mit zunehmendem

Alter wurde dieser immer deutlicher und erfuhr, bei bestrahlten Tieren früher und in stärkerem Ausmaß als bei den Kontrollen, eine grobknotige Umwandlung (Abb. 182). Bemerkenswert ist die Häufigkeit, mit der solche Befunde mit einer nodulären oder zonalen Hyperplasie der mittleren und inneren Schichten der Nebennierenrinde einhergingen. Weibchen wiesen diese Veränderung etwas regelmäßiger auf als Männchen. Gelegentlich zeigten sich im Zusammenhang mit diesem Strukturwechsel Unregelmäßigkeiten in der Begrenzung der Zona intermedia: Vorwölbung derselben in das Gebiet der Pars anterior oder ein Durchbruch

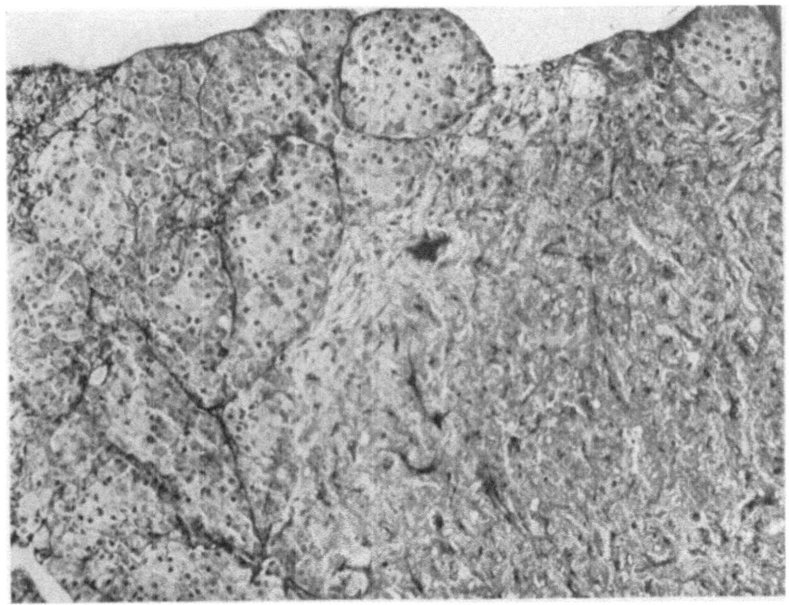

Abb. 182. Knotige Hyperplasie des Hypophysenzwischenlappens (männliche Maus der Versuchsgruppe 1, 15 Monate nach Ganzkörperbestrahlung [600 r] getötet. PAS-Trichromfärbung nach PEARSE, Vergrößerung 115fach)

von Zwischenlappenzellen in die Neurohypophyse (Abb. 183) waren nicht selten zu sehen. Im Zwischenlappen ließen sich ferner mehrmals kleinzellige Herde nachweisen (vgl. Abb. 183). Bei 5 bestrahlten Tieren (4 Weibchen, 1 Männchen) hatten sich im Grenzbereich zwischen Vorder- und Zwischenlappen Knoten mit einer zentralen, kolloidhaltigen Lichtung gebildet, die gegen die Pars anterior schärfer als gegen die Pars intermedia abgesetzt erschienen (Abb. 184).

Im Vorderlappen trat eine knotige Hyperplasie etwa zur gleichen Zeit wie die Hypophysenadenome auf; solche Befunde konnten mit wenigen Ausnahmen nur bei älteren bestrahlten Weibchen erhoben werden.

5. Hypophysenadenome. Makroskopisch hatten die Adenome der Hypophyse meist eine kugelige Form mit grobknotiger oder faltiger, aber glatter Oberfläche (Abb. 185). Sowohl histologisch als auch hinsichtlich der Wirkungsweise ließen sich 2 Haupttypen auseinanderhalten:

Adenome mit mammotroper oder mammosomatotroper Wirkung bestanden vorwiegend aus Zellen, die durch ziemlich große, exzentrisch gelegene, teils rundliche, teils etwas polymorphe Kerne mit deutlichen Nucleolen und einen großen cytoplasmatischen Zelleib mit nur blaß PAS-positivem Saum und einem rundlichen, oft vom übrigen Cytoplasma

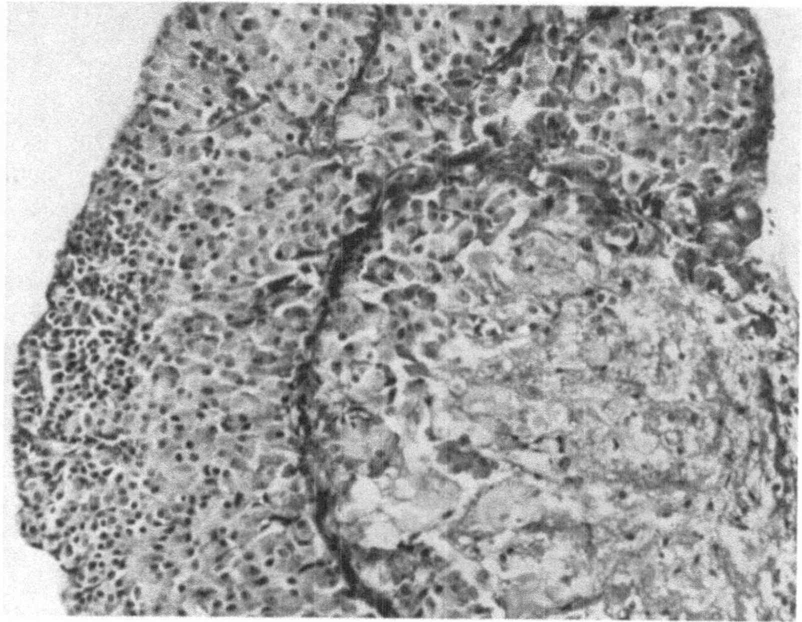

Abb. 183. Kleinzelliger Herd an der Vorderkante des Hypophysenzwischenlappens, neben leichter, knotiger Hyperplasie und Übertreten von Zwischenlappenzellen in das Gebiet des Hinterlappens (männliche Maus der Versuchsgruppe 1, 15 Monate nach Ganzkörperbestrahlung [600 r] getötet. PAS-Trichromfärbung nach PEARSE, Vergrößerung 180fach)

leicht abgesetzten, mäßig eosinophil granulierten, zentralen Anteil auffielen (Abb. 186a, b). In diesem zentralen Bezirk lag der mächtig vergrößerte Golgi-Komplex. Es handelt sich somit um eosinophil-amphophile Elemente. Mitosen traten nur in geringer Zahl auf. Tumoren mit mammotroper Wirkung unterschieden sich morphologisch und färberisch nicht mit Sicherheit von denjenigen mit mammosomatotropem Effekt.

Adenome mit adrenocorticotroper Wirkung setzten sich aus Zellen mit ähnlichen Kernen wie bei der erstgenannten Adenomform, aber einem färberisch und morphologisch andersgearteten Cytoplasma zusammen. Die Golgi-Zone war hier ebenfalls gut entwickelt, aber nicht so groß

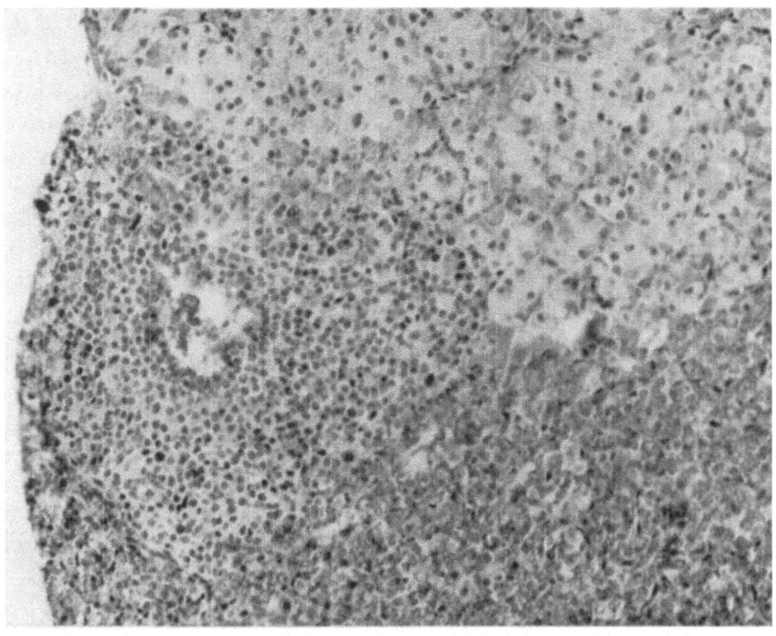

Abb. 184. Beginnendes, gegen den Vorderlappen schärfer als gegen den Hinterlappen abgegrenztes Hypophysenadenom mit kolloidgefülltem, zentralem Hohlraum (weibliche Maus der Versuchsgruppe 2, $10^{1}/_{2}$ Monate nach Ganzkörperbestrahlung [600 r] getötet. Hämatoxylin-Eosin, Vergrößerung 120fach)

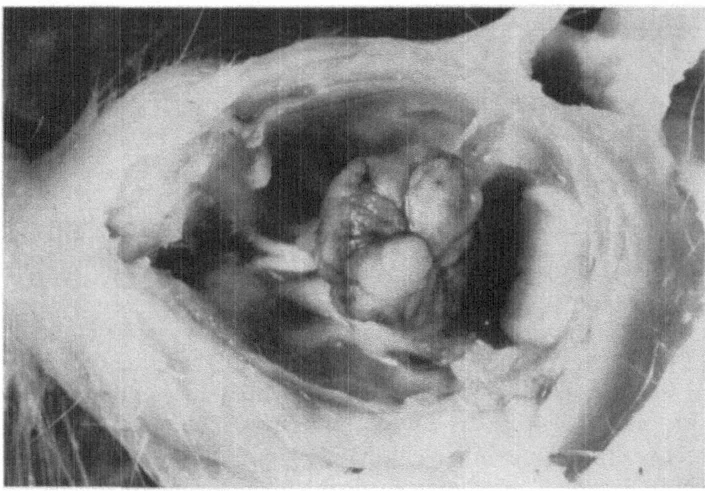

Abb. 185. Hypophysenadenom (weibliche Maus der Versuchsgruppe 2, 18 Monate nach Ganzkörperbestrahlung [600 r] getötet. Vergrößerung 4,8fach)

und deutlich abgesetzt. Der Zelleib enthielt keine eosinophilen, dafür etwas reichlicher, aber ebenfalls blasse PAS-positive Granula (Abb. 187).

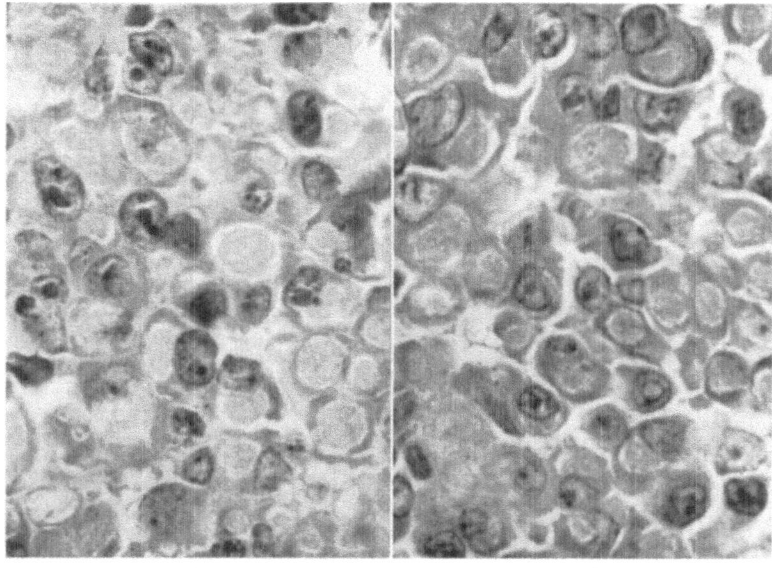

a   b

Abb. 186a u. b. Mammosomatotrop wirksames Hypophysenadenom: große Tumorzellen mit leicht polymorphen, bläschenförmigen Kernen. Cytoplasma mit mächtigem Golgi-Komplex und peripher leicht PAS-positiven, zentral acidophilen, granulierten Anteilen (weibliche Maus der Versuchsgruppe 1, 12 Monate nach Ganzkörperbestrahlung [600 r] getötet. a Hämatoxylin-Eosin, Vergrößerung 630fach, b PAS-Trichromfärbung nach PEARSE, Vergrößerung 900fach)

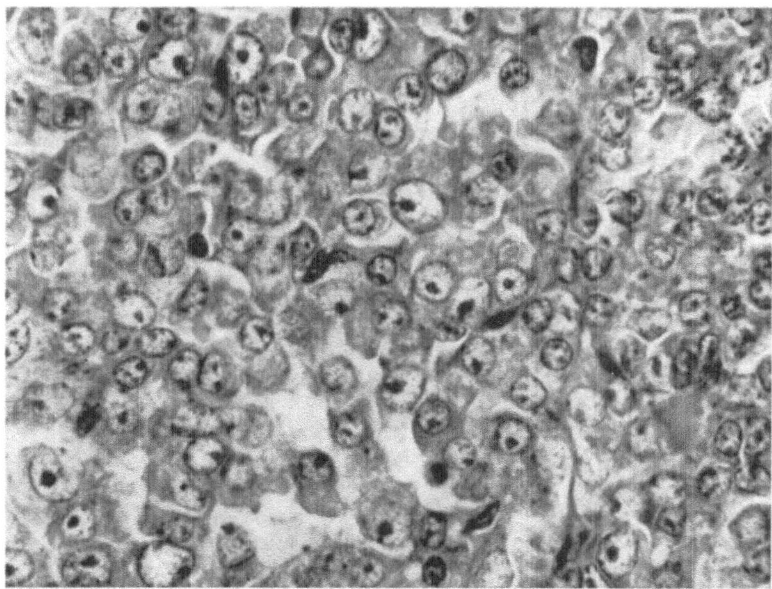

Abb. 187. Hypophysenadenom mit adrenocorticotroper Wirkung: Tumorzellen mit großen, bläschenförmigen, leicht polymorphen Kernen. Cytoplasma mit schwach PAS-positiven Granula und leicht vergrößertem Golgi-Komplex (weibliche Maus der Versuchsgruppe 2, 16 Monate nach Ganzkörperbestrahlung [600 r] getötet. PAS-Trichromfärbung nach PEARSE, Vergrößerung 665fach)

Eine gewisse Ähnlichkeit mit den Elementen der Pars intermedia fiel verschiedentlich auf.

Abb. 188 gibt eine Übersicht über die Häufigkeit und zeitliche Verteilung der Fälle mit Hypophysenadenomen.

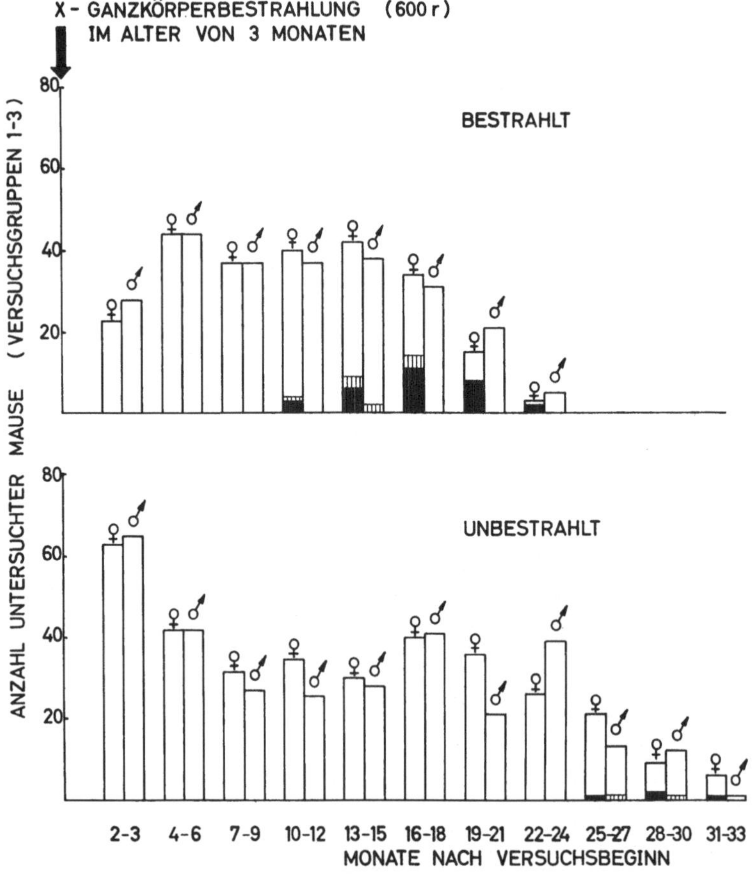

Abb. 188. Häufigkeit und zeitliche Verteilung der Fälle mit Hypophysenadenomen

Die Ganzkörperbestrahlung hatte bei Weibchen einen stark fördernden Effekt auf die Bildung der mammotrop und mammosomatotrop wirksamen Hypophysenadenome (30 bei bestrahlten Tieren im Zeitraum von 10—21 Monaten nach Exposition gegenüber nur 4 bei unbestrahlten,

25—32 Monate nach Versuchsbeginn [$P < 0,001$]). Bei einem Drittel der Tiere mit dieser Tumorform war neben der stimulierenden Wirkung auf die Brustdrüse auch eine deutliche Leberzellvergrößerung nachzuweisen.

Adenome mit adrenocorticotropem Effekt kamen weniger häufig vor: 9 Fällen unter den bestrahlten Tieren (7 Weibchen, 2 Männchen im Zeitraum von 10—18 Monaten nach Exposition) stehen nur 2 unter den unbestrahlten gegenüber (Männchen, 25—30 Monate nach Versuchsbeginn).

IV. Nebennierenrinde

a) Größe

Wegen der Kleinheit des Organs und der damit verbundenen Schwierigkeit einer korrekten Wägung (vgl. LIEBEGOTT 1958) sowie wegen der Tatsache, daß die Nebenniere 2 verschiedene endokrine Organe beherbergt, wurde auf eine systematische Gewichtskontrolle verzichtet.

Abb. 189 zeigt, daß in unkomplizierten Fällen (Versuchsgruppe 1) die *mittlere Rindendicke* bei den Weibchen stets größer war als bei den Männchen. Nach Ablauf der durch die akute Ganzkörperbestrahlung ausgelösten Alarmreaktion und der damit einhergehenden, charakteristischen Morphokinese der Nebennierenrinde blieb bei den Männchen die Rinde immer etwas dünner als bei unbehandelten, gleichaltrigen Kontrollen (Unterschied bei Vergleich von Jahresgruppen signifikant [$P < 0,01$]). Bei den bestrahlten Weibchen machte sich, nach zunächst ähnlichen Veränderungen, eine beträchtliche relative Verdickung der Nebennierenrinde geltend (Maximum zwischen 6. und 12. Monat nach Exposition). Beachtenswert ist die stärkere Atrophie des Cortex bei den ältesten, unbehandelten Kontrollmäusen im Vergleich mit den am längsten überlebenden bestrahlten Tieren.

b) Histologischer Aufbau der Nebennierenrinde

1. Umwandlung der zonalen Struktur. Die bei unbestrahlten Weibchen im Alter von 3 Monaten bereits etwas abgebaute, aber noch vorhandene X-Zone bildete sich bei den Kontrollen im Verlauf der nächsten 3 Monate schrittweise zurück. Die Ganzkörperbestrahlung hatte auf diesen Vorgang eine deutlich beschleunigende Wirkung, so daß zu Beginn des dritten Monats nach Exposition zwischen Rinde und Mark nur mehr eine verdichtete, vorwiegend aus Bindegewebe mit eingelagerten verfetteten Zellen bestehende Schicht („Markkapsel") übrig blieb (Abb. 190). Dieser Zustand wurde bei den unbestrahlten Vergleichstieren erst mehrere Monate später erreicht.

In der gleichen Zeitspanne setzte bei den meisten bestrahlten Weibchen ein Gestaltwandel der inneren Rindenschichten ein: Dieser bestand in einer Größenzunahme, verbunden mit verstärkter Granulierung, Eosinophilie und Fuchsinophilie der Parenchymzellen. Das Cytoplasma dieser Elemente ergab meist eine positive Reaktion nach ASHBEL-SELIGMAN. In fortgeschrittenen Stadien war oft mehr als die Hälfte der

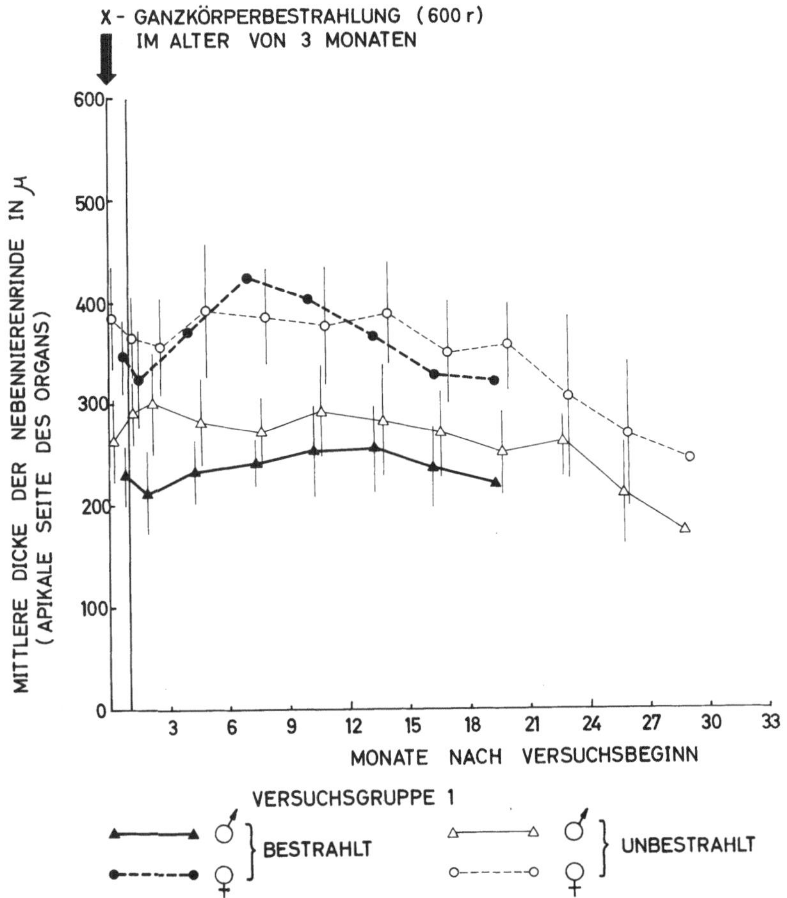

Abb. 189. Mittlere Dicke der Nebennierenrinde (apikale Seite des Organs) bei den in gutem Zustand getöteten Mäusen als Funktion der Zeit nach Versuchsbeginn (Standardabweichungen: senkrechte Linien, für die bestrahlten Weibchen später als 3 Monate nach Exposition wegen unterschiedlich gestörter Ovarialfunktionen nicht mehr eingetragen)

Rinde von diesen *großen, lipoidfreien, eosinophilen Zellen* (B-Zellen) besetzt (Abb. 191a, b). Dieser Prozeß bildete den Hauptgrund der Rindenverdickung bei älteren bestrahlten Weibchen; die an der Submaxillardrüse und Niere nachweisbare Virilisierung ging in den meisten Fällen mit solchen Veränderungen einher. Die unbehandelten Weibchen zeigten ähnliche Befunde wesentlich seltener als die bestrahlten und meist nur im höheren Alter. Das stärkste Ausmaß einer großzelligen Veränderung der inneren Rindenzone machte sich bei Tieren mit vorwiegend aus braunen Pigmentzellen bestehenden Ovarialtumoren bemerkbar. Interessanterweise kamen gleichartige Erscheinungen aber auch bei granulosazellhaltigen Proliferationen im Ovarium vor. Bei diesen Tieren nahm die generalisierte Hyperostosis interna (s. unten) besonders schwere Formen an.

Bei den Männchen, deren Nebennieren keine X-Zone aufweisen, fehlt eine deutliche Markkapsel. Die zonale Struktur der Rinde wurde bei

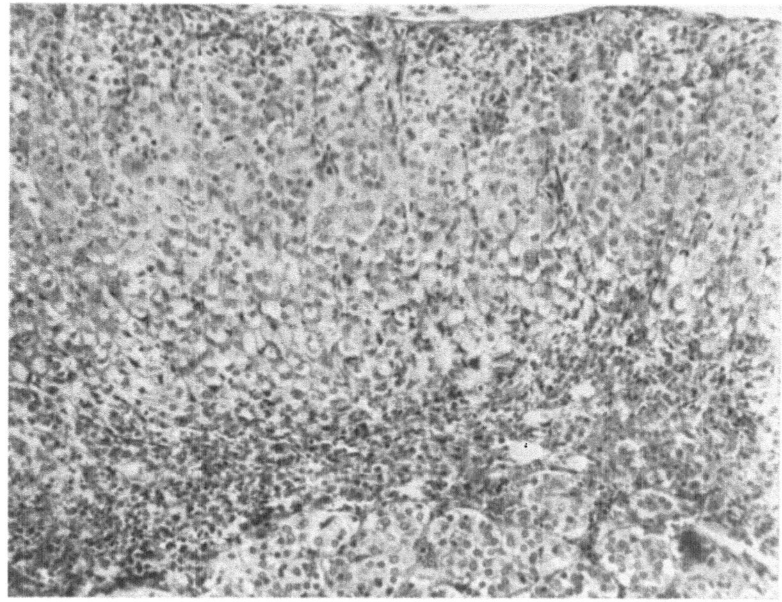

Abb. 190. Involution der X-Zone an der Innenseite der Nebennierenrinde bei einem bestrahlten Weibchen (Maus der Versuchsgruppe 2, $1^1/_2$ Monate nach Ganzkörperbestrahlung [600 r] getötet. Hämatoxylin-Eosin, Vergrößerung 140fach)

ihnen durch die Strahlenwirkung weniger beeinflußt als bei den Weibchen: Wohl war auch eine leichte Vermehrung großer, eosinophiler Zellen in den inneren Schichten erkennbar, sie blieb aber in bescheidenem Rahmen.

Die Zona glomerulosa und die äußeren Anteile der Zona fasciculata erfuhren durch die Bestrahlung keine systematische Umwandlung. Stark sudanophile und mit doppeltbrechenden Lipoiden beladene Zellen (Spongiocyten) besetzten bei den bestrahlten Tieren (vor allem bei den Weibchen) eine schmälere äußere Schicht als bei den unbehandelten. Die Feulgensche Plasmalreaktion verhielt sich meist umgekehrt.

20*

2. Degenerative Veränderungen. Ceroidhaltige *Pigmentzellen* (Abbildung 192a—c), an der Grenze zwischen Rinde und Mark, teilweise aber auch in den mittleren und inneren Rindenzonen gelegen, traten auch bei unbestrahlten Mäusen auf. Meistens entstanden sie im Verlauf einer schwer konsumierenden Krankheit und/oder im höheren Alter. Bei bestrahlten Tieren, besonders bei Weibchen, ließen sie sich im Durchschnitt wesentlich früher und in größerer Zahl nachweisen als bei den unbehandelten Kontrollen. Dies gilt nicht nur für die Versuchsgruppen 2

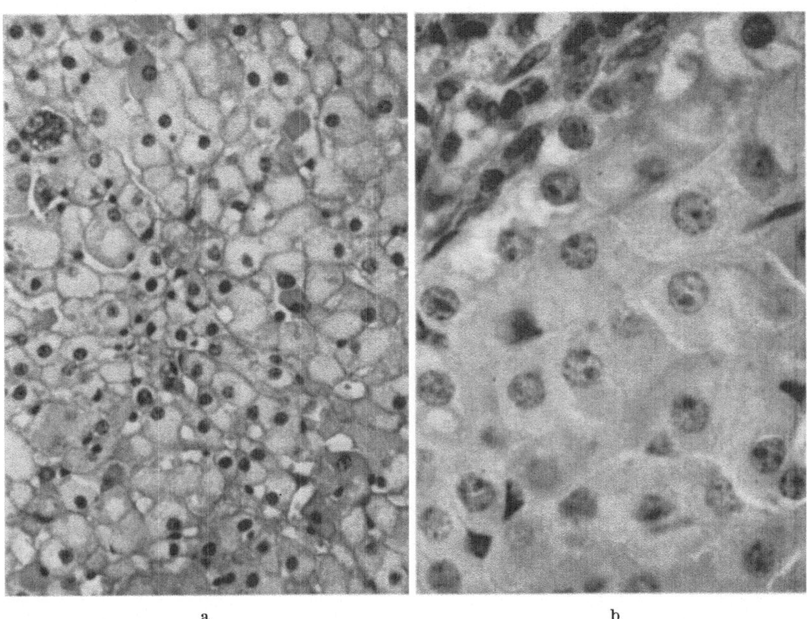

a   b

Abb. 191a u. b. Große, eosinophile, fast lipoidfreie Zellen („B-Zellen", „kompakte Zellen") in den inneren Schichten der Nebennierenrinde eines bestrahlten Weibchens (Maus der Versuchsgruppe 1, 12 Monate nach Ganzkörperbestrahlung [600 r] getötet. a PAS-Trichromfärbung nach Hotchkiss, Vergrößerung 285fach, b Hämatoxylin-Eosin, Vergrößerung 710fach)

und 3, wo sie besonders häufig zu sehen waren, sondern auch für die in gutem Zustand getöteten Mäuse der Versuchsgruppe 1 (Abb. 193). Es handelt sich sehr wahrscheinlich um Abbauzellen, weshalb sie auch als „braune Degenerationszellen" bezeichnet werden. Bei vielen älteren bestrahlten Weibchen erschien die Rinde oft durch eine breite Lage solcher Elemente vom Mark abgetrennt. In mehreren Fällen war das Rindenparenchym in größeren Gebieten zugrunde gegangen und durch *Narbengewebe* mit massenhaft Pigmentzellen ersetzt (Abb. 194). An Orten mit starker Vermehrung der ceroidhaltigen Elemente kam es in der Regel zu einer *Wucherung des subkapsulären Blastems:* Sie trat demgemäß bei bestrahlten Tieren (wiederum vor allem bei Weibchen) ebenfalls früher und häufiger in Erscheinung als bei den Kontrollen (Abb. 193). In gleicher Weise wurde durch die Ganzkörperbestrahlung auch ein herdförmiges Auftreten zahlreicher *hämosiderinhaltiger Zellen* gefördert. Diese befanden sich sehr oft in narbig veränderten Bezirken oder in unmittelbarer Nachbarschaft der ceroidhaltigen Pigmentzellen, ebenfalls im Grenzbereich zwischen Rinde und Mark (Abb. 195). Cystische, von abgebauten Blutmassen gefüllte Hohlräume wurden indessen nie angetroffen. Bezirke mit massivem Parenchymuntergang,

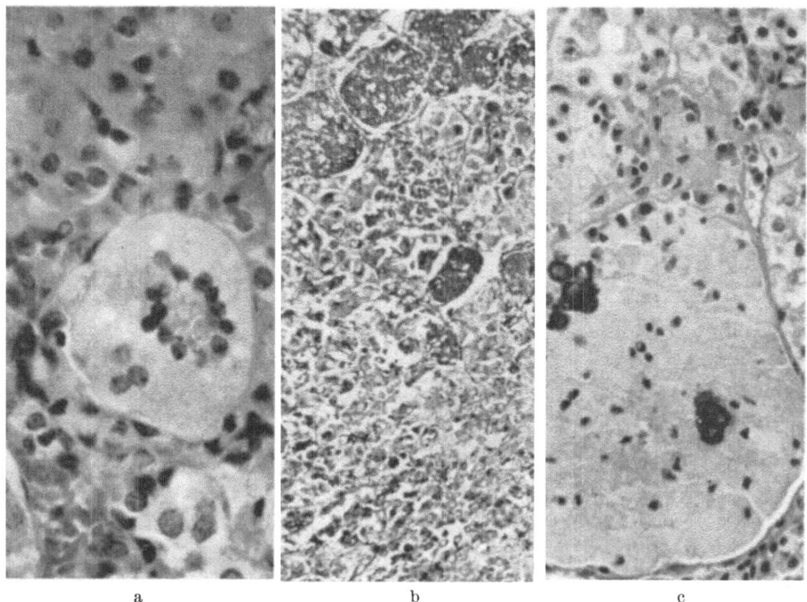

a   b   c

Abb. 192a—c. Ceroidhaltige Riesenzellen (Pigmentzellen) an der Innenseite der Nebennierenrinde: a Mehrkernige Riesenzelle (männliche Maus der Versuchsgruppe 1, 1 Monat nach Ganzkörperbestrahlung [600 r] getötet. Hämatoxylin-Eosin, Vergrößerung 455fach). b Argyrophilie des Cytoplasmas der Riesenzellen (männliche Maus der Versuchsgruppe 1, 12 Monate nach Ganzkörperbestrahlung [600 r] getötet. Silberfärbung nach FOOT-GÖMÖRI, Vergrößerung 115fach). c Zentrale Verkalkungen der Riesenzellen (männliche Maus der Versuchsgruppe 3, $18^1/_3$ Monate nach Ganzkörperbestrahlung [600 r] getötet. Hämatoxylin-Eosin, Vergrößerung 285fach)

Narbenbildung und einer Anhäufung brauner Degenerationszellen beherbergten gelegentlich in den darin liegenden Sinusoiden Blutbildungsherde. Eine solche ektopische Hämopoiese entwickelten in erster Linie bestrahlte Weibchen mit generalisierter Hyperostosis interna. Im Zusammenhang mit den erwähnten Abbauvorgängen entstand in späteren Stadien nach Ganzkörperbestrahlung oft eine umschriebene Atrophie der Nebennierenrinde (Abb. 196); eine *allgemeine Involution* gehörte dagegen nicht zu den charakteristischen Spätfolgen. Diese erreichte bei den unbestrahlten Kontrollmäusen höchsten Alters ein bedeutend

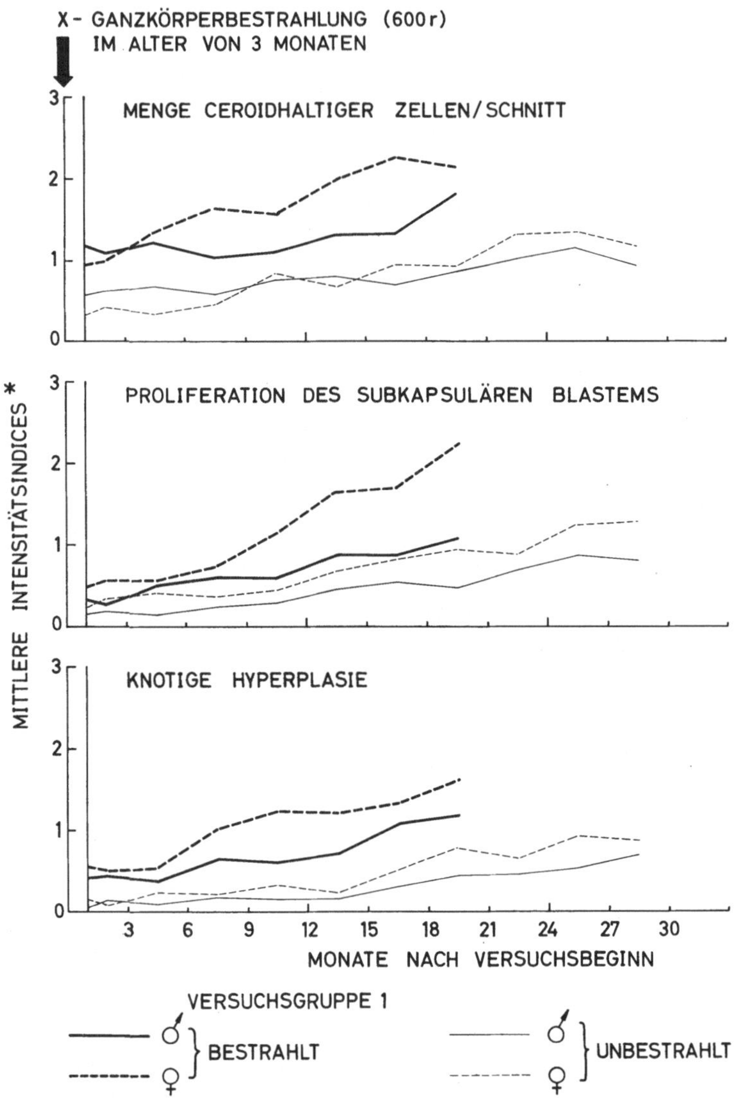

Abb. 193. Degenerative und reaktive Veränderungen der Nebennierenrinde bei den in gutem Zustand getöteten Mäusen als Funktion der Zeit nach Versuchsbeginn (* vgl. S. 22)

Grundlagen der halbquantitativen Auswertung

Anzahl der ceroidhaltigen Zellen/ Nebennierenschnitt		Proliferation des subkapsulären Blastems Knotige Hyperplasie der Nebennierenrinde	
Intensitätsgrad	Zahl ceroidhaltiger Zellen pro Schnittfläche (sagittal durch längsten Durchmesser)	Intensitätsgrad	Schwere der Veränderung
0	0	0	kein Befund
1	1—20	1	leicht
2	21—40	2	mäßig
3	über 40	3	schwer

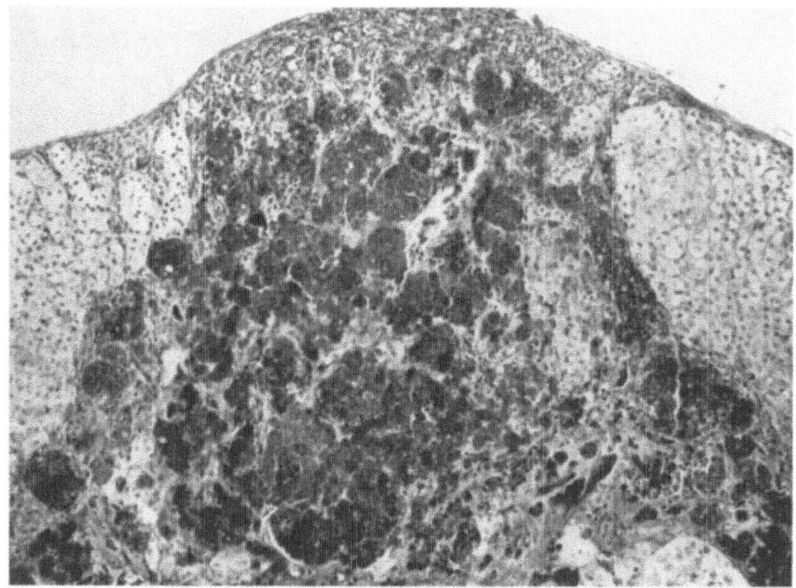

Abb. 194. Narbenherd in der Nebennierenrinde mit Anhäufung ceroidhaltiger Pigmentzellen, Unter-
gang des Rindenparenchyms und umschriebener Wucherung des subkapsulären Blastems (weibliche
Maus der Versuchsgruppe 2, 17²/₃ Monate nach Ganzkörperbestrahlung [600 r] getötet. PAS-
Trichromfärbung nach HOTCHKISS, Vergrößerung 115fach)

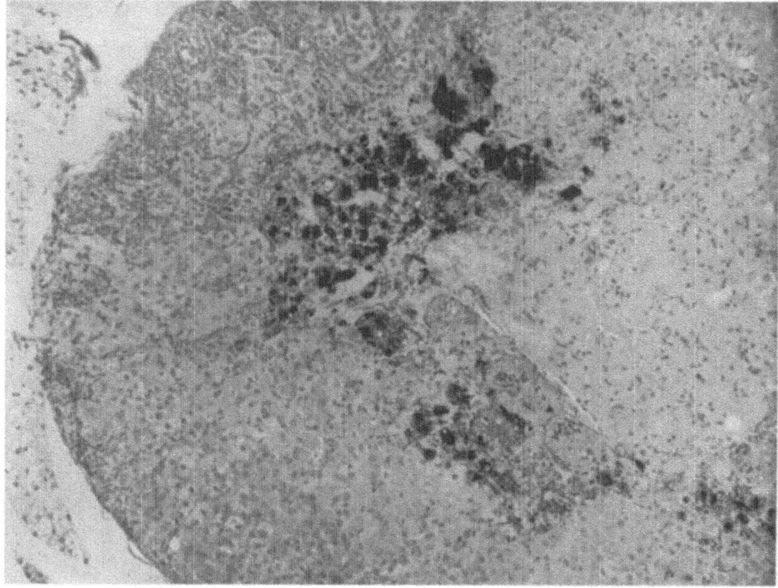

Abb. 195. Herde hämosiderinhaltiger Zellen in den inneren Nebennierenrindenschichten (weibliche
Maus der Versuchsgruppe 1, 12 Monate nach Ganzkörperbestrahlung [600 r] getötet. Turnbull-
Färbung nach TIRMANN und SCHMELZER, Rotfilter, Vergrößerung 115fach)

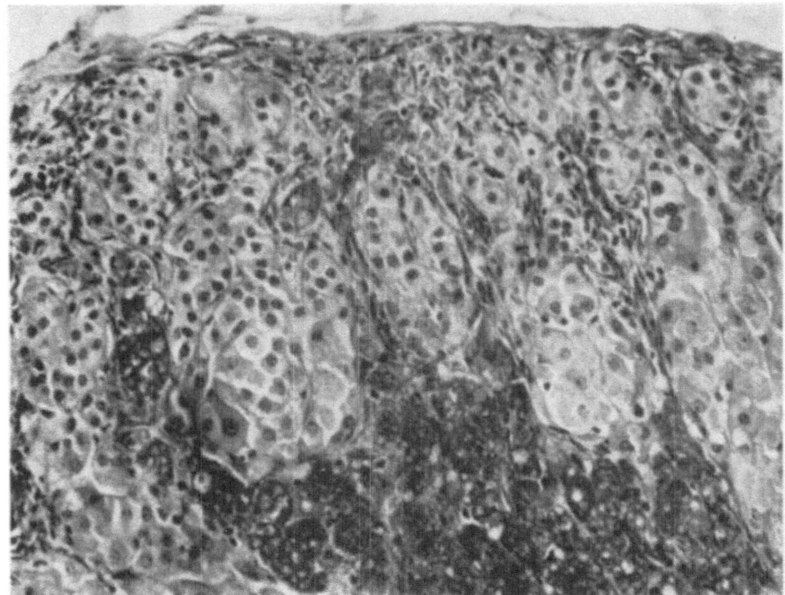

Abb. 196. Atrophie, kleinknotige Hyperplasie und Anhäufung von Pigmentzellen in der Nebennierenrinde (männliche Maus der Versuchsgruppe 3, 15 Monate nach Ganzkörperbestrahlung [600 r]
spontan gestorben. PAS-Trichromfärbung nach HOTCHKISS, Vergrößerung 265fach)

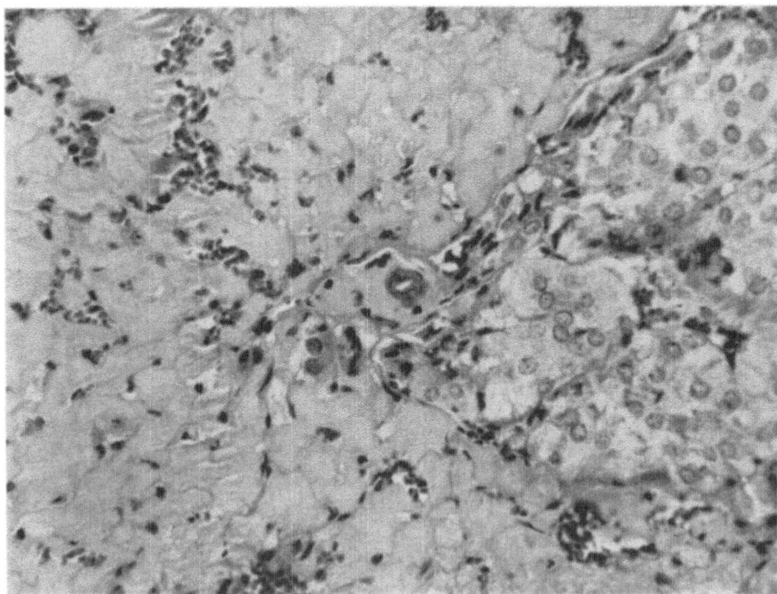

Abb. 197. Weitgehender Untergang des Nebenierenrindenparenchyms bei Amyloidose (männliche
Maus der Versuchsgruppe 2, 13 Monate nach Ganzkörperbestrahlung [600 r] getötet. Hämatoxylin-
Eosin, Vergrößerung 285fach)

schwereres Ausmaß als bei den am längsten überlebenden, bestrahlten Tieren. Bei allgemeiner *Amyloidose* blieb die Nebennierenrinde selten verschont. Die hyalinen Massen lagerten sich mit Vorliebe in den inneren Anteilen der Zona fasciculata und in der Zona reticularis ab, und zwar in den Räumen zwischen Sinusoidalwand und Parenchym. Die dadurch bewirkte Atrophie der endokrinen Zellen endete mitunter in deren völligem Untergang (Abb. 197).

3. Entzündliche Prozesse. Mäuse, die an Allgemeininfekten litten, boten nicht selten das Bild *herdförmiger Nebennierenrindennekrosen*

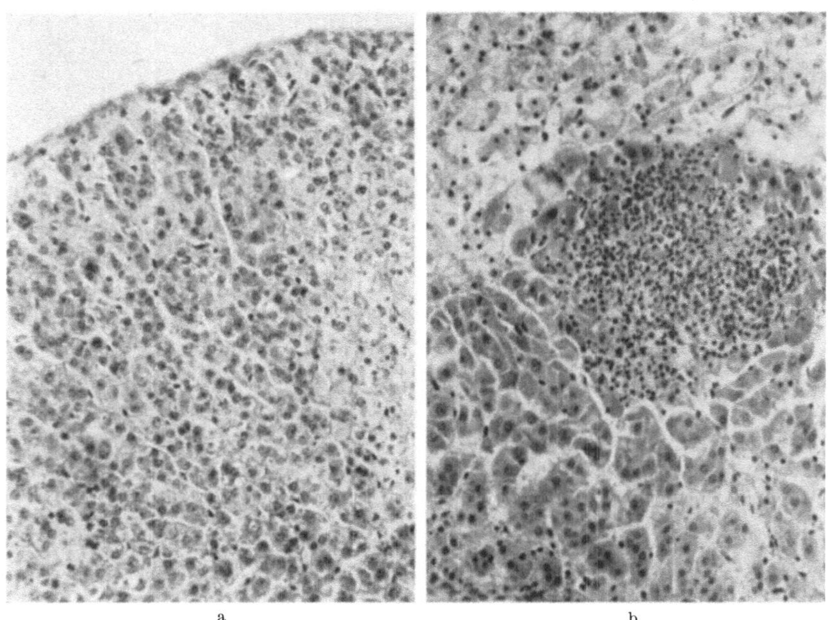

a   b

Abb. 198a u. b. a Herdförmige Nekrose der Nebennierenrinde (weibliche Maus der Versuchsgruppe 2, 1 Monat nach Ganzkörperbestrahlung [600 r] getötet. Hämatoxylin-Eosin, Vergrößerung 190fach). b Septisch-metastatischer Mikroabsceß in der Nebennierenrinde (männliche Maus der Versuchsgruppe 3, 6¹/₂ Monate nach Ganzkörperbestrahlung [600 r] spontan gestorben. Hämatoxylin-Eosin, Vergrößerung 170fach)

(Abb. 198a). Unter anderem ging die akute Ektromelie mehrmals mit diesem Befund einher. Septisch-metastatisch entstandene *Mikroabscesse* wurden ebenfalls wiederholt gesehen (Abb. 198b). Diese Veränderungen traten bei bestrahlten Tieren früher und häufiger auf als bei unbestrahlten. *Lymphocytäre Infiltrate* schienen nicht immer auf infektiösen Prozessen zu beruhen; sie fanden sich oft in der Umgebung der Pigmentzellen und im Bereich anderer degenerativer Erscheinungen. Ihr Auftreten wurde durch die Ganzkörperbestrahlung leicht gefördert.

4. Knotige Hyperplasie. Schon wenige Monate nach Versuchsbeginn zeichnete sich bei einer Reihe bestrahlter Tiere ein herdförmiger Umbau der Rinde ab, der durch die Bildung kleiner Parenchymknoten gekennzeichnet war. Diese hatten zunächst nur geringe Ausdehnung (Abb. 199), nahmen aber später größeren Umfang an. Meistens ging die noduläre Hyperplasie von der Zona fasciculata aus. Innerhalb der hyperplastischen Bezirke herrschten teils große, lipoidreiche Schaumzellen, teils fast fettfreie, eosinophile B-Zellen vor. Weibchen neigten mehr zu dieser

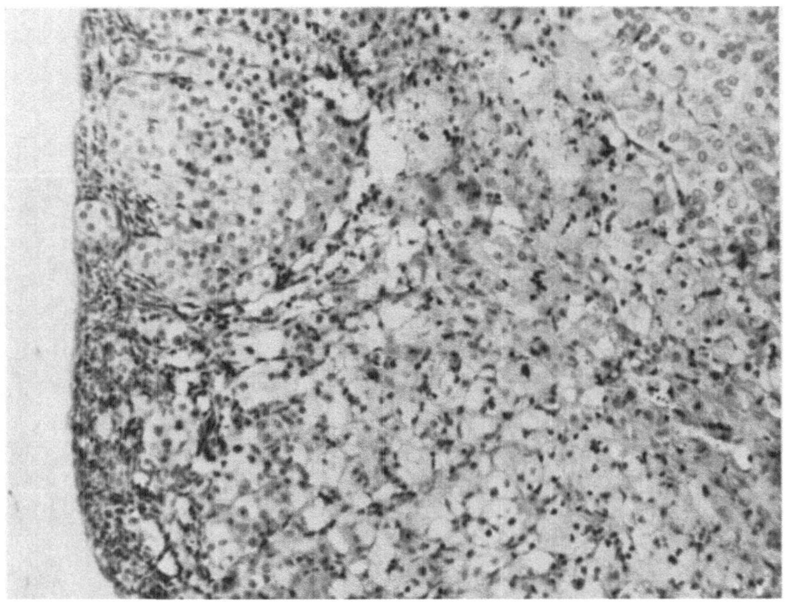

Abb. 199. Kleinknotige Hyperplasie der Nebennierenrinde (weibliche Maus der Versuchsgruppe 2, 12 Monate nach Ganzkörperbestrahlung [600 r] getötet. Hämatoxylin-Eosin, Vergrößerung 170fach)

Veränderung als Männchen. Die begünstigende Wirkung der Ganzkörperbestrahlung auf diesen Vorgang geht deutlich aus Abb. 193 hervor.

5. Geschwülste der Nebennierenrinde. Abb. 200 zeigt, daß die Ganzkörperbestrahlung der Entstehung neoplastischer Prozesse der Nebennierenrinde deutlichen Vorschub leistete ($P < 0{,}01$). In der Mehrzahl der Fälle handelte es sich um *gutartige Adenome*, die sich histologisch aus lipoidreichen Spongiocyten, mitunter aber auch aus fettarmen, leicht eosinophilen Zellen aufbauten (Abb. 201a, b). Die Ausmaße dieser scharf begrenzten Knoten waren meistens gering (größter Durchmesser 2 mm). Demgegenüber fielen die beiden beobachteten, infiltrativ wachsenden *Adenocarcinome* schon makroskopisch durch ihre Größe auf (Abb. 202). Histologisch boten sie teilweise ein etwas unruhiges Bild:

variable Kerngröße, Mischung von Spongiocyten und kompakten Zellen, erhöhte Mitosetätigkeit. Mehrere Adenom- und die beiden Carcinomträger ließen an der Submaxillardrüse einen beachtlichen virilisierenden Effekt erkennen. Adipositas und Osteoporose waren nur bei 2 dieser

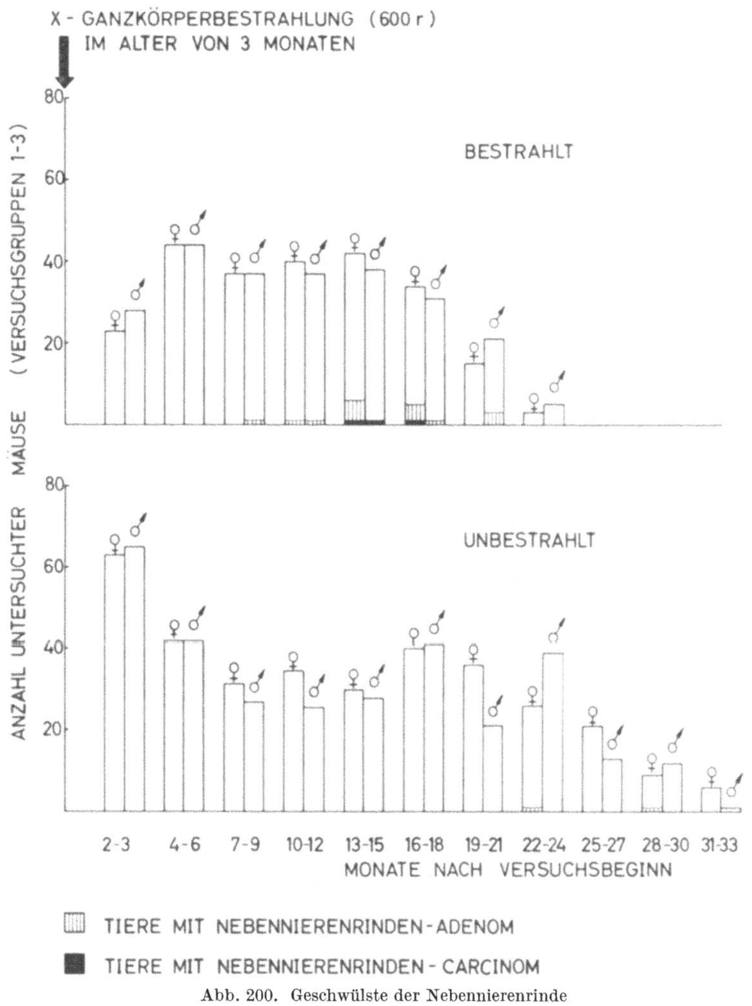

Abb. 200. Geschwülste der Nebennierenrinde

Fälle (ein Adenom, ein Carcinom) leicht angedeutet. Interessanterweise trat hinsichtlich der tumorigenen Wirkung der ionisierenden Strahlen auf die Nebennierenrinde ein Geschlechtsunterschied nur insofern zutage, als die Adenome bei den bestrahlten Weibchen früher auftraten als bei den Männchen.

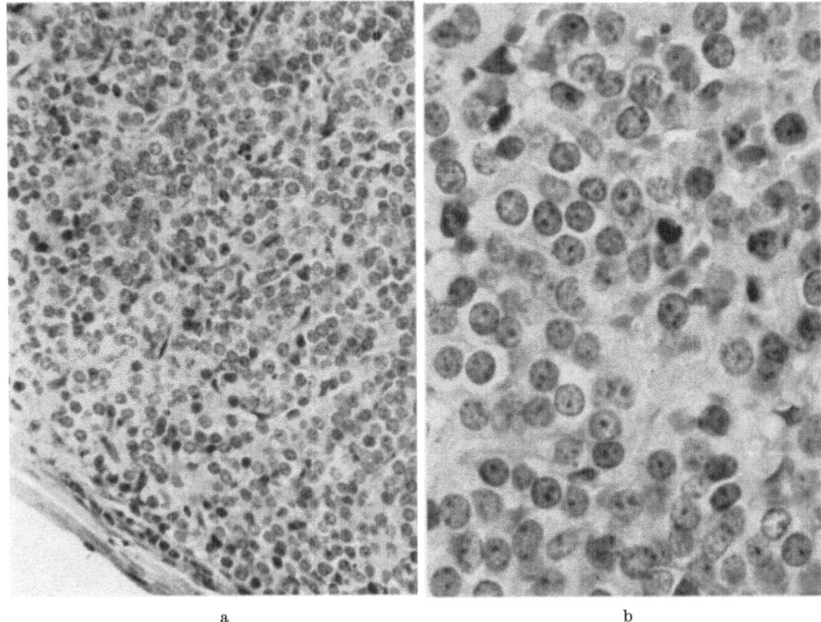

a   b

Abb. 201a u. b. Adenom der Nebennierenrinde (männliche Maus der Versuchsgruppe 2, 19 Monate
nach Ganzkörperbestrahlung [600 r] getötet. Hämatoxylin-Eosin, Vergrößerung 285fach [a] bzw.
710fach [b])

V. Nebennierenmark

Über das Verhalten des
Markvolumens nach Ganzkörperbestrahlung können keine
verbindlichen Angaben ge-
macht werden. Soweit sich
aus den histologischen Schnitten abschätzen ließ, war die
Masse des Markgewebes bei
bestrahlten Mäusen der Versuchsgruppe 1 im Vergleich
mit den Kontrollen nicht
deutlich reduziert. Ebenso
ließ sich bei den in gutem Zustand getöteten Tieren keine
regelmäßige Spätwirkung der
Bestrahlung auf Zahl und Verteilung der sog. P- und F-Zellen sowie der durch Kalium-
jodat oder Kaliumbichromat

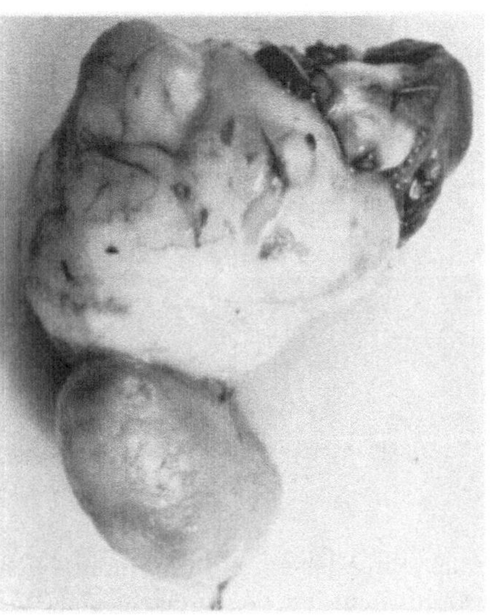

Abb. 202. Carcinom der Nebennierenrinde (weibliche
Maus der Versuchsgruppe 2, 17 Monate nach Ganzkörperbestrahlung [600 r] getötet. Vergrößerung
4,8fach)

darstellbaren Elemente nachweisen. *Kern- und Cytoplasmavacuolen* in größerer Zahl kamen nur bei den in moribundem Zustand getöteten oder spontan gestorbenen Mäusen in größerer Zahl vor. Eine *knotige oder diffuse Hyperplasie* des Nebennierenmarks wurde in der Zeit von 8—20 Monaten nach Versuchsbeginn bei insgesamt 13 bestrahlten (8 Weibchen, 5 Männchen) und nur 2 unbehandelten (ein Weibchen, ein Männchen) Tieren notiert ($P < 0,05$). Bei einer bestrahlten weiblichen Maus war mit diesem Befund eine hochgradige Atrophie der Nebennierenrinde verbunden (Abb. 203). Innerhalb der knotigen Verdickungen, die meist

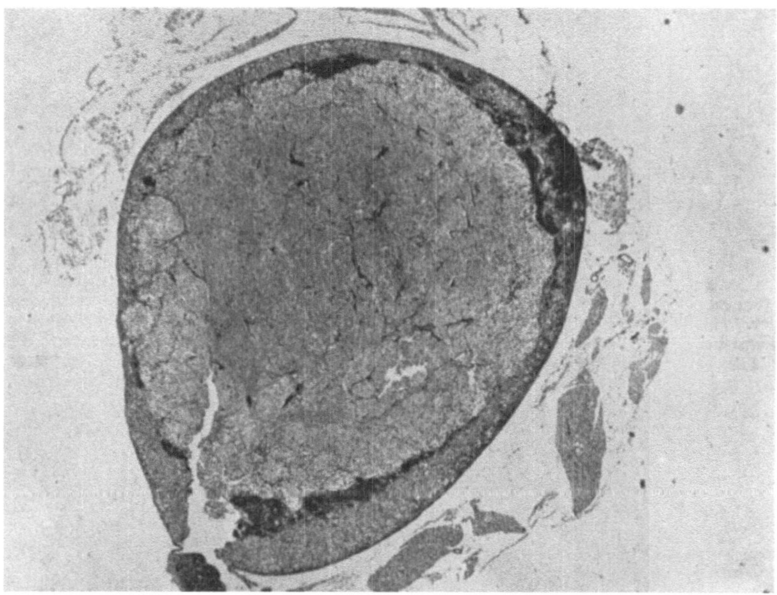

Abb. 203. Hyperplasie des Nebennierenrindenmarks und hochgradige Atrophie der Rinde (weibliche Maus der Versuchsgruppe 3, 15 Monate nach Ganzkörperbestrahlung [600 r] spontan gestorben. PAS-Trichromfärbung nach HOTCHKISS, Vergrößerung 28fach)

noch eine alveoläre Struktur beibehielten, lag gelegentlich ein stark erweitertes Blutgefäß. Wiederholt fanden sich in nodulären Herden stark hyperploide Markzellen (Abb. 204a) und Zellteilungsfiguren. Pathologische Mitosen (vor allem Chromosomenbrücken oder -versprengungen — Abb. 204b) wurden bei bestrahlten Mäusen häufiger als bei unbestrahlten bemerkt. Lockere Lymphocyteninfiltrate im Markgewebe gehörten zu den Seltenheiten. In der Zeit zwischen 9 und 20 Monaten nach Versuchsbeginn entwickelten sich bei 7 bestrahlten Mäusen (4 Weibchen, 3 Männchen) gutartige *Phäochromocytome*. Histologisch ließen sie sich durch ihre scharfe Begrenzung, den einheitlichen, meist etwas kleineren Zelltyp und den weitgehenden Verlust der alveolären Struktur

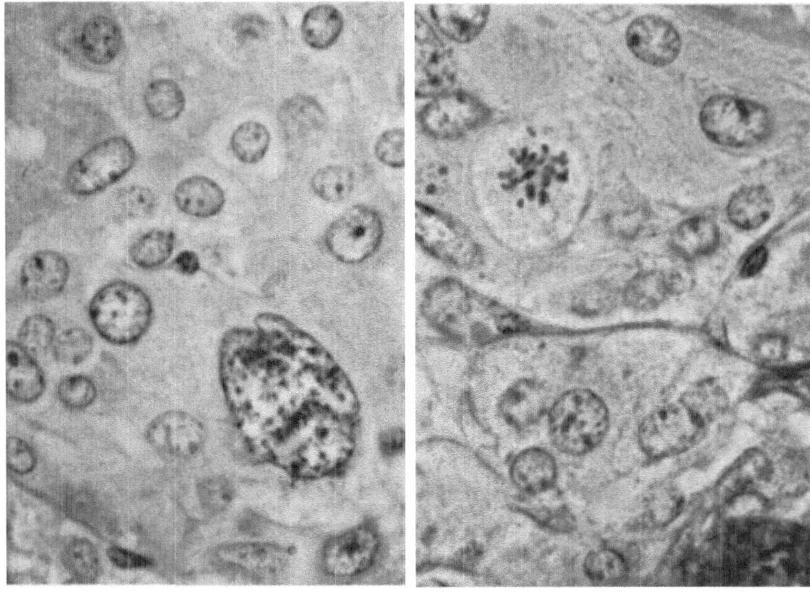

a   b

Abb. 204 a u. b. a Kernpolymorphie und hyperploide Zelle im Rahmen einer knotigen Hyperplasie des Nebennierenmarks (weibliche Maus der Versuchsgruppe 2, 15¹/₂ Monate nach Ganzkörperbestrahlung [600 r] getötet. Hämatoxylin-Eosin, Vergrößerung 665fach). b Mitose mit Chromosomenversprengungen bei knotiger Hyperplasie des Nebennierenmarks (weibliche Maus der Versuchsgruppe 2, 14 Monate nach Ganzkörperbestrahlung [600 r] getötet. PAS-Trichromfärbung nach HOTCHKISS, Vergrößerung 855fach)

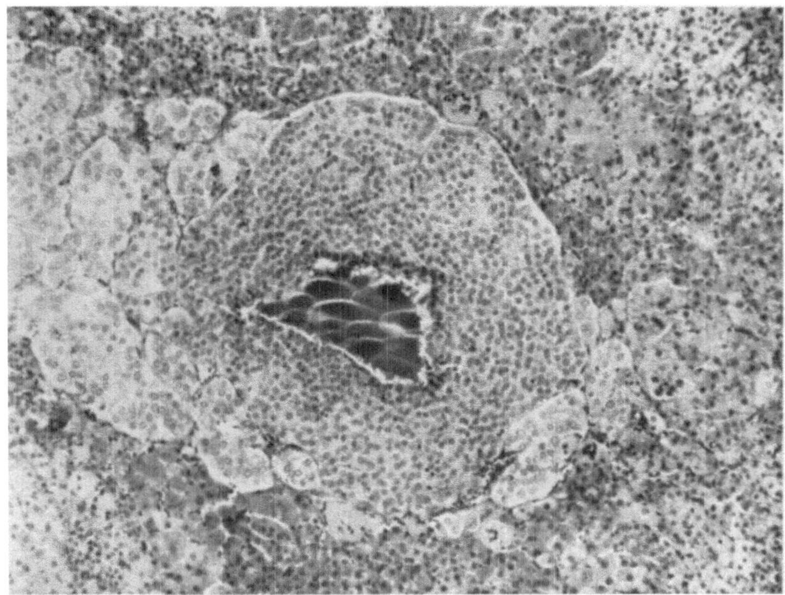

Abb. 205. Beginnendes Phäochromocytom mit zentral gelegenem, kolloidhaltigem Hohlraum (weibliche Maus der Versuchsgruppe 1, 15 Monate nach Ganzkörperbestrahlung [600 r] getötet. Hämatoxylin-Eosin, Vergrößerung 115fach). (Aus COTTIER, H.: Path. Mikrobiol. **23**, 238 [1960])

klar von der nodulären Hyperplasie unterscheiden. In einem Fall kam ein beginnendes Phäochromocytom mit konzentrischer Anordnung der Tumorzellen um einen zentralen, von eingedickten, homogenen, PAS-positiven, leicht fuchsinophilen Massen gefüllten Hohlraum herum zur Beobachtung (Abb. 205). Zwei bestrahlte weibliche Mäuse gingen 13 bzw. 17 Monate nach Ganzkörperbestrahlung an den Folgen eines in die Lungen metastasierenden, *malignen Phäochromoblastoms* zugrunde (Abbildung 206, 207a, b). Drei Tiere mit größeren Phäochromocytomen und

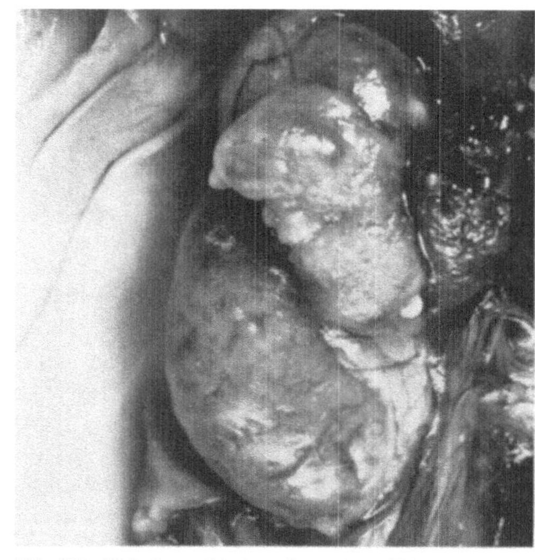

Abb. 206. Phäochromoblastom der rechten Nebenniere (weibliche Maus der Versuchsgruppe 3, 14 Monate nach Ganzkörperbestrahlung [600 r] spontan gestorben. Vergrößerung 6,4fach)

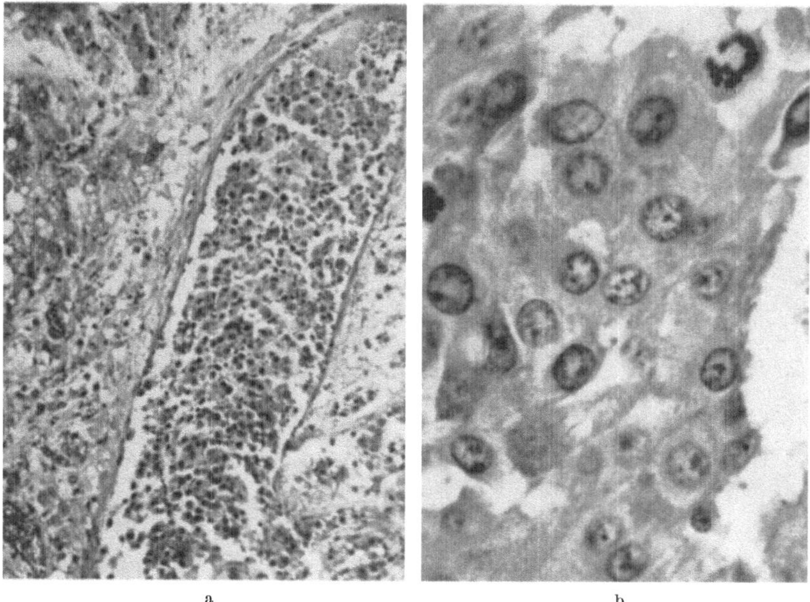

a b

Abb. 207a u. b. Phäochromoblastom der Nebenniere. a Einbruch des Tumorgewebes in ein Blutgefäß, b erhöhte Mitosetätigkeit (gleiche Maus wie in Abb. 206. Hämatoxylin-Eosin, Vergrößerung 115fach [a], 665fach [b])

eines mit Phäochromoblastom zeigten eine erkennbare Herzvergrößerung. Im Tumorgewebe waren hier zahlreiche F-Zellen vertreten.

VI. Schilddrüse

Genaue Gewichtsbestimmungen waren uns wegen der Kleinheit des
Organs und der Schwierigkeit, es von seiner Umgebung freizulösen,
nicht möglich.

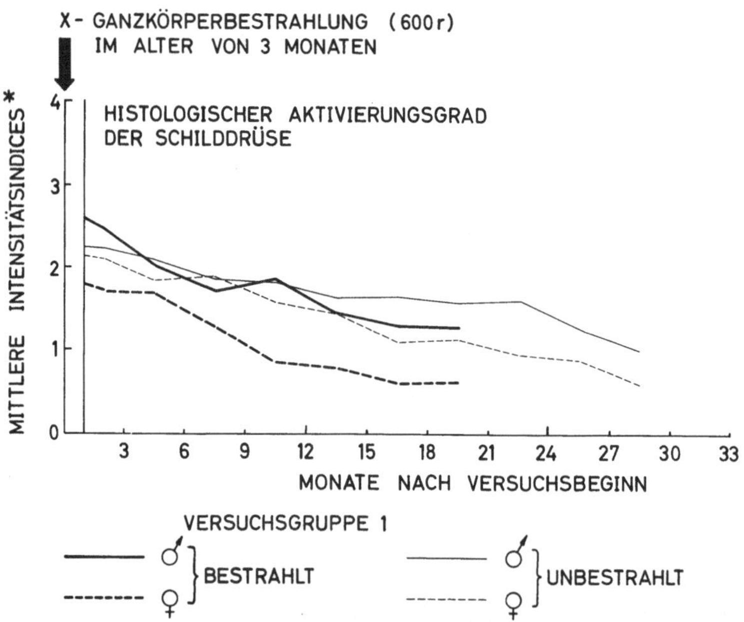

Abb. 208. Histologisch faßbarer Aktivierungsgrad der Schilddrüse der in gutem Zustand getöteten
Mäuse als Funktion der Zeit nach Versuchsbeginn (* vgl. S. 22)

Grundlagen der halbquantitativen Auswertung	
Intensitäts-grad	Zugehöriger histologischer Befund
0	sehr dickes Kolloid, keine Resorption, Epithelhöhe im Durchschnitt unter 4 μ
1	ziemlich dickes Kolloid, nur vereinzelt Resorptionsvacuolen, Epithelhöhe im Durch-schnitt 4—6 μ
2	mäßig dickes oder bereits dünneres Kolloid, mehrere Resorptionsvacuolen, Epi-thelhöhe im Durchschnitt 6—8 μ
3	ziemlich dünnes Kolloid, zahlreiche Resorptionsvacuolen, Epithelhöhe im Durch-schnitt über 8 μ
4	Kolloid fast gänzlich resorbiert, Epithelhöhe im Durchschnitt über 8 μ

Die *Größe der Thyreoidea* entsprach weitgehend dem Ausmaß der
Kolloidspeicherung in den Bläschen, die ihrerseits in umgekehrter Beziehung zum sog. histologischen Aktivierungsgrad stand.

Aus Abb. 208 geht hervor, daß bei den in gutem Zustand getöteten unbestrahlten Tieren unseres Stammes der *mittlere, histologische Aktivierungsgrad des Schilddrüsengewebes* mit zunehmendem Alter abnahm, bei Weibchen deutlicher als bei Männchen. Die Spätwirkungen der Ganzkörperbestrahlung auf das Strukturbild der Schilddrüse zeichneten sich durch erhebliche *Geschlechtsunterschiede* aus (Versuchsgruppe 1):

Ein Monat nach Exposition war die während der Dauer des akuten Syndroms hervorgetretene, morphologisch faßbare Stimulation des Schilddrüsengewebes bei den männlichen Tieren immer noch leicht

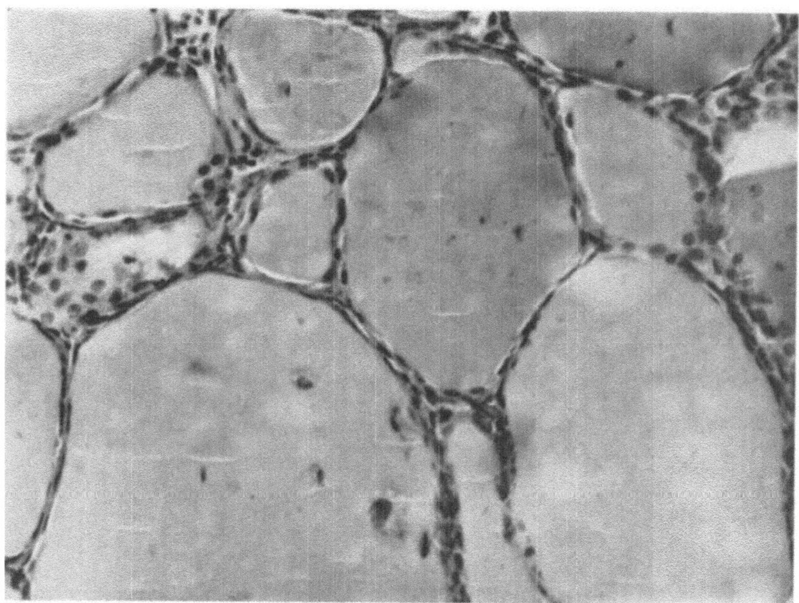

Abb. 209. Schilddrüse im Speicherzustand (weibliche Maus der Versuchsgruppe 2, 13 Monate nach Ganzkörperbestrahlung [600 r] getötet. Hämatoxylin-Eosin, Vergrößerung 275fach)

erkennbar, später verlor sich dieser Unterschied gegenüber den Kontrollen. Im Verlauf des zweiten Jahres nach Bestrahlung stellte sich allmählich eine Ruhigstellung des Organs ein, die etwas rascher voranschritt als bei den Vergleichstieren.

Bei den bestrahlten Weibchen lag der mittlere, histologische Aktivierungsgrad zu Versuchsbeginn (ein Monat nach Exposition), trotz vorübergehender Anregung während der ersten 2—3 Wochen nach der Ganzkörperbestrahlung, etwas unter dem Normalbereich. In der Folge verstärkte sich diese Tendenz; die Bläschen wurden in der Regel immer größer, die Dicke des Kolloids nahm zu, und das Epithel flachte sich ab. Extreme Speicherzustände (Abb. 209) wurden vor allem bei Tieren mit starker Ovarialatrophie oder vorwiegend aus braunen Pigmentzellen bestehenden Ovarialtumoren angetroffen. Im höheren Alter verringerte sich die aufgestapelte Kolloidmasse wieder, ohne daß eine wesentliche Erhöhung der Epithelien erfolgte (Übergang vom Speicherzustand in die Atrophie).

Es ist zu bemerken, daß der Bau des Schilddrüsengewebes nur in seltenen Fällen ein einheitliches Bild bot. Selbst bei Bestehen normaler morphologischer Aktivitätszeichen in den kleineren Bläschen fanden sich sehr oft im Zentrum der Schilddrüse einzelne übergroße, stillgelegte Speicherfollikel (Abb. 210). In diesem Befund ist keine Besonderheit

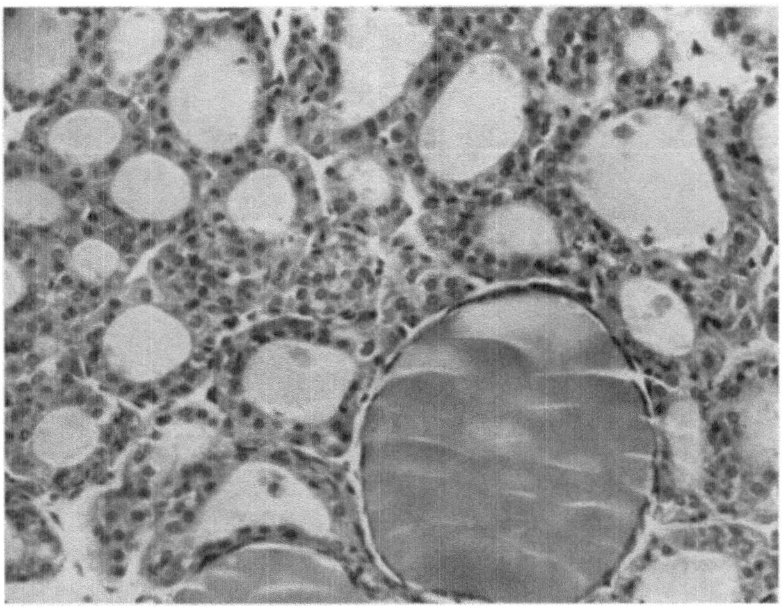

Abb. 210. Einzelne inaktive Speicherfollikel in der Schilddrüse neben kleineren Bläschen mit normalen Aktivitätszeichen (männliche Maus der Versuchsgruppe 1, 2 Monate nach Ganzkörperbestrahlung [600 r] getötet. Hämatoxylin-Eosin, Vergrößerung 265fach)

der bestrahlten Tiere zu erblicken, da er sich bei unbehandelten Kontrollen auch erheben ließ. Bei 6 bestrahlten Weibchen entstanden allerdings auf diese Weise *größere Kolloidknoten*.

Papilläre Wucherungen des Schilddrüsengewebes, ohne Eigenschaften echter, neoplastischer Papillome (Abb. 211), kamen im Zeitraum von 15—25 Monaten nach Versuchsbeginn bei nur 3 Mäusen vor (2 bestrahlte, 1 unbestrahltes Weibchen, letzteres im Alter von 28 Monaten).

Kleine, mit Schleim gefüllte und von Flimmerepithel und einigen Becherzellen ausgekleidete *Cystchen* wurden bei mehreren Mäusen notiert. Ein sicherer Geschlechtsunterschied trat nicht hervor; die Ganzkörperbestrahlung hatte auf diesen Befund keine faßbare Wirkung.

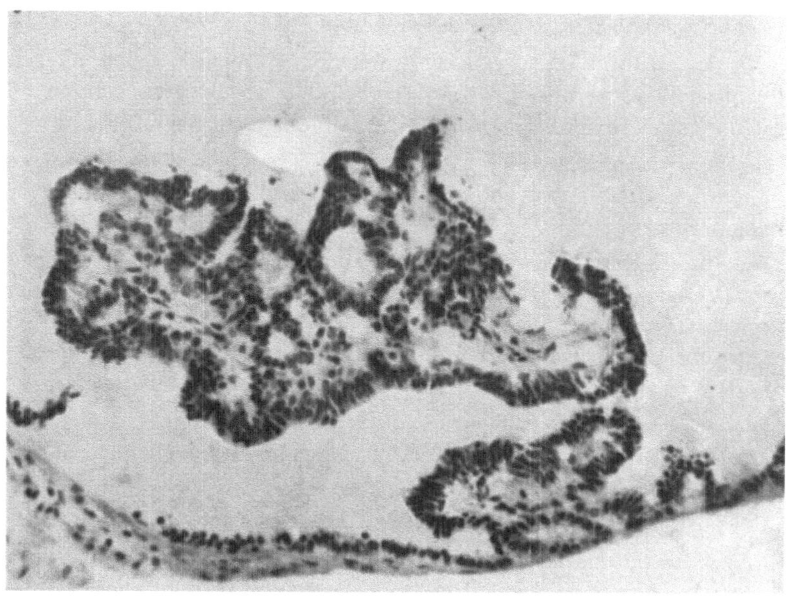

Abb. 211. Papilläre Wucherung in einem großen Schilddrüsenbläschen (weibliche Maus der Versuchsgruppe 3, 15 Monate nach Ganzkörperbestrahlung [600 r] spontan gestorben. Hämatoxylin-Eosin,
Vergrößerung 285fach)

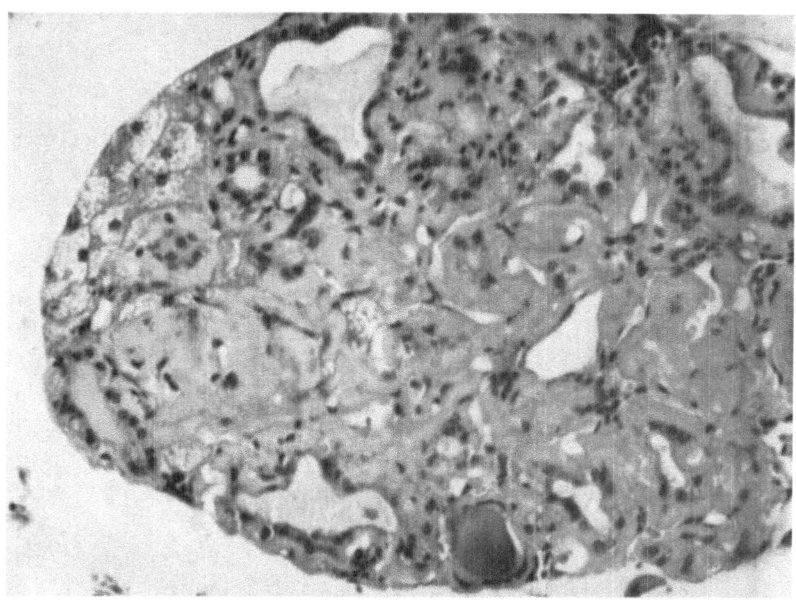

Abb. 212. Schwere Atrophie des Schilddrüsenparenchyms bei Amyloidose (weibliche Maus der
Versuchsgruppe 2, 10 Monate nach Ganzkörperbestrahlung [600 r] getötet. Hämatoxylin-Eosin.
Vergrößerung 255fach)

Echte *Schilddrüsenadenome* entwickelten sich nie.

Die sog. *parafollikulären Zellen* erschienen höchstens bei älteren bestrahlten Weibchen in etwas geringerer Zahl; im übrigen erfuhren sie durch die Ganzkörperbestrahlung keine nennenswerte Beeinflussung.

Hämosiderinablagerungen in den Schilddrüsenepithelien entstanden bei einzelnen älteren bestrahlten Weibchen mit schwerer generalisierter Hämosiderose.

Die in moribundem Zustand getöteten oder spontan gestorbenen Mäuse (Versuchsgruppen 2 und 3) wiesen in der Regel einen stärkeren Aktivierungsgrad des Schilddrüsengewebes auf als die Tiere der Versuchsgruppe 1. Die Ganzkörperbestrahlung hatte auf diese krankheitsbedingten Reaktionen keinen deutlich hemmenden Späteffekt.

Die schwersten Grade von Schilddrüsenatrophie fanden sich bei allgemeiner *Amyloidose,* die das Organ fast regelmäßig in Mitleidenschaft zog (Abb. 212).

Bei Fettleibigkeit traten im Interstitium vermehrt *Fettzellen* auf.

Chronisch-entzündliche Infiltrate wurden im Schilddrüsengewebe nur ausnahmsweise verzeichnet. Die tracheitischen Prozesse blieben meistens auf die Trachealwand beschränkt.

Von *leukämischen Infiltraten* blieb die Thyreoidea oft verschont. Lediglich bei der thymischen Leukose erschien das Organ wiederholt von Tumormassen eingepackt.

VII. Epithelkörperchen

Aus den histologischen Befunden an der Parathyreoidea ließ sich keine sichere direkte Spätwirkung der Ganzkörperbestrahlung auf dieses Organ herauslesen. Auffällig waren lediglich Veränderungen, die sich im Zusammenhang mit Komplikationen ergaben:

Eine im Vergleich zum normalen Bild (Abb. 213a) sehr auffällige *Vermehrung klarer Hauptzellen und sog. wasserklarer Elemente* (Abb. 213b) trat verschiedentlich im Gefolge schwerer chronisch-entzündlicher (pyelonephritischer) und narbiger Nierenprozesse in Erscheinung, deren Entstehung bekanntlich durch die Ganzkörperbestrahlung gefördert wurde. Dieser Gestaltswandel ging in der Regel mit Zeichen einer verstärkten Osteoklasie im Skeletsystem einher (vgl. Abb. 229). Bei generalisierter Hyperostosis interna traten gelegentlich ähnliche Veränderungen ohne Vorliegen eines schweren Nierenschadens zutage.

Kleine Follikel mit PAS-positivem Inhalt traten erst bei alten Mäusen auf, bei bestrahlten nur wenig früher als bei unbestrahlten.

Wie die Schilddrüse waren auch die Epithelkörperchen sehr oft Sitz von Amyloidablagerungen; sie zogen ebenfalls eine Atrophie des Parenchyms nach sich, meistens aber nicht vom gleichen Ausmaß wie in der Thyreoidea.

Neoplastische Prozesse der Epithelkörperchen kamen nicht zur Beobachtung.

VIII. Inselapparat des Pankreas

Pathologische Befunde, die mit Sicherheit als regelmäßige direkte Spätschäden der Ganzkörperbestrahlung angesprochen werden könnten,

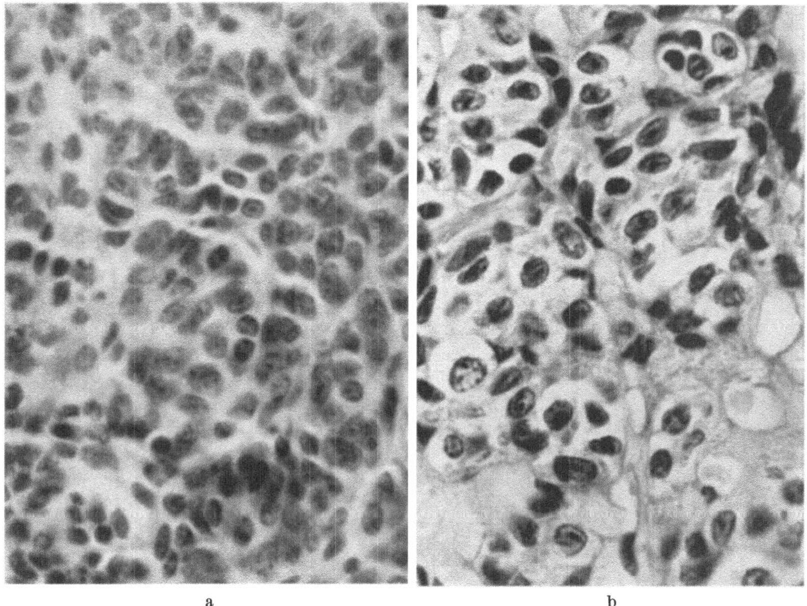

a   b

Abb. 213a u. b. a Normale Parathyreoidea (unbestrahlte männliche Maus im Alter von 3 Monaten. Hämatoxylin-Eosin, Vergrößerung 685fach). b Vorherrschen klarer Hauptzellen und wasserklarer Zellen in der Parathyreoidea bei schwerer Nierenschrumpfung. Als Nebenbefund leichte Amyloidablagerung im Interstitium (weibliche Maus der Versuchsgruppe 2, 12 Monate nach Ganzkörperbestrahlung [600 r] getötet. PAS-Trichromfärbung nach HOTCHKISS, Vergrößerung 700fach)

ließen sich an den Langerhansschen Inseln nicht erheben. Im besonderen konnte in Spätstadien nach Exposition keine konstante Änderung der relativen Inselzahl bemerkt werden. Der A/B-Zellenquotient lag bei bestrahlten Tieren oft an der unteren Grenze der Norm. Aber auch das Gegenteil (eine relative Vermehrung der A-Zellen) kam vor, besonders bei älteren bestrahlten Weibchen mit einer proliferativen Mastopathie. Eine mit zunehmendem Alter leicht verstärkte *Polynesie* und angedeutete *Makronesie* machte sich auch bei den unbestrahlten Mäusen geltend: Die Ganzkörperbestrahlung hatte in vielen Fällen auf diesen Vorgang keinen nennenswerten Einfluß. Inseln mit einem Durchmesser von mehr als 200 μ traten allerdings bei älteren bestrahlten Tieren — ohne sicheren Geschlechtsunterschied — häufiger auf als bei gleichaltrigen Kontrollen (im Zeitraum von 9—30 Monaten nach Versuchsbeginn bei insgesamt 17 bestrahlten und nur 6 unbestrahlten [$P < 0,05$]). In der Periode von 12—18 Monaten nach Versuchsbeginn zeigten 2 bestrahlte Weibchen und ein Männchen so stark vergrößerte Inseln, daß von einer leichten *Inseladenomatose* gesprochen werden kann (Abb. 214). In diesen Fällen war der A/B-Zellenquotient leicht vermindert. Mit einer Makronesie war mehrmals eine leichte Adipositas und eine Nebennierenrindenverdickung

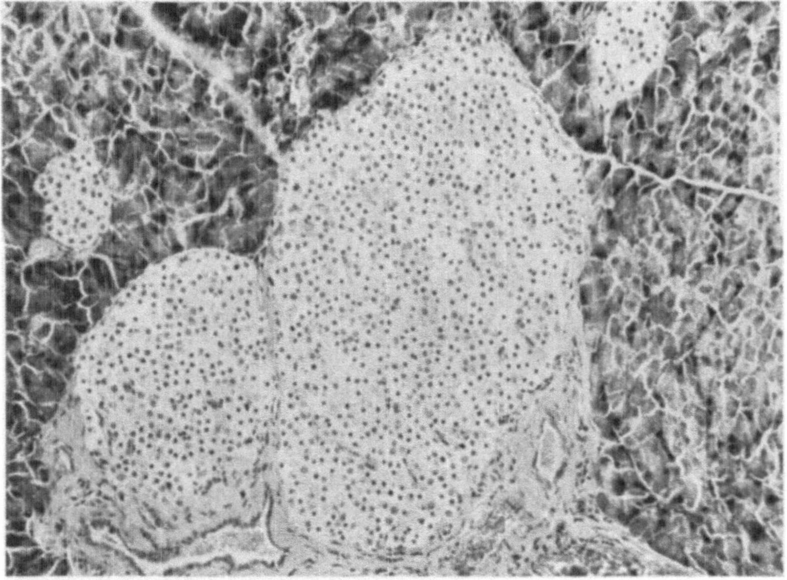

Abb. 214. Leichte Inseladenomatose des Pankreas (weibliche Maus der Versuchsgruppe 3, 12 Monate nach Ganzkörperbestrahlung [600 r] getötet. Hämatoxylin-Eosin, Vergrößerung 150fach)

ohne wesentliche Vermehrung der großen eosinophilen Zellen, viermal auch ein Nebennierenrindenadenom verbunden.

Bei chronisch-atrophischer Pankreatitis blieben die Inseln lange gut erhalten; Amyloidablagerungen ließen den Inselapparat meist ausgespart.

Besprechung der Befunde an den endokrinen Organen

Die akute Ganzkörperbestrahlung zieht rasch funktionelle und morphologische Äußerungen eines unspezifischen, allgemeinen Adaptationssyndroms nach sich (Übersicht bei BETZ 1955). Tiefgreifende Geschlechtsunterschiede sind in dieser Frühphase der Strahlenreaktion nicht zu verzeichnen. Innerhalb 24 Std nach Verabreichung höherer Strahlendosen auf den gesamten Körper kommt es bei Männchen und Weibchen in der Adenohypophyse zu einer leichten Vermehrung der Acidophilen sowie zu einer teilweisen Entgranulierung und einem geringfügigen zahlenmäßigen Anstieg der Mucoidzellen (vgl. Mateyko und Charipper 1953, Mateyko und Edelman 1954, Korson und Botkin 1954). In der Nebenniere macht sich die für eine unspezifische Stress-Reaktion charakteristische Morphokinese bemerkbar (Hornykiewitch 1952, Betz 1955 u.a.). Die Schilddrüse wird nach Einwirkung subletaler Dosen stimuliert, nach Verabreichung letaler Strahlenmengen jedoch bald ruhiggestellt (Betz 1955). Diese Frühveränderungen beruhen offensichtlich nur zu einem geringen Teil auf einem direkten Strahlenschaden der endokrinen Organe, da die lokale Applikation gleicher Strahlenmengen sie nicht oder nicht in gleicher Weise auszulösen vermag (Hypophyse: Mateyko und Edelman 1954, Tobias et al. 1954; Nebenniere: Engelstad 1936, Wyman et al. 1954, Ungar et al. 1955; Schilddrüse: Bender 1948, Hursh et al. 1951 u.a.). Auch die übrigen Drüsen mit innerer Sekretion erleiden durch eine akute Belastung mit 600 r keine bedeutsamen, sichtbaren Zellschäden (Nebennierenmark: Rhoades 1948; Epithelkörperchen: Sommers 1953, Rugh et al. 1953; Langerhanssche Inseln des Pankreas: Rhoades 1948, Sommers 1953, Rugh et al. 1953, Spalding und Lushbaugh 1955, Allegretti 1958 u.a.).

Über die Spätwirkung der akuten Ganzkörperbestrahlung auf das endokrine System ist — abgesehen von neoplastischen Prozessen — wenig bekannt. Bei CAF_1- und BALB/c-Mäusen wurden im Zeitraum von 130—600 Tagen nach Exposition (400—799 r) an Hypophyse, Nebennieren und Schilddrüse keine auffälligen Veränderungen notiert (Kohn et al. 1957); genauere Angaben fehlen jedoch. LAF_1-Mäuse, die der Strahlenwirkung einer Amtombombenexplosion ausgesetzt waren, boten in Spätstadien das Bild einer im Vergleich mit gleichaltrigen Kontrollen stärkeren Nebennierenrindenatrophie (Furth et al. 1954). Wistarratten zeigten längere Zeit nach der akuten Ganzkörperbestrahlung (900—1400 r, unter hypoxischen Bedingungen eingestrahlt) in der Nebennierenrinde unregelmäßige, aber im Vergleich mit unbehandelten Tieren doch gehäuft auftretende Veränderungen wie alte hämorrhagische Cysten und herdförmig angeordnete, große Lipoidvacuolen (Lamson et al. 1957); es wurde ferner eine Verkleinerung des Organs beobachtet (Lamson et al. 1958). Die Uneinheitlichkeit dieser spärlichen Befunde erlaubt keine zuverlässigen Schlüsse. Vermutlich spielen Species-, Stammes- und Geschlechtseinflüsse für die Art und das Ausmaß der endokrinen Spätreaktionen nach Bestrahlung eine entscheidende Rolle. In diesem Sinn spricht auch die Unregelmäßigkeit, mit der bei verschiedenen Tierarten und -stämmen strahleninduzierte Neubildungen der Drüsen mit innerer Sekretion gefunden wurden (s. unten). Unsere

eigenen Beobachtungen haben demnach nur für den verwendeten Mäusestamm Gültigkeit.

Die Spätwirkung der akuten Ganzkörperbestrahlung auf die endokrinen Organe zeichnete sich in unseren Versuchen durch einen auffälligen Geschlechtsunterschied aus. Dieser hängt offenbar mit der Tatsache zusammen, daß das Ovarium durch die verwendete Strahlendosis
sterilisiert wurde und anschließend einen komplexen Umbau mit Bildung
dysplastischer und neoplastischer Tumoren erfuhr. Es ist gut verständlich, daß sich daraus bei den bestrahlten Weibchen eine tiefergreifende
Störung des hormonalen Gleichgewichts ergab als bei den Männchen.
Soweit sich aus den gemachten Feststellungen ableiten läßt, war für die
hormonale Situation der jeweilige Zustand des endokrin aktiven Ovarialgewebes in erster Linie maßgebend.

Die bei bestrahlten *Weibchen* während des ersten Halbjahrs nach
Ganzkörperbestrahlung aufgetretene, zahlenmäßige Verminderung gut
granulierter Acidophiler im Hypophysenvorderlappen, verbunden mit
einer Vermehrung der Chromophoben, erinnert an Begleiterscheinungen
der Kastration (vgl. SEVERINGHAUS 1937 u. a.). Auch das Vorherrschen
deutlich färbbarer Basophiler neben großen Übergangszellen fügt sich in
dieses Bild (vgl. FARQUHAR und RINEHART 1954 u. a.). Diese Veränderungen erreichten allerdings nie das gleiche Ausmaß wie nach
Gonadektomie. Klassische Kastrationszellen, wie sie bei der Ratte in
großer Zahl vorkommen, wurden nicht beobachtet; bei einigen Weibchen
mit stark degenerativen Ovarialveränderungen traten lediglich einige
mäßig vacuolisierte Basophile auf. In den Rahmen des gleichen Geschehens darf die bereits wenige Monate nach Exposition bei weiblichen
Mäusen hervortretende Nebennierenrindenhyperplasie mit Verdickung
und großzelliger Umwandlung der inneren Schichten gestellt werden
(vgl. ähnliche Befunde nach Gonadektomie [MARTINEZ et al. 1956,
MARTINEZ und SMITH 1957, RACE et al. 1957]). Auch die besonders bei
bestrahlten Weibchen angetroffene Speicherform der Schilddrüse stellt
eine Reaktion dar, die durch Kastration ausgelöst werden kann (vgl.
OHIDA 1954 u. a.). Die hier geschilderten Umwandlungen an Hypophyse,
Nebenniere und Schilddrüse blieben bei denjenigen Mäusen lange Zeit
bestehen, deren Ovarium durch ein Vorherrschen brauner Pigmentzellen
gekennzeichnet war. Basophile Adenome, wie sie unter Umständen
längere Zeit nach Gonadektomie zustande kommen (LOCKHART und
FINERTY 1955, DICKIE und LANE 1956), traten in unseren Versuchen
nicht auf.

Die Situation änderte sich, als im Lauf des zweiten Halbjahrs nach
Ganzkörperbestrahlung bei vielen Weibchen im Ovarium eine zunehmende Proliferation granulosazellähnlicher Elemente, heller Zellen
und/oder Luteinzellen einsetzte. Dieser progressive Umbau des Ovarial-

gewebes hatte eine verstärkte Oestrogenproduktion zur Folge, wie sich an den Erfolgsorganen (vor allem Vagina und Uterus) erkennen ließ. Im Hypophysenvorderlappen äußerte sich diese Umstellung zunächst in einer teilweisen Wiederangleichung der Eosinophilen- und Chromophobenzahl an die Kontrollwerte und einer Tendenz zur Normalisierung der Basophilen. Die Bedeutung der hierbei wiederholt beobachteten „P-Zellen" (SANO 1958) ist noch unklar. Sie fehlten bei Luteinzelltumoren. Eine proliferative Mastopathie ohne Hypophysenadenom ging regelmäßig mit einer Vermehrung der erwähnten, großen, eosinophil-amphophilen Zellen in der Adenohypophyse einher, wie sie in ähnlicher Form und Färbbarkeit auch in mammotrop wirksamen Adenomen vorherrschten. Vermutlich sind sie bei der Maus die Hauptproduzenten des mammotropen Prinzips. Über ihre Zuordnung herrscht noch keine Übereinstimmung: CLIFTON und MEYER (1956) leiten sie von den klassischen α-Zellen ab; YAMADA u. Mitarb. (1956) beschreiben 2 während der Lactation der Maus vorherrschende Zellformen: eine kleinere, acidophile und eine große, die sie als chromophob bezeichnen. Die von uns beobachtete Zellart gleicht in Form und Ausmaß eher den letzteren, stellt aber gemäß RUSSFIELD (1957) einen amphophilen Typ dar. Es ist bekannt, daß solche Elemente durch künstlichen Daueroestrogenismus zur Proliferation gebracht werden können (FURTH et al. 1956, FURTH und CLIFTON 1957). Es dürfte daher kein Zufall sein, daß sie sich — abgesehen von mammotrop wirksamen Hypophysenadenomen — vor allem bei Tieren mit Granulosazelltumoren des Ovariums fanden. Beachtenswert erscheint das Fortbestehen einer deutlichen Hyperplasie der inneren Nebennierenschichten trotz Auftretens eines mit verstärkter Oestrogenwirkung verbundenen Ovarialtumors. Dieser Befund, der wiederholt erhoben werden konnte, ist mit den Angaben von McEWEN u. Mitarb. (1936) sowie TOPPERMAN (1943) vereinbar, wonach eine Verdickung der Nebennierenrinde auch bei Hyperoestrogenismus (nicht nur bei Kastration) vorkommen kann. Zeichen einer „Vermännlichung" der sekundären Geschlechtsmerkmale in Submaxillardrüse und Niere bestrahlter Weibchen traten fast ausschließlich bei Bestehen einer solchen B-Zellenhyperplasie der Nebennierenrinde zutage. Es darf deshalb vermutet werden, daß die bei bestrahlten weiblichen Mäusen in späteren Stadien nach Exposition sehr häufig beobachteten Zeichen einer vermehrten Androgenproduktion ihren Grund in dieser Nebennierenveränderung und nicht — oder zum mindesten nicht vorwiegend — in einer Hiluszellvermehrung des Ovariums hatten. Die Bedeutung einer kombinierten Androgen- und Oestrogenwirkung am gleichen Tier wird im Zusammenhang mit der generalisierten Hyperostosis interna besprochen (s. unten).

Die besonders bei bestrahlten Weibchen in späteren Stadien nach Exposition zunehmende Zahl ceroidhaltiger Pigmentzellen an der Rinden-

Markgrenze der Nebenniere, ferner die oft damit verbundene, verstärkte Proliferation des subkapsulären Blastems sowie die Neigung des Rindenparenchyms zu knotiger Hyperplasie dürften teilweise auch auf die vom Ovarium ausgehende Störung des hormonalen Gleichgewichts zurückzuführen sein. Der deutliche Geschlechtsunterschied im Ausmaß dieser Veränderungen ließe sich sonst nicht gut verstehen. Vermutlich handelt es sich um Folgeerscheinungen einer vermehrten Beanspruchung und/oder gestörten Reaktionsweise des Rindengewebes mit entsprechender Förderung der Abbau- und Regenerationsvorgänge. Wahrscheinlich hatte die Ganzkörperbestrahlung zudem eine von den Sexualhormonen unabhängige begünstigende Spätwirkung auf diese Prozesse, da sie bei bestrahlten Männchen auch früher und häufiger zu sehen waren als bei unbestrahlten. Einen gewissen Umbau im gleichen Sinn erfährt die Nebennierenrinde im Verlauf der natürlichen Alterung (vgl. WOOLLEY und LITTLE 1945, WOOLLEY et al. 1953, ATKINSON et al. 1954), nur erreichte er in unseren Versuchen nicht das gleiche Ausmaß wie bei den bestrahlten Tieren.

Da die hormonale Leistung der Gonaden bestrahlter *Männchen* kaum gestört erschien (vgl. Befunde an Submaxillardrüsen und Nieren), geben die bei ihnen festgestellten Veränderungen bessere Auskunft über die eigentliche Spätwirkung der Ganzkörperbestrahlung auf die endokrinen Organe als die bei den Weibchen beobachteten. Gesamthaft betrachtet, kam es bei den bestrahlten Männchen der Versuchsgruppe 1 nur zu geringfügigen Abweichungen von der Norm:

Die Verteilung der verschiedenen Zelltypen im Hypophysenvorderlappen erfuhr keine faßbare Verschiebung; dagegen bestand eine mit zunehmendem Alter deutlicher hervortretende Neigung zu knotiger Hyperplasie des Zwischenlappens und zum Übertritt seiner cellulären Anteile in den Hinterlappen.

Die Dicke der Nebennierenrinde blieb im Durchschnitt etwas vermindert; die Zahl der ceroidhaltigen Pigmentzellen nahm mit dem Alter stärker zu als bei den Kontrollen, ebenso wurde die Entstehung einer knotigen Hyperplasie durch die Bestrahlung begünstigt.

Die Schilddrüse bot etwas geringere histologische Aktivitätszeichen als bei den unbehandelten Vergleichstieren.

Die Beobachtung von STEIN u. Mitarb. (1942), wonach bei der alternden Maus die Zahl der Chromophoben auf Kosten der Eosinophilen ansteigt, konnte bestätigt werden. Interessanterweise hatte die Ganzkörperbestrahlung bei den Männchen auf diesen Vorgang keinen faßbaren Einfluß.

Die Bedeutung der beschleunigten Entstehung einer grobknotigen Hyperplasie des Hypophysenzwischenlappens ist vorläufig noch ungewiß, da die physiologische Funktion dieser bei den Mäusen scharf abgegrenzten

Gewebszone noch einer weiteren Abklärung bedarf. Möglicherweise hängt sie mit dem vorzeitigen Ergrauen des Pelzes oder — bei Albinos — dem Verschwinden der sog. „klaren Zellen" in den Haarfollikeln bestrahlter Tiere zusammen. Über mögliche Beziehungen der Pars intermedia zur ACTH-Produktion können nur Vermutungen angestellt werden. Beachtenswert ist die Mitteilung von FARQUHAR und FURTH (1959), daß die elektronenoptische Struktur der Tumorzellen adrenotrop wirksamer Hypophysenadenome derjenigen der Elemente aus der Intermediärzone auffallend ähnlich sieht. Die fast übereinstimmende zeitliche Entwicklung der nodulären Hyperplasie im Hypophysenzwischenlappen einerseits und in der Nebennierenrinde andererseits könnte demnach mehr als zufällig sein. Diese Befunde liefern einen weiteren Beitrag zu der seit langem diskutierten, engen Beziehung zwischen ACTH und MSH (melanocytenstimulierendes Hormon). In den gleichen Fragenkomplex gehört der bei bestrahlten Tieren mit zunehmendem Alter deutlicher als bei den unbestrahlten erfolgende Übertritt von Zwischenlappenzellen in den Hinterlappen, eine Erscheinung, die vermutlich der sog. basophilen Invasion der Neurohypophyse beim Menschen zur Seite gestellt werden kann.

Die Verschmälerung der Nebennierenrindendicke gehört am ehesten in den Rahmen des bei bestrahlten Tieren allgemeinen Volumdefizits der Organe. Die Vermehrung der Pigmentzellen könnte, ebenso wie die Neigung zu knotiger Hyperplasie des Cortex, Ausdruck verstärkter Abbau- und Regenerationsvorgänge sein. Ähnliche Veränderungen treten bei Ratten auch im Rahmen des physiologischen Alterungsprozesses in Erscheinung (JAYNE 1957). Nach BERLINER und DOUGHERTY (1959) erreicht die Nebennierenrinde in Spätstadien nach Bestrahlung nie mehr eine volle Leistungsfähigkeit. Unsere Befunde ließen sich mit einer funktionellen Minderwertigkeit des Rindengewebes gut in Einklang bringen.

Die übrigen an den endokrinen Organen bestrahlter Männchen (Versuchsgruppe 1) festgestellten degenerativen oder reaktiven Veränderungen sind nicht als regelmäßige oder häufige Folgen der Ganzkörperbestrahlung anzusehen. Eine gewisse Neigung zu knotiger Hyperplasie ließ sich auch im Nebennierenmark feststellen; ihre Ursache ist unklar. Da Rinde und Mark eine funktionelle Einheit darstellen (vgl. RAMEY und GOLDSTEIN 1957), stand sie möglicherweise im Zusammenhang mit ähnlichen Vorgängen im Cortex. Vermutlich begünstigten die hyperplastischen Umwandlungen die Entstehung von Phäochromocytomen und Phäochromoblastomen. Die am Inselapparat des Pankreas bestrahlter Mäuse wiederholt beobachtete Hyperplasie schien eher mit einem Hypercorticismus (vgl. Inselhyperplasie nach chronischer Cortisonbehandlung — MASKE 1956, RABKINA 1956 u. a.) als mit Zeichen eines verstärkten somatotropen Effekts verbunden zu sein. Eine leichte Verminderung des A/B-Zellen-Quotienten in größeren Inseln wurde von ALLEGRETTI u. Mitarb. (1960) bei Meerschweinchen um den 4. Monat nach subletaler Ganzkörperbestrahlung herum notiert.

Offenbar hatte die Amyloidose mehrmals eine pluriglanduläre Insuffizienz zur Folge (vor allem Nebennierenrinde, Schilddrüse und Epithelkörperchen). Die Beschleunigung dieses Leidens durch die Ganzkörperbestrahlung kam bereits zur Sprache. Es ist anzunehmen, daß an der herabgesetzten Widerstandskraft der an Amyloidose erkrankten Mäuse die Beeinträchtigung der Leistungsfähigkeit endokriner Organe mitbeteiligt war.

Tumoren der inkretorischen Drüsen und ihrer Erfolgsorgane machten einen erheblichen Teil aller im Spätstadium nach Ganzkörperbestrahlung aufgetretenen neoplastischen Prozesse aus. Auf diese Tatsache wurde schon anläßlich der Besprechung der weiblichen Genitalorgane hingewiesen. Die besondere Bereitschaft der Weibchen, im Spätstadium nach Ganzkörperbestrahlung Geschwülste der endokrinen Organe zu bilden, hängt offensichtlich mit der radiogenen Störung der Ovarialfunktion zusammen. Wie unten besprochen werden soll, darf darin jedoch nicht der einzige Grund der Tumorigenese gesehen werden.

Hypophysenadenome, die früher als seltene Mäusetumoren galten, werden normalerweise nur im höchsten Alter häufiger beobachtet (Übersicht der älteren Literatur bei UPTON und FURTH 1955). Sie können durch Entfernung oder Schädigung der Erfolgsorgane und die dadurch bewirkte Störung des hormonalen Gleichgewichts induziert werden (GARDNER 1948). Oft richtet sich der hormonale Tropismus der so entstandenen Adenome gegen dasjenige Organ, das entfernt oder geschädigt wurde (z.B. TSH-produzierendes Adenom nach Thyreoidektomie u.a.); Ausnahmen kommen indessen nicht selten vor (z.B. „chromophobes Adenom" mit gonadotroper Wirkung nach Radiothyreoidektomie [FURTH und BURNETT 1951]). Auch die vermehrte Produktion eines von den Erfolgsorganen gebildeten Hormons vermag die Entstehung der Hypophysenadenome zu begünstigen (Beispiel: Tumoren mit mammosomatotropem Effekt nach künstlichem Daueroestrogenismus [FURTH et al. 1956]). Die stark fördernde Wirkung der Ganzkörperbestrahlung auf die Entstehung der Hypophysengeschwülste wurde erstmals bei Mäusen beobachtet, die einer Atombombenexplosion ausgesetzt waren (UPTON und FURTH 1953, FURTH et al. 1954). Zuerst dachte man, diese Neubildungen seien vor allem auf den gestörten hormonalen Gleichgewichtszustand zurückzuführen, da sie bei ganzbestrahlten Weibchen mit dem bekannten Ovarialschaden wesentlich häufiger in Erscheinung traten als bei Männchen (UPTON und FURTH 1953, vgl. auch GORBMAN 1931 u.a.). Es zeigte sich aber, daß für die Induktion der Hypophysenadenome die Kopf- und nicht die Abdominalbestrahlung entscheidend war (FURTH et al. 1957, 1960). Alle bisher in Spätstadien nach Ganzkörperbestrahlung beobachteten Tumoren dieser Art erwiesen sich als hormonal aktiv und zeigten einen fixierten Tropismus (in der Reihenfolge der Häufigkeit: mammosomatotrop, adrenocorticotrop, somatotrop oder thyreotrop [FURTH et al. 1957, 1960]). Diese Entdeckung gestattete eine Beurteilung der endokrinen Leistung verschiedener Zelltypen. Die Hypophysenadenome werden durch die Bestrahlung nicht nur in ihrer Entstehung beschleunigt, sondern treten offenbar bei den meisten Mäusestämmen auch mit absolut größerer Häufigkeit auf als bei Kontrollen (FURTH et al. 1959). Stammeseinflüsse spielen allerdings eine große Rolle (FURTH et al. 1957); ebenso wichtig scheinen die Species und die verabreichte Strahlendosis zu sein, da sich beispielsweise bei ganzbestrahlten Wistarratten (1000 r, unter hypoxischen Bedingungen) weniger Hypophysenadenome bildeten als bei den Kontrolltieren (LAMSON et al. 1958). Unsere Befunde stimmen weitgehend mit denjenigen von FURTH u. Mitarb. (1958) überein. Hypophysenadenome mit mammosomatotropem Effekt traten allerdings ausschließlich bei Weibchen auf; zudem entwickelten sich bei den Kontrollen nur vereinzelte Adenome. An der Tumorentstehung dürften — abgesehen von der erwähnten, entscheidenden Bedeutung der direkten Strahlenwirkung — vor allem die Veränderungen an den Ovarien mitgewirkt haben. Wesentlich war offenbar das Auftreten eines postirradiativen Dauer- und/oder Hyperoestrogenismus (vgl. granulosazellhaltige Ovarialtumoren), da dieser die Hypophyse zu vermehrter mammosomatotroper Wirkung veranlaßt (CLIFTON und MEYER 1956 u.a.), während die Kastration häufiger basophile Vorderlappenadenome induziert. Die Morphologie der Tumoren ermöglichte aufschlußreiche Feststellungen, wie den Nachweis eines großen, eosinophil-amphophilen Zelltyps, der das mammotrope oder mammosomatotrope Prinzip abgab. Interessanterweise unterschieden sich die Zellen der Adenome mit mammotropem nicht sicher von denjenigen mit mammosomatotropem Effekt. Bemerkenswert ist auch die teilweise Ähnlichkeit der Tumorzellen adrenocorticotrop wirksamer Geschwülste mit den Elementen des Hypophysenzwischenlappens. Im Zusammenhang mit der bei unseren bestrahlten Weibchen oftmals beobachteten großzelligen Umwandlung der inneren Nebennierenrindenschichten verdient die Mitteilung von WILSON u. Mitarb. (1958) Beachtung, wonach ACTH-produzierende Hypophysentumoren bei Mäusen den Adrenocortex vor allem zur vermehrten Produktion von 11-Hydroxy-Δ^4-Androsten-3,17-dion anregten.

Eine Vermehrung von Nebennierenrindentumoren in Spätstadien nach Ganzkörperbestrahlung wurde bei Mäusen weniger oft beobachtet (FURTH et al. 1954, HOLLCROFT et al. 1957, FURTH et al. 1959).

Neutronenbestrahlungen sollen hinsichtlich der Induktion dieser Geschwulstformen nach Furth u. Mitarb. (1959) wesentlich wirksamer sein als Röntgenstrahlen, ähnlich wie im Fall der radiogenen Hypophysenadenome. Einzelne dieser Tumoren hatten, wie Transplantationsversuche zeigten, eine Glucocorticoid- und leichte Mineralcorticoid-Wirkung (Cohen et al. 1957), ungleich den nach Kastration auftretenden Nebennierenrindengeschwülsten. Unsere Befunde stimmen darin mit den bisherigen Erfahrungen überein, daß Adenome häufiger auftraten als Carcinome. Es konnten aber nur 2 Fälle mit einem Cushing-ähnlichen Syndrom nachgewiesen werden, die übrigen ließen entweder keinen oder höchstens einen leicht virilisierenden hormonalen Einfluß erkennen. Es muß allerdings betont werden, daß die Adenome meistens eine geringe Größe aufwiesen. Auf ein im Vergleich mit bestrahlten Männchen beschleunigtes Auftreten der Nebennierenrindenadenome bei weiblichen Mäusen wurde bisher noch nicht aufmerksam gemacht.

Spontangeschwülste des Nebennierenmarks kommen bei unbehandelten Mäusen sehr selten vor (Löwenthal 1931, Hollcroft et al. 1957). In Spätstadien nach Ganzkörperbestrahlung wurden diese Tumoren dagegen wiederholt angetroffen (Smith et al. 1949, Gardner und Rygaard 1954, Hollcroft et al. 1957), allerdings nicht so oft wie bei unserem Stamm. Die Phäochromocytome werden von Liebegott (1958) als geschwulstartige Anpassungshyperplasien aufgefaßt, eine Ansicht, die auch durch unsere Versuche eine gewisse Stützung erfährt (vgl. diffuse und knotige Markhyperplasie bei älteren, bestrahlten Mäusen). Über den Entstehungsmechanismus herrscht indessen noch keine Klarheit. Experimentell können Marktumoren durch eine chronische Nicotinvergiftung (Staemmler 1935) und durch eine wiederholte Behandlung mit somatotropem Hormon (Moon et al. 1956) hervorgerufen werden. Bei unseren Mäusen mit Phäochromocytom und Phäochromoblastom ließen sich jedoch keine sicheren Zeichen eines verstärkten somatotropen Effekts nachweisen. Bei 2 weiblichen Mäusen bestand gleichzeitig ein Hypophysenadenom mit mammotroper Wirkung. Es muß deshalb an die Möglichkeit einer direkten Strahlenwirkung als Ursache der Tumorbildung gedacht werden, ähnlich wie sie sich auch im Fall der Hypophysenadenome sicherstellen ließ. Nur 3 Träger von Nebennierenmarktumoren zeigten eine leichte Herzvergrößerung.

Unsere Befunde an der Schilddrüse stimmen mit der Erfahrung von Furth u. Mitarb. (1959) überein, die ein gehäuftes Auftreten von Adenomen in diesem Organ nur nach Neutronen-, nicht aber nach Röntgenganzkörperbestrahlung sahen.

Über Inseladenome des Pankreas bei ganzbestrahlten Mäusen ist bisher nichts bekanntgeworden.

N. Sinnesorgane
Eigene Beobachtungen
I. Augen und Nachbarorgane
a) Conjunctivitis, Iridocyclitis und Chorioiditis

Eine eitrige Bindehautentzündung wurde bei insgesamt 79 von 479 bestrahlten und nur 25 von 669 unbestrahlten Mäusen festgestellt ($P < 0{,}001$). Die Mehrzahl dieser Fälle gehörte zu den Versuchsgruppen 2 und 3. Über die absolute Häufigkeit der Iridocyclitis und Chorioiditis kann keine Auskunft erteilt werden, da das Auge nur bei einem Teil der Tiere histologisch untersucht wurde. Eine septische Chorioiditis fand sich bei 5 jüngeren Mäusen (4 bestrahlte, 1 unbestrahlte). Die chronische Iridocyclitis schien in Spätstadien nach Ganzkörperbestrahlung etwas häufiger aufzutreten als bei unbestrahlten Kontrollen.

b) Irisatrophie

Im Zeitraum von 14—21 Monaten nach Versuchsbeginn wurde nur bei 11 bestrahlten Mäusen eine erheblich stärkere Irisatrophie gesehen als bei den gleichaltrigen Kontrollen. Im übrigen wurde die Involution des Irisgewebes durch die Ganzkörperbestrahlung nur leicht oder in mehreren Fällen überhaupt nicht sichtbar beschleunigt.

c) Kataraktbildung, Cornea und Retina

Abb. 215 zeigt das mit der Spaltlampe verfolgte Fortschreiten der Linsentrübung in Spatstadien nach Ganzkörperbestrahlung (Versuchsgruppe 1). Histologisch traten allerdings schon kurz nach der Exposition im Linsenbogen die bekannten Kernschäden auf (Fragmentation, Chromatinverklumpung) sowie eine Schwellung und verstärkte PAS-Positivität der Fasern, der Kapsel und des Zements. Auch Vacuolenbildungen in den subepithelialen Fasern erschienen bedeutend früher als die sichtbaren Trübungen im Spaltlampenbild. Mit der Wanderung der Epithelzellen an den hinteren Linsenpol verlagerten sich die geschädigten Fasern, wodurch schließlich die bekannte Kapselverdickung im Zentrum der Linsenhinterseite zustande kam. Auf eine genaue morphologische Beschreibung kann verzichtet werden, da diese Veränderungen aus der Literatur sehr gut bekannt sind. Kontrolltiere zeigten derartige Veränderungen erst viel später.

Auf das histologische Bild der Cornea und Retina hatte die Ganzkörperbestrahlung keine regelmäßige, histologisch faßbare Wirkung. Im besonderen ließen sich die von YUICHJHIN (1959) beschriebenen Veränderungen der Zwischensubstanz der Retina nicht mit Sicherheit nachweisen.

d) Carcinom der Harderschen Drüse (Glandula orbitalis)

Dieser Tumor trat bei 2 bestrahlten Weibchen im Zeitraum von
6—8 Monaten nach Exposition auf. Makroskopisch ließ er sich schon im
Frühstadium am zunehmenden Exophthalmus erkennen. Histologisch
handelte es sich um ein tubulo-papilläres Adenocarcinom. Das grobvacuoläre Cytoplasma der Tumorzellen enthielt reichlich doppelt-

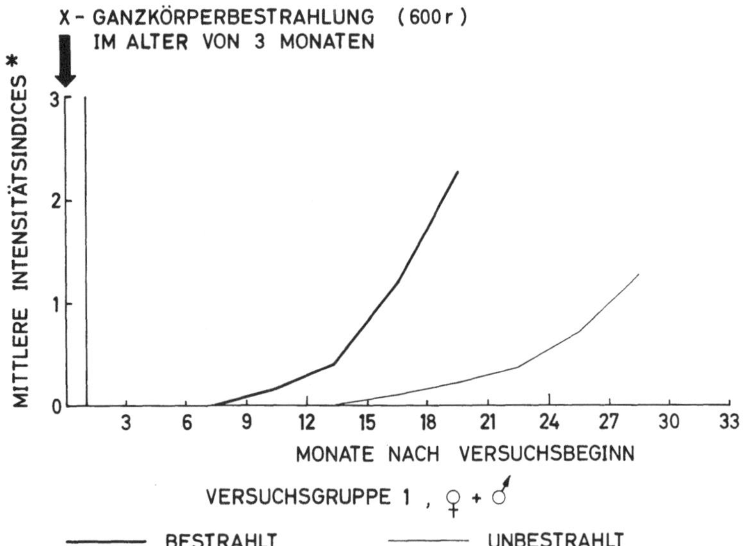

Abb. 215. Linsentrübung bei den in gutem Zustand getöteten Mäusen als Funktion der Zeit nach
Versuchsbeginn (* vgl. S. 22)

Grundlagen der halbquantitativen Auswertung

Intensitäts-grad	Ausmaß der Linsentrübung
0	keine Trübung
1	leicht wolkige Trübung
2	stärkere, aber unvollständige Trübung
3	vollständige Trübung

brechende Lipoide (Abb. 216a, b). Bei den unbestrahlten Tieren kamen
keine solchen Geschwülste zur Beobachtung.

II. Innenohr und Labyrinth

Bei 4 bestrahlten Mäusen (3 mit Sepsis, 1 mit thymischer Leukose),
die im terminalen Stadium durch schwere Gleichgewichtsstörungen auffielen, fanden sich Blutungen im Innenohr und im Labyrinth.

Im übrigen wurden diese Organe nur stichprobenweise untersucht.
Regelmäßige histologische Unterschiede zwischen bestrahlten und unbestrahlten Tieren konnten nicht aufgedeckt werden.

Besprechung der Befunde an den Sinnesorganen

Die bei bestrahlten Mäusen beobachtete Häufung eitriger Conjunctivitiden stimmt mit der bisherigen Erfahrung einer erhöhten Infektanfälligkeit überein. Vermutlich wurde auch die Entstehung einer chronischen Iridocyclitis durch die Ganzkörperbestrahlung leicht gefördert, während die geringe Zahl von Fällen mit Mitbeteiligung der Chorioidea bei septischen Prozessen kein Urteil gestattet. Ein progressiver Verlust des Irisgewebes, wie er sich bei bestrahlten LAF$_1$-

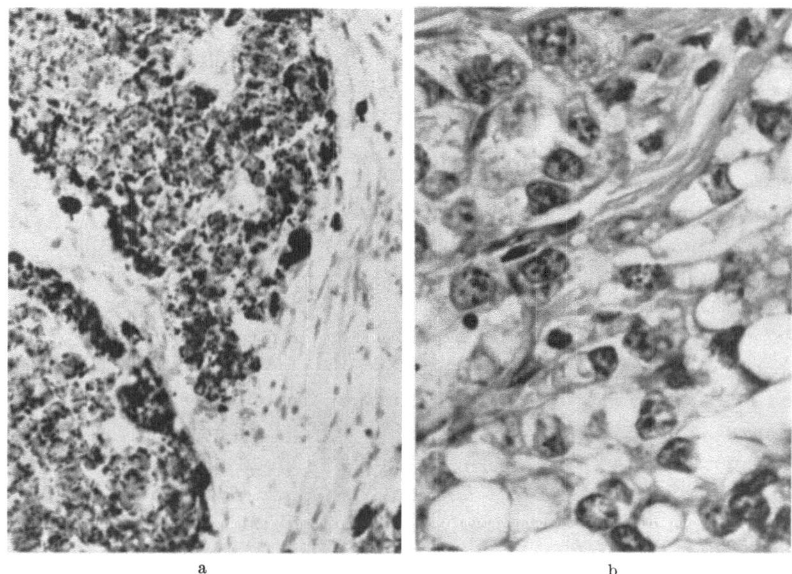

a   b

Abb. 216a u. b. Carcinom der Harderschen Drüse: großtropfige Lipoideinschlüsse in den Tumorzellen (weibliche Maus der Versuchsgruppe 3, 6 Monate nach Ganzkörperbestrahlung [600 r] spontan gestorben; a Gefrierschnitt, Fettrotfärbung, Vergrößerung 215fach. b Hämatoxylin-Eosin, Vergrößerung 630fach)

Mäusen rascher und deutlicher als bei Kontrolltieren ausbildete (FURTH et al. 1954, BENEDICT et al. 1955), kam bei unserem Mäusestamm nicht in größerem Ausmaß zustande. Wahrscheinlich haben wir es hier mit stammesbedingten Unterschieden zu tun.

Seit den Arbeiten von CHALUPECKY (1897) sowie TRIBONDEAU und RÉCAMIER (1905) ist sehr viel über den Strahlenstar geschrieben worden. Dieser tritt nach Lokalbestrahlung (vgl. VON SALLMANN 1952, PERMUT und JOHNSON 1953, LEINFELDER et al. 1955, TELKKÄ 1955, LEINFELDER 1958 u.a.) und nach Ganzkörperbestrahlung (vgl. LEUCUTIA 1952, FURTH et al. 1954, POPPE 1957, UPTON et al. 1957, KOHN et al. 1957, LAMSON et al. 1958, RILEY und KODANI 1959 u.a.) gleicher Dosierung in ähnlicher Weise auf, darf demnach weitgehend als Folge einer direkten

Strahlenschädigung angesehen werden. Bemerkenswert ist die wesentlich stärker kataraktfördernde Wirkung der Neutronen- im Vergleich mit der Röntgen- oder γ-Strahlung (vgl. SPROUL et al. 1959 u.a.). Im Gegensatz zu früheren Ansichten vermag sich das Linsenepithel innerhalb 4—5 Monaten nach Exposition vom erlittenen Schaden teilweise zu erholen (geringere Trübung, wenn die beiden Linsenhälften nacheinander in einem zeitlichen Abstand von mehr als 3 Monaten bestrahlt werden [RILEY et al. 1959]). Die besondere Bedeutung der radiogenen Kataraktbildung liegt darin, daß sie einen der reinsten direkten Strahleneffekte darstellt. Das regelmäßige Erscheinen der Linsentrübung bei bestrahlten Tieren, ein Befund, der sonst nur dem höchsten Senium eigen ist, wird deshalb von vielen Autoren als gewichtiges Argument für die Existenz eines „strahlenbedingten, vorzeitigen Alterns" herangezogen. Allerdings lassen sich erhebliche Speciesunterschiede feststellen (vgl. RILEY et al. 1960 u.a.). Über die Kataraktentwicklung bei Strahlengeschädigten von Nagasaki berichtete kürzlich TOKUNAGA (1959).

Über histologisch faßbare Veränderungen des Innenohrs und Labyrinths im Spätstadium nach Ganzkörperbestrahlung ist bisher nichts bekannt. Unsere Versuche deckten keine konstanten pathologischen Befunde auf.

Carcinome der Harderschen Drüse, früher bei Mäusen kaum bekannt, wurden erst nach Ganzkörperbestrahlung in größerer Zahl gefunden (FURTH et al. 1954, HOLLCROFT et al. 1957). Allerdings traten diese Tumoren bei LAF_1-Mäusen, die den Strahlenwirkungen einer Atombombenexplosion ausgesetzt worden waren, im Gegensatz zu unseren Befunden erst etwa anderthalb Jahre nach Exposition auf. Es wird angenommen, daß diese Geschwülste vorwiegend durch einen direkten Strahlenschaden induziert werden, da sie in erheblicher Zahl auch nach Kopfbestrahlung auftreten (FURTH et al. 1959).

O. Nervensystem
Eigene Beobachtungen
I. Gehirn
a) Gehirngewicht

Aus Abb. 217 wird ersichtlich, daß das mittlere Gehirngewicht bestrahlter Mäuse der Versuchsgruppe 1 unter demjenigen der Kontrolltiere blieb (Unterschied bei Vergleich von Halbjahresgruppen signifikant [$P < 0,05$]). Der Gewichtsrückstand machte sich schon in den ersten Monaten nach Exposition bemerkbar und verstärkte sich später nicht merklich. Der einer senilen Involution entsprechende *relative* Abfall der Gewichtskurve bei unbestrahlten Mäusen im Alter von mehr als 21 Monaten war deutlicher als bei den am längsten überlebenden, bestrahlten Tieren.

b) Degenerative Veränderungen

Während der Dauer des akuten Syndroms wurden vereinzelte Kernpyknosen in subependymalen Zellen und Oligodendrogliazellen verzeichnet. An den Astrocyten und der Mikrogliazelle fiel höchstens eine
leichte Kernschwellung auf. Die Ganglienzellen schienen nicht sicher

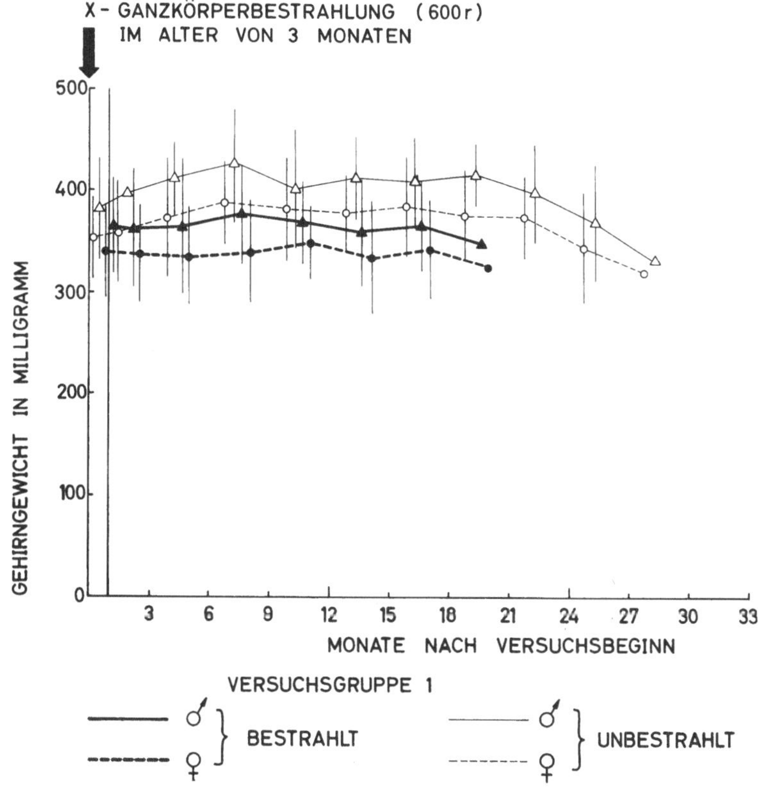

Abb. 217. Mittleres Gehirngewicht der in gutem Zustand getöteten Mäuse als Funktion der Zeit
nach Versuchsbeginn (Standardabweichungen: senkrechte Linien)

verändert. Eine Entmyelinisierung ließ sich in unkomplizierten Fällen
nie sicher nachweisen.

Quantitative Angaben über diese sehr diskreten Veränderungen
können nicht gemacht werden.

Die Ganzkörperbestrahlung führte zu keiner regelmäßigen, histologisch faßbaren Beschleunigung der morphologischen Alterungserscheinungen am Gehirn; nur bei einem kleinen Teil der bestrahlten
Mäuse zeigten sich diese etwas früher als bei gleichaltrigen Kontrollen
(Beispiel: Verminderung der Färbbarkeit mit Kresylviolett und un-
deutlichere Granulierung der Nissl-Substanz in Purkinje-Zellen des

22*

Kleinhirns, Abnahme des Gehalts an Nissl-Substanz sowie Randständigkeit des Nucleolus im Kern der Ganglienzellen verschiedener Hirnteile).

c) Blutungen und deren Folgen

Punktförmige oder größere Hirnblutungen ereigneten sich vor allem im Zeitraum von 8—15 Tagen nach Exposition und beruhten meist auf einem thrombocytopenischen Zustand und/oder septischen Komplikationen. In späteren Stadien ließen sich solche Geschehnisse seltener

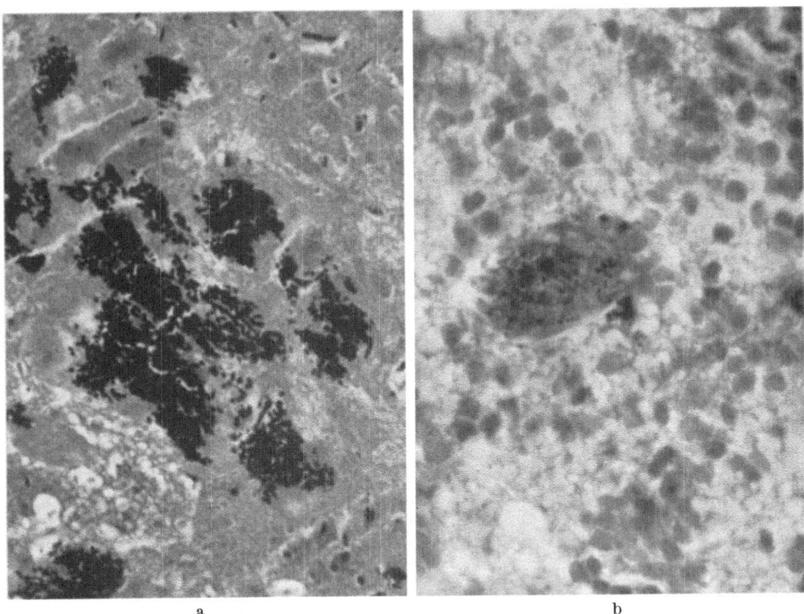

a   b

Abb. 218a u. b. a Punktförmige Hirnblutungen (Purpura cerebri) (männliche Maus der Versuchsgruppe 3, $2^{1}/_{3}$ Monate nach Ganzkörperbestrahlung [600 r] an einem septischen Prozeß spontan gestorben. Azanfärbung, Vergrößerung 160fach). b Blutextravasate im Gehirn bei Sepsis. Kokken in Blutgefäßen (weibliche Maus der Versuchsgruppe 2, 1 Monat nach Ganzkörperbestrahlung [600 r] getötet. Hämatoxylin-Eosin, Vergrößerung 710fach)

beobachten; sie blieben zudem, mit wenigen Ausnahmen, auf Tiere der Versuchsgruppen 2 und 3 beschränkt. Immerhin war die Gesamtzahl der im Zeitraum von 2—30 Monaten nach Versuchsbeginn mit Hirn- und/oder Meningealblutungen erkrankten, bestrahlten Mäuse größer als die der unbehandelten (28 bestrahlte gegenüber nur 10 unbestrahlten [$P < 0,01$]). Als Ursachen der Hämorrhagien konnten verschiedentlich septische Prozesse (Abb. 218a, b) oder thrombocytopenische Zustände nachgewiesen werden. Selten führten auch Megakaryocytenembolien zu mikroskopisch kleinen Blutaustritten (Abb. 219); in solchen Fällen fanden sich regelmäßig vermehrte Megakaryocyten in der Lunge. Bei

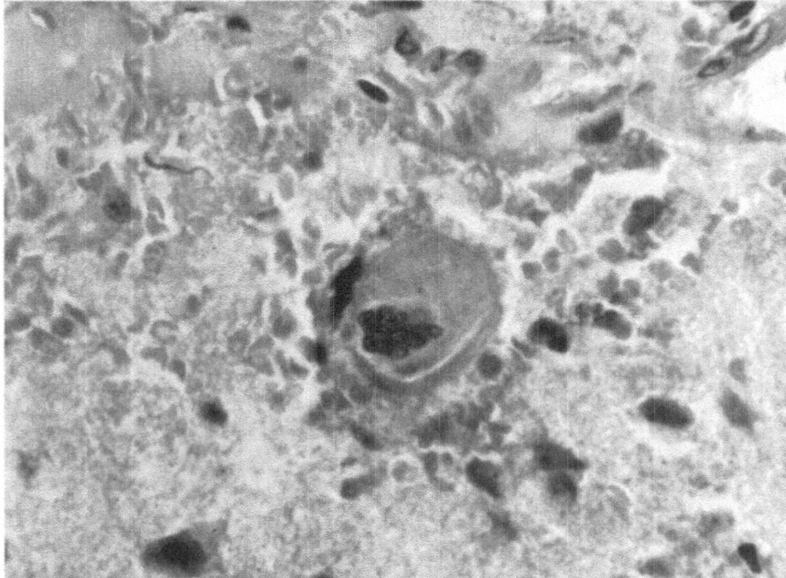

Abb. 219. Kleine, perivasculäre Hirnblutung bei Megacaryocytenembolie (weibliche Maus der Versuchsgruppe 3, $16^2/_3$ Monate nach Ganzkörperbestrahlung [600 r] spontan gestorben. Hämatoxylin-Eosin, Vergrößerung 710fach)

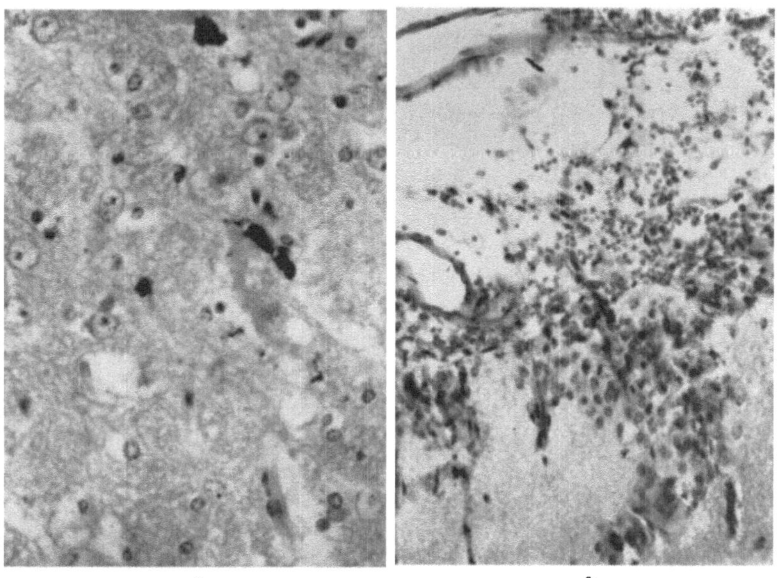

a   b

Abb. 220a u. b. a Gruppe hämosiderinhaltiger Zellen im Gehirn (weibliche Maus der Versuchsgruppe 2, 15 Monate nach Ganzkörperbestrahlung [600 r] getötet. Turnbull-Färbung nach TIRMANN und SCHMELZER, Rotfilter, Vergrößerung 270fach). b Partiell organisierte Blutung im Subarachnoidalraum der Großhirnhemisphäre (männliche Maus der Versuchsgruppe 1, 18 Monate nach Ganzkörperbestrahlung [600 r] getötet. Hämatoxylin-Eosin, Vergrößerung 200fach)

verschiedenen Mäusen ließ sich der Grund der Blutungen nicht sicher ermitteln. Recht häufig kam es zu einer herdförmigen Hämosiderose im Gehirn (Abb. 220a) und in der weichen Hirnhaut, teilweise verbunden mit Astrocytenvermehrung und/oder geringfügiger, bindegewebiger Reaktion (Abb. 220b). Es ist deshalb anzunehmen, daß umschriebene Hämorrhagien nicht nur kurze Zeit vor dem Tod entstanden.

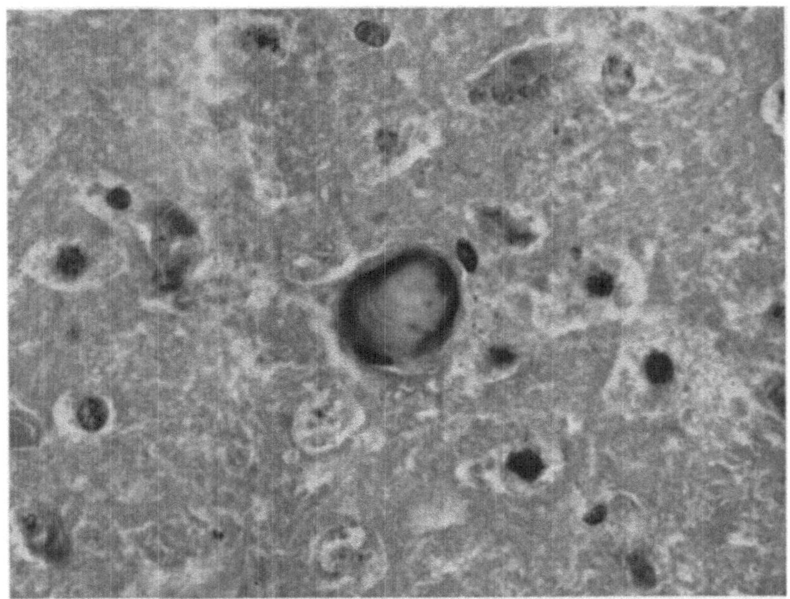

Abb. 221. Obstruktion eines kleinen Hirngefäßes durch hyalines, konzentrisch geschichtetes Material (weibliche Maus der Versuchsgruppe 3, $16^2/_3$ Monate nach Ganzkörperbestrahlung [600 r] spontan gestorben. Hämatoxylin-Eosin, Vergrößerung 710fach)

d) Gefäßveränderungen

Die kleinen Arterien und Arteriolen des Gehirns zeigten in späteren Stadien nach Ganzkörperbestrahlung vorzeitig auftretende Schäden, wie sie schon eingehend beschrieben und erörtert wurden (vgl. Abschnitt über das kardiovasculäre System). Mehrmals kam es im Rahmen dieser degenerativen Vorgänge zu einem thrombotischen Verschluß kleiner Gefäße (Abb. 221); indessen hatten solche Prozesse nur selten die Entstehung kleiner Erweichungsherde mit Bildung von Fettkörnchenzellen zur Folge.

e) Entzündliche Prozesse im Gehirn und in den Meningen

Septisch-metastatische Herde mit dichten Infiltraten neutrophiler Leukocyten wurden nur selten gesehen (im Zeitraum von 2—12 Monaten nach Versuchsbeginn bei 5 bestrahlten und 3 unbestrahlten Tieren);

2 bestrahlte Mäuse wiesen septische Thrombosen der Pialvenen auf (Abb. 222). Zwei Kontrolltiere starben 6—9 Monate nach Versuchsbeginn an den Folgen einer Pneumokokkenmeningitis. Lymphocytäre Choriomeningitiden und Meningoencephalitiden traten bei den bestrahlten Mäusen nicht mit absolut größerer Häufigkeit auf als bei den unbestrahlten (7 bestrahlte, 6 unbestrahlte); allerdings erkrankten die ersteren früher.

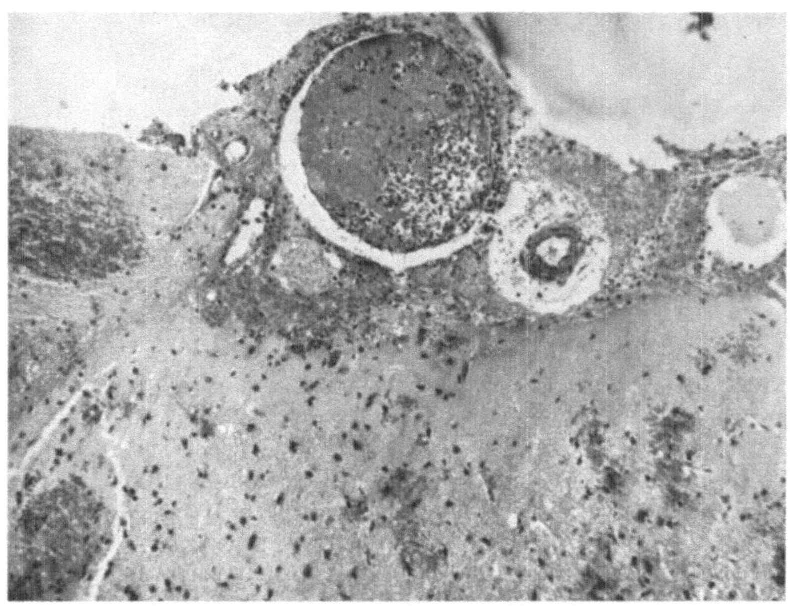

Abb. 222. Septische Thrombose einer Pialvene der Großhirnhemisphäre (weibliche Maus der Versuchsgruppe 2, 2 Monate nach Ganzkörperbestrahlung [600 r] getötet. Hämatoxylin-Eosin, Vergrößerung 115fach)

f) Neoplastische Prozesse in Gehirn und Meningen

13 Monate nach Versuchsbeginn fand sich bei einem weiblichen, unbestrahlten Kontrolltier ein im Marklager der linken Großhirnhemisphäre gelegenes Oligodendrogliom. Im übrigen kamen keine primären Hirntumoren zur Beobachtung. Verschiedentlich wurden in der weichen Hirnhaut leukämische Infiltrate verzeichnet. In einem Fall mit diffusem Plasmocytom waren die Meningen mitbetroffen.

II. Rückenmark

Das Rückenmark wurde nur bei einem Teil der Tiere untersucht. Blutungen traten hier seltener auf als im Gehirn, ebenso septische Metastasen. Dagegen fanden sich lymphocytäre Infiltrate in den Meningen ebenso häufig wie im Gehirn; eine Poliomyelitis kam nie vor.

III. Periphere Nerven

An den markhaltigen, peripheren Nerven ließen sich keine regelmäßigen pathologischen Befunde erheben.

Auf die morphologischen und färberischen Eigenschaften der sympathischen Ganglien hatte die Ganzkörperbestrahlung keinen faßbaren Einfluß. Die Zahl der Ganglienzellen schien bei bestrahlten Tieren im Vergleich mit den unbestrahlten nicht verringert zu sein. Zeichen von Atrophie zeigten nur Kontrolltiere im höchsten Alter.

Besprechung der Befunde am Nervensystem

Dienen histologische Befunde als Kriterien des Strahlenschadens, muß das Gehirn zu den resistenten Organen gezählt werden (Übersicht der früheren Literatur: SNIDER 1948, GEREBTZKOFF und HERVE 1949). Eine akute Ganzkörperbestrahlung mit Dosen unter 1000 r zieht nach KRABBENHOFT (1955) keine deutlichen morphologischen Veränderungen des Zentralnervensystems nach sich. Unsere Befunde decken sich weitgehend mit dieser Feststellung, wenn auch während der *Frühphase* nach Exposition einzelne Oligodendrogliazellen und subependymale Elemente mit Kernschäden auffielen (vgl. auch GEREBTZKOFF und HERVE 1949, HICKS und MONTGOMERY 1952). Eine abnorme Vacuolisierung des Cytoplasmas und Kernschrumpfung in Kleinhirnganglienzellen konnten, in Übereinstimmung mit den Befunden von SOROKINA (1959), bei unseren bestrahlten Mäusen nicht gefunden werden; dieser Autor sah derartige Veränderungen nur nach Ganzkörperbestrahlung weißer Mäuse mit 1000 r, nicht aber nach einer solchen mit 700 r. Nach den Angaben russischer Autoren sollen sich jedoch funktionelle Störungen schon nach Verabreichung sehr geringer Strahlenmengen geltend machen (vgl. LEBEDINSKY 1956). Eine Abnahme des Desoxyribonucleinsäuregehalts im Gehirn wurde bei Ratten im Anschluß an eine akute Ganzkörperbestrahlung mit 700 r verzeichnet (CASTER et al. 1958). Es scheint demnach, daß im Gehirn auch strahlenempfindliche Zellformen vorkommen (CASTER und ARMSTRONG 1956). Ob es sich dabei nur um die Oligodendroglia und die erwähnten subependymalen Zellen handelt oder ob noch weitere Elemente durch Dosen von 500—700 r erheblichen Schaden erleiden, kann noch nicht sicher entschieden werden. Jedenfalls verdient die Tatsache, daß in unseren Versuchen das mittlere Gehirngewicht bestrahlter Tiere während der ganzen *restlichen Lebensdauer* leicht unter demjenigen der Kontrollen blieb, Beachtung. Am ehesten ließe sich dieser Befund mit der Annahme eines Substanzverlusts in den ersten Wochen nach Exposition vereinbaren, da sich die Gewichtsdifferenz im weiteren Verlauf nicht wesentlich vergrößerte. Ob dem Massendefizit nur ein Untergang von Einzelzellen oder auch ein Schwund von Teilen überlebender Elemente zugrunde liegt, bleibt noch abzuklären. Diffuse entmyelinisierende Prozesse, wie sie nach BIBIKOVA (1959) bei Hunden nicht nur im Früh-, sondern auch im Spätstadium nach Ganzkörperbestrahlung (600 r) aufgetreten sein sollen, waren bei unseren Mäusen nicht zu erkennen. Eine besondere Bedeutung kommt dem Verhalten der Ganglienzellen nach Ganzkörperbestrahlung zu: Da diese bei 3 Monate alten Mäusen nicht mehr teilungsfähig sind (vgl. Versuche mit tritiummarkiertem Thymidin), könnte man an ihnen möglicherweise eine vorzeitige Alterung nachweisen, falls die Hypothese der „strahlenbedingten, beschleunigten Vergreisung" allgemeine Gültigkeit besitzt. In unseren Versuchen ließen sich dafür keine verwertbaren Anhaltspunkte finden. Dies trifft im besonderen für die von ANDREW (1959) beschriebenen Altersveränderungen der Purkinje-Zellen des Kleinhirns und verschiedener Ganglienzelltypen anderer Hirnteile zu. Vielleicht liegt dies daran, daß mit der histologischen Technik feinste Unterschiede im Aufbau der Ganglienzellen nicht erfaßt werden.

Die Blutungsneigung bestrahlter Mäuse äußerte sich auch im Gehirn; ihre möglichen Ursachen wurden schon früher besprochen. Dasselbe gilt für die Gefäßveränderungen.

Die Ganzkörperbestrahlung hatte auf entzündliche Prozesse im Gehirn und an den Hirnhäuten eine weniger begünstigende Wirkung als auf Infektionen in anderen Organen. Virologische Untersuchungen wurden nicht durchgeführt.

Das bei einer unbestrahlten Maus festgestellte Oligodendrogliom stellt unseres Wissens den ersten, bei Laboratoriumstieren nachgewiesenen Tumor dieser Art dar. Über ein gehäuftes Auftreten von Gliomen im Spätstadium nach Ganzkörperbestrahlung ist, außer einer Beobachtung von Ross u. Mitarb. (1959), die bei 2 Ratten lange Zeit nach Exposition (620 r) maligne Hirntumoren fanden, nichts bekannt.

P. Bewegungsapparat

Eigene Beobachtungen

I. Knochen

a) Längenwachstum an den Epiphysenfugen

Die strahlenbedingte Hemmung und der vorzeitige Abschluß des Längenwachstums an den Epiphysenlinien (vgl. Abb. 2) beruhte auf einem komplexen Vorgang: Die bereits kurze Zeit nach Exposition erkennbar geschwellten Chondroblasten des Epiphysenknorpels stellten für eine beschränkte Zeit ihre Mitosetätigkeit ein. Am Ende der ersten Woche nach der Bestrahlung traten in dieser Zone gehäuft Karyorrhexis und Karyolyse auf. Auch ausgedehntere Knorpelnekrosen fanden sich bei bestrahlten Mäusen häufiger als bei den Kontrolltieren. In dieser

Periode, die durch eine vorübergehende Drosselung der Knorpel-
proliferation und nekrobiotische Vorgänge in der Chondroblastenzone
gekennzeichnet war, schritt aber offensichtlich die Chondroklasie an der
Metaphysenseite der Epiphysenfuge fort; der Abbau erfolgte dabei nicht
nur längs der Knorpelsäulen, sondern auch quer zu denselben, was zu
einer schrittweisen, teils unvollständigen, teils vollständigen Abtrennung
von der primären Spongiosa führte. Weite Blutsinusoide füllten den von
Knorpel freigemachten Raum aus (Abb. 223). An der nun abgeflachten

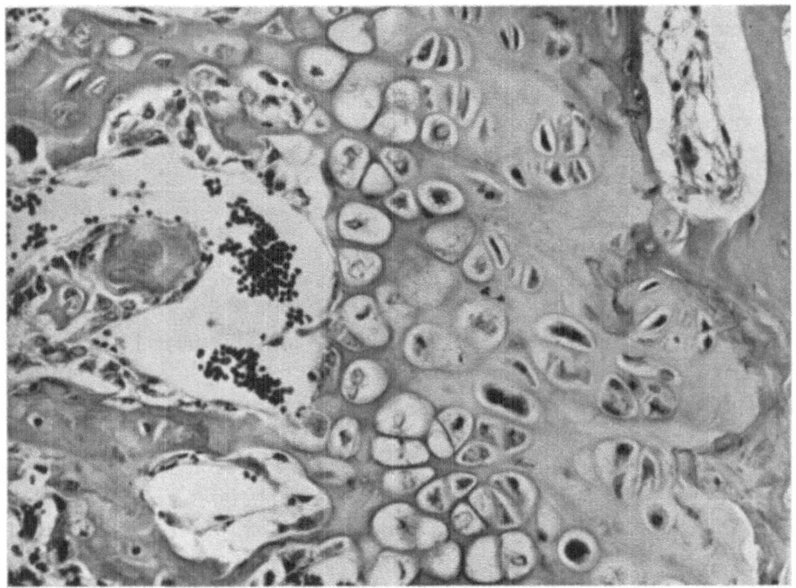

Abb. 223. Knorpelzellschäden und Ausweitung der Blutsinus an der Metaphysenseite des Epiphysenknorpels (männliche Maus der Versuchsgruppe 1, 12 Tage nach Ganzkörperbestrahlung
[600 r] getötet. Hämatoxylin-Eosin, Vergrößerung 285fach)

Metaphysenseite des Säulenknorpels machte sich in den darauffolgenden
Wochen eine zunehmende Osteoblastentätigkeit bemerkbar, die schließlich in der knöchernen Abdeckelung der Knorpelzone endete. Im zeitlichen Ablauf dieses Vorganges traten starke örtliche Unterschiede
hervor, sowohl zwischen verschiedenen Bezirken derselben Wachstums-
zone als auch zwischen den einzelnen Skeletanteilen (Beispiel: früherer
Schluß der Epiphysenlinie am distalen Femurkopf als am Tibiakopf).
Durch Knochenplatten abgedecktes Knorpelgewebe fiel bald einer Nekrobiose anheim, die sich zunächst im Zelluntergang, später teilweise auch in
einer asbestartigen oder cystoiden Degeneration der Matrix kundtat
(vgl. Abb. 224). Sehr oft blieb aber die abgestorbene Knorpelmasse
kompakt und wurde durch schleichende Resorption abgebaut. In Spät-

stadien blieb an Stelle der Epiphysenfuge meist nur mehr eine dünne und oft unterbrochene Knochenplatte mit oder ohne eingeschlossene, nekrotische Knorpelreste übrig.

Bei den unbestrahlten Kontrolltieren erfolgte der knöcherne Abschluß der Epiphysenlinien in mancher Hinsicht gleichartig, nur in der Regel 2—6 Monate später und langsamer. Ein Unterschied gegenüber den bestrahlten Mäusen bestand darin, daß der Säulenknorpel vor der knöchernen Abdeckelung etwas stärker chondroklastisch abgebaut war.

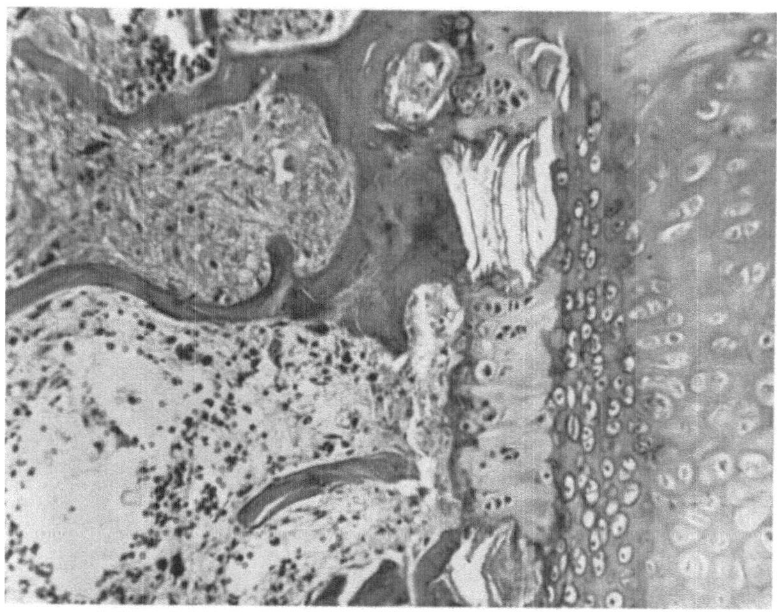

Abb. 224. Knorpelnekrose in knöchern abgedeckelten Teilen der Epiphysenlinie (Sternum) (männliche Maus der Versuchsgruppe 2, 14 Tage nach Ganzkörperbestrahlung [600 r] getötet. Hämatoxylin-Eosin, Vergrößerung 170fach)

Bei den Weibchen erfolgte der histologische Epiphysenschluß trotz geringeren Längenwachstums etwas später als bei den Männchen.

b) Osteoporose

Die Ganzkörperbestrahlung hatte bei den Männchen kein radiologisch faßbares, früheres Auftreten einer allgemeinen Osteoporose zur Folge. Histologisch schienen allerdings die bestrahlten männlichen Tiere in Femur, Tibia und Sternum eher spärlichere und etwas dünnere Spongiosabälkchen aufzuweisen als die unbehandelten Kontrolltiere (vgl. Abb. 227); der Unterschied war jedoch geringfügig. Quantitativ verwertbare Meßwerte der mittleren Bälkchendicke fehlen uns.

Die bestrahlten Weibchen fielen für derartige Vergleiche wegen der häufig sich entwickelnden, generalisierten Hyperostosis interna außer Betracht.

c) Osteoidablagerung am Knochen

Säume von unverkalktem Osteoid an den Spongiosabälkchen konnten nur bei wenigen Tieren mit schwerer allgemeiner Amyloidose — auch des Darmtrakts — nachgewiesen werden. Die Ganzkörperbestrahlung hatte auf diesen Vorgang nur insofern einen Einfluß, als sie das Erscheinen der Amyloidose beschleunigte.

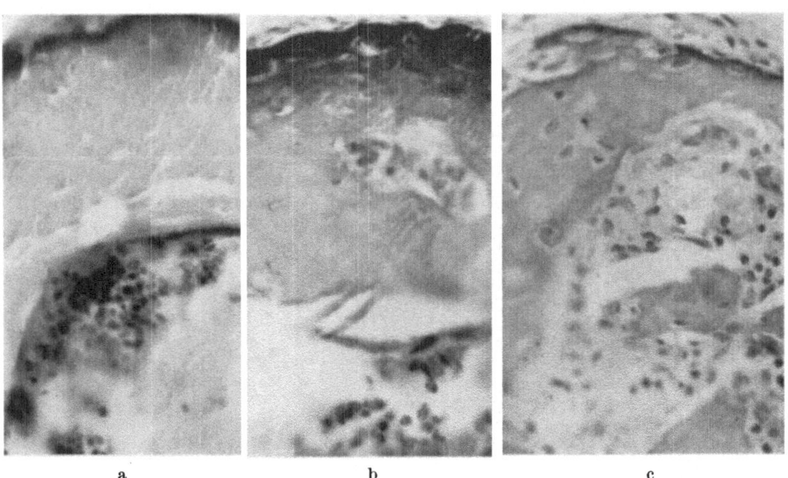

a   b   c

Abb. 225a—c. Verhalten der Turnbull-positiven Zonen an unentkalkten Schnitten der Rippen. a Normale Reaktion bei einer unbestrahlten, 3 Monate alten, weiblichen Maus. b Verstärkte Reaktion bei einem älteren, bestrahlten Weibchen mit generalisierter Hyperostosis interna (Maus der Versuchsgruppe 1, 15 Monate nach Ganzkörperbestrahlung [600 r] getötet). c Abgeschwächte Reaktion bei einem älteren, bestrahlten Weibchen mit chronischer Blutungsanämie infolge Darmgeschwürs (Maus der Versuchsgruppe 2, 12 Monate nach Ganzkörperbestrahlung [600 r] getötet. Turnbull-Färbung nach TIRMANN und SCHMELZER, Vergrößerung 285fach)

d) Osteoklasie

Eine allgemein verstärkte Osteoklasie trat bisweilen bei Mäusen mit schweren Nierenschäden (Pyelonephritis chronica, Schrumpfnieren) in Erscheinung. Bestrahlte Tiere zeigten den Befund etwas häufiger als unbestrahlte (vgl. Abb. 229). Schwerwiegende Ausmaße nahm der Prozeß indessen nie an.

e) Verhalten der Turnbull-positiven Zonen im Knochen

Bei unbehandelten Kontrolltieren zeigte der unentkalkt geschnittene Knochen bei Turnbull- und Berlinerblaufärbung regelmäßig blau getönte Zonen (an der Rippe: breiter subperiostaler, schmaler subendostaler Saum). Dicke und Farbintensität dieser offensichtlich eisenhaltigen

Knochenschichten nahmen mit dem Alter meist etwas zu. In Spätstadien nach Exposition fiel diese Reaktion bei bestrahlten Männchen oft etwas schwächer aus als bei den unbestrahlten. Umgekehrt verhielten sich bestrahlte weibliche Mäuse mit generalisierter Hyperostosis interna. Mehrere Tiere mit länger dauernder, schwerer Blutungsanämie (granulierende Darmgeschwüre u.a.) ließen eine Verminderung des Knocheneisens erkennen (Abb. 225a—c).

f) Aseptische Knochennekrosen und ihre Folgeerscheinungen

Ein herdförmiger Untergang des Knochengewebes mit nachfolgender umschriebener Neubildung von geflechtartigem und später lamellärspongiösem Knochen fand sich vor allem bei älteren Mäusen in der Nachbarschaft schwererer, arthronotischer Veränderungen. In diesen gelenknahen Bezirken traten verschiedentlich kleine, von ungleich zellreichem Bindegewebe umsäumte Knochencystchen und Herde von riesenzellhaltigem Granulationsgewebe auf. Die Ganzkörperbestrahlung hatte auf diese Prozesse keinen erkennbar fördernden Einfluß.

g) Generalisierte Hyperostosis interna

Bei der großen Mehrzahl der bestrahlten Weibchen entwickelte sich im Intermediär- und Spätstadium nach Exposition eine Knochenveränderung, die wir als generalisierte Hyperostosis interna bezeichnen. In den Frühstadien machte sich diese Osteopathie durch eine progressive und auf Kosten des blutbildenden Marks stattfindende Vermehrung von Stützgewebe mit Fibroblasten und Fibrocyten geltend, die bald von einer Bildung geflechtartigen und später lamellären, spongiösen Knochens gefolgt war. Dieser Vorgang gipfelte in einem fast vollständigen Ersatz der Markräume durch wechselnd breite, vielfach miteinander verbundene, lamellär gebaute Knochenbälkchen, ein Bild, das in auffälligem Gegensatz zu der eher spärlichen Spongiosa bei Kontrolltieren und vor allem bei bestrahlten Männchen stand (Abb. 226, 227). Diese Knochenneubildung beschränkte sich meist streng auf den endostalen Bereich. Vor allem erschien die Osteoblastentätigkeit stark angeregt; aber auch die Osteoklasten traten in leicht vermehrter Zahl auf, besonders mit zunehmendem Alter. Dies hatte zur Folge, daß die neugebildeten Knochenbälkchen oft bizarre Konturen annahmen und im Inneren nicht selten mosaikartige Strukturen sichtbar werden ließen. In den restlichen Markräumen lag in der Regel zellreiches, von vielen weiten Blutgefäßen durchsetztes, fibröses Mark (Abb. 228). Inseln von blutbildendem Gewebe blieben nur in geringer Zahl erhalten. Meistens vollzog sich dieser Umbau in allen untersuchten Skeletteilen (Femur, Tibia, Sternum, Rippen) gleichzeitig; seltener kam eine herdförmige Knochenneubildung

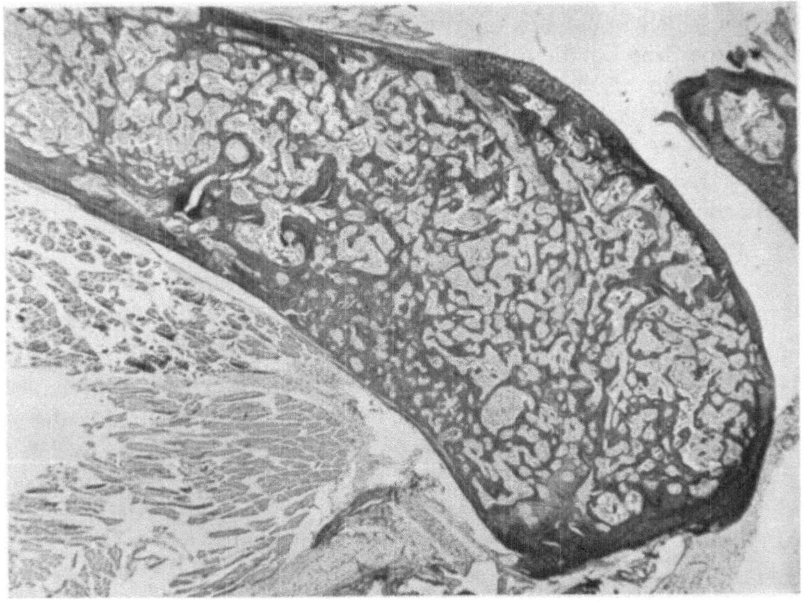

Abb. 226. Distaler Femurkopf bei generalisierter Hyperostosis interna: die Markräume sind durch neugebildeten Knochen und Bindegewebe ausgefüllt (weibliche Maus der Versuchsgruppe 3, $6^1/_2$ Monate nach Ganzkörperbestrahlung [600 r] spontan gestorben. Van Gieson-Färbung, Vergrößerung 24fach). Vgl. dazu Abb. 227

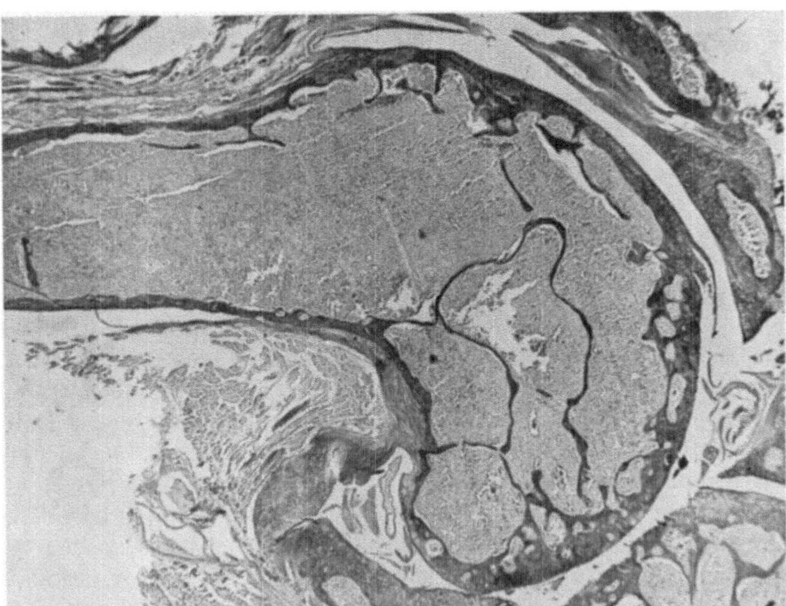

Abb. 227. Distaler Femurkopf bei leichter Osteoporose (männliche Maus der Versuchsgruppe 3, $18^2/_3$ Monate nach Ganzkörperbestrahlung [600 r] spontan gestorben. Van Gieson-Färbung, Vergrößerung 24fach)

zur Beobachtung. Bei mehreren älteren, bestrahlten Weibchen mit schweren Nierenschäden (Pyelonephritis chronica, Schrumpfnieren) setzte in der neugeformten, dichten Spongiosa eine verstärkte und teilweise dissezierende Fibroosteoklasie ein (Abb. 229). In allen diesen Fällen bot sich in den Epithelkörperchen das Bild einer Vermehrung klarer Hauptzellen und/oder wasserklarer Zellen.

Im Röntgenbild war die generalisierte Hyperostosis interna an der auffälligen Dichte und meist fleckigen Struktur des Knochens sehr leicht zu erkennen (Abb. 230).

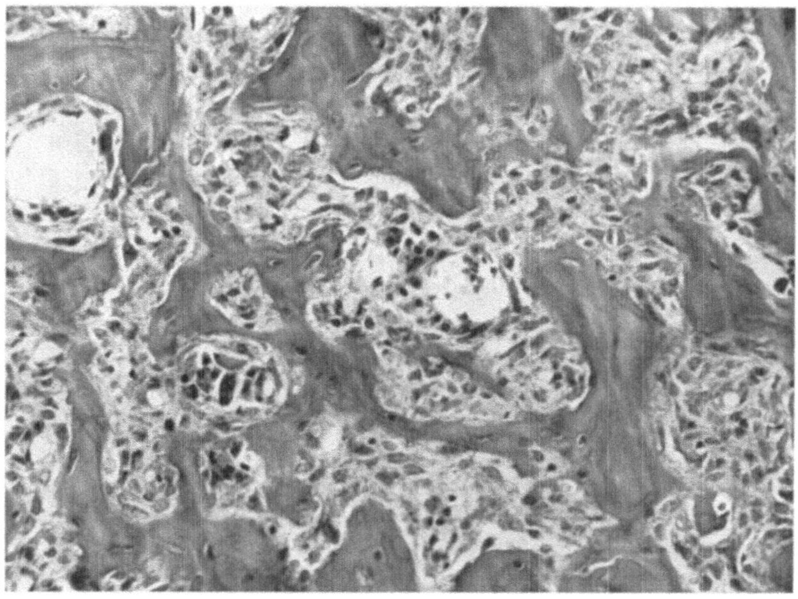

Abb. 228. Sternum bei generalisierter Hyperostosis interna: starke Knochenneubildung, zahlreiche Osteoblasten, zellreiches fibröses Gewebe in den restlichen Markräumen (gleiche Maus wie in Abb. 226. Hämatoxylin-Eosin, Vergrößerung 285fach)

Abb. 231 gibt eine Übersicht über die Häufigkeit und zeitliche Verteilung der Fälle mit generalisierter Hyperostosis interna. Der Unterschied zwischen bestrahlten und unbestrahlten Weibchen ist hoch signifikant ($P \ll 0{,}001$). Die stärksten Grade dieser Osteopathie wurden bei Tieren gefunden, die gleichzeitig Äußerungen eines Hyper- und/oder Daueroestrogenismus (vgl. Befunde an Uterus und Vagina) und einer partiellen Virilisierung (sichtbar an den Veränderungen der Submaxillardrüsen und Nieren) zeigten. Eine cystische Hyperplasie des Uterus fehlte bei keinem bestrahlten Weibchen mit derartigen Knochenveränderungen, während an der Vagina nicht mehr immer das für eine verstärkte Oestrogenwirkung bezeichnende Epithelbild vorlag.

h) Entzündliche Knochenprozesse

Im Zeitraum von 2—30 Monaten nach Versuchsbeginn erkrankten 3
bestrahlte Mäuse (2 Männchen, 1 Weibchen) an einer chronischen, eitrigen

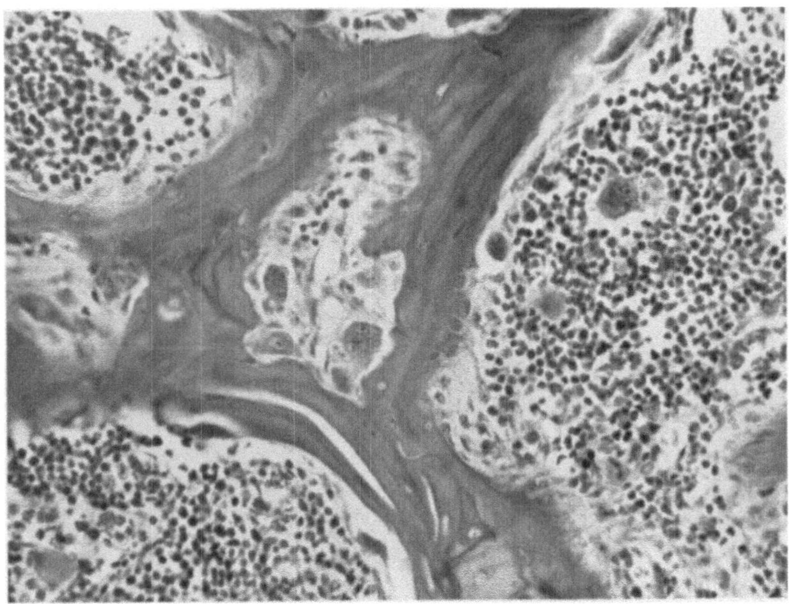

Abb. 229. Verstärkte Osteoklasie (dissezierende Resorption) bei einem Weibchen mit Hyperostosis
interna und schwerem Nierenschaden (Maus der Versuchsgruppe 2, 12 Monate nach Ganzkörperbestrahlung [600 r] getötet. Hämatoxylin-Eosin, Vergrößerung 285fach)

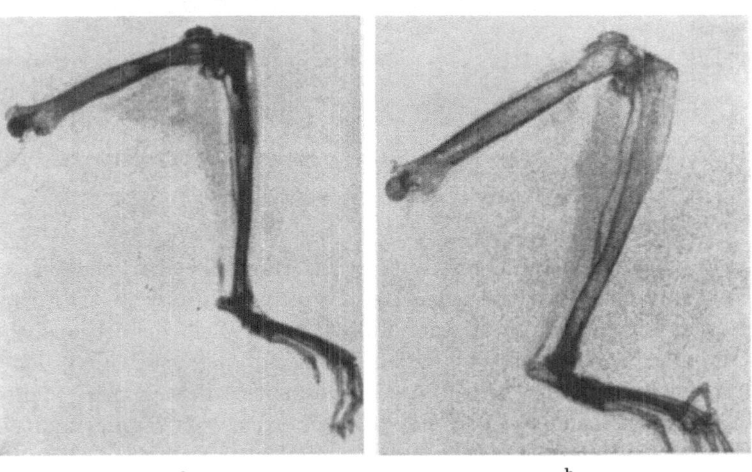

ab

Abb. 230a u. b. a Röntgenaufnahme der rechten hinteren Extremität bei generalisierter Hyperostosis
interna (weibliche Maus der Versuchsgruppe 3, 19 Monate nach Ganzkörperbestrahlung [600 r]
spontan gestorben. Vergrößerung 2,7fach). b Vergleichsaufnahme eines unbestrahlten Weibchens
desselben Alters

Osteomyelitis in den dem Kniegelenk benachbarten Teilen von Femur und Tibia. Es handelte sich außerdem um einen Gelenkinfekt, da in allen diesen Fällen ein Kniegelenksempyem bestand.

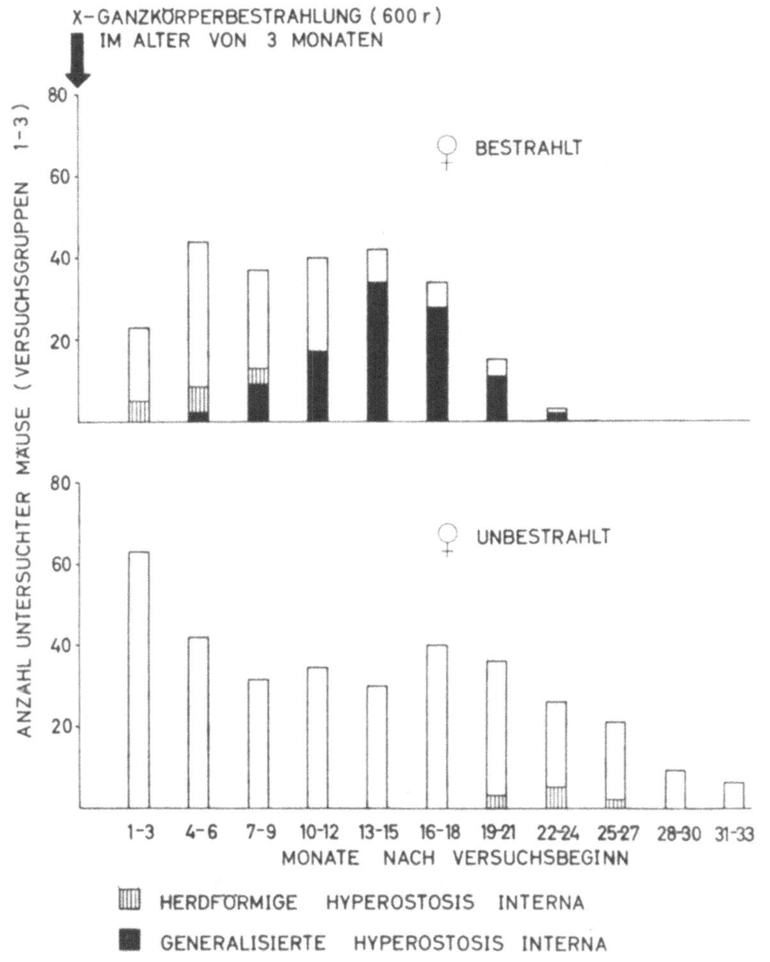

Abb. 231. Häufigkeit und zeitliche Verteilung der Fälle mit herdförmiger oder generalisierter Hyperostosis interna

i) Knochengeschwülste

In der Periode von 9—20 Monaten nach Versuchsbeginn traten bei 9 bestrahlten Weibchen *osteogene Sarkome* auf ($P < 0,05$). Sie gingen von den kniegelenkbildenden Knochen aus (Abb. 232), 4mal mit Sicherheit vom distalen Femurende. In 5 Fällen hatte der Tumor das Kniegelenk zerstört. Histologisch handelte es sich um typische osteoplastische

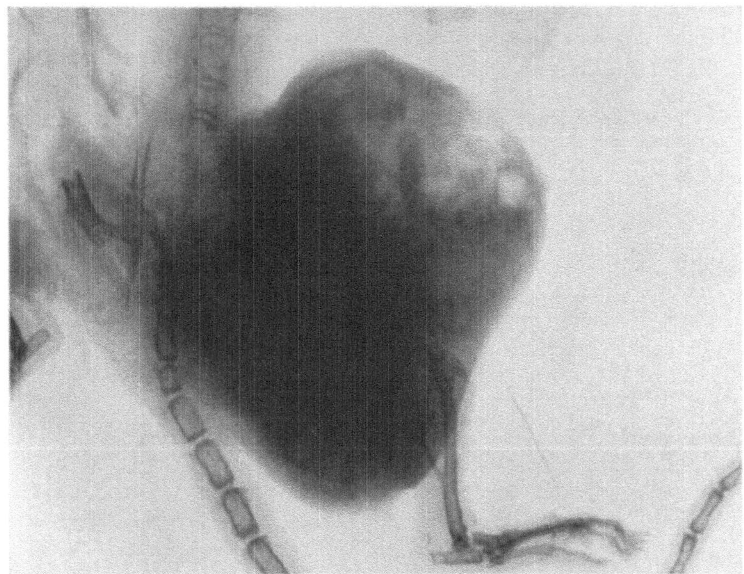

Abb. 232. Röntgenaufnahme eines mächtigen osteogenen Sarkoms im Bereich des linken Femurs (weibliche Maus der Versuchsgruppe 2, $10^1/_2$ Monate nach Ganzkörperbestrahlung [600 r] getötet. Vergrößerung 1,8fach)

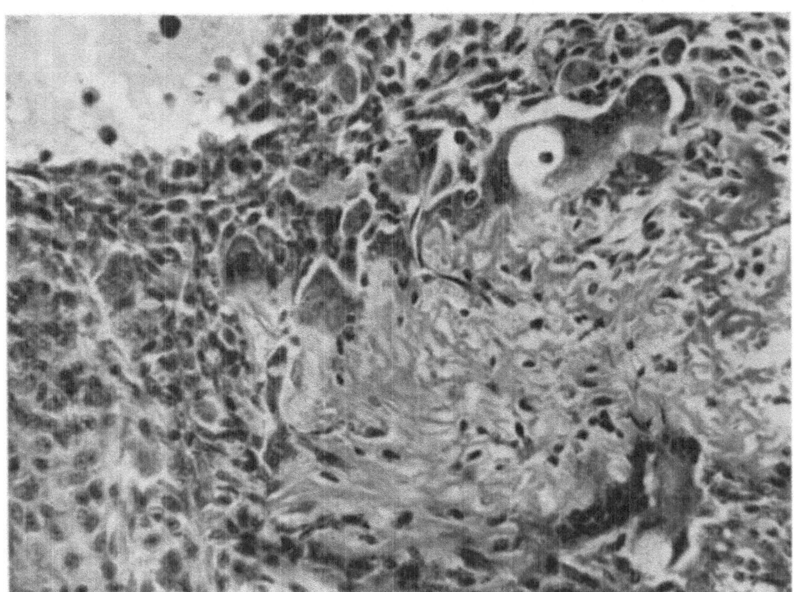

Abb. 233. Osteogenes Sarkom im Bereich des linken Femurs (gleiche Maus wie in Abb. 232. Van Gieson-Färbung, Vergrößerung 285fach)

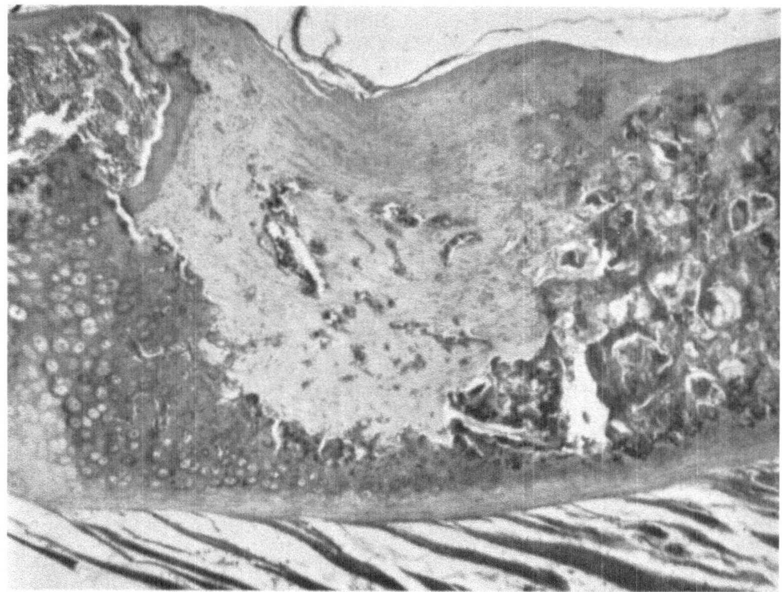

Abb. 234. Herdförmiger Ersatz nekrotischen Rippenknorpels durch eingewachsenes Bindegewebe (männliche Maus der Versuchsgruppe 3, 18²/₃ Monate nach Ganzkörperbestrahlung [600 r] spontan gestorben. Hämatoxylin-Eosin, Vergrößerung 65fach)

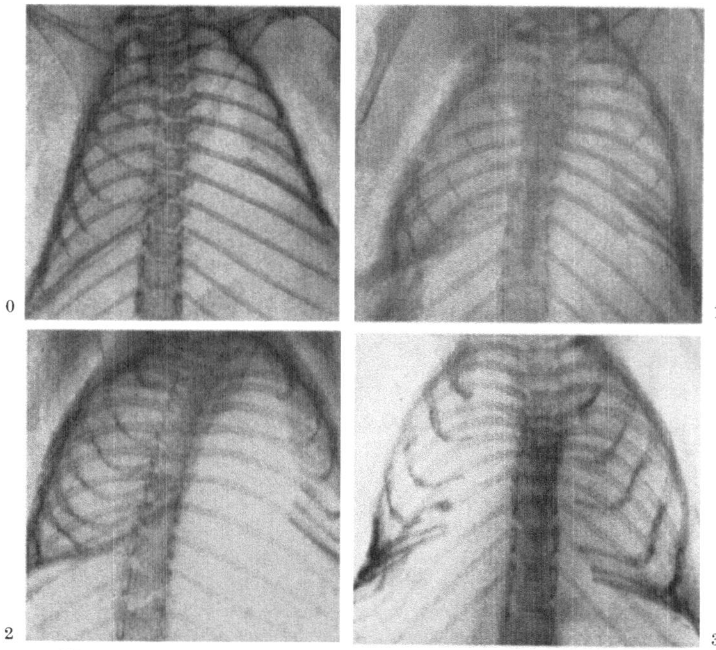

Abb. 235. Intensitätsgrade der Rippenknorpelverkalkung im Röntgenbild
0 undeutlich;   1 leicht;   2 deutlich;   3 stark

23*

Sarkome mit einem sehr polymorphen Zellbild und Bildung geflechtartigen Knochens (Abb. 233). Alle an osteogenen Sarkomen erkrankten Weibchen zeigten eine generalisierte Hyperostosis interna.

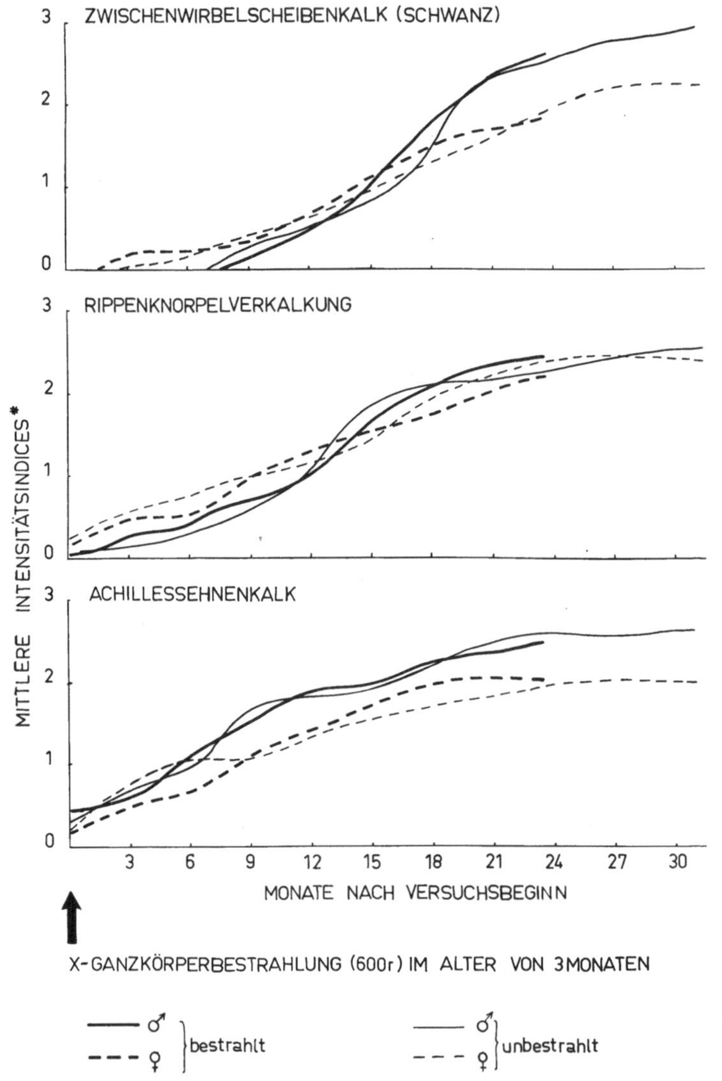

Abb. 236. Knorpel- und Sehnenverkalkungen als Funktion der Zeit nach Versuchsbeginn
(* vgl. S. 22)

Grundlagen der halbquantitativen Auswertung:

Intensitätsgrade: Rippenknorpelverkalkung s. Abb. 235
Zwischenwirbelscheibenkalk (Schwanz) s. Abb. 237
Achillessehnenkalk s. Abb. 242

II. Knorpel und Gelenke
a) Rippenknorpel

Mit zunehmendem Alter fiel der hyaline Rippenknorpel bei allen
Tieren einer progressiven Nekrobiose mit zuerst asbestartiger Degeneration, dann Zelluntergang, cystoider Entartung und fortschreitender Verkalkung anheim. Nicht selten wurden große, abgestorbene Knorpel-
bezirke durch einsprossendes Bindegewebe, teilweise auch durch neugebildeten Knorpel ersetzt (Abb. 234). Im Röntgenbild ließen sich diese
Degenerationsvorgänge sehr gut an dem altersgebundenen Ausmaß der
Verkalkung verfolgen (Abb. 235); sie erfuhren durch die Ganzkörper-

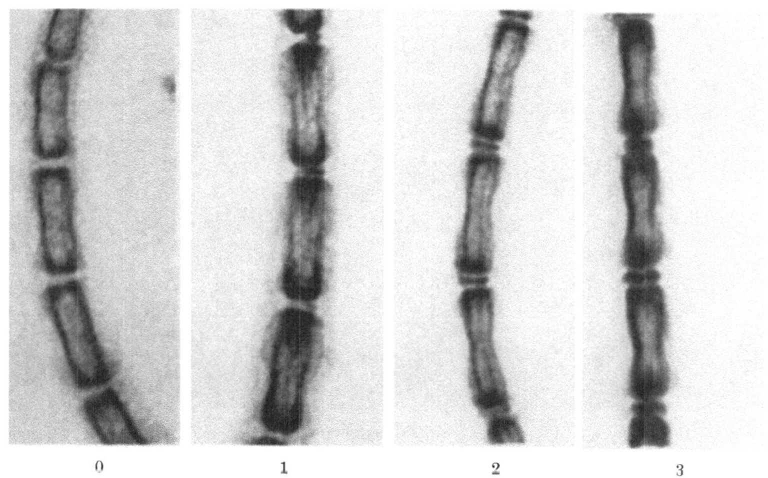

0   1   2   3

Abb. 237. Intensitätsgrade der radiologisch nachweisbaren Verkalkungen und/oder Verknöcherungen
in den Zwischenwirbelscheiben des Schwanzes
0 undeutlich; 1 leicht; 2 deutlich; 3 stark

bestrahlung keine erkennbare Beschleunigung (Abb. 236). Sichere Geschlechtsunterschiede traten nicht zutage.

b) Verkalkung und Verknöcherung der Zwischenwirbelscheibe des Schwanzes

Am Discus intervertebralis aller Mäuse ließ sich eine altersabhängige
Nekrobiose des Faserknorpels mit anschließender Verkalkung und Verknöcherung nachweisen (Abb. 237). Die radiologische Kontrolle dieser
Veränderung ließ keinen fördernden Einfluß der Ganzkörperbestrahlung
erkennen (Abb. 236).

c) Gonarthrose

Die bei Mäusen wohlbekannte Arthronose des Kniegelenks entwickelte
sich auch bei den alternden Tieren unseres Stammes. Sie begann mit
einem herdförmigen, oberflächlichen Untergang des hyalinen Gelenk-

knorpels; dieser Prozeß griff dann sowohl in der Breite als auch in der
Tiefe um sich (Abb. 238), war mit einer zunehmenden Verdünnung der
Knorpelschicht verbunden und führte auch zu reaktiven, herdförmigen
Neubildungen in derselben. Der benachbarte Knochen wurde ebenfalls

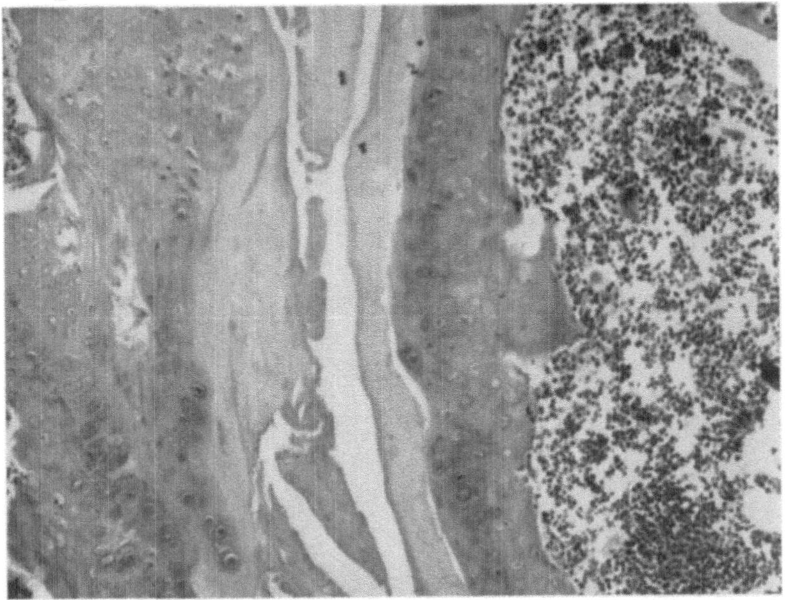

Abb. 238. Arthronose des Kniegelenks: Nekrose des Gelenkknorpels (männliche Maus der Versuchsgruppe 2, 19 Monate nach Ganzkörperbestrahlung [600 r] getötet. Hämatoxylin-Eosin, Vergrößerung
150fach)

geschädigt, zeigte umschriebene Nekrosen, fibröse Umwandlung der
Markräume, Entstehung von Cysten und reaktive Knochenneubildung
(Osteophyten) in den Randbezirken des Gelenks. In den Menisci ent-

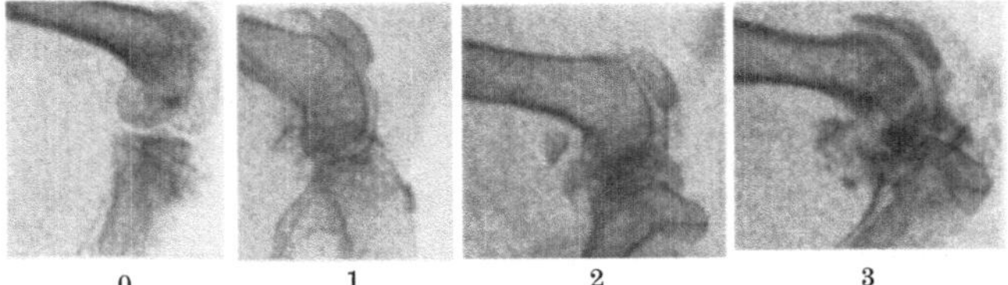

Abb. 239. Intensitätsgrade der radiologisch nachweisbaren Gonarthrose
0 fehlend;   1 leicht;   2 deutlich;   3 stark

wickelten sich Ganglien und Verkalkungen. Gelegentlich bildete sich ein
bindegewebiger Pannus. Der Gelenkraum reichte stellenweise hernienartig in die benachbarten Knochen hinein. Das Ausmaß aller dieser
Veränderungen ließ sich am besten im Röntgenbild des Kniegelenks

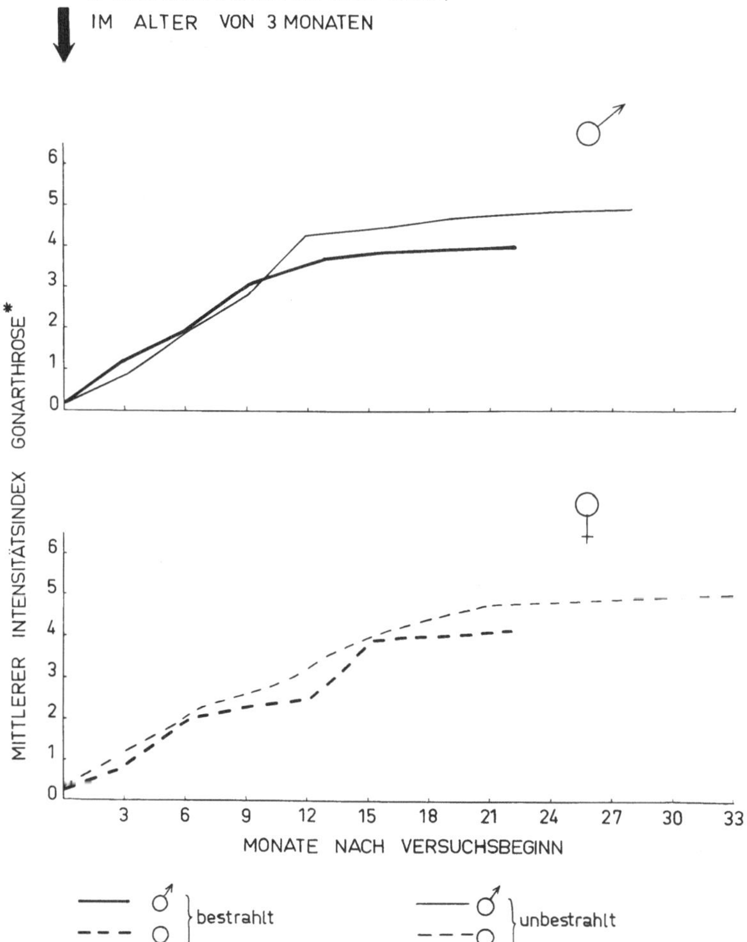

Abb. 240. Ausmaß der radiologisch und histologisch nachweisbaren Arthronose des Kniegelenks als Funktion der Zeit nach Versuchsbeginn (* vgl. S. 22)

Grundlagen der halbquantitativen Auswertung

Intensitäts-grad	Radiologischer Befund
a) 0—3	gemäß Abb. 239
b)	Histologischer Befund
0	keine Arthronose
1	oberflächliche Nekrosen des Gelenkknorpels
2	tiefgreifende Nekrosen des Gelenkknorpels neben Knorpel- und Knochenneubildung leichten Grades
3	schwere Nekrosen des Gelenkknorpels bis zum vollständigen Verlust desselben. Starke Osteophytenbildung in Gelenknähe.

Der mittlere Intensitätsindex wurde aus der Summe von a und b ermittelt

überblicken (fortschreitende Deformation, fleckige Aufhellungen, Osteo-
phytenbildung — Abb. 239). Die halbquantitative histologische und
radiologische Auswertung ergab, daß die Ganzkörperbestrahlung auf
diese degenerativen Vorgänge im Durchschnitt keinen deutlich begünstigenden Effekt hatte (Abb. 240). Die Veränderungen waren bei einem
Teil der bestrahlten Tiere sogar geringfügiger. Bestrahlte Weibchen mit
stark hormonal aktiven Ovarialtumoren und/oder Hypophysenadenomen
zeigten eher stärkere arthronotische Schäden als solche ohne Zeichen
einer vermehrten Oestrogen- oder Mammosomatotropinwirkung.

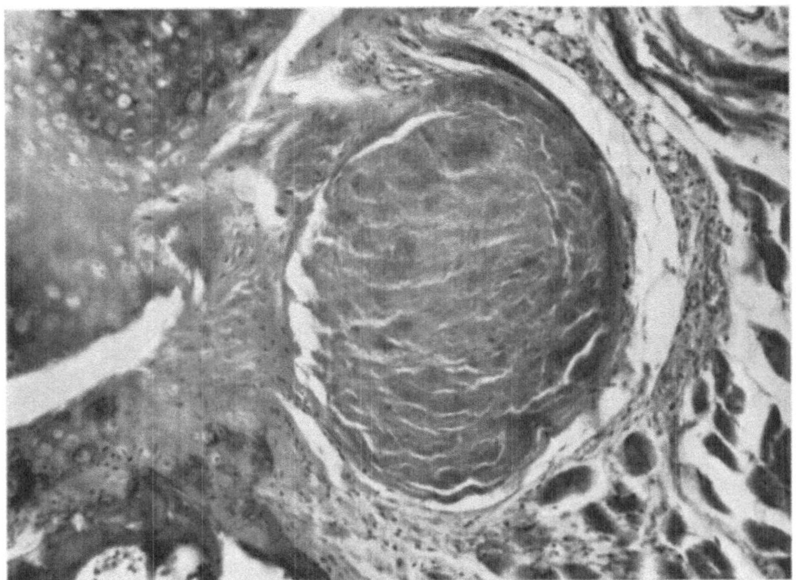

Abb. 241. Hernienartiger Ausbruch des nekrotischen Intersternalknorpels in die umgebenden Weichteile (weibliche Maus der Versuchsgruppe 3, 10 Monate nach Ganzkörperbestrahlung [600 r] spontan
gestorben. Hämatoxylin-Eosin, Vergrößerung 150fach)

d) Gonarthritis

Außer den bereits erwähnten 3 Fällen mit Kniegelenksempyem wurde
mehrmals eine chronische Arthritis mit dichter lymphoplasmocytärer
Infiltration nachgewiesen. Im Zeitraum von 2—30 Monaten nach Versuchsbeginn fanden sich solche Veränderungen bei 11 bestrahlten und 8
unbestrahlten Mäusen; bei den letzteren traten sie eher später auf.

e) Hernien des sternalen Faserknorpels

Der zwischen den knöchernen Einzelgliedern des Sternums liegende
Faserknorpel wurde im höheren Alter oft nekrotisch und brach gelegentlich hernienartig in die umgebenden Weichteile durch (Abb. 241).

Unbestrahlte Tiere zeigten diesen Befund ebenso häufig wie gleichaltrige bestrahlte Mäuse.

Vom Knorpelgewebe ausgehende *Geschwülste* wurden nicht beobachtet.

III. Sehnen und Bindegewebe im allgemeinen

Am Sehnengewebe ließ sich mit den verwendeten histologischen Methoden keine sichere Spätwirkung der Ganzkörperbestrahlung nachweisen. Während der Dauer des akuten Syndroms trat allerdings im Bereich der kollagenen Fasern eine angedeutet verstärkte Argyrophilie zutage. Im weiteren Verlauf konnte jedoch kein Unterschied mehr beobachtet werden.

Bei allen alternden Tieren wurde in der Achillessehne eine zunehmende Verkalkung und spätere Verknöcherung festgestellt (Abb. 242).

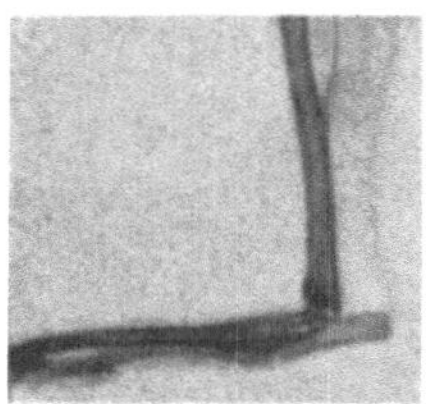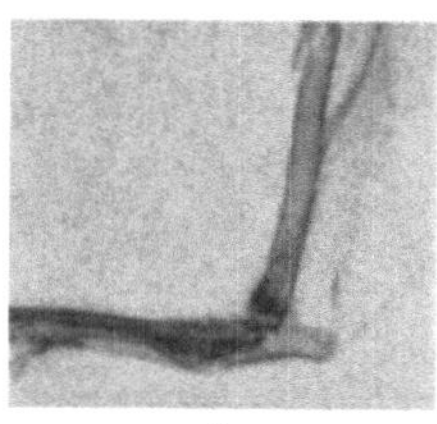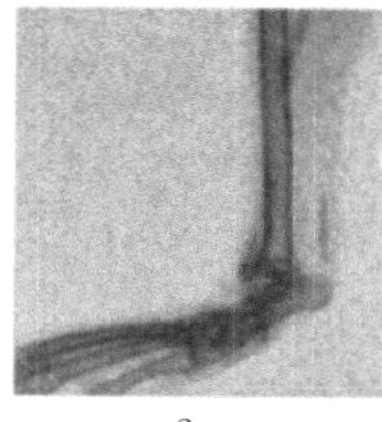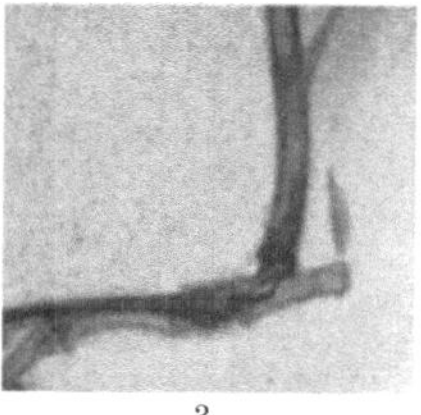

0   1   2   3

Abb. 242. Intensitätsgrade der radiologisch nachweisbaren Verkalkung und/oder Verknöcherung der Achillessehne
0 undeutlich; 1 leicht; 2 deutlich; 3 stark

Die Ganzkörperbestrahlung hatte auf die zeitliche Entwicklung dieses Prozesses keinen sicheren Einfluß (Abb. 236).

Abgesehen von der in verschiedenen Organen bestrahlter Mäuse beobachteten herdförmigen Fibrose, erfuhr das interstitielle Bindegewebe durch die Ganzkörperbestrahlung keine auffälligen Veränderungen. Vielleicht war sein relativer Anteil am Körpergewebe allgemein etwas vermehrt; sichere Angaben können jedoch nicht gemacht werden.

In der Periode von 12—21 Monaten nach Versuchsbeginn fanden sich bei 4 bestrahlten Mäusen (3 Männchen, 1 Weibchen) *Spindelzellsarkome* in verschiedenen Lokalisationen (Halsgegend, Retroperitonaealraum, Inguinalgegend, Schultergegend). Unter den unbestrahlten Tieren traten keine derartigen Tumoren auf.

IV. Fettgewebe

Regelmäßig wurde die sog. *Hibernierungsdrüse* („braunes Fettgewebe") in der Nachbarschaft der Nebennieren und des Nierenbeckens untersucht. Bei gesunden, unbestrahlten Mäusen im Alter von 3 Monaten

waren in ungefähr gleicher Verteilung schaumige und grobvacuoläre
Fettzellen zu sehen (Abb. 243b). Tiere mit Adipositas (z. B. bestrahlte
Weibchen mit Nebennierenrindenhyperplasie und Makronesie) wiesen in
der Hibernierungsdrüse fast ausschließlich große, typische Fettzellen
(Abb. 243a), solche in kachektischem Zustand kleine, feingranulierte,
deutlich eosinophile Elemente auf (Abb. 243c). Innerhalb der Versuchsgruppe 1 konnten zwischen bestrahlten und unbestrahlten Mäusen desselben Alters keine regelmäßigen Unterschiede im Aufbau des braunen

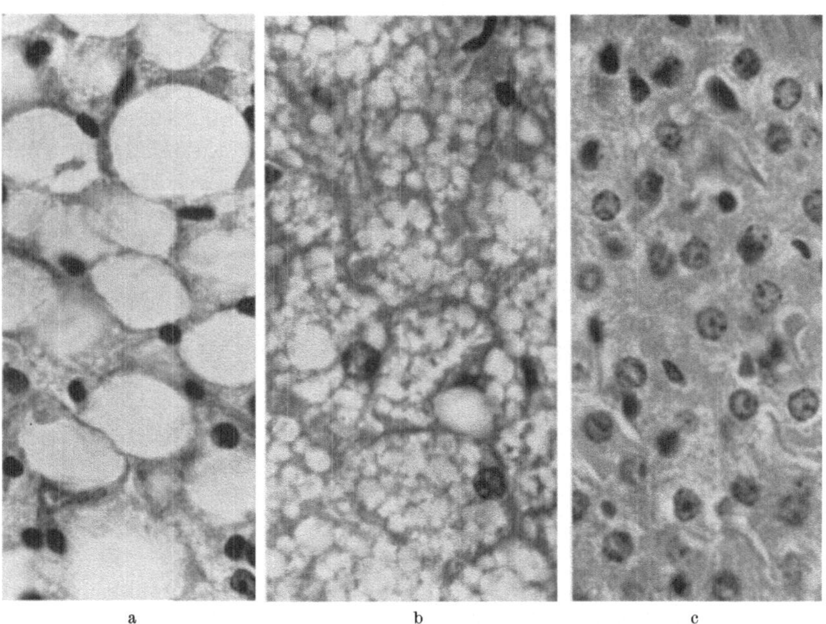

a   b   c

Abb. 243a—c. Verschiedene Zustände des pararenalen, braunen Fettgewebes (Hibernierungsdrüse):
a bei Adipositas, b bei einem normalen Tier, c bei Kachexie (PAS-Trichromfärbung nach HOTCHKISS,
Vergrößerung 700fach)

Fettgewebes bemerkt werden. Im höheren Alter nahm der Fettgehalt
der Hibernierungsdrüse ab; das stärkste Ausmaß dieser „physiologischen
Atrophie" zeigten unbestrahlte Tiere in hohem Senium.

Die bei 4 bestrahlten Weibchen im Zeitraum von 6—15 Monaten nach
Exposition beobachteten *Netzlipome* wurden bereits erwähnt.

V. Skeletmuskulatur

Die quergestreifte Muskulatur des Bewegungsapparats bot bei den
Mäusen der Versuchsgruppe 1 ein unauffälliges Bild. Verschiedentlich
erhielt man allerdings den Eindruck, daß der Durchmesser der Muskelfasern bei bestrahlten Tieren etwas geringer war als bei den unbestrahlten;

quantitativ verwertbare Meßresultate fehlen jedoch. Mit Kachexie verbundene Krankheiten gingen regelmäßig mit einer mehr oder weniger deutlichen Muskelatrophie einher. Die Häufigkeit und die zeitliche Verteilung solcher Befunde richtete sich nach den Grundkrankheiten.

Besprechung der Befunde am Bewegungsapparat

Sowohl die Lokalbestrahlung (vgl. GALL et al. 1940, HINKEL 1942, COHN und CONG 1953 u.a.) als auch die Ganzkörperbestrahlung (vgl. HELLER 1948 u.a.) bewirken bei genügender Dosierung eine Störung des Knochenwachstums in den Epiphysenfugen, solange die chondroblastische Tätigkeit erhalten ist. Nach Verabreichung großer Strahlenmengen kann es zu dem bekannten Bild einer Knochennekrose kommen (Literatur bei WOODARD 1957). Dosen im Bereich von 600 r führen erst nach einer Latenzzeit von mehreren Tagen zu deutlichen histologischen Veränderungen (LAMSON und TULLIS 1951). Auf die komplexe Pathogenese der strahlenbedingten Wachstumshemmung (vorübergehende Drosselung der Zellteilung und herdförmige Nekrosen im Säulenknorpel, verbunden mit einer fortschreitenden, chondroklastischen Abtrennung desselben von der primären Spongiosa [sog. „severence"] sowie einer nachfolgenden knöchernen Abdeckelung) hat teilweise schon HELLER (1948) hingewiesen. Im Gegensatz zu den Chondroblasten zeigen die Osteoblasten nach Strahlendosen wie den von uns verwendeten nur geringfügige oder kaum wahrnehmbare morphologische Zeichen einer Schädigung (GALL et al. 1940); eine deutliche Verminderung ihrer Zahl wurde bisher erst nach einer Ganzkörperbestrahlung mit 1500 r beobachtet (LEVY und RUGH 1952). Eine Beeinträchtigung ihrer funktionellen Leistungen, unter anderem erkennbar an der Aktivität der alkalischen Phosphatase, stellt sich indessen schon nach erheblich geringeren Dosen ein: WOODARD (1958) gibt als Schwellenwert für die Erzielung irreversibler Störungen 400 rad an. Die Strahlenwirkung hängt im übrigen vom Alter des Tieres ab (WILSON 1958). Es handelt sich vorwiegend um einen direkten Effekt, wenn auch während einer beschränkten Zeit nach Exposition indirekte Mechanismen beteiligt sein dürften. In diesem Sinn spricht die Beobachtung von ZUPPINGER und MINDER (1958), die bei Ratten nach Lokalbestrahlung einer hinteren Extremität mit 2000 r auch im nichtexponierten Bein eine vorübergehende Drosselung der Calciumaufnahme notierten. Vermutlich spielt dabei das durch die Bestrahlung ausgelöste, allgemeine Adaptationssyndrom eine gewisse Rolle, da Cortisol den Knochenaufbau hemmt (vgl. LARON et al. 1958, GRODZENSKY und IVANENKO 1958 u.a.).

Über morphologisch faßbare degenerative Spätveränderungen des knöchernen Skelets nach Ganzkörperbestrahlung mit mittelletalen Dosen ist nichts bekannt. COHN (1959) fand bei ganzbestrahlten Ratten (500 r) eine anhaltende Verminderung der Einbaurate („rate of accretion") von Strontium-85 bei gleichzeitiger Vermehrung der Calciumaustauschkapazität des Knochens. Am deutlichsten war dieser Effekt 75 Tage nach der Strahleneinwirkung ausgeprägt; nach dem 140. Tag begann sich eine Erholung abzuzeichnen. Vermutlich steht die von uns bei älteren bestrahlten Männchen beobachtete, leichte Herabsetzung des Eisengehalts im unentkalkt geschnittenen Knochen mit solchen Störungen in Beziehung. Nach BUNTING (1951) tritt beim Einbau von Mineralsalzen in die neugebildete Matrix das Eisen in Wettstreit mit dem Calcium. Bei den älteren Weibchen lagen die Verhältnisse anders, indem die Entstehung einer generalisierten Hyperostosis interna oft eine stärkere positive Turnbull- und Berlinerblaureaktion im Knochen mit sich brachte als bei den unbestrahlten Kontrolltieren. Im übrigen konnten wir uns erstmals davon überzeugen, daß sich der Eisengehalt des Knochens bei verstärkter Erythropoiese infolge chronischer Blutungsanämie verringerte. Dies traf vor allem für den corticalen Knochen zu, dessen besondere Ionenaustauscherfunktion bekannt ist (vgl. Untersuchungen am menschlichen Knochen, ARNOLD 1959). Wahrscheinlich spielen sich solche Vorgänge vor allem in der oberflächlichen, subperiostalen (oder subendostalen) Schicht ab, wo nach MOLNAR (1959) die niedergeschlagenen Salze noch in amorpher Form vorliegen und nicht — wie im Inneren des Knochens — in rhythmischer Anordnung oder als dicht liegende Kristalle im und neben dem Kollagengerüst eingebaut sind. Im Periost der Ratten bleibt auch während des ganzen Lebens eine andauernd hohe Konzentration von saurer und alkalischer Phosphatase erhalten (TONNA 1958).

Nach WOODARD (1958) wird durch eine Ganzkörperbestrahlung mit mittelletalen Dosen nicht nur die Osteoblastentätigkeit, sondern auch die Leistung der Osteoklasten gedrosselt. Aus diesem kombinierten Effekt soll nach dem gleichen Autor ein radiologisch „dichterer" Knochen resultieren. Unsere Befunde an älteren bestrahlten Männchen, die trotz angedeuteter Verschmälerung und zahlenmäßiger Reduktion der Spongiosabälkchen keine radiologisch nachweisbare Osteoporose erkennen ließen, sind mit dieser Hypothese vereinbar. Es interessiert in diesem Zusammenhang, daß die Knochendichte im höheren Alter normalerweise abnimmt (LOVELACE et al. 1958). Offenbar werden aber weder die Osteoblasten noch die Osteoklasten durch eine Ganzkörperbestrahlung mit mittelletalen oder minimal letalen Dosen so getroffen, daß sie auf eine geeignete Stimulation hin nicht mehr mit einer Proliferation antworten könnten. Die Entwicklung einer generalisierten Hyperostosis interna bei den bestrahlten Weibchen sowie die verstärkte Osteoklasie bei bestrahlten Tieren mit schweren Nierenschäden und morphologischen Zeichen eines Hyperparathyreoidismus geben dafür einen klaren Beweis. ZEMLJANOJ

(1956) fand bei ganzbestrahlten Kaninchen (800 r) nach künstlich gesetzter Radiusfraktur sogar ein Überschießen des periostalen Callus.

Idiopathische Knochennekrosen und ihre Folgeerscheinungen, wie sie bei alternden Mäusen recht oft auftreten (SOKOLOFF und HABERMAN 1958), fanden sich bei den bestrahlten Mäusen unseres Stammes weder erkennbar früher noch häufiger als bei den unbehandelten Kontrollen.

Eine besondere Erörterung verdient die bei bestrahlten Weibchen aufgetretene generalisierte Hyperostosis interna, ein in dieser Form erstmaliger Befund nach Ganzkörperbestrahlung. Bei C3H-Weibchen sahen HOLLCROFT u. Mitarb. (1957) im Spätstadium nach Ganzkörperbestrahlung Knochenmarkveränderungen, die sie als „herdförmige Myelofibrose" bezeichnen; eine eigentliche Knochenneubildung wird im Bericht dieser Autoren nicht erwähnt. Trotzdem halten wir es für wahrscheinlich, daß es sich um Vorstadien einer generalisierten Hyperostosis interna handelte. Offenbar ist die Entwicklung dieser besonderen Osteopathie in hohem Maß Stammeseinflüssen unterworfen. Die Tatsache, daß sich diese Erkrankung auf das weibliche Geschlecht beschränkte und fast ausschließlich bei bestrahlten Tieren mit hormonal aktiven Ovarialtumoren vorkam, läßt an ihrer hormonalen Ursache keinen Zweifel. Der Grund, weshalb das Leiden in unserer Versuchsserie so oft beobachtet werden konnte, liegt sehr wahrscheinlich in der besonders eindrücklichen Oestrogenwirkung vieler strahleninduzierter, dysplastischer oder neoplastischer Ovarialtumoren. Es ist hier daran zu erinnern, daß die Ganzkörperbestrahlung bei unseren Tieren mit einer bisher unbekannten Häufigkeit eine cystische Hyperplasie der Uterusschleimhaut, ebenfalls ein Oestrogeneffekt, nach sich zog. Die calciumretinierende und anabolische Wirkung der Oestrogene auf den Knochen ist gut bekannt (unter anderen BUDY et al. 1959, NILZESCU et al. 1959, frühere Literatur bei ALBEAUX-FERNET et al. 1958). Vermutlich bildete der Dauer- und/oder Hyperoestrogenismus in unserem Fall wohl die entscheidende, aber nicht immer die einzige Grundlage der generalisierten Hyperostosis interna, da die Knochenneubildung bei denjenigen bestrahlten Weibchen das höchste Maß erreichte, die gleichzeitig auch Zeichen einer leichten Androgenwirkung aufwiesen. Die Quelle der Hormone mit virilisierendem Effekt ist am ehesten in den inneren Schichten der Nebennierenrinde zu suchen.

Eine erhebliche Knochenneubildung in den Markräumen erzielten GARDNER und PFEIFFER (1943) im Tierversuch durch andauernde Gaben von Oestrogen, ein Effekt, der durch eine zusätzliche Verabreichung androgen wirksamer Hormone noch gesteigert werden konnte. Offenbar läßt sich dieses Experiment durch die Ganzkörperbestrahlung bestimmter Mäusestämme auf mühelose Weise nachahmen. Auf die spontane Entstehung einer generalisierten Hyperostosis bei älteren Papageienweibchen hat kürzlich Schlumberger (1959) wieder aufmerksam gemacht: Auch hier scheint eine verstärkte und/oder anhaltende Oestrogenbildung den Hauptgrund der Knochenveränderungen auszumachen.

Die übrigen endokrinen Organe spielten wahrscheinlich in unserem Fall nur eine untergeordnete oder überhaupt keine Rolle. Die Gabe von somatotropem Hormon vermag an intakten Tieren keinen gesteigerten Einbau von radioaktivem Phosphor in den Knochen zu erzeugen; dagegen hebt das STH (nach Grodzensky und Ivanenko 1958) die katabolische Wirkung einer Hypophysektomie oder einer chronischen Cortisonbehandlung auf das knöcherne Skelet auf. 3,5,3'-L-Trijodothyronin stimuliert die Tätigkeit sowohl der Osteoblasten als auch der Osteoklasten, die letzteren jedoch stärker, so daß ein Knochenabbau resultiert (vgl. Woodard und Glicksman 1959).

Es ist nicht ausgeschlossen, daß bei einigen bestrahlten Weibchen ein verstärkter somatotroper Effekt und/oder eine leichte Hypothyreose an der Entstehung der generalisierten Hyperostosis interna mitbeteiligt waren; unsere Befunde sprechen jedoch gegen eine wesentliche Bedeutung solcher pathogenetischer Faktoren.

Mehr als zufällig erscheint der Umstand, daß osteogene Sarkome nur bei bestrahlten Weibchen mit generalisierter Hyperostosis interna auftraten. Andere Autoren fanden solche Tumoren in Spätstadien nach Ganzkörperbestrahlung nur ganz vereinzelt (Upton et al. 1954, Lamson et al. 1958). Interessanterweise stammt der einzige Bericht über eine erhebliche Vermehrung osteogener Sarkome bei ganzbestrahlten Mäusen von Hollcroft u. Mitarb. (1957), die im Knochenmark ihrer Tiere auch die erwähnte, herdförmige „Myelofibrose" verzeichneten. Es darf deshalb vermutet werden, daß zwischen dem strahleninduzierten Oestrogenismus einerseits, der generalisierten Hyperostosis interna und den osteogenen Sarkomen andererseits kausale Zusammenhänge bestanden. Die Möglichkeit einer direkten Strahlenwirkung auf den Knochen als eines weiteren, vielleicht sogar wichtigen, ursächlichen Faktors bei der Entstehung der malignen Knochengeschwülste muß indessen im Auge behalten werden. Osteogene Sarkome können auch nach Lokalbestrahlung entstehen (vgl. Woodard 1957 u.a.) oder sich nach Verabfolgung radioaktiven Calciums (Literatur bei Barnes et al. 1958) und Strontiums (vgl. Skoryna und Kahn 1959) entwickeln.

Die *Gelenke* der Laboratoriumstiere und im besonderen der Mäuse sind mit zunehmendem Alter degenerativen Veränderungen unterworfen (Arthronose, „degenerative joint disease"), deren Ausmaß und zeitliche Entwicklung stark von genetischen Gegebenheiten abhängen (Sokoloff 1956, Sokoloff und Jay 1956 u.a.). Bei mehreren Stämmen sind die Weibchen von diesem Leiden weniger betroffen als die Männchen (Silberberg et al. 1958a); unsere unbehandelten Kontrolltiere zeigten indessen keinen deutlichen Geschlechtsunterschied. Die Tatsache, daß die Ganzkörperbestrahlung die zeitliche Entwicklung der arthronotischen Veränderungen im Durchschnitt weder bei Weibchen noch bei Männchen wesentlich zu beeinflussen vermochte, verdient besonders im Zusammenhang mit dem Problem der vorzeitigen Alterung nach Ganzkörperbestrahlung Beachtung. Die Schwere der Gonarthrose hängt allerdings nicht nur vom Alter ab, da ihre Entstehung durch Gonadektomie verzögert und ihr Verlauf gemildert werden können (SILBERBERG et al. 1958a, b). Ferner weiß man, daß eine normale Schilddrüsentätigkeit für die Instandhaltung des Gelenkknorpels große Bedeutung hat (SILBERBERG und SILBERBERG 1955). Die hormonale Gleichgewichtsstörung, die sich bei den bestrahlten Weibchen entwickelte, hatte während des ersten Jahrs nach Exposition einen angedeutet schonenden Effekt auf das Kniegelenk; später waren im Durchschnitt keine Unterschiede zwischen bestrahlten und unbestrahlten weiblichen Mäusen mehr zu erkennen. Allerdings muß hervorgehoben werden, daß die Befunde erheblich variierten: Tiere mit hormonal aktiven Ovarialtumoren und/oder Hypophysenadenomen litten in der Regel an schwereren degenerativen Knorpelveränderungen im Kniegelenk als solche ohne derartige Befunde. Es scheint demnach, daß das Ausmaß der Gonarthrose von der Ovarial- und Hypophysenfunktion mitbestimmt wurde. Dem Somatotropin wird von SILBERBERG und SILBERBERG (1960) eine beschleunigende Wirkung auf den Verlauf der degenerativen Gelenkerkrankung der Mäuse zugeschrieben. Bei den Männchen ließ sich die Strahlenwirkung besser beurteilen, da sich keine tiefgreifende Verschiebung im hormonalen Gleichgewicht einstellte; aber auch hier hatte die Ganzkörperbestrahlung keine beschleunigte Degeneration des Gelenkknorpels zur Folge. Eine verminderte Nahrungsaufnahme, die an sich auch zur Schonung des Gelenkknorpels beitragen kann (SILBERBERG und SILBERBERG 1957), konnte bei den bestrahlten Tieren in unkomplizierten Fällen nicht bemerkt werden.

In Übereinstimmung mit den Befunden am Kniegelenk war auch an der altersgebundenen, zunehmenden Nekrose und Verkalkung der *Rippenknorpel* sowie der Verkalkung und Verknöcherung der *Zwischenwirbelräume des Schwanzes* kein beschleunigender Späteffekt der Ganzkörperbestrahlung festzustellen. Dasselbe gilt für die hernienartigen Ausstülpungen des *sternalen Faserknorpels.*

Am *Sehnengewebe* bestrahlter Mäuse ließ sich mit den verwendeten Methoden ebenfalls keine vorzeitige Alterung nachweisen. Die Verkalkung und Verknöcherung der Achillessehne nahmen in Spätstadien nach Ganzkörperbestrahlung den gleichen zeitlichen Verlauf wie bei den unbehandelten Kontrolltieren. Auch in der Struktur und im färberischen Verhalten des faserigen Intercellulärmaterials konnten zwischen bestrahlten und unbestrahlten Mäusen keine sicheren Unterschiede herausgefunden werden. VERZÁR (1959) sowie ALEXANDER und CONNELL (1960) prüften das physikochemische Verhalten des Kollagens (Schwanzsehne) in Spätstadien nach Ganzkörperbestrahlung (600—1300 r, einzeitig oder in 2—4 Fraktionen mit 3wöchigem Abstand verabreicht) mit der von VERZÁR (1955, 1956) angegebenen Methode: Es traten ebenfalls keine Zeichen einer vorzeitigen Alterung zutage. Demgegenüber notierten BJORKSTEN u. Mitarb. (1960) im Sehnengewebe ganzbestrahlter Ratten (95 oder 189 r pro Woche, Gesamtdosis von 1890 r) vermehrte Brückenbildungen (cross-linking) zwischen Proteinmolekülen, ähnlich wie sie physiologischerweise im höheren Alter auftreten. Histologisch wahrnehmbare Unterschiede des straffen, kollagenen Bindegewebes bei bestrahlten und unbestrahlten Tieren konnten aber auch in diesen Versuchen nicht nachgewiesen werden. Diese sich anscheinend widersprechenden Befunde beruhen vielleicht auf den ungleichen Prüfmethoden, auf den nicht identischen Bestrahlungsbedingungen und/oder auf Speciesunterschieden. Jedenfalls sind allgemeingültige Schlußfolgerungen noch verfrüht.

Die bei vielen bestrahlten Mäusen im Spätstadium nach Exposition angedeutete, relative Vermehrung des bindegewebigen *Interstitiums* verschiedener Organe braucht nicht unbedingt einer absoluten Zunahme des Stützgewebes zu entsprechen; möglicherweise liegt diesem Befund nur die Verminderung der parenchymatösen Gewebsanteile zugrunde. Quantitative, biochemische Analysen sollten hier Klarheit schaffen können. Der Nachweis einzelner Spindelzellsarkome im Spätstadium nach Ganzkörperbestrahlung steht in Übereinstimmung mit Erfahrungen anderer Autoren (UPTON et al. 1954, HOLLCROFT et al. 1957).

Am *Fettgewebe* der in gutem Zustand getöteten Tiere (Versuchsgruppe 1) machten sich keine morphologisch faßbaren, regelmäßigen Spätschäden der Ganzkörperbestrahlung bemerkbar. Das histologische Bild der Hibernierungsdrüse spiegelte lediglich den Ernährungszustand wieder. Schwer konsumierende Krankheiten führten bei bestrahlten Mäusen nicht zu einer stärkeren Entleerung der Fettdepots als bei den unbestrahlten. Die physiologische Altersatrophie wurde durch die Bestrahlung nicht erkennbar beschleunigt. Die Entstehung von Lipomen bei bestrahlten Tieren läßt immerhin vermuten, daß auch die Fettzellen durch ionisierende Strahlen zu neoplastischer Umwandlung gebracht werden können.

Die histologische Untersuchung der *quergestreiften Skeletmuskulatur* war wenig aufschlußreich. Die Frage, ob die Gesamtmasse der Muskulatur durch die Ganzkörperbestrahlung reduziert wird (was wir auf Grund unserer Beobachtungen vermuten möchten), kann nur durch biochemische Analysen befriedigend beantwortet werden.

Rhabdomyosarkome, wie sie bei ganzbestrahlten Mäusen (HOLL-CROFT et al. 1957) und Ratten (MAISIN et al. 1957) auch schon beobachtet wurden, traten in unserem Stamm nicht auf.

Q. Haut
Eigene Beobachtungen
a) Degenerative und andere nichtentzündliche Veränderungen

Albinomäuse enthalten in den Haarfollikeln an Stelle der Melanocyten sog. klare Zellen. Die Zahl dieser Elemente begann sich bereits vor

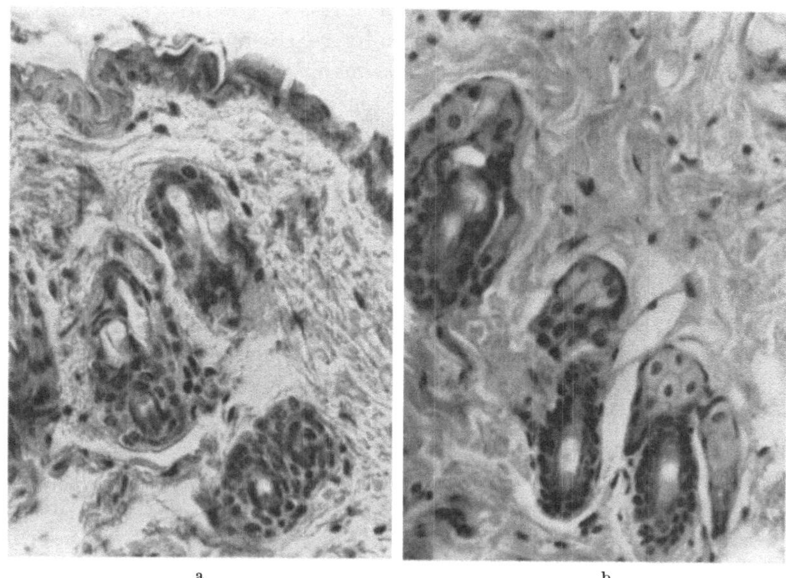

ab

Abb. 244a u. b. a Haarfollikel einer unbestrahlten, 3 Monate alten Maus: zahlreiche sog. klare Zellen (Tier der Versuchsgruppe 1. Hämatoxylin-Eosin, Vergrößerung 360fach). b Haarfollikel einer bestrahlten Maus, 18 Monate nach Exposition: Fehlen der klaren Zellen (Tier der Versuchsgruppe 1. Hämatoxylin-Eosin, Vergrößerung 360fach)

Ablauf von 3 Monaten nach Ganzkörperbestrahlung deutlich zu verringern, ein Prozeß, der dem wohlbekannten, strahlenbedingten Ergrauen des Pelzes pigmentierter Tiere entspricht. 15 Monate nach Exposition blieben nur mehr vereinzelte klare Zellen erhalten (Abb. 244a, b), während sich bei den unbestrahlten Kontrolltieren eine sichtbare Reduktion derselben erst im Zeitraum von 15—20 Monaten nach Versuchsbeginn abzuzeichnen begann. Die Ganzkörperbestrahlung hatte zudem eine leichte Verkleinerung der Follikelbulbi zur Folge und führte auch zu einer vorzeitigen Lichtung des Pelzes. Die Flaumhaare erschienen im allgemeinen stärker betroffen als die Grannen- und Leithaare. Die morphologischen Einzelheiten dieser Veränderungen sind aus der Literatur gut bekannt und brauchen hier nicht wiederholt zu werden.

An der Epidermis waren demgegenüber histologisch faßbare Unterschiede zwischen bestrahlten und unbestrahlten Tieren nur mit Mühe zu erkennen. Die mit fortschreitendem Alter bei Kontrollmäusen beobachtete Dickenabnahme des Stratum spinosum erfuhr durch die Ganzkörperbestrahlung nur eine angedeutete Beschleunigung. Die Hornschicht verhielt sich im wesentlichen bei Bestrahlten und Unbestrahlten gleich. Systematische Mitosezählungen wurden nicht durchgeführt; immerhin erhielt man den Eindruck einer nur geringfügigen Beeinträchtigung der Zellteilungstätigkeit in den Basalzellen älterer bestrahlter Tiere; es machte sich auch kein auffälliger Schwund klarer Basalzellen bemerkbar. Von den weiteren Hautanhangsgebilden zeigten in Spätstadien nach Ganzkörperbestrahlung am ehesten die den Haarfollikeln angeschlossenen Talgdrüsen eine sichtbare Atrophie. Die Papillarkörper, die bei der Maus nur schwach ausgebildet sind, waren bei bestrahlten Weibchen mit hormonal aktiven Ovarialtumoren etwas deutlicher zu sehen als bei gleichaltrigen Kontrolltieren. Der Gehalt der Cutis an Capillaren nahm mit steigendem Alter ab, bei bestrahlten Mäusen — soweit sich aus den histologischen Schnitten beurteilen ließ — früher als bei den unbestrahlten. Die Ganzkörperbestrahlung begünstigte auch die Entstehung kleiner cutaner Teleangiektasien, besonders bei Weibchen. Am kollagenen und elastischen Fasergerüst konnten keine regelmäßigen, strahlenbedingten Spätschäden aufgedeckt werden. Die Mastzellinfiltration war bei bestrahlten Mäusen in der Regel etwas dichter und erstreckte sich meist weit über den Panniculus carnosus in die Subcutis. Wie in anderen Organen, zog die Ganzkörperbestrahlung auch in der Cutis und Subcutis eine durchschnittliche Vermehrung hämosiderinhaltiger Zellen nach sich. Diese traten in diffuser Verteilung oder herdförmig angehäuft auf.

b) Entzündliche Prozesse

Eine subakute Ektromelie mit klassischen Hauterscheinungen wurde im Zeitraum von 2—12 Monaten nach Versuchsbeginn bei 7 bestrahlten und 2 unbestrahlten Tieren gefunden. In der gleichen Periode kam es bei 28 bestrahlten und 8 unbestrahlten Mäusen ($P < 0{,}001$) zur Entstehung umschriebener Hautgeschwüre, teilweise verbunden mit cutaner oder subcutaner Abszeßbildung (Abb. 245). Die Kopf- und Nackengegend sowie der Schwanz stellten die Hauptlokalisationen dieser Prozesse dar. Später als ein Jahr nach Versuchsbeginn wurden solche Befunde ebenso häufig bei unbehandelten wie bei bestrahlten Mäusen erhoben. Schwere Formen ulceröser Dermatitiden gingen in der Mehrzahl der Fälle mit einer generalisierten Amyloidose einher. Ektoparasiten (vor allem Myobia musculi und Polyplax serrata) ließen sich nur in einem Teil dieser Fälle nachweisen und waren auch bei einer Reihe älterer Tiere ohne geschwürige Hautveränderungen vorhanden. Später als 18 Monate nach Versuchsbeginn fanden sich 8 Mäuse (3 bestrahlte, 5 unbestrahlte) mit gürtelförmiger Epilation und teils ulceröser, teils chronisch-lichenifizierter Dermatitis der oberen Bauch- und Rückengegend. Es handelte sich hier ausnahmslos um Kratzfolgen bei schwerer Verlausung und/oder Besiedelung der Haut durch Milben. Ektoparasiten,

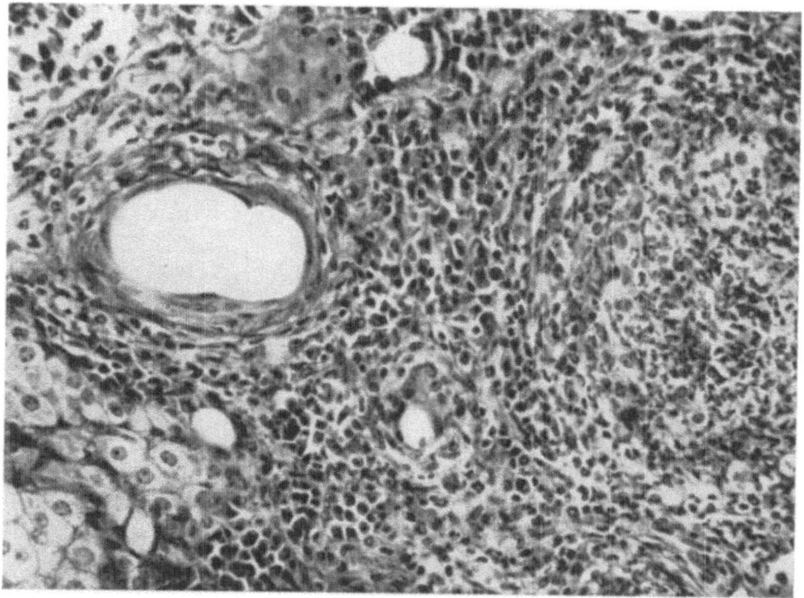

Abb. 245. Granulierender Absceß in Cutis und Subcutis (männliche Maus der Versuchsgruppe 2, 7 Monate nach Ganzkörperbestrahlung [600 r] getötet. PAS-Trichromfärbung nach HOTCHKISS, Vergrößerung 285fach)

im besonderen Myobia musculi, führten wiederholt zu einer auffälligen Hyperkeratose. Chronische Hautentzündungen mit Infiltration der Cutis und Subcutis durch Lymphocyten, Plasmazellen, Histiocyten und vermehrte Mastzellen sowie eine wechselnde Zahl neutrophiler und eosinophiler Leukocyten wurden bei insgesamt 46 bestrahlten und 51 unbestrahlten Tieren angetroffen. Bei bestrahlten Mäusen traten sie früher auf als bei den unbestrahlten ($P < 0,01$). Kopf und Nacken waren am häufigsten befallen.

Die erwähnten Hautentzündungen fanden sich vorwiegend bei Tieren der Versuchsgruppen 2 und 3.

Neoplastische Prozesse der Haut wurden nicht angetroffen.

24*

Besprechung der Hautveränderungen

Die Strahlenschäden der Haut sind schon seit langem bekannt und in vielen Arbeiten genau geschildert worden. Die früheren Autoren beschäftigten sich allerdings fast ausschließlich mit den Folgen höher dosierter Lokalbestrahlungen (ältere Literatur bei MIESCHER 1925). Die Berichte über ein Ergrauen des Pelzes bzw. einen progressiven Verlust der klaren Zellen in den Haarfollikeln bei Albinos als typische Spätfolge einer ionisierenden Ganzkörperbestrahlung sind dagegen jüngeren Datums (vgl. CHASE 1951, FURTH et al. 1954, QUEVEDO 1957, UGODSKAYA und YUDIN 1957, CHASE 1958, QUEVEDO und ISHERWOOD 1958 u.a.). Trotzdem gehört dieser besondere Späteffekt bereits zu den allgemein anerkannten Tatsachen. Es handelt sich vorwiegend oder sogar ausschließlich um eine direkte Strahlenwirkung; sie tritt mit großer Regelmäßigkeit ein und kann geradezu als „biologisches Dosimeter" dienen (FURTH et al. 1959). Allerdings spielt auch die Dosisrate eine Rolle, ebenso das Stadium des cyclischen Haarwachstums, in dem sich die Follikel im Augenblick der Exposition befinden (CHASE 1951). Zudem haben wir es nicht mit einem strahlenspezifischen Effekt zu tun, da lokale Injektionen von Senfgas oder andere Maßnahmen auch zu einem umschriebenen Ergrauen der Haare führen können (BOYLAND und SARGENT 1951). Man weiß auch, daß das Ausmaß der Pigmentation (bzw. die Entwicklung klarer Zellen bei Albinos) hormonalen Einflüssen untersteht. Es ist nicht ausgeschlossen, daß zwischen dem Verlust der follikulären klaren Zellen und der bei bestrahlten Mäusen beobachteten, nodulären Hyperplasie des Hypophysenzwischenlappens Beziehungen bestanden.

Abgesehen vom Ergrauen des Pelzes, ist über Spätschäden der Haut nach Ganzkörperbestrahlung wenig bekannt. In Übereinstimmung mit den Befunden an ganzbestrahlten Wistarratten (BENNETT et al. 1953, LAMSON et al. 1958) fanden sich auch bei den bestrahlten Mäusen unseres Stammes ein vorzeitiger Haarausfall und ein gehäuftes Auftreten geschwüriger Hautentzündungen, besonders der Kopf- und Nackengegend. Sehr wahrscheinlich waren an diesen Veränderungen mehrere Faktoren beteiligt (Infektanfälligkeit, Strahlenschaden des Pelzes und der Haut, Kratzeffekte, Ektoparasiten). Eine vorzeitige Atrophie der Epidermis trat bei den bestrahlten Tieren nur angedeutet zutage. Die epidermale Basalzellschicht ist wesentlich weniger strahlenempfindlich als die Melanocyten oder klaren Zellen der Haarfollikel; dies geht aus der Tatsache hervor, daß nach Verabreichung bestimmter Strahlendosen ein Ergrauen der Haare neben einer Hyperpigmentation der Haut zustande kommen kann (QUEVEDO und GRAHN 1958). Die beobachtete Vermehrung von Mastzellen und hämosiderinhaltigen Zellen in späteren Stadien nach Exposition ebenso wie die angedeutete Verminderung des

Capillargehalts und die Begünstigung teleangiektatischer Bildungen entspricht den Befunden, die auch in anderen Organen erhoben werden konnten. Die umschriebenen Hämosiderinanhäufungen dürfen als Folgeerscheinungen kleiner Hautblutungen betrachtet werden, wie sie während der Dauer des akuten Syndroms bei verschiedenen Säugetierarten auftreten (vgl. JACKSON et al. 1952 u. a.) und möglicherweise auch in späteren Stadien vermehrt vorkommen.

Im Gegensatz zu Beobachtungen an anderen Mäusestämmen (DERINGER und LORENZ 1955, HOLLCROFT et al. 1957), die in Spätstadien nach Ganzkörperbestrahlung teils Papillome, teils Plattenepithel- oder Basalzellcarcinome der Haut entwickelten, kamen bei unseren Tieren keine strahleninduzierten Geschwülste der Epidermis vor.

Schlußbesprechung und Zusammenfassung

Unsere eigenen Untersuchungen hatten die Erfassung pathologisch-anatomischer und -histologischer Veränderungen an weißen Inzuchtmäusen zum Ziel, die länger als 30 Tage nach akuter ionisierender Ganzkörperbestrahlung (600 r) überlebten. Sie gingen von der Absicht aus, zu einem besseren Verständnis der strahlenbedingten Lebensverkürzung beizutragen. Vorerst sollen die eingangs aufgeworfenen Fragen (S. 4—6) besprochen und, soweit die gemachten Feststellungen ein Urteil erlauben, beantwortet werden. Anschließend kommen die möglichen pathogenetischen Zusammenhänge zwischen dem primären Strahlenschaden und den beobachteten, mannigfachen Krankheitszuständen im Spätstadium nach Exposition zur Sprache.

I. Die Wirkung der Ganzkörperbestrahlung auf Wachstum, Regeneration, degenerative Prozesse und Alterungsvorgänge

a) Wachstum, Körper- und Organgewichte

Die bei bestrahlten Tieren im Vergleich mit unbehandelten nachgewiesene Untergewichtigkeit des ganzen Körpers und einzelner Organe könnte grundsätzlich auf verschiedenen Ursachen beruhen:

1. einer Hemmung oder einem Unterbruch noch nicht abgeschlossener Wachstumsprozesse,

2. einer Verringerung der Zellzahl der Organe,

3. einer Verkleinerung der Einzelelemente der Organe,

4. einem Verlust an Intercellulärsubstanz,

5. einer Herabsetzung der intravasalen und intercellulär-extravasalen Flüssigkeitsmenge,

6. einer Kombination einzelner oder aller der unter 1—5 erwähnten Möglichkeiten.

Beurteilt an der Gewichtskurve des Körpers und der einzelnen Organe sowie am Längenwachstum des knöchernen Skelets, war das Wachstum bei den 3 Monate alten Tieren unseres Stammes, d.h. im Zeitpunkt der Exposition, noch nicht abgeschlossen. Es ist deshalb anzunehmen, daß eine strahlenbedingte Wachstumshemmung an dem Gewichtsrückstand verschiedener Körperteile entscheidend mitwirkte. Am deutlichsten ließ sich dies an den Epiphysenfugen der Wirbel und der langen Röhrenknochen zeigen, wo sich die Störung in einem Längendefizit bemerkbar machte. Es muß allerdings hervorgehoben werden, daß nicht nur eine Zellteilungshemmung der Chondroblasten des Säulenknorpels dafür verantwortlich war, sondern daß auch eine chondro-osteoklastische Ablösung der primären Spongiosa von der Epiphysenlinie („severence") und eine damit verbundene vorzeitige knöcherne Abdeckelung des Knorpels mitwirkten.

Die Erklärung des strahlenbedingten Gewichtsrückstandes der übrigen Organe begegnet größeren Schwierigkeiten als im Fall des knöchernen Skelets. Gewebearten, die sich durch einen während des ganzen Lebens anhaltenden, regen Zellwechsel und eine entsprechend kurzfristige Erneuerung des Zellbestandes durch Teilung von Stammzellen auszeichnen (sog. Mausergewebe, z.B. Milz, Knochenmark, Darmepithel, samenbildendes Gewebe), erleiden durch die Ganzkörperbestrahlung einen rasch einsetzenden Volumenverlust. Entscheidend für das Ausmaß und die Dauer der strahlenbedingten, zelligen Entblößung eines Organs sind in erster Linie:

1. die Schwere der radiogenen Stammzellschädigung (Zelltod, Mitosehemmung, funktionelle Minderwertigkeit),

2. die Dauer bis zum Wiedereinsetzen einer normalen oder annähernd normalen Stammzellproliferation,

3. die Strahlenempfindlichkeit der reiferen Zellformen,

4. die Abwanderungsmöglichkeiten der Organzellen,

5. die Reifungszeit der einzelnen Zellformen (d.h. Zeitspanne zwischen Abschluß der Stammzellmitose und Entstehung der reifen Zelle),

6. die Lebensdauer der reifen Elemente.

Den Hauptgrund für eine schwere, strahlenbedingte Entvölkerung eines Organs bildet der massive Zelltod sowie das durch Hemmung der Mitosetätigkeit überlebender Stammzellen bedingte Unvermögen, die zugrunde gehenden reifen Elemente innert nützlicher Frist durch neue zu ersetzen. In dieser Hinsicht verhalten sich die verschiedenen Zellarten ganz ungleich.

Eine hohe Strahlensensibilität der Stammzellen hat nicht immer einen auffälligen Schwund der aus ihnen hervorgehenden, reifen Formen zur Folge. Beispiel: Wegen der Langlebigkeit der Erythrocyten und der nach Bestrahlung relativ rasch wieder beginnenden Regeneration ihrer

Vorstufen kommt es trotz großer Strahlenempfindlichkeit der letzteren in unkomplizierten Fällen zu keiner bedrohlichen Anämie.

Demgegenüber erfahren diejenigen Zellinien die tiefgreifendste und am raschesten einsetzende zahlenmäßige Reduktion, deren reifere Formen fast ebenso strahlenempfindlich sind wie ihre Vorstufen. Beispiel: lymphatische Zellreihe.

Eine ebenfalls schwere, aber langsamer eintretende und länger anhaltende Gewichtsabnahme erfahren Organe mit Mutterzellen von hoher Strahlensensibilität, aber einem weniger raschen Zellwechsel und einer längeren Reifungszeit. Beispiel: Spermiogenese.

Wir erkennen, daß der Verlauf der Gewichtskurven der verschiedenen Organe nach Ganzkörperbestrahlung durch Gesetzmäßigkeiten festgelegt wird, die ihren Ursprung in der jeder Zellinie eigenen Kinetik und Strahlenempfindlichkeit nehmen. Diesen hier kurz skizzierten Zusammenhängen ist bei der Beurteilung des strahlenbedingten Gewichtsrückstandes des ganzen Körpers oder einzelner seiner Teile stets Rechnung zu tragen. Der vorübergehende Volumenverlust der strahlenempfindlichen Mausergewebe im Verlauf des *akuten Ganzkörperbestrahlungs-Syndroms* bedarf nach dem oben Gesagten keiner weiteren Erklärung; zudem sind diese Vorgänge nicht Gegenstand der hier besprochenen Untersuchungen.

In unserem Zusammenhang interessiert viel mehr der absolute Gewichtsrückstand, den der bestrahlte Körper und verschiedene Organe im sog. *Intermediär- und Spätstadium* (vgl. KOHN et al. 1957), d.h. Monate bis Jahre nach Ganzkörperbestrahlung, aufwiesen. Zunächst ist festzuhalten, daß nicht alle Körperteile im gleichen Maß an diesem Massendefizit teilhatten. Beispiel: Das absolute Milzgewicht bestrahlter Tiere hielt sich, vermutlich im Zusammenhang mit deren bereits besprochenen Neigung zu einer relativen Lymphocytose, in einem ähnlichen Rahmen wie bei den unbestrahlten Kontrollmäusen. Aus anderen Gründen (vom Ovarium ausgehende Störung des endokrinen Gleichgewichts) zeigten ferner mehrere Drüsen mit innerer Sekretion und deren Erfolgsorgane bei den bestrahlten Weibchen Änderungen der Größe bzw. des Gewichts (z.B. Ovarium, Nebenniere, Schilddrüse, Uterus, Knochen, Leber), die nicht dem am Gesamtkörper beobachteten Gewichtsrückstand entsprachen. Schließlich machten sich bei den bestrahlten Mäusen einige Komplikationen durch eine Verkleinerung (z.B. Schrumpfungsherde der Nieren) oder eine Vergrößerung (z.B. Plasmocytose der Halslymphknoten) der betroffenen Organe bemerkbar, Befunde, die ebenfalls vom Verhalten des Körpergewichts abwichen. Aus diesen Beispielen geht hervor, daß für eine Beurteilung der reinen Strahlenwirkung auf das Gewicht einzelner Organe im Intermediär- und Spätstadium nach Exposition indirekte Einflüsse und zusätzliche Krankheitsprozesse möglichst ausgeschaltet werden sollten. Diese Voraussetzungen sind bei vielen, bestrahlten, männlichen Tieren der Versuchsgruppe 1 im Fall des Herz-, Submaxillardrüsen-, Leber-, Hoden- und Hirngewichts sowie der Nebennierenrindendicke annähernd erfüllt. An diesen Organen ließ sich folgendes feststellen:

Das Hodengewicht erreichte, nach vorübergehendem, stärkerem Absinken während und im Anschluß an das akute Ganzkörperbestrahlungssyndrom, im Verlauf des restlichen Lebens nie mehr dasjenige der Kontrolltiere. Die *postirradiative Regeneration war demnach nicht in der Lage, den durch die Exposition verursachten Zellverlust völlig wettzumachen.*

Herz, Submaxillardrüsen, Leber, Nebennierenrinde und Gehirn sind bei 3 Monate alten Mäusen Gewebe mit langsamer oder im Fall der Neuronen des Zentralnervensystems fehlender Zellerneuerung. Sie zeigten bei den bestrahlten Männchen einen Gewichts- bzw. Größenrückstand auf die bei unbestrahlten Kontrollen gemessenen Werte, der bereits im Verlauf der ersten Monate nach Exposition eintrat, sich später aber nicht mehr wesentlich verstärkte. Ferner fiel auf, daß bei den bestrahlten Männchen der Versuchsgruppe 1 am Ende der Überlebenszeit kein gleich starker relativer Gewichtsabfall dieser Organe wie bei den ältesten, unbehandelten Kontrollmäusen zustande kam. In der letzten Lebensphase verhielten sich demnach die bestrahlten Tiere in dieser Hinsicht nicht wie die unbehandelten des höchsten Alters, bei denen sich deutliche Zeichen eines senilen Marasmus bemerkbar machten.

Als Hauptursache des bleibenden Gewichtsrückstandes konnte im Fall der Hoden eine *Herabsetzung der absoluten Zellzahl pro Organ* nachgewiesen werden. An den übrigen hier erwähnten Organen ließ sich diese Erscheinung nicht mit Sicherheit zeigen; immerhin kann vermutet werden, daß ähnliche Verhältnisse vorlagen: Eine *Verkleinerung der Einzelelemente* trat nicht oder höchstens angedeutet zutage (vgl. Myokard). Auch ein Verlust an Intercellulärsubstanz oder eine Herabsetzung der intravasalen und intercellulär-extravasalen Flüssigkeitsmenge konnte an den hier besprochenen Organen in späteren Stadien nach Ganzkörperbestrahlung mit den verwendeten Methoden meistens nicht aufgedeckt werden. Im gleichen Sinn spricht die Beobachtung, daß ganzbestrahlte Ratten (Neutronenbestrahlung mit 232 rad im Alter von 4 Wochen) 10 Monate nach Exposition, trotz eines deutlichen Rückstandes des Körpergewichts, Wasser, Proteine und Lipoide in normalen Proportionen aufwiesen (PECKHAM et al. 1960). Ein herdförmiger Parenchymverlust kam in verschiedenen Organen auf entzündlicher Grundlage und/oder infolge vasculärer Insuffizienz zustande (Beispiele: herdförmige Myokard-, Milz- und Darmfibrose).

Im Zusammenhang mit der Hypothese des ,,strahlenbedingten, vorzeitigen und/oder beschleunigten Alterns'' haben diese radiogenen Gewichtsänderungen insofern Bedeutung, als sie mit einer zeitlichen Vorverlegung oder einer beschleunigten Entwicklung des natürlichen Alterns nicht oder nicht völlig übereinstimmen. Diese Einschränkung gilt vor allem für die von Casarett (1957) vorgeschlagene Einteilung der postirradiativen Phasen. Dieser Autor unterteilt in:

    I. Phase des akuten Strahlenschadens und des Zelluntergangs,
   II. Regenerationsphase,
  III. Intermediärphase,
  IV. Phase des beschleunigten Alterns.

Diese Klassierung stützt sich auf gewisse histologisch nachweisbare Degenerationsvorgänge (im besonderen: Schäden der kleinen Blutgefäße), trifft aber für das Verhalten der Organgewichte nicht zu. Nach den letzteren zu schließen, hatte die Ganzkörperbestrahlung vielmehr eine relativ rasch einsetzende und danach in gewissem Ausmaß fortbestehende Schädigung zur Folge, die in der Regel nicht zu einem deutlichen, vorzeitigen senilen Marasmus führte.

b) Morphologischer Vergleich zwischen den Spätfolgen der Ganzkörperbestrahlung und dem natürlichen Alterungsprozeß

Die von Casarett (1957) gemachte Angabe, daß die im Spatstadium nach Ganzkörperbestrahlung auftretenden Gefäßveränderungen keinen spezifischen Charakter tragen, läßt sich auf Grund unserer Beobachtungen insofern ergänzen, als sich bei den bestrahlten Tieren grundsätzlich keine histologisch faßbaren degenerativen Schäden entwickelten, die nicht auch bei unbehandelten Kontrollmäusen vorkamen. Es ist im übrigen immer noch umstritten, welche morphologischen Veränderungen als echte, regelmäßig hervortretende Alterszeichen zu gelten haben (vgl. Cameron 1955, Cowdry 1955 u.a.). Unterschiede zwischen bestrahlten und unbestrahlten Tieren bezogen sich immer nur auf die Häufigkeit, das Ausmaß und die zeitliche Entwicklung eines bestimmten degenerativen Prozesses, nicht aber auf dessen morphologische Besonderheiten. Dies trifft sogar für die von mehreren Autoren als typischer, direkter Strahlenschaden bezeichnete „Nephrosklerose" zu, deren histologische Merkmale sich nach unserer Erfahrung nicht mit Sicherheit von denjenigen der sog. Hyalinkrankheit abgrenzen ließen. Auch das Auftreten pathologischer Mitosen in späteren Stadien nach Versuchsbeginn beschränkte sich nicht auf bestrahlte Tiere.

c) Beteiligung der verschiedenen Organsysteme, Organe und Gewebearten an einer strahlenbedingten Beschleunigung morphologisch nachweisbarer, degenerativer Vorgänge

Ein Überblick auf die erhobenen Befunde genügt, um klarzumachen, daß nicht alle Organsysteme, Organe und Gewebearten durch die Ganzkörperbestrahlung zu beschleunigten degenerativen Veränderungen gebracht wurden.

Im besonderen zeigten die sog. bradytrophen Gewebe (z. B. Knorpel, Sehnengewebe) bei bestrahlten und unbestrahlten Mäusen eine gleichartige zeitliche Entwicklung nekrobiotischer Prozesse und deren Folgen (asbestartige und cystoide Degeneration, Nekrosen, Verkalkungen und Verknöcherungen). Dieser Feststellung ist um so mehr Gewicht beizulegen, als sich an diesen Gewebearten die Zeichen der natürlichen Alterung am regelmäßigsten morphologisch erfassen ließen. Aber auch zahlreiche weitere, mit fortschreitender Vergreisung deutlicher hervortretende histologische Veränderungen erfuhren durch die Bestrahlung keine oder keine deutliche Förderung (Beispiele: Klappensklerose am Herzen, Alterungserscheinungen an der Aorta, herdförmige Verfettung und Verkalkungen der mittelgroßen Arterien, Verdickung der Basalmembran der Glomerulumschlingen, diffuse Milzfibrose, chronisches, essentielles Lungenemphysem, Involution verschiedener Schleimhautepithelien, Degeneration der Sertoli-Zellen und der Leydigschen Zwischenzellen, altersgebundene Verschiebung der Zellverteilung im Hypophysenvorderlappen der Männchen, Reduktion der Ganglienzellzahl in sympathischen Ganglien u. a.). Die hier erwähnten degenerativen Erscheinungen waren bei den ältesten Kontrolltieren wesentlich stärker ausgeprägt als bei den am längsten überlebenden bestrahlten Mäusen. Aus diesen Erhebungen darf geschlossen werden, daß der Zustand, in dem sich die bestrahlten Tiere zur Zeit der mittleren bis maximalen Überlebenszeit befanden, in manchen Belangen nicht demjenigen des höchsten natürlichen Seniums entsprach. Die hinsichtlich der Lebensdauer limitierenden Faktoren in Spätstadien nach Ganzkörperbestrahlung dürfen demnach nicht in einer allgemeinen vorzeitigen Alterung gesehen werden, sondern höchstens in denjenigen degenerativen Vorgängen, die durch die Strahleneinwirkung tatsächlich beschleunigt werden. Diese betrafen unter anderem die kleinen Blutgefäße, daneben noch mehrere andere, für den Allgemeinzustand jedoch weniger wichtige Organe (Thymus, klare Zellen der Haarfollikel, Augenlinse u. a.). Auffällig war die strahlenbedingte Begünstigung der arteriolocapillären Hyalinose (Typ 4); aber auch Capillarschäden anderer Art (vgl. Hyalinkrankheit der Nieren, interstitielle Hämosiderose verschiedener Organe als Ausdruck einer erhöhten Durchlässigkeit der Gefäße für Erythrocyten, Blutungsneigung [auch erkennbar an der herdförmigen Hämosiderose], Teleangiektasien, Capillararmut) machten sich in Spätstadien nach Ganzkörperbestrahlung wesentlich früher und in stärkerem Ausmaß bemerkbar als im Verlauf der natürlichen Alterung. Die degenerativen Vorgänge an den kleinen Gefäßen mochten sehr wohl zu der strahlenbedingten Untergewichtigkeit verschiedener Organe beigetragen haben; sie genügen aber zu deren Erklärung nicht, da sie meist erst wesentlich später als das Massendefizit bestrahlter Gewebe deutlich wurden. Zusätzlich zu den vasculären Prozessen und zeitlich diesen vorgestaffelt mußten demnach noch andere durch die Ganzkörperbestrahlung ausgelöste pathogenetische Momente mitgewirkt haben (Hemmung des im Augenblick der Exposition noch nicht abgeschlossenen Wachstums, Untergang oder Schädigung der von den ionisierenden Strahlen getroffenen und nachfolgender Zellgenerationen, beeinträchtigte Regenerationsfähigkeit, Fortbestehen strahleninduzierter physiko-chemischer Umgestaltungen der lebenden Materie u. a.).

Als einzelne Zeichen der nach Bestrahlung latent andauernden Störung können die auch in späteren Stadien nach Exposition und in verschiedenen Organen vermehrt angetroffenen pathologischen Mitosen und Kernanomalien (unter anderem Riesenkerne) betrachtet werden. Das Fehlen histologisch faßbarer Schäden darf daher nicht als Beweis für die völlige Integrität des Gewebes herangezogen werden. Über die Leistungsfähigkeit (unter anderem Regenerationskraft, funktionelles Genügen) gibt das histologische Bild des Gewebes oft nur mangelhaft Auskunft. Verschiedenes spricht dafür, daß sich latente Strahlenschäden erst bei erhöhter Beanspruchung bemerkbar machen (vgl. unter anderem Knochenmarkentvölkerung bei septischen Prozessen). Oder die Störung äußert sich mehr in einem ungenügenden Zellnachschub als im histologischen Bild des Muttergewebes (vgl. periphere Anämie, Neutropenie, Thrombopenie und Abbauformen der Blutzellen bei kaum herabgesetzter Zelldichte des Knochenmarks).

Schließlich sind von den bisher erwähnten Degenerationserscheinungen solche abzugrenzen, die ebenso wie auf einem strahlenbedingten Schaden des betreffenden Gewebes bzw. seiner zelligen Einzelelemente auf einer erhöhten Beanspruchung derselben beruhen können (z.B. Kupffersche Sternzellen mit verstärkt PAS-positivem Cytoplasma, ceroidhaltige Pigmentzellen in der Nebennierenrinde).

d) Zeitlicher Verlauf der degenerativen Veränderungen bei bestrahlten und unbestrahlten Tieren

Es wurde von einigen Autoren versucht, die späteren Stadien nach Ganzkörperbestrahlung in Phasen zu unterteilen, die sich durch gewisse Besonderheiten in der Reaktionsweise des Organismus voneinander abgrenzen lassen. Die von CASARETT (1957) auf Grund histologischer Veränderungen an verschiedenen Versuchstieren gewählte Unterteilung wurde bereits erwähnt (S. 377). KOHN et al. (1957) betrachten die ersten 6 Wochen nach Exposition als zur akuten Phase gehörend, bezeichnen als Intermediärphase die Zeitspanne, innerhalb welcher die Mortalität der 45-Tage-Überlebenden 10—15% erreicht und fassen die darauffolgende Periode als Spätstadium auf. BENNETT et al. (1953) unterscheiden bei ihren Rattenversuchen generell eine akute (erste 30 Tage nach Exposition) und mehrere Spätphasen (I: 30—100, II: 100—300, III: mehr als 300 Tage nach Ganzkörperbestrahlung). In unseren Versuchen hielten wir uns im wesentlichen an die Einteilung von KOHN et al. (1957), wählten aber in Anlehnung an die meisten bisherigen Arbeiten den 30. Tag nach Exposition als Abschluß der akuten Phase. Zweifellos hat diese Klassierung eine gewisse praktische Bedeutung; sie darf aber nicht darüber hinwegtäuschen, daß die Spätfolgen der Bestrahlung ihrem Wesen nach Endeffekte einer kontinuierlichen Reihe von Vorgängen darstellen, die ihren Ursprung im primären Strahlenereignis haben. Da der zeitliche Ablauf einer strahleninduzierten Organschädigung unter anderem Funktion der Reifungszeit und der Lebensdauer der differenzierten Einzelelemente ist, wird die Störung bei Zellinien mit kurzer durchschnittlicher Generations- und Reifungszeit der Vorstufen und beschränkter Überlebenszeit der differenzierten, nicht mehr teilungsfähigen Elemente bereits früh nach Exposition voll zum Ausdruck kommen (Beispiele: die meisten Zellarten der Myelopoiese, Darmepithel). Demgegenüber äußert sich der Strahlenschaden an Zellen mit sehr langer Reifungs- bzw. Lebenszeit unter Umständen erst im Spätstadium (Beispiel: Linsenepithelien). Trotz dieser ungleichen zeitlichen Reaktion auf den Strahleninsult handelt es sich um wesensmäßig ähnliche Vorgänge.

Vergleichen wir bei bestrahlten und unbestrahlten Mäusen die Entwicklung der morphologisch faßbaren, degenerativen Organveränderungen in Abhängigkeit von der Zeit nach Versuchsbeginn, so lassen sich verschiedene Reaktionstypen auseinanderhalten:

1. Eine im Anschluß an die Ganzkörperbestrahlung auftretende, aber nur vorübergehende Schädigung (Beispiele: Entvölkerung des lymphatischen Parenchyms, Schmelzdefekte an den Nagezähnen).

2. Eine innerhalb kürzerer Zeit (Tage bis wenige Monate) nach Exposition erscheinende und danach fortbestehende Störung (Beispiele: Gewicht von Herz, Leber, Glandula submaxillaris und Gehirn bei Männchen).

3. Eine in späteren Stadien nach Bestrahlung vorzeitige und/oder beschleunigt progressive Entwicklung degenerativer Prozesse (Beispiele: arteriolocapilläre Hyalinose [Typ 4], feinkörnige Eisen-Kalk-Einlagerungen in der Wand der Coronararterien, Verlust der klaren Zellen in den Haarfollikeln, Linsentrübung).

4. Eine vorzeitige, aber nicht mit zunehmendem Alter progressive, sondern auf eine bestimmte Altersklasse beschränkte Entstehung degenerativer Leiden (Beispiel: Amyloidose).

5. Eine Kombination der unter 1. und 2. erwähnten Entwicklungstypen (Beispiele: periphere Neutropenie und Thrombopenie, Hodengewicht).

6. Eine Kombination der unter 1. und 3. erwähnten Entwicklungstypen (Beispiele: interstitielle Hämosiderose des Myokards, Arterien-
hyalinose [Typ 1], Thymusgewicht, Anzahl der dunklen Leberzellen).

7. Gleicher Verlauf wie bei unbestrahlten Tieren (Beispiele: brady-
trophe Gewebe).

Prüfen wir diese verschiedenen zeitlichen Entwicklungstypen degenerativer Prozesse im Hinblick auf die Hypothese des „strahlenbedingten, vorzeitigen Alterns", stellen wir fest:

Einem vorzeitigen und/oder beschleunigten Altern im strengen Sinn
von CASARETT (1957) entsprechen nur die unter 3. und 4. erwähnten
Verlaufsformen.

Der unter 2. angeführte Verlaufstyp könnte höchstens mit einem
strahlenbedingten „abrupten Altern" verglichen werden.

Die unter 1. und 7. eingereihten Formen lassen sich mit der Theorie
eines vorzeitigen und/oder beschleunigten Alterns nach Ganzkörperbestrahlung nicht gut in Einklang bringen.

e) Allgemeines über Spätfolgen der Ganzkörperbestrahlung und Alterungsvorgänge

Aus den bisherigen Darlegungen geht hervor, daß höchstens ein Teil
der Spätschäden nach akuter Ganzkörperbestrahlung mit einem vorzeitigen und/oder beschleunigten Altern verglichen werden kann. Aber
selbst in dieser eingeschränkten Form bietet die Theorie der strahlenbedingten, vorzeitigen Vergreisung dem eigentlichen Verständnis der
Vorgänge wenig greifbares. KOHN (1959) meint sogar, daß viel eher die
gerontologische Forschung aus den Erfahrungen der Strahlenpathologie
Gewinn ziehen könnte. Tatsächlich gibt es bis heute noch keine allgemein
anerkannte, befriedigende Definition des natürlichen „Alterns". Vorläufig kann darin nur ein empirischer Sammelbegriff für eine Vielzahl
degenerativer und mit zunehmendem Alter — mehr oder weniger
regelmäßig — fortschreitender Veränderungen funktioneller und morphologischer Art gesehen werden (andere Umschreibungen: „alters-
bedingter Verlust des Gewebes an funktionellen Reserven" [v. ALBERTINI
1955], „mit zunehmendem Alter verminderte Adaptationsfähigkeit [VER-
ZÁR 1955a] oder Vitalität" [MIESCHER 1955], „progressive decline in
vigor with increasing age" [COMFORT 1959], „Einbuße an Reparationsfähigkeit des dauernd anfallenden Schadens" [STORER 1959] u.a.). In
mehreren der bisher vorgebrachten Definitionsversuche zeichnet sich
das Bestreben ab, eine verminderte Regenerations- und/oder Reparations-
kraft der Zellen, der Gewebe und des gesamten Organismus als zentrales

Kennzeichen des Alterns hinzustellen. Tatsächlich ist das Altern nicht Schicksal aller Lebewesen: Solche mit regelmäßiger Zellerneuerung sollen ihm nicht oder kaum unterworfen sein (gewisse Reptilien und Amphibien), während andere mit geringem Zellersatz eine ganz scharf definierte Lebensdauer aufweisen (Imago der Insekten [Literatur bei COMFORT 1959]). Es wird deshalb auch vermutet, daß die species- und stammesspezifische, maximale Lebensdauer durch diejenige der unersetzlichen und für die Erhaltung der Vitalität wesentlichen Einzelelemente (z. B. Neuronen) mitbestimmt wird. Tiere mit großem relativem Hirngewicht leben länger als solche mit kleinem (Cephalisationsindex), Warmblüter altern in der Regel rascher als Poikilotherme.

Als mögliche pathogenetische Faktoren des Alterns führt COMFORT (1959) an:

1. Verlust an unersetzlichen Zellen,

2. fehlerhafter Ersatz somatischer Zellen,

3. mechanochemische Permeabilitätsstörungen,

4. Veränderungen am Nervensystem,

5. Degeneration von Kolloiden mit langsamem Stoffwechsel,

6. Summe aller Schäden auf nichterneuerte Strukturen.

Welchem oder welcher Kombination dieser möglichen Mechanismen für den Alterungsprozeß die größte Bedeutung zukommt, hält der Autor für ungewiß. Eine Beeinflussung der Alterungsvorgänge durch die ionisierenden Strahlen wäre durchaus nicht ausgeschlossen; denn ein Teil der aufgezählten pathogenetischen Faktoren erinnert stark an Störungen, die auch durch die Bestrahlung ausgelöst werden. Soweit sich aus unseren Beobachtungen erkennen läßt, verursacht die Ganzkörperbestrahlung jedoch nur bei einzelnen Gewebearten eine vorzeitige und/oder beschleunigte Degeneration, während sie andere offenbar verschont. Die Unterschiede, die in der Alterungsgeschwindigkeit der verschiedenen Körperorgane und Gewebearten normalerweise hervortreten (vgl. KOHN 1955 u. a.), werden durch die Ganzkörperbestrahlung offensichtlich erheblich verstärkt. Die unter anderen von SACHER (1959c) und COMFORT (1959) hervorgehobene Tatsache, daß die Ganzkörperbestrahlung meist nur zu einer zeitlichen Vorverschiebung, nicht aber zu einer Gestaltsänderung der Gompertzschen bzw. Mortalitätskurven führt, braucht der hier nachgewiesenen unterschiedlichen Beschleunigung degenerativer Prozesse durch die Strahlenwirkung nicht zu widersprechen. Entscheidend ist wahrscheinlich die Frage, ob hinsichtlich der Lebensfähigkeit limitierend wirkende Organsysteme, Organe oder Gewebearten eine strahlenbedingte Beschleunigung degenerativer Prozesse erfahren. Dies trifft in unserem Fall beispielsweise für das Blutgefäßsystem zu.

Die in Betracht fallenden Vorgänge, die vom primären Bestrahlungsereignis zu den im Spätstadium nach Exposition auftretenden, degenerativen Erscheinungen überleiten, sollen im letzten Teil der Schlußbesprechung kurz erörtert werden.

II. Die Begünstigung neoplastischer Prozesse durch die Ganzkörperbestrahlung

a) Neubildungen, die nach Ganzkörperbestrahlung vorzeitig und/oder vermehrt auftraten

1. Es wurden bei unserem Mäusestamm durch die Ganzkörperbestrahlung nur solche neoplastischen Prozesse stark gefördert,

die auch bei unbestrahlten Tieren in erheblicher Zahl auftraten (Beispiele: thymische und myeloische Leukose) oder

die sich im Ovarium oder in den von der Ovarialfunktion besonders abhängigen Organen entwickelten (Beispiele: Granulosazelltumoren des Ovariums, Gesamtheit der in den weiblichen Genitalorganen und der Mamma auftretenden Geschwülste, kavernöse Hämangiome, in beschränkter Zahl auch die osteogenen Sarkome bei Weibchen mit hormonal bedingter, generalisierter Hyperostosis interna).

2. Gewisse endokrine Organe neigten, besonders bei bestrahlten Weibchen, eher zu neoplastischer Entartung als die übrigen Körperteile (Beispiele: Hypophysenadenome, Nebennierentumoren).

3. Bei den bestrahlten Tieren traten mehrere seltene Neubildungen auf, teilweise schon relativ früh nach Exposition (Beispiele: Carcinome der Harderschen Drüse, Hämangioendotheliome, Darmcarcinome, Nierenadenome, diffuse Plasmocytome).

4. Bestimmte neoplastische Prozesse, die auch bei unbestrahlten Mäusen vorkamen, wurden durch die Ganzkörperbestrahlung mehr zu einer beschleunigten Entwicklung als zu einer absoluten zahlenmäßigen Vermehrung gebracht (Beispiele: lymphoidzellige Parablastenleukose, Leberadenome).

b) Fehlende Beeinflussung oder Hemmung neoplastischer Prozesse durch die Ganzkörperbestrahlung

In unserer Versuchsreihe wurden durch die Ganzkörperbestrahlung alle Neubildungen in ihrer Entstehung beschleunigt. Dies soll aber bei anderen Mäusestämmen nicht der Fall gewesen sein (Leberadenome bei CBA-Mäusen [ALEXANDER und CONNELL 1960]).

Ebenso machte sich bei unseren Mäusen keine strahlenbedingte Herabsetzung der totalen Incidenz neoplastischer Prozesse geltend, wie sie bei LAF_1-Hybriden nach Bestrahlung (Atombombenexplosion) teilweise zur Beobachtung kam (dosisabhängige Hemmung der Entstehung von nichtthymischen, lymphoidzelligen Leukosen, sog. Abdominallymphomen, Lungenadenomen, Leberadenomen bei Männchen, Mammasarkomen bei Weibchen); trotz der zahlenmäßigen Verminderung dieser Neubildungen bei bestrahlten LAF$_1$-Mäusen blieb aber der beschleunigende Effekt der Ganzkörperbestrahlung auf deren Entstehung deutlich erkennbar (Furth et al. 1959, Upton und Kimball 1960).

c) Einfluß strahlenbedingter Störungen des hormonalen Gleichgewichts auf die Entstehung neoplastischer Prozesse

Das Verhältnis $\dfrac{\text{Zahl der Neoplasmen bei Weibchen}}{\text{Zahl der Neoplasmen bei Männchen}}$ betrug bei den unbestrahlten Tieren 2,74, bei den bestrahlten dagegen 4,58. Unter den Neubildungen der unbestrahlten Tiere waren nur 19, unter denjenigen der bestrahlten jedoch 48 verschiedene Formen vertreten. Von den 29 nach Bestrahlung neu entstandenen, d.h. bei unbestrahlten Kontrolltieren unseres Stammes nicht beobachteten, Tumortypen betrafen 15 die weiblichen Genitalorgane und die Mamma, 5 weitere endokrine Organe; diese Neoplasmen waren bei Weibchen 8,54mal häufiger zu finden als bei Männchen. Zudem war die Anzahl bestrahlter Weibchen mit mehreren Neubildungen pro Tier signifikant höher als die unbestrahlter Weibchen oder bestrahlter und unbestrahlter Männchen ($P < 0,001$, vgl. Cottier 1960a). Ähnliche Beobachtungen wurden auch nach chronischer Co^{60}-γ-Ganzkörperbestrahlung von Mäusen gemacht (Lesher et al. 1960). Der wichtigste Grund für diese Bevorzugung des weiblichen Geschlechts lag offenbar in der strahlenbedingten Störung der Ovarialfunktion (zahlreiche Ovarialtumoren mit oestrogener, seltener gestagener Wirkung, Ovarialatrophie). Die bestrahlten Weibchen unseres Stammes zeigten in einem bisher nicht bekannten Ausmaß Zustände von Dauer- und/oder Hyperoestrogenismus; sehr wahrscheinlich stand die bei ihnen festgestellte, besonders hohe Tumorausbeute nach Ganzkörperbestrahlung mit diesem Umstand in enger Beziehung. Bei den Männchen, die in späteren Stadien nach Exposition keine oder keine tiefgreifende Umstellung im hormonalen Gleichgewicht erfuhren, hatte die Ganzkörperbestrahlung eine geringere Zunahme der absoluten Tumorhäufigkeit zur Folge als bei den Weibchen (total 37 Neoplasmen bei den unbestrahlten gegenüber 72 bei den bestrahlten Männchen). Immerhin entstanden bei den bestrahlten Männchen 11 neue, bei den Kontrollen nicht beobachtete Tumorformen, teilweise sogar relativ früh nach Versuchsbeginn (vgl. Hämangioendotheliom des Dünndarms). Die hier aufgezählten Geschlechtsunterschiede zeigen, daß

die tumorigene Wirkung der ionisierenden Strahlen durch gewisse hormonale Faktoren (vor allem Oestrogene) erheblich gesteigert werden kann, und daß sich die männlichen Mäuse für die Beurteilung der rein strahlenbedingten Neubildungen besser eignen als die Weibchen.

Gleichgerichtete, wenn auch nicht so eindrückliche Geschlechtsunterschiede in der Tumorbildung nach Ganzkörperbestrahlung wie bei unserem Mäusestamm wurden auch von anderen Autoren beobachtet (vgl. unter anderen FURTH et al. 1959).

d) Beziehungen zwischen der Lebensverkürzung, den Alterungsprozessen und der Neoplasie nach Ganzkörperbestrahlung

Zweifellos trägt das beschleunigte und/oder vermehrte Auftreten maligner Neoplasmen in späteren Stadien nach Ganzkörperbestrahlung zu der Verkürzung der mittleren Überlebenszeit bei. Darin liegt aber sicher nicht der einzige und meist auch nicht der Hauptgrund des vorzeitigen Absterbens, da tumorfreie bestrahlte Tiere ebenfalls weniger lang leben als die unbehandelten Kontrollen. Die Frage geht vielmehr darum, ob die strahlenbedingte Beschleunigung der Tumorentstehung nur Ausdruck eines „vorzeitigen Alterns" sei (wie BLAIR 1954 und LAMSON et al. 1958 annehmen) oder ob durch die ionisierenden Strahlen tatsächlich neue Geschwülste induziert werden. Die mit zunehmendem Alter erhöhte Bereitschaft zur Tumorbildung ist wohlbekannt (Übersicht der neueren Literatur bei FAILLA 1958). Es bestehen auch deutliche Beziehungen zwischen der Überlebenszeit nach Bestrahlung und der Latenzzeit bis zum Auftreten der ersten neoplastischen Prozesse. Der wichtigste Grund, weshalb LAMSON u. Mitarb. (1958) in der nach der Strahleneinwirkung beschleunigten Tumorentwicklung nur einen Ausdruck des „vorzeitigen Alterns" sehen wollen, liegt in ihrer folgenden Beobachtung: Zwischen bestrahlten und unbestrahlten Wistarratten war kein Unterschied in der absoluten Zahl neoplastischer Prozesse zu finden, wenn die Kontrolltiere bis ins höchste Alter verfolgt wurden. Bei den meisten anderen bisher in dieser Hinsicht geprüften Versuchstieren (auch bei unseren) kamen die unbestrahlten jedoch während ihrer natürlichen Lebenszeit nie auf die gleich hohe Geschwulstzahl wie die bestrahlten. Es könnte sein, daß viele Tierstämme — im Gegensatz zu den Wistarratten — das Alter der höchsten Tumorincidenz gar nicht erreichen. Auch in unseren Versuchen fällt auf, daß die ältesten unbestrahlten Mäuse die größte relative Zahl von Neoplasmen aufwiesen. Möglicherweise beruhen diese unterschiedlichen Befunde aber auch auf ungleichen Versuchsbedingungen (LAMSON et al. 1958 bestrahlten ihre Tiere unter hypoxischen Bedingungen mit *1000 r:* der hemmende Effekt größerer Strahlenmengen auf die absolute Häufigkeit bestimmter Neoplasmen wurde bereits erwähnt).

In diesem Zusammenhang liefert der Nachweis seltener Neubildungen, die bereits früh nach Ganzkörperbestrahlung auftreten, einen wichtigen

Beitrag zum Verständnis der strahleninduzierten Neoplasie. Als Beispiel können wir aus unserer Serie die Hämangioendotheliome und die Carcinome der Harderschen Drüse anführen, die bereits $6^1/_2$ bzw. 6 Monate nach Exposition gefunden wurden. Hier erscheint es wenig wahrscheinlich, daß wir es nur mit einer beschleunigten Entstehung von Tumoren im Rahmen des vorzeitigen Alterns zu tun haben; denn die Differenz der mittleren Überlebenszeit bestrahlter und unbestrahlter Tiere unserer Versuchsreihe war erheblich geringer als diejenige zwischen dem relativen Zeitpunkt des Tumornachweises und der mittleren Überlebenszeit der bestrahlten Mäuse.

Über den Mechanismus der Tumorigenese nach Ganzkörperbestrahlung herrschen noch keine übereinstimmenden Ansichten. Durch Teilkörperbestrahlungen und Abdeckungsversuche bei Ganzkörperbestrahlung konnte gezeigt werden, daß die induzierten Neoplasmen fast ausschließlich in den bestrahlten Geweben entstehen (MAISIN et al. 1957, 1958 u.a.). Umgekehrt werden durch Lokalbestrahlungen seltener und meist nur bei höherer Dosierung Geschwülste hervorgerufen (vgl. HUG 1957). Sehr große Strahlenmengen haben aber vermutlich eine geringere tumorigene Wirkung als mittelgroße; in diesem Zusammenhang kann auf das Erscheinen maligner Neoplasmen nach Bestrahlung gutartiger Veränderungen hingewiesen werden (z.B. Schilddrüsencarcinome nach mäßig dosierter Thymusbestrahlung in der frühen Kindheit [Übersicht der Literatur bei SAENGER et al. 1960]). Die Tatsache, daß durch Fraktionieren einer Dosis in vielen Fällen eine größere Tumorausbeute erzielt wird als bei einmaliger Bestrahlung, zeigt, daß der zelltötende Effekt der ionisierenden Strahlen nicht dem tumorigenen parallel geht (LAMSON et al. 1958 u.a.). KAPLAN (1958) sieht in diesem Umstand ein Argument gegen somatische Mutationen als Hauptursache der strahleninduzierten Neubildungen, ein Einwand, der durch den Nachweis von Erholungsmechanismen bei der Induktion radiogener Mutationen (RUSSELL 1959) etwas entkräftet wurde. Wahrscheinlich ist eher die Zahl der überlebenden, potentiell malignen Zellen entscheidend (LAMSON et al. 1958 u.a.). Die Auffassung, daß somatische Mutationen für die Entstehung zahlreicher strahlenbedingter Neubildungen entscheidend seien, wird daher noch heute von vielen Autoren vertreten (vgl. KUSIN 1958, FAILLA und McCLEMENT 1959 u.a.). Als Argument dafür dient unter anderem der Verlauf der Dosiseffektkurve hinsichtlich der tumorigenen Wirkung der Ganzkörperbestrahlung (BOND et al. 1958). Offenbar genügt jedoch die Annahme somatischer Mutationen für die Erklärung der strahlenbedingten Neoplasie nicht; indirekten Mechanismen, welche die Realisation der neoplastischen Prozesse begünstigen oder sogar erst ermöglichen, kommt nach der Ansicht mehrerer Untersucher eine ebenso große Bedeutung zu (BRUES 1955, NICKSON 1956, LEJEUNE und TURPIN 1958 u.a.). Diese konditionierenden Faktoren können hormonaler Natur sein (vgl. Oestrogenwirkung) oder auf cellulären und/oder humoralen Immunmechanismen beruhen; auch eine Resistenzverminderung anderer Art (z.B. strahlenbedingte, funktionelle Minderwertigkeit, auf vasculären Schäden beruhende Stoffwechselstörungen) kann der Entwicklung neoplastischer Prozesse Vorschub leisten. Zudem ist zu berücksichtigen, daß auch einer strahlenbedingten Desorganisation der cytoplasmatischen Strukturen und Leistungen bei der Entwicklung von Neubildungen eine gewisse Bedeutung zugeschrieben wurde (STRONG 1951). Die möglichen ursächlichen und pathogenetischen Momente bei der durch die Bestrahlung begünstigten Entstehung von Leukosen wurden schon eingehend erörtert (S.132ff.). Im besonderen kam auch zur Sprache, daß für die strahlenbedingte Induktion der thymischen Leukose indirekte Mechanismen mitspielen oder sogar allein ausschlaggebend sind. Schließlich wurde erwähnt, daß bei der Beurteilung der leukämogenen Wirkung der Ganzkörperbestrahlung eine Änderung im Verhältnis zwischen Wirtszellen und Viren oder virusartigen Gebilden als pathogenetisches Moment nicht außer acht gelassen werden darf.

III. Endokrine Störungen und Geschlechtsunterschiede in Spätstadien nach Ganzkörperbestrahlung

a) Bei den bestrahlten *Weibchen* machten sich in späteren Stadien nach Ganzkörperbestrahlung tiefgreifende Verschiebungen im hormonalen Gleichgewicht geltend, die ihren Ursprung vorwiegend in einer Umgestaltung und einer entsprechend abnormen Wirkungsweise des Ovariums nahmen:

1. Strahlenbedingte, neoplastische oder dysplastische Ovarialtumoren mit oestrogenem oder oestrogenem und gestagenem Effekt bewirkten oder begünstigten

die bekannten hyperplastischen Veränderungen im übrigen Genitaltrakt (Beispiele: glandulär-cystische Hyperplasie des Endometriums, Hyperplasie und Hyperkeratose des Vaginalepithels);

eine allgemeine Neigung zu Hyperkeratose des mehrschichtigen Plattenepithels;

vermehrte Neubildungen (besonders Genital- und Mammatumoren, Hypophysenadenome, kavernöse Hämangiome, thymische und myeloische Leukosen, Lungenadenome, osteogene Sarkome);

oft eine proliferative Mastopathie (durch direkte Wirkung und/oder über hypophysäre Leistungsänderungen);

eine generalisierte Hyperostosis interna (allein durch Oestrogenwirkung oder im Verein mit einer verstärkten Androgenausschüttung durch die Nebennierenrinde), ohne oder mit extramedullärer und extrasplenischer Blutbildung;

eine relative Gewichtszunahme des Körpers und einiger Organe, besonders in der Zeit von 12—18 Monaten nach Exposition (durch direkte Wirkung und/oder über hypophysäre Leistungsänderungen);
vermehrte Teleangiektasien.

2. Ein in wenigen Fällen beobachtetes Fortbestehen der strahleninduzierten Ovarialatrophie führte zu
den Zeichen eines primären Hypogonadismus;
einer besonders starken Verdickung und großzelligen Umwandlung der inneren Nebennierenrindenschichten, verbunden mit virilisierendem Effekt (ein Befund, der aber auch bei Tieren mit hormonal aktiven Ovarialtumoren erhoben werden konnte) und vielleicht auch einer beschränkten Oestrogenproduktion (vgl. MARTINEZ et al. 1956).

3. Die sehr wahrscheinlich auch durch die gestörte Ovarialfunktion in ihrer Entstehung geförderten, strahleninduzierten Hypophysenadenome zeigten
meistens eine mammotrope oder mammosomatotrope Wirkung;
selten einen adrenocorticotropen Effekt.

4. Die Schilddrüse der bestrahlten Weibchen wies in der Regel verminderte morphologische Aktivitätszeichen auf.

b) Die bestrahlten *Männchen* ließen in den späteren Stadien nach Ganzkörperbestrahlung keine oder nur geringfügige Zeichen einer hormonalen Gleichgewichtsstörung erkennen. Die morphologischen Veränderungen der endokrinen Organe umfaßten:

1. Ein vorzeitiges Auftreten nodulärer Hyperplasien im Hypophysenzwischenlappen, verbunden mit einem Übertritt von Zwischenlappenzellen in den Hinterlappen (ähnliche Befunde bei den Weibchen).

2. Eine Verminderung der Nebennierenrindendicke und ein — allerdings weniger deutlich als bei den Weibchen — vorzeitiges Erscheinen zahlreicher ceroidhaltiger Pigmentzellen an der Rinden-Markgrenze, Wucherungen des subkapsulären Blastems und knotiger Hyperplasien.

3. Bei einigen Tieren eine knotige Hyperplasie des Nebennierenmarks (ähnlich wie bei den Weibchen).

4. Eine leichte Vermehrung PAS-positiver Zwischenzellen im Hoden.

5. Bei mehreren Tieren eine leichte Makro- und Polynesie des Inselapparats im Pankreas (ähnliche Befunde bei Weibchen).

6. Bei Tieren mit Nierenschäden eine Vermehrung klarer Hauptzellen und wasserklarer Elemente in den Epithelkörperchen.
Zudem neigten die bestrahlten Männchen mehr als die Weibchen zu
Arteriolenschäden (Arteriolenhyalinose Typ 4),
plasmacellulären Infiltraten in den lymphoreticulären Organen,
Amyloidose.
Auf einzelne der hier erwähnten Geschlechtsunterschiede in den Spätwirkungen der Ganzkörperbestrahlung wurde schon von anderen Autoren

aufmerksam gemacht (vgl. KOHN et al. 1957, HOLLCROFT et al. 1957 u. a.). Bei verschiedenen Species und Stämmen führt die Ganzkörperbestrahlung über die hier besprochenen oder andersartige Störungen der Ovarialfunktionen zu einem vorzeitigen Absterben der Weibchen (HAGEN und SACHER 1954, UPTON und FURTH 1955, HOLLCROFT et al. 1957). Daß ein derartiger Geschlechtsunterschied in der Spätmortalität bei unserem Mäusestamm nicht hervortrat, dürfte vor allem auf der Tatsache beruhen, daß der verstärkten Neigung bestrahlter Weibchen zur Entwicklung neoplastischer Prozesse bei den bestrahlten Männchen eine entsprechend größere Bereitschaft zur Amyloidose und zu degenerativen Arteriolenschäden gegenüberstand.

IV. Infektanfälligkeit nach Ganzkörperbestrahlung

In unseren Versuchen bewirkte die Ganzkörperbestrahlung bei den länger als 30 Tage nach Exposition überlebenden Tieren im Vergleich mit den unbestrahlten Kontrollmäusen:

1. Ein vorzeitiges und absolut häufigeres Auftreten von:

Infektionskrankheiten, die auch bei unbestrahlten Tieren vor allem im jugendlichen Alter vorkamen (Beispiele: mit Milz-, Knochenmark-, Lymphknoten-, Leber-, Nebennieren- und Myokardnekrosen sowie stark nekrotisierenden Darmgeschwüren einhergehende Infekte [Ektromelie bzw. andere Viruskrankheiten und/oder bakterielle Sepsis], bakterienreiche, leukocytenarme Pneumonie, Leberabscesse).

Infektionskrankheiten, die Tiere aller Altersklassen betrafen (Beispiele: bakterielle Endocarditis acuta, herdförmige Myocarditis chronica [ohne oder mit Vernarbung], Lymphadenitis chronica cervicalis, Halslymphknotenabscesse, Rhinosinusitis purulenta, Tracheobronchitis purulenta, Tracheobronchitis chondroclastica, klassische, herdförmige akute Pneumonie und Pleuropneumonie, herdförmige akute bis vernarbende Stomatitis und Pharyngitis, Parotitis chronica, chronische cystisch-atrophische Gastritis, akute und chronische Enterocolitiden [ohne oder mit Epitheloidzellreaktion], isolierte Darmgeschwüre [mit oder ohne Vernarbung und umschriebene Peritonitis], chronische Entzündung im Mesenterialbereich, Pancreatitis chronica, Cystitis chronica, Conjunctivitis purulenta, Hautgeschwüre).

2. Ein früheres, aber nicht absolut häufigeres Auftreten von:

herdförmiger, chronischer Pneumonie, chronischer, nicht-atrophischer Gastritis, Fremdkörperreaktionen in der Darmwand und in den mesenterialen Lymphknoten, chronischer, interstitieller Hepatitis, chronischer Pyelonephritis, Nierenabscessen, chronischer Gonarthritis, chronischer, nicht-geschwüriger Dermatitis (ohne oder mit Ektoparasiten), lymphocytärer Choriomeningitis und Encephalitis.

3. Weder ein deutlich früheres noch ein absolut häufigeres Auftreten von:
akuter, bakterienarmer und leukocytenreicher, herdförmiger Myokarditis, subakuter bakterieller Endokarditis, akuten Lungenabscessen, chronischer, herdförmiger Aspirationspneumonie, entzündlichen Pleuraadhäsionen, multiplen, wenig nekrotisierenden Darmgeschwüren, Cholecystitiden, verschiedenen parasitären Erkrankungen (Cryptosporidium muris im Magen, Cryptosporidium parvum im Dünndarm, Klossiella muris-Infektion der Nieren, Helminthiasis [vor allem Syphacia obvelata und Hymenolepsis fraterna]), verschiedenen Infektionen der Genitalorgane.

4. Ein selteneres Auftreten
nekrotisierender Arteriitiden (im besonderen Periarteriitis nodosa), chronischer Lungenabscesse.

Abgesehen von einer gewissen Nekrosebereitschaft verschiedener Organe während der ersten Monate nach Exposition und einer Neigung zu weniger dichten Infiltraten mit neutrophilen Leukocyten bei akuten Entzündungen, ließen die bestrahlten Tiere im Vergleich mit den unbestrahlten keine morphologischen Besonderheiten der entzündlichen Gewebsreaktionen erkennen.

Die hier erhobenen Befunde bestätigen die Angaben von DOWDY und BENNETT (1955) über eine erhöhte Infektanfälligkeit in Spätstadien nach Ganzkörperbestrahlung. Sie stehen auch in Übereinstimmung mit klinischen Erfahrungen an den Überlebenden von Hiroshima und Nagasaki, die nach dem Bericht von TSUZUKI (1956) häufig Erkältungen unterworfen sind. Im gleichen Sinn sprechen gewisse Beobachtungen von HOLLCROFT u. Mitarb. (1957) an Mäusen und die Untersuchungen von LAMSON u. Mitarb. (1958) an Ratten (akute Bestrahlung) sowie Erfahrungen von HAMMOND u. Mitarb. (1959) mit chronisch bestrahlten Mäusen. Aus den Berichten von KOHN u. Mitarb. (1957) ist dagegen über dieses Problem nichts Näheres zu vernehmen. Die Art der durch Bestrahlung begünstigten Infektionskrankheiten hängt wahrscheinlich stark von der untersuchten Species, dem Stamm und den Versuchsbedingungen ab. So fällt auf, daß bei den bestrahlten Wistarratten (1000 r unter hypoxischen Bedingungen, LAMSON et al. 1958]) die Häufigkeit der Pyelonephritis nicht größer war als bei den unbestrahlten Kontrolltieren, während chronische Pneumonien durch die Strahlenwirkung deutlich gefördert erschienen. Bei unseren Mäusen verhielt es sich gerade umgekehrt.

Aus der Zusammenstellung der eigenen Befunde kann vermutet werden, daß nicht nur bakterielle, sondern auch durch Viren bedingte Infektionskrankheiten in späteren Stadien nach Ganzkörperbestrahlung vermehrt auftraten. Es ist bekannt, daß sich bestimmte Viren auf bestrahltem Gewebe besser züchten lassen (vgl. unter anderen HSIUNG 1959). Die Bereitschaft zu parasitären Infektionen (Protozoen, Würmer

u. a.) wurde demgegenüber in unseren Versuchen durch die Ganzkörperbestrahlung kaum gefördert, was nicht heißt, daß die bestrahlten Tiere gleich resistent blieben wie die unbestrahlten (vgl. erhöhte Empfindlichkeit gegenüber Trichinellen nach Ganzkörperbestrahlung [STONER und HALE 1952]).

Über den Mechanismus der erhöhten Infektanfälligkeit in späteren Stadien nach Bestrahlung können vorläufig nur Vermutungen geäußert werden. Es ist bekannt, daß der Hauptgrund der septischen Komplikationen im Verlauf des akuten Syndroms in der zahlenmäßigen Verminderung der neutrophilen Leukocyten liegt (SMITH et al. 1954b, CRONKITE und BRECHER 1955 u. a.). In späteren Stadien kommt der absoluten peripheren Neutropenie, die in unkomplizierten Fällen nie schwere Grade erreicht, kaum mehr dieselbe führende Bedeutung zu wie während der ersten 2 Wochen nach Exposition. Wahrscheinlicher ist, daß der über viele Monate nach Exposition andauernden Resistenzverminderung gegenüber Infektionskrankheiten ein Zusammenwirken verschiedener Faktoren zugrunde liegt. (Mögliche Ursachen: zahlenmäßige Reduktion und/oder herabgesetzte Funktionstüchtigkeit der an der Infektabwehr beteiligten Blutzellen [im besonderen auch Mikro- und Makrophagen], verminderte Widerstandskraft der Epithelien und des ortständigen Stützgewebes, gestörte Bildung von Immunglobulinen, Beeinträchtigung der unspezifischen Abwehrmechanismen.) Es bleibt späteren Untersuchungen vorbehalten zu prüfen, wie sich die einzelnen Systeme in späteren Stadien nach der Strahleneinwirkung funktionell verhalten. Die Antikörperproduktion scheint, soweit sich aus der Plasmocytogenese bei bestrahlten Tieren ableiten läßt, eher gesteigert als vermindert zu sein. Vermutlich ist darin ein Ausdruck der häufigeren Infektionen zu sehen. Wir wissen allerdings noch nicht, ob die Plasmazellen bestrahlter Tiere immer normale Immunglobuline produzieren. Die unspezifische Infektabwehr (unter anderem das Properdinsystem) wurde unseres Wissens bei Tieren im Spätstadium nach Ganzkörperbestrahlung noch nicht systematisch untersucht. Es ist im übrigen zu berücksichtigen, daß selbst während der Dauer des akuten Syndroms verabreichtes Properdin oft keine Schutzwirkung erkennen läßt (MIYA et al. 1958). Schließlich wird zu prüfen sein, wie sich die Phagocytosefähigkeit verschiedener Blutzellen und des reticulohistiocytären Systems längere Zeit nach der Exposition verhält. Aufschlußreiche Ergebnisse sind von der Ganzkörperbestrahlung keimfrei aufgezogener Tiere (vgl. REYNIERS und SACKSTEDER 1958) zu erwarten. Autoimmunisationsvorgänge, denen möglicherweise im Rahmen des akuten Ganzkörperbestrahlungssyndroms eine gewisse Bedeutung zukommt (vgl. KLEMPERSKAYA et al. 1958), sind bisher im Spätstadium nach Exposition nicht mit Sicherheit nachgewiesen worden.

V. Ganzkörperbestrahlung und Amyloidose

Durch Hybridisationsstudien an Mäusen des A- und Y-Stammes konnten HESTON und DERINGER (1948) zeigen, daß die Entstehung der Amyloidose sowohl durch genetische als auch durch nicht-genetische Faktoren (Infekte, Ektoparasiten u.a.) bestimmt wird. Bei den A-Mäusen handelt es sich, wie bei den Tieren unseres Stammes, um eine typische Erkrankung des mittleren Erwachsenenalters (LESHER 1957 u.a.). Über die Ursachen und die Pathogenese der Amyloidose besteht immer noch keine Klarheit. TEILUM (1956) schreibt einem bestimmten Zelltyp mit globuliformen, PAS-positiven Einschlüssen im Cytoplasma die Bildung polysaccharidhaltiger Globuline zu, die dann als Teil des Amyloids abgelagert werden sollen. DONTENWILL u. Mitarb. (1960) messen einer degenerativen Veränderung der Retikulinfasern eine wesentliche Bedeutung bei. Die meisten Autoren kommen zum Schluß, daß in den hyalinen Massen reichlich Antikörper vertreten sind (Beispiele: Anti-Casein bei der durch Caseininjektionen induzierten Amyloidose [VAZQUEZ et al. 1957]), als deren Bildner vor allem plasmocytoide Vorstufen und Plasmazellen in Betracht fallen. Jedenfalls scheint die Milz, die bei unseren Tieren oft viele Plasmazellen, dagegen nur wenige Elemente mit globuliformen, PAS-positiven Einschlüssen aufwies, bei der Entwicklung der Amyloidose eine führende Rolle zu spielen. Dafür sprechen die Tatsache, daß sie zuerst erkrankt, ferner die Beobachtung, daß die Entstehung der Amyloidose bei Albinomäusen durch vorausgehende Splenektomie verhütet werden kann (unter anderen PIRANI et al. 1959; vgl. auch CHRISTENSEN und HJORT 1960).

Der Häufigkeitsgipfel der Amyloidose bei dafür prädisponierten Mäusen wird durch chronische (z.B. 12 r pro Tag — LESHER und GRAHN 1957, LESHER, GRAHN und SALLESE 1957) wie durch akute Ganzkörperbestrahlung (kurze Notiz von LESHER 1957, eigene Befunde) auf eine jüngere Altersklasse vorverlegt. Die totale Incidenz scheint sich dabei meistens nicht wesentlich zu ändern oder kann bei chronischer Ganzkörperbestrahlung mit höheren Dosen (24 r pro Tag) sogar abnehmen (LESHER et al. 1957). Über den Mechanismus dieser beschleunigenden Wirkung der Bestrahlung auf die Entwicklung der Amyloidose weiß man noch keinen schlüssigen Bescheid. Vermutlich sind daran vorzeitig auftretende degenerative Prozesse und vermehrte Infekte beteiligt.

In morphologischer Hinsicht unterschied sich in unseren Versuchen die Amyloidose bei bestrahlten Tieren nicht wesentlich von derjenigen bei unbestrahlten. Das bisher nicht bekannte siderophile Amyloid trat nach Bestrahlung nicht mit signifikant größerer Häufigkeit auf als bei den Kontrollmäusen.

Die Folgen einer allgemeinen Amyloidose brauchen nicht näher erläutert zu werden: Es ist anzunehmen, daß die Schädigung zahlreicher

Organe zu einer erheblichen Verminderung der Widerstandskraft führte, unter anderem über den Weg einer Nebennierenrindeninsuffizienz. Ferner sei hervorgehoben, daß Infekte und Amyloidose sich gegenseitig im Sinn eines Circulus vitiosus begünstigen können (vgl. Pyelonephritis mit Papillennekrosen bei Amyloidose [HOLLCROFT et al. 1957]).

Das nach Ganzkörperbestrahlung beschleunigte Erscheinen der Amyloidose darf nicht ohne weiteres mit einem vorzeitigen Altern in Beziehung gesetzt werden, da

Infekte bei ihrem Zustandekommen mitwirken können,

es sich nicht um einen mit zunehmendem Alter progressiven Prozeß handelt, und

höhere Strahlendosen die totale Incidenz offenbar herabzusetzen vermögen.

Dieser Umstand deutet auf eine gewisse Strahlenempfindlichkeit des oder der an der Amyloidproduktion beteiligten Zellsysteme hin.

VI. Todesmechanismen in späteren Stadien nach Ganzkörperbestrahlung

Wegen des bei bestrahlten Tieren im Vergleich mit unbestrahlten absolut häufigeren Auftretens

bestimmter, vor allem akuter Infekte,

schwerer Blutungen,

von Thrombosen,

eines terminalen Lungenödems und

verschiedener neoplastischer, dysplastischer und degenerativer Prozesse

kann nicht behauptet werden, daß die Ganzkörperbestrahlung lediglich zu einer vorzeitigen Entwicklung der im Alter üblichen Krankheiten Anlaß gibt. In dieser Feststellung sehen wir einen weiteren Grund, die Lebensverkürzung nach Ganzkörperbestrahlung nicht nur als Folge eines vorzeitigen Alterns aufzufassen.

VII. Pathogenetische Zusammenhänge zwischen den primären Strahlenschäden und den verschiedenen Krankheitszuständen in späteren Stadien nach Exposition

Alle an der Lebensverkürzung bestrahlter Tiere beteiligten Prozesse hängen in irgendeiner Weise mit den durch die ionisierenden Strahlen hervorgerufenen Primärschäden zusammen. Es ist nicht beabsichtigt, hier einen eingehenden Überblick über den heutigen Stand strahlenbiologischer Kenntnisse zu geben. Diese sind in zahlreichen zusammenfassenden Arbeiten niedergelegt (LEA 1946, BLOOM 1948, NICKSON 1952, SPEAR 1953, HOLLAENDER 1954, BACQ und ALEXANDER 1955a, b, MITCHELL et al. 1956, LACASSAGNE und GRICOUROFF 1956, RAJEWSKY 1956,

ELLINGER 1957, HEVESY et al. 1957, RAJEWSKY 1957, CLAUS 1958, FRITZ-NIGGLI 1959, HENNESSY et al. 1959, MARTIN 1959, SCHINZ et al. 1959, ERRERA und FORSSBERG 1960, ZOLLINGER 1960 u.a.).

Im Zusammenhang mit unserer Fragestellung kann es lediglich darum gehen, die bestehenden Ansichten über den Ablauf der radiobiologischen Primär- und Sekundärereignisse in großen Zügen zu skizzieren:

Die Energie der ionisierenden Strahlen wird in der lebenden Materie diskontinuierlich absorbiert und vor allem in Anregungen und Ionisationen umgesetzt, unter Umständen auch in Resonanzabsorption, Erzeugung von Strahlen und Kernzerfall übertragen.

Von dieser *direkten Wirkung* können grundsätzlich alle Atome und Moleküle betroffen werden; die Dauer solcher labiler Zustände ist vermutlich meist sehr kurz, obschon neuerdings das Fortbestehen strahleninduzierter, metastabiler Produkte in der lebenden Materie (unter anderem sog. organische Radikale) vermehrt in Betracht gezogen wird (kurze Übersicht bei LEBEDINSKY 1958).

In wäßrigem Milieu, d.h. in jedem lebenden Gewebe, entstehen nach der Meinung der meisten Untersucher unmittelbar im Anschluß an das physikalische Primärereignis *H- und OH-Radikale*, Gebilde von überaus kurzer Lebensdauer, aber großer biochemischer Aktivität; diese *primär indirekten Strahlenwirkungen* zeigen insofern eine fakultative Milieuabhängigkeit, als sich die Radikale mit anderen Atomen und Molekülen zu inerten Produkten rekombinieren können.

Man weiß, daß anschließend weitere, zum Teil stabilere, aber ebenfalls chemisch hochwirksame Produkte wie HO_2 und H_2O_2 auftreten; ihr Erscheinen hängt vom Sauerstoffgehalt (Literatur bei HOWARD-FLANDERS und SCOTT 1960) und anderen Milieufaktoren ab (sog. obligatorische Milieuabhängigkeit der *sekundär indirekten Strahlenwirkungen* [kurze Übersicht bei FRITZ-NIGGLI 1959, DAINTON 1959]).

Durch die — zum großen Teil noch hypothetischen — chemischen Zwischenereignisse können Schädigungen der lebenden Materie hervorgerufen werden (sog. *biologische Reaktionen*), die vorerst durchaus nicht der schließlich funktionell und/oder morphologisch nachweisbaren Störung zu entsprechen brauchen. Vermutlich schaltet sich in der Regel eine lange Kette von Intermediärreaktionen ein, über deren Natur noch keine Klarheit besteht. Teilweise dürften diese Vorgänge reversibel oder mindestens einer Modifikation zugänglich sein; oft resultieren jedoch irreversible Läsionen.

Aus dieser kurzen Übersicht wird verständlich, daß an der strahlenbedingten Schädigung einer Zelle oder eines Zellverbandes kaum ein einzelner Mechanismus allein die Schuld trägt (vgl. GRAY 1959). Man ist noch weit davon entfernt, die Art, die Lokalisationen, das Ausmaß und den zeitlichen Ablauf der wesentlichsten *strahlenbiochemischen*

Prozesse zu überblicken (s. unter anderen ELDJARN 1959, STOCKEN 1959).
Es ist in unserem Zusammenhang nicht nötig, alle bekannten Einzeldaten
aufzuzählen. Einige Hinweise mögen genügen, um die Vielfalt der Schädigungsmöglichkeiten zu beleuchten:

Proteinmoleküle können durch ionisierende Strahlen denaturiert
werden [nach SETLOW (1958) genügt dazu unter Umständen *eine* Ionisation]. Bis zu einem gewissen Grad sind die Folgen dieser Störungen
jedoch korrigierbar (vgl. POLLARD 1959). Nach SCHUBERT et al. (1958)
soll die Proteinsynthese durch die Bestrahlung mit geringen bis mittleren
Dosen wenig gehemmt werden.

Desoxyribonucleinsäuren (DNS) allein sollen nach STOCKEN (1959)
weniger strahlenempfindlich sein als DNS-Protein-Komplexe. Unter
bestimmten Versuchsbedingungen stört die ionisierende Strahlung offenbar vor allem die Synthese der Nucleotid-Proteinkomplexe (JAFFE et al.
1959). Als labilste Anteile der DNS gelten die Purine (BUTLER 1959).

Viele Enzyme erleiden durch die Bestrahlung eine nachweisbare
Beeinträchtigung ihrer Funktion. In vitro-Versuche erlauben allerdings
oft keine bindenden Schlüsse hinsichtlich der Empfindlichkeit einzelner
enzymatischer Reaktionen in vivo. Zudem können biochemisch nachgewiesene Störungen der Fermentleistungen nur dann richtig beurteilt
werden, wenn auch das Ausmaß der morphologischen Schäden bekannt
ist (vgl. KELLY 1958). Von den vielen bisher geprüften Fermenten und
Fermentsystemen erwies sich nur ein Teil als deutlich strahlenempfindlich
(z.B. intranucleäres Phosphorylierungssystem [Übersicht bei STOCKEN
1959]).

Für die *strahlenbedingte Schädigung einer Einzelzelle* (ältere Literatur
bei WARREN 1942a) ist die Summe der auf atomarer und vor allem
molekularer Stufe erfolgenden Einzelveränderungen maßgebend, wobei
besonders denjenigen Bedeutung zukommt, die sog. „biologische Engpässe" betreffen. Für eine schwere Beeinträchtigung der Lebensfähigkeit und/oder Leistung einer Zelle bzw. ihrer Nachkommen spielen
wahrscheinlich jene Vorgänge die wichtigste Rolle, die sich an größeren
Zellorganellen (Chromosomen, Nucleolus, Centriolen, Mitochondrien,
Mikrosomen u.a.) und an Makromolekülen abspielen (BUTLER 1959).
Besondere Beachtung verdienen die Strukturen, die sich bei der Zellteilung verdoppeln (TAHMISIAN 1959). Wichtige Ergebnisse sind in
dieser Hinsicht von elektronenoptischen Untersuchungen zu erwarten
(vgl. NEBEL 1958, TAHMISIAN 1959, SCHERER 1959), die zudem auch
geeignet sein dürften, zur Kenntnis strahlenbedingter Membranschäden
(des Zelleibs und der Zellorganellen — vgl. JONAS 1955, GRAUL und
DAMMINGER 1959 u.a.) beizutragen.

Zellen, die sich normalerweise durch Teilung erneuern, zeigen nicht
in allen *Stadien der Zellgeneration* eine gleiche Strahlenempfindlichkeit.

So wird in bezug auf den *Aufbau der DNS* von vielen Untersuchern die
sog. präsynthetische Phase (d.h. Periode unmittelbar vor Beginn der
DNS-Synthese) als ein Stadium besonderer Verletzlichkeit angesehen
(s. LAJTHA et al. 1958). Es können aber auch in DNS-Synthese befind-
liche Zellen erhebliche Strahlenschäden erleiden (vgl. SHERMAN und
QUASTLER 1958). Werden die *Mitosehemmung* und der *Zelltod* als
Kriterien der Strahlenwirkung gewählt, erweist sich oft die späte Interphase (prämitotische Phase) als eine Periode verstärkter Empfindlichkeit
(WILLIAMS et al. 1958, TILL und STANNERS 1959, WHITMORE und TILL
1959 u.a.). Diese Feststellung hat in unserem Zusammenhang deshalb
eine besondere Bedeutung, weil früh nach Ganzkörperbestrahlung erho-
bene Befunde an Mensch und Tier viel eher durch einen vermehrten
Zelluntergang und eine Zellteilungshemmung erklärt werden können als
durch eine Verzögerung der DNS-Synthese (FLIEDNER et al. 1959 u.a.).
Auch aus Versuchen mit Zellkulturen ist bekannt, daß die DNS- und
RNS-Synthese durch die ionisierende Bestrahlung geringeren Schaden
erleidet als die Mitosetätigkeit (vgl. WHITEFIELD und RIXON 1959).

Durch *Bestrahlung einzelner Zellteile* (unter anderem durch eng
gebündelte Strahlen [s. ZIRKLE 1957]), ferner durch Bestrahlung von
Differentialzentrifugaten (s. ERRERA et al. 1958) läßt sich zeigen, daß

der Kern in der Regel empfindlicher ist als die cytoplasmatischen
Anteile,

ein strahlenbedingter Kernschaden auch cytoplasmatische Leistungs-
und Strukturstörungen nach sich zieht und umgekehrt,

das Cytoplasma einen „heilenden" Einfluß auf im Kern entstandene
Strahlenschäden haben kann (vgl. STOCKEN 1959, GRAY 1959).

Die strahlenbedingten Veränderungen des Kernmaterials verdienen
vor allem deshalb Beachtung, weil dadurch *Mutationen* (Umwandlungen
oder Ausfall von Erbfaktoren) hervorgerufen werden können. Die
Chromosomen werden allerdings von einigen Autoren nicht als für die
Verwundbarkeit der Zelle immer entscheidende Strukturen angesehen
(vgl. ELKIND und SUTTON 1959). Auf die neueste Entdeckung RUSSELLS
(1959), daß der mutagene Effekt der ionisierenden Strahlen nicht rein
summativ zu erfolgen braucht, sondern auch gewissen Erholungsmechanismen zugänglich ist, wurde bereits bei der Besprechung der
Keimzellmutationen hingewiesen. Es ist zu vermuten, daß auch somatische Mutationen, die erheblich schwieriger zu fassen sind als diejenigen
in Samen- und Eizellen, ähnlichen Gesetzen folgen.

Auf die Möglichkeit, daß durch die Bestrahlung nicht nur im Kern,
sondern auch im Cytoplasma abnorme Moleküle entstehen und bei der
Zellteilung weitergegeben werden können, hat unter anderen KUSIN
(1958) erneut hingewiesen.

Strahlenwirkungen auf *Zellen im Gewebeverband* sind wegen deren
wechselseitigen Beeinflussung noch weniger gut zu überblicken als die

Vorgänge in bestrahlten Einzelzellen (vgl. MOLE 1959). Rein strahlenbedingte und reaktive Prozesse lassen sich hier nicht immer deutlich auseinanderhalten (Übersicht bei CASARETT 1958).

Noch größeren Schwierigkeiten begegnet die Deutung der Strahlenfolgen an ganzen *Organen* oder am *intakten Organismus*. ORD und STOCKEN (1953) betonen mit Recht, daß eine nach Ganzkörperbestrahlung auftretende Läsion nur dann als rein strahlenbedingt angesehen werden darf, wenn erwiesen ist, daß es sich nicht um eine reaktive (durch örtliche oder durch Fernwirkungen vermittelte) Veränderung oder einen anderen, unter Umständen vorbestehenden Schaden handelt. Abgesehen von den mannigfachen humoralen Einflüssen, denen die im Rahmen des intakten Gesamtorganismus lebenden Zellen unterstehen, darf auch die Bedeutung der nervösen Versorgung nicht vernachlässigt werden (vgl. unter anderen TOKARSKAYA 1958, HUG 1959).

Überblickt man die Vielzahl der an der Entwicklung der *Frühschäden* nach Bestrahlung beteiligten Prozesse, erscheint es *wenig glaubhaft, daß demgegenüber die Spätfolgen auf einer einheitlichen Pathogenese beruhen sollen* (z.B. nur auf somatischen Mutationen). Sowohl dem akuten Syndrom als auch der strahlenbedingten Lebensverkürzung liegen die gleichen Ursachen, nämlich die primären Strahlenwirkungen, zugrunde (vgl. auch KOHN 1959). Als *mögliche Mechanismen, die vom Ionisationsereignis zu den Spätschäden überleiten können, fallen in erster Linie in Betracht:*

1. Der Untergang von der Bestrahlung getroffener Einzelzellen („killing effect"), der je nach Lebensdauer der verschiedenen Elemente rasch oder stark verzögert eintreten kann.

2. Eine strahlenbedingte, aber nicht auf einer Änderung der Erbfaktoren beruhende Beeinträchtigung der funktionellen Zelleistungen (vgl. QUASTLER 1959).

3. Somatische Mutationen (Punkt- oder Chromosomenmutationen*) von der ionisierenden Strahlung getroffener, aber überlebender Zellen. Diese können zu

einem vorzeitigen Absterben (Letalfaktoren),
einer verminderten Lebensfähigkeit und/oder Regenerationskapazität (Vitalitätsfaktoren),
einem gestörten Stoffwechsel (Stoffwechselfaktoren),
einer potentiellen Bereitschaft zur Neoplasie (Neoplasiefaktoren)
der von der Strahlung getroffenen und/oder der nachfolgenden Zellgenerationen Anlaß geben.

4. Strahleninduzierte und teilweise auf Tochterzellen übertragbare Läsionen cytoplasmatischer Strukturen.

---

* Vergleiche BENDER, M.A. and P.C. GOOCH: Somatic chromosome aberrations in normal and irradiated humans. Radiat. Res. **14**, 451 (1961).

5. Durch die Bestrahlung ausgelöste und längere Zeit fortbestehende physikochemische Störungen der Intercellulärsubstanz.

Es ist noch ungewiß, welchem der hier aufgeführten Mechanismen bei der Entwicklung der Spätschäden und bei der Lebensverkürzung nach Ganzkörperbestrahlung die größte Bedeutung zukommt. Einige Autoren halten den strahlenbedingten Zelluntergang für das Wesentlichste (unter anderen ALEXANDER und CONNELL 1960). Andere messen somatischen Mutationen ein besonderes Gewicht bei (unter anderen SACHER 1956, HOLLAENDER et al. 1958, YOCKEY und MENDELL 1958, RUSSELL 1959), oder es wird eine strahlenbedingte Einbuße der Gewebe an reparativen Fähigkeiten als entscheidendes Moment hingestellt (STORER 1959). CURTIS und GEBHARD (1958) äußern Bedenken gegen die Theorie der somatischen Mutationen und betrachten die strahleninduzierte Schädigung einzelner Organsysteme (kleine Blutgefäße) als hervorragendes pathogenetisches Moment der Lebensverkürzung.

Es fällt auf, daß bei dieser Auseinandersetzung über die an den Spätschäden nach Ganzkörperbestrahlung mitwirkenden Mechanismen verschiedentlich Argumente gegeneinander ausgespielt werden, die sich nicht unbedingt zu widersprechen brauchen. So kann ein strahlenbedingter Zelluntergang sowohl durch direkte Zellschädigung als auch durch somatische Mutationen (Letalfaktoren) zustande kommen; ferner könnten den von CASARETT (1957) hervorgehobenen Gefäßschäden unter anderem auch Mutationen zugrunde liegen. Ähnliches gilt für die strahleninduzierten neoplastischen Prozesse, die sowohl durch eine Chromosomenänderung als auch durch eine wesensmäßig davon abweichende Störung (z. B. Resistenzverminderung) bedingt sein könnten.

Auf Grund der heutigen Kenntnisse scheint es richtig, in den Spätschäden nach Ganzkörperbestrahlung den Ausdruck einer sehr komplexen Schädigung zu sehen, eine Kombination verschiedener pathogenetischer Mechanismen als möglich zu erachten und somatische Mutationen als mitbeteiligte Faktoren nicht auszuschließen. Die letztere Annahme kann auch aus der Tatsache hergeleitet werden, daß sich die lebensverkürzende Wirkung der ionisierenden Strahlen nicht nur auf die bestrahlten Tiere selbst beschränkt, sondern auch auf deren Nachkommen überträgt (RUSSELL 1957). Damit wird gezeigt, daß die normalerweise für Species und Stamm genetisch festgelegte Lebensdauer und die damit verbundene zeitliche Entwicklung von Krankheitsprozessen (vgl. SIMMS et al. 1959) durch die Bestrahlung über Generationen hinaus verkürzt werden können. Einen weiteren Hinweis auf die Entstehung somatischer Mutationen nach Ganzkörperbestrahlung sehen SCHEINBERG und RECKEL (1960) in der über lange Zeit nach Exposition andauernd erhöhten Zahl von Erythrocyten mit veränderten Antigeneigenschaften.

Besonderer Art sind die Probleme, die sich beim Studium der ursächlichen *Zusammenhänge zwischen den hier aufgezeichneten pathogenetischen*

Mechanismen der Strahlenwirkung und den schließlich nachweisbaren Krankheitszuständen ergeben. Es wurde gezeigt, daß die Entwicklung degenerativer und neoplastischer Prozesse durch die Ganzkörperbestrahlung in ganz unterschiedlichem Maß gefördert wird, und daß deshalb die Lebensverkürzung bei bestrahlten Tieren zum mindesten nicht in allen Teilen einem vorzeitigen und/oder beschleunigten Altern gleichgestellt werden darf. Dies ist schon deshalb nicht erstaunlich, weil die natürliche Alterung zum größten Teil andere Ursachen als durch ionisierende Strahlen (z.B. kosmische Strahlen) bewirkte Schäden der lebenden Materie haben dürfte. Vermutlich wird das vorzeitige Absterben bestrahlter Tiere, abgesehen von strahleninduzierten Neubildungen, durch eine Beschleunigung degenerativer Prozesse an denjenigen Zellen, Geweben und Organsystemen bedingt, deren Integrität für die Erhaltung der Lebensfähigkeit eine ausschlaggebende Bedeutung hat (unter anderem die kleinen Blutgefäße). Wir teilen die Auffassung STORERs (1959), daß letztlich eine dauernde Einbuße an Reparationsfähigkeit für das Versagen einer Zellinie oder eines Organsystems verantwortlich zu machen ist (vgl. auch SACHER 1955). An diesen, die Vitalität limitierenden Strahlenfolgen vermag auch eine genügend erhaltene Leistungsfähigkcit andcrcr Organsysteme (z.B. hämopoietisches und lymphatisches Gewebe [vgl. FORD et al. 1957, HOLLAENDER et al. 1958, DENKE et al. 1959]) nichts oder nicht viel zu ändern. Als eine besondere Gruppe von Krankheiten im Spätstadium nach Ganzkörperbestrahlung ist diejenige anzusehen, die ihren Grund in einem gestörten hormonalen Gleichgewicht hat. Die mannigfachen Auswirkungcn dcr vcrändcrten endokrinen Situation ließen sich bei den bestrahlten Weibchen unseres Stammes sehr deutlich zeigen: Wir kennen kein besseres Beispiel, um die Bedeutung sekundärer Prozesse für die Entstehung gewisser krankhafter Zustände nach Ganzkörperbestrahlung zu beleuchten. Zugleich geht aber aus diesen besonderen, vermutlich auf bestimmte Mäusestämme beschränkten Spätfolgen der Ganzkörperbestrahlung die Wichtigkeit von Stammes- und Speciesunterschieden hervor*. Jeder Versuch, aus den bisher im Tierexperiment gewonnenen Erfahrungen Rückschlüsse auf das beim Menschen zu erwartende zu ziehen, hat diesem Umstand Rechnung zu tragen.

Literatur

ABBOTT, C. R.: The effect of X-irradiation on the secretory capacity of the testis. J. Endocr. **19**, 33 (1959).

AGATI, G., A. CAVALLOT e R. CIRILLO: Influenza del cortisone e dell-ACTH sulla mortalità delle cavie sotoposte a pan-irradiazione. Minerva fisioter. (Torino) **3**, 27 (1958).

---

* Vergleiche dazu: MICHAELSON, S. M., C. L. HANSEN jr., W. QUINLAN, R. W. NEIDLINGER, L. ODLAND and J. W. HOWLAND: Late manifestations of ionizing radiation of the dog. Radiat. Res. **14**, 486—487 (1961).

ALBEAUX-FERNET, M., L. BELLOT, P. BUGARD, J. CHABOT, J. DERIBREUX, M. GÉ-
LINET et J. D. ROMANI: Actions des oetrogènes, des androgènes, des gluco-
corticoides, de l'hormone thyroidienne et de l'hormone de croissance sur le
métabolisme phosphocalcique. In: L'Année Endocrinologique, S. 216. Paris:
Masson & Cie. 1958.
ALBERS-SCHÖNBERG, H. E.: Über eine bisher unbekannte Wirkung der Röntgen-
strahlen auf den Organismus der Tiere. Münch. med. Wschr. 50, 1859 (1903).
ALBERT, M. D.: X-irradiation-induced mitotic abnormalities in mouse liver regen-
erating after carbon tetrachloride injury. J. nat. Cancer Inst. 20, 321 (1958).
ALBERTINI, A. v.: Disk.vot. zu A. LEWIS, Mental aspects of ageing. Ciba Found.
Coll. ageing 1, 55 (1955).
ALEXANDER, P., and D. I. CONNELL: Shortening of the life span of mice by irradiation with x-rays and treatment with radiomimetic chemicals. Radiat. Res. 12,
38 (1960).
— — A. BROHULT and S. BROHULT: Reduction of radiation induced shortening of
life span by a diet augmented with alkoxyl glycerol esters and essential fatty
acids. Gerontologia (Basel) 3, 147 (1959).
ALLEGRETTI, N.: On the reactions of the Langerhans islets and thyroid gland
following total body x-irradiation. 2nd UN int. Conf. on the peaceful uses of
atomic energy, Geneva 1958, vol. 22, p. 208. New York: United Nations 1958.
— M. MATOŠIČ, N. ŠESTAN and S. ŠLAMBERGER: The effect of whole-body X-irradiation on the Langerhans' islets in the guinea pig. Radiat. Res. 13, 31 (1960).
ALLEN, J. G., M. SANDERSON, M. MILHAM, A. KIRSCHON and L. O. JACOBSON:
Heparinemia(?): An antiocoagulant in the blood of dogs with hemorrhagic
tendency after total-body exposure to Roentgen rays. J. exp. Med. 87, 71 (1948).
ALPEN, E. L., D. M. JONES, H. H. HECHTER and V. P. BOND: The comparative
biological response of dogs to 250-kvp and 100-kvp X-rays. Radiology 70,
541 (1958).
ANDERSEN, A. C., and F. T. SHULTZ: Effects of whole-body irradiation on the
estrous cycle and fertility of beagles. Radiat. Res. 12, 417 (1960).
ANDREW, W.: The reality of age differences in nervous tissue. J. Geront. 14, 259
(1959).
— N. W. SHOCK, CH. H. BARROWS and M. J. YIENGST: Correlation of age changes
in histological and chemical characteristics in some tissues of the rat. J. Geront.
14, 405 (1959).
ARCHER, V. E., and B. E. CARROLL: Life shortening and tumor production by
Strontium-90. Science 131, 1808 (1960).
ARIEL, J. M.: The effect of single massive doses of roentgen radiation upon the
liver. Radiology 57, 561 (1951).
ARNESEN, K.: The body weight of mice. Acta path. microbiol. scand. 43, 1 (1958).
— The secretory apparatus in the thymus of mice. Acta path. microbiol. scand. 43,
339 (1958).
— Preleukemic and early leukemic changes in the thymus of mice. Acta path.
microbiol. scand. 43, 350 (1958).
ARNOLD, J. S.: Composition of trabecular and cortical bone of man. Fed. Proc. 18,
467 (1959).
ARVY, L.: Effect of injections of oestrogens on the mast cells in the white mouse.
Nature (Lond.) 175, 506 (1955).
— J.-A. BOIFFARD et M. GABE: Augmentation du nombre des labrocytes dans les
organes hémopoiétiques de la souris après irradiation par les rayons x. C. R. Soc.
Biol. (Paris) 142, 233 (1947).
— — — Action des doses élevées de rayon x sur la répartition des phosphatases
alcalines dans quelques organes de la souris. C. R. Soc. Biol. (Paris) 143, 233
(1949).

ARVY, L., J.-A. BOIFFARD et M. GABE: Déterminisme de la labrocytose provoquée par les rayons x dans les organes lymphoides de la souris. C. R. Soc. Biol. (Paris) **146**, 1537 (1952).

— — — Action des rayons x sur les labrocytes chez la souris et le rat albinos. Rev. Hémat. **9**, 454 (1954).

ASBOE-HANSEN, G.: Hormonal effects on connective tissue. Trans. 5th Conf. Connective Tissue, S. 123. New York: Josiah Macy, Jr. Foundation.

ASHWORTH, C. T., and R. R. ERDMANN: Age changes in the renal basement membrane of rats. Amer. J. Path. **35**, 670 (1959).

ATKINSON, W. B., and M. M. DICKIE: Further studies on the pathogenesis of uterine lesions in DBA×CE and reciprocal hybrid mice. Cancer Res. **13**, 165 (1953).

— — and E. FEKETE: Effects of breeding on the development of ovarian, adrenal and uterine lesions in DBA×CE and reciprocal hybrid mice. Endocrinology **55**, 316 (1954).

AUBERTIN, C.: Leucémie myéloide chez les radiologistes. Bull. Soc. franç. Eléctrothér. Radiol. **40**, 218 (1931).

AURAND, K.: Fraktionierte Ganzkörperbestrahlung der weißen Maus. Fortschr. Röntgenstr. **81**, Suppl. 50 (1954).

BACQ, Z. M., and P. ALEXANDER: Radiobiology Symposium 1954. London: Butterworths Scientific Publications 1955a.

— — Principes de radiobiologie. Paris: Masson & Cie 1955b.

BAKER, D. G., and C. G. HUNTER: The early gastrointestinal response in the rat exposed to whole-body x-irradiation. Radiat. Res. **9**, 660 (1958).

BALI, T., and J. FURTH: Morphological and biological characteristics of X-ray induced transplantable ovarian tumors. Cancer Res. **9**, 449 (1949).

BARLOW, J. C., and E. A. SELLERS: Relationship of exposure to cold and radiation mortality. Fed. Proc. **11**, 9 (1952).

— — Effect of exposure to cold on response of the rat to whole body radiation. Amer. J. Physiol. **172**, 147 (1953).

BARNES, D. W. H., J. F. LOUTIT and D. R. WESTGRATH: Longevity of radiation-chimaeras. Gerontologia (Basel) **3**, 137 (1959).

BARNES, L. L., B. SPERLING, C. M. McCAY and C. E. BROWN: The production of osteogenic sarcomas in rats with radioactive calcium. Arch. Path. (Chicago) **66**, 529 (1958).

BARROW jr., C. H., M. J. YIENGST and N. W. SHOCK: Senescence and the metabolism of various tissues of rats. J. Geront. **13**, 351 (1958).

BARROW, J., and J. L. TULLIS: Sequence of cellular responses to injury in mice exposed to 1000 r total-body x-radiation. Arch. Path. (Chicago) **53**, 391 (1952).

— — and F. W. CHAMBERS: Effect of X-radiation and antihistamine drugs on the reticuloendothelial system measured with colloidal radiogold. Amer. J. Physiol. **164**, 822 (1951).

BATEMAN, A. J.: Sensitivity of the various germ cell stages of the male mouse to x-rays. Radiat. Res. **9**, 90 (1958).

BEAN, W. B.: The changing incidence of certain vascular lesions of the skin with ageing. Ciba Found. Coll. ageing **1**, 80 (1955).

BENDER, A. E.: Experimental X-irradiation of the rat thyroid. Brit. J. Radiol. **21**, 244 (1948).

BENEDICT, W. H., K. W. CHRISTENBERRY and A. C. UPTON: Spontaneous and radiation-induced iris atrophy in mice. Amer. J. Ophthal. **40**, 163 (1955).

BENJAMIN, E., u. E. SLUKA: Antikörperbildung nach experimenteller Schädigung des hämatopoetischen Systems durch Röntgenstrahlen. Wien. klin. Wschr. **21**, 311 (1908).

BENNETT, L. R., M. S. BILLINGS, J. J. GAMBINO and B. G. LAMSON: Late effects of whole body irradiation in the rat following fractionation of x-ray dosage. Radiat. Res. 9, 91 (1958).
— S. M. CHASTAIN, J. S. FLINT, R. A. HANSEN and A. E. LEWIS: Late effects of roentgen irradiation. I. Studies on rats irradiated under anoxic anoxia. Radiology 61, 411 (1953).
BERBERICH, J., u. G. KELEMEN: Respirationsorgane. In COHRS et al., Handbuch der Pathologie der Laboratoriumstiere, Bd. I, S. 18. Berlin: Springer 1958.
BERDJIS, C. C.: Irradiation and kidney tumors. Histopathogenesis of kidney tumors in irradiated mice. Oncologia (Basel) 12, 193 (1959).
— Cardiovascular system and radiation. Late effects of x-rays on the arteries of the adult rat. Strahlentherapie 112, 595 (1960).
BERLINER u. DOUGHERTY: Persönliche Mitteilung an J. FURTH et al., Radiat. Res. Suppl. 1, 250 (1959).
BERMAN, I., and H. S. KAPLAN: The differential action of irradiated and chemically treated marrow on survival and on thymic regeneration in irradiated mice. Radiat. Res. 11, 24 (1959).
BERN, H. A.: Nature of the hormonal influence in mouse mammary cancer. Science 131, 1039 (1960).
— S. NANDI and K. B. DEOME: Survival and regression of hyperplastic nodules in the mammary glands of hypophysectomized C3H mice. Proc. Amer. Ass. Cancer Res. 2, 187 (1957).
BESZNYÁK, I., M. SELLYEI u. G. BOCS: Die Abwehr der von Dihydrotachysterin verursachten Mediasklerose mit Cholesterin. Beitr. path. Anat. 122, 432 (1960).
BETZ, H.: Sur l'importance de la phase de résistance de l'organisme lors de l'application d'une dose léthale de rayons X. C. R. Soc. Biol. (Paris) 144, 1439 (1950).
— Contribution a l'étude du syndrome endocrinien provoqué par l'irradiation totale de l'organisme. Lièges: Georges Thone 1955.
BIBIKOVA, A. F.: Demyelinization of the nerve fibers in the central nervous system caused by total ionizing irradiation of the animal. Arch. Pat. (Mosk.) 21, 19 (1959).
BIGELOW, R. R., J. FURTH, M. C. WOODS and R. H. STOREY: Endothelial damage by x-rays disclosed by lymph fistula studies. Proc. Soc. exp. Biol. (N.Y.) 76, 734 (1951).
BILLINGS, M. S., L. R. BENNETT, J. J. GAMBINO and B. G. LAMSON: Late effects of whole body irradiation in the rat following fractionation of x-ray dosage. IX. Inc. Congr. Radiol., München 1959.
BITTNER, J. J.: Care and recording. In SNELL, Biology of the laboratory mouse, S. 475. New York: Dover Publications 1941.
BJORKSTEN, J., F. ANDREWS, BAILEY and B. TRENK: Fundamentals of ageing: immobilization of proteins in whole-body irradiated white rats. J. Amer. Geriat. Soc. 8, 37 (1960).
BLAIR, H. A.: Biological effects of external radiation. Nat. Nuclear Energy Ser., Div. VI 2 (1954).
BLOCH, S., u. E. FLURY: Untersuchungen über Klimakterium und Menopause an Albino-Ratten. I. Mitt. Gynaecologia (Basel) 143, 255 (1957).
— — Untersuchungen über Klimakterium und Menopause an Albino-Ratten. II. Mitt. Gynaecologia (Basel) 147, 415 (1959).
BLOOM, M. A., and W. BLOOM: The radiosensitivity of erythroblasts. J. Lab. clin. Med. 32, 654 (1947).
BLOOM, W.: Histopathology of irradiation from external and internal sources. New York: McGRAW-Hill Book Company 1948.
—, and L. O. JACOBSON: Some hematologic effects of irradiation. Blood 3, 586 (1948).

BLOUNT, H. C., and W. W. SMITH: The influence of thyroid and thiouracil on mice exposed to roentgen radiation. Science **109**, 83 (1949).

BOCHE, R. D.: Biological effects of external radiation. Nat. Nuclear Energy Ser., Div. VI **2** (1954).

BOND, V. P., E. P. CRONKITE, S. W. LIPPINCOTT and C. J. SHELLABARGER: Studies on radiation-induced mammary gland neoplasia in the rat. Radiat. Res. **12**, 276 (1960).

—, and J. S. ROBERTSON: Vertebrate radiobiology (lethal actions and associated effects). Ann. Rev. nucl. Sci. **7**, 135 (1957).

— M. S. SILVERMAN and E. P. CRONKITE: Pathogenesis and pathology of post-irradiation infection. Radiat. Res. **1**, 389 (1954).

BONET-MAURY, P., and F. PATTI: Lethal irradiation of mice with doses of roentgen and gamma rays. Radiology **57**, 419 (1951).

BOONE, I. U.: Studies with transplantable AK_4 mouse leukemia. Radiat. Res. **5**, 450 (1956).

— Chronic effects of sublethal whole-body x-irradiation of CF_1 mice at different age levels. Radiat. Res. **12**, 424 (1960).

— B. S. ROGERS and V. G. STRANG: Studies with transplantable AK_4 mouse leukemia. II. Relative Biological effectiveness of thermal neutrons as compared to X-rays. Radiat. Res. **5**, 459 (1956).

BOYLAND, E., and S. SARGENT: The local greying of hair in mice treated with X-rays and radiomimetic drugs. Brit. J. Cancer **5**, 433 (1951).

BRACE, K. C.: Histological changes in the tissues of the hibernating marmot following whole body irradiation. Science **116**, 570 (1952).

BRADNER, W. T., S. E. BERNSTEIN and R. E. McCARTY: Comparison of bacteria isolated from blood tissues and feces of X-irradiated mice. Proc. Soc. exp. Biol. (N.Y.) **89**, 107 (1955).

BRECHER, G., E. P. CRONKITE, R. A. CONARD and W. W. SMITH: Gastric lesions in experimental animals following single exposures to ionizing radiations. Amer. J. Path. **34**, 105 (1958).

— — and J. H. PEERS: Neoplasms in rats protected against lethal dose of irradiation by parabiosis or para-aminopropiophenone. J. nat. Cancer Inst. **14**, 159 (1953).

BROITMAN, S. A., D. KINNEAR, L. S. GOTTLIEB, A. BEZMAN, J. J. VITALE and N. ZAMCHECK: Effect of neomycin suppression of intestinal flora and dietary magnesium on the hypercholesteremia and valvular sudanophilia induced by cholesterol and cholate diets. Fed. Proc. **18**, 471 (1959).

BROWN, C. S., E. HARDENBERGH and J. L. TULLIS: The biochemical, cellular and bacteriologic changes in thoracic duct lymph of dogs exposed to total body irradiation. Amer. J. Physiol. **163**, 668 (1950).

BRUEGGE, C. F. V.: Radiation injury following an A-bomb explosion. Ann. intern. Med. **36**, 1444 (1952).

BRUES, A. M.: Radiation as a carcinogenic agent. Radiat. Res. **3**, 272 (1955).

—, and G. A. SACHER: Analysis of mammalian radiation injury and lethality. In Symposium on Radiobiology (J. J. NICKSON, ed.), p. 441. New York: J. Wiley & Sons 1952.

— — M. P. FINKEL and H. LISCO: Comparative carcinogenic effects by x radiation and P^{32}. Cancer Res. **9**, 545 (1949).

BRUYN, P. P. H. DE: Lymph node and intestinal lymphatic tissue. Nat. Nuclear Energy Ser., Div. IV **22**, 348 (1948).

BUDY, A. M., B. LINDQUIST, F. C. McLEAN and J. L. HOWARD: Bone salt metabolism in estrogen-treated rats studied by means of Ca^{45}. Fed. Proc. **18**, 199 (1959).

BUNTING, H.: Histochemical analysis of pathological mineral deposits at various sites. Arch. Path. (Chicago) **52**, 458 (1951).

BURROWS, H.: Pyelitis of pregnancy in the light of conditions found in mice after the prolonged administration of oestrogenic compounds. Proc. roy. Soc. Med. **29**, 404 (1936).

BURSTONE, M. S.: The effect of radioactive phosphorus upon the development of the teeth and mandibular joint of the mouse. J. Amer. dent. Ass. **41**, 1 (1950).

BUTLER, J. A. V.: Biochemical actions of ionizing radiations. IX. Int. Congr. Radiol., München 1959.

CAMERON, G. R.: Some remarks on the pathological basis of ageing. Ciba Found. Coll. ageing **1**, 16 (1955).

CAPPELL, D. F.: The late effects of intravenous injection of colloidal iron. J. Path. Bact. **33**, 175 (1930).

CARLSON, L. D., and B. H. JACKSON: Effects of ionizing radiation on longevity of the white rat. Radiat. Res. **9**, 99 (1958).

— — The combined effects of ionizing radiation and high temperature on the longevity of the Sprague-Dawley rat. Radiat. Res. **11**, 509 (1959).

— W. J. SCHEYER and B. H. JACKSON: The combined effects of ionizing radiation and low temperature on the metabolism, longevity, and soft tissues of the white rat. I. Metabolism and longevity. Radiat. Res. **7**, 190 (1957).

CARNES, W. H., and H. S. KAPLAN: Histogenesis of lymphomas in irradiated C57BL mice bearing nonirradiated thymic grafts. Proc. Amer. Ass. Cancer Res. **2**, 99 (1956).

— — M. B. BROWN and B. B. HIRSCH: Indirect induction of lymphoma in irradiated mice. Cancer Res. **16**, 429 (1956).

CARR, R. D., M. J. SMITH and P. G. KEIL: The liver in the ageing process. Histology. Arch. Path. (Chicago) **70**, 1 (1960).

CARROLL, H. W., and R. W. BRAUER: Nutritional status as a determinant of population variance with radiation susceptibility (30-day mortality/single dose). Radiat. Res. **11**, 435 (1959).

CARTER, R. E., V. P. BOND and P. H. SEYMOUR: The relative biological effectiveness of fast neutrons in mice. Radiat. Res. **4**, 413 (1956).

CARTER, T. C., M. F. LYON and J. S. PHILLIPS: Genetic hazard of ionizing radiations. Nature (Lond.) **182**, 409 (1958).

CASARETT, A. P., and G. W. CASARETT: Comparative histological effects of acute and chronic x-irradiation on the rat testis. Radiat. Res. **9**, 99 (1958).

CASARETT, G. W.: A serial study of pathological and hematological effects of intravenously injected polonium in rats. The Univ. of Rochester Atomic Energy Project Report UR-42 (1948).

— Acceleration of aging by ionizing radiation. The University of Rochester Atomic Energy Project Report UR-492 (1957).

— Interactions between cells and tissues following radiation. The University of Rochester Atomic Energy Project Report UR-521 (1958).

CASTANERA, T. J., D. C. JONES and D. J. KIMELDORF: The pattern of dental defects observed in rats exposed to whole-body neutron or x-radiation. Radiat. Res. **12**, 426 (1960).

CASTER, W. O.: Effect of x rays on the cardiovascular system. 2nd UN Int. Conf. on the peaceful uses of atomic energy, Geneva 1958, vol. 22, p. 228. New York: United Nations 1958.

— Interpretation of early electrocardiographic changes following 700 r total-body x-irradiation. Radiat. Res. **9**, 100 (1958).

—, and W. D. ARMSTRONG: Electrolyte metabolism after total body x-irradiation. Radiat. Res. **5**, 189 (1956).

CASTER, W. O., W. D. ARMSTRONG and E. SIMONSON: Changes in the cardiovascular system following total body x-irradiation. Amer. J. Physiol. 188, 169 (1957).
— E. S. REDGATE and W. D. ARMSTRONG: Changes in the central nervous system after 700 r total-body-x-irradiation. Radiat. Res. 8, 92 (1958).
CHALUPECKY, H.: Über die Wirkung der Röntgenstrahlen auf das Auge und die Haut. Zbl. prakt. Augenheilk. 21, 234, 267 (1897).
CHAPMAN, W. H.: The weight and mortality response of male and female mice in the lethal x-ray dose range. Radiat. Res. 2, 502 (1955).
—, and E. A. JEROME: An analysis of the effects of total body x-irradiation on the body weight of white swiss mice. II. Body-weight changes of male mice as a biological dosimeter. Radiat. Res. 4, 519 (1956).
CHASE, H. B.: Number of entities inactivated by x-rays in greying of hair. Science 113, 714 (1951).
— Irradiation effects on pigment, hair follicles and skin with relation to cosmic ray heavy ions, microbeams and the oxygen influence. 2nd UN int. Conf. on the peaceful uses of atomic energy, Geneva 1958, vol. 22, p. 252. New York: United Nations 1958.
CHEEVER, F. S.: Multiplication of Coxsackie virus in adult mice exposed to roentgen radiation. Nuclear Sci. Abstr. 7, 21 (1953).
—, and J. F. DICKES: Multiplication of St. Louis encephalitis (SLE) virus in ascitic tumor cells implanted in mice irradiated before or after immunization. Fed. Proc. 15, 583 (1956)
CHERRY, C. P., and A. GLUCKSMANN: Injury and repair following irradiation of salivary glands in male rats. Brit. J. Radiol. 32, 596 (1959).
CHEVALLIER, A., et C. BURG: Sur la production de stéatose hépatique par le rayonnement X. Ann. Nutr. (Paris) 7, 81 (1953).
— — et H. SPEHLER: Sur la production de stéatose hepatique par le rayonnement X chez le rat. C. R. Soc. Biol. (Paris) 147, 497 (1953).
CHRISTENSEN, H. E., and G. H. HJORT: Spleen-shielding in X-irradiation accelerated experimental amyloidosis in mice. Acta path. microbiol. scand. 48, 1 (1960).
CHRISTIE, R. W., and L. K. DAHL: Dissimilarity in oxygen consumption between the thoracic and abdominal aorta in rats. J. exp. Med. 106, 357 (1957).
CHRISTY, N. P., M. M. DICKIE, W. B. ATKINSON and G. W. WOOLEY: The pathogenesis of uterine lesions in virgin mice and in glandectomized mice bearing adrenal cortical and pituitary tumors. Cancer Res. 11, 413 (1951).
CHROM, S. A.: Studies on the effect of roentgen rays upon the intestinal epithelium and upon the reticulo-endothelial cells of the liver and spleen. Acta radiol. (Stockh.) 16, 641 (1935).
CLAUS, W. D. (ed.): Radiation biology and medicine. Reading: Addison-Wesley Publ. Comp. Inc. 1958.
CLIFTON, K. H., E. BLOCH, A. C. UPTON and J. FURTH: Transplantable Leydig-cell tumors in mice. Arch. Path. (Chicago) 62, 354 (1956).
—, and R. K. MEYER: Mechanism of anterior pituitary tumor induction by estrogen. Anat. Rec. 125, 65 (1956).
CLOUDMAN, A. M.: Spontaneous neoplasms in mice. In SNELL, Biology of the laboratory mouse, S. 168. New York: Dover Publications, Inc. 1941.
COHEN, A. I., J. FURTH and R. F. BUFFETT: Histologic and physiologic characteristics of hormone-secreting transplantable adrenal tumors in mice and rats. Amer. J. Path. 33, 631 (1957).
COHN, S. H.: Effects of total body x-irradiation on blood coagulation in the rat. Blood 7, 225 (1952).
— Alterations in the accretion rate and exchange of strontium-85 by the skeleton of irradiated rats. Radiat. Res. 11, 437 (1959).

Cohn, S. H., and J. K. Gong: Effect of 2000 roentgen local x-irradiation on the growth of rat bone. Growth 17, 7 (1953).

Cole, L. J.: Life span shortening in x- and fast neutron irradiated mice. Gerontologia (Basel) 3, 161 (1959).

— J. S. Arnold and M. E. Ellis: Effect of x-ray dose fractionation on longevity, leukemia, and renal arteriosclerosis incidence in mice. Radiat. Res. 9, 102 (1958).

— P. C. Nowell and J. S. Arnold: Late effects of x-radiation. The influence of dose fractionation on life span, leukemia, and nephrosclerosis incidence in mice. Radiat. Res. 12, 173 (1960).

— — and M. E. Ellis: Incidence of neoplasms in mice protected against lethal doses of x-rays by spleen homogenate. Proc. Amer. Ass. Cancer Res. 2, 100 (1956).

Comfort, A.: Natural ageing and the effects of radiation. Radiat. Res. Suppl. 1, 216 (1959).

Comsa, J.: Wechselwirkungen zwischen dem Thymus und anderen inkretorischen Drüsen. Ann. Univ. Saraviensis/Med. 4, 217 (1956).

Conard, R. A.: Some effects of ionizing radiation on the physiology of the gastrointestinal tract. Radiat. Res. 5, 167 (1956).

— Three-year medical survey of the Marshallese people exposed to fallout in march 1954. Radiat. Res. 7, 309 (1957).

— L. M. Meyer, W. W. Sutow, B. S. Blumberg, A. Lowery, S. H. Cohn, W. H. Lewis jr., J. W. Hollingsworth and H. W. Lyon: Medical status of Marshall Islanders in 1959, five years after exposure to fallout radiation. Nuclear-Med. 1, 314 (1960).

Congdon, C. C.: Pathologic findings in the delayed heterologous bone marrow reaction. Radiat. Res. 7, 310 (1957).

—, and S. Urso: Homologous bone marrow in the treatment of radiation injury in mice. Amer. J. Path. 33, 749 (1957).

— F. P. Williams jr., R. T. Haberman and E. Lorenz: The histopathology of bacterial infection in irradiated mice. J. nat. Cancer Inst. 15, 855 (1955).

Connell, D. I., and P. Alexander: The incidence of hepatomas in irradiated and non-irradiated CBA male mice as a criterion of ageing. Gerontologia (Basel) 3, 153 (1959).

Conte, F. P., G. S. Melville jr. and A. C. Upton: Effects of graded doses of whole-body x-irradiation on mast cells in the rat mesentery. Amer. J. Physiol. 187, 160 (1956).

Cornatzer, W. E., J. P. Davidson, O. Engelstad and C. Simonson: Effect of whole body x-irradiation on lipids in the liver, kidney, and spleen of fasted rats. Radiat. Res. 1, 546 (1954).

Cosgrove, G. E., A. C. Upton, C. C. Congdon, D. G. Dougherty, A. W. Kimball and A. Hollaender: Protection by AET and bone marrow against late effects of x-radiation in mice. Radiat. Res. 9, 103 (1958).

Cottier, H.: Lésions cardiovasculaires de la souris comme complications tardives d'une irradiation ionisante totale. Vortrag Soc. Anat. Paris 1959.

— Über das Auftreten seltener Mäusetumoren im Spätstadium nach akuter ionisierender Ganzkörperbestrahlung. Path. Microbiol. 23, 238 (1960a).

— Gerontologia (Basel) 1960b (im Druck).

— Noch nicht publizierte Befunde. 1960c.

—, u. S. Barandun: Morphologische Pathologie des Antikörpermangelsyndroms. Helv. med. Acta 26, 461 (1959).

Coursey, E. de: Effects of midlethal doses of total body ionizing radiations. J. Amer. med. Ass. 151, 904 (1953).

COURT BROWN, W. M.: Radiation leukaemogenesis. IX. Int. Congr. Radiol., München 1959.

—, and R. DOLL: Leukaemia and aplastic anaemia in patients treated with x-ray for ankylosing spondylitis. The hazards to man of nuclear and allied radiations, S. 87. London: Her Majesty's Stationery Office 1956.

— — Expectation of life and cancer mortality of British radiologists. Proc. 2nd UN int. Conf. on the peaceful uses of atomic energy, Geneva 1958, vol. 23, p. 179. New York: United Nations 1958.

COWDRY, E. V.: Mental aspects of ageing. Ciba Found. Coll. ageing 1, 32 (1955).

CRABTREE, C. E.: The structure of Bowman's capsule as an index of age and sex variation in normal mice. Anat. Rec. 79, 395 (1941).

CRABTREE, H. G., and W. CRAMER: The action of radium on cancer cells. II. Some factors determining the susceptibility of cancer cells to radium. Cancer Res. 11, 89 (1934a).

— — The action of radium on cancer cells. III. Factors determining the susceptibility of cancer cells to gamma radiation. Cancer Res. 11, 103 (1934b).

CRAFTS, R. C., and H. A. MEINEKE: The anemia of hypophysectomized animals Ann. N.Y. Acad. Sci. 77, 501 (1959).

CRONKITE, E. P.: The haemorrhagic syndrome of acute ionizing radiation illness produced in goats and swine by exposure to the atomic bomb at Bikini 1946. Blood 5, 32 (1950).

—, and V. P. BOND: Effects of radiation on mammals. Ann. Rev. Physiol. 18, 483 (1956).

— — R. A. CONARD, N. R. SHULMAN, R. S. FARR, ST. H. COHN, CH. J. DUNHAM and L. E. BROWNING: Response of human beings accidentally exposed to significant fallout radiation. J. Amer. med. Ass. 159, 430 (1955).

—, and G. BRECHER: The protective effect of granulocytes in radiation injury. Ann. N.Y. Acad. Sci. 59, 815 (1955).

—, and W. H. CHAPMAN: The effect of adrenalectomy on radiation induced mortality of the mouse. Nuclear Sci. Abstr. 5, NP-1876 (1950).

— T. M. FLIEDNER, V. P. BOND, J. R. RUBINI, G. BRECHER and H. QUASTLER: Dynamics of hemopoietic proliferation in man and mice studied by Thymidine-H³ incorporation into DNA. Proc. 2nd UN int. Conf. paeceful uses of atomic energy, Geneva 1958, vol. 25, p. 190. New York: United Nations 1958.

— C. J. SHELLABARGER, V. P. BOND and S. W. LIPPINCOTT: Studies on radiation-induced mammary gland neoplasia in the rat. I. The role of the ovary in the neoplastic response of the breast tissue to total- or partial-body x-irradiation. Radiat. Res. 12, 93 (1960).

— C. R. SIPE, D. E. ELTZHOLTZ, W. H. CHAPMAN and F. W. CHAMBERS: Increased tolerance of mice to lethal x-radiation as a result of previous sublethal exposure. Proc. Soc. exp. Biol. (N.Y.) 73, 184 (1950).

CURTIS, H. J., and K. L. GEBHARD: Radiation-induced aging in mice. Proc. 2nd UN Int. Conf. on the peaceful uses of atomic energy, Geneva 1958a, vol. 22, p. 53. New York: United Nations 1958.

— — The relative biological effectiveness of fast neutrons and x-rays for life shortening in mice. Radiat. Res. 9, 278 (1958b).

DACQUISTO, M. P.: Acquired radioresistance. A review of the literature and report of a confirmatory experiment. Radiat. Res. 10, 118 (1959).

DAINTON, F. S.: Chemical effects of radiation. Radiat. Res. Suppl. 1, 1 (1959).

DAMESHEK, W., and R. SCHWARTZ: Hemolytic mechanisms. Ann. N.Y. Acad. Sci. 77, 589 (1959).

DAVID, H.: Untersuchungen über die Mitochondrienzahl in den Lebern von Hungermäusen. Virchows Arch. path. Anat. 330, 316 (1957).

DENKO, J. D., E. L. SIMMONS and R. W. WISSLER: The histopathology of delayed death in irradiated mice treated with homologous cells. Radiat. Res. **11**, 557 (1959).

DERINGER, M. K., and E. LORENZ: Results of exposure of newborn strain HR mice to X-radiation. J. nat. Cancer Inst. **15**, 923 (1955).

— — and D. E. UPHOFF: Fertility and tumor development in $(C57L \times A)F_1$ hybrid mice receiving x-radiation to ovaries only, to whole body and to whole body with ovaries shielded. J. nat. Cancer Inst. **15**, 931 (1955).

DESAIVE, P.: Contribution radio-biologique à l'étude de l'ovaire. Arch. Biol. (Liège) **51**, 1 (1940).

— Formes, prévention et traitement des manifestations cliniques de la guerre atomique. Rev. méd. (Liége) **6**, 576 (1951).

DETRICK, L. E., H. C. UPHAM, D. HIGHBY, V. DEBLEY and T. J. HALEY: Effect of x-irradiation on gastric secretion and the accompanying gross and histological changes in the „shay" rat stomach. Amer. J. Physiol. **179**, 462 (1954).

DEVIK, F.: Cytological investigation of bone marrow of mice after administration of protective agents and subsequent x-radiation. Brit. J. Radiol. **25**, 481 (1952).

DICKIE, M. M., and P. W. LANE: Adrenal tumors, pituitary tumors, and other pathological changes in F_1 hybrids of strain DE × strain DBA. Cancer Res. **16**, 48 (1956).

DIXON, F. J., D. W. TALMAGE and P. H. MAURER: Radiosensitive and radio-resistant phases in the antibody response. J. Immunol. **68**, 693 (1952).

DOBBERSTEIN, J., u. CH. TAMASCHKE: Tumoren. In COHRS et al., Handbuch der Pathologie der Laboratoriumstiere, Bd. II, S. 470. Berlin: Springer 1958.

DONTENWILL, W., H. RANZ u. U. MOHR: Experimentelle Untersuchungen zur Amyloidentstehung beim Goldhamster. Beitr. path. Anat. **122**, 390 (1960).

DORNEICH, M., u. B. RAJEWSKY: Dauer-Ganzkörperbestrahlungen von weißen Mäusen mit kleiner Dosisleistung. Strahlentherapie **103**, 327 (1957).

DOUB, H. P., A. BOLLIGER and F. W. HARTMAN: The relative sensitivity of the kidney to irradiation. Radiology 8, 142 (1927).

DOULL, J., and K. P. DUBOIS: Influence of hibernation on survival time and weight loss of x-irradiated ground squirrels. Proc. Soc. exp. Biol. Med. (N.Y.) **84**, 367 (1953).

—, and A. HASEGAWA: Effect of increased environmental temperature on radiation lethality in rats. Fed. Proc. **14**, 333 (1955).

— D. F. PETERSEN and K. P. DUBOIS: Effects of x-irradiation on citellus tridecemilineatus. Fed. Proc. **11**, 340 (1952).

DOWDY, A. H., and L. R. BENNETT: Response to total body irradiation. Amer. J. Roentgenol. **73**, 639 (1955).

— — and S. M. CHASTAIN: Protective action of anoxic anoxia against total body roentgen irradiation of mammals. Radiology **55**, 879 (1950).

DUGUID, J. B., and G. S. ANDERSON: The pathogenesis of hyaline arteriolosclerosis. J. Path. Bact. **64**, 519 (1952).

DUMAS, J.: Les animaux de laboratoire. Paris: Flammarion 1953.

DUNHAM, C. L., E. P. CRONKITE, G. V. LE ROY and S. WARREN: Syndrome of acute radiation injury. J. Amer. med. Ass. **147**, 50 (1951).

DUNJIC, A., J. MAISIN, P. MALDAGUE and H. MAISIN: Incidence of mortality and dose-response relationship following partial-body x-irradiation of the rat. Radiat. Res. **12**, 155 (1960).

DUNLAP, C. E.: Effects of radiation on the blood and the hemopoietic tissues, including the spleen, thymus and lymph nodes. Arch. Path. (Chicago) **34**, 562 (1942).

DUNLAP, C. E.: Effects of radiation. In W. A. D. ANDERSON, Pathology. St. Louis: C. V. Mosby 1948.
— Biological effects of ionizing radiation. New Orleans med. surg. J. **104**, 182 (1951).
DUNN, T. B.: Some observations on the normal and pathologic anatomy of the kidney of the mouse. J. nat. Cancer Inst. **9**, 285 (1949).
— The importance of differences in morphology in inbred strains. J. nat. Cancer Inst. **15**, 573 (1954).
DYKE, D. C. VAN: The pituitary erythropoietic factor. Ann. N.Y. Acad. Sci. **77**, 543 (1959).
DYRBYE, M., J. E. KIRK and I. WANG: Mucopolysaccharides of human arterial tissue. III. Separation of fractions by paper electrophoresis. J. Geront. **13**, 149 (1958).
DYRBYE, M. O.: Studies on the metabolism of the mucopolysaccharides of human arterial tissue by means of S^{35}, with special reference to changes related to age. J. Geront. **14**, 32 (1959).
EDELMANN, A.: Survival of adrenalectomized rats with and without replacement therapy following x-irradiation. Amer. J. Physiol. **167**, 345 (1951).
EDWARD, J. L., S. W. SMITH, E. R. WESTMARK and P. M. YOUCIS: Interrelations of DNA synthesis and cell division in normal and regenerating liver. Fed. Proc. **18**, 475 (1959).
EDWARDS, R. G., and J. L. SIRLIN: The effect of 200 r of x-rays on the rate of spermatogenesis and spermiogenesis in the mouse. Exp. Cell Res. **15**, 522 (1958).
ELDJARN, L.: Biochemical effects of ionizing radiation. IX. Int. Congr. Radiol., München 1959.
ELDRED, E.: The response of eosinophils to total-body x-radiation of the monkey. Blood **14**, 187 (1959).
ELKIND, M. M., and H. SUTTON: X-ray damage and recovery in mammalian cells in culture. Nature (Lond.) **184**, 1293 (1959).
ELLINGER, F.: Response of the liver to irradiation. Radiology **44**, 241 (1945).
— Influence of dose fractionation on the lethal x-ray effect produced by total body irradiation in mice. A preliminary note. Radiology **49**, 238 (1947).
— Medical Radiation Biology. Springfield: Ch. C. Thoma 1957.
— J. E. MORGAN and E. B. COOK: The use of small laboratory animals in medical radiation biology. IV. Correlation of physical factors with the biological effect produced by total-body irradiation of guinea pigs. Cancer (Philad.) **9**, 768 (1956).
ELY, C. A.: Effect of antigonadotrophic serum on recent intrasplenic ovarian implants of castrate mice. Endocrinology **59**, 83 (1956).
— Effect of antigonadotrophic serum on postirradiation changes in the reproductive system of female mice. Endocrinology **60**, 718 (1957).
ENGELSTAD, R. B.: Histologische Veränderungen in den Nebennieren nach Röntgenbestrahlung. Experimentelle Untersuchungen an Kaninchen. Strahlentherapie **56**, 58 (1936).
ENGLISH, J. A.: Localization of radiation effects in rats teeth. Oral Surg. **9**, 1132 (1956).
ERRERA, M., A. FICQ, R. LOGAN, Y. SKREB and F. VANDERHAEGHE: The effect of radiation on nuclecytoplasmic relations in living cells. Proc. 2nd UN Int. Conf. on the peaceful uses of atomic energy, Geneva 1958, vol. 22, p. 475. New York: United Nations 1958.
—, and A. FORSSBERG: Mechanisms in radiobiology. New York u. London: Academic Press 1960.

ESCHENBRENNER, A. B., and E. MILLER: The effect of radiation on nucleocyto-
plasmic relations in living cells. Arch. Path. (Chicago) 50, 736 (1950).
— — Effects of long-continued totalbody gamma irradiation on mice, guinea pigs
and rabbits. In R. E. ZIRKLE, Biological effects of external x- and gamma
radiation, S. 169. New York: McGraw-Hill Book Company 1954.
— — and E. LORENZ: Quantitative histologic analysis of the effect of chronic
whole-body irradiation with gamma rays on the spermatogenic elements and
the interstitial tissue of the testes of mice. J. nat. Cancer Inst. 9, 133 (1948).
FAILLA, G.: The ageing process and cancerogenesis. Ann. N.Y. Acad. Sci. 71, 1124
(1958).
—, and P. McCLEMENT: The shortening of life by chronic whole body irradiation.
Amer. J. Roentgenol. 78, 946 (1957).
— — Long-term effects of radiation. IX. Int. Congr. Radiol., München 1959.
FARQUHAR, M. G., and J. FURTH: Electron microscopy of experimental pituitary
tumors. Amer. J. Path. 35, 698 (1959).
—, and J. F. RINEHART: Electron microscopic studies of the anterior pituitary
gland of castrate rats. Endocrinology 54, 516 (1954).
FARRIS, E. J., E. H. YEAKEL and M. M. SEITNER: Ossifying cartilage and thrombi
in the hearts of rat. Amer. J. Path. 22, 613 (1946).
FEINE, U.: Experimentelle Untersuchungen zur Entstehung des akuten und des
späten Strahlenschadens an der Niere. Strahlentherapie 108, 408 (1959).
—, u. O. HUG: Die pathologische Anatomie der akuten Strahlenschäden. In
B. RAJEWSKY, Wissenschaftliche Grundlagen des Strahlenschutzes, S. 84.
Karlsruhe: Braun 1957.
FENTON, P. F., and H. M. DICKSON: Changes in some gastrointestinal functions
following x-irradiation. Amer. J. Physiol. 177, 528 (1954).
FEY, F.: Bedeutung der Milz für die Genese der myeloischen Leukämie der Maus.
7. Europ. Congr. Haematology, Bericht Nr 90 (1959).
FEYEL-CABANES, T.: Présence et rôle d'une phosphatase (monophosphoesterase I)
dans la soumaxillaire de souris. C. R. Soc. Biol. (Paris) 143, 230 (1949).
FICHTELIUS, K. E., and H. DIDERHOLM: The influence of subtotal thymectomy on
P^{32}-autoradiograms of spleen. Acta path. microbiol. scand. 46, 273 (1959).
FINCH, C. A.: Some quantitative aspects of erythropoiesis. Ann. N.Y. Acad. Sci. 77,
410 (1959).
FINCH, S. C., and J. W. HOLLINGSWORTH: Cross-circulation experiments in elucidat-
ing the viability and distribution of leukocytes. Ann. N.Y. Acad. Sci. 77, 431
(1959).
FISCHER, W.: Zit. nach R. JAFFÉ u. B. v. GAVALLÉR, Kreislauforgane. In COHRS,
JAFFÉ u. MEESSEN, Handbuch der Pathologie der Laboratoriumstiere, Bd. I,
S. 1. Berlin: Springer 1958.
FLIEDNER, T. M., V. P. BOND and E. P. CRONKITE: Verwendung von H^3-Thymidin
zur Untersuchung der proliferativen Fähigkeiten der hämatopoetischen Zellen
nach ionisierender Bestrahlung. IX. Int. Congr. Radiol., München 1959.
FOCHEM, K.: Pathologie und Symptomatik des Bestrahlungssyndroms. Strahlentherapie 104, 416 (1957).
FOLLEY, J. H., W. BORGES and T. YAMAWAKY: Incidence of leukemia in survivors
of the atomic bomb in Hiroshima und Nagasaki, Japan. Amer. J. Med. 13,
311 (1952).
FORAKER, A. G., S. W. DENHAM and M. H. JOHNSTON: Histochemical changes in
irradiated ovaries. I. Succinodehydrogenase activity. Arch. Path. (Chicago) 55,
147 (1953).
— — — Histochemical changes in irradiated ovaries. II. Carbohydrate and lipid
localization. Arch. Path. (Chicago) 57, 30 (1954).

Ford, C. E., J. L. Hamerton and R. H. Mole: The cytogenetic individuality of spontaneous and radiation-induced neoplasms in the mouse. Proc. Amer. Ass. Cancer Res. **2**, 202 (1957).
— P. L. T. Ilbery and I. F. Loutit: Further cytological observations on radiation chimeras. J. cell. comp. Physiol. **50**, 109 (1957).
—, and R. H. Mole: Chromosomes and carcinogenesis: observations on radiation-induced leukaemias. Proc. 2nd UN int. Conf. on the peaceful uses of atomic energy, Geneva 1958, vol. 22, p. 126. New York: United Nations 1958.
Friedman, J., A. A. Werder, F. J. Roth, A. B. Graham, O. J. Mira and J. T. Syverton: The synergistic effects of roentgen radiation and cortisone upon susceptibility of mice to pathogenic microorganisms. Amer. J. Roentgenol. **71**, 509 (1954).
Friedman, N. B.: Effects of radiation on normal tissues. IV. Effects of radiation on the gastrointestinal tract, including the salivary gland, the liver and the pancreas. Arch. Path. (Chicago) **34**, 749 (1942).
— Pathogenesis of intestinal ulcers following irradiation. Effects of colostomy and adhesions. Arch. Path. (Chicago) **59**, 2 (1955).
Fritz-Niggli, H.: Strahlenbiologie, Grundlagen und Ergebnisse. Stuttgart: Georg Thieme 1959.
Fry, R. J. M., S. Lesher and H. I. Kohn: Renewal of epithelial cells of the jejunum and ileum of mice of three age groups. Radiat. Res. **12**, 435 (1960).
Furth, F. W., and M. P. Coulter: The effect of aureomycin on the radiation syndrome in dogs. Amer. J. Path. **28**, 25 (1952).
Furth, J.: A neoplasm of monocytes of mice and its relation to similar neoplasms of man. J. exp. Med. **69**, 13 (1939).
— Relation of pregnancies to induction of ovarian tumors by x-rays. Proc. Soc. exp. Biol. (N.Y.) **71**, 274 (1949).
— Radiation Neoplasia. Proc. 3rd nat. Cancer Conf. S. 27. Philadelphia: J. B. Lippincott Company 1957.
—, and M. C. Boon: Induction of ovarian tumors in mice by x-rays. Cancer Res. **7**, 241 (1947).
— R. F. Buffett and E. L. Gadsden: On the pathogenesis of pituitary tumor induction by ionizing radiation. Proc. Amer. Ass. Cancer Res. **2**, 204 (1957a).
—, and W. T. Burnett jr.: Hormone-secreting transplantable neoplasms of the pituitary induced by I^{131}. Proc. Soc. exp. Biol. (N.Y.) **78**, 222 (1951).
—, and K. H. Clifton: Experimental pituitary tumors and the role of pituitary hormones in tumorigenesis of the breast and thyroid. Cancer (Philad.) **10**, 842 (1957).
— — E. L. Gadsden and R. F. Buffett: Dependent and autonomous mammotropic pituitary tumors in rats; their somatotropic features. Cancer Res. **16**, 608 (1956).
—, and O. B. Furth: Neoplastic diseases produced in mice by general irradiation with x-rays. I. Incidence and types of neoplasms. Amer. J. Cancer **28**, 54 (1936).
— E. I. Hirsch, H. J. Curtis, E. L. Gadsden and R. F. Buffett: Pathogenesis and character of radiation-induced pituitary tumors. Radiat. Res. **7**, 317 (1957b).
—, and A. C. Upton: Vertebrate radiobiology: histopathology and carcinogenesis. Ann. Rev. nucl. Sci. **3**, 303 (1953).
— — Leukemogenesis by ionizing irradiation. Acta radiol. (Stockh.) Suppl. **116**, 469 (1954).
— — K. W. Christenberry, W. H. Benedict and J. Moshman: Some late effects on mice of ionizing radiation from an experimental nuclear detonation. Radiology **63**, 562 (1954).

FURTH, J., A. C. UPTON and A. W. KIMBALL: Late pathologic effects of atomic detonation and their pathogenesis. Radiat. Res. Suppl. 1, 243 (1959).
— K. YOKORO and N. HARAN-GHERA: Further observations on pituitary tumorigenesis by x-rays in mice and rats. Radiat. Res. 12, 435 (1960).
GABE, M.: Contribution à l'histogénèse des glandes salivaires chez la souris albinos. Z. Zellforsch. 45, 74 (1956).
GABRIELI, E. R., and A. A. AUSKAPS: The effect of whole body x-irradiation on the reticulo-endothelial system as demonstrated by the uses of radiactive chromium phosphate. Yale J. Biol. Med. 26, 159 (1953).
GALL, E. A., J. R. LINGLEY and J. A. HILCKEN: Comparative experimental studies of 200 kV and 1000 kV roentgen rays. I. The biologic effect on the epiphysis of the albino rat. Amer. J. Path. 16, 605 (1940).
GAMBINO, J. J., L. R. BENNETT, M. S. BILLINGS and B. G. LAMSON: Lifeshortening following 800 r x-radiation to the pelvis and hind extremities of rats. Fed. Proc. 19, 358 (1960).
GARDNER, W. H.: Hormonal imbalances in tumorigenesis. Cancer Res. 8, 397 (1948).
GARDNER, W. U.: Effect of estradiol benzoate and testosterone propionate on x-ray induced leukemia in mice. Cancer Res. 10, 219 (1950).
— Ovarian and lymphoid tumors in female mice subsequent to roentgen-ray-irradiation and hormone treatment. Proc. Soc. exp. Biol. (N.Y.) 75, 434 (1950).
—, and S. C. PAN: Malignant tumors of the uterus and vagina in untreated mice of the PM stock. Cancer Res. 8, 241 (1948).
—, and C. A. PFEIFFER: Influence of estrogen and androgen on the skeletal system. Physiol. Rev. 23, 139 (1943).
—, and J. RYGAARD: Further studies on the incidence of lymphomas in mice exposed to x-rays and given sex hormones. Cancer Res. 14, 205 (1954).
GEIST, S. H., J. A. GAINES and G. C. ESCHER: Vaginal estrus in irradiated mice. Relationship of vaginal estrus to ovarian changes and production of biologically active ovarian tumors after roentgen irradiation. Endocrinology 29, 59 (1941).
GENGOZIAN, N., I. S. URSO, C. C. CONGDON, A. D. CONGER and T. MAKINODAN: Thymus specificity in lethally irradiated mice treated with rat bone marrow. Proc. Soc. exp. Biol. Med. (N.Y.) 96, 714 (1957).
GEREBTZOFF, M. A., et A. HERVÉ: Modification précoce et passagère de l'oligodendroglie après application des rayons X sur les pattes postérieures du lapin. C. R. Soc. Biol. (Paris) 143, 880 (1949).
GERSHBEIN, L. L.: X-irradiation and liver regeneration in partially hepatectomized rats. Amer. J. Physiol. 185, 245 (1956).
GLASSER, S. R., and F. T. BRYER: Post-irradiation sequelae in 6- and 12-day chick embryos. Fed. Proc. 14, 58 (1955).
GLAUSER, O.: Elektronenoptische Untersuchungen an Rattenlebern nach Röntgenbestrahlung. Schweiz. Z. Path. Bakt. 19, 150 (1956).
GODFROI, E. E.: Hibernation and radioresistance. Proc. 2nd UN int. Conf. on the peaceful uses of atomic energy, Geneva 1958, vol. 23, p. 76. New York: United Nations 1958.
GOLDFEDER, A., and G. E. CLARKE jr.: Studies concerning the evaluation of the ,,time factor" in radiobiological effects. Radiat. Res. 7, 318 (1957).
—, and G. E. CLARKE jr.: Influence of the ,,time factor" in radiation effects on biological systems. Fed. Proc. 15, 1 (1956).
GOLDWATER, W. H., and C. ENTENMAN: Influence of diet fat on growth and survival of x-irradiated rats. Fed. Proc. 18, 55 (1959).
GOODMAN, R. D., A. E. LEWIS and E. A. SCHUCK: The effects of X-irradiation on gastro-intestinal transit and absorption availability. Amer. J. Physiol. 169, 242 (1952).

Gorbman, A.: Pituitary tumors in rodents following changes in thyroid function: a review. Cancer Res. **16**, 99 (1956).

Gorer, P. A.: Renal lesions found in pure lines of mice. J. Path. Bact. **50**, 25 (1940).

Gould, R. G., V. L. Bell, E. H. Lilly, P. Keegan, J. van Riper and M. L. Jonnard: Stimulation of cholesterol biosynthesis from acetate in rat liver and adrenals by whole body x-irradiation. Amer. J. Physiol. **196**, 1231 (1959).

Gowen, J. W., and J. Stadler: Life spans of different strains of mice as affected by acute irradiation with 100 pkv x-rays. J. exp. Zool. **132**, 133 (1956).

Grad, B.: The influence of hyper- and hypothyroidism on the incidence of lymphatic leukemia in AKR mice. Cancer Res. **17**, 266 (1957).

Graevskaja, B. M., u. R. J. Kejlina: Die Herabsetzung der Empfindlichkeit von Tieren gegen Einwirkung von Röntgenstrahlen in letaler Dosis bei ihrer vorhergehenden Bestrahlung mit nicht-letalen Dosen. Biofizika **1**, 232 (1956).

Graham, J. B., R. M. Graham and A. J. Graffeo: The influence of adrenal cortical hormones on sensitivity of mice to ionizing radiation. Endocrinology **46**, 434 (1950).

Grahn, D.: Body and testic weight changes in six inbred-mouse strains after total body x-ray. Radiat. Res. **1**, 218 (1954).

— The genetic factor in acute and chronic radiation toxicity. Proc. 2nd UN int. Conf. on the peaceful uses of atomic energy, Geneva 1958, vol. 22, p. 394. New York: United Nations 1958.

—, and K. Hamilton: Survival of inbred mice under daily γ-irradiation as related to control survival and the genetic constitution. Radiat. Res. **9**, 122 (1958).

—, and G. A. Sacher: Chronic radiation mortality in mice after single whole-body exposure to 250, 135 and 80 kvp x-rays. Radiat. Res. **7**, 319 (1957).

— — Chronic radiation mortality in mice after single whole-body exposure to 250-, 135- and 80 kvp x-rays. Radiat. Res. **8**, 187 (1958).

— G. A. Sacher and K. Hamilton: Genetic and nongenetic factors in the response of mice to periodic subacute doses of x-rays. Radiat. Res. **1**, 497 (1954).

— and H. Walton jr.: Comparative effectiveness of several x-ray qualities for acute lethality in mice and rabbits. Radiat. Res. **4**, 228 (1956).

Graul, E. H., u. K. Damminger: Strahlenwirkung auf biologische Membranen. IX. Int. Congr. Radiol., München 1959.

Gray, F. G.: Spontaneous cardiac lesions in mice. Their bearing on attempts to produce experimental carditis. Amer. J. Path. **25**, 1215 (1949).

Gray, J. L., E. J. Moulden, J. T. Tew and H. Jensen: The protective effect of pitressin and of epinephrine against total body x-irradiation. Proc. Soc. exp. Med. (N.Y.) **79**, 384 (1952).

Gray, L. H.: Elementary mechanisms of the action of radiation. IX. Int. Congr. Radiol., München 1959.

— Cellular radiobiology. Radiat. Res. Suppl. **1**, 73 (1959).

Green, J. A.: The effect of hormone administration on the growth, morphology and secretion of a transplated mouse granulosa-cell tumor. Cancer Res. **16**, 117 (1956).

Grodzensky, D. E., and T. I. Ivanenko: The use of the tracer technique in the investigations of the hormonal effect on bone metabolism. Proc. 2nd UN int. Conf. on the peaceful uses of atomic energy, Geneva 1958, vol. 25, p. 286. New York: United Nations 1958.

Gross, L.: Development and serial cell-free passage of a highly potent strain of mouse leukemia virus. Proc. Soc. exp. Biol. (N.Y.) **94**, 767 (1957).

— Viral etiology of „spontaneous" mouse leukemia: a review. Cancer Res. **18**, 371 (1958).

414 Literatur

GUSKOVA, A. K., and G. D. BAISOGOLOV: Two cases of acute radiation disease in man. Proc. int. Conf. peaceful uses of atomic energy, Geneva 1955, vol. 11, p. 35. New York: United Nations 1956.

GUTHRIE, M. J.: Tumorigenesis in ovaries of mice after x-radiation. Proc. Amer. Ass. Cancer Res. **2**, 209 (1957).

— Tumorigenesis in intrasplenic ovaries in mice. Cancer **10**, 190 (1957).

GYLLENSTEN, L.: Influence of experimental infection on the appearance of secondary nodules in the regional lymph nodes of young guinea-pigs. Acta anat. (Basel) **22**, 82 (1954).

HAGEN jr., C. W., and G. A. SACHER: Effects of total-body x-irradiation on rabbits. I. Mortality after single and paired doses. In R. E. ZIRKLE, Biol. Effects of external X- and Gamma-radiation, S. 243. New York: McGraw-Hill Book 1954.

—, and E. L. SIMMONS: Effects of total-body x-irradiation in rats. I. Lethal action of single, paired and periodic exposures. In R. E. ZIRKLE, Biol. Effects of external X- and Gamma-radiation, S. 281. Washington: Off. Techn. Serv. Dept. of Commerce 1956.

HAIGH, M. V., and E. PATERSON: Effects of a single session of whole body irradiation in the rhesus monkey. Brit. J. Radiol. **29**, 148 (1956).

HAJDUKOVIC, S. I., A. HERVÉ and V. VIDOVIC: Decrease of radiosensitivity of the adult rat in deep hypothermy. Experientia (Basel) **10**, 343 (1954).

—, and J. I. KARANOVIC: Effect of hypothermia on radiosensitivity of rats. Bull. Inst. Nucl. Sci. „Boris Kidrich" **7**, 139 (1957).

HALE, W. M., and R. D. STONER: Effects of ionizing radiation on immunity. Radiat. Res. **1**, 459 (1954).

HALEY, T. J., S. MANN and A. H. DOWDY: The effect of roentgen ray irradiation on normal, hypothyroid and hyperthyroid rats. Endocrinology **48**, 365 (1951).

— — — The effect of roentgen ray irradiation on rats premedicated with thyroxin and thiouracil derivatives. J. Amer. pharm. Ass. **41**, 39 (1953).

— R. F. RILEY, J. WILLIAMS and M. R. ANDEM: The presence and identity of vasotropic substances in the blood of rats subjected to acute whole body roentgen irradiation. Amer. J. Physiol. **168**, 628 (1952).

HALPERN, B. N., A. CUENDET et J. P. MAY: Rôle de la cortisone associée aux antibiotiques dans la survie des animaux surrénalectomisés exposés à une dose mortelle de rayons X. Presse méd. **61**, 1057 (1953).

HAMILTON, L. D.: Control and functions of lymphocytes. Ann. N.Y. Acad. Sci. **73**, 39 (1958).

HAMMOND, C. W., S. K. ANDERLE and C. P. MILLER: Effect of continuous gamma irradiation of mice on their leukocyte counts and susceptibility to bacterial infection. Radiat. Res. **11**, 242 (1959).

— M. COLLING, D. B. COOPER and C. P. MILLER: Studies on susceptibility to infection following ionizing radiation. II. Its estimation by oral inoculation at different times post irradiation. J. exp. Med. **99**, 411 (1954).

— M. TOMKINS and C. P. MILLER: Studies on susceptibility to infection following ionizing radiation. I. The time of onset and duration of the endogenous bacteremia in mice. J. exp. Med. **99**, 405 (1954).

HANSEN, R. A., S. CHASTAIN and L. R. BENNETT: The effect of anoxic anoxia on x-irradiation injury to rat bone marrow. Radiat. Res. **7**, 320 (1957).

HARRIS, R. S., G. HERDAN and J. M. YOFFEY: A quantitative comparison of the nucleated cells in the right and left humeral bone marrow of the guinea-pig. Blood **9**, 374 (1954).

HARTMAN, F. W., A. BOLLIGER and H. P. DOUB: Experimental nephritis produced by irradiation. Amer. J. med. Sci. **172**, 487 (1926).

HASTERLIK, R. J., and L. D. MARINELLI: Physical dosimetry and clinical observations on four human beeings involved in an accidental critical assembly excursion. Proc. int. Conf. peaceful uses of atomic energy, Geneva 1955, vol. 11, p. 25. New York: United Nations 1956.

HECKMANN, U., u. H. A. KÜNKEL: Knochenmark- und Organveränderungen bei bestrahlten Siebenschläfern. IX. Int. Congr. Radiol., München 1959.

HEKTOEN, L.: The influence of the x-ray on the production of antibodies. J. infect. Dis. 17, 415 (1915).

HELLER, J. H.: Effects of cortisone, choline and radiation upon the reticuloendothelial system. Fed. Proc. 14, 224 (1955).

HELLER, M.: In BLOOM, Histopathology of Irradiation, S. 70. New York: McGraw-Hill Book Company 1948.

HEMPELMANN, L. H.: Epidemiological studies of leukemia in persons exposed to ionizing radiation. Cancer Res. 20, 18 (1960).

—, and J. G. HOFFMAN: Pratical aspects of radiation injury. Ann. Rev. nucl. Sci. 3, 369 (1953).

HENNESSY, T. G., B. H. LEVEDAHL, L. S. MYERS jr., D. R. HOWTON, J. F. MEAD and O. A. SCHJEIDE (ed.): Radiobiology at the intracellular level. London-New York-Los Angeles: Pergamon Press 1959.

HENSHAW, P. S.: Leukemia in mice following exposure to x-rays. Radiology 43, 279 (1944).

— Experimental roentgen injury. IV. Effects of repeated small doses of x-rays on blood picture, tissue morphology, and life span in mice. J. nat. Cancer Inst. 4, 513 (1944).

— Whole-body irradiation syndrome. In W. D. CLAUS, Radiation Biology and Medicine, S. 317. Reading: Addison-Wesley Publ. Co. Inc. 1958.

—, and J. W. HAWKINS: Incidence of leukemia in physicians. J. nat. Cancer Inst. 4, 339 (1944).

— E. F. RILEY and G. E. STAPLETON: The biologic effects of pile radiations. Radiology 49, 349 (1947).

HERBERT, O.: Befunde an Mäusenieren bei Coccidiose (Klossiella muris). Frankfurt. Z. Path. 68, 41 (1957).

HERZBERG, K.: Über Viruskrankheiten in der Dermatologie. Arch. Derm. Syph. (Berl.) 188, 526 (1949).

HESTON, W. E.: Parasites. In SNELL, Biology of the Laboratory Mouse, S. 349. New York: Dover Publications, Inc. 1941.

—, and M. K. DERINGER: Hereditary renal disease and amyloidosis in mice. Arch. Path. (Chicago) 46, 49 (1948).

— E. LORENZ and M. K. DERINGER: Occurence of pulmonary tumors in strain A mice following total body x-radiation and injection of nitrogen mustard. Cancer Res. 13, 573 (1953).

HEVESY, G. C., A. G. FORSSBERG and J. D. ABBATT: Advances in Radiobiology. Edinburgh: Oliver & Boyd 1957.

HICKS, S. P., and P. O. B. MONTGOMERY: Effects of acute radiation on the adult mammalian central nervous system. Proc. Soc. exp. Biol. (N.Y.) 80, 15 (1952).

HILL, A. B.: Principles of medical statistics. London: The Lancet Limited 1959.

HILL, M., u. M. PRASLICKA: Quantitative und qualitative Veränderungen der Milz-Mastzellen röntgenbestrahlter Mäuse. Acta haemat. (Basel) 19, 278 (1958).

HINKEL, C. L.: Effects of roentgen rays upon the growing of long bones of albino rats. Quantitative studies of the growth limitation following irradiation. Amer. J. Roentgenol. 47, 439 (1942).

HOCHSTETLER, S. K., W. FARAGAN, M. B. BROWN, G. S. NAGAREDA, B. HIRSCH and H. S. KAPLAN: Studies on the bone marrow factors responsible for hematopoietic regeneration in systemically irradiated mice. Radiat. Res. 1, 499 (1954).

HOLLAENDER, A.: Radiation Biology. High Energy Radiation, Bd. I, Teil 2. New York: McGraw-Hill Book Company 1954.

— C. C. CONGDON, D. G. DOUGHERTY, T. MAKINODAN and A. C. UPTON: New developments in radiation protection and recovery. Proc. 2nd UN int. Conf. on the peaceful uses of atomic energy, Geneva 1958, vol. 23, p. 3. New York: United Nations 1958.

HOLLCROFT, J. W., E. LORENZ, M. MATTHEWS and C. C. CONGDON: Long-term survival following x irradiation and the irradiation of the α-particles from radon and its decay products. J. nat. Cancer Inst. 15, 1059 (1955).

— E. LORENZ, E. MILLER, C. C. CONGDON, R. SCHWEISTHAL and D. UPHOFF: Delayed effects in mice following acute total body x irradiation: modification by experimental treatment. J. nat. Cancer Inst. 18, 615 (1957).

HORNYKIEWITSCH, T.: Histochemische Untersuchungen über die Wirkung der Röntgenstrahlen. Strahlentherapie 86, 175 (1952).

—, u. G. SEYDL: Histochemische und serologische Untersuchungen über die Wirkung der Röntgenstrahlen. III. Mitt. Über das Verhalten der Acetalphosphatide (APh) in der Milz, der Thymusdrüse, dem Dünndarm, der Niere und in dem Herzmuskel der Ratte nach einer Ganzbestrahlung mit 1000 r. Strahlentherapie 88, 129 (1952).

— W. SOHRE u. H. S. STENDER: Die Bedeutung der Ausgangslage für den Reaktionsverlauf nach Ganzkörperbestrahlung. Strahlentherapie 95, 527 (1954).

HOWARD-FLANDERS, P., and O. C. A. SCOTT: Tissue oxygen tension and radiotherapy. Radiology 74, 956 (1960).

HSIUNG, G. D.: Influence of x-rays on cellular resistance to enteroviruses. Fed. Proc. 18, 574 (1959).

HUANG, K., J. R. ALMAND and L. A. HARGAN: The effect of total body x-irradiation on hepatic and renal function in albino rats. Radiat. Res. 1, 426 (1954).

HUG, O.: Die karzinogenen Wirkungen ionisierender Strahlen. Strahlentherapie 102, 546 (1957).

— Die Anwendung und ihre Grenzen von radioaktivem Chrom zur Markierung von Erythrozyten. IX. Int. Congr. Radiol., München 1959.

HUGHES, C. W., and T. T. JOB: An attempt to involute completely all of lymphoid tissues of the albino rat by x-rays. Radiology 29, 194 (1937).

HULSE, E. V.: Observations on the delay in gastric emptying after x-irradiation in the rat and the effect of adrenalectomy upon it. Brit. J. exp. Path. 38, 498 (1957).

HUNSTEIN, W.: Veränderungen der Rattenleber nach Bestrahlung mit radioaktivem Strontium (Sr 90). Beitr. path. Anat. 122, 345 (1960).

HURSH, J. B., and G. CASARETT: The life shortening effect of ionizing radiation. Proc. 2nd UN int. Conf. on the peaceful uses of atomic energy, Geneva 1958, Vortrag 1857.

— G. W. CASARETT, A. L. CARSTEN, T. R. NOONAN, S. M. MICHAELSON, J. W. HOWLAND and H. A. BLAIR: Observations on recovery and irreversible radiation injury in mammals. Proc. 2nd UN int. Conf. on the peaceful uses of atomic energy, Geneva 1958, vol. 22, p. 178. New York: United Nations 1958.

— T. R. NOONAN, G. W. CASARETT and F. VAN SLYKE: Reduction of life span of rats by roentgen irradiation. Amer. J. Roentgenol. 74, 130 (1955).

— P. A. VAN VALKENBURG and J. B. MOHNEY: Effect of roentgen radiation of thyroid function in rats. Radiology 57, 411 (1951).

HUSEBY, R. A., and J. J. BITTNER: Incidence of mammary tumors in castrate and non-castrate male mice bearing ovarian grafts. Proc. Soc. exp. Biol. (N.Y.) **69**, 321 (1948).

ICKOWICZ, M.: Early effect of x-rays on ovaries of normal and adrenalectomized rats. Proc. Soc. exp. Biol. (N.Y.) **66**, 646 (1947).

IGARASHI, T., S. ITO, M. HASEGAWA and I. MIKATA: Hematological observation of atomic bomb survivors living in Tokyo about ten years after atomic bomb explosions in Hiroshima and Nagasaki. Keiô J. Med. **6**, 99 (1957).

INGBAR, S. H., and N. FREINKEL: Intrinsic factors affecting radiation mortality in the mouse. Fed. Proc. **11**, 77 (1952).

INGRAM, M.: The peripheral blood picture, including the incidence of binucleate lymphocytes, in uranium miners. 2nd UN int. Conf. on the peaceful uses of atomic energy, Geneva 1958, Vortrag 1027.

INNES, J. R. M., and E. J. DONATI: Note on origin of some fragments of bone in lungs of laboratory animals. Arch. Path. (Chicago) **61**, 401 (1956).

IVANOV, A. E.: Pathologic-anatomical changes of the lungs of dogs in general x-ray irradiation. Arch. Pat. (Mosk.) **19**, 26 (1957).

IVERSEN, S., and A. THAMSEN: The nucleo-cytoplasmic ratio in the mouse liver cells. Acta path. microbiol. scand. **38**, 96 (1956).

JACKSON, D. P., E. P. CRONKITE, G. V. LEROY and B. HALPERN: Further studies on the nature of the hemorrhagic state in radiation injury. J. Lab. clin. Med. **39**, 449 (1952).

JACOBSON, L. O., E. GOLDWASSER, C. W. GURNEY, W. FRIED and L. PLZAK: Studies of erythropoietin: the hormone regulating red cell production. Ann. N.Y. Acad. Sci. **77**, 551 (1959).

— E. K. MARKS and M. C. GOLDMAN: The effect of x-irradiation on antibody formation. J. Lab. clin. Med. **34**, 1612 (1949).

JAFFÉ, J. J., L. G. LAJTHA, J. LASCELLES, M. G. ORD and L. A. STOCKEN: The effects of x-radiation on the processes leading to DNA-synthesis in regenerating rat liver. Int. J. Radiat. Biol. **1**, 241 (1959).

JAFFÉ, R., u. B. v. GAVALLÉR: Kreislauforgane. In COHRS, JAFFÉ u. MEESSEN, Handbuch der Pathologie der Laboratoriumstiere, Bd. 1, S. 1. Berlin: Springer 1958.

JAGIÉ, N. v., G. SCHWARZ u. L. v. SIEBENROCK: Blutbefunde bei Röntgenologen. Berl. klin. Wschr. **48**, 1220 (1911).

JAYNE, E. P.: Histochemical and degenerative changes in the adrenal cortex of the rat with age. J. Geront. **12**, 2 (1957).

JENNINGS, F. L.: Comparison of parenteral and oral protein feeding on radiation susceptibility in protein-depleted rats. Proc. Soc. exp. Biol. (N.Y.) **80**, 10 (1952).

JOHNS, H. E., and J. S. LAUGHLIN: Interaction of radiation with matter. Radiation Dosimetry (ed. by G. J. HINE u. G. L. BROWNELL), S. 49. New York: Acad. Press Inc. 1956.

JOHNSON, C. G., C. F. VILTER and T. D. SPEIS: Irradiation sickness in rats. Amer. J. Roentgenol. **56**, 631 (1946).

JONAS, H.: Effects of ionizing radiations on surface tension and reactivity of cell metabolites. Fed. Proc. **14**, 81 (1955).

JONES, D. C., T. J. CASTANERA and D. J. KIMELDORF: Delayed dental effects of whole-doy x-irradiation in the rat. Radiat. Res. **9**, 136 (1958).

JONES, H. B.: Advances in biological and medical physics. IV. New York: Acad. Press 1956.

KADOWAKI, I.: Studies on the morphological changes produced by x-rays in rat liver. Med. J. Osaka Univ. **7**, 369 (1956).

418 Literatur

KALLMAN, R. F.: The effect of dose rate on the killing efficiency and mode of death of mice by whole-body irradiation. Radiat. Res. 9, 137 (1958).
—, and H. I. KOHN: Testis weight loss induced by x-rays. Fed. Proc. 12, 75 (1953).
KAPLAN, H. S.: Observation on radiation-induced lymphoid tumors of mice. Cancer Res. 7, 141 (1947).
— Influence of age on susceptibility of mice to the development of lymphoid tumors after irradiation. J. nat. Cancer Inst. 9, 55 (1948).
— Local irradiation and the induction of lymphoid tumors in mice. Cancer Res. 9, 621 (1949a).
— Preliminary studies of the effectiveness of local irradiation in the induction of lymphoid tumors in mice. J. nat. Cancer Inst. 10, 267 (1949b).
— Influence of thymectomy, splenectomy and gonadectomy on incidence of radiation-induced lymphoid tumors in strain C_{57} black mice. Cancer Res. 10, 228 (1950).
— An evaluation of the somatic and genetic hazards of the medical uses of radiation. Amer. J. Roentgenol. 80, 696 (1958).
—, and M. B. BROWN: Effect on lymphoid tumor incidence of changes in total dose, fractionation, and periodicity of whole-body irradiation. Cancer Res. 11, 262 (1951).
— — Protection against radiation-induced lymphoma development by shielding and partial-body irradiation of mice. Cancer Res. 12, 441 (1952a).
— — Testosterone prevention of postirradiation lymphomas in C57 black mice. Cancer Res. 12, 445 (1952b).
— — A quantitative dose-response study of lymphoid-tumor development in irradiated C57 black mice. J. nat. Cancer Inst. 13, 185 (1952c).
— — Mortality of mice after total-body irradiation as influenced by alterations in total dose, fractionation and periodicity of treatment. J. nat. Cancer Inst. 12, 765 (1952d).
— — B. B. HIRSCH and W. H. CARNES: Indirect induction of lymphoma in irradiated mice. II. Factor of irradiation of the host. Cancer Res. 16, 426 (1956a).
— — and J. PAULL: Influence of bone-marrow injections on involution and neoplasia of mouse thymus after systemic irradiation. J. nat. Cancer Inst. 14, 303 (1953).
— W. H. CARNES, M. B. BROWN and B. B. HIRSCH: Indirect induction of lymphoma in irradiated mice. I. Tumor incidence and morphology in mice bearing nonirradiated thymic grafts. Cancer Res. 16, 422 (1956b).
—, and B. B. HIRSCH: Evolution of lymphoma arising in nonirradiated thymic grafts in thymectomized, irradiated, C57 Bl mice. Proc. Amer. Ass. Cancer Res. 2, 123 (1956).
— — and M. B. BROWN: Indirect induction of lymphomas in irradiated mice. IV. Genetic evidence of the origin of the tumor cells from the thymic grafts. Cancer Res. 16, 434 (1956c).
— — — and C. S. NAGAREDA: Transplantation behavior of regenerated thymic tissue from irradiated hybrid mice injected with parental bone marrow cells. Radiat. Res. 7, 325 (1957).
— S. N. MARDER and M. B. BROWN: Adrenal cortical function and radiation-induced lymphoid tumors of mice. Cancer Res. 11, 629 (1951).
— L. E. MOSES, M. B. BROWN, S. NAGAREDA and B. B. HIRSCH: The time factor in inhibition of lymphoid tumor development by injection of marrow cell suspensions into irradiated C57 Bl mice. J. nat. Cancer Inst. 15, 975 (1955).
KELEMEN, G.: Nasal cavity of rat in pharmac. and other experimentation. Science 1948, 107.

KELLY, L. S.: DNA synthesis in irradiated animals. Proc. 2nd UN Int. Conf. on the peaceful uses of atomic energy, Geneva 1958, vol. **22**, p. 521. New York: United Nations 1958.

KEPP, R., u. D. HOFMANN: Über den Einfluß der weiblichen Keimdrüsen auf die allgemeine und lokale Strahlenempfindlichkeit. Strahlentherapie **108**, 34 (1959).

KEREIAKES, J. G., W. H. PARR and A. T. KREBS: Fractionated dose effects on survival and organ weights in x-irradiated mice. Amer. J. Physiol. **191**, 131 (1957).

KIKUCHI, T., and G. WAKISAKA: Hematological investigation of the atomic bomb sufferers in Hiroshima and Nagasaki cities. Acta Sch. med. Univ. Kioto **30**, 205 (1952).

KIMBALL, A. W.: Bull. Int. Statist. Inst. (im Druck).

KIMELDORF, D. J.: Functional state studies during the interval between the acute and the late injury phase in x-irradiated rats. Radiat. Res. **11**, 448 (1959).

—, and B. J. NEWSON: The survival of irradiated rats during prolonged exposure to environmental cold. Amer. J. Physiol. **171**, 349 (1952).

KIRK, J. E., and T. J. S. LAURSEN: Changes with age in diffusion coefficients of solutes for human tissue membranes. Ciba Found. Coll. ageing **1**, 69 (1955).

— I. WANG and N. BRANDSTRUP: The glucose-6-phosphate and 6-phosphogluconate dehydrogenase activities of arterial tissue in individuals of various ages. J. Geront. **14**, 25 (1959).

KIRSCHBAUM, A.: Endocrine aspects of experimental neoplasia. Amer. J. Med. **21**, 659 (1956).

— E. T. BELL and J. GORDON: Spontaneous and induced glomerulonephritis in an inbred strain of mice. J. Lab. clin. Med. **34**, 209 (1949).

—, and A. G. LIEBELT: Thymus and the carcinogenic induction of mouse leukemia. Cancer Res. **15**, 689 (1955).

—, and H. W. MIXER: Induction of leukemia in eight inbred stocks of mice varying in susceptibility to spontaneous disease. J. Lab. clin. Med. **32**, 720 (1947).

— J. R. SHAPIRO and W. H. MIXER: Synergistic action of estrogenic hormone and x-rays in inducing thymic lymphosarcoma of mice. Proc. Soc. exp. Biol. Med. (N.Y.) **72**, 632 (1949).

— — — Induction of leukemia in mice by estrogenic hormone, methylcholanthrene and x-rays. Cancer Res. **12**, 275 (1952).

— — — Synergistic action of leukemogenic agents. Cancer Res. **13**, 262 (1953).

KLEMPARSKAYA, N. N., N. A. KRAEVSKY and V. V. SHIKHODIROV: Local test as a method of detecting the condition of autosensitization of the irradiated body. Bjull. éksp. Biol. Med. **46**, 28 (1958).

KÖHLER, H.: Knochenmark (einschließlich Leukose). In COHRS, JAFFÉ u. MEESSEN, Handbuch der Pathologie der Laboratoriumstiere, Bd. I, S. 235. Berlin: Springer 1958.

KOHN, H. I.: On the direct and indirect effects of x-rays on the testis of the rat. Radiat. Res. **3**, 153 (1955).

— The late effects of ionizing radiation: Some general problems of experimental design. Radiat. Res. Suppl. **1**, 235 (1959).

—, and P. H. GUTTMAN: Age at exposure and the late effects of irradiation. Radiat. Res. **11**, 449 (1959).

—, and R. F. KALLMAN: The influence of strain on acute x-ray lethality in the mouse. Radiat. Res. **6**, 329 (1957).

— — Acute lethality studies with the rat: the LD 50, death rate and recovery rate. Radiat. Res. **7**, 85 (1957).

— — C. C. BERDJIS and K. B. DE OME: Late effects of whole-body x-irradiation in the mouse. Some gross and histologic aspects of the development of morbidity prior to terminal state, with special reference to the gonad, uterus, heart, liver, kidney and submaxillary gland. Radiat. Res. 7, 407 (1957).

Ko Ko Gyl, D. M. Donaldson and S. Marcus: Influence of various agents on intracellular digestion by mouse phagocytes. Fed. Proc. 14, 464 (1955).

Konuma, M., M. Furutani and S. Kubo: Syndrome as if of diencephalogenic nature as an A-bomb sickness sequela. Hiroshima J. med. Sci. 5, 369 (1957).

Korson, R., and A. L. Botkin: Effects of total body x-irradiation on the rat pituitary. Endocrinology 54, 225 (1954).

Krabbenhoft, K. L.: Radiation injury of the central nervous system. Amer. J. Roentgenol. 73, 850 (1955).

Krebs, C., A. Wagner and H. C. Rask-Nielsen: The origin of lymphosarcomatosis and its relation to other forms of leucosis in white mice. Acta radiol. (Stockh.) Suppl. 10, 1 (1930).

Krebs, J. S., and R. W. Brauer: Comparison of the effects of fast neutrons and x-rays in producing acute and subacute injury in mice. Radiat. Res. 11, 450 (1959).

— — Kidney function in mice in relation to age and radiation history. Radiat. Res. 12, 450 (1960).

— — and H. Kalbach: The estimation of the nonrecuperable injury caused by ionizing radiation. Radiat. Res. 10, 80 (1959).

Kretchmar, A. L., H. J. Gomberg, D. E. Weyant and F. H. Bethell: The effect of thyroidectomy on the mortality and peripheral blood changes of the rat subjected to whole body x-irradiation. Endocrinology 51, 59 (1952).

Kröning, F., u. R. Sigmund: Die Induktion leukämischer und nicht-leukämischer Tumoren nach Röntgen-Ganzbestrahlung bei Mäusen des C57-Black-Inzuchtstammes. Strahlentherapie 95, 574 (1955).

Kusin, A. M.: Die biologische Wirkung ionisierender Strahlung im Lichte der gegenwärtigen Anschauungen über das Wesen der Desoxyribonukleinsäure. Atompraxis 4, 203 (1958).

Lacassagne, A.: Mesure de l'action des hormones sexuelles sur la glande sousmaxillaire de la souris. C. R. Soc. Biol. (Paris) 133, 227 (1940).

— Geringe Empfindlichkeit neugeborener Mäuse gegen Röntgenstrahlen im Zustand der Asphyxie. C. R. Acad. Sci. (Paris) 215, 231 (1942).

— L'anoxie comme facteur de radiorésistance. Acta radiol. (Stockh.) Suppl. 116, 100 (1954).

—, et G. Gricouroff: Action des radiations ionisantes sur l'organisme. Paris: Masson & Cie. 1956.

Lajtha, L. G., R. Oliver, T. Kumatori and F. Ellis: On the mechanism of radiation effect on DNA synthesis. Radiat. Res. 8, 1 (1958).

Lambrev, Zh., and Zh. Zlatarev: Certain observations on mice subjected to irradiation by x-rays in lethal doses. Med. Radiol. 3, 30 (1958).

Lamerton, L. F.: Somatische Strahlenwirkung bei niedriger Dosierung. IX. Int. Congr. Radiol., München 1959.

— L. A. Elson and W. R. Christensen: A study on the phases of radiation response in the rat. I. The effects of uniform whole body irradiation. Brit. J. Radiol. 26, 510 (1953).

— A. H. Pontifex, N. M. Blackett and K. Adams: Effects of protracted irradiation on the blood-forming organs of the rat. Part I. Continuous exposure. Brit. J. Radiol. 33, 287 (1960).

Lamson, B. G., M. S. Billings, R. A. Meek and L. R. Bennett: Late effects of total-body roentgen irradiation. III. Early appearance of neoplasms and life-shortening in female Wistar-rats, surviving 1000 r hypoxic total-body irradiation. Arch. Path. (Chicago) 66, 311 (1958).

Lamson, B. G., R. A. Meek and L. R. Bennett: Late effects of total-body roentgen irradiation. Arch. Path. (Chicago) 64, 505 (1957).

Lange, R. D., W. C. Moloney and T. Yamawaki: Leukemia in atomic bomb survivors. I. General observations. Blood 9, 574 (1954).

— S. W. Wright, M. Tomonaga, H. Kurasaki, S. Matsuoke and H. Matsunaga: Refractory anemia occurring in survivors of the atomic bombing in Nagasaki, Japan. Blood 10, 312 (1955).

Langendorff, H., R. Koch u. H. Sauer: Untersuchungen über einen biologischen Strahlenschutz. IV. Mitt. Die Bedeutung Sulhydrylgruppen-tragender Verbindungen für den biologischen Strahlenschutz. Strahlentherapie 93, 281 (1954).

— — Untersuchungen über einen biologischen Strahlenschutz: XVIII. Mitt. Die Wirkung zentral-erregender Pharmaka auf das bestrahlte Tier. Strahlentherapie 102, 58 (1957).

Lansing, A. I.: Ageing of elastic tissue and the systemic effects of elastase. Ciba Found. Coll. ageing 1, 88 (1955).

Laron, Z., B. D. Canlas jr. and J. D. Crawford: The interaction of cortisone and vitamin D on bones of rachitic rat. Arch. Path. (Chicago) 65, 403 (1958).

Law, L. W.: Some aspects of the etiology of leukemia. Proc. III. Canadian Cancer Conf., S. 145. New York: Academic Press 1959.

Lea, D. E.: Action of radiations on living cells, S. 1. Cambridge: Univ. Press 1946.

Lebedinsky, A. V.: The influence of ionizing radiations on animal organisms. Proc. int. Conf. on peaceful uses of atomic energy, Geneva 1955, vol. 11, p. 7. New York: United Nations 1956.

— On the biological effects of radiation (comprehensive United Nations Report). Proc. 2nd UN int. Conf. on peaceful uses of atomic energy, Geneva 1958, vol. 22, p. 5. New York: United Nations 1958.

Leblond, C. P., and B. E. Walker: Renewal of cell populations. Physiol. Rev. 36, 255 (1956).

Leinfelder, P. J., T. C. Evans and E. F. Riley: Production of cataracts in animals by x-rays and fast neutrons. Radiology 65, 433 (1955).

— E. F. Riley and R. D. Richards: Recovery of x-irradiated rabbit lenses. Radiat. Res. 9, 171 (1958).

Lejeune, J., et R. Turpin: Sur le mécanisme génétique possible des radio-leucémies chez l'homme. Sang 29, 730 (1958).

Lenke, S., and L. Loewe: Cardiac lesions resembling Aschoff bodies in mice. Amer. J. Path. 17, 857 (1941).

Lennert, K.: Über die Erkennung von Keimzentrumszellen im Lymphknotenausstrich. Klin. Wschr. 35, 1130 (1957).

—, u. W. Remmele: Karyometrische Untersuchungen an Lymphknotenzellen des Menschen. Acta haemat. (Basel) 19, 99 (1958).

Le Roy, G. V.: Injuries produced by the atomic bomb. Hematology. Amer. J. Path. 23, 890 (1947).

Lesher, S.: Zit. nach G. Sacher: Disk. vot. Ciba Found. Coll. ageing 5, 80 (1959).

—, and D. Grahn: Amyloidosis in mice exposed to daily gamma irradiation. Radiat. Res. 7, 327 (1957).

— — and A. Sallese: Amyloidosis in mice exposed to daily gamma irradiation. J. nat. Cancer Inst. 19, 1119 (1957).

— K. Hamilton, D. Grahn and G. Sacher: The cause of death for LAF$_1$ mice exposed to low dose, daily Co^{60} gamma irradiation. Radiat. Res. 12, 451 (1960).

— A. Sallese, G. Sacher and D. Grahn: Intestinal sensitivity of 30-day-old mice exposed to dosages of 750 to 3500-r x-rays. Radiat. Res. 9, 143 (1958).

—, and H. H. Vogel jr.: A comparative histological study of duodenal damage produced by fission neutrons and Co^{60} gamma-rays. (Radiat. Res. 9, 560 (1958).

LEUCUTIA, T.: Cataract formation following whole body irradiation. Amer. J. Roentgenol. **67**, 998 (1952).

LEVY, B. M., and R. RUGH: The effect of total body roentgen irradiation on the long bones of hamsters. Amer. J. Roentgenol. **67**, 974 (1952).

LEWIS, E. B.: Leukemia and ionizing radiation. Science **125**, 965 (1957).

LI, M. H., and W. U. GARDNER: Experimental studies on the pathogenesis and histogenesis of ovarian tumors in mice. Cancer Res. **7**, 549 (1947).

— — and H. S. KAPLAN: Effects of x-ray irradiation on the development of ovarian tumors in intrasplenic grafts in castrated mice. J. nat. Cancer. Inst. **8**, 91 (1947).

LICK, L., A. KIRSCHBAUM and H. MIZER: Mechanism of induction of ovarian tumors by x-rays. Cancer Res. **9**, 532 (1949).

LIEBEGOTT, G.: Nebennieren. In COHRS, JAFFÉ u. MEESSEN, Handbuch der Pathologie der Laboratoriumstiere, Bd. I, S. 501. Berlin: Springer 1958.

LIEBOW, A. A., and S. WARREN: Injuries produced by the atomic bomb. Mechanical imjuries and burns. Amer. J. Path. **23**, 888 (1947).

— — and E. DE COURSEY: Pathology of atomic bomb casualties. Amer. J. Path. **25**, 853 (1949).

LINDOP, P., and J. ROTBLAT: Ageing effects of ionizing radiations. Proc. 2nd UN Int. Conf. on the peaceful uses of atomic energy, Geneva 1958, vol, 22, p. 46. New York: United Nations 1958.

— — Shortening of lifespan of mice as a function of age at irradiation. Gerontologia (Basel) **3**, 122 (1959).

LINMAN, J. W., D. R. KORST and F. H. BETHELL: Some observations on the stimulation of erythropoiesis by humoral factors. Ann. N.Y. Acad. Sci. **77**, 638 (1959).

LITTLE, C. C.: The genetics of spontaneous tumor formation. In SNELL, Biology of the Laboratory Mouse, S. 248. New York: Dover-Publications Inc. 1941.

LOCKHART, L. H., and J. C. FINERTY: Effect of estrogen on anterior pituitary cytophysiology. Tex. Rep. Biol. Med. **13**, 76 (1955).

LÖWENTHAL, K.: Experimentelle Arteriosklerose bei Omnivoren. Frankfurt. Z. Path. **34**, 145 (1926).

— Nekrotisierende Aortitis und Aortenruptur bei einer Maus. Virchows Arch. path. Anat. **265**, 424 (1927).

LORENZ, E.: Effects of long-continued total-body gamma irradiation on mice, guinea pigs and rabbits. IV. Conclusions and applicability of results to the problem of human protection. In R. E. ZIRKLE, Biological Effects of external X- and Gamma-Radiation, S. 226. New York: McGraw-Hill Book Company 1954.

—, and W. E. HESTON: Effects of long-continued total-body gamma irradiation on mice, guinea pigs, and rabbits. I. Preliminary experiments. In R. E. ZIRKLE, Biological Effects of external X- and Gamma-Radiation, S. 1. New York: McGraw-Hill Book Company 1954.

— — M. DERINGER and A. B. ESCHENBRENNER: Increase in incidence of pulmonary tumors in strain A mice following long-continued irradiation with gamma-rays. J. nat. Cancer Inst. **6**, 349 (1946).

— — and A. B. ESCHENBRENNER: Effects of chronic irradiation with gamma rays on mammary tumor incidence in C3Hb female mice. Cancer Res. **9**, 621 (1949).

— — — and M. K. DERINGER: Biological studies in the tolerance range. Radiology **49**, 274 (1947).

— J. W. HOLLCROFT, E. MILLER, C. C. CONGDON and R. SCHWEISTHAL: Long-term effects of acute and chronic irradiation in mice. I. Survival and tumor incidence following chronic irradiation of 0,11 r per day. J. nat. Cancer Inst. 15, 1049 (1955).

LORENZ, E., L. O. JACOBSON, W. E. HESTON, M. SHIMKIN, A. B. ESCHENBRENNER, M. K. DERINGER, J. DONINGER and R. SCHWEISTHAL: Biologic effects of long continued total gody gamma irradiation on mice, guinea pigs and rabbits. In R. E. ZIRKLE, Biol. Effects of external X- and Gamma-Radiation. Nat. Nuclear Energy Ser., Div. IV 22 B (I), 24 (1954).

— R. SCHWEISTHAL and C. C. CONGDON: Long-term survival of x-irradiated mice with and without spleen protection. Argonne National Laboratory Quarterly Report. ANL 4948 (1953).

LOVELACE, F., L. WILL, G. SPERLING and C. McCAY: Teeth, bones and ageing of syrian hamsters. J. Geront. 13, 27 (1958).

LUBENSKY, Y. M.: Changes in the secretory function of the stomach in acute radiation sickness. Vestn. Rentgenol. Radiol. 33, 63 (1958).

LUSHBAUGH, C. C.: Vertebrate radiobiology (the pathology of radiation exposure). Ann. Rev. nuclear Sci. 7, 163 (1957).

—, and C. HOUCK: Pathology of monkeys exposed to massive doses of total body gamma radiation. Fed. Proc. 14, 411 (1955).

LUZIO, N. R. DI: Effects of x-irradiation and choline on the reticulo-endothelial system of the rat. Amer. J. Physiol. 181, 595 (1955).

— K. A. SIMON and A. C. UPTON: Effects of x-rays and trypan blue on reticulo-endothelial cells. Arch. Path. (Chicago) 64, 649 (1957).

MacCARDLE, R. C., and C. C. CONGDON: Mitochondrial changes in hepatic cells of x-irradiated mice. Amer. J. Path. 31, 725 (1955).

McCREIGHT, CH. E., and N. M. SULKIN: Cellular proliferation in the kidney of young and senile rats following unilateral nephrectomy. J. Geront. 14, 440 (1959).

McCUTCHEON, M.: Problems and effects of radiation on capillary permeability. J. cell. comp. Physiol. Suppl. 2, 39, 113 (1952).

MacDONALD, R. A., and G. K. MALLORY: Life span of liver cells: autoradiographic studies in normal and fatty rat liver. Amer. J. Path. 35, 690 (1959).

McEWEN, C. S., H. SELYE and J. B. COLLIP: Some effects of prolonged administration of oestrin in rats. Lancet 1936, 775.

MAISIN, J.: Les radiation ionisantes comme facteurs de cancérisation. Vortrag Soc. Anat. Paris 1959.

— P. MALDAGUE, A. DUNJIC et H. MAISIN: Syndromes mortels et effects tardifs des irradiations totales et subtotales chez le rat. J. belge Radiol. 40, 346 (1957).

— — — PHAM-HONG-QUÉ and H. MAISIN: Carcinogenic effect of a single dose of x-rays in the rat. Proc. 2nd UN Int. Conf. on the peaceful uses of atomic energy, Geneva 1958, vol. 22, p. 134. New York: United Nations 1958.

MAKINODAN, T., and B. H. FRIEDBERG: Temporal relation between secondary antigen injection and x-irradiation on antibody response. Radiat. Res. 9, 84 (1958).

—, and N. GENGOZIAN: Relation of primary antigen injection to time of irradiation and antibody production during maximum inhibition after varying doses of x-rays. Radiat. Res. 7, 437 (1957).

MANDL, A. M.: A quantitative study of the sensitivity of oocytes to X-irradiation. Proc. roy. Soc. Biol. 150, 53 (1959).

—, and S. ZUCKERMAN: The reactivity of the x-irradiated ovary of the rat. J. Endocr. 13, 243 (1956).

MARCH, H. C.: Leukemia in radiologists. Radiology 43, 275 (1944).

— Leukemia in radiologists in a 20 year period. Amer. J. med. Sci. 220, 282 (1950).

MARTIN, J. H.: Radiation Biology. London: Butterworths Scientific Publication 1959.

MARTINEZ, C., J. J. BITTNER and H. COLE: Effect of adrenocorticotropin administration upon estrogen secretion of post-castrational adrenal tumors in mice. Proc. amer. Ass. Cancer Res. 2, 131 (1956).

—, and J. M. SMITH: Adrenal alterations following gonadectomy in mice of different strains. Proc. Amer. Ass. Cancer Res. 2, 229 (1957).

MARTLAND, H. S.: Occurrence of malignancy in radioactive persons: A general review of data gathered in the study of the radium dial painters with special reference to the occurrence of osteogenic sarcoma and the interrelationship of certain blood diseases. Amer. J. Cancer 15, 2435 (1931).

MASKE, H.: Experimentell erzeugte Vergrößerung der Langerhansschen Inseln beim Meerschweinchen. 3. Sympos. der Dtsch. Ges. für Endokr. 1955, Bd. 223.

MATEYKO, G. M., and H. A. CHARIPPER: Histological effects upon the pars anterior of the rat pituitary following hypophyseal cathode-ray irradiation and whole-body x-irradiation. J. Morph. 93, 533 (1953).

—, and A. EDELMANN: The effect of the localized cathode-ray particle irradiation of the hypophysis and whole-body x-irradiation on gonadotropin, thyrotropin. and adrenocorticotropin of the rat pituitary. Radiat. Res. 1, 470 (1954).

MATHÉ, G.: Transfusion et greffe de moelle osseuse homologue chez l'homme. Méd. et Hyg. 17, 491 (1959).

— H. JAMMET, B. PENDIC, L. SCHWARTZENBERG, J. F. DUPLAN, B. MAUPIN, R. LATARJET, M. J. LARRIEU, D. KALIC et L. DJUKIC: Transfusions et greffes de moelle osseuse homologue chez des humains irradiés à haute dose accidentellement. Rev. franç. Et. clin. biol. 4, 226 (1959).

MATSUDA, H.: Histochemical studies of irradiated liver. Med. J. Osaka Univ. 6, 853 (1956).

MAURER, H.-J., u. W. MINDER: Untersuchungen über die Bedeutung des Zeitfaktors bei Ganzkörperbestrahlungen. IX. Int. Congr. Radiol., München 1959.

MEDAWAR, P. B.: The definition and measurement of senescence. Ciba Found. Coll. ageing 1, 4 (1955).

MENDHEIM, H.: Tierische Parasiten und parasitäre Krankheiten. In COHRS, JAFFÉ u. MEESSEN, Handbuch der Pathologie der Laboratoriumstiere, Bd. II, S. 149. Berlin: Springer 1958.

MEREDITH, O. M., and G. V. TAPLIN: Dose rate effects on the acute radiation mortality of CF$_1$ mice. Radiat. Res. 11, 454 (1959).

METCALF, D.: The thymic origin of the plasma lymphocytosis stimulating factor. Brit. J. Cancer 10, 442 (1956).

— The thymic lymphocytosis-stimulating factor. Ann. N.Y. Acad. Sci. 73, 113 (1958).

— Long-term effects of whole body irradiation on lymphocyte homeostasis in the mouse. Radiat. Res. 10, 313 (1959).

METCALF, R. G., R. J. BLANDAU and TH. B. BARNETT: Pathological changes exhibited by animals exposed to single doses of x-radiation. In BLAIR, Biological effects of external radiation, Bd. 2, S. 11. New York: McGraw-Hill Book Company 1954.

MEWISSEN, D. J.: Dependence of lymphosarcoma incidence on dose factors in irradiated C57BL mice: The marking probit. Radiat. Res. 9, 153 (1958).

— Le critère de mortalité et sa quantité d'information dans l'éxperimentation radiobiologique. Int. J. appl. Radiat. 4, 58 (1958).

— E. H. BETZ, M. BETZ-BAREAU and G. A. DUCHESNE: Leucopenia, neutropenia and bacteremia in mice after two successive irradiation by x-rays. Proc. 2nd UN int. Conf. on the peaceful uses of atomic energy, Geneva 1958, vol. 22, p. 234. New York: United Nations 1958.

MEWISSEN, D. J., and M. BRUCE: Late effects of gamma radiation on mice protected with cysteamine or cystamine. Nature (Lond.) **179**, 201 (1957).

MICHAELSON, S. M., and J. W. HOWLAND: Radiation injury and recovery in the dog. Radiat. Res. **9**, 153 (1958).

— R. A. E. THOMSON, C. L. HASEN jr. and J. W. HOWLAND: Long term effects of ionizing radiation in the dog. Radiat. Res. **12**, 456 (1960).

MIESCHER, G.: Die Histologie der akuten Röntgendermatitis (Röntgenerythem). Mit besonderer Berücksichtigung der Teilungsvorgänge. Arch. Derm. Syph. (Berl.) **148**, 540 (1925).

MIESCHER, K.: Diskussionsvotum. Ciba Found. Coll. ageing **1**, 56 (1955).

MILLER, M., and G. A. SACHER: Hematologic response of LAF$_1$ mice to gamma irradiation. III. Fe^{59} uptake by erythrocytes. Radiat. Res. **11**, 455 (1959).

MIRAND, E. A., T. C. PRENTICE and W. R. SLAUNWHITE: Current studies on the role of erythropoietin on erythropoiesis. Ann. N.Y. Acad. Sci. **77**, 677 (1959).

MITCHELL, J. S., B. E. HOLMES and C. L. SMITH (ed.): Progress in Radiobiology. Edinburgh: Oliver & Boyd 1956.

MIYA, F., S. MARCUS and B. D. THORPE: Effect of properdin on whole body irradiated mice and rats. Proc. Soc. exp. Biol. (N.Y.) **99**, 757 (1958).

MIYAKAWA, M., S. IIJIMA, R. KOBAYASHI and M. TAJIMA: Observation on the lymphoid tissue of the germ-free guinea pig. Acta path. jap. **7**, 183 (1957).

MIYOSHI, K., and T. KUMATORI: Clinical and hematological observations on the radiation sickness caused by the out-fall at Bikini. Zbl. Radiol. **53**, 218 (1957).

MOLE, R. H.: Whole body irradiation — Radiobiology or medicine? Brit. J. Radiol. **26**, 234 (1953).

— On wasted radiation and the interpretation of experiments with chronic irradiation. J. nat. Cancer Inst. **15**, 907 (1955).

— Shortening of life by chronic irradiation: the experimental facts. Nature (Lond.) **180**, 456 (1957).

— Dose-response for the induction fo leukaemia by whole-body irradiation of mice. Proc. 2nd UN int. Conf. on the peaceful uses of atomic energy, Geneva 1958, vol. 22, p. 145. New York: United Nations 1958.

— Some aspects of mammalian radiobiology. Radiat. Res. Suppl. **1**, 124 (1959).

— Effects of dose-rate and protraction: Symposium. I. Patterns of response to whole-body irradiation: The effect of dose intensity and exposure time on duration of life and tumour production. Brit. J. Radiol. **32**, 497 (1959).

MOLNAR, Z.: Electron microscopy of frozen-dried membrane bone. Fed. Proc. **18**, 496 (1959).

MOLONEY, W. C.: Leukemia in survivors of atomic bombing. New Engl. J. Med. **253**, 88 (1955).

—, and M. A. KASTENBAUM: Leukemogenic effects of ionizing radiation on atomic bomb survivors in Hiroshima. Science **121**, 308 (1955).

—, and R. D. LANGE: Leukemia in atomic bomb survivors II. Observations on early phases of leukemia. Blood **9**, 663 (1954).

MONTAGNA, W., and J. W. WILSON: A cytologic study of the intestinal epithelium of the mouse after total body x-irradiation. J. nat. Cancer Inst. **15**, 1703 (1955).

MOON, H. D., A. A. KONEFF, C. H. LI and M. E. SIMPSON: Phaeochromocytomas of adrenals in male rats chronically injected with pituitary growth hormone. Proc. Soc. exp. Biol. (N.Y.) **93**, 74 (1956).

MOORE, F. J., G. K. RIDGE, R. W. HUNTINGTON, E. M. HALL, G. C. GRIFFITH and R. G. KNOWLES: Production of acute rheumatic-like heart lesions in mice. Proc. Soc. exp. Biol. (N.Y.) **65**, 102 (1947).

MORRIS, D. M., F. F. WOLFF and A. C. UPTON: The influence of the thyroid gland on the survival of rats and mice bearing transplanted lymphoid leukemia. Cancer Res. **17**, 325 (1957).

MOTTRAM, J. G.: Variations in the sensitivity of the cell to radiation in relation to mitosis. Brit. J. Radiol. 8, 645 (1935).

MÜHLBOCK, O.: The use of inbred strains of animals in experimental gerontology. Ciba Found. Coll. ageing 3, 115 (1957).

— Factors influencing the life-span of inbred mice. Gerontologia (Basel) 3, 177 (1959).

MURRAY, J. M.: A study of the histological structure of mouse ovaries following exposure to roentgen irradiation. Amer. J. Roentgenol. 25, 1 (1931).

MURRAY, R., P. HECKEL and L. H. HEMPELMANN: Leukemia in children exposed to ionizing radiation. New Engl. J. Med. 261, 585 (1959).

MURRAY, R. G.: The spleen. Nat. Nuclear Energy Ser., Div. IV 22 (II), 243 (1948).

— The effects of single and divided doses of x-radiation on bone marrow of partially shielded rats. Radiat. Res. 10, 347 (1959).

NAGAREDA, C. S., and H. S. KAPLAN: The effect of hypophysectomy and x-irradiation on lymphoid organs and on the induction of lymphoid tumors in C 57 BL mice. J. nat. Cancer Inst. 16, 139 (1955).

— — Effect of radiothyroidectomy and thyroid grafts on lymphoma development in nonirradiated thymic implants in thymectomized, irradiated C 57 BL-mice. Radiat. Res. 7, 440 (1957).

NAKAO, M. O., and A. ANGRIST: The application of parabiosis for the study of valvular endocardial lesions. Amer. J. Path. 35, 709 (1959).

NEBEL, B. R.: Fine structure of chromosomes in man and other metazoa and testicular recovery from x rays in mammals. Proc. 2nd UN int. Conf. on the peaceful uses of atomic energy, Geneva 1958, vol. 22, p. 308. New York: United Nations 1958.

—, and C. J. MURPHY: Damage and recovery of mouse testis after 1000 r of acute localized irradiation, with reference to restitution cells, sertoli cell increase, and type A spermatogonial recovery. Radiat. Res. 11, 456 (1959).

— — Damage and recovery of mouse testis after 1000 r acute localized x-irradiation, with reference to restitution cells, sertoli cell increase and type A spermatogonial recovery. Radiat. Res. 12, 626 (1960).

— — and H. J. LINDER: Autoradiographic study with tritiated thymidine of mouse testis after 320 r and after 1000 r of acute localized x-irradiation. Radiat. Res. 13, 126 (1960).

NELSON, J. G.: Infectious catarrh of mice. I. A natural outbreak of the disease. J. exp. Med. 65, 833 (1937).

NERLI, A.: Ricerche istologiche sul connettivo reticolare e sulle membrane basali del rene irradiato. Radioter. radiobiol. Fis. med. 13, 112 (1958).

NEUMANN, G.: Die lebensverkürzende Wirkung ionisierender Strahlen. Eine Literaturübersicht. Tuberk.-Arzt 13, 417 (1959).

NICKSON, J. J.: Symposium on Radiobiology. The basic aspects of radiation effects on living systems. New York: J. Wiley & Sons, Inc. 1952.

— Irradiation — carcinogenesis and protection. Med. Clin. N. Amer. 40, 647 (1956).

NIMS, L. F., and E. SUTTON: Weight changes and water consumption of rats exposed to whole body x-irradiation. Amer. J. Physiol. 171, 17 (1952).

NISHIWAKI, Y.: Effects of H-bomb test in 1954. Atomic Sci. J. 4, 179 (1955).

NITZESCU, I. I., A. POPA u. R. OZUN: Das Blutcalcium als Test für die Unterscheidung der natürlichen von den synthetischen Oestrogenen. Z. Vitamin-, Hormon- u. Fermentforsch. 10, 137 (1959).

NOBLE, J. F., A. T. HASEGAWA, H. D. LANDAHL and J. DOULL: Life span of mice exposed to chronic gamma and fast neutron irradiation. Fed. Proc. 18, 427 (1959).

Noonan, T., F. van Slyke and J. B. Hursh: Effect of single doses of x-ray on the survival of rats. Univ. Rochester A.E.C. Report UR-161 (1951).

Nowell, P. C., L. J. Cole and M. E. Ellis: Induction of intestinal carcinoma in the mouse by whole-body fast neutron irradiation. Proc. Amer. Ass. Cancer Res. 2, 136 (1956).

— — — Gastric neoplasms in irradiated mice. Proc. Amer. Ass. Cancer Res. 2, 235 (1957).

Noyes, P. P., and R. E. Smith: Quantitative changes in rat liver mitochondria following whole body irradiation. Exp. Cell Res. 16, 15 (1959).

Oakberg, E. F.: Sensitivity and time of degeneration of spermatogenic cells irradiated in various stages of maturation in the mouse. Radiat. Res. 2, 369 (1955).

— Initial depletion and subsequent recovery of spermatogonia of the mouse after 20 r of gamme rays and 100, 300, and 600 r of x-rays. Radiat. Res. 11, 700 (1959).

Ohida, S.: Histological studies of the thyroid gland of the mouse after castration. Okajimas Folia anat. jap. 26, 347 (1954).

Oppel, A.: Lehrbuch der vergleichenden Mikroscopischen Anatomie der Wirbeltiere, Bd. 1—8. Jena: Gustav Fischer 1904.

Ord, M. G., and L. A. Stocken: Biochemical aspects of the radiation syndrome. Physiol. Rev. 33, 356 (1953).

Ortega, L. G., and R. C. Mellors: Cellular sites of formation of gamma globulin. J. exp. Med. 106, 627 (1957).

Osborne, J. W., H. S. Bryan, H. Quastler and H. E. Rhoades: X-irradiation and bacteremia: studies on roentgen death in mice. Amer. J. Physiol. 170, 414 (1952).

— D. P. Nicholson and R. Solem: Intestinal carcinoma in intestine irradiated rats. Radiat. Res. 12, 460 (1960).

Ottesen, J.: On the age of human white cells in peripheral blood. Acta physiol. scand. 32, 75 (1954).

Otto, H.: Befunde an Mäusenieren bei Coccidiose. (Klossiella muris.) Frankfurt. Z. Path. 68, 41 (1957).

Passeri, A., G. Pipino and E. Vassallo: Studio istochimico del liquor follicoli in seguito a trattamento con plesioroentgenterapia. Quad. Clin. ostet. ginec. 13, 427 (1958).

Paterson, R.: The relative biological efficiency of 4 MeV and 300 kV radiations. IX. Commentary. Brit. J. Radiol. 30, 354 (1957).

Patt, H. M.: Radiation effects on mammalian systems. Ann. Rev. Physiol. 16, 51 (1954).

—, and M. N. Swift: Influence of temperature on the response of frogs to x-irradiation. Amer. J. Physiol. 155, 388 (1948).

Peckham, S. C., N. S. Ayres, W. H. Goldwater, D. C. Jones, D. J. Kimeldorf and C. Entenman: The effects of x-ray and neutrons on the body composition of the rat. Radiat. Res. 12, 462 (1960).

Pentz, E. I., and R. J. Hasterlik: Factors influencing diuresis in rats following total-body x-irradiation. Amer. J. Physiol. 189, 11 (1957).

Permutt, S., and F. B. Johnson: Histochemical studies on the lens following radiation injury. Arch. Path. (Chicago) 55, 20 (1953).

Petri, S.: Morphologische und numerische Untersuchungen über Knochenmarkzellen bei normalen weißen Laboratoriumsmäusen. Acta path. microbiol. scand. 11, 1 (1934).

Pettersson, T.: The effect of x-ray total-body irradiation on the mast cell count in the skin. (An experimental investigation on guinea pigs.) Acta path. microbiol. scand. 35, 1 (1954).

Pierce, M.: The gastrointestinal tract. In Bloom, Histopathology of irradiation from external and internal sources, S. 502. New York: McGraw-Hill Book Company 1948.

Piliero, S. J.: Influence of hypoxic stimuli upon blood formation in endocrine-deficient animals. Ann. N.Y. Acad. Sci. 77, 518 (1959).

Pirani, C. L., H. R. Catchpole and O. Moore: Prevention of casein-induced amyloidosis by splenectomy. Fed. Proc. 18, 500 (1959).

Pliess, G., u. H. Franke: Die Wirkung der Röntgenstrahlen auf die Incisorbasis der Ratte. Frankfurt. Z. Path. 70, 346 (1960).

Pollard, E. C.: The effect of ionizing radiation on proteins, nucleic acids and microsomal particles. IX. Int. Congr. Radiol., München 1959.

Poppe, E.: Experimental investigations on cataract formation following whole-body roentgen radiation. Acta radiol. (Stockh.) 47, 138 (1957).

Quastler, H.: Cell renewal and acute radiation damage. Radiology 73, 161 (1959).

— J. P. M. Bensted, L. F. Lamerton and S. M. Simpson: Effects of dose-rate and protraction: Symposium. II. Adaptation to continuous irradiation: observation on the rat intestine. Brit. J. Radiol. 32, 501 (1959).

— E. F. Lanzl, M. E. Keller and J. W. Osborne: Acute intestinal death. Studies on roentgen death in mice. III. Amer. J. Physiol. 164, 546 (1951).

— F. G. Sherman, G. Brecher and E. P. Cronkite: Cell renewal, maturation and decay in the gastrointestinal epithelia of normal and irradiated animals. Proc. 2nd UN int. Conf. on peaceful uses of atomic energy, Geneva 1958, vol. 22, p. 202. New York: United Nations 1958.

—, and M. Zucker: The hierarchy of modes of radiation death in specifically protected mice. Radiat. Res. 10, 402 (1959).

Quevedo jr., W. C.: Loss of clear cells in the hair follicles of x-irradiated albino mice. Anat. Rec. 127, 725 (1957).

—, and D. Grahn: Effect of daily gamma-irradiation on the pigmentation of mice. Radiat. Res. 8, 254 (1958).

—, and J. E. Isherwood: „Dopa oxidase" in melanocytose of x-irradiated quiescent (Telogen) hair follicles. Proc. Soc. exp. Biol. (N.Y.) 99, 748 (1958).

Rabkina, A. E.: Der Einfluß von Cortison und ACTH auf die Struktur des Inselapparates des Pankreas. Probl. Endokr. Hormonoter. 2, 25 (1956).

Race, G. J., W. M. Nickey, P. S. Wolf and E. J. Jordan: Studies on functional zonation of the adrenal cortex. Arch. Path. (Chicago) 64, 312 (1957).

Räsänen, T.: Tissue eosinophils and mast cells in the human stomach wall in normal and pathological conditions. Acta path. microbiol. scand. Suppl. 129, 1 (1958).

Rajewsky, B.: Ganzkörperbestrahlungen von weißen Mäusen. Acta radiol. (Stockh.) Suppl. 116, 517 (1954).

— Strahlendosis und Strahlenwirkung. Stuttgart: Georg Thieme 1956.

— Wissenschaftliche Grundlagen des Strahlenschutzes. Karlsruhe: G. Braun 1957.

Rambach, W. A., H. L. Alt and J. A. D. Cooper: Protective effect of hypoxia against irradiation injury of the rat bone marrow and spleen. Proc. Soc. exp. Biol. (N.Y.) 86, 159 (1954).

Ramey, E. R., and M. S. Goldstein: The adrenal cortex and the sympathetic nervous system. Physiol. Rev. 37, 155 (1957).

Randerath, E., u. G. Hieronymi: Urogenitalsystem. In Cohrs, Jaffé u. Meessen, Handbuch der Pathologie der Laboratoriumstiere, Bd. I, S. 357. Berlin: Springer 1958.

Randolph, M. L.: Presentation of radiobiological effect versus physical characteristics of radiation. Radiat. Res. 7, 445 (1957).

RANZ, H.: Zur Histogenese der Granulosazelltumoren. Z. Krebsforsch. 63, 460 (1960).

RASK-NIELSEN, R., and H. GORMSEN: Spontaneous and induced plasma-cell neoplasia in a strain of mice. Cancer (Philad.) 4, 387 (1951).

RAVENTOS, A.: A factor influencing the significance of radiation mortality experiments. Brit. J. Radiol. 28, 410 (1955).

REYNIERS, J. A., and R. SACKSTEDER: The use of germfree animals and techniques in the search for unknown etiological agents. Ann. N. Y. Acad. Sci. 73, 344 (1958).

RHOADES, R. P.: The vascular system. Structures accessory to the gastrointestinal tract. The lung. In BLOOM, Histopathology of irradiation. New York: McGraw-Hill Book Company 1948.

— The adrenal glands. In BLOOM, Histopathology of irradiation, S. 704. New York: McGraw-Hill Book Company 1948.

RIJSSEL, T. G. VAN, and O. MÜHLBOCK: Intramandibular tumors in mice. J. nat. Cancer Inst. 16, 659 (1955).

RILEY, E. F., T. C. EVANS, R. D. RICHARDS and P. J. LEINFELDER: Radiation cataract studies. Radiat. Res. 12, 466 (1960).

—, and M. KODANI: Histopathology of the lens epithelium from neutron or x-irradiated mice. Radiat. Res. 11, 463 (1959).

— R. D. RICHARDS and P. J. LEINFELDER: Recovery of x-irradiated rabbit lenses. Radiat. Res. 11, 79 (1959).

RÖHRER, H., W. KÖTSCHE, G. HOFFMANN u. K. FISCHER: Virusbedingte Krankheiten. In COHRS, JAFFÉ u. MEESSEN, Handbuch der Pathologie der Laboratoriumstiere, Bd. II, S. 83. Berlin: Springer 1958.

ROGERS, S.: Age of the host and other factors affecting the production with urethane of pulmonary adenomas in mice. J. exp. Med. 93, 427 (1951).

ROSENFELD, G.: Effects of a single lethal dose of total-body Co⁶⁰ gamma irradiation on calves. Radiat. Res. 9, 346 (1958).

ROSENTHAL, R. L., and A. L. BENEDEK: Blood coagulation and hemorrhage following total-body x-irradiation in the rat. Amer. J. Physiol. 161, 505 (1950).

ROSS, M. H., J. FURTH and R. R. BIGELOW: Changes in cellular composition of the lymph caused by ionizing radiations. Blood 7, 417 (1952).

ROSS, O. A., P. KEEP and A. R. MORITZ: The cancerogenic potential of thermal injury in the skin of whole-body irradiated rats. Arch. Path. (Chicago) 67, 211 (1959).

ROTBLAT, J.: Variation of radiosensitivity of mice with age. IX. Int. Congr. Radiol., München 1959.

RUGH, R.: Fetal x-irradiation and fertility. Proc. Soc. exp. Biol. Med. (N.Y.) 80, 388 (1952).

—, and H. CLUGSTON: The time intensity relations of whole-body acute x-irradiation and protection by β-mercaptoethylamine. Radiat. Res. 1, 437 (1954).

— — Radiosensitivity with respect to the estrous cycle in the mouse. Radiat. Res. 2, 227 (1955).

— B. LEVY and L. SAPADIN: Cellular changes accompanying acute and sub-acute x-irradiation death of the hamster. II. The endocrines. J. cell. comp. Physiol. 41, 359 (1953).

—, and J. WOLFF: X-irradiation sterilization of the female mouse. Fertil. and Steril. 7, 546 (1956).

— — Fetal conditioning against x-irradiation lethality. Radiat. Res. 7, 462 (1957).

RUSSEL, E. S.: Study of life span and pathology tendencies of breeding mice from ten inbred strains. Proc. Amer. Ass. Cancer Res. 2, 245 (1957).

RUSSELL, L. B., and M. K. FREEMAN: The influence of dose-rate on the sterilizing effect of radiation in female mice. Radiat. Res. 9, 174 (1958).

430 Literatur

RUSSELL, W. L.: Shortening of life in the off-spring of male mice exposed to neutron radiation from an atomic bomb. Proc. nat. Acad. Sci. (Wash.) **43**, 324 (1957).
— A survey of mammalian radiation genetics. IX. Int. Congr. Radiol., München 1959.
—, and L. B. RUSSELL: The genetic and phenotypic characteristics of radiation-induced mutations in mice. Radiat. Res. Suppl. **1**, 296 (1959).
RUSSFIELD, A. B.: The endocrine system. The adenohypophysis. In R. C. MELLORS, Analytical Pathology, S. 293. New York: McGraw-Hill Book Company 1957.
RYGAARD, J.: An improved nontoxic assay of phagocytosis using activation analysis: application to studies of leukemogenesis in mice. Radiat. Res. **9**. 175 (1958).
SACHER, G. A.: A comparative analysis of radiation lethality in mammals exposed at constant average intensity for the duration of life. J. nat. Cancer Inst. **15**, 1125 (1955).
— On the statistical nature of mortality, with especial referense to chronic radiation mortality. Radiology **67**, 250 (1956).
— Dependence of acute radiosensitivity on age in adult female mouse. Science **125**, 1039 (1957).
— Reparable and irreparable injury: a survey of the position in experiment and theory. In CLAUS, Radiation Biology and Medicine, S. 283. Massachussetts: Addison-Wesley Publ. Comp., Inc. 1958.
— On the relation of radiation lethality to radiation injury and its relevance for the prediction problem. IX. Int. Congr. Radiol., München 1959 a.
— Diskussionsvotum zu H. I. KOHN, The late effects of ionizing radiation: Some general problems of experimental design. Radiat. Res. Suppl. **1**, 235 (1959 b).
— Relation of lifespan to brain weight and body weight in mammals. Diskussions-votum zum eigenen Vortrag. Ciba Found. Coll. ageing **5**, 115 (1959 c).
— Relation of lymphoma incidence to lymphocyte count in mice unter prolonged daily gamma irradiation. Radiat. Res. **12**, 468 (1960).
SAENGER, E. L., F. N. SILVERMAN, T. D. STERLING and M. E. TURNER: Neoplasia following therapeutic irradiation for benign conditions in childhood. Radiology **74**, 889 (1960).
SALLMANN, L. J. v.: The effects of radiation on the cytology of the eye. J. cell. comp. Physiol. **39**, 217 (1952).
SANO, M.: A new cell type of the mouse anterior pituitary. Okajimas Folia anat. jap. **31**, 17 (1958).
SCHEINBERG, S. L., and R. P. RECKEL: Induced somatic mutations affecting erythrocyte antigens. Science **131**, 1887 (1960).
SCHERER, E.: Zytologische und karyometrische Untersuchungen zur Strahlen-wirkung auf Leber und Milz bei Anwendung von Total- und Teilbestrahlung. Strahlentherapie **100**, 86 (1956).
— II. Mitt. Untersuchungen an der Milz. Strahlentherapie **100**, 211 (1956).
— Zytologische Untersuchungen am Ovar der Maus nach Einzeit- und Langzeit-bestrahlung. IX. Int. Congr. Radiol., München 1959.
SCHINZ, H. R., H. HOLTHUSEN, H. LANGENDORFF, B. RAJEWSKY u. G. SCHUBERT: Strahlenbiologie, Strahlentherapie, Nuklearmedizin und Krebsforschung. Ergebnisse 1952—1958. Stuttgart: Georg Thieme 1959.
—, u. B. SLOTOPOLSKY: Der Röntgenhoden. Ergebn. med. Strahlenforsch **1**, 444 (1925).
SCHLUMBERGER, H. G.: Polyostotic hyperostosis in the female parakeet. Amer. J. Path. **35**, 1 (1959).
—, and J. J. VAZQUEZ: Pathology of total body irradiation in the monkey. Amer. J. Path. **30**, 1013 (1954).

Schubert, G., G. Bettendorf, H. A. Künkel, H. Maass u. G. H. Rathgen: Untersuchungen zum Einfluß von Röntgenstrahlen auf den C¹⁴-Alanin-Einbau in die Proteine von Leberhomogenaten und Tumorzellen. Strahlentherapie 106, 483 (1958).

—, u. H. A. Künkel: The influence of total-body irradiation on deoxyribonucleic acid synthesis and the protective action of cysteine. Radiat. Res. 9, 141 (1958).

Scott, E. B.: The effect of amino acid deficiency and partial inanition on the gastric mucosa of the rat. Gastroenterology 33, 482 (1957).

Selling, L., and E. E. Osgood: Action of benzol, roentgen rays, and radioactive substances on the blood-forming tissues. In Downey's Handbook of Haematology. New York: P. B. Hoeber, Inc. 1938.

Selye, H.: The effect of testosterone on the kidney. J. Urol. (Baltimore) 42, 637 (1939).

—, and E. Bajusz: The age factor in the production of various experimental cardiopathies. J. Geront. 14, 164 (1959).

Setlow, R.: The effect of ionizing-ultraviolet-radiation on proteins. Radiat. Res. 9, 179 (1958).

Severinghaus, A. E.: Cellular changes in the anterior hypophysis with special reference to its secretory activities. Physiol. Rev. 17, 556 (1937).

Shafer, W. G., P. G. Clark and J. C. Mahler: The inhibition of hypophysectomy-induced changes in the rat submaxillary glands. Endocrinology 59, 516 (1956).

Shapiro, N. I., and N. I. Nujdin: X-radiation and female fertility in the different species of mammals. Radiat. Res. 9, 180 (1958).

Sharnoff, J. G., and E. S. Kim: Evaluation of pulmonary megakaryocytes. Arch. Path. (Chicago) 66. 176 (1958a).

— — Pulmonary megakaryocyte studies in rabbits. Arch. Path. (Chicago) 66, 340 (1958b).

Shechmeister, K. L., L. J. Paulissen and M. Fishman: Effect of sublethal total body x-irradiation on susceptibility to certain microbial agents. Fed. Proc. 11, 146 (1952).

Shellabarger, C. J., S. W. Lippincott, E. P. Cronkite and V. P. Bond: Studies on radiation-induced mammary gland neoplasia in the rat. II. The response of castrate and intact male rats to 400 r of total-body irradiation. Radiat. Res. 12, 94 (1960).

Sherman, F. G., J. C. Hampton, L. F. Lamerton and H. Quastler: Cell migration in normal and irradiated intestine. Fed. Proc. 18, 143 (1959).

—, and H. Quastler: The nature of radiation-induced inhibition of deoxyribonucleide acid synthesis. Radiat. Res. 9, 182 (1958).

Silberberg, M., and R. Silberberg: Role of thyroid hormone in the pathogenesis of joint disease in mice. J. Bone Jt Surg. 37A, 537 (1955).

Silberberg, R., G. Goto and M. Silberberg: Degenerative joint disease in castrate mice. I. Effects of ovariectomy at various ages. Arch. Path. (Chicago) 65, 438 (1958a).

—, and M. Silberberg: Changes in bones and joints of underfed mice bearing anterior hypophyseal grafts. Endocrinology 60, 67 (1957).

— — Articular ageing and osteoarthrosis in female mice bearing anterior hypophyseal grafts. Path. Microbiol. 23, 103 (1960).

— R. Thomasson and M. Silberberg: Degenerative joint disease in castrate mice. II. Effects of orchiectomy at various ages. Arch. Path. (Chicago) 65, 442 (1958b).

Simms, H. S., B. N. Berg and D. V. Davies: Onset of disease and the longevity of rat and man. Ciba Found. Coll. ageing 5, 72 (1959).

432 Literatur

Simpson, C. L., L. H. Hempelmann and L. M. Fuller: Neoplasia in children treated with x-rays in infancy for thymic enlargement. Radiology 64, 840 (1955).

Skoryna, S. C., and D. S. Kahn: The late effects of radioactive strontium on bone. Histogenesis of bone tumors produced in rats by high Sr^{89} dosage. Cancer (Philad.) 12, 306 (1959).

Slye, M., H. F. Holmes and H. G. Wells: The primary spontaneous tumors of the lungs in mice. J. med. Res. 30, 417 (1914).

Smith, C., and L. A. Loewenthal: A study of elastic arteries in irradiated mice of different ages. Proc. Soc. exp. Biol. (N.Y.) 75, 859 (1950).

— M. Seitner and H. P. Wang: Ageing changes in the tunica media of the aorta. Anat. Rec. 109, 13 (1951).

Smith, D. E., and E. B. Tyree: Influence of x-irradiation upon body weight and food consumption of the rat. Amer. J. Physiol. 177, 251 (1954).

— — Influence of x-irradiation upon water consumption by the rat. Amer. J. Physiol. 184, 127 (1956).

— — H. M. Patt and N. Bink: Effect of x-irradiation upon food and water intake and body weight. Fed. Proc. 11, 149 (1952a).

Smith, F., and M. M. Grenan: Effect of hibernation upon survival time following whole-body irradiation in the marmot (marmota monax). Science 113, 686 (1951).

Smith, F. W., W. U. Gardner, M. H. Li and H. Kaplan: Adrenal medullary tumors (phaeochromocytomas) in mice. Cancer Res. 9, 193 (1949).

Smith, W. W., I. B. Ackermann and F. Smith: Body weight, fastening and forced feeding after whole body x-irradiation. Amer. J. Physiol. 168, 382 (1952b).

— W. H. Chapman and I. M. Alderman: Whole body x-irradiation of obese mice. Amer. J. Physiol. 169, 511 (1952c).

— W. S. Cool, F. Smith and P. D. Altland: Effect of altitude-induced polycythemia and reticulocytosis on tolerance of rats to radiation. Amer. J. Physiol. 170, 396 (1952d).

— L. Gonshery, I. Alderman and J. Cornfield: Effect of granulocyte count and litter on survival of irradiated mice. Amer. J. Physiol. 178, 474 (1954a).

— R. Q. Marston, H. J. Ruth and J. Cornfield: Granulocyte count, resistance to experimental infection and spleen homogenate treatment in irradiated mice. Amer. J. Physiol. 178, 288 (1954b).

—, and F. Smith: Effect of thyroid hormone on radiation lethality. Amer. J. Physiol. 165, 639 (1951).

Snider, R. R.: The skin. In Bloom, Histopathology of irradiation from external and internal sources, S. 32. New York: McGraw-Hill Book Company 1948.

Sokoloff, L.: Natural history of degenerative joint disease in small laboratory animals. I. Pathologic anatomy of degenerative joint disease in mice. Arch. Path. (Chicago) 62, 118 (1956).

—, and R. T. Haberman: Idiopathic necrosis of bone in small laboratory animals. Arch. Path. (Chicago) 65, 323 (1958).

—, and G. E. Jay: Natural history of degenerative joint disease in small laboratory animals. 2. Epiphyseal maturation and osteoarthritis of the knee of mice of inbred strains. Arch. Path. (Chicago) 62, 129 (1956).

Sommers, S. C.: Endocrine changes after total body irradiation in parabiotic rats. J. Lab. clin. Med. 42, 396 (1953).

Sorokina, M. I.: Morphological changes in the cerebellum nerve cells of white mice at general and local x-irradiation. Citologijy (Mosk.) 1, 374 (1959).

Spalding, J. F., and C. C. Lushbaugh: Radiopathology of islets of Langerhans in rats. Fed. Proc. **14**, 420 (1955).

— J. M. Wellnitz and W. H. Schweitzer: Effects of rapid massive doses of gamma-rays on the testes and germ cells of the rat. Radiat. Res. **7**, 65 (1957).

Spargo, B., J. R. Bloomfield, D. J. Glotzer, G. Leiter and O. Nichols: Histological effects of long-continued whole-body gamma-irradiation of mice. J. nat. Cancer Inst. **12**, 615 (1951).

Spear, F. G.: Radiations and living cells. London: Chapman & Hall, Ltd. 1953.

Speert, H.: The role of ionizing radiations in the causation of ovarian tumors. Cancer (Philad.) **5**, 478 (1952).

Spellman, M. W., J. C. Carlson and C. W. Lillehei: The effects of testosterone propionate and testosterone cyclopropylpropionate upon morbidity and mortality in mice following lethal total body irradiation. Cancer (Philad.) **7**, 617 (1954).

— F. E. Roth, L. Blank and C. W. Lillehei: Effects of somatotropic hormone (STH) and saline on mice exposed to total body irradiation. Cancer (Philad.) **8**, 172 (1955).

Sproul, J. A., K. W. Christenberry, M. L. Randolph and A. C. Upton: Relative biological effectiveness of 14-Mev neutrons and Co^{60} gamma rays for cataract induction in mice. Radiat. Res. **11**, 469 (1959).

Staemmler, M.: Die chronische Vergiftung mit Nikotin. Ergebnisse experimenteller Untersuchungen an Ratten. Virchows Arch. path. Anat. **295**, 366 (1935).

Steadman, L. T.: The immediate causes of early death in lethally x-irradiated rabbits, and suitable therapy. Radiat. Res. **7**, 453 (1957).

Stearner, S. P., A. M. Brues, M. Sanderson and E. J. Christian: Role of hypotension in the initial response of x-irradiation chicks. Amer. J. Physiol. **182**, 407 (1955).

— M. Sanderson, E. J. Christian and A. M. Brues: Initial radiation syndrome in the adult chicken. Amer. J. Physiol. **184**, 134 (1956).

— M. H. Sanderson and E. J. Christian: Changes in organ blood volume after x-irradiation in the chicken. Radiat. Res. **7**, 453 (1957).

—, and S. A. Tyler: An analysis of acute radiation mortality in the chick. 1. Indicators of injury in the chick and chick embryo. Radiat. Res. **7**, 453 (1957).

Stein, K. F., E. Caldwell and J. Peters: Age changes in the anterior pituitary gland of the mouse. Anat. Rec. **84**, 523 (1942).

Steinberg, B.: Mechanism of hematopoiesis. Arch. Path. (Chicago) **65**, 237 (1958); **67**, 489 (1959).

— A. A. Dietz and M. A. Atamer: Mechanism of hematopoiesis. Arch. Path. (Chicago) **67**, 496 (1959).

Stenram, U.: Nucleolar size in the liver of rats fed diets dificient in essential amino acids. Acta path. microbiol. scand. **38**, 364 (1956).

Still, J. S., and K. R. Hill: The pathogenesis of hyaline arteriolar sclerosis. Arch. Path. (Chicago) **68**, 42 (1959).

Stocken, L. A.: Some observations on the biochemical effects of x-radiation. Radiat. Res. Suppl. **1**, 53 (1959).

Stohlman jr., F., G. Brecher, M. Schneiderman and E. P. Cronkite: The hemolytic effect of ionizing radiations and relationship to the hemorrhagic phase of radiations injury. Blood **12**, 1061 (1957).

Stoner, R. D., and W. M. Hale: Effect of cobalt 60 gamma radiation on susceptibility and immunity to trichinosis. Proc. Soc. exp. Biol. (N.Y.) **80**, 510 (1952).

— — Comparative radiosensitivity of the primary and secondary antibody response to $Cobalt^{60}$ gamma radiation. Radiat. Res. **12**, 476 (1960).

STORER, J. B.: Rate of recovery from radiation damage and its possible relationship to life shortening in mice. Radiat. Res. **10**, 180 (1959).
— P. S. HARRIS, J. E. FURCHNER and W. H. LANGHAM: The relative biological effectivness of various ionizing radiations in mammalian systems. Radiat. Res. **6**, 188 (1957).
— B. S. ROGERS, I. U. BOONE and P. S. HARRIS: Relative effectiveness of neutrons for production of delayed biological effects. II. Effect of single doses of neutrons from an atomic weapon on life span of mice. Radiat. Res. **8**, 71 (1958).
—, and P. C. SANDERS: Relative effectiveness of neutrons for production of delayed biological effects. I. Effect of single doses of thermal neutrons on life span of mice. Radiat. Res. **8**, 64 (1958).
STORER, J. G., and L. H. HEMPELMANN: Hypothermia and increased survival rate of infant mice irradiated with x-rays. Amer. J. Physiol. **171**, 341 (1952).
STRAUBE, R. L., and H. M. PATT: Effect of local x-irradiation on growth capacity of mouse kidney. Radiat. Res. **11**, 470 (1959).
— — and M. N. SWIFT: Influence of estrogens on x-ray toxicity. Amer. J. Physiol. **155**, 471 (1948).
STRONG, L. C.: Litter seriation phenomena in fibrosarcoma susceptibility. A contribution to the subject of cancer susceptibility in relation to age. J. Geront. **6**, 340 (1951).
SUPPLEE, H., E. O. WEINMAN and C. ENTENMAN: Enlargements of the liver in Sprague-Dawley rats following whole-body-x-irradiation. Amer. J. Physiol. **185**, 583 (1956).
SUSSMAN, H.: Kerngröße von Leberzellen der Maus nach Röntgenbestrahlung. Oncologia (Basel) **9**, 373 (1956).
SWIFT, M. N., S. T. TAKETA and V. P. BOND: Delayed gastric emptying in rats, after whole and partial body x-irradiation. Amer. J. Physiol. **182**, 479 (1955).
SZABO, G., S. MAGYAR, P. KERTAI u. E. ZADORY: Die Wirkung von Ganzkörper-Röntgenbestrahlung auf die Capillarpermeabilität und auf den Eiweißrücktransport aus dem Gewebe. Z. ges. exp. Med. **130**, 452 (1958).
TAHMISIAN, T. N.: Radiation-induced changes in cellular organelles. Radiat. Res. **11**, 471 (1959).
TAKETA, S. T., and M. N. SWIFT: Radiation mortality in rats protected against the intestinal, the hematopoietic and the oral radiation syndrome. Radiat Res. **12**, 479 (1960).
TALIAFERRO, W. H., and L. G. TALIAFERRO: Effects of x-rays on immunity. J. Immunol. **66**, 181 (1951).
— — Effects of x-rays on immunity. In R. E. ZIRKLE, Biological effects of external X- and Gamma-Radiation, S. 437. New York: McGraw-Hill Book Company 1954.
TAPLIN, G. V., J. S. GREVIOR, C. FINNEGAN, M. L. LANIER and A. DUNN: Effect of whole body roentgen radiation on phagocytic function in rabbits. Fed. Proc. **11**, 396 (1952).
TEILUM, G.: Studies on pathogenesis of amyloidosis. J. Lab. clin. Med. **43**, 367 (1954).
— Periodic acid-Schiff-positive reticulo-endothelial cells producing glycoprotein. Amer. J. Path. **32**, 945 (1956).
TEIR, H., and A. VOUTILAINEN: Effects of intraperitoneally injected suspensions of roentgen irradiated and non-irradiated tumor tissue on the growth of homologous tissue. Acta path. microbiol. scand. **40**, 273 (1957).
TELKKÄ, A.: Histochemisch nachweisbare Sulfhydrylgruppen in den Augengeweben normaler Ratten und nach Röntgenbestrahlung, in besonderer Hinsicht auf die Linse. Acta path. microbiol. scand. **36**, 21 (1955).

Tepperman, J., F. L. Engel and C. N. H. Long: A review of adrenalcortical hypertrophy. Endocrinology **32**, 373 (1943).

Thoday, J. M., and J. Read: Effects of oxygen on the frequency of chromosome aberrations produced by x-rays. Nature (Lond.) **160**, 608 (1947).

Till, J. E., and C. P. Stanners: The influence of x-ray on the cell cycle of murine cells in tissue-culture. IX. Int. Congr. Radiol., München 1959.

Tobias, C. A., D. C. van Dyke, M. E. Simpson, H. O. Anger, R. L. Huff and A. A. Koneff: Irradiation of the pituitary of the rat with high energy deuterons. Amer. J. Roentgenol. **72**, 1 (1954).

Toch, P., B. Hirsch, M. B. Brown, C. S. Nagareda and H. S. Kaplan: Lymphoid tumor incidence in mice treated with estrogen and x-radiation. Cancer Res. **16**, 890 (1956).

Tokarskaya, Z. B.: On the nervous regulation of autolysis in the irradiated organism. Med. Radiol. **3**, 26 (1958).

Tokunaga, T.: Atomic-bomb radiation cataract in Nagasaki. Acta Soc. ophthal. jap. **63**, 1211 (1959).

Tonna, E. A.: Histologic and histochemical studies on the periosteum of male and female rats at different ages. J. Geront. **13**, 14 (1958).

Tonutti, E., T. Hornykiewitsch u. W. Sohre: Zur Abhängigkeit des allgemeinen Resistenzvermögens von Nebennierenrindenhormon nach Röntgenganzbestrahlung. Strahlentherapie **90**, 429 (1953).

Treadwell, A., W. U. Gardner and J. H. Lawrence: Effect of combining estrogen with lethal doses of roentgen ray in Swiss mice. Endocrinology **32**, 161 (1943).

Tribondeau, L., et A. Récamier: Altérations des yeux et du squelette facial d'un chat nouveau-né par roentgénisation. C. R. Soc. Biol. (Paris) **58**, 1031 (1905).

Tsuzuki, M.: Late effects of radiation injury. 1st UN int. Conf. on the peaceful uses of atomic energy, Geneva 1955, vol. 11, p. 130. New York: United Nations 1956.

Tullis, J. L.: Radioresistant cells in certain radiosensitive tissues of swine exposed to atomic bomb radiation. Arch. Path. (Chicago) **48**, 171 (1949a).

— The response of tissue to total body irradiation. Amer. J. Path. (Chicago) **25**, 829 (1949b).

— The sequence of pathologic changes in swine exposed to the LD 100/30 of total-body super voltage x-radiation. Milit. Surg. **109**, 271 (1951).

— F. W. Chamber, J. E. Morgan and J. H. Zeller: Mortality in swine and dose distribution studies in phantoms exposed to super-voltage x-radiation. Amer. J. Roentgenol. **67**, 620 (1952).

—, and B. G. Lamson: The progression of morphologic lesions in Swiss mice exposed to 625 r, 2000 KVP total body x-irradiation. Milit. Surg. **109**, 281 (1951).

— — and S. C. Madden: Pathology of swine exposed to total body gamma radiation from an atomic bomb source. Amer. J. Path. **31**, 41 (1955).

—, and S. Warren: Gross autopsy observations in the animals exposed at Bikini (A preliminary report). J. Amer. med. Ass. **134**, 1155 (1947).

Twort, J. M., and C. C. Twort: Diseases in relation to carcinogenic agents among 60000 experimental mice. J. Path. Bact. **35**, 219 (1932).

Tyler, S. A., and S. P. Stearner: An analysis of acute radiation mortality in the chick. II. A tentative model of the 0—2-day response. Radiat. Res. **7**, 456 (1957).

Uchimura, Y., and H. Shiraki: Cerebral injuries caused by atomic bombardment. J. nerv. ment. Dis. **116**, 654 (1952).

Ugodskaya, L. N., and Y. G. Yudin: The effect of work on the clinico-morphological characteristics of acute radiation sickness. Med. radiol. **2**, 68 (1957).

UHER, V.: Über die Beziehung der argentaffinen Zellen Kultschitzkys zu Hypothermie und Strahlenexposition. Naturwissenschaften **45**, 92 (1958).

ULRICH, H.: The incidence of leukemia in radiologists. New Engl. J. Med. **234**, 45 (1946).

UNGAR, F., G. ROSENFELD, R. I. DORFMAN and G. PINCUS: Irradiation and adrenal steroidogenesis: influence of irradiation on isolated ACTH-stimulated calf adrenals on their cortical output. Endocrinology **56**, 30 (1955).

UPTON, A. C., R. F. BUFFETT, J. FURTH and D. G. DOUGHERTY: Radiationinduced „dental death" in mice. Radiat. Res. **4**, 475 (1956).

— K. W. CHRISTENBERRY, R. J. ELLIOTT and J. A. SPROUL: Comparison of acute and chronic gamma-irradiation in the induction of lens opacities in mice. Radiat. Res. **7**, 457 (1957 a).

— C. C. CONGDON and A. HOLLAENDER: Über den Mechanismus des verzögert eintretenden Todes nach Total-Körperbestrahlung. Atompraxis **3**, 1 (1957 b).

—, and J. FURTH: Induction of pituitary tumors by means of ionizing radiation. Proc. Soc. exp. Biol. (N.Y.) **84**, 255 (1953).

— — Spontaneous and radiation induced pituitary adenomas of mice. J. nat. Cancer Inst. **15**, 1005 (1955).

— — Clinical studies of the induction of myeloid and lymphoid leukemia in RF mice by x-radiation. Proc. 6th int. Congr. Soc. Hemat. 1958, S. 98.

— — and K. W. CHRISTENBERRY: Late effects of thermal neutron irradiation in mice. Cancer Res. **14**, 682 (1954).

— — and F. F. WOLFF: Gonadal factors in the induction of myeloid leukemia in RF mice by x-radiation. Proc. Amer. Ass. Cancer Res. **2**, 154 (1956).

—, and W. D. GUDE: Physiologic and histochemical changes in connective tissue of rat induced by total body irradiation. Arch. Path. (Chicago) **58**, 258 (1954).

—, and A. W. KIMBALL: Effects of whole-body irradiation on the age distribution of „senile" changes in mice. Radiat. Res. **12**, 482 (1960).

— F. F. WOLFF and J. FURTH: The influence of splenectomy before irradiation on the induction of leukemia in RF mice by x-radiation. Proc. Amer. Ass. Cancer Res. **2**, 257 (1957 c).

VALENTINE, W. N., C. G. CRADDOCK and J. S. LAWRENCE: The effect of roentgen radiation on the production of thoracic duct lymphocytes. Amer. J. med. Sci. **217**, 379 (1949).

VASSAR, P. S., and C. F. A. CULLING: Fluorescent stains, with special reference to amyloid and connective tissues. Arch. Path. (Chicago) **68**, 487 (1959).

VAZQUEZ, J. J., F. J. DIXON and A. L. NEIL: Demonstration of specific antigen and antibody in experimentally produced amyloid. Amer. J. Path. **33**, 614 (1957).

VERZÁR, F.: Disk.Vot., Ciba Found. Coll. ageing **1**, 57 (1955 a).

— Disk.Vot., Ciba Found. Coll. ageing **1**, 67 (1955 b).

— Das Altern des Kollagens. Helv. physiol. Acta **14**, 207 (1956).

— Influence of ionizing radiation on the age reaction of collagen fibers. Gerontologia (Basel) **3**, 163 (1959).

VOGEL, H. H. jr., J. W. CLARK and D. L. JORDAN: Comparative mortality after 24 h — whole-body-exposures of mice to fission neutrons and Cobalt-60 gamma-rays. Radiat. Res. **6**, 460 (1957).

VOGEL jr., H. H.: Disk.Vot. zu H. I. KOHN, The late effects of ionizing radiation: Some general problems of experimental design. Radiat. Res. Suppl. **1**, 235 (1959).

VOS, O., F. WENSINCK and D. W. VAN BEKKUM: Lesions of the tongue in irradiated mice. Radiat. Res. **10**, 339 (1959).

WARREN, S.: Effects of radiation on normal tissues. I. Introduction. Arch. Path. (Chicago) **34**, 443 (1942a).
— Effects of radiation on normal tissues. VI. Effects of radiation on the cardio-vascular system. Arch. Path. (Chicago) **34**, 1070 (1942b).
— Effects of radiation on normal tissues. VII. Effects of radiation on the urinary system. Arch. Path. (Chicago) **34**, 1079 (1942c).
— The pathologic effects of an instantaneous dose of radiation. Cancer Res. **6**, 449 (1946).
— Die Wirkung von Strahlen auf die Lebensdauer. Klin. Wschr. **1958**, 597.
WATANABE, S.: Atomic-bomb injuries, with special references to chronic radiation injuries. 7th General Assembly of the Transportation and Calamity Medical Ass. of Japan 1953.
WHITE, J., C. C. CONGDON, P. W. DAVID and M. S. ALLY: Cirrhosis of the liver in rats following total body x-irradiation. J. nat. Cancer Inst. **15**, 1155 (1955).
WHITEFIELD, J. F., and R. H. RIXON: Effects of x-radiation on multiplication and nucleic acid synthesis in cultures of L-strain mouse cells. Exp. Cell Res. **18**, 126 (1959).
WHITMORE, G. F., and J. E. TILL: Some effects of x-rays on mammalian cells in tissue culture. IX. Int. Congr. Radiol., München 1959.
WICKS, L. F.: Sex and proteinuria of mice. Proc. Soc. exp. Biol. (N.Y.) **48**, 395 (1941).
WILDER, H. C.: Pathology of the eye in atomic bomb casualties. Injuries produced by the atomic bomb. Amer. J. Path. **23**, 890 (1947).
WILENS, S. L., and E. E. SPROUL: Spontaneous cardio-vascular disease in rats. Amer. J. Path. **14**, 177 (1938).
WILGRAM, G. F., and D. J. INGLE: Renal-cardiovascular pathologic changes in ageing female breeder rats. Arch. Path. (Chicago) **68**, 690 (1959).
WILLIAMS jr., R. B., J. N. TOAL, J. C. REID and J. WHITE: Coordinated morphological and biochemical studies of the effect of total-body x-radiation upon cell populations in interphase in the rat small bowel epithelium. Radiat. Res. **9**, 204 (1958).
WILLIAMS, W. L., W. M. HALE and R. D. STONER: The histogenesis of antibody-producing intraocular transplants of thymus in mice. Arch. Path. (Chicago) **66**, 225 (1958).
WILSON, C., J. M. LEDINGHAM and M. COHEN: Hypertension following x-irradiation of the kidneys. Lancet **1958I**, 9.
WILSON, C. W.: The effect of x-rays upon the uptake of P^{32} by the knee joint of the mouse. Relation between the depression of P^{32} uptake and the age of animal. Brit. J. Radiol. **31**, 384 (1958).
WILSON, H., J. J. BORRIS and R. C. BAHN: Steroids in the blood and urine of female mice bearing an ACTH-producing pituitary tumor. Endocrinology **62**, 135 (1958).
WILSON, J. W., and M. R. F. DAY: Regeneration of liver of mouse treated with carbon tetrachloride after total body x-irradiation. Fed. Proc. **12**, 407 (1953).
WINKLER, H.: Untersuchungen über die Wirkung von Röntgenstrahlen auf die Bluthirnschranke mit Hilfe von P^{32}. Zbl. allg. Path. path. Anat. **97**, 301 (1957).
WOHLWILL, F. J., and W. W. JETTER: The occurrence of plasma cells after ionizing irradiation in dogs. Amer. J. Path. **29**, 721 (1953).
WOODARD, H. Q.: Some effects of x-rays on bone. Clin. Orthop. **9**, 118 (1957).
— Time relationships in the appearance of radiation damage in mouse bone. Radiat. Res. **9**, 204 (1958).
—, and A. S. GLICKSMAN: The effect of 3,5,3′-L-triiodothyronine (T-3) on the response of mouse bone to x-irradiation. Radiat. Res. **11**, 478 (1959).

WOOLLEY, G. W., M. M. DICKIE and C. C. LITTLE: Adrenal tumors and other pathological changes in reciprocal crosses in mice. II. An introduction to results of four reciprocal crosses. Cancer Res. **13**, 231 (1953).

—, and C. C. LITTLE: The incidence of adrenal cortical carcinoma in gonadectomized female mice of the extreme dilution strain. II. Observations on the accessory sex organs. Cancer Res. **5**, 203 (1945).

WRIGHT, E. A.: Radioresistance to 8-Mev electrons and 250-kv x-rays in the intact mouse thymus during complete, but recoverable anoxia. Radiat. Res. **9**, 205 (1958).

—, and P. HOWARD-FLANDERS: The use of the growing mouse tail as a test object in radiobiology. In J. S. MITCHELL et al. (ed.), Progress in Radiobiology, S. 449. London: Oliver & Boyd 1956.

WYMAN, L. C., R. WHITNEY, P. L. GRIFFIN and D. I. PATT: The effects of x-irradiation on the growth and histochemistry of adrenal autotransplants in the rat. J. cell. comp. Physiol. **44**, 33 (1954).

YAMADA, K., M. SANO and T. ITO: A postnatal histogenetic study of the anterior pituitary of the mouse. Okajimas Folia anat. jap. **30**, 177 (1957).

— — T. KATO and S. MIZUTANI: Histological changes in the anterior pituitary of the mouse during lactation. Okajimas Folia anat. jap. **29**, 287 (1956).

YERGANIAN, G.: Physiological studies on Chinese hamster, Cricetulus griseus. I. Response to total body x-irradiation. Fed. Proc. **14**, 424 (1955).

YOCKEY, H. P.: On the role of information theory in mathematical biology. In CLAUS (ed.), Radiation Biology and Medicine, S.250. Reading: Addison-Wesley Publ. Comp. Inc. 1958.

—, and J. S. MANDELL: Some problems in the treatment of ageing and radiation damage by information theory. Radiat. Res. **9**, 205 (1958).

YOUNG, S.: Sensitivity of the mouse mamma to urinary mammatropins. Nature (Lond.) **179**, 319 (1957).

YU FUJISUE: A histological study on mastopathy I. Mastopathy-like changes of the mammary gland in mice. Mie med. J. **6**, 93 (1956).

YUICHJHIN, I.: The change of the interstitial substance of the retina under the effect of radiation energy. Vestn. Oftal. **72**, 5 (1959).

ZEMLJANOJ, A. G.: Über die Heilung von Knochenbrüchen und die Verteilung von radioaktivem Phosphor im Knochencallus nach vorheriger Ganzbestrahlung der Versuchstiere. Vestn. Chir. **77**, 59 (1956).

ZIRKLE, R. E.: Biological effects of external x and gamma radiation. Nat. Nuclear Energy Ser., Div. IV **22** B (I) (1954).

— Partial-cell irradiation. Advanc. biol. med. Phys. **5**, 103 (1957).

ZOLLINGER, H. U.: Hypertonie nach experimenteller Röntgenbestrahlung einer Niere bei Ratten. Schweiz. Z. Path. **14**, 366 (1951).

— Radiohistologie und Radiohistopathologie. In Handbuch der allgemeinen Pathologie, Bd. X/1, S. 127. Heidelberg: Springer 1960.

ZUCKERMANN, S.: The regenerative capacity of ovarian tissue. Ciba Found. Coll. ageing **2**, 31 (1957).

ZUPPINGER, A., and W. MINDER: Calcium uptake in irradiated bone. Proc. 2nd UN int. Conf. on peaceful uses of atomic energy, Geneva 1958, vol. 22, p. 247. New York: United Nations 1958.

Sachverzeichnis

Die *kursiv* gedruckten Seitenzahlen weisen auf die Hauptbehandlung
des betreffenden Stichwortes hin.

A/B-Zellenquotient der Pankreasinseln 325
A. lienalis 49 ff.
A. mesenterica 49 ff.
a-Zellen der Hypophyse 295 ff., 327 ff.
Abbauformen der Leukocyten 76, 379
Abdecken größerer Körperteile während der Bestrahlung *13*, 133 ff., 220, 386
— von Milz und Knochenmark während der Bestrahlung *13*, 138
Abdomenbestrahlung 216
Abdominallymphome 384
Abscedierende Entzündung 76, 100, 104, 120, 128, 158, 163, 166, 187, 193, 197, 206 ff., 223, 236 ff., 244, 275, 313, 389 ff.
Absorption der Strahlenenergie 394
Acetalphosphatide 242, 307
Achillessehne 361 ff., 367 ff.
Achromostromophagen 95
ACTH 11, 331, 333
Actomyosin 63
Adaptationsfähigkeit 381
Adaptationssyndrom 3, 122, 127, 305, *326* ff., 363
Adenocarcinome s. Carcinome
Adenohypophyse s. Hypophyse
Adenome der Bronchien *148*, *164* ff.
— der Glandula submandibularis 175, 216

Adenome der Hypophyse 11, 15, 118, 222, 243, 290, *294* ff., *329* ff., 383, 387 ff.
— der Langerhansschen Inseln des Pankreas 326, 334
— der Leber *209* ff., *223* ff., *283* ff.
— der Lunge *159* ff., *167* ff., 384 ff., 387
— der Nebennierenrinde 298, *314* ff., *333* ff.
— der Niere 241, 247, 383
— des Ovariums 265
— der Schilddrüse 324
Adenomyome des Uterus 274
Adenomyosis des Uterus 274
Adipositas 12, 27, 258, 315, 324, 326, 362
Adrenalektomie 136, 243
Adrenalin 11, 165
AET (Aminoäthylthiouronium BrHBr) 13
Ätherlösliche Substanzen 63
Äthernarkose 22, 36
Affe 8, 121
Agonale Veränderungen s. prämortale Veränderungen
Aktivität, körperliche 2, 23
Akutes Ganzkörperbestrahlungssyndrom s. Ganzkörperbestrahlungssyndrom
Alarmreaktion 3, 122, 127, 305, *326* ff.
Albinos 269, 372
Albumin, iodiertes 71

Alizarinrot 51
Alkoxyl-Glycerinester 12
Altern, Definition 381 ff.
—, Pathogenese 382 ff.
—, „strahlenbedingtes vorzeitiges" *2*, *4* ff., 64, 67 ff., 122, 125, 127, 165, 171, 175, 178, 189 ff., 194, 197 ff., 213, 215, 222, 227, 230, 233, 247, 252 ff., 257 ff., 274, 295, 299, 330 ff., 338, 339 ff., 345, 357 ff., 362, 365 ff., 368, 370 ff., *376* ff., *380* ff., *385* ff., 392 ff., *399*
Alterseinflüsse *9* ff., 27, 38, 39, 44, 67 ff., 83, 91, 95, 127, 132 ff., 143, 150, 157, 167, 178, 181, 197, 206, 223, 227, 363, 365 ff., 378, *385* ff., 392
Alterungszeichen, morphologische 377 ff.
— s. auch Altern
Alveolarmakrophagen 158, 160
Ameloblasten 213 ff.
Aminosäurengehalt der Aorta 67
Amphibien 382
Amphophile Zellen der Hypophyse 295 ff., 328 ff.
Amyloid, siderophiles 198, 222, 392
Amyloidose 6, 10, 31, 34, 57, 67, 70, 74, 76, 80, 83, *94* ff., 100 ff., 119, 129, 170 ff., 178, 189,

212, 213, 215, 217, 219, 226, 229, 243ff., 324, 332, 348, 370, 380, 388ff., *392*ff.
Anämie 34, *73*ff., *115*ff., 152, 195ff., 203, 221, 375, 379
—, aplastische 74, 115, 119
—, Blutungsanämie 73, 364
—, hämolytische 74, *116*ff.
—, hyperchrome 116
—, hypochrome 116, 119
— bei Infekten 118
—, makrocytäre 74, 116
—, megalocytäre 116
—, normochrome *73*ff., *116*ff.
Anamnestische immunbiologische Reizbeantwortung 128
Androgeneffekt 12, 136, 171ff., 215ff., 233ff., 244ff., *258*ff., 306, 315, 329, 333, 365, 387
Anisomikrocytose 74
Anorexie 12, 214
Anpassungshyperplasie, geschwulstartige 334
Anregungen 15, 394
Anti-Casein 392
Antigene Stimulation 127ff.
Antigonadotropinserum 290
Antikörper 126ff., 128ff., 392
Aorta *47*ff., *67*ff., 378
Aortenklappen 39, 43
Aortitis proliferativa 49
Argentaffines Zellsystem des Darms s. enterochromaffines System
Argyrophile Fasern s. präkollagene Fasern
Arrhenoblastome 265
Arterien, kleine *54*ff., 164, 209
—, mittelgroße *47*ff., *67*ff., 95, 152ff., 209, 252, 378
Arteriitis, nekrotisierende 51, *68*ff., 157, 390
Arteriolen *54*ff., 66, 156, 166, 176, 191, 209, 242ff., 246, 252, 342,

377, 380, 382, 388ff., *398*ff.
Arteriolen, Amyloidose 57, 95
—, arteriolo-glomeruläre Hyalinose s. Nieren
—, Hyalinose Typ 1 55, 381
—, — Typ 3 56
—, — Typ 4 56ff., 191, 218, 380, 388ff.
—, Mediahyperplasie 56, 69, 241, 246
—, Pseudoaneurysmen 57
Arteriolosklerose *54*ff., *69*ff., 378, 388
—, obstruierende *69*ff.
—, spontane *69*ff.
Arteriosklerose *47*ff., 54, *67*ff.
Arthronose 357ff., 366ff.
Asbestartige Degeneration des Knorpels 346, 378
Aschoffsche Knötchen 44, 65ff.
Ascites 192ff., 219
Astrablau-PAS-Färbung 22, 47, 50, 229ff., 247
— s. auch saure Mucopolysaccharide
Atelektase der Lunge *148*ff., *164*
— —, kleinfleckige 149
— —, Kompressions- 149, 164
— —, poststenotische 148ff., 162
— —, Resorptions- 148ff., 162, 164
Atherome 54
Atmung 67
Atombombenexplosion s. Kernwaffenexplosion
Atrophie 34, 70, 84, 107, 123ff., 137, 143, 170ff., 175, 178, 189ff., 210, 213, 215, 218, 221ff., 227, 243ff., 248ff., 254ff., 270ff., 299, 305ff., 309ff., 317, 323ff., 327ff., 330, 335, 338ff., 344, 362, 375ff., 378, 388
Augen *335*ff., *337*ff., 378

Augen, degenerative Prozesse 335, 337, 378
—, Entzündungen 335, 337
—, Irisatrophie 335, 337
—, Kataraktbildung 335ff., 337ff., 378, 380
Augenbestrahlung 337ff.
Auswertung der Befunde *22*
Autoimmunisationsvorgänge 118, 391
Autopsietechnik *21*
Azurgranula 113

B-Zellen der Nebennierenrinde 306ff., 314, 329, 333
β-Zellen der Hypophyse 295ff., 328ff.
Bakteriennachweis *21*, 38, 100, 156ff., 181, 184, 203, 236ff., 343
Bakterienphagocytose 203
Bakteriologische Untersuchungen *21*, 141, 156ff., 181, 184, 203, 236ff.
Basalmembran 62, 71, 155, 229ff., 238, *246*ff., 253, 256ff., 258, 378
Basophile Invasion des Hypophysenhinterlappens 300, 331, 398
— Kugelhaufen s. Mastzellen
— Zellen der Hypophyse 295ff., 328ff.
— — —, vacuolisierte 296, 328
— — —, Crookesche Veränderung 298
Bechersche Zellhaufen der Niere 241
Becherzellen des Darms 190
Beschleunigtes Altern s. Altern
Bestrahlungsbedingungen *14*ff., 19
Bewegungsapparat *345*ff., *363*ff.
Bindegewebe 40ff., 44, 47ff., 121, 143ff., 163ff., 175, 177, 183ff., 185, 205ff., 212, 213, 227ff., 231, 239ff., 242ff., 250ff.,

254, 285, 349, 357, *361*, 370 ff., 375, 378, 391
Biologische Reaktionen nach Einwirkung ionisierender Strahlen 394 ff.
Blastem, subkapsuläres, der Nebennierenrinde 308 ff., 330
Blutbasophile 76
Blutbild 26, *72* ff., *115* ff.
Blutbildungsherde, ektopische 62, 105, 156, 165, 208 ff., 223, 309, 387
Blutdruck 64
Blut-Liquorschranke 70
Blutungen *36* ff., 66, 74, 76, 82 ff., 88 ff., *118* ff., 149 ff., 165, 176, 214, 218 ff., 336, 340 ff., 378, 393
— s. auch umschriebene Hämosiderose
Blutversorgung *70* ff.
Bradytrophes Gewebe *366* ff., *378* ff., 381 ff.
Brennersche Tumoren 265
Bridenileus 179, 193
Bronchialadenome *148*, 164
Bronchialcarcinome *148*
Bronchialkompression 149, 164
Bronchiektasie 159
Bronchien 109, *144* ff., *164* ff.
Bronchiolitis 149, 164 ff.
Bronchitis 149, 164 ff.
Brückenbildung zwischen Proteinmolekülen (cross-linking) 368
Brunnersche Drüsen des Duodenums 190

Calcium, radioaktives 363 ff., 366
Calciumaufnahme durch den Knochen 363 ff.
Calciumaustauschkapazität des Knochens 364
Calciumgehalt der Aorta 67
Calciumstoffwechsel 363 ff., 365
Callus 365

Cancerogener Effekt der Ganzkörperbestrahlung s. neoplastische Prozesse
Capillaren *57* ff., *70* ff., 150, 229 ff., 244 ff., 317, 370 ff., 377 ff., 382, *398* ff.
—, Basalmembran 62, 71, 155, 229, 238, *246* ff.
—, Durchlässigkeit 67, 70, 165, 244, 378
—, Endothelhämosiderose 63
—, Endothelproliferation 57, 237
—, Endothelschwellung 57 ff., 70 ff., 237
—, Endothelverfettung 57, 62, 70, 230
—, Fragilität 67, 131 ff., 378
—, Kokkenhaufen in 62
— der Lunge 155
—, Megakaryocytenembolien 62, *154* ff., *165* ff.
— der Nieren 229 ff., 246 ff.
—, Schlängelung 72
—, Teleangiektasien 59, *71* ff., 101, 176, 191, 209, 378, 388
—, Thromben 57, 62, 70, 238
—, Verödung 58, 71, 370, 373, 378
—, Zahl 58, 370, 373
Carcinome der Bronchien 148
— des Darms 15, 179 ff., 217 ff., 383
— der Harderschen Drüse 154, 163, *336*, *338*, 383
— der Haut 9, 373
— des Magendarmtrakts 15, 179 ff., 217 ff., 383
— der Mamma 154, 163, *285* ff.
— der Nebennierenrinde 163
Caseininjektionen 392
Centriolen 395
Cephalisationsindex 382
Ceroid *99* ff., 103, 107 ff., 128, *131*, *187* ff., 202, 203, 207, 222, 253, 308 ff., 379

Chemische Zwischenereignisse nach Einwirkung ionisierender Strahlen 394 ff.
Chlorambucil 3
Cholangiitis 201, 206
Cholangiome s. Leberadenome
Cholecystitis *210* ff., 390
—, chronica 212
—, purulenta 211
Cholelithiasis 212
Cholesterin 65, 104
Cholesterinkristalle 104, 159, 270, 280
Cholin 130
Chondroblasten 28 ff., 345 ff., 357 ff., 363 ff., 374
Chondroklasie 145 ff., 164, 345 ff., 363 ff., 374
Chorioiditis 335, 337
Choriomeningitis 343, 389
Chromophobe Zellen der Hypophyse 295 ff., 327 ff.
Chromoproteinurie 226
Chromosomen 140, 189, 220, 317, *395* ff.
Chromosomenaberrationen 140, 189, 220, 317, 397
Chromosomenbrücken 189, 317
Chromosomenmutationen 257, 395 ff.
Chromostromophagen 95
Chronische Bestrahlung s. Dauerbestrahlung
— Krankheiten 119, 141 ff., 170
Clearance von Partikeln im Blutplasma 130
Cobalt, radioaktives 17 ff., 384
Coccidiose 184, 207, 239, 244 ff.
Coccidium Klossiella muris 184, 207, *239*, *244* ff., 390
Coccobacilliforme Einschlußkörper 141
Cocksackie-Virus 223
Coli-Bakterien 237
Colon s. Dickdarm

Colpitis 280
Conjunctivitis 335, 337, 389
Cornea 335
Coronargefäße 42ff., 46, 52ff., 68, 380
Corpus luteum 260ff., 289ff.
Corpusculäre Strahlen 14
Cortison, Cortisol 11, 122, 130, 136, 331, 363, 366
Crookesche Veränderung der basophilen Hypophysenzellen 298
Cryptosporidium muris 178, 217, 390
— parvum 184ff., 218ff., 390
Cyanose 109
Cylinder der Nieren 226, 228
Cystadenome des Ovariums 265ff.
Cysteamin 13, 140
Cystein 13
Cysten 99, 108, 136, 169, 171, 177, 212, 252, 254, 269, 271ff., 292, 299, 322, 358
Cysticercus fasciolaris 207
Cystitis 241ff., 247, 389
Cystoide Degeneration des Knorpels 346, 378
Cytoplasmatische Veränderungen 396ff.
— — s. auch unter den entsprechenden Erscheinungsformen, Organen und Zelltypen

δ-Zellen der Hypophyse 295ff., 328ff.
Darm 15, 67ff., 74, 104, 119, 178ff., 217ff., 374, 380
—, Adenome 191, 219
—, Amyloidose 190, 219
—, Atrophie 189ff., 218ff.
—, Becherzellen 190
—, Blutungen 178ff., 218ff.
—, Carcinome 15, 179, 191, 217, 219, 383
—, Coccidiose 184
—, degenerative Veränderungen 178ff., 217ff., 380

Darm, Entzündungen 181ff.
—, Erosionen 179, 181, 218
—, Fibrose 185ff., 191
—, Gefäßveränderungen 191, 218
—, Geschwülste 15, 179, 191
—, Geschwüre 179, 183ff., 188, 193, 206, 217ff., 389ff.
—, Gewicht 15
—, Hämangioendotheliom 60ff., 74, 179ff., 191ff., 383ff.
—, Hämosiderose 180
—, Helminthiasis 179, 187ff., 218ff., 390ff.
—, Infarzierung 193
—, Krypten 187ff., 218ff.
—, — Empyem 187ff., 218
—, — Retentionscysten 187ff., 218
—, Lymphfollikel 179, 181, 187, 190ff.
—, Mitosetätigkeit des Epithels 189
—, Narben 179, 184ff., 191, 218ff.
—, Ödem 181
—, Panethsche Körnerzellen 190
—, Parasiten 187ff., 218ff.
—, Perforation 219
—, Polypen, adenomatöse 191
—, Pseudotuberkulose 184, 193
—, Schleimhautpolypen 191
Darmbestrahlung 217ff.
Dauerbestrahlung 16ff., 117, 136ff., 243, 245, 390, 392
Dauerdioestrus 280ff.
Daueroestrogenismus s. Oestrogeneffekt
Degenerationserscheinungen, celluläre 82, 85, 90ff., 377ff., 392, 393ff.
— s. auch unter den einzelnen Zellarten
Degenerative Prozesse 4, 5, 393ff.

Degenerative Prozesse s. auch unter den einzelnen Organen und Zellarten
Dehydration 120
Dermatitis 370ff.
Desoxyribonucleinsäure (DNS) 63, 189, 344, 395ff.
— (DNS)-Protein-Komplexe 395
— (DNS)-Synthese 396
Diät 12, 65, 166, 214, 221, 367
Dickdarm 178ff., 190
Diencephale Störungen s. Zwischenhirn
Differentialmyelogramm 80
Differentialsplenogramm 85ff.
Diffusionskoeffizient für lösliche Stoffe 67
Dihydrotachysterin 68
Dihydroxydinaphthyldisulphid-(DDD-)-Reaktion 294, 306
Dilatation der Blutgefäße s. Hyperämie, Stauung, Pseudoaneurysmen, Teleangiektasie
— der Darmkrypten 187ff., 189
— der Ductus choledochus 201, 211
— der Gallenblase 210
— der Lymphgefäße s. Lymphangiektasie, Lymphcysten
— der Magendrüsen 177
— der Speicheldrüsen-Ausführungsgänge 170ff.
Dioestrus 277ff.
Dissésche Räume der Leber 111, 198
Doppelkerne 199, 241
Dosis s. Strahlendosis
Dosiseffektkurve der tumorigenen Strahlenwirkung 386
Dosisleistung der Strahlen 16ff., 117, 133ff., 136ff., 243, 245, 257ff., 372

Dosisverteilung im Körper 14, 245
Druckatrophie 197ff., 221ff., 227
Drüsenmagen 176ff.
Ductus choledochus 201, 224
— deferens 254ff.
Dünndarm *178*ff.
Dünndarmzotten 181ff., 188, 218
Duodenum 190
— s. auch Darm
Dyspnoe 109

ε-Zellen der Hypophyse 297ff., 329
Ebnersche Spüldrüsen 170
Eimeria falciformis 184, 188
Einschlüsse, intracytoplasmatische 86, 95ff., 102ff., 113, 141, 203, 205, 392
Einzelzellen, Strahlenschäden der 395ff.
Eisen, Injektion von kolloidalem 244
Eisenreaktion im Gewebsschnitt 22, 37ff., 51, 52, 63, 65ff., 71, 88ff., 99ff., 150ff., 159, 165, 170, 180, 191, 194, 201, 203, 208, 213, 219, 222, 226, 244, 251, 269ff., 285, 324, 342ff., 349ff.
Eitrige Entzündung 141ff., 149, 163, 164ff., 187, 211, 218, 241, 254, 275, 280, 335, 337, 353, 360
Eiweißarme Diät 12, 166, 221
Eiweißstoffwechsel s. Proteinstoffwechsel
Eizellen 260ff., 289, 293
Ektoparasiten 370ff., 389, 392
Ektromelie 38ff., 79, 83, 91, 127, 184, 193, 205, 218, 313, 370, 389
Elastin *47*ff., *67*ff., 150
Elastische Fasern und Membranen *47*ff., *67*ff., 370
Elektrokardiogramm 63

Elektrolytstoffwechsel 217
Elektronenoptische Befunde 395
Embolie 152ff.
—, Bakterien- 236ff.
—, Fett- 154
—, Megakaryocyten- 154, 165, 209, 223
—, Thrombo- 152ff.
—, Tumorzellen- 154
Encephalitis 342ff., 389
Encephalitis-Virus 223
Endaortitis 49
Endokarditis 39, *43*ff., 389
— acuta, bakterielle 43, 236ff., 389
— der Aortenklappen 39
—, bakterienfreie 44
— der Mitralklappen 43ff.
—, proliferativa 45
— subacuta, bakterielle 43, 236ff., 390
— verrucosa 44, 65ff.
Endokrine Organe *11*ff., *247*ff., *259*ff., *294*ff., *326*ff., *365*ff., *375*ff., 383
— Störungen 5, 64, 72, 74, 170, 175, 193ff., 201, 209, 215, 220ff., 226ff., 233ff., 244ff., 267ff., 271ff., 289ff., 328ff., 360, 362, 365ff., 375ff., *383*ff., *387*ff., 399
Endometrium 272ff.
Endothel 51, *57*ff., 230, 237
Energieabsorption 14
Enterochromaffines System 85, *190*
Enterocolitis *181*ff.
—, akute 181
—, —, erosive 181, 190, 389
—, chronische *185*ff., 389
—, ulceröse *181*ff.
Enterogene Keime 141, *178*ff., *217*ff.
Entgranulierung der Mastzellen s. Mastzellen
Entmyelinisierung s. Markscheidenzerfall
Entzündliche Prozesse 34, 38ff., 43ff., 49, 51, 62,

63ff., 70ff., 74, 75, 77ff., 83, 88ff., 100ff., 104, 120, 127ff., 141ff., 163ff., 168ff., 170ff., 176ff., 181ff., 194, 195ff., 210ff., 213ff., 216ff., 231ff., 254, 270, 275, 280, 285, 299, 313, 324, *389*ff.
Enzymtätigkeit 219ff., 242ff., *395*
Eosinopenie 76, 86
Eosinophile Leukocyten 76, 81ff., 116, 121, 123, 183ff., 213, 371
— Zellen der Hypophyse 295ff., 326ff.
Eosinophilie 81ff., 116, 121
Epidermis *370*ff.
Epididymitis 254
Epikard 39ff.
Epilation 369, 371ff.
Epiphyse 294
Epiphysenlinie 345ff., 363, 374
Epithel s. unter den entsprechenden Organen
Epithelkörperchen *324*ff., *327*ff., 388
—, Amyloidose 324, 332
—, Atrophie 324ff.
—, Follikel 324
—, Hyperplasie 324, 388
Epitheloidzellige Reaktionen 101ff., 185, 218, 389
Ergrauen der Haare 2, 299ff., 331, 369ff., 372
Ermüdbarkeit 23ff.
Ernährungseinflüsse *12*, 19, 23, 65, 66, 214, 221, 367
Erosionen der Darmschleimhaut 179, 181ff., 189, 218
— der Magenschleimhaut 176
Erythroblasten *72*ff., 81, 140
Erythrocyten *72*ff., 99, *115*ff., *374*ff., 378, 398
—, Abbau 74, 116, 222
—, Durchtritt durch die Gefäßwände 67, 117, 378

Erythropenin 118
Erythropoiese *81*ff., *118*ff., 364
—, effektive *116*ff.
—, intrasplenische *85*ff., 95
—, totale *116*ff.
Erythropoietine 118
Essentielle Fettsäuren 12
Evansblau 71
Exophthalmus 336
Exsudative Entzündung 158ff., 163

F-Zellen des Nebennieren-marks 316ff., 320
Färbungen *22*
Faserknorpel *357, 360*, 367
Fermente 216, *395*
Fernwirkungen der Strahlenschäden 397
Fertilität 289
Fertilitätsperiode 280
Fetteinlagerung s. Verfettung
Fettembolie 154
Fettfärbung *22*, 34, 47ff., 51, 54, 55ff., 57, 62, 64ff., 68ff., 95, 195ff., 219ff., 226, 253ff., 260ff., 361ff.
Fettgewebe 27, 78, 104, 213, *361*ff., *368*
Fettgewebsnekrosen des großen Netzes 193
— des Pankreas 213
Fettkörnchenzellen 342
Fettstoffwechsel 27, 34, 47ff., 51, 54ff., 57, 62, 64ff., 68ff., 78, 104, 195ff., 213, 219ff., 376
Fettzellen s. Fettgewebe
Fibrin 44, 55ff., 158
Fibrinoid 44
Fibroadenome der Glandula submaxillaris 175, 216
— der Mamma 285
Fibroblasten 45
Fibrocyten 45
Fibromatose der Mamma 285
Fibrome der Mamma 285
Fibromyxoleiomyom der Vagina 281

Fibroosteoklasie, dissezierende 351
Fibrose 40ff., 86ff., 98ff., 104, 108, 120, 131, 143, 145, 150, 163ff., 175, 177ff., 183ff., 212, 213ff., 285, 358, 361, 375, 378
Flaumhaare 369
Flimmerepithelcysten 108, 124, 299, 322
Follikel des Ovariums 260ff., 289ff.
Follikelstimulierendes Hormon (FSH) 290
Fluoreszenzoptische Untersuchungen *22*, 35ff., 95, 103, 199, 203, 229
Fluorochromierung *22*, 35ff., 95, 199, 229
Folinsäuremangel 116
Fragestellung *4*ff., 373
Fraktionierung der Dosis *18*, 135ff., 289, 386
Fremdkörperreaktionen 128, 131, 159, 168ff., 176, 185, 211, 389ff.
Fremdkörperriesenzellen 96, 99, 102ff., 128, 159
Fuchsinophilie 295, 306
Funktionelle Veränderungen 2, 23, 219ff., 242ff., 374ff., 379, 387, 397ff.; s. auch unter den entsprechenden Organsystemen, Organen und Zellarten

Gallenblase *210*ff., *224*, 390
—, Amyloidose 212
—, Ektasie 210, 224
—, Empyem 211
—, entzündliche Prozesse 210ff., 224, 390
—, Epithelatrophie 210
—, Fibrose 212
—, Fremdkörperreaktionen 212
—, Hydrops 210
—, Imhibition des Epithels 211
—, Konkremente 212
—, Kristalloide 211

Gallenblase, Narben 210
—, Wandcysten 212
Gallenwege, große 210ff. 224
Gallethromben 201
Gammaglobuline 126
Gammastrahlen 8, *14*ff., 15, 17, 18, 217, 338, 384
Ganglien der Gelenks-menisci 358
Ganglienzellen 339, 345, 378
Ganzkörperbestrahlung, ionisierende 397
—, Bedeutung für die Humanmedizin 1
—, fortgesetzte („chronische") 9, 16ff.
—, kurzfristige („akute") 1, 7ff., 9, 11ff., 57, 68, 71, 133ff.
Ganzkörperbestrahlungs-syndrom, akutes 1, 7ff., 9, 11ff., 57, 68, 71, 72, 76, 86, 93, 99, 101, 106, 115ff., 123, 128, 130, 136, 151, 165ff., 170, 176, 189, 199, 214, 216ff., 219ff., 242ff., 256, 259ff., 326, 340, 344, 361, 373, 375ff., 379ff., 391, 397
Gastritis *176*ff.
—, akute, erosive 176
—, chronische, cystisch-atrophische 177ff., 216ff., 389
—, —, ohne Atrophie 176, 216ff., 389
—, granulierende, herdförmige 176
—, Oberflächengastritis 176
—, ulceröse 176
Gaumenmandeln s. Tonsillen
Gefäßschäden, strahlenbedingte s. Arterien, Arteriolen, Capillaren, Übergangsgefäße, Lymphgefäße
Gehirn 70, *338*ff., *344*ff., 376
—, Blutungen 340ff., 345

Gehirn, degenerative Prozesse *338*ff., 342, *344*ff.
—, Embolien *340*ff.
—, Entzündungen 340ff., 342ff., 345
—, funktionelle Störungen 344
—, Gefäßveränderungen 342
—, Geschwülste 343
—, Gewicht *338*ff., 376, 380, 382
—, Hämosiderose 342
—, leukämische Infiltrate 343
Gelenke *357*ff., *366*ff.
—, degenerative Veränderungen *357*ff. *366*ff.
—, Empyem 360
—, Entzündungen 360
—, Hernien 358ff.
—, Meniscusschäden 358
Gelenkscmpycm 353
Generationscyclus der Zellen, Strahlensensibilität seiner verschiedenen Phasen 256, 395ff.
Generationszeit der Zellen 380, 395ff.
Genetische Grundlagen 140, 167, 366, 392, *397*ff.
— — s. auch Species-, Stammes- und Geschlechtseinflüsse
Germinoblasten *88*, *126*ff.
Geschlechtsdimorphismus 171ff., 215ff., 226, 233ff., 306ff., 329ff., 351
Geschlechtseinflüsse 5, *10*, 26ff., 32ff., 59ff., 68ff., 77, 81, 95ff., 106ff., 115, 122, 123, 133, 160ff., 166ff., 170, 171ff., 191, 194, 209, 215, 220, 222ff., 226, 295ff., 305ff., 309ff., 315, 320ff., *327*ff., 332ff., 348ff., 351ff., 360, 365ff., 370, 376ff., 384ff., *387*ff., 389

Geschlechtshormone 11, 12, 72, 122, 124, 136ff., 171ff., 215ff., 222, 329ff.
Geschlechtsorgane, männliche *247*ff., 388ff., 390
—, weibliche *259*ff., 387ff., 390
Geschwülste s. neoplastische Prozesse
Gewebekultur 396
Gewebeschwund 70, 115, 123, 215
Gewebsatmung 67, 243
Gewebsbasophile s. Mastzellen
Gewichtsänderungen s. Körper- und Organgewichte
Gingiva 169
Gingivitis 169
Glandula ampullaris 254ff.
— coagulans 254ff.
— orbitalis s. Hardersche Drüse
— praeputialis 254ff.
Glandulär-cystische Hyperplasie der Uterusschleimhaut 136, *271*ff., 284, *292*ff., 296ff., 351, 387
Gliome 343, 345
Glissonsche Scheiden der Leber 108ff., 210
Globulifere Zellen 99
Glomeruläre Veränderungen der Nieren 229ff., 236, 240ff., 243ff., 378
Glomerulitis 237ff.
Glomerulonephritis 237ff., 245
Glucocorticoide 11, 122, 130, 136, 331, 334
Glucose-6-Phosphat-Dehydrogenase 67
Glykogen 197, 219, 221
Gold, radioaktives 130
Golgi-Komplex 115, 301
Gompertzsche Funktion 31ff., 382
Gonadektomie 328
— s. auch Ovariektomie und Orchidektomie
Gonadotropine 290ff., 293

Gonarthritis 360, 389
Gonarthrose 357ff., 366ff.
Gramfärbung 22, 44
Gramnegative Erreger 104
Grampositive Erreger 104
Grannenhaare 369
Granularzelltumoren des Uterus 277
— der Vagina 74, 281
Granulationsgewebe 100, 159, 166, 168, 176, 183, 193, 205ff., 207, 250ff., 357
Granulierende Entzündung s. Granulationsgewebe
Granulocytopenie 129
Granulome 159, 168, 280
Granulosazellen des Ovariums 261ff., 272, 283, 290ff., 296ff., 307ff., 328ff., 383ff.
Granulosazelltumoren 222, 264ff., 270ff., 291ff., 297ff.
Gravidität 284, 289
Grundsubstanz 47, 50, 56, *67*ff., 229, 230

Haarausfall s. Epilation
Haare, vorzeitiges Ergrauen 2, 299ff., 331
Haarfollikel 331, *369*ff., *378*, 380
Haarwachstum, cyclisches 372
Hämangiektasie, herdförmige *59*, *71*ff., 74, 101, 191
Hämangioendotheliome *60*ff., 74, 179ff., 383ff.
Hämangiome, kavernöse *59*ff., *71*ff., 102, 209, 224, 383, 387
Hämatologische Untersuchungen *20*ff.
Haematometra 62, 275
Hämoblastosen s. Leukosen
Hämodynamische Störungen 32ff., *70*ff.
Hämoglobin *72*ff., *118*ff., 226, 244
Hämoglobincylinder der Nieren 226

Hämoglobingehalt der Erythrocyten 73
Hämolyse 74, *116*ff., 243
Hämorrhagische Diathese 71, *116*ff., 378
— — s. auch Blutungen, Hämosiderose
Hämorrhagischer Infarkt 62, 77, 119
Hämosiderin 37, 63, *65*ff., 71, 88ff., *99*ff., *116*ff., 150ff., 159, 165, 170, 180, 191, 194, 201, 203, 208, 213, 215, 219, 222, 226, 244, 251ff., 269ff., 324, 342ff., 370, 378
Hämosiderose *92*
—, diffuse interstitielle *37*, *67*, 71, *130*ff., 150ff., 159, 165, 180, 215, 253, 370ff., 378
—, parenchymatöse 201, 222, 226, 243ff., 324
— des reticulohistiocytären Systems *63*, *92*ff., *99*ff., *116*ff., *130*ff., 203, 222, 226
—, umschriebene *37*ff., 150ff., 165, 170, 194, 208, 213, 215, 219, 251ff., 269ff., 342ff., 370ff.
Halbquantitative Auswertung der Befunde *22*ff.
Halslymphome 97, 113, 389
Hamster 8
Haptoglobin 244
Hardersche Drüse 163, 336, 338, 383
Harnblase 241ff., 247
Harnwege 241ff., 247
Haut 9, 121, *369*ff.
—, Abscesse 370
—, Atrophie 369ff.
—, Blutungen 373
—, Capillaren 370
—, Carcinome 9, 373
—, Ektoparasiten 370ff., 389
—, Ektromelie 370
—, Entzündungen *370*ff., 372, 389ff.
—, Epidermis 370ff.

Haut, Ergrauen der Haare 2, 299ff., 331, 369ff., 372
—, Fasergerüst der Cutis 370
—, Geschwülste 373
—, Geschwüre 370ff., 389
—, Haarausfall 369, 371ff.
—, Haare 2, 299ff., 331, *369*ff.
—, Haarfollikel 331, *369*ff., 372
—, Hämosiderose 370, 372
—, Hautanhangsgebilde *369*ff.
—, Hyperkeratose der Epidermis 371
—, klare Basalzellen der Epidermis 370
—, — Zellen der Haarfollikel 369ff., 372
—, Mastzellen 370ff.
—, Melanocyten 369ff.
—, Papillarkörper 58, 370
—, Pigmentation 369ff., 372
—, Teleangiektasien 370
Hautanhangsgebilde *369*ff., 372
Hautbestrahlung 372
Helle Zellen der Ovarialtumoren 261ff., 291ff., 328ff.
Helminthiasis 76, 104ff., 159, 184ff., *187*ff., 211, *390*ff.
Hemmwirkung der Bestrahlung auf die Entwicklung von Leukosen 139
Heparin 70
Heparinähnliche Substanzen 70
Hepatektomie, partielle 220
Hepatitis *203*ff.
—, abscedierende 205ff., 389
—, chronische 202, 222
—, chronisch-interstitielle 201, 206ff., 223, 389
—, parasitäre 207
—, pericholangiitische 201
—, virusbedingte 203ff., 223
Hepatome s. Leberadenome

Herz 21, *32*ff., *63*ff., 109, 241, 376, 389
—, Entzündungen, degenerative Veränderungen s. Myokard, Endokard, Perikard
—, Gewicht 32ff., 63, 246, 376, 380
—, Hypertrophie 34ff., 64, 241, 246, 320
—, mechanische Leistung 63
—, Ödem 63
Herzhöhlen 45, 67
Herzklappen 43ff., 65ff., 150, 378
Hibernation 12ff.
Hibernierungsdrüse *361*ff., *368*
Hiluszellen des Ovariums 263ff.
Histiocyten 39, 42, 44ff., 99ff., 104, 108, 111, 159, 270, 275, 285, 371
Histologische Untersuchungen *21*ff.
Hitzeneutronen *15*
HO_2 394
H_2O_2 394
Hochdruck s. Hypertonie
Hoden 51, 69, *247*ff., *255*ff., 376
—, Arterien- und Arteriolenschäden 252ff., 257
—, Atrophie *248*ff., *256*ff.
—, Basalmembran der Tubuli 253, 258
—, Blutungen 251
—, degenerative Veränderungen *248*ff., *256*ff.
—, Durchmesser der Samenkanälchen 250ff.
—, Entvölkerung 248ff., 256ff.
—, Entzündung 254
—, Gewicht 247ff., 257, 376, 380
—, Hämosiderose 251ff.
—, Infarkt 254
—, isoliert atrophische Tubuli 250ff., 257ff.

Hoden, Leydigsche Zwischenzellen 233ff., 244ff., 251ff., 253ff., 258, 289, 378
—, Mitosetätigkeit 255ff.
—, Obliteration der Tubuli 250ff.
—, Regeneration nach Bestrahlung 247ff., 256ff.
—, Reifung der samenbildenden Zellen 256
—, riesenkernige Spermatocyten 249
—, Sertolizellen 252ff., 257ff., 378
—, Stadien der Samenbildung 255ff.
—, Strahlensensibilität 256, 289
Verkalkung der Tubuli 250ff.
—, Zelldichte 250ff.
Hodenbestrahlung 255ff.
Höhenaufenthalt 10ff.
Homoiotherme 382
Hormonale Einflüsse auf die Spätfolgen der ionisierenden Ganzkörperbestrahlung 11ff., 118, 122, 124, 136ff.
— Tropismen der Hypophysenadenome 332
Hornschicht der Epidermis 370
Howell-Jolly-Körperchen 74
Hühnererythrocyten, Abbau in der Maus 130
Huhn 8, 243
Hund 8, 71, 131, 242ff., 289, 345
Hungern 12, 214, 220
Hyaliner Knorpel s. Knorpel
Hyalinkrankheit der Nieren 247, 377ff.
Hyalinose *48*, 55ff., 229, 247, 255, 378
Hyalintropfige Entartung der Leber 197ff.
— — der Nieren 226ff., 243, 246ff.

Hybriden 7, 134, 392
Hydrometra 274
Hydronephrose 227, 244
Hydropisch-vacuoläre Degeneration der Leber 197
— — des Myokards 34
— — der Nieren 226, 243
Hydrops der Gallenblase 210, 224
Hymenolepsis fraterna 76, 104, 159, 179, 184ff., *188*, 211, 224, 390
Hyperämie 150
Hyperchromie der Erythrocyten 74
Hyperkeratose der Epidermis 371, 387
— des mehrschichtigen Plattenepithels 387
— des Vaginalepithels 136, 387
Hyperoestrogenismus 72, 168, 170, 175, 264ff.
Hyperostosis interna, generalisierte 76ff., 84, 105, 119ff., 154, 166, 209, 292, 307, 309, 324, 329, *349*ff., *364*ff., 383ff., 387
Hyperparathyreoidismus 324, 364
Hyperpigmentation der Haut 372
Hyperplasie der Epithelkörperchen 324
—, knotige, endokriner Organe 260ff., 290ff., 299ff., 314, 329ff., 331, 334, 388
— der Uterusschleimhaut s. Glandulärcystische Hyperplasie
— des Vaginalepithels 136, 387
Hyperplastisches Knochenmark 115
Hyperploidie 82, 199ff., 219ff., 317
Hyperregeneration, transitorische 85
Hypersplenismus 117
Hyperthyreose 11, 124

Hypertonie 34ff., 64, 241, *242*ff., *246*ff.
Hypertrophie 28, 201, 222
—, kompensatorische 242
Hypochromie der Erythrocyten 73ff.
Hypogonadismus 124, 252, 388
Hypophyse 11, 15, 118, 222, 243, 290, 293, *294*ff., *327*ff., 364ff., 378, 383, 387ff.
—, Adenome 15, 194, 201, 222, 228, 283ff., 297ff., *301*ff., *328*ff., *332*ff., 364ff., 383, 387ff.
—, — mit adrenocorticotroper Wirkung 301ff., 305, 331ff., 388
—, —, basophile 328, 333
—, —, chromophobe 332
—, — mit mammotroper oder mammosomatotroper Wirkung 301ff., 304, 329ff., 332ff., 388
—, — mit thyreotroper Wirkung 333
—, Amyloidose 298, 332
—, Atrophie 299
—, basophile Invasion des Hypophysenhinterlappens 300, 331
—, Crookesche Veränderung der Basophilen 298
—, Cysten 299
—, Fibrose, herdförmige 299
—, Größe 294ff.
—, Hinterlappen 300ff., 331
—, kleinzellige Herde 300
—, knotige Hyperplasie 299ff., 330ff., 372, 388
—, Narben 299
—, Nekrosen 299
—, regionale Verteilung der Zelltypen 298
—, senile Involution 299
—, Vacuolisierung der Basophilen 296, 328

Hypophyse, Vorderlappen 295ff., 327ff.
—, Zelltypen 295ff., 326ff., 328ff., 333, 378
—, Zwischenlappen 299ff., 330ff., 333, 372, 388
Hypophysektomie 11, 136, 293, 366
Hypothalamus *294*
Hypothyreose 11, 122, 124, 136, 366
Hypoxie *10*, 13, 23, 118, 132, 246, 327, 333, 385, 390

Icterus 201
Ileum 62, 74, 191
— s. auch Darm
Immunglobuline 391
Immunität 127, 223, 387, 391
In vitro-Versuche 395
Incisoren 168ff.
Infarkte 62, 66
—, anämische 152ff.
—, hämorrhagische 62, 74, 119, 254
—, septische 236, 240
Infektabwehr, unspezifische 391
Infektanämie 118
Infektanfälligkeit 6, 119ff., 127, 131, 164, *166*ff., 213, 217, 218ff., 222, 244ff., *389*ff., 393
Infektiöse Prozesse s. unter den entsprechenden Organen und Erregern
Influenza-Virus 223
Infrarotbestrahlung 13
Innenohr 336, 338
Insekten 382
Inselapparat des Pankreas *325*ff., 327, *331*ff., 388
— —, A/B-Zellenquotient 325ff., 332
— —, Adenomatose 326, 334, 388
— —, Amyloidose 326
— —, Makronesie 325, 331, 388
— —, Polynesie 325, 331, 388

Insulin 216
Intercellulärsubstanz 28, *367*, *373*ff., 376, 398
Intermediärphase nach Ganzkörperbestrahlung 1ff., 23, 39, 220, 292, 375ff., 379ff.
Intermediärreaktionen 394
Intestinalsyndrom, strahlenbedingtes 217
Interstitielles Gewebe 40ff., 86ff., 98ff., 104, 108, 120, 122
Involutionsprozesse 34, 70, 84, 107, 123ff., 170, 175, 189ff., 210, 215, 227, 233, 243ff., 250ff., 254ff., 285, 293, 330ff., 335, 338ff.
Inzuchtstämme 7
Ionenaustauscherfunktion des Knochens 364
Ionisationen 15, 394ff.
Iridocyclitis 335, 337
Iris, Atrophie 2, 335, 337
Irreparabler Anteil des Strahlenschadens 1, 394
Irreversible Schäden 394ff.
Jejunum 191
— s. auch Darm

Kachexie 27, 34, 197, 221, 362, 363, 368
Kälteeinflüsse *13*, 23
Kalb 8
Kaliumbichromatreaktion des Nebennierenmarks 316ff.
Kaliumjodatreaktion des Nebennierenmarks 316ff.
Kalkeinlagerung s. Verkalkung
Kalk-Eisen-Niederschläge s. Verkalkungen
Kaninchen 8, 130, 165, 365
Kapselfibrose der Lymphknoten 98, 131
Kardiopathien *32*ff., *63*ff.
Kardiovasculäres System *32*ff.
Karyolyse 38, 51, 82ff., 88ff., 100, 104, 119ff.,

127ff., 137, 145, 152, 157ff., 164, 183, 197, 200ff., 203, 218, 223, 256, 270, 275, 299, 313, 345
— s. auch unter Nekrosen
Karyometrische Untersuchungen 219ff.
Karyopyknose 82, 85, 197, 203, 228, 242ff., 252ff., 255, 335, 339, 344
Karyorrhexis 38, 51, 57, 82, 90, 111, 200ff., 203, 208, 223, 256, 270, 275, 299, 313, 335
Kastration 11, 136, 291, 298, 328ff., 333ff.
Kastrationszellen der Hypophyse 298, 328
Kataraktbildung 2, 15, *335*ff.
Katarrh, akuter infektiöser *141*ff., 163
Kaviarläsion 72
Keimepithel des Ovariums 264ff., 291ff.
Keimfrei aufgezogene Tiere 391
Kern/Plasma-Relation 200
Kern/Plasma, Wechselwirkungen 396
Kerneinschlüsse 204ff.
Kernfärbbarkeit 221
Kerngrößenvariation 199, 219ff., 317, 379
Kernödem 199, 339
Kernpolyploidie 82, 199ff., 219ff., 317, 379
Kernschwellung 129, 200, 219, 252
Kerntrümmer 38, 51, 57, 82, 90, 111, 200ff., 203, 345
Kernvacuolen 82, 219ff., 226, 317
Kernwaffenexplosionen 8, 15, 16, 18, 116, 121, 132, 135, 137, 138, 246, 327, 332, 338, 383, 390
Kernwandhyperchromatose 199
Kernzerfall der Atome 394

Klappensklerose des Herzens 36, 378
Klare Basalzellen der Epidermis 370
— Zellen der Haarfollikel 331, 369ff., 378, 380
Kleinhirn 539ff.
Klossiella muris s. Coccidium Klossiella muris
Knochen *345*ff., *363*ff., 374
—, Abdeckelung der Epiphysenlinie 346ff., 363, 374
—, Calciumeinbau 363
—, Calciumaustauschkapazität 364
—, Callus 365
—, Compacta 348ff.
—, Corticalis 364
—, Cysten 358
—, Eisennachweis 348ff., 364
—, Entzündungen *352*ff.
, Epiphysenlinien 345ff., 363, 373
—, Epiphysenschluß 346ff., 363, 373
—, Frakturen 365
—, Hyperostosis interna 76ff., 84, 105, 119ff., 154, 166, 209, 292, 307, 309, 324, 329, *349*ff., *364*ff., 383, 387
—, Längenwachstum *28*ff., *345*ff., *363*ff., 373
—, Lokalbestrahlung 363, 366
—, Matrix 364
—, Nekrosen 358
—, Neubildung 358, 364ff.
—, Osteoblasten 346, 349, 364ff.
—, Osteoid 348
—, Osteoklasten 324, 348, 351, 364ff.
—, Osteophyten 358, 360
—, Osteoporose *347*, *364*
—, Phosphoreinbau 366
—, Spongiosa *346*ff., *349*ff., *363*ff., 374
—, Strontiumeinbau 85, 364

Knochenbildung, ektopische 241
Knochenmark 9, *77*ff., 109, 111ff., *115*ff., 349, 374ff., 379ff., 389
—, Abdeckung 13
—, Blutungen 83
—, Dysfunktion 117
—, Fibrose 77, 349ff., 358ff., 365ff.
—, Hämosiderose 83
—, Hyperostosis interna 76ff., *349*ff.
—, Lipomatose 77
—, Nekrosen 83, 389
—, Ödem 79
—, Sinusdilatation 77
—, Zellzahl, Zelldichte 77ff., *115*ff., 379
Knochenmarkzellen, Injektion von 13, 133ff.
Knorpel *28*ff., 145ff., 164, *345*ff., *357*ff., 374, *378*ff.
—, Altersveränderungen *357*ff., *378*ff.
—, Arthronose 357ff., 366
—, asbestartige Degeneration 357ff., 378
—, Chondroblasten 28ff., *345*ff., 357ff., 363ff., 374
—, Chondroklasie 145ff., 164, 346, 363
—, cystoide Degeneration 357ff., 378
—, Degeneration *346*ff., *357*ff.
—, Epiphysenlinie 28ff., *345*ff., 363
—, Faserknorpel *357*ff., *360*, 367
—, Ganglien 358ff.
—, Gelenkhernien 358ff.
—, Gelenkknorpel 357ff.
—, Gonarthrose *357*ff., *366*ff.
—, Hernien des sternalen Faserknorpels 360ff.
—, Nekrosen 345ff., *357*ff., *363*ff., 378
—, Proliferation *28*ff., *346*ff., *357*ff.

Knorpel, Rippenknorpel 357, 367
—, Säulenknorpel 28ff., 346ff., 363, 373
—, Verkalkung *357*ff., *363*ff.
Knorpelnekrosen 147, 164
Knotige Hyperplasie der Hypophyse *299*ff., *330*
— — des Nebennierenmarkes 317, 331
— — der Nebennierenrinde *300*ff., *314*, 330ff.
Körpergewicht 5, *24*ff., *373*ff., 388
Körperliche Aktivität bestrahlter Tiere *23*
Körpervolumen und Strahlenempfindlichkeit 14
Kokardenzellen 74
Kokken 62, 104, 205
— s. auch unter besonderen Kokkenformen
Kollagen 36, 40ff., 55ff., 67ff., 229, 240, *368*, 370
Kolloide 382
Komplikationen 70, 74, 76, 163ff., 195, 199, 214, 219, 243, 375ff., 391, *397*ff.
— s. auch unter den entsprechenden Krankheitsbildern
Kompressionsatelektase der Lunge 149
Kongorotfärbung 6, 10, 31, 34, 57, 95, 229
Konzentrationsfähigkeit der Nieren für Kochsalz 243
Kopfbestrahlung 166, 216, 338
Kopulation 289ff.
Korrekturmethoden bei der mathematischen Analyse der Mortalitätskurven 22, 31ff.
Kossa-Reaktion für Phosphate 51

Krankheitsprozesse nach ionisierender Ganzkörperbestrahlung 3, 5, 10, 373, *399*

— s. auch unter besonderen Krankheitszuständen

Kreislaufstörungen 46, 150

Kreislaufversagen 46

Kresylviolettfärbung 339

— s. auch Metachromasie

Kristalloide 102, 211

Kupffersche Sternzellen der Leber 131, *202*ff., 379

— — —, Bakterienphagocytose 203

— — —, Ceroid 203

— — —, Hämosiderin 203

— — —, Lipochrom 203

— — —, PAS-positives Material 203, 379

— — —, Schwellung 202

— — —, Verfettung 202

— — —, Zelltrümmerphagocytose 203

3,5,3′-L-Trijodothyronin 366

Labyrinth 336, 338

Lactation 329

Längenwachstum des knöchernen Skelets *28*ff., *345*ff., *363*ff., *373*ff.

Langerhanssche Inseln s. Inselapparat des Pankreas

Larven von Cestoden 159

— von Nematoden 159

Laryngitis 144

Larynx *144*

Latenter Strahlenschaden 220, 243, 379

Latenzzeit bis zum Auftreten atypischer Mitosen 200, 220, 227ff., 243

— bis zur Entwicklung faßbarer Gewebeschäden 363

— bis zur Entwicklung von Schrumpfungsprozessen 242

Latenzzeit bis zum Erscheinen neoplastischer Prozesse 136ff., 141, 385

Lebensdauer der Einzelzellen 220ff., 374, 380, 397ff.

— nach Ganzkörperbestrahlung *2*ff., *4*ff., *15*ff., 64, 373, 378, 393ff., *398*ff.

—, natürliche 7

Lebensverkürzung durch ionisierende Strahlen *2*ff., *4*ff., 15, 16, 64, 373, 378, 393ff., *398*ff.

— durch Radiomimetica 3

—, relative 7

— durch unspezifischen Stress 3

Leber 59, 109, 111, 116, 166, *194*ff., *219*ff., *375*ff., 389

—, Abdeckung 220

—, Abscesse 197, 206ff., 223

—, Adenome (Hepatome) *209*ff., *223*ff., 383

—, Amyloidose *197*ff., 222

—, Atrophie *197*ff., 217, 221ff.

—, Blutbildungsherde 208, 223

—, Ceroid 202, 222

—, ceroidhaltige Riesenzellen 207

—, Cirrhose 12, 166, 221

—, Coccidiose 207

—, Cysticercose 207

—, degenerative Veränderungen 195ff.

—, Dissesche Räume der 111, 198

—, Doppelkerne der Leberzellen 199ff.

—, dunkle Leberzellen *197*ff., 221, 381

—, Entzündungen *195*ff.

—, Eulenaugenkerne der Leberzellen 205

—, Gallecapillaren 201

—, Gallethromben 201

—, Gefäße 209

—, Gewicht *194*, *220*ff., 376, 380

Leber, Glykogen 197, 219ff.

—, Hämangiome 209, 224

—, Hämosiderose 201, 208, 222

—, Hepatektomie, partielle 220

—, hydropisch-vakuoläre Umwandlung 197

—, Hypertrophie der Leberzellen 200, 201, 305

—, Ikterus 201ff.

—, Kerneinschlußkörper der Leberzellen 204

—, Kerngrörßenvariation der Leberzellen 199ff., 219ff.

—, Kernödem, zentrales, der Leberzellen 199

—, Kern/Plasma-Relation der Leberzellen 197

—, Kernschwellung der Leberzellen 197, 219ff.

—, Kernveränderungen, degenerative der Leberzellen *199*ff., *219*ff.

—, Kernwandhyperchromatose der Leberzellen 199

—, Kupffersche Sternzellen 95ff., 129ff., *202*ff.

—, leukämische Infiltrate 210

—, Lokalbestrahlung 219

—, Mantelsteatose 197, 203

—, Megakaryocytenembolien 209, 223

—, Mitoseindex 200

—, Mitosen, pathologische der Leberzellen 200, 220

—, Narben 208

—, Nekroseindex 197, 220

—, Nekrosen 197, *203*ff., 218, 223, 389

—, Parasiten 207

—, Pigmente *201*ff., *222*

—, Pseudotuberkulose 207, 223

—, Regeneration 220

—, Sinusoide 203

—, Steatose s. -verfettung

—, Teleangiektasien 209

Leber, Tetrachlorkohlen-
  stoffvergiftung 220
—, trübe Schwellung 195
—, Verfettung *195*ff., *219*ff.
—, Verkalkungen 208
—, Zellgröße 197, 219ff.
—, Zellmitochondrien
  194ff., 219ff.
Leberpräparate 136
Leiomyome des Uterus 275
— der Vagina 281
Leistungsfähigkeit bestrahlter Tiere *23*, 381ff.
Leithaare 369
Letalfaktoren bei radiogenen Mutationen 397
Leukämie s. Leukosen
Leukämiefördernde Wir-
  kung der ionisierenden
  Ganzkörperbestrahlung
  132ff.
Leukocyten *74*ff.
Leukopenie *75*ff., 100,
  *115*ff., 129, 176
Leukoseformen 51, 74,
  *108*ff., *132*ff., 210,
  383ff.
—, lymphoidzellige, ohne
  Thymusbeteiligung
  111, *115*, *137*ff., 162,
  *383*ff.
—, monocytoide *111*ff., *115*,
  *138*ff., 162
—, myeloische *111*, *115*,
  *137*ff., *154*ff., 162,
  210, *252*ff., 383
—, plasmocytoide *113*ff.,
  115, *139*, 162, 343
—, thymische *108*ff., *115*,
  123, *133*ff., *149*ff.,
  *161*ff., 170, 383, 387
Leukosen 1, 5, 9, 10, 31, 32,
  51, 74, 79, 105, *108*ff.,
  119, *132*ff., 171, 179,
  189, 194, 210, 213,
  215, 219, 241, *251*ff.,
  270, *383*ff., 387
—, Beeinflussung durch die
  Bestrahlungsbe-
  dingungen 18
—, — durch Schutzmaß-
  nahmen 14
—, Bekämpfung der 1

Leukosen, Häufigkeit
  *114*ff., *132*ff., *383*ff.
Leydigsche Zwischenzellen
  des Hodens
  235, *253*ff.,
  258, 288
— — —, degenerative
  Veränderungen
  *251*ff., *258*
— — —, Funktion 233ff.,
  *244*ff., *258*
— — —, Geschwülste 258
— — —, PAS-positive
  253ff., 258, 288
— — —, pyknotische 254,
  258
— — —, Schaumzellen
  253, 258
— — —, Zahl *253*ff., 258
Lichteinflüsse 13
Linearer Energieverlust 15
Linksverschiebung im peripheren Blut 81, 120
Linsenbogen 335
Linsenfasern 335
Linsenzement 335
Lipochrom 131, 203
Lipogranulome 104
Lipoide, doppeltbrechende
  48ff., 54, 160, 261, 264,
  307, 306
Lipomatose des Knochen-
  marks 78
— der Lymphknoten 104
— des Pankreas 213
Lipome 194, 362, 368
Lipoproteinose der Arterio-
  lenintima *54*ff., *69*ff.,
  191
Lokalbestrahlung 133ff.,
  140, 213ff., 216, 217ff.,
  219, 242, 245, 255, 258,
  327, 333, 337, 363, 366,
  372, 386, 397
Lugollösung, Reaktion des
  Amyloids mit 95
Lumbalwirbelsäule 27, *28*ff.
Lungen 109, *148*ff.
—, Abscesse *158*, 163, *166*ff.
—, Adenome *159*ff., *167*ff.,
  384ff., 387
—, Alveolen 148ff.
—, Arterien 155ff.

Lungen, Arteriolen 156
—, Blutungen 150, 165
—, Capillaren 155
—, Embolien *152*ff.
—, Emphysem *149*ff., *164*ff.
—, —, akutes 149
—, —, chronisch-substan-
  tielles *150*, *164*ff.,
  378
—, Entzündung *156*ff.,
  389ff.
—, Fettembolie der 154
—, Gefäße *155*ff.
—, Hämosiderose *150*ff.,
  165
—, infarkte 152ff.
—, Interalveoläre Septen
  der 150
—, Megakaryocytenembo-
  lien 154, 165
—, Metastasen *161*ff.
—, Ödem 149, *151*ff., *165*,
  393
—, Stauung 150
—, Tumorzellenembolie
  154
—, Venenthrombosen 154
—, Volumen 150
Luteinisierungshormon
  (LH) 290
Luteinzellen des Ovariums
  261ff.
Luteome (Luteinzelltumo-
  ren) 265ff., 292ff., 329
Lymphadenitis 128, 170,
  181, 215, 389ff.
Lymphadenose 132ff.
Lymphangiektasie 99, 101,
  108, 125, 181, 191
Lymphangiographie 131
Lymphatischer Nasen- oder
  Rachenring 141, 163,
  169
Lymphatisches Gewebe
  *89*ff., 109, 111, 190,
  375, 380
Lymphcysten 99, 108
Lymphe 71
Lymphfluß *131*ff., 191
Lymphfollikel *86*ff., *95*ff.,
  *125*ff., 141, 190ff.
Lymphgefäße *63*, 90, 101,
  108, 125, *131*ff.

452 Sachverzeichnis

Lymphknoten *96*ff., 111ff., 117, *124*ff., 389
—, bronchiale 105
—, cervicale *97*ff., 375, 389
—, inguinale 62, *105*
—, mesenteriale 59, *101*ff., 191, 389
Lymphocyten 39, 42, 44ff., 65, 75ff., 85, *86*ff., *96*ff., *123*ff., 141ff., 159, 206, 213, 231ff., 242ff., 247, 254, 270, 275, 280, 285, 313, 317, 371, 375
Lymphocytose, absolute 116, 125
—, relative 76, 126, 375
Lymphocytose-stimulierender Faktor (LSF) 124ff.
Lymphome 97, 101, 134ff.
Lymphopenie 76
Lymphopoiese *86*ff.
Lymphosarkomatose 132ff.

Magen *175*ff., *216*ff.
—, Degenerative Veränderungen 176ff.
—, Entzündungen 176ff., 216ff.
—, — s. auch Gastritis
—, Erosionen 176
—, Geschwülste 176ff., 216
—, Geschwüre 176
—, Hemmung der Entleerung 216
—, Margo plicatus 175ff., 217
—, Motilitätsstörungen 216
—, Sekretion 216
Magendarmtrakt 59, 69
Makroblasten 81
Makrocytäre Anämie 74, 116
Makrocyten 74, 116
Makromoleküle 395
Makronesie 325, 362, 388
Makrophagen 95, 102, *129*ff., 158, 391
Mamma *281*ff., *293*ff., 296ff.
—, Atrophie 285, 293
—, Carcinome 154, 163, *285*ff., *294*

Mamma, degenerative Prozesse 285
—, Eisennachweis in Epithelien 285
—, Entzündung 285
—, Fibroadenome 285
—, Fibromatose 285
—, Fibrome 285
—, Geschwülste *285*ff., 294, 387
—, Hyperplasie 281ff.
— lactans 284
—, Mastopathie, proliferative *281*ff., *293*ff., 297ff., 325, 329ff., 387
—, Mitosetätigkeit der Drüsenepithelien 284
—, Sarkome 285, 385
—, Sekretion 284ff., 293
—, Sekretorische Endstücke 284
—, Stimulation, mammotrope 284ff.
Mammotropineffekt 228, 284, 293, 329, 360
Mangelzustände 12, 214, 216ff., 220ff., 367
Mantelatelektase 149, 164
Mantelpneumonie 158
Margo plicatus des Magens 175ff.
Markkapsel der Nebenniere 305
Markscheidenzerfall 339, 342, 345
Mastitis 285
Mastocytose s. Mastzellen
Mastopathie, proliferative *281*ff., *293*ff., 297ff., 325, 329ff.
Mastzellen 39, 42, 44, 81, 85ff., 99ff., 104, 107, *121*ff., 128, 175, 178, 183ff., 285, 370ff.
Mathematische Analyse der Mortalitätskurve 3, 9, 22, 31ff.
Maus 8, 9, 11, 14, 15, 17, 26ff., 30, 64ff., 67ff., 123ff., 132ff., 214ff., 218ff., 289ff., 327ff., 338, 364ff., 369ff., 375ff., 383ff., 390ff.

Mausergewebe 374ff.
Meerschweinchen 8, 242, 245, 289, 332
Mediasklerose der Arterien *49*ff., *68*ff.
Mediastinum 109, 134ff., 162
Megakaryocyten 77, *81*, 85ff., 105, 154, 165ff., 209, 223, 340
Megakaryocytenembolie 154, 165, 209, 223, 340
Megakaryocytose 81, 85
Megalocyten 74, 116
Mehrkernige Zellen 199, 242, 249ff., 256
Meiosis 255ff.
Melanocyten 369
Melanocytenstimulierendes Hormon (MSH) 331
Membranschäden 382, 395
Meningealblutungen 340
Meningitis 343
Meningoencephalitis 343
Menisci der Gelenke 358
Mensch *8*ff., 15, 16, 18, 67, 116, 132, 138, 289, 290, 338, 364, 390, 397
Mesenteriallymphome 101ff.
Mesenterium 121, *192*ff., 217, 219, 389
Metachromasie 22, 47ff., 68ff., 95, 199
Metastasen 96, 113, 134, 159ff., 168
Methodik der eigenen Untersuchungen *19*ff.
Methylcholanthren 134
Methylviolettfärbung 95, 199
Metoestrus I und II 277ff.
Mikrophagen 391
— s. auch neutrophile Leukocyten
Mikrosomen 395
Mikrothrombangiopathie 62, 76, 238
Milieuabhängigkeit der sekundär indirekten Strahlenwirkungen 394
Milz 15, 51, 74, *84*ff., *124*ff., 374ff.
—, Amyloidose 95ff.

Milz, Atrophie 84
—, Blutfülle 93
—, Blutungen 93
—, Fibrose 87ff., 376, 378
—, Fremdkörperreaktionen 96
—, Gewicht 84
—, Hämopoiese 85, 117
—, Hämosiderose 92ff.
—, Kapselverdickung 96
—, Leukosen 96, 111ff.
—, Lymphopoiese 86ff.
—, Metastasen 96
—, Nekrosen 89ff., 124ff., 218, 389
—, Plasmocytose 87ff.
—, seltene Veränderungen 96
—, Thrombosen 96
—, Tumor 84
Milzzellen, Injektion von 133ff., 247
Mineralcorticoide 334
Mitochondrien 194ff., 219ff., 395
Mitosen, asymmetrische 189
—, atypische 82, 189, 191, 200, 218, 220, 227ff., 243, 317, 377, 379
—, Hemmung 256, 396
—, Index 88, 107, 111, 160, 189, 218, 219, 243, 284, 345, 370, 374, 395ff.
—, Pyknomitosen 189
—, tripolare 189
Mitralklappen 36, 44, 378
Monocyten 76, 111, 130ff.
Monocytoide Sarkome 138
Monocytome 138
Morbidität 3, 5, 10, 66, 122, 218
Moribunder Zustand s. prämortale Veränderungen
Morphologische Pathologie 2ff., 5
Mortalität 3, 6ff., 29ff., 380
Mortalitätsrate, altersspezifische 31ff.
Mosaikartige Struktur des Knochens 349
Mucoide Zellen der Hypophyse 295ff., 327ff.

Mucopolysaccharide, saure 50, 67, 229, 246
— s. PAS-Trichromfärbung
— s. auch Astrablau-PAS-Färbung
Mundhöhle 168ff., 389
Muskelfasern, glatte 48, 50, 56, 67ff., 271ff.
—, quergestreifte 34ff.
Muskulatur, quergestreifte 362ff., 368
Mutagener Effekt der ionisierenden Strahlen s. Mutationen
Mutation der Keimzellen 257ff., 386, 396
—, somatische 140ff., 386, 396ff.
Myeloblasten 81
Myelocyten 76, 81, 111
Myelofibrose s. Knochenmarkfibrose
Myeloische Leukose s. Leukosen
Myelopoiese 81ff., 95, 380
—, intrasplenische 85ff.
Myleran 3
Myobia musculi 371ff.
Myoblastenmyome s. Granularzelltumoren
Myocarditis 38ff., 65ff.
—, acuta 38, 43
—, —, bakterielle 43
—, —, mit dichter zelliger Infiltration 38, 390
—, chronica 39ff.
—, septisch-metastatische 38
—, subacuta, bakterielle 43
—, torpide Form der akuten 38, 389
Myokard 32ff., 63ff., 150
—, Amyloidose 34
—, Atrophie 34
—, Blutungen 36ff.
—, celluläre Degenerationen 34
—, entzündliche Prozesse 37, 38ff., 65ff., 389ff.
—, Fibrose 40ff., 64, 376
—, Hämosiderose 37, 65ff., 380

Myokard, hydropisch-vacuoläre Degeneration 34
—, Infiltrate 37, 38ff., 65ff.
—, Kalkherde 43
—, Narben 40ff.
—, Nekrosen 38, 65, 389
—, Ödem 38ff.
—, Pigmentablagerungen 37
—, Schwielen 40ff., 64, 376, 389ff.
—, trübe Schwellung 34
—, Verfettung 34ff., 64, 226
—, Wandstärke 34
Myokardsklerose s. Fibrose des Myokards

Nachfruchtbarkeitsperiode 293
Nachschubinsuffizienz 119, 248, 379
Naevi stellati 72
Nagezähne 168ff., 213ff.
Nahrungsaufnahme 12, 19, 23, 26
Narbige Prozesse 40ff., 42, 70, 89ff., 104, 131, 141ff., 159, 170ff., 175, 193ff., 208, 213, 215, 218ff., 227, 231, 239ff., 251ff., 299, 308ff., 349, 357, 361, 370ff., 375, 378, 391
Nase 141ff.
Nasennebenhöhlen 141ff., 163ff.
Nasenschleimhaut 141ff., 163ff.
Nebenhoden 254ff.
Nebennieren 118, 122, 215, 216, 235, 375
Nebennierenmark 305, 316ff., 327ff., 383, 388
—, chromaffine Zellen 316ff.
—, Chromosomenaberrationen 317
—, F-Zellen 316ff., 320
—, Geschwülste 317ff., 331, 334
—, Hyperplasie 85, 317, 334, 388

Nebennierenmark, Kern-
polyploidie 317
—, Knotige Hyperplasie s.
Hyperplasie
—, Lymphocyteninfiltrate
317
—, Markkapsel 305
—, P-Zellen 316ff.
—, Phäochromoblastome
319ff., 331, 334, 383
—, Phäochromocytome
317ff., 331, 334, 383
—, prämortale Verände-
rungen 317
—, Vacuolen
—, — im Cytoplasma 317
—, — in Zellkernen 317
—, Volumen 316
Nebennierenrinde 243, 258,
305ff., 327ff., 365,
376, 388
—, Abscesse 313
—, Adenome 298, 314ff.,
326, 333ff., 383
—, Amyloidose 313, 332
—, Atrophie 305ff., 309ff.,
317, 327ff., 331, 388
—, B-Zellen 174, 235, 244,
306ff., 314, 329, 333,
388
—, Blutbildungsherde 309
—, Blutungen 327
—, Carcinome 314ff.,
333ff.
—, Ceroid 308ff., 329ff.,
379, 388
—, Cysten 327
—, degenerative Verände-
rungen 308ff., 329ff.,
393
—, entzündliche Prozesse
313, 389
—, fuchsinophile Zellen
306
—, Geschwülste 298, 314ff.,
326, 333ff.
—, Größe 305, 376, 388
—, großzellige Umwand-
lung der inneren
Schichten 174, 235,
244, 306ff., 314, 329,
333, 388
—, Hämosiderose 309ff.

Nebennierenrinde, Hyper-
plasie 124, 310ff., 314,
326, 328ff., 362, 388
—, Involution s. Atrophie
—, knotige Hyperplasie s.
Hyperplasie
—, Leistungsfähigkeit 331
—, Lipoide, doppeltbre-
chende 307
—, Lipoidvacuolen 327
—, lymphocytäre Infiltrate
313
—, Markkapsel 305ff.
—, Narben 308ff.
—, Nekrosen 313, 389
—, Pigmentzellen 308ff.,
329ff., 379, 388
—, Plasmalreaktion nach
Feulgen 307
—, Proliferation des sub-
kapsulären Blastems
308ff., 330, 388
—, Regenerationsvorgänge
s. Hyperplasie und
Proliferation
—, Dicke 305ff.
—, Spongiocyten 307, 314
—, Stressreaktion 327
—, X-Zone 305ff.
—, zonale Struktur 305ff.,
328ff.
Nebennierenrindenextrakte
11
Nebennierenrindenhormone
11, 118, 122, 124, 387
Nekroseindex 220
Nekrosen 38, 51, 82ff.,
88ff., 100, 104, 119ff.,
127ff., 137, 145, 152ff.,
157ff., 164, 183, 197,
200ff., 203, 218, 223,
256, 270, 275, 299, 313,
374ff., 378, 389ff.
Neoplasiefaktoren bei ra-
diogenen Mutationen
397
Neoplastische Prozesse 2, 5,
12, 13, 16, 70, 74, 119,
132ff., 148ff., 160ff.,
179ff., 189, 191, 209ff.,
216, 217ff., 219ff.,
223ff., 241, 247, 259ff.,
290ff., 315, 327ff.,

332ff., 353, 366ff.,
383ff., 393, 398ff.
Nephritis 228, 236ff.,
244ff.
—, abscedierende 236ff.,
244
—, chronische 228, 244ff.
—, Glomerulitis 237ff.
—, Glomerulonephritis
237ff., 245
—, durch Coccidium Klos-
siella muris 239,
244ff.
—, Pyelonephritis 228,
236ff., 244ff.
—, septisch-metastatische
228, 230, 244ff.
Nephrolithiasis 228
Nephrosklerose 229ff.,
245ff., 377
—, Beeinflussung durch die
Bestrahlungsbedin-
gungen 16
—, Beeinflussung durch
Schutzmaßnahmen 14
Nerven, periphere 344
Nervensystem 338ff.,
375ff., 378, 382, 397
Nervöse Versorgung, Be-
deutung für die Strah-
lenschäden 397
Netz, großes 192ff., 219,
362
Neurohypophyse s. Hypo-
physe
Neuronen 338ff., 376, 382
Neurosekretorische Zentren
des Hypothalamus 294
Neutrocytose 120, 203, 206
Neutronenbestrahlung 15,
168, 217, 334, 338, 376
Neutropenie 75ff., 100, 116,
120, 156ff., 379, 381,
390ff.
Neutropenische Broncho-
pneumonie 156ff., 389
Neutrophile Leukocyten 38,
44, 74ff., 82ff., 86, 100,
104, 115ff., 183ff., 187,
203, 206, 213, 236ff.,
268ff., 275, 342, 371,
390ff.
Nicotinvergiftung 334

Nieren 14, 16, 51, 64, 68ff., 71, 116, 118ff., 174, 188, 225ff., 329, 364, 375, 388ff.
—, Abscesse 236ff., 241, 244
—, Acetalphosphatide 242ff.
—, Adenome 241, 247, 383
—, Amyloidose 226ff., 229, 243ff.
—, Atrophie 227, 233, 243ff.
—, Basalmembran der Glomerulumschlingen 229, 230ff., 238, 246ff., 378
—, Bechersche Zellhaufen 241
—, Bowmansche Kapsel 233ff., 237
—, Chromoproteinurie 226
—, Cylinder 228, 240
—, degenerative Veränderungen 226ff.
—, Endothelzellen der Glomerula 230
—, Entzündungen 227, 236ff., 243ff., 389ff.
—, Geschlechtsdimorphismus 226, 233ff., 258, 306ff., 329, 351
—, Geschwülste 241, 247
—, Gewicht 225ff., 246
—, Glomerulitis 237ff.
—, Glomerulonephritis 237ff., 245
—, Hämoglobincylinder 226, 228
—, Hämosiderose 226, 243ff.
—, Hyalinose, arteriologlomeruläre 229ff., 246ff., 377ff.
—, hyalintropfige Entartung der Tubulusepithelien 226ff., 243
—, Hydronephrose 227, 244
—, hydropisch-vacuolare Umwandlung der Tubulusepithelien 226, 243
—, Hypertrophie, kompensatorische 242
—, Infarkte 236, 240

Nieren, Kalkinfarkte 240
—, Kalkkonkremente 228
—, Kernpyknose der Tubulusepithelien 228
—, Kernrakuolen der Tubulusepihelen 226
—, Klosiella muris-Infektion 239, 244ff.
—, Konzentrationsfähigkeit für Kochsalz 243
—, leukämische Infiltrate 241ff.
—, Lokalbestrahlung 242ff.
—, Mitoseindex der Tubuli 243
—, Mitosen, atypische 220, 227ff., 243
—, Narben 64, 74, 119, 227ff.
—, Nephrosklerose 229ff., 245ff., 377
—, Papillennekrosen 393
—, Phosphatase, alkalische 242ff.
—, Pigmente 226
—, Poloniumschaden 245
—, Proteinurie 228, 244
—, Pyelonephritis 228, 236ff., 244ff., 324, 348, 351, 389ff., 393
—, Schrumpfung 64, 74, 119, 227ff., 231, 239ff., 242ff., 245ff., 324, 348ff., 375
—, Strahlensensibilität 242
—, Thromben, intracapilläre 238
—, trübe Schwellung 226, 243
—, Verfettung 226, 229, 230, 243
—, Verknöcherung 241
—, Zwergniere 241
Nierenbecken 241ff., 247
Nierenbestrahlung 242ff., 245
Nissl-Substanz 339
Normoblasten 74
Nucleolen 219ff., 340, 395

Obliteration der Arteriolen 69ff.
— der Capillaren 58, 71

Obliteration der Lymphgefäße 132
— der Samenkanälchen 250ff.
Odontoblasten 213ff.
Ödem 38, 68, 141ff., 145, 151ff., 165, 181
Oesophagitis 175
Oesophagus 175
Oestradiolbenzoat 216
Oestrogeneffekt 11ff., 72, 122, 136ff., 216, 244, 264ff., 268ff., 271ff., 277ff., 281ff., 290ff., 294, 297ff., 329ff., 351ff., 360, 365ff., 384ff., 387ff.
Oestrus 277ff.
Oestruscyclus 277ff., 289, 292ff.
Oligodendrogliazellen 339, 344
Oligodendrogliom 343, 345
Orceinfärbung 22, 47
Orchidektomie 11, 138
Orchitis 254
Organgewichte 5, 373ff.
— s. auch unter den einzelnen Organen
Organsysteme, unterschiedliche Schädigung der 377ff., 382, 398ff.
Oropharynx s. Mundhöhle
Osteoblasten 346, 349, 363ff.
Osteoid 348
Osteoklasie 324, 348, 351, 364, 374
Osteoklasten 324, 348, 351, 364ff.
Osteomyelitis 169, 352ff.
— s. auch Knochenmark
Osteophyten 358
Osteoplastische Sarkome 96, 154, 163, 285, 353ff., 366, 383, 387
Osteoporose 347, 364
Ovarialbestrahlung 260ff.
Ovariektomie 12, 138, 290, 293
Ovarium 59, 72, 259ff., 289ff., 296ff., 360, 365ff., 370, 375, 383

456 Sachverzeichnis

Ovarium, Atresie der Follikel 260 ff., 289 ff.
—, Atrophie *260* ff., 278 ff., *292*, 296 ff., 321 ff., 328 ff.
—, Blutungen 269 ff.
—, Corpora lutea 260 ff., 289 ff.
—, cyclische Veränderungen 277, 289
—, degenerative Veränderungen *260* ff., 278 ff., 292
—, Eizellen 260 ff., 289, 293
—, Entzündungen 270
—, Granulosazellen 261 ff., 283, 290 ff., 296 ff., 307 ff., 328 ff., 383
—, Größe *259* ff., *290* ff.
—, Hämosiderose 269 ff.
—, helle Zellen 261 ff., 291 ff.
—, Hiluszellen 263 ff.
—, Implantation in die Milz kastrierter Tiere 290
—, Infarzierung, hämorrhagische 265 ff.
—, interfollikuläres Gewebe 260 ff.
—, Keimepithel, Einsenkung des 264 ff., 291 ff.
—, leukämische Infiltrate 270
—, Luteinzellen 261 ff., 265 ff., 292 ff.
—, Nekrosen 270
—, Pigmentzellen 261 ff., 291 ff., 296 ff., 321, 328 ff.
—, proliferative Prozesse 261 ff., 267 ff., 278 ff., 290 ff.
—, Schaumzellen 261 ff.
—, senile Veränderungen 268 ff.
—, spindelzelliges Stroma 260 ff.
—, Strahlensensibilität 289
—, Teleangiektasie 267, 270
—, Theca 261, 291 ff.
—, Tubuli 263 ff., 291 ff.
—, Tumoren 72, 74, 170, 175, 193, 194, 201, 209, 215, 220, 222 ff., 226 ff., 235 ff., 244 ff., *259* ff., 270, 272, 281 ff., 328 ff., 360, 365 ff., 370, 387 ff.
Ovarium, Tumoren, dysplastische *260* ff., *267* ff., 278 ff., *290* ff.
—, —, neoplastische *260* ff., 278 ff., 290 ff.
—, —, —, Arrhenoblastome 265
—, —, —, Brennersche Tumoren 265
—, —, —, Cystadenome 266 ff.
—, —, —, Granulosazelltumoren 222, *264* ff., 270 ff., *291* ff., 296 ff.
—, —, —, Hämangiome 267 ff.
—, —, —, Luteome 265 ff., 292 ff., 329
—, —, —, tubuläre Adenome 265
—, Zelltypen *260* ff., *267* ff.
—, Zona pellucida 260

P-Zellen der Hypophyse 297, 329
— des Nebennierenmarkes 316 ff.
Pankarditis 65
Pankreatitis 213
—, akute, phlegmonöse 213
—, chronische 213, 225
Panethsche Körnerzellen 190
Panhämocytopenie 9, 115
Pankreas *212* ff., 225, 389
—, Amyloidose 213
—, Atrophie 213
—, Entzündungen 213, 225, 389
—, Fettgewebsnekrosen 213
—, Fibrose 213
—, Gewicht 212 ff.
—, Hämosiderose 213

Pankreas, Inselapparat *325* ff., *331* ff., 388
—, leukämische Infiltration 213
—, Lipomatose 213
Panmetritis 275
Panmyelophthise 9, 79
Panniculus carnosus 370
Papagei 365 ff.
Papilla Vateri 211, 224
— —, Entzündung 211
— —, Stenose 201
Papillarkörper der Haut 58, 370
Papillennekrosen der Niere 393
Papillome der Haut 373
— des Magens 176
— der Vagina 281
Parabiose 290
Parablasten 111
Parablastenleukose, akute 138
Parafollikuläre Zellen der Schilddrüse 324
Paraldehydfuchsinfärbung 295 ff.
Parametranabscesse 275
Parasiten 21, 43, 159, 178, *187* ff., 207 ff., 211, 216 ff., 239, 390
Parasitengranulome 159, 167
Parasitologische Untersuchungen 21
Parathyreoidea s. Epithelkörperchen
Parotis *170*, 215 ff.
Parotitis 170, 389
Partikel, intravenös verabreichte, radioaktive 130
PAS-Trichromfärbung *22*, 38, 42, 44, 47, 50, 54, 55 ff., 86, 95, 103, 107 ff., 131, 151, 155, 187, 197 ff., 211, 222, 228, 230, 240, 246 ff., 253 ff., 261 ff., 295 ff., 308 ff., 317 ff., 335, 379, 388, 392
Pathogenetische Zusammenhänge zwischen pri-

märem Strahlenschaden und Spätfolgen *373*ff., *393*ff.
Pepsin 216
Perforation von Darmgeschwüren 219
Periapikale Zahngranulome 168ff.
Periarteriitis nodosa *51*ff., 69, 193, 390
Pericarditis acuta fibrinosa 39
—, chronica *39*ff.
Perigastritis 176
Perikard *39*ff., 109
Perilymphadenitis, chronische 104
Perimetrium 272
Periodontitis 169
Perioophoritis 270
Periost 364
Peritonaealadhäsionen 193, 219
Peritonaealblutung 219
Peritonaealfibrose 193
Peritonaeum 62, 74, 96, *192*ff., *219*
Peritonitis 62, 96, 184, 197, 389
—, hämorrhagische 193, 219
—, serofibrinöse, akute *192*ff., *219*
Permeabilitätsstörungen 382, 395
— s. auch Capillaren
Phäochromoblastome 154, *319*ff., 331
Phäochromocytome 85, *317*ff., 331, *334*
Phagocytose 95, 102, 113, 203
Phagocytosefähigkeit 391
Phagocytosekapazität *130*ff.
Pharyngitis 168ff., 389
Phlebothrombose *63*, *67*
Phosphatase, alkalische 242, 363
Phosphate 51, 52
Phosphor, radioaktiver 130, 214, 366
Phosphorylierungssystem, intranucleäres 395

Physikochemische Umgestaltungen der lebenden Materie durch ionisierende Strahlen 379, *393*ff.
Pialvenen 343
Pigmentation 369ff., 372
Pigmente s. Ceroid
— s. Chromoprotein
— s. Hämosiderin
— s. Lipochrom
— s. Melanin
Pigmentzellen der Nebenniere 308ff., 329ff., 388
— des Ovariums 261, 291ff., 328ff.
Pitressin 11
Plasmahämoglobin 244
Plasmalreaktion nach FEULGEN 307
Plasmatische Durchtränkung der Arteriolenwand 69
Plasmazellen 39, 42, 81, 86, 95, *96*ff., 104, 113ff., 118, 123, *128*ff., *141*ff., 159, 183ff., 185, 206, 213, 218, 231ff., 245ff., 254, 270, 275, 280, 285, 371, 375, 388, *391*ff.
Plasmocytom 96, *113*ff., *115*, *139*, 162, 343, 383
Plasmocytose s. Plasmazellen
Plattenepithel, mehrschichtiges *144*ff., 170, 175ff.
Plattenepithelcysten 169, 176
Plattenepithelmetaplasie *144*ff.
Pleuraadhäsionen 163, 390
Pleuraempyem 163
Pleuraerguß 149, 163
Pleuritis 39, *163*
—, fibrinosa 163
—, fibrosa 163
—, sero-haemorrhagica 163
Pleuropneumonie *163*, 193, 389
Plurigranduläre Insuffizienz 332

Pneumokokken 141, 157ff., 343
Pneumolithen 160
Pneumonie 12, 39, 149, *156*ff., *166*ff., 389ff.
—, abscedierende *158*ff., *166*ff., 390
—, Aspirationspneumonie *159*, 390
—, bakterienreiche und leukocytenarme (torpide) *156*ff., 167, 389ff.
—, Bronchopneumonie *157*ff., *163*ff., 166, 389ff.
—, chronische *159*, 164, 389ff.
—, Desquamativpneumonie *158*ff., 160, 166
—, embolische Herdpneumonie *157*ff., 167
—, exsudative *158*ff.
—, interstitielle *158*, 167
—, Mantelpneumonie *158*
—, parasitäre *159*, 167
—, poststenotische 159ff.
—, pseudotuberkuloseartige *160*, 167
—, Viruspneumonie 167
Poikilocytose 74
Poikilotherme 382
Poliomyelitis 343
Poliomyelitis-Virus 223
Polonium 245
Polychromasie 74
Polynesie 325, 388
Polyplax serrata 371ff.
Polyploidie s. Kernpolyploidie
Polysaccharidhaltige Globuline 392
Polyurie 243
Postmortale Veränderungen 38, 82ff., 203ff.
Poststerile Periode nach Bestrahlung 257
Präkollagene Fasern 42, 47ff., 50, 67ff., 98ff., 242, 361, 392
Präleukämische Zustände 121

Prämortale Veränderungen 27, 34, 38, 39, 82 ff., 86, 90 ff., 119, 151, 165, 202 ff., 317, 324, 342
Prästerile Periode nach Bestrahlung 257
Präsynthetische Phase des cellulären Generationscyclus 396
Primär indirekte Strahlenwirkungen 394
Primäre immunbiologische Reizbeantwortung 128
Primärereignisse der Wirkung ionisierender Strahlen 394
Primitive Rundzellen der Hämopoiese 81
Prodigiosin 130
Proerythroblasten 81, 140
Progesteroneffekt 216, 268 ff., 277 ff., 291 ff., 387
Proliferation der Becherschen Zellhaufen der Niere 241
—, bindegewebige 100, 145, 159, 166, 168, 176, 183, 206
— der Hypophysenzellen 299 ff., 329
— des Lebergewebes 220
— des Mammadrüsenkörpers 281 ff., 293 ff.
— der Nebennierenmarkzellen 85, 317
— der Nebennierenrindenzellen 124, 310 ff., 314, 326, 328 ff.
— des Ovarialgewebes 260 ff., 267 ff., 278 ff., 290 ff., 328 ff.
—, papilläre, des Schilddrüsengewebes 322
— der Stammzellen 374 ff.
Promyelocyten *81* ff., 111
Prooestrus 277 ff.
Properdinsystem 391
Prostata 254 ff.
Prostatitis 254
Proteindenaturierung 395
Proteinsynthese 395
Proteinurie 228, 244

Proteus-Pyelonephritis 237
Pseudo-Sertoli-Zellen 256
Pseudotuberkulose 184, 207, 218, 223
Pubertät 135
Punktmutationen 257, 397
Purine 395
Purkinje-Zellen 339, 345
Pyelonephritis, abscedierende 236 ff., 244 ff., 389
—, chronische, nicht abscedierende 228, 236 ff., 244 ff., 324, 348, 351, 389, 393
Pyometra 275
Pyoureter 254

Rachen 58, *168* ff., *214* ff.
Radarbestrahlung 23
Radikale, H- und OH-Radikale 394
—, organische Radikale 394
Radiologische Untersuchung *21*, 168, 213, 351 ff., *357* ff., 364
Radiomimetica, Wirkung auf die Lebensdauer 3
Radiothyreoidektomie 332
Radiumintoxikation 115
Ratte 8, 11, 26, 63, 64 ff., 68 ff., 115 ff., 130 ff., 132 ff., 166 ff., 214 ff., 217 ff., 242 ff., 289 ff., 327 ff., 344, 363 ff., 372, 376, 380, 390 ff.
Reaktorzwischenfälle 8, 16
Rechtsverschiebung im Knochenmark 81, 116, 120
Regeneration 4, 5, 26, 73, 101, 106, 134, 154, 165, 220, 223, 247 ff., 256 ff., 329 ff., *374* ff., 377, 379, 381 ff.
Regurgitation, enterogastrale 216
Reifungszeit der Zellen 380
Relative biologische Wirksamkeit (RBW) der ionisierenden Strahlen *15*

Reparative Vorgänge 381, 398 ff.
Reptilien 382
Resistenz bestrahlter Tiere *23*
— gegenüber zweiter Bestrahlung 18, 23
— — andern körperlichen Belastungen 23, 391 ff.
— — Infekten 6, *391* ff.
Resistenzverminderung 387, 391
Resonanzabsorption 394
Resorptionsatelektase der Lunge 148 ff.
Respirationstrakt *141* ff.
Respiratorische Oberfläche 149 ff.
Reticulinfasern s. präkollagene Fasern
Reticulocyten *73* ff., *118* ff.
Reticulocytopenie 74
Reticulocytose *74*, *116* ff.
Reticuloendotheliales System 74, 85, *95* ff., *129* ff., *202* ff., 391
Reticulohistiocytäres System s. reticuloendotheliales System
Reticulumzellen 85, 90 ff., 95, 98, 108, 109, *129* ff.
Retina 335
Retrolingualdrüse s. große Sublingualdrüse
Rhabdomyosarkome 369
Rheumatische Knötchen 44, 65
Rhinitis *141* ff., *163* ff.
— mucosa 141 ff.
— purulenta 141 ff.
Rhinosinusitis 144, 163 ff., 389 ff.
Ribonucleinsäure (RNS)-Synthese 396
Riesenkerne s. Kernpolyploidie
Riesenzellige Reaktionen 185, 207, 221, 242, 249, 317
Rippenknorpel 357, 367
Röntgenstrahlen *14* ff., 217, 219, 245, 334, 338

Rückenmark 343
Rundzelleninfiltrate, nicht-
  leukämische 39 ff., 65 ff.
Russellsche Körperchen
  88 ff.

Säulenknorpel 28 ff., 346 ff.,
  363, 373
Salmonellose 184
Salzsäureproduktion im
  Magenfundus 216
Samenblasen 254 ff.
Samenkanälchen *248* ff.,
  255 ff.
Sarkome 96, 154, 163, 281,
  285, 361, 366, 368,
  383 ff., 387 ff.
Sauerstoffeffekt *10* ff., 13,
  394 ff.
Sauerstoffentzug s. Hypoxie
Sauerstoffverbrauch durch
  das Gewebe 67
Schaumzellen 160, 253, 261,
  291 ff., 307, 314
Schilddrüse 11, 118, *320* ff.,
  327 ff., 366 ff., 375,
  388
—, Adenome 324, 334
—, Aktivierungsgrad, hi-
  stologischer 320 ff.,
  324, 330, 388
—, Amyloidose 324, 330
—, Atrophie 323 ff., 330
—, Carcinome 386
—, Cystchen 322
—, Epithel 320 ff.
—, Fettzellen 324
—, Geschwülste 323 ff., 334
—, Größe 320
—, Hämosiderose 324
—, Kolloid 320 ff.
—, Kolloidknoten 322
—, leukämische Infiltrate
  324
—, Papillome 322
—, parafollikuläre Zellen
  324
—, Proliferation, papilläre
  322 ff.
—, Speicherzustand 321,
  328
Schleimcysten 108, 124, 299,
  322

Schleimdrüsen, gastroente-
  rale 190
—, tracheobronchiale 148
Schleimhaut s. unter den
  entsprechenden Orga-
  nen
Schmelzflecken der Zähne
  168 ff., 380
Schnelle Neutronen *15*, 168,
  217, 334, 338, 376
Schockzustand 243
Schrumpfnieren 64, 74, 119,
  227 ff., 231, *239* ff.,
  242 ff.
Schutzmaßnahmen *13* ff.,
  138
Schwanzwirbel, Längen-
  wachstum 28
Schwefel, radioaktiver 67
Schweine 8
Schwellenwert der Strah-
  lendosis 16, 133 ff.
Schwellung, cytoplasmati-
  sche 129, 335
— s. auch trübe Schwel-
  lung
Sehnen *361* ff., *367* ff., *378* ff.
Sekundär indirekte Strah-
  lenwirkungen 394
Sekundärereignisse der Wir-
  kung ionisierender
  Strahlen 394
Sekundärknötchen der
  Lymphfollikel *86* ff.,
  95 ff., 105, *126* ff.
Sekundärkrankheit nach Injektion homologer und
  heterologer Zellen 13
Sekundärstrahlen 394
Selektion 139
Seltene Neubildungen 139,
  293, *384* ff.
Senfgas 3, 372
Senile Involution s. Altern
Seniler Marasmus 376 ff.
— — s. auch Altern
Sepsis 38, 51, 62, 65, 78,
  83 ff., 88 ff., 100, 120,
  127 ff., 152 ff., 195 ff.,
  202 ff., 206, 218, 226,
  228, 230, 244 ff., 313,
  335, 337, 340, 342 ff.,
  379, 389 ff.

Serotonin 12, 13
Sertolicysten 252
Sertolizellen 252 ff., 257 ff.,
  378
Sialoadenitis *170* ff., 215
Sialodochitis 170, 175
Sialolithiasis 170, 175
Sialostase 170
Siderophilin 222, 244
Signifikanzrechnungen *22*
Sinnesorgane *335* ff.
Sinusdilatation des Kno-
  chenmarks 77 ff.
Sinushistiocytose der
  Lymphknoten 104
Sinusitis *143* ff., *163* ff.
— catarrhalis 143 ff.,
  163 ff.
— purulenta 143, 163 ff.
Sinusmakrophagen der
  Lymphknoten 99 ff.
Skelet, knöchernes *28* ff.
Skeletmuskulatur *362* ff.,
  368
Somatische Mutationen
  140 ff., 386, *396* ff.
Somatotropes Hormon 11,
  222, 228, 294, 332, 334,
  366 ff.
Sondenernährung 12
Specieseinflüsse *7* ff., *132* ff.,
  223, 246, *289* ff., *327* ff.,
  333, 338, 368, 382,
  389 ff., *398* ff.
Specifität der Strahlen-
  schäden 377
Speicheldrüsen *170* ff.,
  215 ff.
Speiseröhre s. Oesophagus
Spermatocelen 254
Spermatocyten 249 ff.,
  256 ff.
Spermatogonien A und B
  249 ff., 255 ff.
Spermien 249, 256 ff.
Spermiogenese *249* ff.,
  255 ff., 374 ff.
Sphärocytose, hereditäre
  116
Spindelzellensarkome 163,
  361, 368
Spindelzelliges Ovarial-
  stroma 260 ff.

Spiroptera neoplastica 216
Splenektomie 392
Splenitis 128
Splenomegalie 84ff.
Spondylitis ankylopoetica 132
Spongiocyten der Nebennierenrinde 307
Spongiöser Knochen 346ff., 349, 363ff., 374
Stadien nach Ganzkörperbestrahlung 1ff., 220, 375, *377*, *379*ff.
Stammzellen 118, 255ff., *374*ff.
Staphylokokken 39, 44, 100, 141, 157, 184, 237
Stauung, venöse 150ff., 179
Steatose s. Verfettung
Sterilisation 257, 289, 328
Sterilisationsdosis für die Gonaden 289
Sterilität 2, 257, 289
Stieldrehung von Ovarialtumoren 193
Stoffwechselfaktoren bei radiogenen Mutationen 397
Stoffwechsellage, Einfluß auf die Spätfolgen der ionisierenden Ganzkörperbestrahlung *10*ff.
Stoffwechselstörungen s. unter den besonderen Störungen
Stomatitis 168ff., 389
Strahlenbiologische Grundlagen *393*ff.
Strahlendosis *16*, 26ff., 133ff., 168, 216ff., 219, 224, 242ff., 245, 289ff., 333, 363ff., 385ff., 390, 392ff.
Strahlenhärte *14*ff.
Strahlennephritis 242, 245
Strahlenqualität *14*ff., 133ff., 217
Strahlenresistenz s. unter den entsprechenden Organen und Zelltypen
Strahlensensibilität s. unter den entsprechenden Organen und Zelltypen

Strahlenstar s. Kataraktbildung
Stratum spinosum der Epidermis 370, 372
Streptokokken 36, 44, 141, 184
Stress, unspezifischer 3, 122, 127, 305, *326*ff., 379
Strontium, radioaktives 16, 364, 366
Subcutanabscesse 193, 370
Subcutis *370*ff.
Subependymale Zellen 339, 344
Sublingualdrüse, große *171*, *215*ff.
Submaxillardrüse *171*ff., *215*ff., 226, 258, 306, 315, 329, 351, 376, 380
Sudanfärbung *22*, 34, 47ff., 68ff., 95, 195ff., *219*ff., 226, 243, 253ff., 260ff., 307
Sudanschwarzfärbung 202ff.
Superinfektion, bakterielle 141ff.
Sympathische Ganglien 344, 378
— Ganglienzellen 344
Syphacia obvelata 76, 105, 159, 184ff., *187*ff., 390

Taube 8
Teilkörperbestrahlung *13*, 132ff., 166, 386
Teleangiektasie, herdförmige *59*, *71*ff., 101, 176, 191, 209, 378
Temperatureinflüsse *12*ff., 23
Terpentin 2
Testosteronpropionat 12, 136, 215
Tetanustoxin und -toxoid 2
Tetrachlorkohlenstoffvergiftung 220
Thecazellen des Ovariums 261, 291ff.
Therapeutische Bestrahlung 132
Thioflavin T 22, 36, 95, 199, 229

Thiouracil 11, 136
Thoraxbestrahlung 166
Thrombocyten 44, 70, 75, *76*ff., *115*ff., 340
Thrombocytopenie 70ff., *76*ff., *115*ff., 179, 340, 379, 381
Thrombocytose 77
Thrombosen *45*ff., 49, 51, 54, 57, *63*, *67*, 69, 96, 152ff., 162, 165, 179, 342ff., 393
Thymektomie 125, 134ff.
Thymidin, tritium-markiertes 189, 220, 258, 345
Thymische Leukose s. Leukosen
Thymus 15, *105*ff., *123*ff., 378
—, Bestrahlung 132, 386
—, Gewicht 15, *105*ff., *123*, 381
—, Histologie *107*ff.
—, Hyperplasie 124, 132
—, Involution 15, *105*ff., *123*ff.
Thymuslymphocyten *107*ff.
Thymustransplantation 134ff.
Thymustumor 108, 134ff.
Thyreoideastimulierendes Hormon (TSH) 332
Thyreoidektomie 11, 332
Thyroxin 11, 136, 215ff.
Tibia, Längenwachstum *28*
Tierhaltung *13*, *19*, 168, 245
Tierstamm *6*ff., 19, 132ff., 167ff., 223ff., 245, 255, 290ff., *327*ff., 333, 365, 382, 385, 389ff., *398*ff.
Tingible Körperchen 88, 126
Todesmechanismen *6*, 180, 218, *393*
Todesrate, zeitabhängige *31*ff.
Toluidinblaufärbung 22, 47
Tonsillen 141, 163, 169, 214ff.
Trachea 109, *144*ff., *164*ff.
Trachealknorpel *145*ff., 164
Tracheitis *144*ff., 164, 324

Tracheobronchitis *144*ff., *164*, 389ff.
— catarrhalis 145
— chronica chondroclastica *145*ff., 164, 389
— —, ohne Schädigung des Trachealknorpels 145
— pseudomembranacea 145
— purulenta 145, 389
Transplantation, homologe 1, 135
—, von Knochenmark- und Milzzellen 13, 133ff., 247
— Tumortransplantation 334
Trichinosis 391
Trübe Schwellung der Leber 196ff.
— — des Myokards 34 der Niere 226, 243
Tuben *270*ff.
—, Atrophie 270ff.
—, Hyalinose 270ff.
—, Hypertrophie der sekretorischen Epithelien 270
Tubuläre Adenome des Ovariums 265
Tumoren s. neoplastische Prozesse
Tumorzellembolie 154
Typhusvaccine 2

Übergangsgefäße *57*ff.
Übergangszellen der Hypophyse s. amphophile Zellen
Überlebenskurve *30*
Überlebenszeit *30*ff.
—, maximale 30
—, mittlere 30
Uferzellen der Lymphknotensinus 99ff.
Ulcerationen 119, 176, 179ff., 183ff., 188, 216, 218ff., 370ff.
Ulcusnarben 170, 184
Umweltfaktoren *12*, 13, 19, 23, 168, 245

Unterernährung *12*
Unterkiefer 169
Urämie 116
Ureter 241ff., 247
Urethan 167
Urethra 241ff., 247
Urspermatogonien 255
Uterus 72, 77, 136, *271*ff., *292*, 375
—, Adenomyome 274
—, Adenomyosis 274
—, Blutungen 275
—, Entzündung 274ff.
—, Geschwülste *274*ff.
—, glandulär-cystische Hyperplasie des Endometriums *271*ff., 284, *292*, 296ff., 329ff., 351, 387
—, Größe 271
—, Haematometra 275
—, Hämosiderose 275
—, Hydrometra 274
—, Infarzierung, hämorrhagische 275
—, leukämische Infiltrate 277
—, Verhornung der Corpusschleimhaut 272

Vacuolen, intracytoplasmatische 82, 122, 129, 296, 317, 335, 344
— des Kerns 82, 219, 317,
Vagina 72, 74, 136, 267ff., *277*ff., 296ff., 329ff. 351
—, Atrophie 268, 274, 278, 284
—, Cholesteringranulom 280
—, Cyclische Veränderungen 277ff., 289, 292
—, Entzündungen 280
—, Epithel
—, —, Atrophie 268, 278
—, —, Dyskeratose 277ff., 293
—, —, Hyperkeratose 268, 277ff., 293, 329ff., 387
—, —, Schleimzellhyperplasie 277ff., 293

Vagina, Geschwülste 274, *281*, 293
Van Gieson-Färbung *22*, 36, 55ff., 229, 240
Varicen 72
Vasa afferentia der Nierenglomerula 229
Vasculäre Insuffizienz 70, 387
Vasodepressorisches Material (VDM) 70
Venen *63*, 163
Verdauung, intracelluläre 130
Verdauungstrakt und zugehörige Organe *168*ff.
Verfettung 34, 47ff., 51, 54, 55ff., 57, 62, 64ff., 68ff., 95, 195ff., 219ff., 226, 243, 253ff., 260ff., 307, 378
Verhalten der bestrahlten Tiere *23*
Verhornung 144ff., 170, 175, 268, 272
Verkalkung 43, 48, *50*ff., 52, *67*ff., 96, 103, 208, 250ff., *357*ff., 367, 378
Verknöcherung 241, 349ff., 357ff., 378
Vernarbung s. narbige Prozesse
Versuchsbedingungen, Einfluß auf die Spätfolgen der ionisierenden Ganzkörperbestrahlung *6*ff.
Versuchsgruppen *20*
Verwachsung, fibröse 150, 163, 193
Vigor 23, 381
Virilismus 171ff., 215ff., 224, 226, 233ff., 244ff., 306ff., 315, 329ff., 334, 351, 388
Virusartige Agentien 137, 140, 204ff., 387
Virusinfekte 38, 79, 83, 91, 127, 137ff., 141, 167, 205ff., 223, 343, 389ff.
Vitalität 381ff., 398ff.
Vitalitätsfaktoren bei radiogenen Mutationen 397

Vitamine 12, 68, 116, 136
Vitamin B$_{12}$-Mangel 116
Vormagen *175*ff.
Vorzeitiges Altern s. Altern

Wachstum 4, 5, *26*ff., *373*ff., 379
Wärmeeinflüsse *12*, 23
Warmblüter 382
Wasseraufnahme *23*, 26
Wasserhaushalt 23, 26, 217, *373*ff., 376
Wasserstoffbombenexplosion s. Kernwaffenexplosion
Widerstandskraft bestrahlter Tiere *23*
Wirbelsäule, Längenwachstum der *28*ff., *363*ff., 373
Wurminfektionen s. Helminthiasis

X-Strahlen s. Röntgenstrahlen
X-Zone der Nebennierenrinde 305ff.

Zähne *168*ff., *213*ff.
—, Frakturen 168ff., 214
—, Granulome 168ff.
—, Halsverjüngungen 168ff., 214

Zähne, Lokalbestrahlung 213ff.
—, Schmelzflecken 168ff., 214
—, Usuren 168ff., 213
—, Wachstum 168ff., 213ff.
—, Wirkung des radioaktiven Phosphors 214
Zahnhalteapparat 168ff.
Zeitfaktor *15*ff.
Zeitlicher Verlauf der strahlenbedingten degenerativen Veränderungen *379*ff.
Zellen im Gewebeverband 397
Zellgröße 114, 197, 199ff., *373*ff., 376
Zellkern, Strahlensensibilität des 396
Zellkinetik 374ff.
Zellkulturen 396
Zellorganellen 395ff.
Zellpolymorphie 114, 199ff.
Zellreifung 374ff., 380
— s. auch unter den einzelnen Zellarten
Zellteilbestrahlung 396
Zelltod 374, *396*ff.

Zelltod s. auch Nekrosen, Karyolyse, Karyopyknose, Karyorrhexis
Zelltrümmer s. Nekrosen
Zelltrümmerphagocytose 95, 102, 113, 203
Zelluläre Differentialzentrifugate, Bestrahlung der 396
Zellverlust, strahlenbedingter 374ff., 377, 379, 396ff.
Zellwanderung 72ff., 115ff., 218, 374
Zellzahl 373ff.
— s. auch unter den einzelnen Zellarten
Zentralnervensystem *338*ff.
Zunge *169*ff., *214*ff.
—, Blutungen 214
—, chronische Entzündungen 169ff., 214
—, Epithelatrophie 170
—, Geschwüre 170
—, Narben 170, 214
Zwergniere 241
Zwischendrüse des Ovariums 260ff., 290ff.
Zwischenhirn 293
Zwischensubstanz der Retina 335
Zwischenwirbelscheiben 357, 367